간호관리학 5판

NURSING MANAGEMENT

간호관리학 5판

Nursing Management 5th

2008년 8월 15일 1판 1쇄 발행
2011년 2월 25일 2판 1쇄 발행
2016년 1월 15일 3판 1쇄 발행
2019년 2월 28일 4판 1쇄 발행
2023년 8월 10일 5판 1쇄 발행
2024년 12월 30일 5판 2쇄 발행

지은이 | 이은주 · 안혜경 · 신지원 · 김현경 · 황혜정 외 공저
펴낸이 | 김진환
펴낸곳 | 학지사메디컬 HAKJISA MEDICAL
04031 서울특별시 마포구 양화로 15길 20 마인드월드빌딩
대표전화_ 02-330-5188 팩스_ 02-326-0338
등 록 | 2010년 2월 8일 제313-2010-36호
메 일 | hakjisamd@hakjisamd.co.kr
홈페이지 | http://www.hakjisamd.co.kr

ISBN 979-11-92867-55-7 93510

가 격 | 46,000원

간호관리학 5판

NURSING MANAGEMENT

이은주 · 안혜경 · 신지원 · 김현경 · 황혜정 외 공저

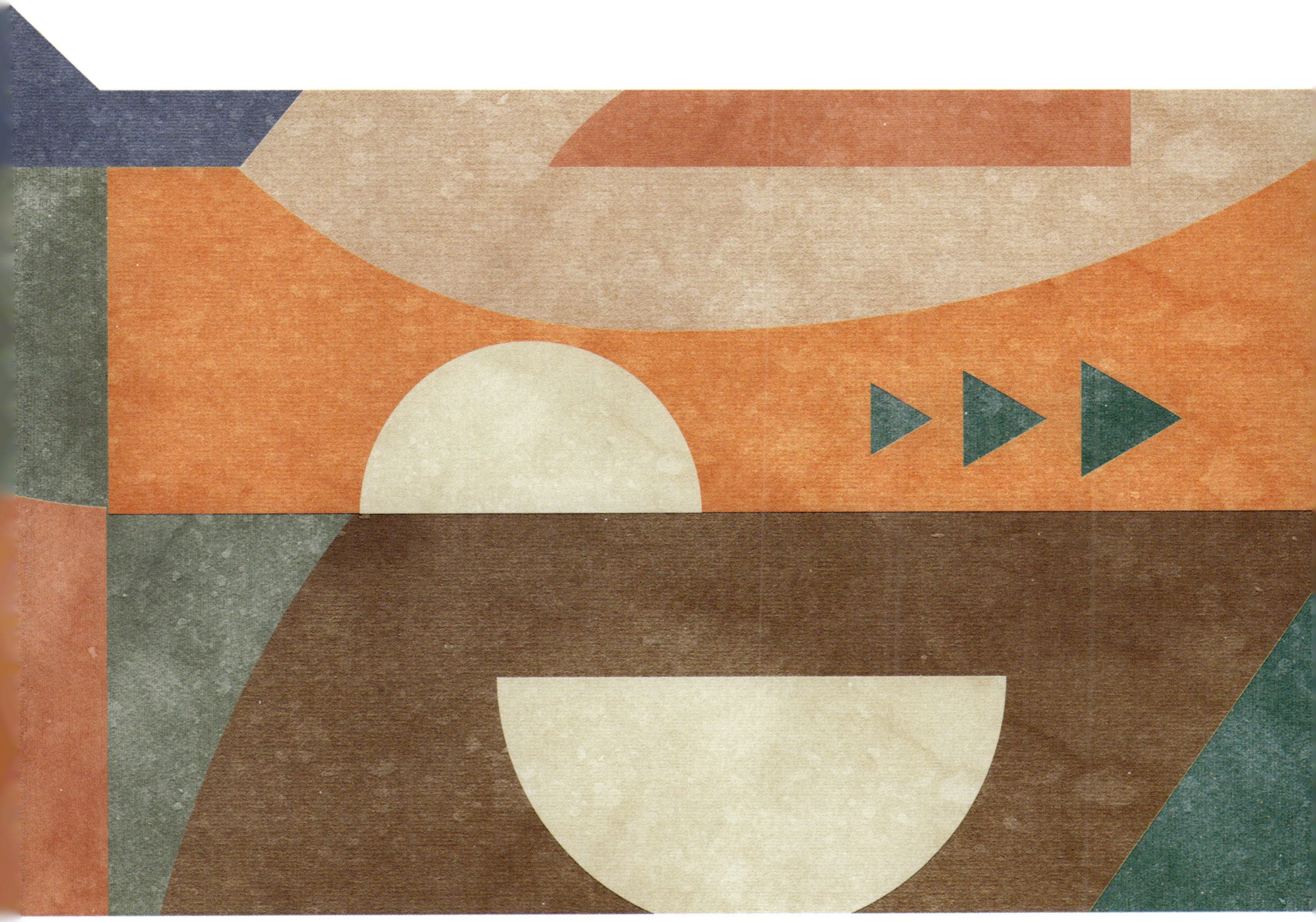

학지사메디컬
HAKJISA MEDICAL

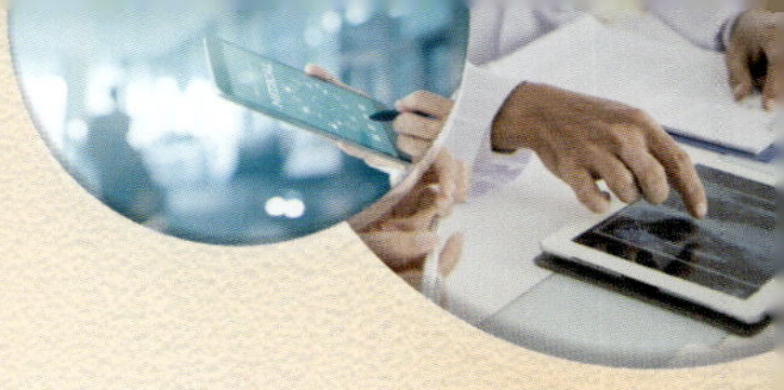

저자 소개

대표

이은주 경북대학교
김현경 백석문화대학교
안혜경 영산대학교
황혜정 호산대학교
신지원 대구과학대학교

편집위원

곽수영 계명문화대학교
이주미 울산대학교
이소영 경운대학교
장미경 경북보건대학교
이수경 서울대학교 빅데이터 혁신융합대학

저자

김명수 부경대학교
박효진 경남정보대학교
김복남 대구보건대학교
이미순 영산대학교
김승주 한림성심대학교
이순늠 안동과학대학교
김정희 제주대학교
이승희 울산대학교
김혜영 안동과학대학교
이종률 진주보건대학교
김혜옥 경남대학교
이현순 창원문성대학교
류정미 부산과학기술대학교
정귀임 고신대학교
박성희 순천향대학교
최나연 경북과학대학교
박수연 대원대학교
황완희 구미대학교
박인숙 진주보건대학교

머리말

간호관리학은 자원과 인력을 효과적 · 효율적으로 활용하여 간호서비스에 대한 소비자의 요구에 부응할 수 있는 방법을 탐구하는 학문입니다. 간호관리학은 간호사의 리더십과 관리기술을 통해 환자 결과뿐 아니라 간호조직의 생산성을 향상시킴으로써 간호전문직 발전에 기여할 수 있다는 점에서도 학문적 의의가 크다고 할 수 있습니다.

4차 산업혁명으로 인해 보건의료 환경도 다양한 첨단기술의 도입이 반드시 필요합니다. 그리고 환경변화와 코로나19와 같은 새로운 감염병의 증가로 인해 감염관리의 중요성이 증가되어 비대면 의료서비스 확장에 따른 언택트 및 메타버스 활용에 대한 요구 또한 증가하고 있습니다. 이러한 상황에서 간호관리학 교육은 간호학생의 시각과 관점을 간호조직 및 의료기관, 나아가 이들을 둘러싼 사회적 · 정치적 환경의 차원으로까지 넓혀, 이 문제들을 조직적 차원에서 해결해 나갈 수 있는 방법은 무엇인가에 대한 인식을 확장시켜 줍니다. 본서는 이러한 간호관리학 교육에 대한 철학을 바탕으로 보다 알차고 앞서가는 내용으로 간호학생의 리더십과 관리 기술 함양이라는 교과목의 목표 달성을 위해 그 역할과 기능을 다하고자 합니다.

이번에 개정한 5판에서는 기존의 간호관리이론을 사회적 이슈와 연결하여 설명하고 새로운 사회적 · 환경적 변화, 예를 들어 보건의료조직의 변화를 선도하기 위해 간호와 간호리더십에 관한 내용을 보완하기 위해 노력하였습니다. 또한 교재의 틀을 간호행정학회의 성과기반 간호관리학 학습목표에 맞춤으로써 학생들의 국가시험 대비에도 도움이 될 수 있도록 하였습니다.

개정이 거듭되고 있지만, 부족한 부분들에 대해서는 더 큰 책임감을 절감합니다. 앞으로도 본 교재를 사용하시는 교수님과 학생들의 날카로운 지적과 조언을 부탁드리며, 저자들 또한 더 나은 교재가 될 수 있도록 지속적으로 노력할 것임을 약속드립니다. 본 개정판이 나올 수 있도록 많은 수고를 아끼지 않으신 학지사메디컬 임직원 여러분께도 깊은 감사의 마음을 전합니다.

2023년 7월

저자 일동

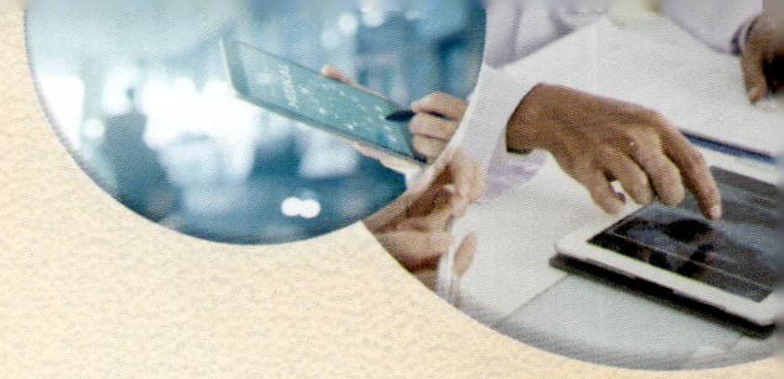

차례

CHAPTER 01 간호관리학의 이론적 배경

CHAPTER 02 기획

차례

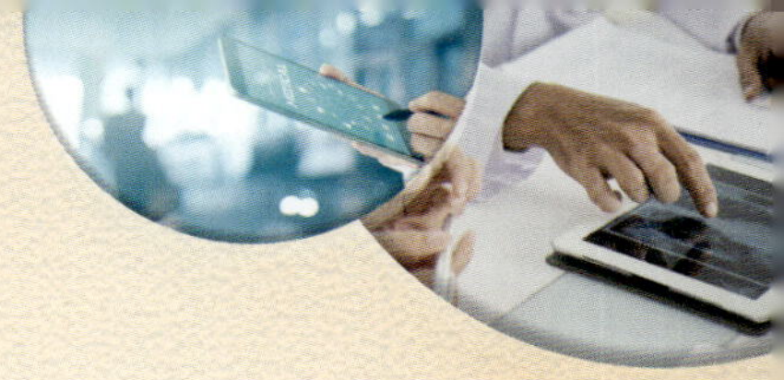

차례

CHAPTER 05 지휘

CHAPTER 06 통제

차례

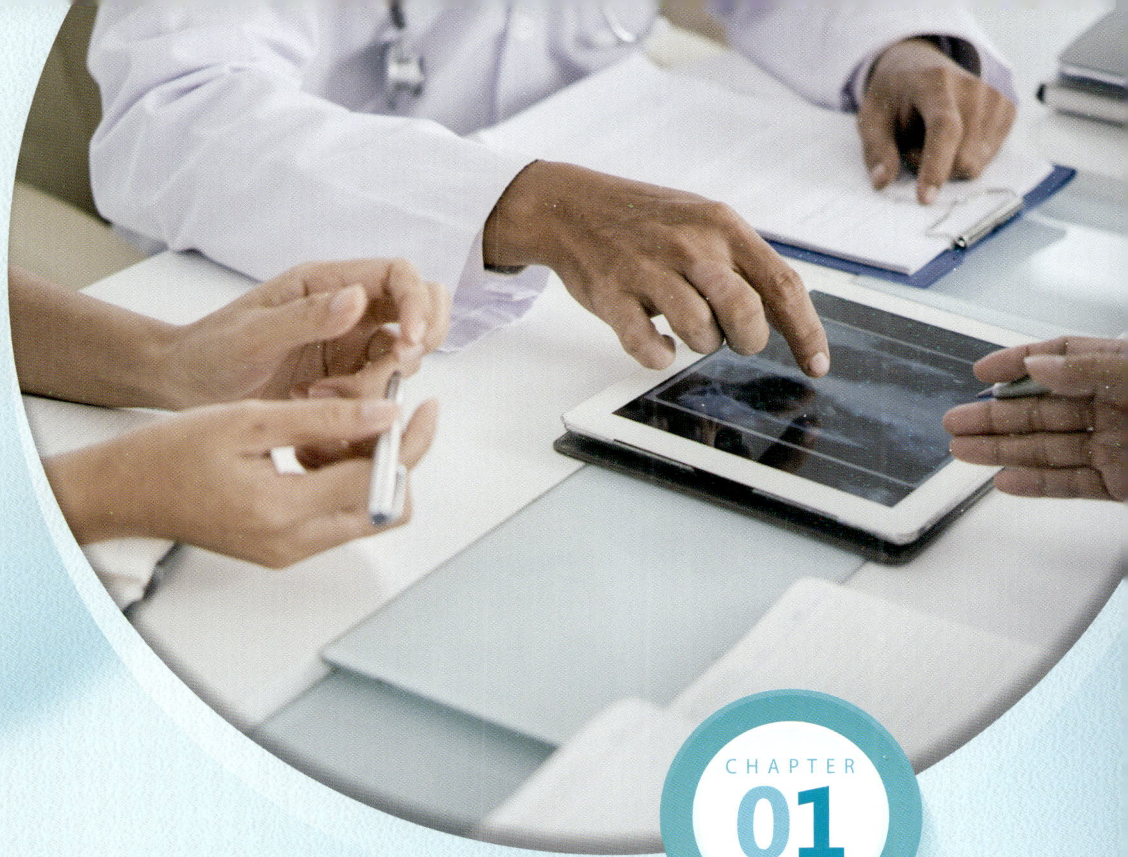

CHAPTER 01

간호관리학의 이론적 배경

개요

본 장에서는 최근 보건의료계에서 일어나고 있는 환경 변화의 특성을 살펴보고, 의료소비자의 요구에 대처하기 위해 간호관리자가 수행해야 할 전반적인 역할과 기능, 간호관리 활동, 리더십 등을 살펴본다. 또한 보건의료환경의 변화와 함께 우리나라 보건정책의 현황과 이에 영향을 미치고 있는 요인을 살펴봄으로써 간호관리자가 나아가야 할 바를 전망해 본다.

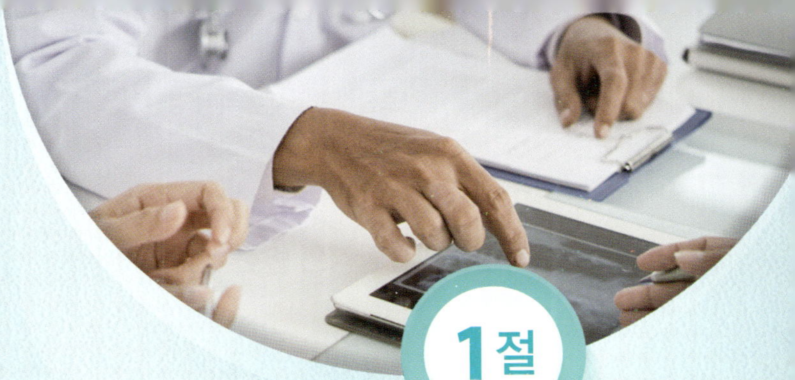

1절

간호관리의 개념과 체계모형

학습목표

1. 보건의료환경의 변화에 대해 설명한다.
2. 간호관리의 개념을 정의한다.
3. 간호관리의 필요성을 열거한다.
4. 간호관리과정을 설명한다.
5. 간호관리 체계모형을 설명한다.
6. 간호관리 체계모형을 이용하여 간호조직의 투입, 변환과정, 산출요소를 찾아낸다.
7. 효과성과 효율성의 차이를 구별한다.

주요용어

- 간호관리(nursing management): 간호조직의 목표를 달성하기 위하여 필요한 자원을 기획, 조직, 인적 자원관리, 지휘 및 통제하는 과정
- 간호관리과정(nursing management process): 기획, 조직, 인적 자원관리, 지휘, 통제를 적용하여 조직의 목표달성을 하기 위한 순환적 과정
- 리더십(leadership): 조직의 목적달성을 위해 타인을 가이드하거나 타인에게 영향을 주는 과정
- 생산성(productivity): 업무의 양과 질을 자원 활용의 정도를 고려하여 측정한 것으로, 일정 기간 동안의 투입과 산출의 비율로 표시하는 것
- 협력(collaboration): 조직목표의 성공적 달성을 위해 필요한 동반자적 관계를 형성하여 활동을 수행하는 것
- 효과성(effectiveness): 달성해야 하는 조직목표가 적합한지, 조직목표가 어느 정도 달성되었는지를 측정하는 것
- 효율성(efficiency): 조직목표를 달성하기 위해 자원을 생산적으로 잘 사용하는 것

1 보건의료환경의 변화

최근 우리 사회는 인구구조 및 생활양식의 변화, 과학 · 기술의 발전, 소득 수준 향상 같은 사회적 · 경제적인 변화가 가속화되고 있는 가운데, 보건의료계 역시 첨단 의료기술의 발전과 보건의료 활동의 국제화 및 개방화 같은 환경 변화를 겪고 있다. 이처럼 급변하는 보건의료환경에 간호전문직이 효과적으로 대처하기 위해서는 간호관리자뿐만 아니라 일반간호사에 이르기까지 뛰어난 관리능력과 리더십이 필요하다. 이에 본 장에서는 오늘날의 보건의료환경의 변화에 대해 살펴보고, 효과적으로 대처하기 위한 전략을 간호관리 및 리더십 측면에서 알아보고자 한다. 나아가 우리나라의 보건의료체계와 간호실무에 지대한 영향을 미치는 환경적 요인을 살펴봄으로써 앞으로 간호관리 및 간호리더십이 나아가야 할 방향을 모색하고자 한다(그림 1.1.1).

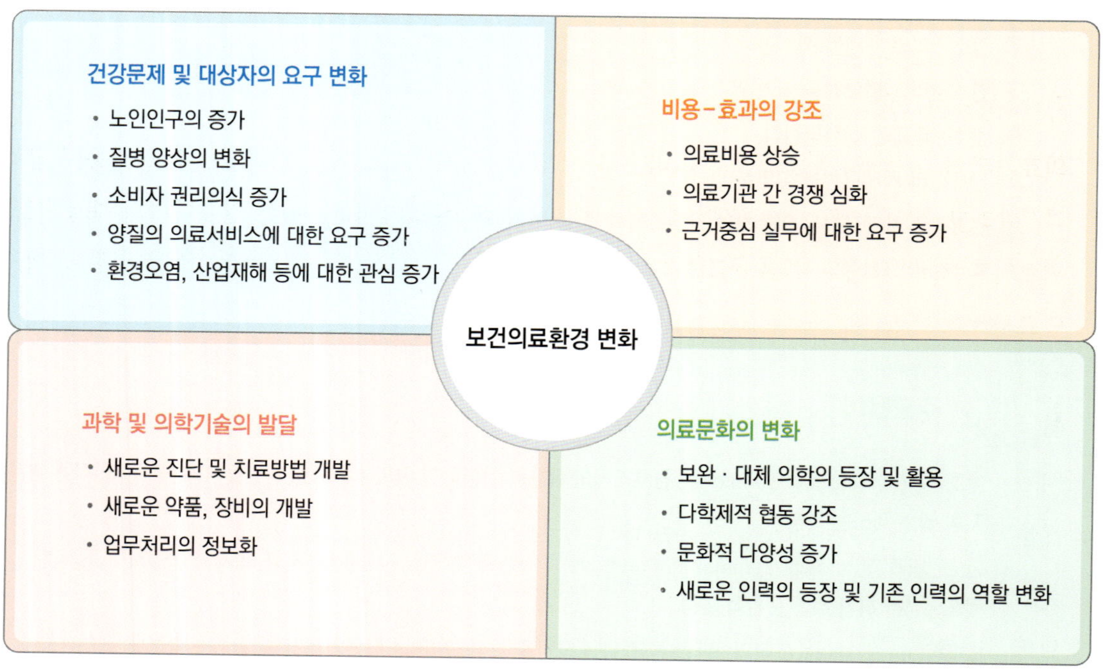

그림 1.1.1 보건의료환경의 변화

1) 건강문제 및 대상자의 요구 변화

과학 및 의학기술의 발달로 인해 인간의 평균 수명이 연장되어 노인인구가 급속도로 증가하고 있다. 생활환경과 생활양식, 식생활 등의 변화로 질병 양상이 변화되면서 의료 및 간호대상자의 건강문제도 변화되었다. 산업화에 따른 소득 증가와 경제적 안정은 건강하고 풍요로운 삶에 대한 대상자의 관심을 고조시키고 있다. 소비자의 권리가 향상됨에 따라 대상자는 의료과정에 적극적인 개입과 자유로운 의사결정을 요구하고 있다. 또한 급격한 의료비의 상승으로, 대상자는 낮은 비용으로 양질의 의료서비스를 제공받기를 원하고 있어, 제공자 중심의 의료가 점차 소비자 중심의 의료서비스로 전환되어 가는 추세이다. 한편 산업화에 따른 도시로의 인구 집중은 환경오염과 산업재해를 증가시켜 이에 대한 사람들의 관심을 불러일으키고 있다.

2) 과학 및 의학기술의 발달

과학 및 의학기술의 지속적인 발달로 질병에 대한 새로운 진단 및 치료방법, 새로운 약품과 장비의 개발이 이루어져 의료 제공에 획기적인 도움을 주고 있다. 의료기관의 진료 및 행정업무를 지원하기 위한 의료 정보시스템의 도입은 신속한 의료서비스를 가능하게 하였다. 그러나 디지털 헬스, 인공지능(artificial intelligence)과 첨단 과학기술의 발달은 복잡한 윤리적 문제를 야기하고 있어 이에 대한 준비와 교육이 절실히 요구되고 있다.

3) 비용-효과의 강조

의료기관의 시설 투자비, 제반 관리비용 및 인건비 상승 등으로 인해 전반적인 의료비용이 급등하였다. 그리고 첨단 의료시설과 장비를 갖춘 대형 의료기관의 설립과 기존 의료기관의 대형화로 인해 의료기관 간의 경쟁도 심화되고 있다. 그 결과, 의료기관은 인력관리와 근거중심 실무를 적용하여 의료서비스의 질을 향상시키는 동시에 비용 절감을 통한 생산성 향상을 중요한 목표로 삼고 있다.

4) 의료문화의 변화

건강 · 의료 패러다임도 질병의 진단 및 치료 위주의 생의학적 모형에서 전인적 돌봄을 중시하는 생태학적 접근 방식으로 전환됨에 따라 대체 및 보완의료의 가치를 인정하고, 이를 기존 의료서비스에 통합하려는 시도가 활발히 진행되고 있다. 의료산업의 전문화는 새로운 지식 · 과학 · 기술의 발달과 함께 의료실무, 교육, 연구 등의 영역에서 각 전문직의 효과적 업무수행과 함께 다학제적 협동을 요구하고 있다. 또한 우리 사회가 개방화 · 국제화됨에 따라 다양한 문화에 기반을 둔 보완대체요법이 질병치료, 건강회복, 건강유지 그리고 건강증진을 위해 적극적으로 활용되고 있다.

의료대상자뿐만 아니라 의료제공자에게도 문화적 다양성이 증가될 것으로 예상되며, 새로운 보건의료인력의 등장과 이에 따른 기존 의료인력의 역할 변화도 예상된다. 최근 새롭게 등장한 보건의료 직업으로는 운동처방사, 척추관리요법사, 보건교육사, 심리치료사, 보건행정가, 요양보호사 등이 있다. 간호 분야에서도 전문간호사 또는 전담간호사 등이 등장함으로써 간호사의 역할 변화가 예상된다. 2007년부터 전문간호사 영역이 확대되어 보건, 마취, 정신, 가정, 감염관리, 산업, 응급, 노인, 중환자, 호스피스, 종양, 임상, 아동 등 13개 분야의 전문간호사 제도가 있다. 전문간호사의 자격인정은 새로운 보건의료인력 양성을 의미한다고 할 수 있다.

5) 보건의료환경의 변화와 간호

오늘날 급변하고 있는 보건의료환경은 간호사에게 다음과 같은 과제를 제시하고 있다.

- 소비자의 권리의식이 증가되고, 의료비용이 급격히 상승되면서 간호서비스의 효과성과 효율성에 대한 요구가 증가되었다. 간호의 효과성과 효율성은 제공된 간호에 의해 나타난 결과를 통해 설명할 수 있다. 따라서 간호서비스 결과의 향상을 위해서는 과학적 연구결과에 기반을 둔 근거중심 실무, 사례중심 실무를 지향해야 한다.
- 간호인력 부족으로 인한 과도한 업무량과 책임에 따른 소진과 갈등이 야기되고 있으며, 보다 전문적인 역량을 간호인력에게 요구하는 소비자의 과도한 기대가 있다. 따라서 간호관리자는 우수한 간호인력을 채용하고 유지하기 위해 다양한 전략을 지속적으로 마련해야 하며, 이러한 상황에 효과적으로 대처할 수 있는 관리기술과 리더십을 갖추어야 한다.
- 급변하는 보건의료환경에 대응하고 발전하기 위해서는 교육과 훈련을 통해 간호인력의 전문성, 협동 능력, 창의력을 개발함으로써 간호조직의 생산성을 향상시켜야 한다.
- 4차 산업혁명시대를 맞아 디지털 전환(digital transformation), 인공지능, 로봇 기술 등 다양한 첨단과학 기술이 보건의료환경에 접목되고 있으며, 감염병의 전파 방지를 위해 언택트(untact), 온택트(ontact) 환경이 확장되고 있다. 이러한 현실에 따라 메타버스(metaverse)와 같은 가상공간 플랫폼을 마련하여 의료 현장의 한계를 극복할 수 있는 소통의 방안이 필요하다. 또한, 언택트 기술 활용에 관한 안전성과 효과성, 효율성 등에 대한 근거 마련과 역량을 갖추어야 한다.

오늘날 간호사에게 자율성과 함께 요구되는 능력은 다른 보건의료전문인과의 협력이다. 협력(collaboration)이란 조직목표의 성공적 달성을 위해 필요한 동반자적 관계를 형성하여 활동을 수행해 나가는 과정을 말한다. 간호사가 다른 보건의료전문인과의 협력을 통한 동반자적 관계를 형성하기 위해서는 다른 직종 종사자에 대한 인정과 이해, 정보와 생각의 공유, 합리성과 융통성이 요구된다.

2 관리의 개념

1) 관리의 개념

관리(management)는 일반적으로 조직의 목표 달성을 위해 자원의 충원과 분배 그리고 통제하는 업무로 개념화되고 있다. 관리는 집단의 협력적 활동을 통해 조직목표를 합리적 · 능률적으로 달성해가는 과정으로, 조직의 목표, 합리성, 능률성, 관리기술 및 협력은 관리 개념을 구성하고 있는 주요 속성이다.

2) 자원

자원(resources)은 관리 성과를 산출하는 데 소요되는 각종 투입물을 말한다. 여기에는 인적 자원, 물적 자원, 재무적 자원, 기술적 자원 및 정보적 자원이 포함된다(표 1.1.1).

인적 자원은 경영자와 일반 직원이라는 두 개의 집단으로 분류된다. 경영자는 자원을 배분하고 운영하여 높은 경영성과를 얻기 위해 각종 의사결정을 담당하며, 일반 직원은 경영자의 지시나 감독에 따라 정신적 · 육체적 노동을 제공하고 그 대가로 임금을 받는다. 모든 조직은 구성원이 목표를 달성하기 위하여 상호작용을 하는 인간 집단이기 때문에 어떠한 사람으로 구성되어 있는지가 목표 달성 여부에 큰 영향을 미친다. 따라서 인적 자원은 조직의 가장 중요한 자원이라고 할 수 있다.

표 1.1.1 의료기관이 이용하는 제자원

인적 자원	물적 자원	재무적 자원	기술적 자원	정보적 자원
· 경영자 · 의사 · 간호사 · 조산사 · 작업치료사 · 치과위생사 · 의무기록사 · 물리치료사 · 약사 · 임상병리사 · 영양사 · 위생사 · 일반관리직 · 단순노무직	· 보건의료기관 · 병원시설관리(설비, 건물) · 고가의료장비 · 병원재고관리	· 병원회계관리 · 병원재무관리 · 병원경영분석	· 외래서비스 · 입원서비스 · 응급의료서비스 · 의료의 질관리	· 병원경영 정보관리 · 병원 정보관리

- 물적 자원(physical resources)은 토지, 건물, 기계 같은 물리적 시설과 각종 원료를 포함한다.
- 재무적 자원(financial resources)은 자본금이나 운영자금을 말한다. 영리조직이든 비영리조직이든 조직을 이끌어 가기 위해서는 자금이 필요하다. 보유하고 있는 자금을 통해 필요한 인적 자원 및 물적 자원을 조달한다.
- 기술적 자원(technological resources)은 의료 및 간호서비스에 필요한 전문적 · 기술적 역량을 말한다.
- 정보적 자원(information resources)은 기관이 가지고 있는 정보의 질적 수준과 양을 말한다.

이들은 의료기관의 경쟁력을 결정하는 중요한 요소로 부각되고 있다. 기술 진보의 속도가 빨라지고 있기 때문에 어떤 기술이 투입되느냐에 따라 경영성과는 현저하게 달라진다. 특히 오늘날처럼 정보화 사회이자, 기술혁신의 속도가 빠른 시대에는 기술과 정보가 매우 중요한 자원에 속한다고 할 수 있다.

3) 리더와 관리자

리더십(leadership)은 비전을 가진 지도자가 긍정적인 방법으로 권력을 사용하여 다른 사람에게 조직의 목표달성에 참여하도록 동기를 부여하는 것이다.

베니스Bennis(1994)는 관리와 리더십의 개념을 관리자와 리더의 역할 및 기능을 통해 비교 · 설명하였다. 즉, 관리자가 행정을 하는 사람이라면 리더는 혁신을 하는 사람이며, 관리자가 유지하는 사람이라면 리더는 개발하는 사람이다. 관리자가 시스템과 구조에 초점을 맞춘다면 리더는 사람에 초점을 맞춘다. 또한 관리자가 통제를 중시하는 사람이라면 리더는 신뢰를 불어넣는 사람이며, 관리자가 편협한 식견을 가지고 있다면 리더는 광범위한 시야를 가지고 있다. 관리자가 모방하는 사람이라면 리더는 창조하는 사람이며, 관리자가 안정을 추구하는 사람이라면 리더는 그것을 깨고 변화를 추구하는 사람인 것이다(표 1.1.2).

표 1.1.2 관리자와 리더의 비교

관리자	리더
행정을 하는 사람	혁신을 하는 사람
유지하는 사람	개발하는 사람
시스템과 구조에 초점	사람에 초점
통제를 중시하는 사람	신뢰를 불어넣는 사람
편협한 식견	광범위한 시야
모방하는 사람	창조하는 사람
안정을 추구하는 사람	변화를 추구하는 사람

이와 같이 관리자와 리더에 대한 개념적 이해에 근거할 때, 관리자보다는 리더가 필요함을 알 수 있다. 리더는 반드시 관리자로서의 공식적 지위를 가질 필요는 없다. 그러나 보다 원활한 조직 발전을 위해서는 관리자가 조직을 이끌고 나갈 수 있는 리더십을 갖출 필요가 있다. 또한 관리자와 조직 구성원의 관계는 전통적인 상관-부하직원의 관계에서 오케스트라의 지휘자와 단원의 관계 같은 동반자적 협동 관계로 전환되어야 한다.

3 간호관리의 개념

1) 간호관리 개념

대한간호협회는 "간호는 모든 개인, 가족, 지역사회를 대상으로 하여 건강의 회복, 질병의 예방, 건강의 유지와 증진에 필요한 지식, 기력, 의지와 자원을 갖추도록 직접 도와주는 활동이다."라고 정의하였다. 미국간호협회에서는 "간호는 실제적-잠재적 건강문제에 대한 인간의 반응을 진단하고 치료하는 것이다."라고 정의하였다.

간호에 대한 정의를 통해서 볼 때 간호관리는 간호사가 수행하는 간호서비스의 질을 향상시키는 것이라고 볼 수 있다. 질적 간호를 제공하기 위해서는 병원관리자와 조직문화 및 보건의료 변화 관리에 대한 이해와 지식이 필요하다.

관리 개념에 대해 미국의 경영학자 폴리트Follet(1918)는 "관리는 사람을 통하여 일을 성취하는 기술"이라고 하였고, 페이욜Fayol(1930)은 "관리는 통제적이며 순환적인 과정"이라고 정의하였다. 이와 같은 정의에 비추어 볼 때, 관리는 다른 사람을 통해서 일을 효과적이고 효율적으로 완성해 가는 과정이라고 할 수 있다.

2) 간호관리의 필요성

간호관리는 간호업무 수행의 핵심이라고 할 수 있다. 의료기관에서 종사하는 인력 중 간호인력이 거의 40% 이상을 차지하고 있다. 따라서 대상자에게 질 높은 간호를 수행하기 위해서는 간호인력의 요구(가치)를 수렴하는 간호관리가 필요하다.

오늘날과 같이 급변하는 보건의료환경 속에서 다양한 간호 소비자의 요구와 기대에 부응하기 위해서는 다음과 같은 간호관리가 필요하다.

- 의료기관의 조직목표를 효과적으로 달성하기 위해서는 다학제 간 팀 협력이 필요하다.
- 대상자 간호를 위한 활동에는 다양한 구성원이 참여하므로 조정관리 기술이 필요하다.

- 간호비용, 간호의 질, 법적 · 윤리적인 측면에서의 균형을 유지하는 관리 기술이 필요하다.
- 병원의 대형화, 병원 간 경쟁 가속화에 대비하여 비용 효과적이고 합리적인 관리를 위한 간호관리 기술이 필요하다.

3) 간호사의 리더십 개발

정보화 · 개방화 시대를 맞아 정보의 양이 급증하고 의료조직의 유연성이 증가하면서 간호사의 책임 범위가 확장되고 의사결정의 기회가 많아졌다. 이에 따라 간호사의 상황분석 능력, 비판적 사고 능력, 유연한 사고 능력 및 협력적 문제해결 능력이 요구되고 있다. 따라서 간호 교육도 장래의 간호사가 이러한 업무역량을 겸비하고 의료환경 변화에 유연하게 대처할 수 있도록 변화해야 한다.

오늘날과 같은 지식경쟁 사회에서 조직이 성장 · 발전하기 위해서는 조직구성원 개개인의 리더십을 육성하고, 이들이 자아실현을 할 수 있는 환경을 조성해 주는 것이 중요하다. 또한 조직구성원 스스로도 리더십 패러다임의 변화를 인식하고, 현재 조직 상황에 적합한 리더십을 배양함으로써 조직 발전에 기여할 수 있어야 한다. 간호사는 환자간호수행 중 즉각적인 대처 능력과 리더십을 발휘해야 할 기회가 많기 때문에 간호사 개개인이 자신의 업무를 수행하는 과정에서 리더십을 갖추어야 한다. 현대사회는 간호사에게 환자집단, 간호조직, 나아가 의료조직을 이끌어 나갈 수 있는 힘과 능력, 즉 리더십을 요구하고 있기 때문이다.

셀프 리더십이란 스스로가 설정한 목표와 비전 그리고 내적 보상 같은 자기 동기부여를 통해 스스로의 생각과 행동을 변화시켜 목표를 달성해 나가는 지속적인 자기 훈련 과정이라고 할 수 있다. 현대의 간호조직은 다른 조직과 마찬가지로 한 명의 리더로는 조직의 유지 및 업무성과 달성이 어렵다. 따라서 기존의 조직은 구성원 모두가 리더가 되어 셀프 리더십을 발휘할 때 효율성과 능률성을 갖춘 조직으로 거듭날 수 있다. 셀프 리더십은 타고나는 것이 아니고 만들어지는 것이므로 간호사를 대상으로 한 셀프 리더십 개발 훈련이 필요하다.

4 간호관리과정

1) 간호관리과정의 개념

간호관리는 간호대상자에게 양질의 간호를 제공하기 위해 직원의 노력과 필요한 모든 자원을 활용하여 기획 · 조직 · 인적 자원관리 · 지휘 · 통제하는 과정과 기능이라고 할 수 있다.

길리스Gilles(1994)는 체계이론 관점을 통해 투입, 과정, 산출, 피드백으로 구성하였다. 투입에는 인력, 기구, 공급품, 자료, 건물설계, 시간 등이 포함된다. 과정에는 자료수집, 기획, 조직, 인적 자원관리, 지휘, 통제과정이 포함된다. 산출에는 대상자에 대한 간호의 질, 인력개발이 포함된다.

간호관리과정의 단계는 학자에 따라 기획, 조직, 통제의 세 단계 또는 계획화, 조직화, 지휘, 통제의 네 단계로 구분하여 사용되기도 한다.

스완스버그Swansburg(1993)는 간호관리를 간호부서나 간호 단위에 있는 간호관리자의 기획 · 조직 · 인적 자원관리 · 지휘 · 평가과정으로 보았다. 더글러스Douglass(1996)는 환자에게 양질의 간호를 제공하기 위해서 간호인력, 물리적 · 기술적 자원을 활용하여 기획 · 조직 · 지휘 · 통제하는 과정과 기능으로 분류하였다. 휴버Huber(2000)는 간호를 수행하고 간호서비스의 목적을 달성하기 위해 간호자원을 조정하고 통합하는 것이라고 정의하였다.

따라서 간호관리과정은 기획, 조직, 인적 자원관리, 지휘, 통제의 단계를 통해 조직의 목표달성을 위하여 필요한 자원을 효과적으로 이용하는 순환적 과정이라 할 수 있다(그림 1.1.2).

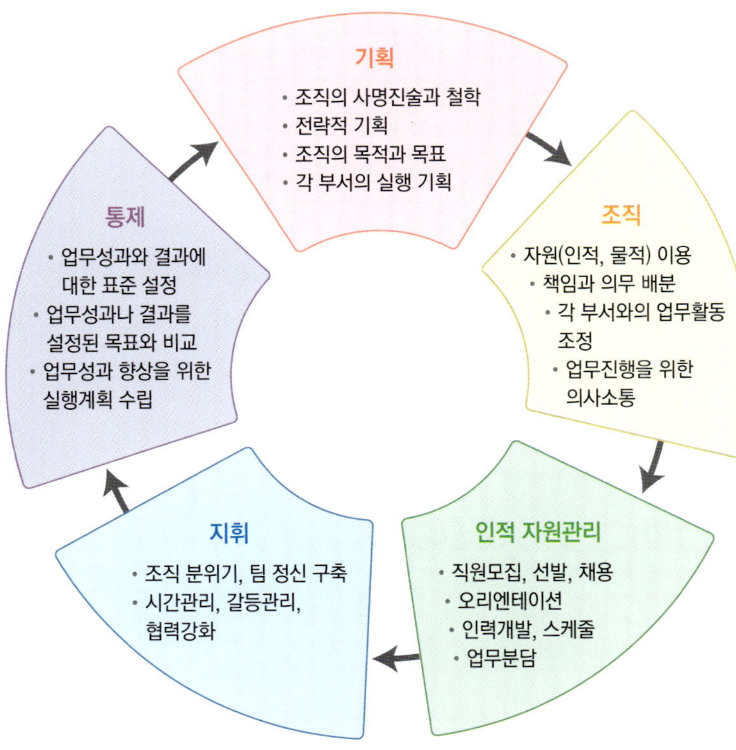

그림 1.1.2 간호관리과정의 단계 및 기능

간호관리과정의 5단계를 구체적으로 설명하면 다음과 같다(그림 1.1.3).

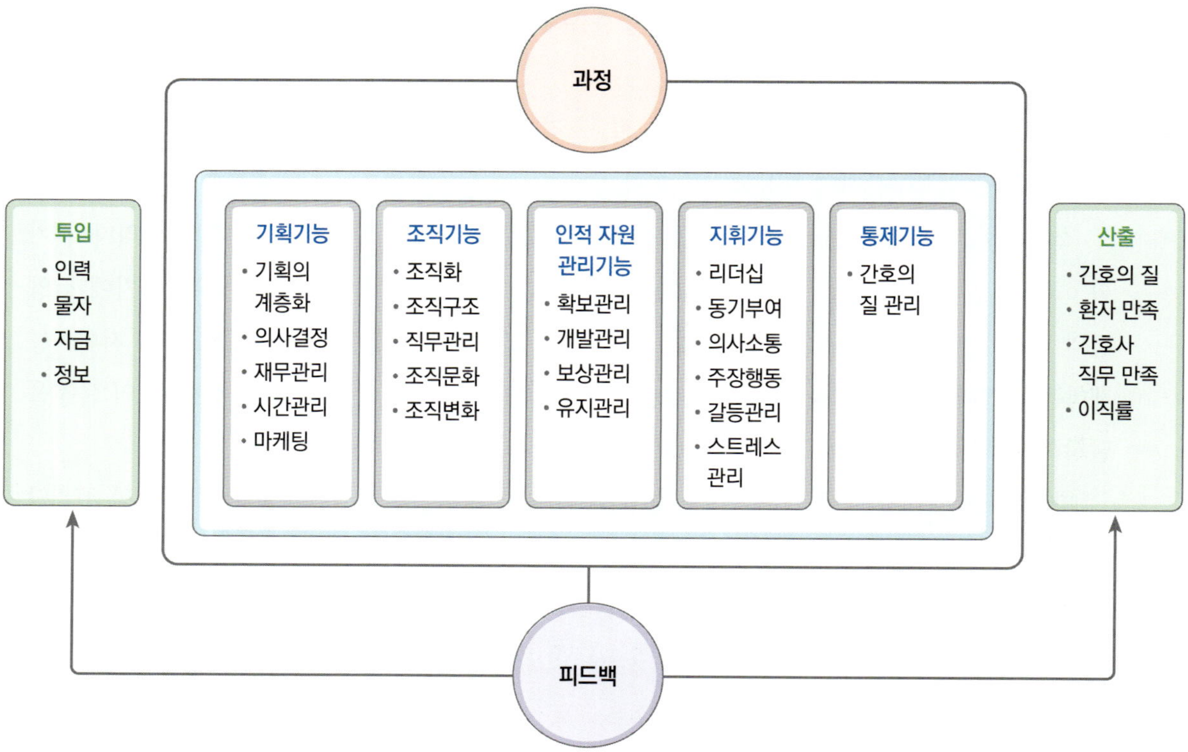

그림 1.1.3 간호관리 체계모형

(1) 기획

기획(planning)은 'plan(계획)'과 '–ing'가 결합된 것으로, 계획을 수립하는 과정으로 볼 수 있다. 즉, 기획은 어떤 일을 하기 전에 구체적으로 무엇을, 누가, 언제, 어디서, 어떻게 하는지 사전에 결정하는 것이다. 또 성과와 결과 측정은 어떻게 할 것인가를 결정한다.

기획은 첫 번째 관리과정으로 간호관리자가 조직의 신념과 목표를 설정하고 목표달성을 위한 행동방안을 결정하는 과정이다.

기획은 다음과 같은 활동을 포함한다.

- 기획단계에서는 조직의 사명진술과 철학에 입각하여 조직의 전략적 기획, 목적, 목표, 각 부서별 실행기획을 개발해야 한다.
- 자원을 분배하기 위한 기획과 통제의 장치로써 예산이 사용된다.

(2) 조직

기획이 수립되면 조직구성원이 계획을 효율적 · 효과적으로 수행할 수 있도록 조직한다. 조직(organizing)은 조직의 목적을 달성하기 위해 공식적 구조를 만드는 것이다. 공식적 구조는 자원을 조정 · 분배하고 정책과 절차를 정하고, 직무를 서술하고 직무에 합당한 자격을 정하는 일이다.

조직은 다음과 같은 활동을 포함한다.

- 직무내용에 따라 자원(사람, 물자, 시간)을 편성한다.
- 직무수행에 관한 권한, 책임, 의무를 명확하게 한다.
- 수직적 · 수평적으로 타 부서와의 업무활동을 조정한다. 이에 따라 조직기구표가 만들어진다.
- 원활한 업무진행을 위해 상사와 부하직원과의 효율적 의사소통 기술을 발휘한다.

(3) 인적 자원관리

인적 자원관리(personnel management)는 조직 내 인적 자원을 관리하는 과정으로 직원 모집, 선발, 채용, 오리엔테이션, 인력개발, 업무분담, 스케줄 관리 등을 포함한다.

직원의 스케줄은 직원의 업무만족과 생산성에 영향을 주고, 반면에 환자 업무분담은 안전하고 효과적인 환자간호에 중요한 부분이다. 따라서 간호관리자는 환자의 요구, 중증도 및 간호사의 능력에 기초하여 간호사에게 환자에 대한 업무분담을 하는 책임감을 갖는다.

인적 자원관리에는 다음과 같은 활동이 포함된다.

- 직무관리, 직무설계, 직무분석, 직무수행평가를 한다.
- 인적 자원관리 계획(직원모집, 선발, 배치, 확보관리)을 한다.
- 간호사의 역량개발(교육훈련, 신규 간호사 교육, 경력개발, 직무수행평가, 사회화 개발관리)을 한다.
- 융통성 있는 업무 스케줄링을 한다.
- 임금관리, 복리후생 기능을 포함한 보상관리를 한다.
- 대인관계, 노사관계, 협상 같은 유지관리 기능을 한다.

(4) 지휘

지휘(directing)는 조직의 목표를 달성하기 위해 동기부여나 리더십을 통하여 조직구성원이 과업을 수행하도록 이끌어 나가는 것이다. 즉 관리자가 무엇을 할 것인지 계획하고, 그 일을 어떻게 할지 조직하고, 직원에게 업무를 할당한 후 조직의 목표를 달성하기 위해 직원에게 업무를 지시하는 것이다.

관리자의 지휘기능에는 다음과 같은 활동이 포함된다.

- 미래에 대한 비전을 제시하고 동기를 유발할 수 있는 조직분위기와 팀 정신을 구축한다.
- 시간을 효율적으로 관리한다.

- 갈등을 관리하고 협력을 강화한다.
- 의사소통과 집단관리 기술을 효과적으로 발휘한다.
- 직원들을 가이드하고 코치한다.

(5) 통제

통제(controlling)는 조직구성원이 조직의 목표를 얼마만큼 달성하였는가를 비교 · 평가하고 수정 조치를 취하는 것이다. 기획과 목표에 따라 표준을 설정하고, 업무수행에 대해 표준에 근거하여 성과를 측정하며, 표준과 성과 간의 차이를 파악하여 교정활동을 시행함으로써 조직의 기획과 목표를 달성하는 과정이다.

통제에는 다음과 같은 활동이 포함된다.

- 업무, 성과, 표준, 결과를 분석한다.
- 질 향상을 위해 실행계획을 개발한다.

5 간호관리 체계모형

병원조직은 개방체계(open system)로서 내 · 외부 환경으로부터 자원을 투입하여 관리기능과 조직활동을 통한 변환 과정을 거쳐 다양한 형태의 산출물(경영성과)을 만들어 낸다. 이러한 과정은 경영성과에 대한 피드백을 통해 순환적으로 반복된다.

체계 이론가들은 조직의 생산성을 구조, 사람, 기술, 환경의 기능이 상호작용하는 것으로 간주하고, 조직체계는 통일된 전체 집단 내에서 상호작용하는 세부 부분의 합으로 정의한다. 보건의료조직도 개방체계로서 조직을 둘러싼 환경으로부터 체계유지에 필요한 인적 · 재정적 · 물적 자원을 투입요소로 받아들인다. 이를 바탕으로 보건의료조직은 대상자의 질병치료, 기능회복, 재활, 건강증진 및 예방을 위한 다양한 의료서비스를 제공한다. 의료조직의 목표를 달성하기 위해 조직 내 여러 부분이 상호작용하여 투입 요소를 산출물로 전환시킨다. 이 체계 내 관리자는 투입, 변환, 산출 과정에서 촉매역할을 한다. 이때 관리자는 정보를 수집하고 입법 및 변경안 같은 환경의 자극 요소를 파악하여 조직 내에서 협력과 조정을 이끌어내는 역할을 담당한다.

체계이론은 조직을 개방적인 하나의 체계로 외부환경과 상호작용하면서 존재하는 전체적 관점으로 보는 것으로, 간호관리과정에 체계모형을 적용하여 투입, 변환, 산출, 피드백으로 구성한 요소와 내용에 따라 다음과 같이 정리하였다(표 1.1.3).

표 1.1.3 간호관리 체계모형: 투입, 변환, 산출 요소

요소		내용
투입	인력	소비자 투입: 환자(환자의 간호 강도 지표와 환자의 중증도) 생산자 투입: 간호직원(간호직원의 기술, 경험, 태도, 교육, 훈련)
	물자	장비, 공급품, 테크놀로지
	건물	건물의 디자인, 건물의 크기
	자금, 정보, 시간	간호시간(직 · 간접 소요시간)
변환	기획	의사결정, 재무관리 및 시간관리
	조직	조직구조, 직무관리, 조직문화 및 조직변화
	인적 자원관리	인적 자원의 확보, 개발, 보상 및 유지관리 기능, 전달체계와 직무수행평가
	지휘	리더십, 동기부여, 주장행동, 의사소통, 갈등관리 및 직무 스트레스관리
	통제	간호의 질관리 및 환자안전관리 기능, 직무수행평가
산출	간호생산성 지표	재원일 수, 이직률, 결근율, 병상 가동률
	간호의 질 지표	환자만족, 간호사의 직무만족, 환자결과(욕창률, 낙상률, 감염률), 투약오류 발생 건수
	간호시간	직접 간호시간, 간접 간호시간

6 간호관리 진단

간호조직의 문제를 정확히 파악하고 간호관리 환경에 대한 체계적인 분석을 하기 위해서는 간호관리 진단을 제대로 사용할 수 있어야 한다. 간호관리자가 간호관리 진단을 내리는 것은 문제인식에 관한 효과적인 틀을 사용함으로써 관리자의 의사결정능력을 향상시킬 수 있음을 의미하며, 따라서 간호관리자의 관리행위가 표준화될 수 있을 것이다.

모리슨Morrison(1995)은 간호관리 진단(nursing management diagnosis)이라는 용어를 간호의 조직적 문제에 대한 판단이라고 제시하면서 72개 항으로 구분하여 타당도를 조사하였다. 정경희(2007)는 72개 진단명 중 68개의 한국형 간호관리 진단명을 개념적으로 정의하였다. 간호관리과정 및 관리기능에 의한 간호관리 진단분류와 간호관리과정에 따른 간호관리 진단의 개념적 정의는 다음과 같다(표 1.1.4, 표 1.1.5).

표 1.1.4 간호관리과정 및 관리기능에 의한 간호관리 진단의 분류

간호관리과정	관리기능	간호관리 진단
기획	기획기능	비전에 대한 전망 결여, 비효과적 우선순위 설정, 불충분한 부가적 지원, 비효과적 정책, 불충분한 정책 개발, 간호투입요소 부족, 행정적 지원 부족
	재무관리	예산 편성 기술 부족, 비효과적 재무관리, 불충분한 재원확보
	의사결정	비효과적 의사결정, 불충분한 문제해결 기술, 비효과적 문제해결
	시간관리	비효과적 시간관리
조직	조직	불충분한 조직화 기술, 비효과적 조직화 방법
	조직관리	비효과적 시스템관리, 부정적인 조직분위기
	변화관리	비효과적 변화관리
인적 자원관리	인사고과	비효과적 업무수행평가 방법
	협상	협상 기술 부족
	직무관리	부적절한 직무기술서
	확보관리	불충분한 직원 수, 부적절한 직원 혼합비, 과도한 업무량, 예측할 수 없는 업무량, 과도한 서류업무, 비효과적 채용 정책
	개발관리	부적절한 직원 활용, 비효과적 훈련방법, 직원교육에 대한 불충분한 지원, 직원 역량 부족, 불충분한 오리엔테이션, 불충분한 전문성 개발
	보상관리	비효과적 직원지원 프로그램
	유지관리	비효과적 노사관계 방식
지휘	리더십	비효과적 리더십, 임파워먼트 부족, 비효과적 관리 기술, 비효과적 협력 기술, 대상자와의 비효과적 관계, 존경심 부족, 책무성 부족, 전문직업의식 부족, 사회문화적 다양성에 대한 민감성 부족
	의사소통	비효과적 의사소통, 불충분한 의사소통 기술, 불충분한 면담 기술, 불충분한 대인관계 기술
	동기부여	동기부여 부족, 사기 부족
	스트레스 관리	과도한 스트레스, 비효과적 대처 기술
	갈등관리	비효과적 갈등해결, 역할 갈등, 윤리적 갈등
	주장행동	주장행동 결여
	위임	불충분한 위임 기술
	위기관리	비효과적 위기관리, 법적 책임에 대한 지식 부족, 정치적 · 법적 인식 부족
	집단관리	비효과적 집단과정
통제	질관리	비효과적 질평가 방법, 생산성에 대한 과도한 기대, 불충분한 질적 간호, 생산성 감소
	자원관리	비효과적인 자원관리
	환경관리	열악한 업무환경

표 1.1.5 간호관리과정에 따른 간호관리 진단의 개념적 정의

간호관리 과정	관리 기능	번호	간호관리 진단	개념적 정의
기획	기획 기능	1	비전에 대한 전망 결여 (vision perspective, lack of)	조직의 공동목표와 핵심가치에 대한 구성원들의 이해와 기대 및 공유가 부족한 상태
		2	비효과적 우선순위 설정 (priority setting, ineffective)	업무에 대한 우선순위 설정이 부적절하여 원하는 결과에 도달하지 못한 상태
		3	불충분한 부가적 지원 (ancillary support, inadequate)	조직경영 및 개인의 능력개발 등에 필요한 제반지원과 복지정책이 충분하지 못한 상태
		4	비효과적 정책 (policy, ineffective)	목표달성을 위한 활동범위와 행동화과정에 대한 지침이 적절하지 못하여 기대결과에 도달하지 못한 상태
		5	불충분한 정책 개발 (policy development, inadequate)	비전과 목표달성에 필요한 방향 제시가 미흡하고 행동방침의 개발이 충분치 못한 상태
		6	간호투입요소 부족 (input from nursing, lack of)	간호제공에 필요한 인력, 물자, 자금, 정보 등의 자원이 부족한 상태
		7	행정적 지원 부족 (administrative support, lack of)	효과적인 업무수행과 직원의 역량강화를 위해 적정수의 인력배치와 합리적인 평가체계, 경력개발체계, 보상체계 및 정보체계구축 등에 대한 상부 행정조직의 지원이 부족한 상태
	재무 관리	8	예산 편성 기술 부족 (budgeting skills, inadequate)	간호목표달성에 필요한 재원을 효과적으로 활용하기 위한 예산 수립 기술이 부족한 상태
		9	비효과적 재무관리 (financial management, ineffective)	조직운영과 목표달성에 필요한 자금의 조달 및 운용에 대한 의사결정이 합리적이지 못하여 투자가치가 극대화되지 못한 상태
		10	불충분한 재원확보 (finances, inadequate)	조직운영과 목표달성에 필요한 자금의 조달이 충분하지 못한 상태
	의사 결정	11	비효과적 의사결정 (decision making, ineffective)	문제해결을 위한 대안의 평가과정에서 부적절한 판단과 의사결정 방식이나 도구가 부적절하여 최적의 대안을 선택하지 못한 상태
		12	불충분한 문제해결 기술 (problem solving skills, nadequate)	문제의 본질과 원인을 규명하는 능력이 떨어지고 문제해결과정에서 적절한 도구 및 방법을 사용하는 능력과 기술이 부족한 상태
		13	비효과적 문제해결 (problem solving, ineffective)	문제를 정의하고 자료를 수집 · 분석하고 실천대안을 탐색하지 못하는 문제해결과정이 부적절하여 최상의 목표를 달성하지 못한 상태
	시간 관리	14	비효과적 시간관리 (time management, ineffective)	부적절한 시간계획과 사용으로 주어진 시간 내에 원하는 결과를 얻지 못한 상태

표 1.1.5 간호관리과정에 따른 간호관리 진단의 개념적 정의(계속)

간호관리 과정	관리 기능	번호	간호관리 진단	개념적 정의
조직	조직화	15	불충분한 조직화 기술 (organizational methods, inadequate)	목표달성을 위해 구성원의 능력과 자질에 따라 업무와 자원을 할당하고, 구성원 상호 간의 역할관계를 명확하게 하여 업무를 수행하게 하고, 그 결과를 조정하는 기술이 불충분한 상태
		16	비효과적 조직화 방법 (organizational methods, ineffective)	조직의 특성이나 처한 상황 또는 추진해야 할 업무에 부적합한 조직설계로 조직의 효과성이 저하된 상태
	조직 관리	17	비효과적 시스템관리 (system management, ineffective)	조직 내 제반 규정, 법칙, 제도 등을 적용하고 수행하며 평가하는 과정에서 본질의 파악과 전체적인 시야를 갖는 시스템 사고에 의한 관리가 미흡하여 조직 운영의 효과가 저하된 상태
		18	부정적 조직분위기 (organizational climate, negative)	조직의 철학, 방침, 관리절차 및 관리유형 등에 대하여 구성원이 느끼는 감정 및 태도의 무관심 또는 낮은 몰입 상태
	변화 관리	19	비효과적 변화관리 (change management, ineffective)	변화의 추진과정에서 구성원과 불충분한 의사소통으로 변화의 필요성에 대한 인식과 참여욕구를 이끌어내지 못하고 변화를 수행할 지식과 능력을 갖추지 못하여 변화가 성공적으로 이루어지지 못한 상태
인적 자원관리	인사 고과	20	비효과적 업무수행평가 방법 (performance evaluation, methods, ineffective)	업무수행을 평가할 지표가 부적절하거나 평가 지표에 따라 합리적으로 평가하지 못하여 적절한 피드백이 이루어지지 못한 상태
	협상	21	협상 기술 부족 (negotiation skills, inadequate)	업무와 관련된 당사자와 교섭, 절충하여 바라는 의도와 목표를 달성할 수 있도록 상대방에게 자신의 의도를 정확하게 전달하고, 상태를 이해시키는 영향력이 부족한 상태
	직무 관리	22	부적절한 직무기술서 (job description, inadequate)	특정 직무에 대한 개요, 직무 내용, 직무 요건 등에 대한 기술이 적절하지 못한 상태
	확보 관리	23	불충분한 직원 수 (staff, inadequate numbers)	간호단위의 목표달성과 요구 충족에 필요한 인력이 간호단위에 충분히 배정되지 않은 상태
		24	부적절한 직원 혼합비 (staff mix, inappropriate)	간호단위의 간호요구도와 간호전달체계 및 간호인력의 경력 등을 고려하여 간호목표 달성에 적절한 직원 혼합이 이루어지지 않은 상태
		25	과도한 업무량 (workload, excess)	주어진 시간 내에 처리할 수 없을 정도로 업무의 양이 많은 상태
		26	예측할 수 없는 업무량 (workload, unpredictable)	계획에 없는 갑작스러운 상황이 발생하여 업무량이 증가하거나 업무가 발생하는 상태
		27	과도한 서류업무 (paperwork, excessive)	서류업무의 종류와 양이 주어진 시간 내에 처리할 수 없을 정도로 많은 상태
		28	비효과적 채용 정책 (hiring policy, ineffective)	인적 자원의 모집 및 선발에 대한 기준과 절차가 부적절하여 인적 자원관리 목표를 달성하지 못한 상태

표 1.1.5 간호관리과정에 따른 간호관리 진단의 개념적 정의(계속)

간호관리 과정	관리 기능	번호	간호관리 진단	개념적 정의
인적 자원관리	개발 관리	29	부적절한 직원 활용 (staff utilization, inappropriate)	직원의 능력, 성격, 근무상태 등을 고려한 적재적소주의에 의한 배치가 이루어지지 않아 직원의 능력이 최대한으로 발휘되지 못한 상태
		30	비효과적 훈련방법(disciplinary methode, ineffective)	직원의 행동, 지식, 기술, 동기를 변화시키는 훈련방법이 체계적이지 못하여 목표를 달성하지 못한 상태
		31	직원교육에 대한 불충분한 지원 (staff education, inadequate support)	직무와 관련된 교육지원체계와 예산지원이 충분하지 못한 상태
		32	직원 역량 부족 (staff competence, inadequate)	주어진 업무를 수행하여 탁월한 직무성과를 창출하는 데 필요한 직원의 업무동기, 지식, 기술, 태도 및 신체적 특성 등이 부족한 상태
		33	불충분한 오리엔테이션 (orientation, inadequate)	간호단위에 새로운 업무시행 또는 제도 도입에 대한 안내에서 시간과 내용, 방법이 충분하지 못하여 이해와 적응력이 저하된 상태
		34	불충분한 전문성 개발 (professional development, inadequate)	간호사가 갖추어야 할 전문적이고 일반적인 실무지식과 기술 습득 등의 개발이 미흡하고 그 능력이 충분하지 못한 상태
	보상 관리	35	비효과적 직원지원 프로그램 (employee assistance program, ineffective)	직원의 사회적 · 경제적 · 심리적 · 교육적 요구를 충족하기 위한 프로그램이 효과적이지 못하여 직원이 만족하지 못한 상태
	유지 관리	36	비효과적 노사관계 방식 (labor relations methods, ineffective)	사용자와 노동자의 관계를 조정하는 제도와 활동이 바람직하지 못하여 노사 간 상생의 협력관계가 형성되지 않은 상태
지휘	리더십	37	비효과적 리더십 (leadership, ineffective)	리더가 부하직원을 지도 · 육성하고 동기부여시키는 과정에서 상황과 부하직원에게 적합한 리더십 스타일을 적용하지 못하여 자발적인 협력을 얻지 못한 상태
		38	임파워먼트 부족 (empowerment, lack of)	구성원이 개인과 조직의 발전 및 성과증진에 기여할 수 있는 권한부여 정도가 부족한 상태
		39	비효과적인 관리 기술 (management skills, ineffective)	조직 내 모든 자원을 통합하여 활용하고, 구성원의 행동을 지시하는 기술이 부적절하여 조직의 공동목표를 달성하지 못한 상태
		40	비효과적인 협력 기술 (collaboration skills, ineffective)	조직의 일원으로서 타인과 일할 때, 팀으로 일하는 것을 인식하고 시너지를 극대화하는 데 최선을 다하는 태도가 적절하지 못하여 팀의 효과성이 저하된 상태
		41	대상자와의 비효과적 관계 (customer relations, ineffective)	대상자의 기대와 요구 파악이 미흡하고, 부적절한 의사소통으로 대상자와 원만한 신뢰관계가 형성되지 못하여 대상자가 불만족한 상태

표 1.1.5 간호관리과정에 따른 간호관리 진단의 개념적 정의(계속)

간호관리 과정	관리 기능	번호	간호관리 진단	개념적 정의
지휘	리더십	42	존경심 부족(respect, lack of)	타인에 대하여 공경하는 마음이 부족한 상태
		43	책무성 부족 (accountability, lack of)	타인에게 자신이 한 행위에 대하여 정당화 · 설명 · 보고 · 공개하고 자신의 행위결과에 대한 평가 및 제재를 받아들이는 능력과 수행이 부족한 상태
		44	전문직업의식 부족(professionalism, lack of)	간호전문직에 대한 신념, 소명의식, 자율성, 책임감, 전문적 지식 및 기술, 직무의 중요성 등에 대한 인식과 믿음의 정도가 부족한 상태
		45	사회문화적 다양성에 대한 민감성 부족(sociocultural diversity, insensitivity)	성별, 역할, 직업, 사회계층, 신념이나 가치 및 습관에서 타인과 상이함을 이해하고, 이에 신속하게 반응하는 능력이 부족한 상태
	의사소통	46	비효과적 의사소통 (communciation, ineffective)	개인 간, 집단 간 또는 개인과 집단 간에 정보를 주고받는 과정에서 상호의사를 전달하는 지식이 부족하거나 의사전달에 어려움이 있어 목적을 달성하지 못한 상태
		47	불충분한 의사소통 기술 (communciation skills, inadequate)	인간존중 정신을 바탕으로 상호간 정보를 제공하고 상대방의 반응과 특성을 고려하여 설득력 있게 의사를 전달하는 기술이 충분치 못한 상태
		48	불충분한 면담 기술 (interview skills, inadequate)	상대방의 이야기를 경청하여 적절하게 응답하고, 적시에 피드백을 제공하고 요청하는 기술이 부족하여 필요한 정보를 충분히 수집하지 못한 상태
		49	불충분한 대인관계 기술 (interpersonal skills, inadequate)	상황 및 상대에 대한 적절한 태도, 행위, 의사소통기술 등을 갖추어 타인의 능력, 감정 및 요구에 적절하게 반응하고 타인의 신뢰를 구축하여 상호 원만한 인간관계를 발전 · 유지시킬 수 있는 기술이 부족한 상태
	동기부여	50	동기부여 부족 (motivation, lack of)	구성원이 조직에서 바라는 결과를 산출하기 위해 자발적인 노력을 지속적으로 기울이고자 하는 동기가 부족한 상태
		51	사기 부족 (morale, lack of)	구성원이 부여된 직무에 대한 의의와 보람을 자각하고 직무 수행 시에 다소 어려움과 난제가 있어도 그것을 극복하려는 의욕 또는 자세가 부족한 상태
	스트레스 관리	52	과도한 스트레스 (stress level, excessive)	개인이 처한 환경의 요구가 개인의 능력을 초과할 정도로 지나쳐서 개인과 환경과의 부조화가 지속되는 상태
		53	비효과적 대처 기술 (coping skills, ineffective)	스트레스 유발 환경에서 개인의 내외적 요구를 조절하고 견디려는 인지적 · 행동적 노력이 부족하여 효과적으로 스트레스에 대처하는 기술이 부족한 상태
		54	비효과적 갈등해결 (conflict resolution, ineffective)	갈등의 해결과정에서 갈등상황이나 갈등에 개입된 당사자 간의 조정이 부적절하여 개인, 집단 및 조직의 유효성이 저하된 상태

표 1.1.5 간호관리과정에 따른 간호관리 진단의 개념적 정의(계속)

간호관리 과정	관리 기능	번호	간호관리 진단	개념적 정의
지휘	스트레스 관리	55	역할 갈등 (role conflict)	자신의 역할(개인적, 사회적)을 지각하고 수행하는 과정에서 발생하는 대립, 분쟁, 불일치로 인하여 심리적 좌절이나 욕구 좌절을 경험하는 상태
		56	윤리적 갈등 (ethics, conflicting perspectives)	윤리적 원칙에 어긋나는 사건이나 상황, 생각 등에 대한 대립, 분쟁, 불일치로 인하여 심리적 좌절을 경험하는 상태
	주장 행동	57	주장행동 결여 (assertiveness, lack of)	상대방의 권리와 감정을 손상시키지 않으면서 자신의 권리, 욕구, 의견, 생각, 느낌 등을 솔직하고 분명하게 표현하지 못하는 상태
	위임	58	불충분한 위임 기술 (delegation skills, inadequate)	특정 업무를 동료 또는 부하직원 중 적임자를 선정하여 명확한 의사소통을 통해 위임하고, 피위임자를 감독 및 평가하는 기술이 부족한 상태
		59	비효과적 위기관리 (risk management, ineffective)	위기에 대처하여 조직에 바람직하지 못한 결과를 예방하여 최소화하거나 발생된 위험을 확인하여 진단 · 통제하는 과정에 대한 관리가 적절하지 못하여 위험에 따르는 불이익을 최소화하지 못한 상태
		60	법적 책임에 대한 지식 부족 (legal accountability, knowledge deficit)	간호업무에서 법적 의무와 위반에 따른 지식이 부족할 뿐 아니라 관련된 민 · 형사상의 책임이나 행정법상의 제재에 대한 정보가 부족하거나 없는 상태
		61	정치적 · 법적 인식 부족 (political/legal awareness, deficiency)	정치적 · 법적 측면이 어떻게 간호업무에 영향을 미치는지에 대한 판단이나 지각이 부족한 상태
	집단 관리	62	비효과적 집단과정 (group process, ineffective)	집단의 구성원들이 공통규범과 상호 역할에 대하여 인식하고, 집단의 응집력 향상과 문제해결에 필요한 팀 빌딩과 팀 학습이 부적절하여 집단의 생산성이 창출되지 못한 상태
통제	질 관리	63	비효과적 질평가 방법 (quality evaluation methods ineffective)	간호의 질평가 시에 구조 · 과정 · 결과적 측면에 대한 표준, 기준, 지표가 없거나 부적절하여 간호목표달성 여부가 명확하게 확인되지 못한 상태
		64	생산성에 대한 과도한 기대 (productivity expectations, excessive)	생산성 창출에 대한 기대가 투입 정도에 대비하여 필요 이상으로 높은 상태
		65	불충분한 질적 간호 (quality care, inadequate)	간호표준에 의거한 양질의 간호서비스가 충분히 제공되지 못한 상태
		66	생산성 감소 (productivity decreased)	일정기간 투입된 자원의 양에 비하여 산출량이 저하된 상태
	지원 관리	67	비효과적 자원관리 (resource management, ineffective)	간호업무계획 실현에 필요한 인적 · 물적 자원 및 정보가 충분히 확보되거나 관리되지 못하여 성공적인 결과에 도달하지 못한 상태
	환경 관리	68	열악한 업무환경 (work environment deficiency)	업무를 수행하는 사회적 · 물리적 · 구조적 환경이 개인이나 집단의 성장을 도모하지 못한 상태

7 조직성과 관리

관리자는 고객을 만족시키고 조직의 목적을 달성하기 위하여, 자원을 효율적이고 효과적으로 사용하기 위한 여러 가지 활동을 수행한다. 이러한 활동을 측정하는 것을 조직성과(organizational performance) 관리라고 한다.

조직성과 관리의 초점은 효율성과 효과성을 동시에 달성하는 데 두어야 한다. 가장 합리적인 관리 활동은 효율성(efficiency)보다는 효과성(effectiveness)을 먼저 생각하는 것이다. 즉, 관리는 수행해야 할 올바른 일을 먼저 발견하고(적절한 목표의 선택), 이를 수행하기 위해 자원 및 노력을 집중해야 한다(효율성의 추구).

효율성과 효과성은 조직성과를 측정하기 위한 지표가 된다. 조직성과는 생산성을 통한 효율성과 효과성이 증가할수록 증대한다. 생산성(productivity)은 개인이나 조직이 수행한 업무의 양과 질을 자원 활용의 정도를 고려하여 측정한 것으로 일정기간 동안의 투입과 산출의 비율로 나타낸다.

1) 효과성과 효율성

관리의 성과 측정에는 효과성과 효율성을 이용한다. 이 둘의 차이점은 다음과 같다(표 1.1.6).

표 1.1.6 효과성과 효율성의 차이

효과성	효율성
• 올바른 일을 수행하는 것(doing the right things)이다. • 조직의 목표가 달성되었다면 유효성을 달성했다고 한다(결과의 의미 내포). • 적절한 목표를 선택할 수 있는 능력과도 관련이 있다.	• 어떤 일을 올바르게 수행하는 것(doing things right)이다. • 주어진 투입물(원재료, 시간, 인건비 등)에 비해 더 많은 산출물을 창출한 경우 효율성을 증가시켰다고 한다. 자원의 활용 정도와 관련 있다(수단의 의미 내포). • 관리는 조직의 목표를 달성하기 위하여 이용하는 제자원의 비용을 최소화하는 데 중점을 둔다.

예: 노인 수술대상자의 평균재원일수 감소를 위해 조기 퇴원시켰으나, 그 후 합병증이 발생하여 재입원하는 경우에는 대상자의 건강회복이라는 목표를 성취하지 못하게 된다.

효과성은 조직 목표의 달성이라는 결과(ends)와 관련이 있고, 효율성은 일을 해내는 수단(means)과 관련이 있다. 효율성은 능률성이라고도 하며 간호조직의 목표를 달성하기 위해 자원을 생산적으로 잘 사용했는가를 측정하는 것으로 최소의 비용으로 최대의 산출량을 얻는 것이다. 즉, 어떤 고정된 자원 내에서 최대의 결과를 얻는다는 측면과 특정 결과를 얻기 위하여 가능한 한 최소한의 자원을 사용한다는 측면이다. 진정한 관리자는 효과성과 효율성을 균형 있게 추구해야 한다. 성공적인 조직에서는 높은 효율성과 효과성이 동시에 이루어진다. 조직의 효과성과 효율성 비교는 다음과 같다(표 1.1.7).

표 1.1.7 조직의 효과성과 효율성 비교

	저 ← 효율성(자원 이용)	→ 고
고 ↑ 효과성 (조직 목표 달성)	저효율성/고효과성 • 목표 달성 • 자원 낭비	고효율성/고효과성 • 목표 달성 • 효율적 자원 이용
↓ 저	저효율성/저효과성 • 목표 미달성 • 자원 낭비	고효율성/저효과성 • 목표 미달성 • 효율적 자원 이용

2) 생산성

생산성(productivity)은 얼마나 적은 투입물로 양질의 산출물을 얻었는가를 나타내는 지표를 의미한다. 일정기간 동안의 산출량(output)/투입량(input)으로 나타낼 수 있으며 노동, 설비, 원재료 등의 투입량과 이것으로 만들어 내는 생산물 산출량의 비율이다. 투입에 대한 산출량이 크거나, 산출량에 비해 투입량이 적을수록 생산성은 향상될 수 있다(글상자 1.1.1).

글상자 1.1.1

생산성 향상

생산성 = 산출량(OUTPUT) / 투입량(INPUT)	
산출량(OUTPUT)	크게 ↑
투입량(INPUT)	작게 ↓

참고문헌

김성국 외(2018). 최신경영학의 이해 제3판. 비엔엠북스.

김정아, 박정숙(2020). 임상간호사의 리더-구성원 교환관계와 조직몰입이 간호업무성과에 미치는 영향. 글로벌 건강과 간호, 10(1), 14~22.

박명화(2013). 간호관리학 실습에서의 근거기반간호 교육 적용: 결과평가와 확산 전략. 간호행정학회, 19(1), 39~47.

신민식, 권중생(2015). 경영의 이해와 활용. 법문사.

신유근(2011). 경영학원론: 시스템적 접근 제4판. 다산출판사.

양동훈 외 역(2015). 경영학원론 제11판. 시그마프레스.

양승희, 이정은(2018). 문제중심학습과 팀 기반 학습을 적용한 간호학 수업의 효과에 대한 메타분석. 학습자중심교과교육학회, 18(23), 187~211.

오의금(2020). 포스트코로나 뉴노멀 시대의 간호의 전망과 대책. 성인간호학회지, 32(3), 221~222.

윤강재(2020). 코로나19 유행 상황에서의 한국보건의료체계의 변화와 과제. 보건복지포럼.

이병권(2021). 메타버스(Metaverse)세계와 우리의 미래. 한국콘텐츠학회지, 19(1), 13~17.

장미경, 김현영(2018). 간호사의 셀프리더십과 자아존중감이 간호업무성과에 미치는 영향에 관한 융합 연구. 한국융합학회논문지, 9(2), 51~59.

정경희(2007). 한국형 간호관리진단의 정의와 기획과정 중심의 진단 및 특성 및 관련요인 개발. 전남대학교 대학원 박사학위 논문.

조경아, 문숙자(2019). 간호사의 셀프리더십이 조직몰입과 직무만족에 미치는 영향: 임파워먼트 매개효과 중심으로. 학습자중심교과교육학회, 19(10), 1197~1212.

Huber, D. (2021). *Leadership and nursing care management, 7th Ed.* Elsevier.

Jones, G. R., George, J. M., & Hill C. W. L. (2000). *Contemporary management*. McGraw-Hill.

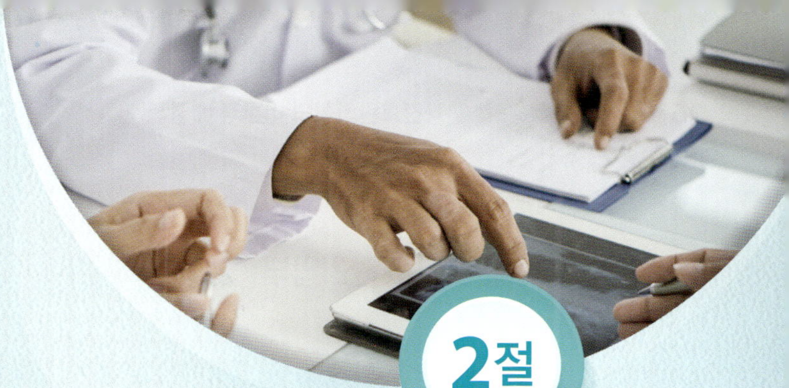

2절

간호사의 관리역량

학습목표

1. 간호사의 관리업무를 설명한다.
2. 대상자 관련 관리업무를 설명한다.
3. 부서 간 조정의 중요성을 설명한다.
4. 간호관리자의 관리수준별 역할을 설명한다.
5. 간호관리자의 관리수준별 기술을 구분한다.
6. 간호관리자의 관리수준별 관리역량을 설명한다.

주요용어

- 간호관리역량(nursing managerial competency): 간호관리 상황에서 간호관리업무를 적절히 수행하기 위해 요구되는 지식과 기술, 태도, 감각 역량
- 개념적 기술(conceptual skill): 조직의 복합성을 이해하는 기술
- 대인관계적 역할(interpersonal role): 다른 사람과의 관계를 의미하고, 관리자의 지위와 권한에서 기인하는 대표자, 지도자, 섭외자의 역할
- 실무적 기술(technical skill): 특정한 업무를 수행하기 위하여 지식, 방법, 기술, 장비 등이 필요한 기술
- 의사결정자 역할(decision role): 의사결정을 하는 역할로서 기업가, 고충처리자, 자원분배자, 협상자 역할
- 인간적 기술(human skill): 사람들과 함께 일할 수 있는 능력과 판단이 요구되는 기술
- 정보적 역할(informational role): 정보를 이용하고 전달시키는 역할로서 모니터, 전달자, 대변인 역할
- 조정(coordination): 조직의 작은 부분을 연결하고 모아서 과업을 집합적으로 만드는 보완적인 기능

1 간호사의 관리업무

간호관리는 조직의 목표를 달성하기 위하여 간호의 인적 · 물적 · 재정적 자원을 활용하는 과정이다. 즉 간호직원을 중심으로 모든 자원을 기획, 조직, 인적 자원관리, 지휘 및 통제하는 과정이다. 리더 및 관리자의 역할은 간호사의 업무 수준에 따라 다양하다. 구체적인 리더 및 관리자의 역할과 업무는 다음과 같다.

- 개인과 가족의 건강상태를 향상시킨다.
- 대상자의 안전과 질 높은 간호를 수행한다.
- 간호사의 만족도를 높이고 조직의 효과성을 높이기 위해 보건의료기관 내에서 다양한 자원을 관리하고 활용한다.
- 간호 전문직을 향한 시민과 법률 제정자의 태도와 기대를 충족시키기 위해 노력한다.

2 대상자 관련 관리업무

대상자와 관련된 간호사의 관리업무는 환자관리 및 운영관리로 구분할 수 있다. 환자관리는 직접적으로 제공되는 환자간호와 관련된 관리업무이다. 운영관리는 간호사 간호단위관리, 환경관리, 물품관리 및 사무관리 등을 수행하는 관리업무이다. 아래의 표 1.2.1은 신규간호사가 입사하여 대상자 관련 간호관리업무를 수행하기 위한 신규간호사 교육프로그램이다(병원간호사회, 2021).

표 1.2.1 신규간호사 교육프로그램

이론(7일)			실습(13일)	
날짜	시간	세부 프로그램	날짜	세부 프로그램
제1일	0.5	교육일정 안내	1일	활력징후 · 신체계측 실습
	1.5	병원 및 간호부 철학과 현황		투약 · 수혈간호 실습
	1	환자권리 및 간호윤리		산소 · 흡인간호 실습
	1	병원행정절차 및 수가관리		경관영양 · 구강간호 실습
	1	환자안전 및 소방관리		배설 · 배뇨간호 실습
	1	부서별 업무소개		간호사벨 응대
	1	병원 Tour		간호기록 작성 실습
				입 · 퇴원 및 간호정보조사지 작성 실습

표 1.2.1 신규간호사 교육프로그램(계속)

이론(7일)		
날짜	시간	세부 프로그램
제2일	1	간호전달체계, 간호사 근무조별업무
	1	간호기록의 원칙 및 종류
	1	입, 퇴원간호
	1	활력징후
	1	신체계측
	1	투약간호
	1	수혈간호
제3일	1	의사처방 확인
	1	인수인계
	1	신체사정(I)-심혈관계
	1	신체사정(II)-호흡기계, 뇌신경계
	1	영상진단검사
	1	검체진단검사
	2	심전도
제4일	1	산소요법간호
	1	흡인요법간호
	1	경관영양 및 구강간호
	1	배설, 배뇨간호
	1	수술환자간호
	1	정맥주사-강의
	1	정맥주사-실습
제5일	1	심폐소생술-이론
	2	심폐소생술-실습
	1	약품 · 물품 · 장비관리
	1	의사소통술
	2	CS
제6일	1	시험
	2	환자체험
	4	전산교육
제7일	1	감염관리
	1	질 향상 관리
	1	각종 보고서 작성
	1.5	워크숍(I)-간호상황에 따른 간호과정적용
	1.5	워크숍(II)-간호상황에 따른 간호과정적용
	1	평가회

실습(13일)	
날짜	세부 프로그램
DAY 2~7일	각종 물품인계
	환자인수인계
	병실순회 및 간호계획 수립
	Morning Care, 기본간호
	간호기록
	검사준비 및 검사 보내기
	입 · 퇴원 및 간호(체중 · A/C측정)
	투약준비
	정규 IV 교환
	체중 측정
	검사 결과 확인
	정규 활력 징후 측정
	정규 투약
	정규 I/O
	마약인계
EVE 8~11일	인계 및 병실순회, 간호계획수립
	간호기록
	퇴원간호
	Special V/S, I/O
	정규 IV교환
	기본간호
	신환받기 및 추가처방 확인 · 수행
	검사결과 확인
	익일 order 점검 · 익일 투약기록지 준비
	익일 특수검사 및 수술전 준비
	입원환자간호 · 퇴원환자 설명
	마약인계
Night 12~13일	인계 및 병실순회
	정규 V/S
	물품 · 투약준비
	간호기록
	정규 I/O
	반납약 정리
	첫 검사 및 수술 보내기
	병동환경정리, 마약인계

출처: 병원간호사회(2021), 신규간호사 교육프로그램.

3 부서 간 조정의 중요성

조정이란 공동의 목표를 달성하기 위하여 하위체계 사이의 통일을 하기 위한 상위체계의 과정이다. 조정의 원리는 분업과 상호 전제적인 밀접한 관련성이 있으므로 분업이 조직의 어느 계층에서든 행해지면 꼭 이와 비례해서 조정도 행해져야 한다.

업무의 효율성을 향상시키기 위해 직무의 전문화와 노동의 분업이 필요하다. 일반적으로 조직은 직무의 전문화와 노동의 분업으로 직무를 과업으로 세분화하고, 부문화를 통해서 이러한 직무를 부서로 그룹화한다. 따라서 조직의 목표를 달성하기 위해서는 이렇게 세분화된 부서 간의 조정이 필요하게 된다.

병원처럼 각각의 전문가에 의해 과업의 세분화와 전문화가 높고, 각 부서 간의 상호 관련성이 높으며, 외부환경요인의 변화가 심할수록 다른 부서와의 조정은 더욱 활발하다고 볼 수 있다. 즉, 조직이 점점 커지면 업무는 점점 더 세분화되기에 업무의 조정이 더 커지게 된다.

휴버(2014)는 조직의 중심화(centralization)와 공식화(formalization)의 정도가 부서 간 조정에 영향을 미친다고 강조한다.

업무의 조정(coordination, integration)은 조직의 작은 부분을 연결하고 모아서 과업을 집합적으로 만든다. 특히 조직에서의 자원은 한정되어 있기에 공유되어야 하고, 개개인의 업무는 다른 개인의 업무와 상호 의존성이 높기 때문에 조정이 꼭 필요하다. 비록 조정이 효율성, 성과, 갈등관리를 향상시킬 수 있지만, 잘못 사용하면 정보가 과잉되고 의사소통의 단절이 생길 수 있다. 즉, 업무를 나누어 수행하다 보면 업무 흐름에 틈이 생길 수 있기 때문에 조정을 통해 업무과정을 통합할 수 있다. 특히 각 부서는 자신들의 목표 달성에만 치중하기 때문에 조직 전체의 목표 달성을 우선시하기 위해서는 부서 간 조정이 필요하다.

업무조정을 하는 방법은 매우 다양하다. 수직적 관리계층이나 수평적 연결망을 이용하는 방법, 다양한 프로그램, 규칙, 절차 및 프로토콜을 사용하여 업무를 표준화시키는 것도 조정의 다양한 방법 중 하나이다. 다음은 간호 실무에서의 업무조정의 예이다.

- 기능적 분담법, 팀간호법, 일차간호방법 등 간호업무 분담방법을 통한 업무의 조정
- 간호사가 간호사나 의사, 타 전문가에게 의견을 구함
- 의사와 간호사가 함께 회진하는 경우
- 타 의료기관에 대상자를 소개하는 경우
- 간호사가 비의료 직원의 의견을 구하는 경우

결론적으로 간호사는 간호업무 수행 시 조정의 역할을 잘 적용하여 대상자 중심의 간호를 수행하여야 한다.

4 간호관리자의 관리수준별 역할

조직의 규모가 대형화됨에 따라 조직의 관리 활동도 점차 전문화 · 복잡화되고 있다. 병원조직은 국민건강 향상과 병원경영 목적의 달성을 위해 의료인력을 비롯한 여러 구성 인력이 일정한 구조와 관리 체계하에서 서로 협동하여 환자 진료, 교육, 연구를 수행하는 조직이다. 병원관리자는 역동적인 조직 내 · 외 환경에 창조적으로 대처하기 위해 각 분야에 대한 전문적 지식, 조직구성원을 지도 · 통솔하는 능력 및 이해관계자 집단의 상충되는 이해를 조정할 줄 아는 능력, 전략적이고 혁신적인 의사결정 능력을 갖추고 전문관리자로서의 역할을 수행해야 한다. 그리고 간호관리자는 변화하는 병원조직과 간호조직에 대처하고, 변화를 이끌어가기 위해 이전과 다른 간호관리자의 역량이 요구된다. 따라서 간호관리자는 간호조직 구성원의 관리수준별 역할을 파악하고 관리할 필요가 있다.

1) 간호관리자 유형

간호관리자는 관리하는 조직 계층에 따라서 최고관리자, 중간관리자 및 일선관리자로 분류할 수 있다.

(1) 최고관리자

최고관리자(top manager)는 조직의 전반적인 경영에 책임이 있으며 조직 계층상 최상층에 속하는 경영자이다. 최고관리자는 주로 조직의 활동 방침을 설정하거나, 조직 외부의 환경과 상호작용하는 과업을 맡는다. 최고 의사결정 책임자는 CEO (chief executive officer)에 속한다. 기업조직에서는 회장, 대표이사, 사장, 부회장, 부사장 등이 있으며, 간호조직에서는 부원장, 간호이사, 간호본부장, 간호부장 등의 명칭이 사용된다.

(2) 중간관리자

중간관리자(middle manager)는 일선관리자를 지휘하는 데 주요 책임이 있으며, 때에 따라서 작업자를 직접 지휘하는 역할을 한다. 중간관리자는 최고관리자층에서 설정한 조직의 방침과 계획을 실행하는 데 일차적인 책임이 있으며, 최고관리자가 설정한 조직의 전략이나 정책을 수용하고 일선관리자가 수행해야 할 조직의 목표와 계획을 전달한다. 중간관리자는 최고관리자와 일선관리자의 능력을 조화시키거나 상호 조정하는 역할을 하기도 한다. 기업조직에서는 부장, 과장, 부서장, 공장장 등이 해당되며, 간호조직에서는 간호차장, 간호과장, 간호팀장, 수간호사, 유닛매니저(unit manager), 간호감독 등이 해당된다.

(3) 일선관리자

일선관리자(first-line manager)는 작업자의 활동을 감독하고 조정하는 관리자로, 조직 내 최하위에 있는 관리자이다. 실제로 간호조직에서 간호서비스와 간호업무를 수행하는 사람을 지휘 · 감독하며, 다른 관리자의 활동은 감독하지 않는다. 이들은 필요시 기술적인 역량을 조직구성원에게 전달하거나 고객의 기대와 요구를 관련 부서에 전달하는 역할을 하기도 한다. 기업조직에서는 생산감독자, 제품 감독자, 관리부서의 사무 감독자 등이 해당되며, 간호조직에서는 간호단위 관리자, 팀 관리자, 책임간호사가 해당된다. 간호관리에 있어 병원에 근무하는 일반간호사는 간호단위에서 대상자 간호를 사정, 진단, 계획, 수행 및 평가와 관련된 간호업무를 하므로 간호관리자에 속한다.

2) 관리자의 역할

관리자는 조직의 목표를 달성하기 위하여 경영활동을 수행하는 계획 수립자, 조직화 담당자, 지휘자, 통제자라고 할 수 있다.

역할은 경영자가 경영활동을 수행하면서 보여주는 몇 가지 행동유형을 의미한다. 민츠버그Mintzberg(1989)는 경영자의 경영활동을 경영자의 역할을 기준으로 대인관계 역할(interpersonal roles), 정보관리 역할(informational roles), 의사결정자 역할(decisional roles)로 나누었다.

(1) 대인관계 역할

관리자의 대인관계 역할은 다른 사람과의 관계와 관련된 것이다. 이는 관리자의 지위와 권한에 기인한다.

- **대표자:** 간호단위의 장으로서 관리자는 의식적인 임무를 수행한다. 의식적인 임무는 방문객 접대, 대외적으로 조직 대표, 그룹의 오찬 주관 등이다.
- **지도자:** 지도자로서 관리자는 환경을 조성하고, 직원의 생산성을 높이고, 갈등을 감소시키기 위한 업무를 수행하고, 피드백을 제공하며, 개인의 성장을 돕도록 격려한다(동기부여). 조직구성원이 확신할 수 있는 비전설계와 관련된다.
- **섭외자:** 관리자는 상사, 부하직원과 함께 일하는 것 이외에도 다른 사람(예: 다른 부서의 관리자, 전문가, 다른 부서의 직원, 물품공급자, 환자 등)과 상호작용을 한다. 관리자는 교량 역할을 하며, 조직의 성공에 영향을 미칠 수 있는 사람으로부터의 자원을 모색한다.

(2) 정보관리 역할

관리자는 조직 내 · 외부의 사람들과 교류하기 때문에 직원보다 더 많은 중요정보에 접근할 수 있다. 오늘날은 정보의 중요성이 더욱 강조되고 있으며, 소비자의 욕구와 시장 환경의 급속한 변화에 적절히 대응하기 위하여 정보관리 역할이 매우 중요하다.

정보를 이용하고 전달하는 역할에는 다음과 같은 세 가지 유형이 있다.

- **감시자:** 관리자는 어떤 일이 일어나는지 알기 위해 계속적으로 주변 환경을 모니터하면서 직 · 간접적으로 정보를 수집한다.
- **전달자:** 관리자는 부하직원과 다른 조직구성원과 함께 일상적으로 접할 수 없는 정보를 전달해 준다.
- **대변인:** 관리자는 부서를 외부사람에게 대변해 준다. 때로는 상사에게 알리거나 조직 밖의 사람들과 의사소통한다.

(3) 의사결정자 역할

관리자는 조직에 새로운 목표와 활동을 전개할 시기와 방법을 결정하기 위하여 획득한 정보를 사용한다. 관리자는 의사결정자 역할을 수행함에 있어 단독으로 의사결정을 하거나, 다른 사람과 함께 의사결정을 하거나, 다른 사람이 의사결정을 할 때 영향을 미친다. 즉 관리자는 조직의 의사결정 시스템의 핵심이 된다. 의사결정자 역할의 유형은 다음과 같다.

- **기업가:** 관리자는 장기 전략을 수립하고, 새로운 분야를 개척하여, 조직의 변화에 대한 정보를 바탕으로 사업을 추진한다.
- **고충처리자:** 관리자는 스케줄 문제, 장비 문제, 파업, 실패한 협상 건 및 생산성을 감소시키는 작업환경 문제를 다룬다.
- **자원분배자:** 관리자는 자원배분에 따른 권력을 유지함으로써 전략 수립에 따른 통제력을 유지하고 전략적 목표를 밑받침해 줄 수 있도록 하위자의 활동을 조정 · 통합한다. 관리자는 누구에게 어떤 자원(예: 돈, 설비, 장비, 관리자와의 접근성)을 맡길지 결정한다.
- **협상자:** 관리자는 업무를 수행하는 데 필요한 정보와 권한을 가졌기 때문에 많은 시간을 협상에 사용해야 한다. 협상하는 내용으로는 물품공급업자, 조직 내에서 자원에 대한 교환, 노사협정에 관한 동의 등이 포함된다.

오늘날 관리자의 역할에 대한 인식의 변화는 코치, 촉진자, 지원자의 지위로 관점이 바뀌어 가고 있다. 조직구성원과 함께 결과를 달성하기 위하여 파트너로서의 역할도 강조되고 있다. 관리자는 수직적 관계보다는 수평적 관계를 중요시하고 있다. 관리자의 책임 수준은 경영자가 자주 관여하고 있는 역할에 많은 영향을 미칠 수 있다. 따라서 상위계층의 경영자일수록 연결자, 대변인, 상징적 리더, 전략계획 수립자로서의 역할이 중요하고, 하위계층의 관리자에게는 지도자로서의 역할이 더욱 중요하다고 할 수 있다.

5 간호관리자의 관리수준별 기술

간호관리자가 기획, 조직, 인적 자원관리, 지휘, 통제기능을 효과적 · 효율적으로 수행하는 것은 각 간호관리자가 갖고 있는 관리 기술에 의해 좌우된다고 한다. 카츠Katz(1974)는 실무적 기술, 인간적 기술 및 개념적 기술을 관리자가 갖추어야 할 기술이라고 분류하였다(그림 1.2.1).

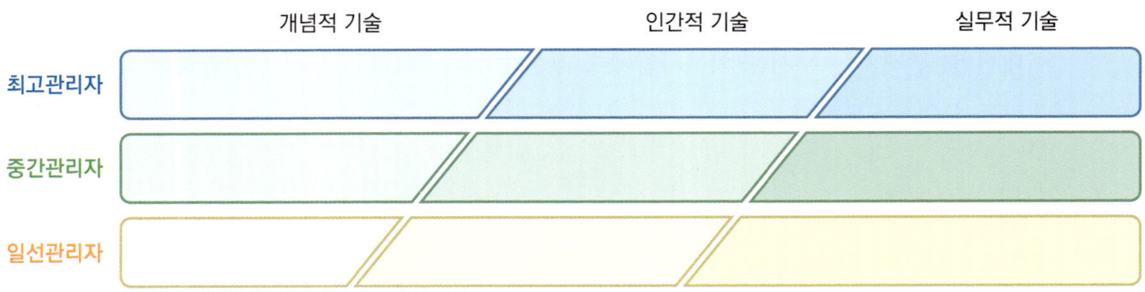

그림 1.2.1 관리계층에 필요한 관리 기술

1) 실무적 기술

- 실무적 기술(technical skill) 또는 전문적 기술은 관리자가 전문화된 활동을 수행하는 데 필요한 기술, 지식, 방법, 테크닉 및 장비 등을 사용하는 능력이다.
- 관리자에게 반드시 필요하지는 않지만, 관리자는 부하직원을 지휘하고, 업무를 조직하고, 문제를 해결하며, 직원과 의사소통하기 위한 충분한 지식과 기술을 지녀야 한다.
- 특히 일선관리자에게 가장 중요한 관리 기술이다. 일선관리자는 자신이 맡고 있는 간호업무에 대하여 전문적인 기술을 가지고 있어야 한다.
- 실무적 기술은 낮은 계층으로 갈수록 더 요구되고 높은 계층으로 갈수록 덜 요구된다.

2) 인간적 기술

- 인간적 기술(human skill)은 조직의 내 · 외부 활동 가운데 많은 시간을 다른 사람과 성공적으로 상호작용하고 의사소통할 수 있는 능력이다.
- 이 기술은 동기유발에 관한 이해와 리더십을 효과적으로 적용하는 것을 포함한다. 관리자는 팀을 위한 환경을 조성하기 위해 개인이나 그룹을 반드시 이해하고 함께 업무를 수행하는 능력을 지녀야 한다.
- 관리자가 그룹의 일원으로서 효과적으로 일할 수 있고 그룹 안에서 협력적인 분위기를 구축하는 능력은 인간적 기술에 달려 있다.

■ 특히 인간적 기술은 모든 관리자에게 중요한 관리 기술이다.
■ 인간적 기술은 모든 관리자에게 요구되는 중요한 기능이고, 세 분야의 기술 중 가장 많은 비중을 차지한다.

3) 개념적 기술

■ 개념적 기술(conceptual skill) 또는 상황판단능력은 조직의 모든 이해관계와 활동을 조정하고 통합할 수 있는 기술이다.
■ 관리자가 조직을 전체로 보고 각각의 부서가 어떻게 연결되어 있고 서로에게 어떻게 의존되는지를 이해하는 능력이다.
■ 개념적 기술을 지닌 관리자는 문제를 규명하고 대안점을 모색하여 해결책을 찾아 수행할 수 있다. 따라서 개념적 기술은 최고관리자에게 가장 많이 필요한 관리 기술이다. 최고관리자는 조직 전체에 영향을 줄 수 있는 포괄적이고 중대한 의사결정을 수행하기 때문이다.
■ 개념적 기술은 높은 계층으로 갈수록 더 요구되고 낮은 계층으로 갈수록 덜 요구된다.

6 간호관리자의 관리수준별 관리역량

1) 간호관리자의 관리역량

의료환경의 변화가 빠르게 지속되는 역동적인 간호상황 속에서 간호조직을 관리하는 것은 매우 중요하다. 오늘날은 조직구조가 유동적으로 변화하기 때문에 간호사가 담당하고 있는 과업의 복잡성이 증가하고 있다. 이런 상황에서 간호조직을 효과적으로 관리하기 위해서는 간호관리자의 관리역량이 매우 중요하다.

역량(competency)은 특정한 상황이나 직무에서 구체적인 준거나 기준에 비추어 평가했을 때 효과적이고 우수한 성과의 원인이 되는 개인의 내적 특성 또는 어떤 일을 감당하거나 해낼 수 있는 능력으로, 특정 상황에서 최소한도로 적절히 수행할 수 있는 능력을 말한다. 간호관리역량(nursing managerial competency)이란 간호관리 상황에서 간호관리 업무를 적절히 수행하기 위해 요구되는 지식과 기술, 태도, 감각 역량, 행위 등을 의미한다. 간호조직의 목표를 달성하고 간호서비스의 질을 향상시키기 위해서는 간호관리자의 관리역량 개발 및 육성이 중요하다.

미국간호행정기구(American Organization for Nursing Leadership, 명칭을 AONE에서 AONL로 변경)에서 간호관리자에게 요구되는 핵심역량모델(nurse leader core competency model)을 제시하였다. 간호관리자 관리역량의 다섯 가지 영역은 다음과 같다(표 1.2.2).

표 1.2.2 간호관리자의 핵심역량모델

영역	역량
1. 전문직관 (professionalism)	• 전문가 책무(profession accountability) • 옹호(advocacy) • 건강평등권과 건강에 대한 사회적 결정(health equity and social determinates of health) • 통치(governace)
2. 의사소통과 관계관리 (communication & relationship management)	• 효과적인 의사소통(effective communication) • 행위에 영향을 미침(influencing behaviors) • 관계관리(relationship management)
3. 보건의료 환경에 대한 지식 (knowledge of the health care environment)	• 간호실무와 적용(nursing practice and application) • 경제학과 정책(economics and policy) • 규제(regulation) • 근거기반실무(evidence based practice) • 환자안전과 질(patient safety and quality)
4. 경영기술과 원칙 (business skills & principles)	• 재무관리(financial management) • 전략적 관리(strategic management) • 인적 자원관리(human resource management)
5. 리더십(leadership)	• 시스템 사고와 복잡한 적응 사고(systems and complex thinking) • 변화관리(change management) • 다양성, 소속감 및 포함(diversity, belonging and inclusion) • 의사결정(decision making) • 변화와 혁신(transforming and innovation)

참고문헌

김성국 외(2018). 최신경영학의 이해 제3판. 비엔엠북스.

병원간호사회(2021). 신규간호사 교육지침서. 병원간호사회.

신민식, 권중생(2015). 경영의 이해와 활용. 법문사.

염영희 외(2022). 간호관리학 개정8판. 수문사.

ANOE nurse executive competencies(2011). *The american organization of nurse executives.* pp 2~11. www.aone.org.

Lee J., & Kang S. J. (2019) Factors influencing nurses' intention to care for patients with emerging infectious diseases: Application of the theory of planned behavior. *Nursing & Health Sciences. 22*(1):82-90. https://doi.org/10.1111/nhs.12652

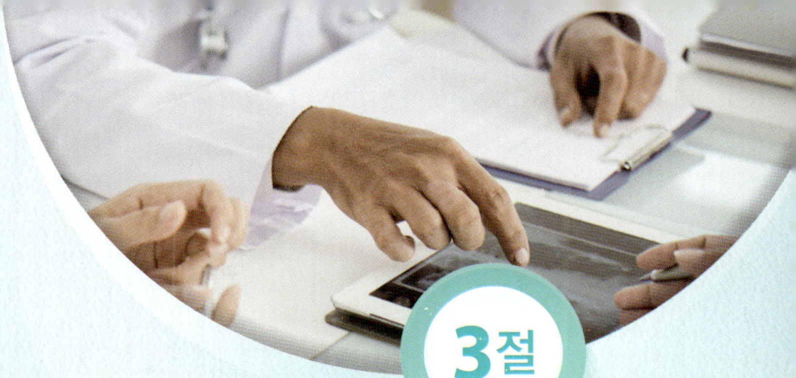

3절

관리이론

학습목표

1. 관리이론의 발달과정을 기술한다.
2. 과학적 관리이론의 특성을 기술한다.
3. 과학적 관리론이 관리에 미치는 영향을 설명한다.
4. 행정관리이론이 관리에 미친 영향을 설명한다.
5. 관료제이론이 관리에 미친 영향을 설명한다.
6. 인간관계론이 관리에 미친 영향을 설명한다.
7. 행태과학론이 관리에 미친 영향을 설명한다.
8. 상황이론의 특성을 기술한다.
9. 상황이론이 관리에 미친 영향을 설명한다.

주요용어

- 과학적 관리론(scientific management): 작업의 능률과 효율을 향상시키기 위한 방법에 과학적 원칙을 적용한 이론
- 행정관리이론(general administrative theory): 전체로서의 조직관리에 초점을 두고 보편적 원리를 정립한 이론
- 관료제이론(bureaucratic management): 조직의 질서, 체제, 합리성, 통합성, 일관성을 강조하는 조직의 원형 이론
- 인간관계론(human relations approach): 조직구성원이 심리적 · 사회적 욕구를 가진 사회적 존재라는 가정 하에 구성원에 대한 인간성 존중을 통해 생산성을 도모하려는 이론
- 행태과학론(behavioral science): 조직 내에서 인간행동에 영향을 미치는 요인에 관한 지식을 체계화한 이론
- 체계이론(system theory): 환경과 상호작용하는 개방체계로서의 조직이 특정 목표를 달성하기 위해 투입, 변환, 산출, 환류로 구성되는 통합체로서 기능한다는 사실을 정립한 이론
- 상황이론(contingency theory): 조직 외부의 환경, 조직 전체 시스템과 하위 시스템과의 관계를 중시하며, 이러한 관계에 적합한 관리자의 능력과 스타일을 찾아야 한다는 이론

관리는 조직목표 달성을 위한 인적 · 물적 자원의 분배와 활용에 기초를 둔다. 즉, 관리는 효율적이고 효과적인 자원 활용이라는 경제적 필요성에 근거를 두고 있지만, 사회적 · 정치적 가치에 의해서도 영향을 받고 있다. 관리이론은 지난 100년간 지속적으로 발전해 왔으며, 학자에 따라 다양하게 분류되나, 특히 시대적 구분에 따라 관리이론은 고전기, 신고전기, 현대기로 구분된다.

고전기(classic period) 관리이론은 19세기 후반부터 1920년대 중반까지 나타난 이론을 말하며, 테일러, 페이욜, 베버 등이 이 시기의 중요한 이론가이다. 신고전기(neoclassic period) 관리이론은 1925년경부터 발전된 이론으로서 인간관계에 초점을 두고 동기부여, 집단역동, 지도성, 개인의 욕구 등의 행태과학적 개념들이 주요 관심사가 된 이론이다. 현대기(modern period) 관리이론은 1950년 전후 실험적 연구 자료를 중시하는 계량학파에 의해 발전되었으며, 보다 체계적인 연구를 기초로 관리이론을 발전시켜왔다.

관리이론의 발달과정을 볼 때 전통적 관리이론은 현대 관리이론의 토대를 제공한다고 볼 수 있다. 특징적으로 전통적 관리이론이 통제, 경제, 직무수행을 강조했다면 현대적 관리이론은 구성원 개개인의 창의성을 강조한다고 할 수 있다. 시기에 따라 발전된 관리이론을 살펴보면 다음과 같다(그림 1.3.1). 이러한 관리이론은 보건의료조직 및 서비스의 효과적인 관리를 위해 적용되어 왔으며, 간호관리자는 관리이론이 간호관리에 어떠한 영향을 미쳤고 이들을 기초로 발전된 간호관리학의 개념 및 연구들은 어떠한 것이 있는지 이해하고 나아가 간호관리 전략 개발에 적용할 수 있어야 할 것이다.

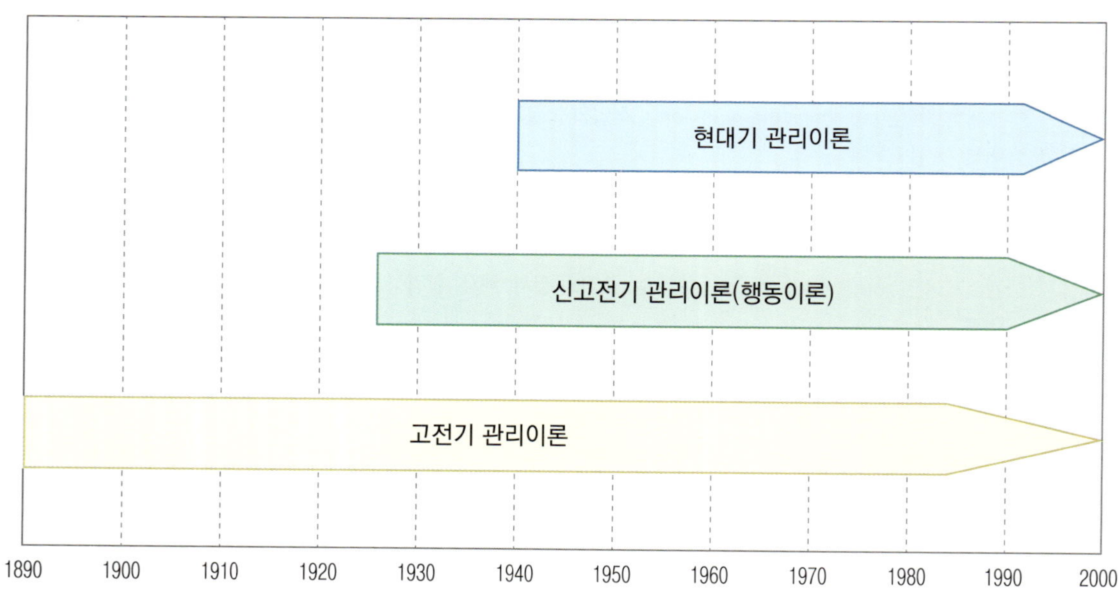

그림 1.3.1 시대적으로 구분한 관리이론

1 고전기 관리이론

고전기(classic period) 관리이론은 19세기 후반부터 1920년대 중반까지 나타난 이론으로, 이 시기의 중요한 이론가로는 테일러(1911), 페이욜(1920), 베버(1920) 등이 있다.

1) 과학적 관리론

과학적 관리론(scientific management)은 과학적 관리의 아버지로 불리는 미국의 경영학자였던 테일러Taylor(1856~1915)에 의해 탄생되었다. 당시 미국은 남북전쟁(1861~1865) 이후 산업혁명이 꽃피며 거대 규모의 공장이 출현하였고, 공장의 이윤을 증가시키기 위해 근로자와 감독자의 노력을 조화롭게 결집시킬 필요가 있었다. 철강공장의 기계 엔지니어였던 테일러는 업무성취를 위한 가장 이상적인 방법을 배운다면 생산성은 더욱 증가할 것이라는 가정 하에, 생산방법의 체계적 관찰을 통해 작업장 운영의 효율성과 생산성을 평가함으로써 이윤의 극대화를 위해 작업과정을 과학적 방법으로 훈련시키고 조직화하였다.

테일러는 1911년 저서 『과학적 관리원칙(The Principles of Scientific Management)』을 통해 근로자의 생산성을 향상시키기 위한 다음의 네 가지 원칙을 제시하였다.

- 최고의 작업을 설정한다: 시간과 노력의 낭비를 제거하기 위한 시간-동작 연구(time-and-motion studies) 개념을 개발하여 표준작업량과 작업표준(work standard)을 결정하였다. 작업표준은 일류 근로자를 선택하고, 작업을 부분 동작으로 분해하여 각 동작에 필요한 소요시간을 측정한 후, 필요한 소요시간에 여유시간을 합하여 표준작업시간 내지 표준작업을 선정함으로써 결정된다.
- 근로자는 역량과 능력에 기초하여 고용, 훈련, 승진시킨다. 각 구성원의 특정 작업 재능을 고도로 전문화함으로써 조직의 기능이 최적화된다. 따라서 작업에 적합한 근로자를 선택하는 방법, 교육훈련 방법 등을 고안하였다.
- 조직적 미션의 공통적인 목표와 배분을 제공함으로써, 근로자가 조직생산성 기여 정도를 확인할 수 있어야 한다: 한 예로, 경제적 동물인 인간의 동기화를 위해, 목표를 성취한 사람에게 재정적 인센티브를 제공한다.
- 조직을 철저한 직능조직으로 전환하고 근로자와 관리자는 직분에 따라 역할을 달리하나 협력적이고 상호 의존적이어야 한다: 관리자는 계획하고 준비하고 감독하며, 근로자는 업무를 수행하는 것이다.

테일러 시스템이란 체계화된 과학적 관리론을 말하며, 테일러를 창시자로 하여, 길브레스Gilbreth 부부와 에머슨Emerson, 간트Gantt 등에 의해 체계화되었다. 테일러 시스템은 포드Ford에 의해 포드시스템으로 발전되어 소위 3S-간소화(simplification), 표준화(standardization), 전문화(specialization)를 실천하여 대량 생산을 통한 능률 향상을 가져왔다. 과학적 관리론자 중 에머슨은 실제비용 대 표준비용의 비율을 효율성으로 정의한 새로운 견해를 제시하였으며, 조직에 있어서의 라인(line)과 스태프(staff)의 구별을 명확히 하였다. 길브레스 부부가 확립한 동작연구, 필름분석, 과정분석도(process chart)와 간트의 간트 차트(Gantt chart), 최소 임금제(the minimum-wage-based system) 등은 후에 산업공학의 기초가 되었다.

이러한 과학적 관리론은 작업의 효율화로 급격한 생산성 증대를 가져왔으나, 다음의 제한점을 갖고 있다. 첫째, 감정적 동물로서의 인간의 특성을 간과함으로써 조직구성원의 인간성을 경시하여 인간을 기계시하였다. 둘째, 단순한 노동방법의 과학화로 연구대상이 산업생산조직에만 국한되었다. 셋째, 경영의 과학화가 아닌 생산이나 운영 등의 개별 생산과정의 효율성을 강조한 공장 내부의 합리화로 인간과 조직에 대한 총체적 관점을 가지지 못하였다. 넷째, 계획과 집행이 관리자와 근로자로 각각 분리됨으로써 관리자의 명령과 통제에 의한 일방적 경영이라는 점 등에서 많은 비판을 받고 있다.

과학적 관리론은 간호관리 실무와 연구 분야에서 경험에 의존하기보다는 과학적이고도 실증적인 자료에 근거하여 보다 체계적인 관리를 할 수 있는 근거를 제시해 주었다. 예를 들어, 과학적 관리론에서 발달된 분업의 원리는 간호전달체계 중 기능적 분담법에 의한 간호로 적용되었고, 과학적 관리론의 시간-동작 연구는 간호시간, 간호업무 분석 등 환자 대 간호사 비율이나 인력 수요를 예측하기 위한 간호활동분석에 활용되고 있다. 의료실무의 주 임상경로(critical pathway)는 과학적 관리론의 표준화를 적용한 예로 볼 수 있으며, 간호전달체계의 효과에 대한 연구 등에 이론적 기틀 제공 및 성과급제 적용 등 현대의 과학적 간호관리 발달에 많은 영향을 미치게 되었다.

2) 행정관리이론

행정관리이론(general administrative theory)은 고전기와 신고전기의 경계시점인 1929년경 프랑스의 경영학자인 페이욜Fayol(1841~1925)이 광산회사에서 30년 이상의 대기업 사장직 경험을 토대로 전개한 관리이론이다. 생산성에 역점을 두기보다는 조직을 관리하는 보편적인 원리 정립에 중점을 두었기에, 일반관리론 또는 경영관리론이라고도 한다.

행정관리이론은 연역적 접근을 통해 전체로서의 조직에 초점을 맞추고 관리자의 기능을 기획, 조직, 인력관리, 지휘, 통제 등의 5개의 기본 개념 하에 14개 관리원칙을 두었다(표 1.3.1). 조직 계층의 정도나 권한 계층을 통한 중앙집권, 공평한 대우와 업무의 안정성을 통한 집단 화합 등을 강조하였으며, 미래에 대한 예측과 이를 관리하기 위한 행동 계획의 수립, 사람과 물자의 조직, 직원 간의 명령체계, 조직 내 각 부서의 통합 그리고 규칙과 절차의 적용을 통한 통제 등을 관리의 기본 개념으로 정립하였다.

표 1.3.1 페이욜의 14개 관리원칙

관리원칙	내용
분업의 원칙	한 사람이 같은 노력으로 같은 시간 내에 보다 더 많은 것을 할 수 있다.
권한의 원칙	권한은 명령할 수 있는 권리와 복종하게 만드는 힘으로 책임과 일치한다.
규율의 원칙	조직과 구성원의 행동에 관한 규칙과 약정이며, 이를 이행하지 않고 위반할 경우 제재를 받게 된다.
명령통일의 원칙	어떤 행위에서 구성원은 오직 한 사람의 상관(감독자)으로부터 명령을 받아야 한다.
지휘통일의 원칙	동일 목표를 갖는 일련의 업무활동은 한 사람의 관리자가 한 가지 계획으로 지휘하여야 한다.
조직이익 우선의 원칙	개인 및 소집단의 이익이 전체 조직의 이익보다 먼저 추구되어서는 안 된다.
합당한 보상의 원칙	보상은 고용주나 구성원 모두에게 공정하고 만족스러워야 한다. 보상 수준은 구성원의 노력에 맞는 것이어야 한다.
집권화의 원칙	구성원에게 업무수행에 관한 적절한 권한이 부여되어야 하나 최종적인 권한과 책임은 경영자에게 귀속된다.
계층연계의 원칙	권한 계층이 최고경영층으로부터 가장 낮은 층의 구성원에게까지 단절 없이 명령과 보고가 이루어지도록 연계되어야 한다.
질서의 원칙	구성원의 업무가 명확하고 질서 있게 조직 · 수행되어야 한다는 원칙으로 적재적소의 원칙이 이루어질 때 효과적으로 달성된다.
공정성의 원칙	경영자는 구성원에게 우호적이고 공정하게 대해야 한다.
고용안전의 원칙	구성원의 높은 이직률은 비효율을 초래하므로 고용안정을 추구한다.
창의성의 원칙 (솔선력 배양의 원칙)	구성원에게 모든 수준의 계획수립과 직무수행에서 창의성을 유도한다.
사기의 원칙	구성원에 대한 이해와 관심을 조화시켜 그들의 노력을 일치시킨다.

이와 같이 행정관리이론은 행정의 세 요소인 사람, 장소, 작업 간의 체계적인 관계설정에 대한 이해도를 높였음에 불구하고, 비평 또한 받고 있다. 즉, 과학적으로 검증되지 않은 관리원칙을 제시함으로써 이론적용의 보편성과 일관성이 떨어지며, 정태적이어서 동적인 조직 형성은 설명이 어렵고, 조직과 조직원을 합리적인 존재로만 봄으로써 인간소외와 규범에 치중하였으며, 비공식적인 집단의 생성이나 조직 내의 갈등 등에 대한 설명이 되지 않는다는 것이다.

행정관리이론은 간호관리의 개념과 과정을 이론적으로 확립하는 데 많은 영향을 미쳤다. 대부분의 간호관리학자나 이론가들은 간호관리를 기획에서 통제에 이르는 일련의 과정으로 설명하고 있다. 예를 들어, 길리스(1982)는 간호관리를 "환자에게 양질의 간호를 제공하기 위해 간호직원의 노력과 필요한 모든 자원의 활용을 기획, 조직, 인적 자원관리, 지휘, 통제하는 과정과 기능"으로 정의하고 있다. 그 외에도 합당한 보상, 창의성, 공정성의 원칙 등 행정관리이론은 현대의 간호조직관리에서도 다양하게 활용되고 있다.

3) 관료제이론

관료제이론(bureaucracy)은 독일의 사회학자 베버Weber(1864~1920)에 의해 주창된 이론이다. 베버는 유럽에서 정부조직을 연구하였고, 거대한 조직을 합리적이고 능률적으로 운영하기 위하여 권위의 구조를 개념화한 관료주의라는 이상적인 조직 유형을 제시하였다.

베버는 수많은 지배의 역사적 형태를 통해 지배 유형을 세습적 지배와 봉건주의(절대군주국가 사례), 카리스마적-합법적 권위(히틀러 정치 사례), 합리적-법적 관료제(법치국가 사례)의 세 가지로 분류하고, 그중에 관료제가 근대사회의 대규모 조직을 설명하는 데 적합하다고 주장하였다. 관료제의 효율성과 효과성을 극대화하기 위해 조직의 공식적인 시스템을 강조하면서 원칙을 제시하였다(표 1.3.2).

표 1.3.2 베버의 관료제이론

원칙	내용
노동의 분화	구성원은 노동 분업에 의해 특정 업무에 전문화되고 숙련된다.
권한의 계층화	지위는 계층화되고, 이를 통해 구성원에게는 특정 지위가 할당되며 누가 누구에게 보고해야 하는지 알 수 있다.
권한의 정의	관리자는 조직 안에서 공적인 권한을 가지며, 공적인 권한은 지위에서 나온다.
공식적 선발	구성원은 누구나 능력과 과업에 따라 선발되고 승진되어야 한다. 구성원과 조직 간에는 계약관계가 성립된다.
공식적 규칙	문서화된 규칙, 표준절차 및 규범을 명확하게 규정하여야 하며, 이는 조직의 능률적 기반을 제공한다.
공평한 대우	규칙, 규제, 절차의 일관된 체계에 의해 의사결정하고, 규칙과 절차는 개인적 특성을 배제하고 동등하게 적용되어야 한다.
경력제도	관리자는 전문적인 경력자여야 한다.

관료제이론은 직급에 따른 권리와 의무를 명확하게 하고, 업무의 분업화와 전문화로 업무능률이 극대화되고, 규정과 규칙을 구체화함으로써 행정의 객관성을 확보하는 장점이 있다. 그러나 이러한 관료제 조직은 정부기관이나 방대한 조직에서 적절하나, 관리자가 규칙과 절차에 치우치게 되면 조직이 경직되고 지나친 권위주의와 특권주의, 문서주의가 강조된다. 또한 환경이 급변하는 기업 조직

에서는 일관된 체계의 의사결정에 시간이 많이 걸려 빠르게 대처하기 어렵고, 비공식조직의 중요성을 간과하거나 비인간화를 조장한다는 평가를 받고 있다.

관료제이론은 간호관리의 개념과 과정에서 직급에 따른 엄격한 책임과 권한을 강조하고, 업무의 문서화 및 전문지식과 기술에 입각한 인사정책 등을 확립하는 데 많은 영향을 미쳤다.

지금까지 다루어 온 과학적 관리론, 행정관리이론, 관료제이론 등의 고전기 관리이론은 생산성을 높이기 위해 가장 능률적인 작업방법과 경영원칙을 제시하였다. 그러나 사용된 원칙들을 과학적으로 검증하지 못했으며, 인간의 정서적 · 감정적인 면을 배제하고 인간을 규정에 의해 움직이는 꼭두각시 취급을 했다는 점과 규칙이나 규정에 너무 집착함으로써 조직이 경직되어 상황변화에 대처하는 융통성이 부족하며, 개인 재량의 폭이 좁아지고 다양성과 창의성 개발이 제한된다는 점에서 비판을 받고 있다.

2 신고전기 관리이론

신고전기(neoclassic period) 관리이론은 1925년경부터 발전되었다. 인간관계에 초점을 두며 동기부여, 집단역동, 지도성, 개인의 욕구 등의 행태과학적 개념이 주요 관심사이고, 대표적인 이론으로 인간관계론과 행태과학론이 있다.

1) 인간관계론

조직구조와 관리 원칙을 강조하던 전통적 이론의 기계론적 인간관계관의 약점이 드러나면서 조직의 가장 중요한 구성요소인 인간에 초점을 맞춘 인간관계론(human relations theory)이 발전하게 되었다. 이 접근방법은 미국 하버드 경영대학의 임상심리학자 메이요Mayo(1880~1949)가 실시한 인간행동유형에 관한 이른바 호손실험(hawthorne experiments)에서부터 시작되었다.

호손실험이란 시카고 교외의 웨스턴 전기회사 호손공장에서 1924년부터 약 10년에 걸쳐 실시된 네 단계의 실험연구로서, 주요 내용은 조명실험, 릴레이 조립실험, 면접실험, 배선작업 관찰 등이었다. 1단계 조명실험 연구의 경우, 본래 목적은 작업장 조명을 더 밝게 조절할 경우 작업자의 생산성이 언제부터 증가되기 시작하는가를 확인하기 위한 것이었다. 그러나 조명을 더 어둡게 한 후에도 생산성이 계속 증가하는 것을 발견하면서 작업 환경보다는 작업자의 심리적 요인이 생산성에 더 영향을 미친다는 점을 알게 되었다. 즉, 자신이 중요한 연구에 참여하고 있으며, 연구자로부터 관심을 받고 있다는 인식이 작업자의 자존감과 긍지를 높였고, 이것이 생산성과 연결되었음을 발견하게 된 것이다. 이러한 연구를 기초로 더욱 효과적인 관리를 위해서는 조직구성원의 존엄성을 유지하고 이들이 성취한 바를 인정해 주는 등 조직구성원을 사회적 요구를 가진 사회적 존재로 받아들이는 것이 반드시 필요하다는 주장이 제기되었다. 호손실험 결과, 인간은 임금, 근로조건, 휴식시간과 같은 물리적 · 경제적 조건뿐만 아니라 조직의 기대감, 친밀성, 자발성 등의 비공식적 요소인 심리적 · 사회적 조건에 의해서도 생산성에 영향을 받는 다면적 존재라는 사고가 정립되게 되었다. 즉 인간은 기대가 충족되면 만족을 느끼게 되고 생산성 향상에 이바지하게 된다. 그리고 이러한 근로의욕이 일을 하게 하는 동기와 직결되는 '사회인'이라는 것이다.

인간관계론은 조직을 단순히 공식적 구조로만 파악하고 개인을 경제적 존재로만 가정하였던 고전기 관리이론의 인식에서 벗어나 개인, 비공식집단 및 집단 상호 간의 관계로 형성되는 사회체계라는 사실을 수용하였으며, 인간중심, 특히 구성원을 심리적 · 사회적인 욕구를 가진 전인격적인 존재로 파악할 것을 강조하였다. 이로 인해 인간관계론은 조직관리의 민주화와 인간화에 많은 공헌을 하였으며, 인사행정에 있어서 인사상담제도와 고충처리제도 및 제안제도 등의 도입에 크게 기여하였다. 반면에 인간관계론은 조직을 이원론적으로 파악하여 인간의 합리적 측면과 비합리적 측면 또는 공식적 조직과 비공식적 조직을 상호 대립하는 별개의 존재로서 파악하고 있어 통합적 조직관리에 취약점을 드러내고 있다. 또한 인간행동에 대한 동기부여가 직무 중심이 아니라 인간과 인간관계 및 자생적 집단을 중심으로 이루어지고 있어 직무 자체를 중심으로 한 동기부여가 약화되고 있다. 인간관계론은 인간을 사회적 존재로 밝힌 것은 의의가 있으나 경제적 측면을 경시하였으며, 인간에만 치중하여 '조직 없는 인간'이라는 비판을 받았다. 과학적 관리론과 인간관계론을 간단하게 비교하면 다음과 같다(표 1.3.3).

표 1.3.3 과학적 관리론과 인간관계론의 비교

공통점	차이점	
	과학적 관리론	인간관계론
• 외부환경의 무시 • 생산 · 능률 향상 강조 • 관리층을 위한 연구 • 조직목표와 개인목표의 양립 · 조화 가능성 인정 • 인간행동의 피동성 및 동기부여의 외재성 중시 • 직무수행 동기로서의 욕구충족	• 공식적 조직구조를 강조	• 비공식적 조직구조를 인정함
	• 인간을 기계화함	• 인간을 감성적 존재로 인식
	• 합리적 · 경제적 인간	• 사회적 · 심리적 인간
	• 경제적 자극(물질적 자극)	• 비경제적 · 인간적 자극
	• 시간 · 동작 연구	• 호손실험
	• 1930년대 이전부터 강조	• 1930년대 이후 강조(~1950)
	• 과학적 원리 강조	• 보편적 원리에 치중하지 않음

이러한 인간관계이론은 간호관리에서 활용되는 인적 자원관리제도에 영향을 미쳤으며, 리더십, 동기부여, 갈등관리, 인사상담제도, 고충처리제도 및 제안제도 등의 다양한 개념이 이 이론에 기초하여 발전되었다.

2) 행태과학론

행태과학론(behavioral science theory)은 1950년대 이후 대두된 것으로, 인간의 문제를 해결하기 위한 방법이 기존의 경영학, 경제학, 심리학, 사회학, 문화인류학 등 특정 학문만으로 불가능해지자 인간행동의 미시적 측면에 초점을 두고, 조직을 비롯한 개인과 집단의 행동을 보다 큰 틀 안에서 학문적 · 과학적 · 실증적인 방법으로 연구하여 이용하는 움직임이다. 즉, 행태과학은 조직의 모든 현상을 인간행동이라는 객관적 관점에서 해석하고, 조직관리 상황 하에서 인간이 어떤 행동을 취하는가를 밝히며, 인간의 개인행동에 영향을 줄 수 있는 동기부여이론과 리더십이론 등을 중심으로 발전하였다.

행태과학론은 인간행동을 이해하기 위해 과학적으로 탐구하고 연구할 것을 강조하고, 인간에 대한 동기부여 기법으로 '복잡인'을 강조하여 인간의 모든 행위를 연구대상으로 하였다. 문스터버그 Munsterberg(1908)는 산업심리학 분야를 처음 만들어 작업에 대한 개인과 고용주의 심리 차이를 측정하고, 이것을 바탕으로 과학적 관리의 새로운 장을 열었다. 간트(1919)는 작업자 개인에게 지속적인 관심을 가지고, 작업자에 대한 교육 및 지도 같은 인도주의적 방법을 강조하는 등 행태과학론 성장에 중요한 역할을 하였다. 행태과학론의 대표적인 학자인 버나드Bernard(1938)는 조직을 구성원 개인의 기여와 거기에서 오는 만족 사이의 균형에 따라 달라지는 상호작용체계로 정의하고, 의사소통, 협동, 공동의 목적을 중요시하였으며, 개인이 협동체계의 중심이 되어야 한다는 인식으로부터 출발하였다. 레빈Lewin(1939)의 민주, 전제, 자유방임형 리더십의 우수성에 관한 실험연구, 라이커트 Likert(1961)의 네 가지 관리체계이론, 아지리스Argyris(1957)의 구성원의 성숙도에 따른 리더십 유형에 대한 연구, 매슬로우Maslow(1943)의 욕구단계이론, ERG이론, 허즈버그Herzberg(1950)의 동기 · 위생이론, 브룸Vroom(1964) 등의 기대이론, 맥그리거McGrego(1960)의 X－Y이론, 블레이크와 머튼 Blake & Mouton(1959)의 관리격자이론 등이 여기에 포함된다.

이러한 행태과학론은 간호조직관리에도 영향을 끼쳤으며, 조직관리에서 비공식조직의 중요성과 활성화를 강조하였다. 또한 인간에 대한 긍정적인 태도와 관리훈련의 필요성, 근로자의 욕구충족, 성취감 향상의 필요성 및 근로자의 의사결정이나 참여기회 확대를 위한 위원회 활동의 중요성에 영향을 주었다.

3 경영과학이론

경영과학이론(management science theory)은 제2차 세계대전을 시발점으로 하여 사회학자, 물리학자, 공학자, 인류학자 등 여러 다른 분야의 과학자들이 모여 다양한 지식과 문제해결방법을 종합하여 관리자가 의사결정을 잘할 수 있도록 자료를 제공하는 데 중점을 둔 관리이론을 관리실무에 적용했다고 하여 관리과학론 혹은 계량적 관리론 혹은 계량경영학(quantitative methods for business and management)으로도 불린다.

특히 계량적 관리란 경험이나 상식에 의한 의사결정의 한계를 극복하여 의사결정의 질적 향상을 도모하는 일련의 체계적이고 합리적이며, 과학적인 과정이라고 정의할 수 있다. 경영과학의 효용성을 한 마디로 표현한다면 '미래를 가장 정확히 예측하는 자가 모든 것을 가질 것(those who foresee the future most accurately will take it all)'이라는 사고로, 다양한 체계적 · 분석적 · 논리적인 방법과 도구를 이용하여 기관의 목표 달성에 필요한 최적의 대안을 찾는 데 목적이 있다.

계량적 관리는 과학적 접근법을 사용하여 현상에 대한 믿음을 양적으로 측정함으로써 관리학의 과학적 발전에 큰 영향을 미쳤다. 이러한 과정에서 수학적 확률 및 통계가 활용되며, 컴퓨터는 필수 요소가 된다. 때로 컴퓨터나 자동시스템이 다소의 혼란을 야기하지만, 비용과 시간을 절약할 수 있는 새로운 시도로 활용되고 있다. 계량적 관리는 관점의 차이나 역사적 발전과정에 따라 운영관리(operations research, OR), 관리과학(management science, MS) 혹은 경영과학, 의사결정과학(decision making science) 등의 이름이 혼용되고 있으나 모두 계량적 분석을 통한 의사결정을 주된 내용으로 삼고 있다.

경영과학이론에 사용되는 다양한 방법이나 기술로는 의사결정의 수학적 모델인 게임이론(game theory), 퍼트(program evaluation and review technique, PERT) 등이 있다.

1) 게임이론

게임이론의 시초는 1912년 완전한 정보를 가진 두 명이 게임에서 어떤 전략을 사용하여야 승리할 수 있는지에 대한 문제에서 '전략'이라는 개념을 수학적으로 정의하려는 시도였다. 정확한 모델은 관리자가 문제되는 변수와 다른 변수 간의 관계를 체계적으로 생각하게 해준다.

예) 회계방정식: A(자산) = L(빚, liabilities) + C(자본, capital)

2) PERT

통계적 방법을 이용한 계획 수립 및 관리기법으로 공사일정이나 납기를 산출하는 데 자주 이용된다.

1958년 미 해군이 유도탄 연구개발관리를 위해 개발 실용화한 공정관리기법으로, 작업순서나 작업이 진행된 정도를 한눈에 알 수 있도록 작성한다. 즉, 하나의 사업을 수행하는 데 필요한 다수의 세부사업을 단계와 활동으로 세분하여 필요한 활동을 진행 순서에 따라 번호를 매기고, 화살표로 연결하여 계획 공정으로 묶고, 각 활동의 소요시간을 낙관시간치, 최고 가능한 시간치, 비관시간치의 세 가지로 추정한다. 전체 사업을 완료하는데 가장 빠른 기대시간을 계산하고, 주어진 계획시간 내에 완료할 수 있는 확률을 계산한다(그림 1.3.2).

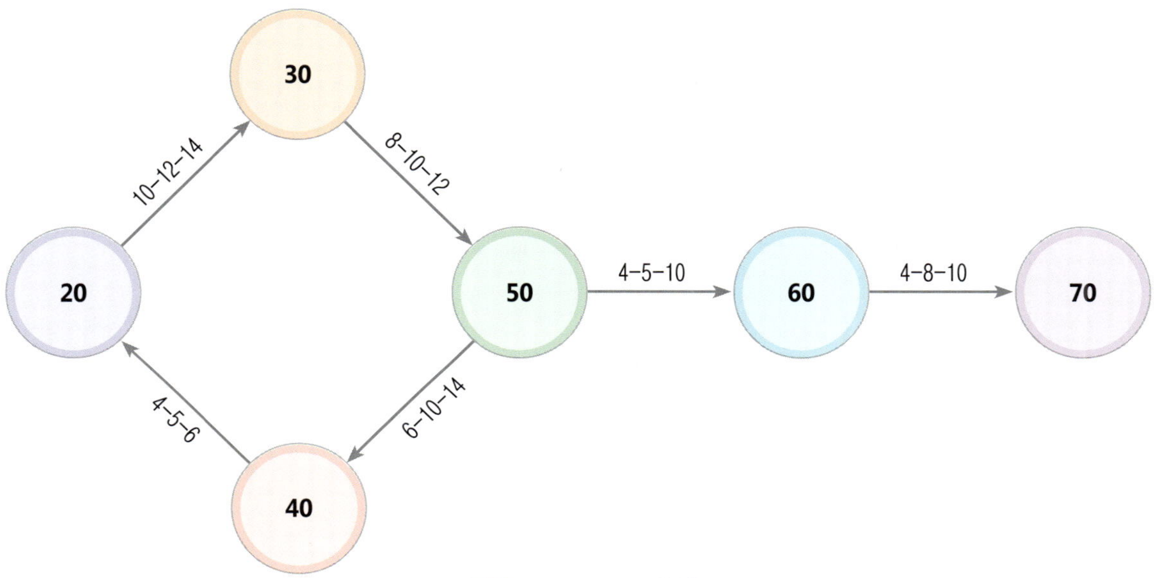

그림 1.3.2 PERT의 예

4 현대기 관리이론

현대기(modern periodmodern period) 관리이론은 1950년 전후 실험적 연구 자료를 중시하는 계량학파에 의해 발전되었으며, 보다 체계적인 연구를 기초로 체계이론, 상황이론 등으로 발전되었다.

1) 체계이론

체계이론(system theory)은 오스트리아의 이론 생물학자 버틀란피Bertalanffy(1901~1972)가 '일반체계이론'을 발표(1968)한 이래 여러 학문에서 일반적으로 논의되고 적용되고 있는 이론이다.

체계이론에서 체계(system)는 특정 목적을 달성하기 위해 하나로 기능하는 상호 관련된 구성요소의 통합체로서, 모든 체계는 네 가지 기본적인 요소인 투입(input), 과정(process), 산출(output), 피드백(feedback)으로 구성된다. 시스템의 활동은 일반적으로 외부환경으로부터 투입물을 받아들여 내부 변환과정을 거쳐 산출물을 만들어 내는 투입-과정-산출의 과정으로 이해할 수 있다. 투입은 체계를 시작하게 하는 자원이며, 과정은 투입을 산출로 변환시키는 기전, 산출은 변환에 의해 변형된 투입이라고 할 수 있다. 관리에서 투입은 사람, 재료, 비용, 시설, 정보 등 생산품이나 서비스를 생산하는 데 필요한 모든 자원이 포함된다. 산출은 생산품이나 서비스 같이 변환을 통해 변형된 투입이다. 피드백은 산출이 투입으로 다시 돌아가는 과정으로서 주위 환경에 대한 조직의 위상과 업적에 관한 정보이다(그림 1.3.3).

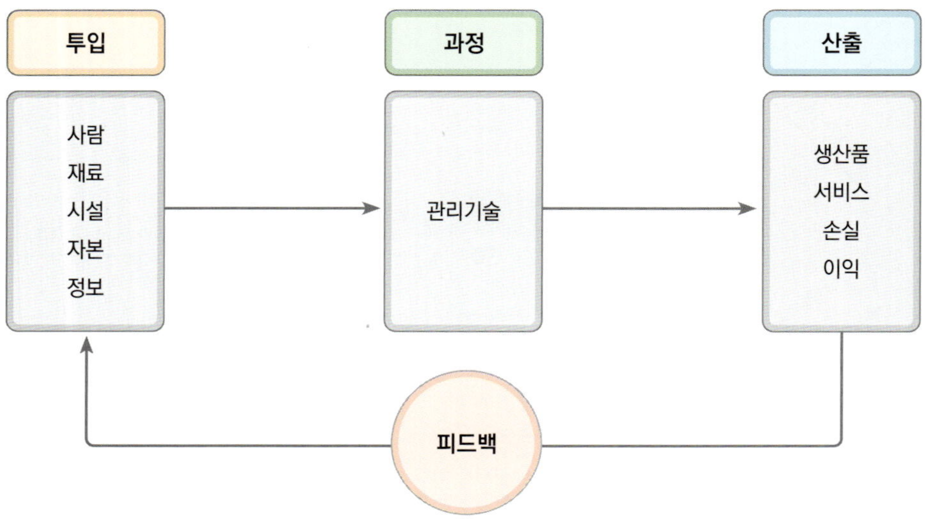

그림 1.3.3 체계이론

체계는 상호 관련되어 있으면서 상호 의존적인 하위체계(subsystem)를 가지고 있으며, 각각의 하위체계는 자신의 목표를 달성함으로써 더 큰 상위체계(suprasystem)의 목표를 달성하려는 방향으로 작동한다.

관리에 체계이론을 적용하면 전 조직과 각 부서의 활동에 대한 총체적 흐름을 파악할 수 있어 주어진 문제를 전체적 입장에서 통합·조정할 수 있다. 뿐만 아니라 전체 조직과 각 부서가 환경과 맺고 있는 관련성이 파악되므로 환경 변화에 탄력적으로 적응할 수 있다. 체계적 접근은 어떤 복잡한 현상이라도 전체 구조에 초점을 두기 때문에, 간호관리 구조의 전체성을 연구하고 그 구조 내의 상이한 측면과 수준 사이의 관계 양상을 더욱 잘 이해할 수 있게 한다.

간호관리자는 여러 형태의 체계 내에서, 혹은 체계 사이에서 체계에 의존하여 자신의 업무를 수행하게 된다. 예를 들어, 건강기관은 구조적 체계이며, 간호부서는 기능적 체계이고, 간호관리자의 간호관리과정은 하나의 권력체계이며, 대상자간호를 위한 간호과정은 정보와 서비스체계이다. 간호관리자가 감독하는 간호직원은 각각이 개별체계이며, 간호직원의 업무집단은 간호전문직의 사회적 체계이다. 이러한 각 체계의 투입과 변환과정은 전체적인 집단의 목표성취에 방해가 될 수 있기 때문에 간호관리자는 간호의 질에 영향을 주는 공식적 조직체계, 사회적 체계 그리고 개인적 체계에서 부정적인 효과는 감소시키고, 긍정적인 효과는 강화시켜야 한다.

여러 연구에서 간호서비스 제공의 문제점은 매우 복잡하다. 대부분 인간의 행위가 매우 복잡하며 다발적인 원인을 갖고 있는 것으로 나타나고 있기 때문이다. 체계적 접근은 간호관리자에게 의사결정과 문제해결을 위한 유용한 정보를 제공하여 간호관리의 기획 · 조정 시 효율성을 증가시켜준다. 체계이론은 간호관리뿐만 아니라 다른 보건의료 분야에서도 사용되고 있기 때문에 간호관리자는 체계적 접근과 체계이론의 용어에 익숙해져야 한다. 예를 들어, 항상성에 대한 생리적 원리, 평형에 대한 화학적 원리, 내분비 조절에 대한 기전, 인성발달과 관련된 대인관계이론, 의사소통이론의 피드백 개념 등이 모두 체계이론을 바탕으로 하고 있다. 특히 간호업무가 고도로 전문화됨에 따라 간호관리자는 전문가 사이의 분화된 업무를 통합할 책임이 있기 때문에 체계이론의 적용은 매우 효과적이라 할 수 있다.

2) 상황이론

관리이론 중 최근 경향이라고 할 수 있는 상황이론(contingency theory)은 체계이론의 추상성을 극복하고 보다 현실적으로 변형시킨 이론으로서, 조직 외부의 환경이 조직과 하위 시스템에 미치는 영향을 파악함으로써 조직 전체 시스템과 하위 시스템이 어떤 관계에 있을 때 조직성과가 높아질 수 있는가 하는 문제를 설명하는 이론이다. 미국의 정치학자 및 경영사상가였던 폴레Follet(1868~1933)는 리더십유형이 상황 혹은 개인에 따라 매우 다양하게 나타난다는 것을 제시하였으나, 이 의견은 1970년에 들어서 비로소 인식되기 시작하였고, 이후 피들러Fiedler(1967), 블레이크와 머튼(1964), 허시와 브랜차드Hersey & Blanchard(1977) 등을 거쳐 발전해갔다.

상황이론은 현대 조직이론의 중추로서 조직을 하위체계로 구성된 하나의 개방체계로 견지하면서 조직 내의 주요 변수와 하위체계 사이의 상호관계에 초점을 둔다. 조직을 관리하는 유일한 조직구조나 조직이론은 존재하지 않으며, 다양한 하위체계 사이의 일치성을 증가시킴으로써 조직의 유효성을 증가시킬 수 있다고 본다. 상황이론은 객관적인 결과 중시, 조직의 환경 적응 중시, 조직을 분석단위로 하는 분석체계, 중범위이론의 지향 등의 특성을 갖는다. 상황이론의 고유변수에는 상황 변수(환경, 기술, 규모), 조직특성 변수(조직구조, 관리체계, 관리과정), 조직성과 변수(효율성, 능률) 등이 있으며, 이 세 변수 간의 관계에 관한 상황이론의 기본 개념은 적합(조화) 또는 부적합으로서, 상황과 조직특성 변수의 적합성에 따라 조직 성과(유효성)는 향상될 수도 있고 저하될 수도 있다(그림 1.3.4).

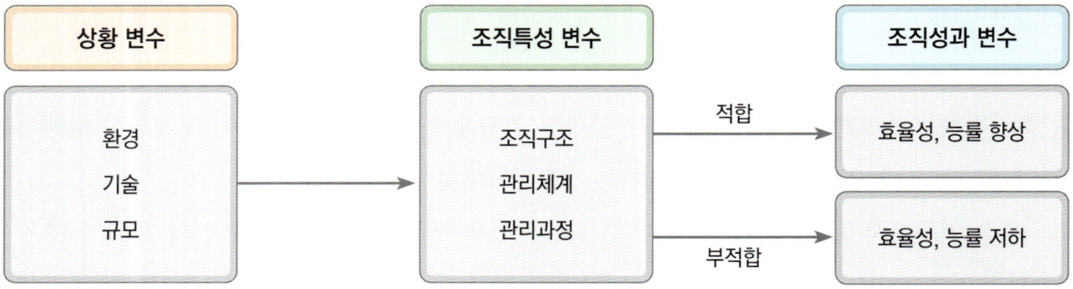

그림 1.3.4 상황이론

이와 같이 상황이론에 따르면 현대의 복잡한 보건의료조직 관리 및 연구에 있어 간호관리자는 간호조직이 속한 상황에서 간호조직의 목표와 구성원의 목표의 균형과 성취를 위하여 가장 적합한 이론을 창의적으로 적용하는 것이 요구된다.

지금까지 소개한 고전기, 신고전기 및 현대기의 관리이론을 요약하여 비교하면 다음과 같다(표 1.3.4).

표 1.3.4 관리이론의 비교

구분	고전기 이론	신고전기 이론	현대기 이론
강점	• 조직의 효율성 강조 • 정확성, 안정성, 책임성 요구	• 인간의 사회적 욕구 강조 • 조직의 비공식적 구조 고려	• 환경을 이론에 반영 • 조직을 유기체로 고려
약점	• 인간적 가치의 무시 • 환경의 중요성 간과 • 조직의 비공식적 요인 간과	• 조직의 비공식적 측면만 강조 • 인간의 심리적 · 사회적 측면만 강조	• 조직의 전략적 선택의 중요성 무시 • 조직과 환경을 지나치게 실물적으로 봄
공헌 분야	• 경영과학 분야 • 관리요소 • 공식조직 • 외적 보상에 의한 동기부여	• 행동과학 및 인력관리 분야 • 갈등해소, 의사소통, 참여적 의사결정 • 내적 보상에 의한 동기부여	• 조직설계 분야 • 조직개발 분야
대표학자	• 테일러 • 페이욜 • 베버	• 메이요 • 버나드 • 맥그리거 등	• 버틀란피 • 번스와 스톨커

참고문헌

김세영 외(2013). 간호생산성 영향요인 구조모형 분석. 한국간호과학회지, 43(1), 20~29.

김정화(1995). 합리적 상황이론의 의료조직에 대한 적용: 미국의 건강유지조직(HMO)을 중심으로. 한국사회학, 29. 403~431.

박진우 역(2020). 과학적 관리의 원칙. 박영사.

신유근(2012). 경영학원론. 다산출판사.

이은화, 안성희(2010). 목표관리를 적용한 간호사 성과평가 핵심지표개발과 가중치 산정. 대한간호학회지, 40(1), 69~77.

임창희(2021). 조직행동. 비엔엠북스.

장금성 외(2018). 실천 중심 간호리더십. 학지사메디컬.

장금성 외(2020). 최신 간호관리학. 현문사.

Huber, D. (2018). *Leadership and nursing care management*. Elsevier Health Sciences.

Marquis, B. L., & Huston, C. J. (2009). *Leadership roles and management functions in nursing: Theory and application*. Lippincott Williams & Wilkins.

Tomey, A. M. (2009). *Nursing management and leadership*. Mosby Elsevier.

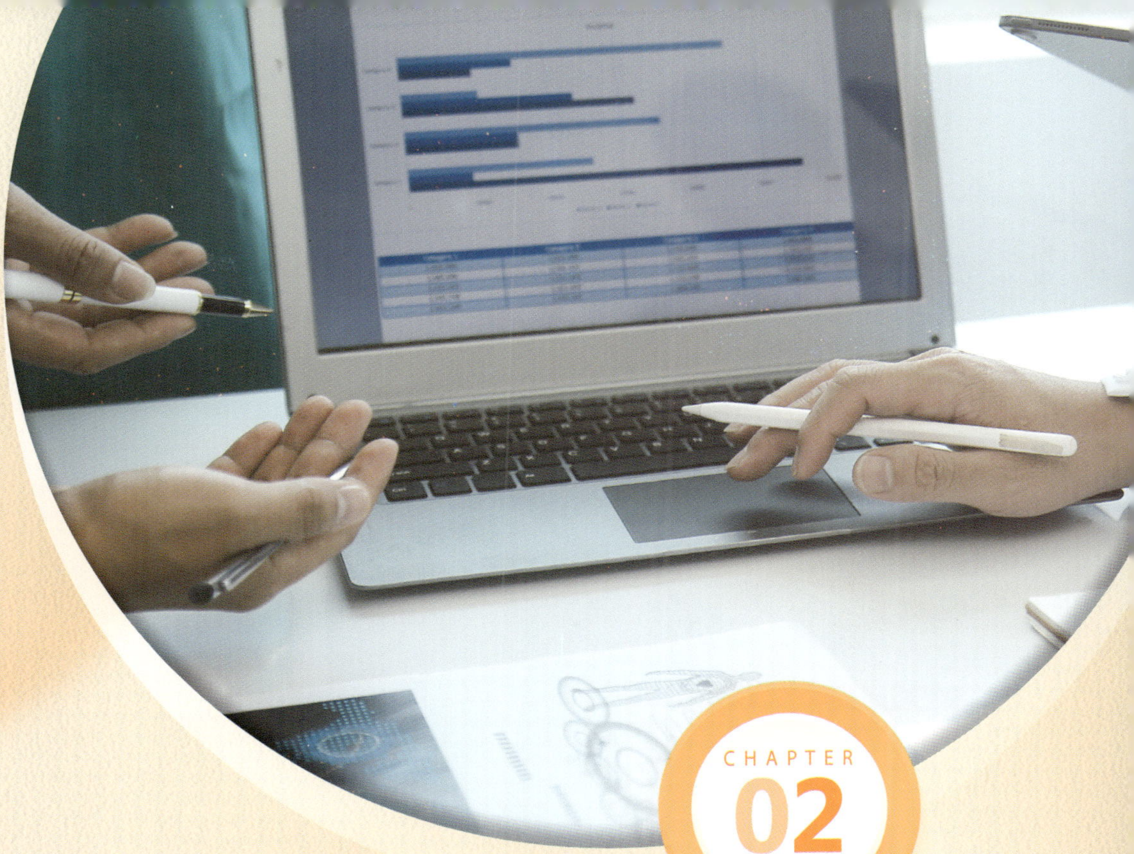

CHAPTER 02

기획

개요

기획은 관리과정의 첫 번째 단계이며, 관리과정의 마지막 단계인 통제와 일맥상통하여야 한다. 기획은 조직의 목적을 설정하고, 그 목적을 성취하는 데 가장 적합한 활동을 설계하는 것이다.

본 장에서는 조직의 목표와 기획의 관계, 기획의 특성과 원칙, 조직의 미션과 목적 혹은 계획과의 관련성, 직위에 따라 수립되는 기획의 유형, 단일 계획 및 상용 계획 그리고 운영기획의 필요성, 기획의 수립과정 등을 다룬다.

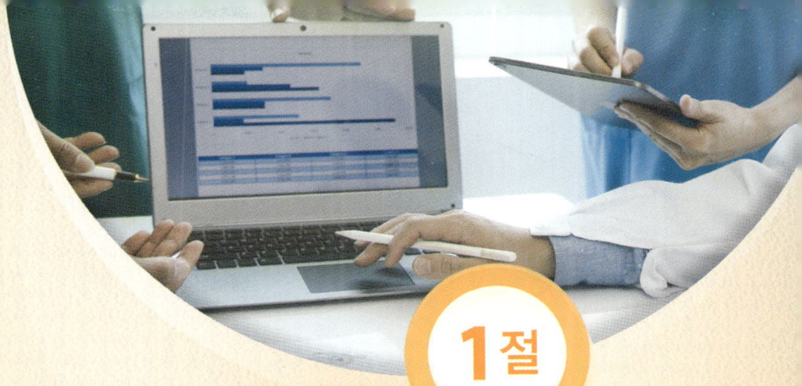

1절

기획의 개념

학습목표

1. 기획의 개념을 정의한다.
2. 기획의 특성을 기술한다.
3. 기획의 원칙을 설명한다.
4. 기획과정의 단계를 설명한다.
5. 전략기획, 전술기획, 운영기획 간의 차이를 비교한다.
6. 목적, 철학, 목표, 정책, 절차, 규칙의 개념을 정의한다.
7. 계획안(기획안)을 설명한다.

주요용어

- 전략기획(strategic planning): 내 · 외부 환경에 대한 사정에 중점을 두고 조직의 목적달성을 위해 3~5년이 소요되는 장기기획
- 전술기획(tactical planning): 전략기획과 운영기획의 중간적인 기획
- 운영기획(operational planning): 매일의 활동과 관련된 단기기획
- 목적(goal): 개인이나 조직의 건설적인 미래에 대한 기대로서, 원하는 결과에 대한 서술
- 철학(philosophy): 개인의 권리, 건강과 간호에 대한 신념, 직원들의 기대, 직종에 대한 조직의 헌신, 교육, 평가, 연구에 대한 신념을 구체화한 진술
- 목표(objective): 목적을 보다 구체적이고 측정 가능한 행동이나 수행으로 묘사한 진술
- 정책(policy): 행동의 일반적 지침에 대한 기술
- 절차(procedure): 특수한 업무를 달성하기 위한 일련의 행동단계에 대한 기술
- 규칙(rule): 구성원이 해도 되는 사항과 해서는 안 되는 사항에 대한 구체적 기술

1 기획의 개요

개인이나 조직은 모두 미래를 위한 계획을 수립하게 된다. 개인은 어떤 전공을 선택하여 어떤 직업을 가지고 어떻게 일생을 보낼지를 계획한다. 조직 역시 어떻게 직원을 채용하고 어떤 서비스를 생산하여 어떻게 판매할지를 계획하게 된다. 특정한 업무를 효과적으로 수행하기 위해서는 조직의 목표와 방향을 합리적으로 설정하고, 이를 기초로 구체적인 업무수행 계획을 수립하여야 한다.

1) 기획의 개념

기획(planning)의 사전적 정의는 "어떤 대상에 대해 그 대상의 변화를 가져올 목적을 확인하고, 그 목적을 성취하는 데에 가장 적합한 행동을 설계하는 것"을 의미한다(이종수 외, 2014). 즉, 조직이 미래를 위해 수행하는 활동에는 여러 가지 대안이 있을 수 있는데 이러한 대안 중에서 가장 좋은 것을 선택하는 과정을 기획이라 한다.

기획은 장래에 일어날 불확실한 상태를 미리 예측하여 그 대비책을 강구하려는 미래지향적 특성, 설정된 목표를 달성하기 위해 효율적이고 적용 가능한 수단과 방법을 모색하는 활동이므로 합리성 추구의 특성, 기존의 사회 상태를 바람직한 상태로 바꾸어보려는 통제적 특성이라는 철학을 기반으로 하고 있다(이종수 외, 2014).

계획(plans)은 선택된 미래의 활동과정에 대한 대안을 말하며, 기획을 통해 산출된 결과를 의미한다. 이러하기에 기획은 '무엇을 할까'에, 계획은 '어떻게 할까'에 중점을 두는 경우가 많다(표 2.1.1).

표 2.1.1 기획과 계획의 비교

구분	기획	계획
차이점	전략(what to do)	전술(how to do)
	목표를 설정하고 과정과 역할을 수행하는 것	목표 실행을 위한 구체적인 접근방법을 설정하는 것
관련성	기획은 주로 '무엇(what)'으로부터 시작됨	계획은 주로 '어떻게(how)'로부터 시작됨

2) 기획의 필요성

간호관리자가 기획을 체계적인 방식으로 해야 하는 이유는 무수히 많다. 기획의 필요성을 정리하면 다음과 같다.

- 조직의 목적과 목표를 효율적으로 달성하도록 이끌어 준다.

- 각종 자원의 효율적 · 효과적 활용을 가능하게 한다.
- 이해의 대립을 조정하고 합리적인 의사결정이 가능하도록 한다.
- 조직의 내 · 외적 환경변화에 맞게 운영적 활동을 위한 방향을 제공해 준다.
- 조직의 미래와 비전을 향한 새로운 지식과 기술을 개발하도록 한다.
- 통제의 기준을 설정하게 해준다.

2 기획의 특성

1) 목적과 목표에의 공헌성

기획은 조직의 목적과 목표의 달성을 용이하게 하기 위함이다. 따라서 조직의 목적이나 목표와 상반되는 기획은 바람직하지 않다. 기획을 함으로써 어떤 활동이 목적이나 목표달성에 기여할 수 있으며, 그렇지 못할 것인가를 사전에 예측할 수 있다. 따라서 간호관리자는 목적이나 목표달성을 지향하는 일관되고 통합된 활동을 유도하도록 기획하여야 한다.

2) 기획의 우선성

기획은 다른 모든 관리활동, 즉 조직 · 인사 · 지휘 · 통제 등에 선행하는 활동이다. 조직 · 인사 · 지휘 · 통제는 조직의 목표를 달성하기 위한 활동이며, 기획은 이런 활동들이 수행되기 전 목표를 수립한다는 점에서 그 중요성이 있다. 기획은 모든 활동이 기획된 경로를 따라 이루어지도록 하며 통제에 대한 기준을 제공한다. 따라서 기획에 없던 활동을 통제한다는 것은 불가능하며, 통제의 결과에 따라 차후 계획 수립의 지침이 마련된다.

3) 기획의 보편성

최고관리자부터 하급관리자에 이르기까지 모든 관리자는 기획을 수행하게 되는데, 이를 기획의 보편성이라 한다. 그러나 기획의 성격과 범위, 중요성은 각 관리자가 가지는 권한과 지위에 따라 다를 수 있다.

4) 기획의 효율성

기획의 효율성은 기획에 주어진 비용과 자원으로 최대의 효율을 생산한다는 의미이다. 목표달성의 기여도에 비해 너무 많은 비용이 소요되는 기획은 바람직하지 못하다. 효율성의 개념은 투입량에 대한 산출량의 비율을 뜻하지만, 산출량을 단순히 생산량만으로 계산해서는 안 되고 조직구성원의 만족도나 사기 등도 고려하여야 한다. 지나치게 경제적 비용만을 강조하여 구성원의 만족을 떨어뜨리는 기획은 생산성을 저하시키는 결과를 초래하므로 비효율적이다.

3 기획의 원칙

기획과정에서 지켜야 할 원칙은 다음과 같다.

1) 목적부합의 원칙

기획은 조직의 목적을 성취하기 위한 것이므로 모든 목적은 분명하고 구체적으로 기술되어야 한다. 모호하게 기술된 목적은 모호한 활동을 초래할 수밖에 없으므로 목적을 효율적으로 달성할 수 없게 만든다.

2) 간결성의 원칙

기획과정을 통해 나온 계획은 간결하고 명료하게 기술되어야 한다. 계획에서 미사여구나 추상적인 용어의 사용은 필요하지 않으며, 전문용어의 사용은 이해를 어렵게 할 수 있으므로 피하는 것이 좋다.

3) 탄력성의 원칙

미래는 불확실하기 때문에 미래를 정확히 예측한다는 것은 어려울 뿐만 아니라 예측이 가능하다고 하더라도 수시로 발생하는 통제 불가능한 요소 때문에 모든 계획을 최초에 의도한 대로 수행하는 데는 많은 어려움이 따른다. 따라서 기획은 상황 변동에 대응할 수 있는 융통성과 탄력성이 있어야 한다.

4) 장래예측의 원칙

기획은 장래예측과 밀접한 관련이 있지만 같은 의미는 아니다. 예측은 미래에 발생하게 될 어떠한 사태를 가능한 한 객관적으로 추정하는 것이지만, 기획은 예측을 토대로 미래에 실행할 또는 실행하고자 하는 바를 설정하는 것이다. 즉, 기획은 앞으로 목표달성을 위한 일련의 일을 보다 잘 수행될 수 있도록 하기 위한 계획을 수립하는 것이다.

5) 포괄성의 원칙

조직의 목적을 달성하기 위해 필요한 인적 · 물적 자원, 설비 그리고 예산 등의 모든 요소를 고려하여 계획을 수립하여야 한다. 모든 요소를 포함하지 않고 계획을 수립하면 계획의 실행과정 중 어느 한 부분에서 결함이 발생할 수 있다.

6) 계층화의 원칙

기획은 구체화과정을 통해 큰 것에서부터 시작하여 연차적으로 계획을 파생시킨다. 이와 같이 하나의 기본 계획으로부터 여러 개의 계획이 파생되는 현상을 기획의 계층화라고 한다. 즉, 어느 한 수준의 기획은 그 상위 수준에 대해서는 수단 그리고 하위 수준에 대해서는 목표의 위치에 있으면서 서로 연결되어 계층을 형성하게 된다. 이런 특성은 실행계획에 선행하는 정책이나 방침에도 적용된다. 또, 계획의 계층화는 반드시 하향적으로만 이루어지는 것이 아니라 상향적으로도 이루어진다. 기본적인 계획의 실효성은 그것을 지원하는 다른 파생 계획의 건실성에 의해 좌우된다.

7) 안정성의 원칙

기획은 목표의 달성을 위한 일련의 계속적 활동이므로 빈번한 수정은 기획의 효과성을 감소시킨다. 즉, 기획이 일관성 있게 수행될 수 있도록 안정적으로 수립되어야 한다는 뜻이다.

8) 경제성의 원칙

기획을 수립하고 실시하는 데는 막대한 자원과 인력 및 시간이 소요되므로 가능하면 사용 가능한 자원과 인력을 활용하도록 이루어져야 하며, 최소의 비용으로 최대의 효과를 창출할 수 있도록 경제성의 원칙을 따라야 한다.

9) 필요성의 원칙

기획은 타당한 근거와 필요성을 바탕으로 목표와 계획을 수립해야 한다. 즉, 기획이 정당한 이유에 근거를 둔 필요한 것이라야 한다는 뜻이다. 기획 자체에 인적 자원, 물적 자원, 예산이 요구될 뿐만 아니라 집행과정에서도 요구되므로 불필요한 계획이나 기획이 주는 이익 이상의 대가가 요구되는 계획은 수립하지 말아야 한다.

10) 균형성의 원칙

어떤 유형의 기획이든 관련된 기획과 그에 따른 업무 사이에서는 적절한 균형과 조화를 이루어야 한다. 동일한 기획 내에서도 목표나 소요자원, 제반의 요소들간 균형과 조화가 이루어져야 한다.

4 기획의 과정

기획의 과정은 학자에 따라 다르게 분류하나, 크게 목표의 설정, 상황의 분석, 기획 전제의 설정, 대안의 작성 및 평가, 선택의 다섯 단계로 설명하고자 한다(신두범, 오무근, 2010).

1) 1단계: 목표의 설정

조직의 비전에 따라 궁극적으로 달성하고자 하는 목표가 무엇인가를 명확히 설명해야 한다. 목표의 설정단계에서는 가급적 정확한 하위 목표로 세분화되기 쉬운 것일수록 집행에 유리하다. 또한 목표 간에 때로 상충되는 것이 있을 수 있으므로 일관성 있게 설정되어야 하고, 이러한 목표의 달성이 계속 추구해 나아갈 방향성에 따라 설정되어야 한다.

2) 2단계: 상황의 분석

기대하는 상황과 현재의 상황 간의 차이를 최소화하는 것이 기획의 과제이므로, 현재 상황에 대한 정확한 분석이 필요하다. 특히 목표와 관련된 문제점의 원인과 상황의 변화에 관련되는 여러 가지 변수를 밝혀내는 것이 중요하므로, 목표달성에 저해되는 요인을 규명하는 것이 무엇보다 선행되어야 한다. 또한 상황분석에 사용되는 기법에는 계량적 기법이 많이 사용되고 기술개발에 관한 예측 같은 질적인 자료는 델파이 기법 같은 분석이 유용하다.

3) 3단계: 기획 전제의 설정

기획 전제(planning premises)란 기획의 수립과정에서 근거로 삼아야 할 주요 가정(assumption) 또는 전망을 의미한다. 이는 상황의 분석 단계와 비슷한 것처럼 보이지만 기획 전제가 주로 미래에 관련된 예측이나 전망인 데 반하여, 상황의 분석에서는 현실의 여건을 분석한다. 기획에 미치는 불확실성은 적을수록 좋으므로 기획 전제의 설정 시에는 통제가 불가능한 요소와 가능한 요소로 구분하여 고려할 필요가 있다.

4) 4단계: 대안의 작성 및 평가

목표에 대한 수단이 되는 행동의 대안은 여러 가지가 있으나 중요한 대안이 누락되지 않도록 하는 것이 우선되어야 한다. 대안 작성 시에는 선례를 살펴보아야 하고, 선례가 없는 분야에서는 새로운 대안이 필요하다. 대안이 작성되고 나면 이에 대한 평가가 따라야 하는데 모든 대안에 대한 분석과 결과의 파악은 어려우므로 첫째, 중요한 요소를 중점적으로 분석하거나, 둘째, 대안 간의 차이점이 무엇인가에 초점을 두어 비교하거나, 셋째, 추가 비용 소모에 대한 추가 편익을 분석해야 한다.

5) 5단계: 선택

대안을 작성 및 평가한 후에는 이 중에서 최적의 대안을 선택한다. 이때 대안 결정자의 가치관이나 기호가 개입될 수는 있으나 주관적 영역이 적게 개입할수록 대안의 평가단계에서 나온 평가가 그대로 선택에 이용될 가능성이 높아진다. 또한 대안 선택 시에는 불확실성을 고려한 후 이를 최소화하려는 노력이 필요하다. 불확실성의 최소화 방안으로 확률을 활용할 수도 있으나 확률이 알려져 있지 않은 경우에는 대안의 결과 예측은 크게 제약을 받을 수 있다. 신뢰성이 낮은 자료를 배제하거나 불완전한 자료를 보완하는 것도 불확실성을 극소화하는 방법이다.

5 기획의 유형

기획의 유형은 기획의 참여와 적용범위 수준 또는 조직의 계층에 따라 전략기획, 전술기획, 운영기획으로 분류할 수 있다. 전략기획은 대개 간호부서의 최고관리자가, 전술기획은 중간관리자가, 운영기획은 일선관리자가 수립하는 것으로 각각의 구체적인 내용은 다음과 같다.

1) 전략기획

(1) 전략기획의 개념

전략기획(strategic planning)은 기업이나 경영조직이 조직의 목표를 효과적으로 달성하기 위하여 비교적 장기간에 걸쳐 수립하는 전체적인 계획으로서, 조직 내부의 효율성을 높이기 위한 요인을 추출하고, 시행 계획을 포괄적으로 규정하여 조직의 미래 방향을 설정하는 전체적인 계획을 의미한다(HRD 용어사전, 2010). 다시 말해 내부 환경을 분석하여 강점과 약점을 찾아내며, 외부 환경 분석을 통해 기회와 위협을 찾아냄으로써 조직의 목표를 달성하도록 하는 것을 말한다. 관리자는 전략을 통해 조직의 핵심역량을 강화시키고, 부서 간의 상호 협동을 증진시켜 더 좋은 조직성과를 얻을 수 있도록 하여야 한다.

(2) 전략기획의 특성

- 전략기획은 부서단위에서 결정되기보다는 조직 전체의 차원에서 설정되어야 하기 때문에 주로 최고관리자가 통찰력을 가지고 설정해야 한다.
- 최근 전략기획은 전략적 목표를 달성하는 데 목적이 있으므로 장기적 성격을 띤다. 전략기획의 기간은 2~3년간의 계획으로 설정한다. 급변하는 사회적 · 경제적 상황과 직원의 유동성 때문에 3년 이상의 계획을 세우기가 어렵기 때문이다. 그러나 조직에 따라서는 앞으로 10년 이

후를 위한 계획으로 설정하기도 한다.

- 전략기획은 프로젝트나 운영기획과 마찬가지로 단순하고 구성원에게 쉽게 이해될 수 있어야 한다.
- 조직 내 모든 부서가 전략기획 개발에 참여하여야 하며, 다학제적인 접근을 요구한다.

(3) 전략기획의 도구

전략기획을 돕는 여러 가지 도구 중 가장 흔히 사용되는 도구는 SWOT, 즉 강점(strenghs), 약점(weakness), 기회(opportunities), 위협(threats)의 분석이다(표 2.1.2). 기획단계에서 조직의 전략을 수립하기 위한 상황분석의 일부로 조직의 내부역량인 강점과 약점, 외부 가능성인 기회와 위협 사이의 적합성을 평가하여 각 상황에서의 전략적 과제를 도출하고 대응전략을 수립하기 위해 사용된다. 그림 2.1.1은 일개 병원에서 원격의료를 도입하는 과정에서 SWOT 분석을 실시한 결과를 예시로 제시하였다.

표 2.1.2 SWOT의 정의

구분	정의
강점(S)	조직의 목표달성을 돕는 조직의 내적인 속성
약점(W)	조직의 목표달성을 어렵게 하는 조직의 내적인 속성
기회(O)	조직의 목표달성을 돕는 조직의 외적인 조건
위협(T)	조직의 목표달성을 어렵게 하거나 위협하는 조직의 외적인 조건

강점(S)
- 병원의 브랜드 평판
- 원격의료 구현을 위한 우수한 인적 인프라
- IOT 관련 국가사업 수주 경험
- 하드웨어 보급도 높음

약점(W)
- 원격의료 시장 형성과 확산을 위한 네트워크 부재
- 복잡한 가치 사슬로 인한 시장활성화의 어려움
- 소프트웨어나 플랫폼 개발에 있어 경쟁력 취약

기회(O)
- 클라우드 기반 서비스
- 정부의 활발한 지원 정책
- 통신 및 하드웨어 가격의 하락으로 보급성 향상
- 고기능 단말기 수요증대로 구현 가능한 의료기기 기술의 범위 확대

위협(T)
- 원격의료 관련 의료법 부재
- 기술의 표준화 및 관련 기술의 개발이 성숙되지 않아 많은 초기 개발비용이 소요

그림 2.1.1 SWOT 분석 예시: 일개 병원의 원격의료 도입 사례

(4) 전략기획의 특성과 장점

전략기획은 내·외부 환경에 대한 사정에 중점을 두는 체계적인 과정으로, 다음과 같은 특성을 가진다.

- 조직의 수행 능력 향상과 목적달성을 가능하게 한다.
- 장기적 계획을 세우는 데 근거를 제공한다.
- 조직구성원이 조직의 목적과 목표를 달성하도록 방향을 제시한다.
- 미래의 결과를 위해 현시점에서 현명한 판단을 할 수 있도록 돕는다.
- 관리자의 의사결정을 위한 전반적인 토대를 제공할 수 있다.

전략기획의 부가적인 장점은 다음과 같다.

- 조직 전체가 문제를 공유함으로써 모든 직원이 문제해결에 참여할 수 있다.
- 기획이 직원에 의해 수용됨으로써 직원의 역량 향상을 도모할 수 있다.
- 모든 구성원이 함께 일함으로써 팀워크의 향상을 이룰 수 있다.

2) 전술기획

전술기획(tactical planning)은 전략기획과 운영기획 사이의 중간적 기획이다. 전술기획은 전략적 목표를 달성하기 위한 것으로, 최고관리자에 의해 세워진 전략적 목표를 바탕으로 중간계층의 관리자에 의해 수립된다. 따라서 전술기획은 조직의 주요 부서나 단위에서 전략기획의 일부를 실행하기 위해 개발되며 기간은 통상 1년이다.

3) 운영기획

운영기획(operational planning)은 각 부서의 활동 방향에 대한 진술로서 전략적 목표에 따라 정해진다. 운영기획에는 매일의 계획수립은 물론, 주 단위와 월 단위, 나아가 1년간의 계획과 함께 조직의 목표를 달성하기 위한 계획수립이 포함된다. 이들 계획은 측정 가능한 활동에 대한 청사진이며, 하위부서에서 달성하고자 하는 세부목표로서 각 부서에서 수행해야 할 활동에 필요한 자원이나 책임을 확인하기 위해 사용된다.

운영기획은 맡은 일을 수행하기 위해 필요한 구성원의 능력과 행동을 지속적으로 유지하는 데 중점을 둔다. 운영목표는 명확하고 측정 가능하게 수립해야 한다.

예를 들면, 1개월 내 환자 낙상률 10% 줄이기, 투약실수 1% 줄이기와 같이 명확하고 측정 가능하게 수립해야 한다. 운영기획을 세울 때는 스케줄과 소요되는 예산을 충분히 고려하여 융통성 있게 설정해야 하며, 발생 가능성이 있는 모든 장애를 감소시키기 위한 방안을 검토해야 한다.

운영기획을 할 때에는 다음과 같은 질문에 초점을 두어야 한다. 이러한 질문에 대한 답을 얻기 위해 간호관리자는 전년도와 현재 연도의 예산, 환자의 요구, 질 향상에 대한 자료를 수집해야 한다.

- 부서는 지금 어떤 상황에 처해 있는가? (환경의 분석)
- 부서는 무엇을 성취하기를 원하는가? (목적, 목표)
- 부서는 어떻게 목표를 성취하기를 바라는가? (전략)
- 계획의 진행사항은 어떻게 측정할 수 있는가? (결과)

운영기획에는 부서 직원이 반드시 참여해야 하는데, 그 이유는 모든 직원이 함께 부서에서 성취해야 할 목표가 무엇인지, 목표를 달성하기 위해 어떤 전략이 필요한지를 이해해야 하기 때문이다. 이와 같이 전략기획, 전술기획, 운영기획은 기획 책임자, 기획 기간이나 조건, 목적 등에서 차이를 보이며, 특성을 요약하면 다음과 같다(표 2.1.3).

표 2.1.3 전략기획, 전술기획, 운영기획의 비교

구분	전략기획	전술기획	운영기획
기획 책임자	최고관리자	중간관리자	일선관리자 혹은 구성원
기간	장기 기획(2~3년, 최대 10년)	중기 기획(통상 1년)	단기 기획(일, 주, 월, 연 단위)
조건	위험성과 불확실성이 높음	위험성과 불확실성이 낮음	확실성이 높음
목적	조직 전체의 성과 향상	전략기획의 실행을 위한 부서별 기획 기준 제공	부서 내 책임활동 향상

6 기획의 계층

계층적으로 이루어지는 기획의 원칙에 따라, 상위 계층의 기획은 아래에 있는 기획에 영향을 미친다. 기획의 계층은 아래로 갈수록 기획과정의 요소도 많아지고 더욱 구체성을 가지게 되며, 목적, 철학, 목표, 정책, 절차, 규칙의 순으로 구성된다. 그림 2.1.2에 피라미드 형태로 제시된 것처럼 상위 계층의 기획 구성요소가 보다 보편성이 높으며, 하위계층으로 갈수록 구성요소가 더 구체적이다.

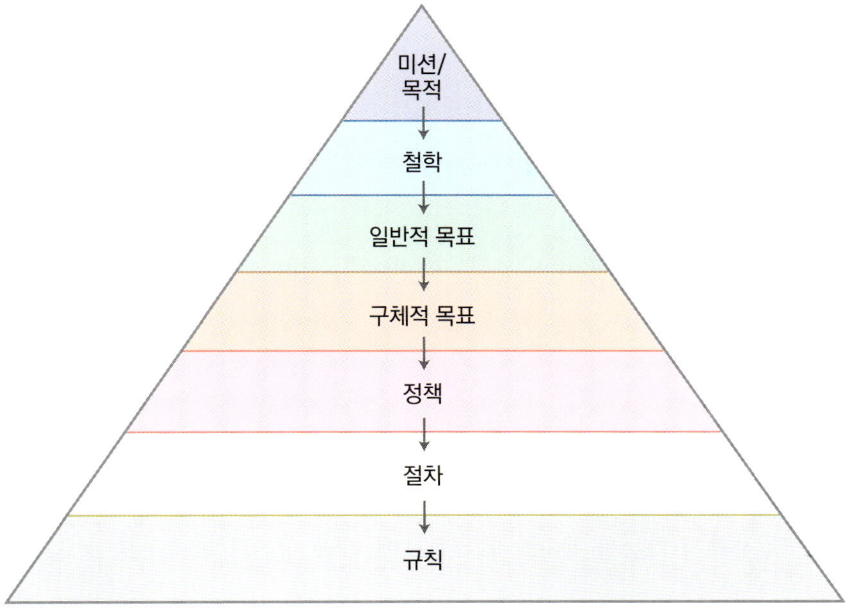

그림 2.1.2 기획의 계층화

1) 목적

목적(purpose)은 개인이나 조직의 건설적인 미래에 대한 기대로, 조직은 그 속에 존재하는 목적이나 미션에 따라 기능한다.

사례 1. B병원 간호부서의 목적

- 양질의 간호로 고객사랑 간호를 실천하기 위한 조직을 개발한다.
- 효율적인 인사관리를 통해 간호 생산성을 향상시킨다.
- 교육계획을 발전시켜 전문간호를 실현한다.

2) 철학

철학(philosophy)은 기관이나 부서가 나아갈 방향을 제공해 준다. 간호조직의 철학이 포함해야 할 내용은 대상자의 권리, 건강과 간호에 대한 신념, 간호직원의 기대, 간호직에 대한 직원의 헌신, 교육, 평가 그리고 연구에 대한 신념을 구체화한 것이다.

사례 2. C병원 간호부의 철학

C병원 간호부는 병원의 이념에 부응한다. 간호의 대상자인 인간은 신체적 · 정신적 · 정서적 · 사회적 특성을 가진 통합체로서 양질의 간호를 받을 권리가 있으며, 간호사는 간호과학을 바탕으로 환자중심의 전인간호를 실시한다. 간호부는 환자간호에 최선을 다할 수 있도록 환경을 조성하며, 계속적인 연구와 교육을 통하여 임상간호 발전을 선도할 책임과 의무를 가진다.

3) 목표

목표(objective)는 주로 내부 구성원에게 전달되는 메세지이다. 목표는 직원의 행동이나 수행에 대한 서술로서 목적을 보다 구체적이고 측정 가능하게 하여 목적의 달성을 평가할 수 있도록 한다. 따라서 목표는 내부 구성원에게 동기부여, 행동의 지침, 의사결정의 지침, 성과측정의 기준으로 사용된다. 모든 목표는 인적 자원, 직원 개발, 임상실무와 연관되어야 하며, 목표달성을 위한 기간은 분명하고 현실적이어야 한다. 기간은 특정일까지 성취되어야 한다고 기술하여야 하며, 명시되지 않았다면 일반적으로 1년이다.

일반적으로 목표는 다음과 같은 SMART 기준에 의거해야 한다.

- S (specific) 구체적 목표 세우기: 구체적인 목표는 일반적인 목표보다는 성취될 확률이 더 높다.
- M (masurable) 측정 가능한 목표: 각각 목표에 따라 성취도를 측정할 수 있는 구체적인 기준을 설정한다.
- A (attainable, achievable) 성취 혹은 달성 가능한 목표: 가장 중요한 목표가 무엇인지를 찾고, 그 목표를 성취할 수 있는 방법도 찾는다.
- R (relevant, realistic) 가치관에 따른 현실적 목표: 좀 더 현실적인 목표는 목표설정을 하는 사람들이 원하고, 또 수행할 수 있는 관심을 반영해야 한다.
- T (time−bound) 시간제한 설정: 목표는 시간표 위에 세워져야 한다.

잘 쓰여진 목표는 이러한 기준에 맞추어 다음과 같은 특성을 가지고 있다.

- 행동용어를 사용한다.
- 달성해야 할 하나의 결과를 구체화시켜 기술한다.
- 달성 일을 명시한다.
- 측정 가능하게 기술한다.
- 목표달성에 관련된 사람들이 쉽게 이해할 수 있게 기술한다.

예를 들어, E병원 간호부의 여러 목표 중 '모든 간호사는 정맥으로 능숙하고 안전하게 수액을 주입할 것이다'가 구체적 목표가 된다.

4) 정책

정책(policy)은 행동의 일반적 지침으로서 직원의 행동범위를 제약하거나 의사결정을 하기 위한 지침이다. 정책은 목적이 성취되는 방법과 목적의 성취를 위해 허용되는 행동의 범위와 경로를 명시하는 지침서이다. 정책은 모든 면을 포함하고 있어서 포괄적이어야 하며, 안정적이고 다른 상황에도 적용시킬 수 있도록 융통성이 있어야 한다. 또한 정책의 일관성도 중요한데, 일관성이 없으면 불확실성이 증가하고 편견과 불공정성이 초래될 수 있기 때문이다. 따라서 공정성 또한 정책 적용에 반드시 필요한 요소이다.

정책은 문서로 작성되어야 하며 쉽게 이해할 수 있어야 한다. 정책은 모든 관계 당사자에게 알려져야 하며, 조직의 통합성을 유지시켜줄 수 있어야 한다. 정책의 예로 국민의 건강을 위한 금연정책을 들 수 있는데, 여기에는 금연구역의 설정, 담배자판기 설치 금지, 담배에 대한 광고금지 또는 제한, 국민건강증진부담금 부과 및 징수 등의 내용이 포함된다(김동석 외, 2015).

5) 절차

절차(procedure)는 특수한 업무를 달성하기 위한 일련의 행동단계를 규정한 것이다. 절차는 시간의 순서에 따라 필요한 행동을 열거함으로써 정책보다 더 구체적인 가이드를 제공하며, 높은 규칙성을 가진다. 절차는 부서에 따라 다를 수 있으므로 정책과 달리 전체 조직에 적용되지는 않는다. 좋은 절차는 시간과 노동의 절약을 가져오며, 오리엔테이션이나 직원 개발의 지침으로도 활용된다.

정책, 규칙, 절차는 모두 목적이나 목표를 달성하기 위한 수단으로서 의사결정을 위한 근거를 제공한다. 이들은 계획을 조정하고 수행을 통제함으로써 각각의 관리자가 비슷한 상황에 직면했을 때 비슷한 결정을 내릴 수 있는 가능성을 증가시켜준다.

6) 규칙

규칙(rule)은 구성원이 해도 되는 사항과 해서는 안 되는 사항을 구체적으로 기술한 것을 말한다. 따라서 규칙은 구성원의 행동범위와 규칙을 위반하는 경우에 따르는 처벌을 포함해야 한다.

7 계획안

계획안(plan)은 미래의 활동과정에 대한 안이며, 기획의 과정을 거쳐 나타나는 최종 산물 또는 결과라고 볼 수 있다. 계획의 종류는 적용 빈도와 계획 기간에 따라 여러 가지가 있을 수 있다.

1) 적용 빈도에 따른 분류

(1) 단일 계획

단일 계획(single use plans)은 비교적 짧은 기간 내에 1회용 목표를 달성하기 위해 수립된 계획으로, 목표가 달성되면 더 이상 사용할 필요가 없는 계획이다. 단일 계획에는 프로그램과 프로젝트가 있다.

① 프로그램

정해진 기한까지 1회용 목표를 달성하기 위해 수립된 계획이다. 하나의 프로그램을 완성하는 데에는 수년이 걸릴 수도 있으며, 프로그램을 수행하기 위한 별도의 부서를 만들어야 할 필요가 있다. 또한 프로그램의 범위가 넓을 경우에는 그 안에 여러 개의 프로젝트가 만들어지기도 한다. 프로그램의 예로는 병원에서 의료사고를 감소시키기 위한 프로그램, 간호사의 능력을 향상시키기 위한 프로그램 등이 있다.

② 프로젝트

프로그램보다 범위가 좁고, 기획 기간도 짧으며, 필요한 자원의 양도 더 적다. 따라서 프로젝트는 한 프로그램을 수행하기 위해 여러 개로 나뉘어 수립되는 경우가 많다. 예를 들어, 병원에서 의료사고를 감소시키기 위한 프로그램에는 낙상을 방지하는 프로젝트, 투약 오류를 감소시키는 프로젝트, 욕창 발생을 감소시키는 프로젝트 등이 포함될 수 있다.

(2) 상용 계획

상용 계획(standing plan)은 1회용 목표를 달성하기 위한 것이 아니라 반복적인 업무의 수행을 위한 지침으로 사용되는 지속적인 계획으로서, 여기에는 정책, 규칙, 절차 등이 포함된다. 상용 계획은 질병, 지각, 조퇴, 결석, 고용, 해고 같은 반복적인 상황에 적용되며, 한 번 수립되면 그 효용성이 오랫동안 지속된다.

2) 계획 기간에 따른 분류

(1) 장기 계획

전략적 목표를 수행하기 위한 것으로 5년 이내의 계획이다. 장기 계획을 수립할 때는 전략적 목표를 실행하는 데 중점을 두고, 기간이 상대적으로 길기 때문에 진행사항을 점검할 수 있도록 설정하는 것이 좋다.

(2) 중기 계획

전술적 목표를 수행하기 위한 것으로 1~2년간의 계획이다. 이는 장기와 단기 계획의 중간적 목표를 설정하기 위한 계획으로서, 해당 기간에 달성하려는 목표를 설정하고 이를 연차적으로 책정함으로써 운영 계획 편성에 대한 지침을 제시해 준다. 계획의 구체성이 나타나게 할 때 사용되는 계획이다.

(3) 단기 계획

부서의 목표를 수행하기 위한 것으로 1년 미만의 계획이다. 당해 회계연도의 기본운영계획, 연도 사업계획, 당해 회계연도의 예산에 반영되는 계획이 이에 속한다.

단기 계획은 전환기 또는 비상사태 하에서 사용될 수도 있다. 단기 계획은 중기 계획을 바탕으로 수립된다.

참고문헌

김보국 외(2014). PERT/CPM의 치과임상에의 적용. 대한치과보철학회지, 52(3).

신두범, 오무근(2010). 최신 행정학개론. 박영사.

이종수 외(2014). 새 행정학. 대영문화사.

한국기업교육학회(2010). HRD 용어사전. 중앙경제.

Marquis, B. L., & Huston, C. J. (2021). *Leadership roles and management functions in nursing: Theory and application. 10th ed*. Wolters Kluwer.

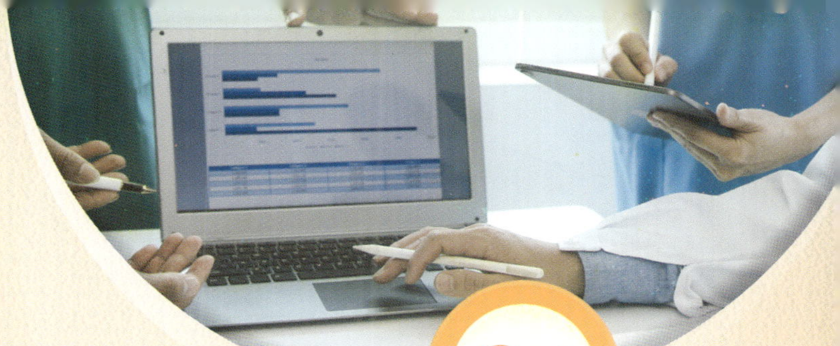

2절

목표관리

학습목표

1. 목표관리의 개념을 정의한다.
2. 목표관리의 과정을 설명한다.
3. 목표관리의 장단점을 기술한다.

주요용어

- 목표관리(management by objectives, MBO): 조직 내에서 상사와 부하가 공통의 목표를 서로 확인한 후 각자의 책임 범위를 정하고, 그것을 기준으로 하여 각자의 공헌 정도를 측정해 나가는 관리 시스템

1 목표관리의 개념

1) 목표관리의 개념과 의의

목표관리(management by objectives, MBO)는 "조직 내에서 관리자와 조직구성원이 공통의 목표를 서로 확인한 후 각자의 책임 범위를 정하고, 그것을 기준으로 하여 각자의 공헌 정도를 측정해 나가는 관리 시스템"을 말한다. 즉, 상급관리자가 하급관리자와 함께 목표를 설정하고 책임을 위임하며, 기대되는 결과를 예측하고, 이를 실무에 효과적으로 적용하도록 하는 관리기법으로서 기획과 통제를 목적으로 사용되어 왔다.

2) 목표관리의 발달배경

목표관리는 미국 연방정부의 조직관리의 수단으로서 닉슨Nixon 대통령 시대(1950년대)에 드러커Drucker에 의해 관리에 처음 도입된 개념이다. 목표관리는 처음에 민간기업에 도입되어 성공을 거두어 작업자의 동기화 및 생산성에 큰 영향을 주었고, 이를 확인한 닉슨 대통령은 공공조직에도 효과적이라는 판단 아래 목표관리의 도입을 추진하였다.

3) 목표관리의 특징

목표관리의 특징은 다음과 같다.

- 조직구성원 간의 상호 협의에 의한 목표설정이다.
- 목표달성을 위해 각자의 책임 범위를 정하고 그 범위 내에서 행동의 자유를 인정한다.
- 실적을 체크한다.
- 공헌의 정도에 따라 평가한다.

목표관리는 목표설정과정에서 타 이론과의 차이점을 볼 수 있다. 첫 번째 이전의 목표는 대개 지시된 목표인 데 반해 목표관리에서의 목표설정은 상 · 하급자 간의 공동목표설정이다. 이러한 공동목표설정은 공통의 목표가 직원 자신의 목표라는 주인의식을 보다 많이 갖게 하여 동기부여의 요인이 될 수 있다.

목표관리에서 목표설정과정을 보면, 첫 번째로 전반적인 조직의 목표가 최고층에서 작성되어 하부로 전달되고 이러한 전반적 목표는 조직의 하부로 내려가면서 개인의 목표로 세분화된다. 그러나 이러한 세분화과정에서 상급자와 하급자 간의 충분한 의논을 거쳐 하급자의 목표의 합이 상급자의 목표가 되는 상향식 요소가 포함된다.

즉, 상급자의 예비적 목표는 하급자들의 목표라는 피드백을 거쳐 완전한 목표로 확정된다. 이러한 목표설정은 조직단위의 합의에 의해서 상부에서 하부로, 개인의 자기 결정이 보장되는 범위 내에서 하부에서 상부로의 상호작용적 의사소통에 의해서 결정된다. 직원은 이 과정을 통하여 객관적으로 의사결정을 하게 된다. 의사결정은 첫째, 여러 행동의 결과를 예측할 수 있는 정보를 수집하고, 둘째, 합의된 목표를 선택하며, 셋째, 효과적인 방법을 확인하고, 넷째, 결과를 측정할 수 있게 한다.

두 번째는 목표가 결과지향적이어서 객관적이고 측정 가능한 형태로 명료화되기 때문에 평가가 용이하고 평가에 따른 불만을 줄일 수 있다.

4) 목표관리 시 유의점

다음과 같은 점을 유의하여 목표를 설정해야 한다.

- 목표는 측정 가능하고 계량적이어야 한다.
- 목표는 구체적이어야 한다.
- 목표는 기대되는 결과를 확인할 수 있어야 한다.
- 목표는 각 관리자 또는 조직단위의 능력 범위 내에 있어야 한다.
- 목표는 현실적이고 달성 가능하여야 한다.
- 목표는 달성에 필요한 시간 제한을 명확히 나타내 주어야 한다.

2 목표관리의 과정

1) 목표의 발견

효과적인 목표관리를 위해 간호관리자는 반드시 간호부서의 목적, 철학, 정책 등을 설명하고, 그 변화를 위해 전 과정을 준비시켜야 한다. 그리고 간호부서의 목적, 목표, 수행 기준에 대하여 간략하고도 명확하게 기술하여야 한다.

2) 목표의 우선순위 결정

간호부서의 목표를 설정한 후, 우선순위에 따라 간호부서가 무엇을 이루고자 하는가를 정확하게 설정하는 시기이다. 목표에 따른 핵심적인 문제와 활동은 다음과 같은 질문을 통해 분석되어야 한다.

- 핵심적 문제와 관련하여 현 실무에서 발전의 여지가 있는가?
- 기본적으로 조직의 약점과 직원의 무능을 개선할 필요성이 있는가?
- 간호업무를 효과적으로 할 수 있는 공간, 자료 및 개인적 자원은 무엇인가?
- 핵심적 문제와 관련된 대상자의 요구에 변화되어야 할 것이 있는가?
- 핵심적 문제에서 다른 의료전문가의 업무수행 수준과 비교할 때 간호의 현 단계는 어떠한가?

- 이 분야에서 요구하는 바람직한 변화를 지지할 수 있는 연구는 있는가?
- 이 분야에서 실무를 개선할 수 있는 외부환경의 변화는 가능한가?

3) 목표의 확인

설정된 목표가 실제로 수행될 수 있는가를 검토하는 단계로, 간호관리자는 목표 수행의 가능성, 기간 내 달성 가능성, 목표달성의 장애요인 등을 분석한다.

4) 목표의 실행

목표를 수행하기 위해 구체적인 전략을 수립하고 실제로 행동에 옮기는 단계이다. 목표수행과 관련한 주위환경의 변화를 고려해야 하고, 수행과정 중 간호관리자는 반드시 부하직원과의 면담을 실시하여 목표달성의 어려움, 지원의 필요성 등에 대해서 긴밀하게 의사소통해야 한다.

5) 평가 및 피드백

설정된 목표가 계획대로 수행되었는지 목표치와 달성치 간의 차이를 평가한 후 집단에 피드백하고, 차이의 원인을 피드백하는 단계이다. 간호관리자는 긍정적 · 부정적으로 간호수행에 영향을 미치는 내 · 외적 요인을 확인하기 위하여 세부 기능을 분석해야 한다. 이 같은 자료의 분석을 통해 불만족과 부적절한 간호업무 수행의 원인을 추론하여 사용 가능한 자원으로 중재 가능한 위험 및 부작용 등에 대처한다(그림 2.2.1).

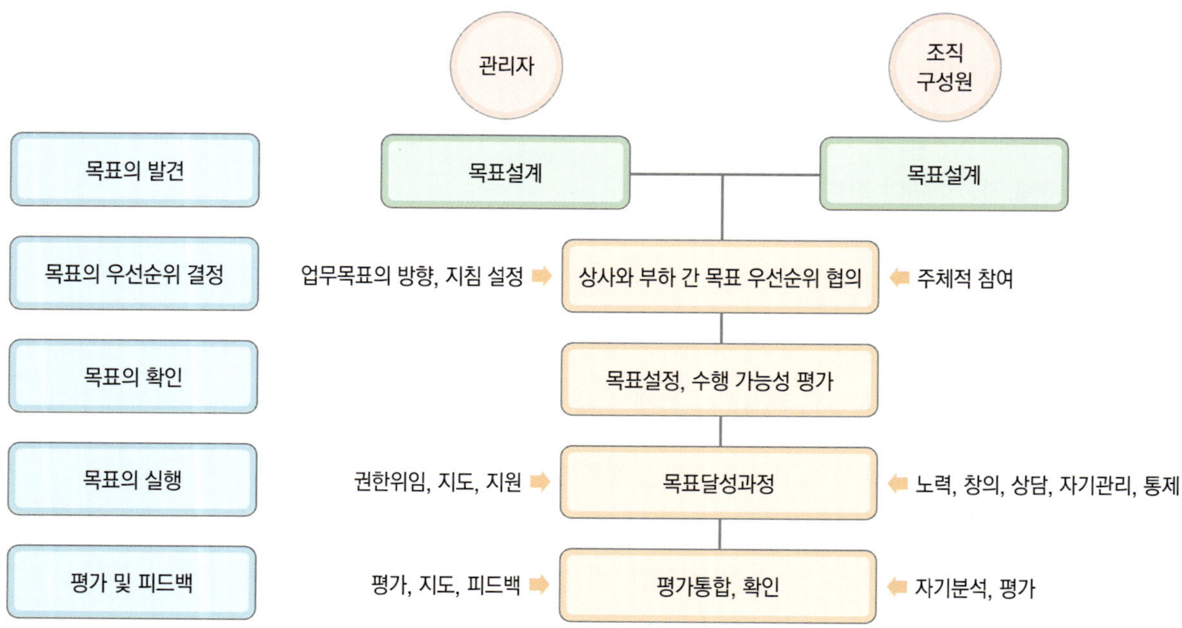

그림 2.2.1 목표관리과정

3 목표관리의 장점과 단점

1) 장점

목표관리의 장점은 조직구성원의 동기부여, 조직구성원의 능력개발, 조직의 생산성 증가, 조직변화의 효율성 증가 등을 들 수 있다.

(1) 조직구성원의 동기부여

목표관리는 관리자에서 조직구성원으로의 일방적인 의사전달이 아닌, 양방향의 의사소통이 이루어지므로 조직에 대한 조직구성원의 참여의식이 고양된다.

(2) 조직구성원의 능력개발

목표관리는 목표의 달성을 위해 노력하는 과정에서 능력이 향상되며, 이를 통해 자신의 직업적 발전을 도모하게 된다.

(3) 조직의 생산성 증가

계획적으로 업무를 수행하면 업무의 양적인 측면과 질적인 측면이 개선되어 조직 전반의 생산성이 증가하게 되므로 목표관리는 간호사나 간호전문가 같은 전문직업인을 관리하는 데 효과적이다. 특히 간호전문화는 분권화를 초래하여 관리와 통제에 어려움이 있을 수 있으나, 목표관리의 적용은 이러한 전문화된 간호의 질관리에 효과적이다. 그 이유는 질적으로 우수한 간호를 제공하기 위해 간호사가 동료 및 상급관리자와 함께 업무수행의 수준과 범위를 정하고, 업무의 질을 감시하며 통제하는 책임을 받아들이기 때문이다.

(4) 조직변화의 효율성 증가

목표관리는 목표를 설정하여 변화의 속도와 방향을 조절함으로써 직원의 저항을 줄여 조직변화를 효과적으로 이끌 수 있다.

(5) 업적평가

목표관리는 개인의 업적을 목표달성 여부에 따라 비교적 정확하게 평가할 수 있고, 그 결과를 인사평정척도(임금, 상여금, 승진제도 등)에 반영할 수 있다.

2) 단점

(1) 목표설정 및 성과측정의 곤란성

장기적 목표와 단기적 목표, 과정목표와 결과목표 등을 구별하여 목표를 설정하는 데 어려움이 있다. 간호업무의 특성상 성과측정에 있어서도 간호서비스의 성과를 질적 · 양적인 측면에서 어떻게 평가할 것인가에 대한 구체적 기준의 설정이 모호하여 성과측정 시 주의를 기울여야 한다(마퀴스와 휴스턴Marquis & Huston, 2021).

(2) 장기적 목표설정의 어려움

대부분 조직의 업무집행이 단년도 예산제도에 의해서 1년을 하나의 사이클로 보고 운용되므로 장기적 전망이나 개선책을 강구하기가 쉽지 않다.

(3) 목표수정의 경직성

설정된 목표달성을 위해 업무를 수행하던 중 설정된 목표가 더 이상 가치가 없어 변경을 해야 할 경우에도 기존의 목표를 그대로 유지하려는 경향이 있다.

(4) 지나친 성과위주의 강조

구성원 간에 경쟁 분위기를 조성할 수 있다.

(5) 조직관리의 문제

목표관리 적용 시 조직의 저항이 발생할 수 있고, 목표수정 시 조직관리에 문제가 발생할 수 있다.

참고문헌

Marquis, B. L., & Huston, C. J. (2021). *Leadership roles and management functions in nursing: Theory and application. 10th ed.* Wolters Kluwer.

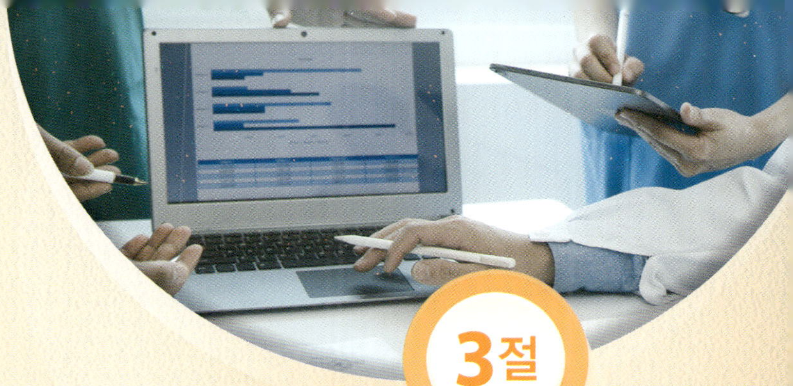

3절

의사결정

학습목표

1. 의사결정의 개념을 정의한다.
2. 의사결정의 유형을 열거한다.
3. 의사결정의 영향요인을 설명한다.
4. 개인적 의사결정의 개념을 정의한다.
5. 집단적 의사결정의 개념을 정의한다.
6. 개인적 의사결정과 집단적 의사결정 간의 차이를 설명한다.
7. 의사결정과정을 설명한다.
8. 의사결정과정과 문제해결과정을 비교한다.

주요용어

- 비판적 사고(critical thinking): 어떤 주제에 대해 적극적으로 분석하고, 종합하고, 평가하는 능동적 사고과정
- 의사결정(decision making): 특정 문제를 해결하기 위해 다양한 대안 가운데서 가장 바람직한 대안을 선택하는 논리적 과정
- 문제해결(problem solving): 불만족스러운 상황을 시정하기 위해 다양한 방안을 탐색하고 실행하는 과정

우리는 매일 수많은 의사결정을 하면서 살아가고 있다. 의사결정은 여러 가지 대안 중에서 하나를 선택하기 위해 체계적인 과정을 사용하는 목적지향적인 과정이다. 그러나 모든 의사결정이 문제로부터 시작하지는 않는 경우도 많으며, 무엇이 문제인지 보이지 않는 경우도 많다. 그리고 관리자만이 의사결정을 하는 것이 아니며, 모든 사람은 매일 매순간 다양한 종류의 의사결정을 해야 한다. 예를 들면, 최고관리자들은 조직의 목표를 설정하고, 직원을 선발하고, 임금 수준을 정하는 것 등의 의사결정을 하게 되고, 직원들은 출근을 할지 말지를 결정하거나 일을 어떻게 수행할지, 얼마나 많은 일을 할지 등에 대한 의사결정을 한다.

특히 조직 내 직무와 관련된 의사결정은 관리자가 아닌 직원들에게 부여하는 것이 더 긍정적인 효과를 가지고 올 수 있기 때문에 직원들이 의사결정에 적극적으로 참여하도록 하는 것이 필요하다. 결론적으로 의사결정의 질은 조직행동과 조직성과에 매우 중요한 영향을 미치기 때문에 의사결정에 영향을 미치는 다양한 요소에 대해 살펴볼 필요가 있다.

1 의사결정

1) 의사결정의 개념

의사결정(decision making)이란 '특정 문제를 해결하기 위해 여러 가지의 대안(alternatives) 가운데서 가장 바람직한 대안을 선택하는 논리적 과정'이라고 정의할 수 있다(스토너Stoner, 1982). 의사결정은 조직의 모든 계층에서 이루어지는 활동으로 조직운영의 원동력이며 관리의 핵심이다. 그리고 의사결정의 결과는 성공하는 경우도 있고 실패하는 경우도 있다.

대부분의 사람들이 선택, 의사결정 그리고 문제해결을 구분 없이 사용하는데, 이 세 가지 활동에는 차이가 있다. 선택이란 이미 설정된 대안 중에서 하나를 고르는 것이고, 의사결정은 필요성의 인식으로부터 대안의 선택으로 끝나는 중간 단계의 활동으로, 선택보다는 넓은 개념이지만 문제해결보다는 좁은 개념이다. 문제해결은 불만족스러운 상황을 개선하거나 기회를 활용하기 위해 여러 가지 방안을 탐색하고 실행하는 과정이다. 이것은 의사결정을 포함할 뿐 아니라 결정된 사항의 실행, 점검 및 유지도 포함한다. 그리고 의사결정과 문제해결은 둘 다 높은 수준의 인지적 과정인 비판적 사고를 요구하며 이는 훈련으로 향상될 수 있다.

2) 의사결정의 유형

(1) 정형화 여부에 따른 유형

문제의 성격에 따라 구분하는 것으로 주어진 문제가 얼마나 일상적이며 반복적인가에 초점을 둔 분류이다.

① 정형적 의사결정

정형적 의사결정은 해결해야 할 문제가 반복적이고 일상적인 경우의 의사결정을 말한다. 이러한 의사결정은 조직에서 일상적으로 발생하는 의사결정이며, 해결방법이 이미 알려져 있거나 정책, 규칙, 절차에 따라 의사결정을 하게 된다. 정형적 의사결정은 문제의 성격과 해결방안이 이미 체계화되어 있기 때문에 구조화된 의사결정이라고도 부른다(조영복, 곽선화, 2003). 의사결정의 장점은 관리자가 의사결정에 소비하는 시간을 절약할 수 있도록 하여 보다 중요한 활동에 주의를 집중시킬 수 있도록 한다. 조직에서 이루어지는 의사결정의 약 90%는 정형화된 의사결정에 속하며(최병용, 박운용, 2006), 주로 조직의 하층부에서 이루어진다.

② 비정형적 의사결정

비정형적 의사결정은 정형화된 의사결정과 달리 비교적 새롭고 비일상적인 문제에 대한 의사결정이다. 이러한 의사결정은 빈도가 많지 않은 문제에 대한 의사결정으로 해결책도 알려져 있지 않은 경우가 대부분이다. 따라서 합리적이고 이성적인 방법에 의존하기보다는 의사결정자의 창의력, 직관 그리고 판단력에 의존하여 의사결정이 이루어지는 경우가 많으며, 주로 조직의 상층부에서 이루어진다(그림 2.3.1, 표 2.3.1).

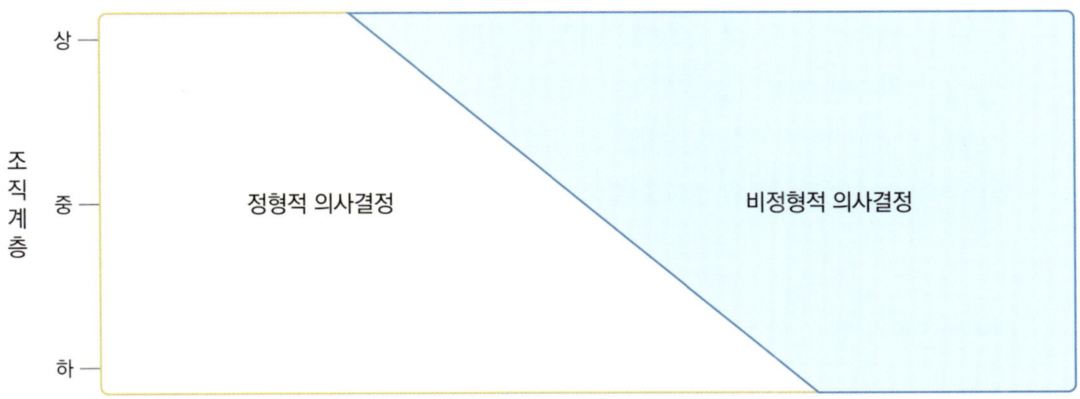

그림 2.3.1 조직계층별 정형적 · 비정형적 의사결정의 분포

표 2.3.1 정형화 여부에 따른 의사결정의 유형

구분	정형적 의사결정	비정형적 의사결정
문제의 빈도	반복적, 일상적	일회적, 비일상적
문제의 유형	구조적 문제	비구조적 문제
해결방법과 절차	합리성과 이성에 근거하여 정책과 규칙, 절차에 따라서 이루어짐	창의력, 영감에 의해 이루어지며, 모호성에 대한 의사결정자의 인내가 필요함
예	주기적 재고관리	새로운 서비스나 제품의 개발

(2) 확실성 정도에 따른 유형

① 확실성이 높은 상황에서의 의사결정

의사결정을 하기 위해 필요한 정보가 정확하고 예측 가능하며 신뢰할 수 있는 경우이다. 즉 의사결정자가 그에게 주어진 여러 가지 대안 중 어느 하나를 선택할 경우, 어떤 결과가 나타날 것인가에 대해 사전에 100% 확실히 알 수 있는 경우이다.

② 모험적인 상황에서의 의사결정

각 대안에 따른 결과의 예측은 확실하지 않으나, 예상한 결과의 발생 확률을 어느 정도 알 수 있는 경우이다. 즉, 확실하고 완전한 정보를 가지고 있지는 않지만, 특정 결과가 발생할 확률을 알고 있는 경우가 여기에 속한다.

③ 불확실한 상황에서의 의사결정

대안에 따른 결과를 예측할 수 없을 뿐 아니라 이들의 발생 확률도 전혀 알 수 없는 경우이다. 예를 들면, 새로운 서비스를 만들어 마케팅을 하려고 하지만 아직 유사 서비스가 존재하지 않아서 새로운 서비스의 성공 가능성을 전혀 예측할 수 없는 경우가 여기에 속한다. 현실에서 100% 확실한 상황이나 100% 불확실한 상황은 찾아보기 힘들다. 따라서 오늘날에는 여러 가지 통계학적 방법을 사용하여 불확실성의 정도를 감소시키려는 노력이 수행되고 있다.

(3) 문제의 적용 수준이나 범위에 따른 유형

전략적 · 관리적 · 운영적 의사결정은 앤소프Ansoff(1965)에 의해 제시된 것으로 의사결정의 수준과 범위에 따른 분류이다.

① 전략적 의사결정

전략적 의사결정(strategic decision making)은 조직의 내부 문제보다는 조직의 외부 환경과 관련된 문제에 대한 의사결정으로, '조직이 어떤 서비스를 개발하며 어떤 시장을 개발할 것인가' 등과 같은 조직의 성격을 기본적으로 좌우하는 의사결정이다. 이러한 의사결정은 최고관리자에 의해 이루어지며, 조직의 목적이나 목표의 설정과 변경, 서비스의 다양화 여부나 범위에 대한 결정이 여기에 포함된다.

② 관리적 의사결정

관리적 의사결정(managerial decision making)은 조직의 외부보다는 내부 문제에 관한 의사결정이다. 이는 전략적 의사결정을 구체화하기 위해 조직의 여러 가지 자원을 적절하게 이용하기 위한 의사결정이다. 예를 들면, 조직을 새로 편성하거나 인력배치, 권한 및 책임관계 정립, 비용의 조달과 관련된 의사결정이 여기에 속한다. 이 유형의 의사결정은 주로 중간관리자에 의해 이루어진다.

③ 운영적 의사결정

운영적 의사결정(operational decision making)은 전략적 의사결정이나 관리적 의사결정을 보다 더 구체화하여 조직의 실제적인 활동이 효율적으로 수행될 수 있도록 하는 일상업무를 위한 의사결정으로서, 하위관리자에 의해 이루어진다.

(4) 의사결정 스타일

의사결정 스타일은 부하직원을 의사결정에 얼마나 참여시키는가에 따라 전제적 · 민주적 · 자유방임적의 세 가지로 나눌 수 있으며, 각각의 장 · 단점은 다음과 같다(표 2.3.2).

표 2.3.2 의사결정 스타일에 따른 장점과 단점

구분	장점	단점
전제적 스타일	빠른 의사결정으로 위기상황이나 응급 시에 생산성이 높다.	지도자에 대한 직원의 의존심을 조장시킨다. 높은 이직률, 낮은 동기부여, 낮은 창의력, 불만족 증가 등이 나타날 수 있다.
민주적 스타일	직원의 도덕, 동기, 창의력을 이끌어낼 수 있다.	의사결정 시간이 오래 걸리고 효율이 낮아질 수 있다.
자유방임적 스타일	직원이 독립적으로 일하며 업무나 조직에 헌신할 때 좋다.	의사결정과정 중 아무도 방향을 제시하지 않을 때는 혼란이 발생할 수 있다.

3) 의사결정에 영향을 미치는 요소

다양한 요소가 개인이나 집단의 의사결정과정에 영향을 미치게 되며, 상황에 대한 인지는 내 · 외적 요소에 의해 영향을 받게 된다. 내적인 요소는 의사결정자의 신체적 · 정서적 상태, 개인의 철학, 편견, 가치관, 흥미, 경험, 지식, 태도 등이다. 외적인 요소는 환경적 상황, 시간, 자원 등이다. 의사결정의 대안은 시간이 촉박하고 '우리는 일을 항상 이러한 방식으로 해왔다'라는 생각이 우세할 때 제약을 받게 된다(요더-와이즈Yoder-wise, 2007). 의사결정자의 가치관은 문제의 진술로부터 의사결정의 모든 단계에 영향을 미친다. 가치관은 개인의 문화적 · 사회적 · 철학적 배경에 따라 결정되며, 의사결정자의 행동에 윤리적 토대를 제공한다.

4) 의사결정의 수준

조직 내에서의 의사결정은 개인 혹은 두 명 이상으로 구성된 집단에 의해서 이루어질 수 있다. 개인적 의사결정은 자기 자신의 결정 기준에 따라 의사결정을 하는 것이며, 집단적 의사결정은 조직의 일원으로서 집단의 의견을 수렴하여 의사결정을 하는 것이다.

(1) 개인적 의사결정

개인적 의사결정은 말 그대로 개인이 혼자서 판단하고, 선택하고, 결정하는 것을 말한다. 어떤 사람은 의사결정을 빨리 하고 어떤 사람은 느리게 한다. 어떤 사람은 의사결정을 하기 전에 많은 정보를 참고하지만 어떤 사람은 자신이 알고 있는 정보만 가지고 결정을 하려고 한다. 이러한 차이는 어떻게 나타나는 것인가? 이러한 차이를 완전히 설명할 수는 없지만, 주로 인지능력과 성격의 차이가 의사결정에서 개인적 차이를 만드는 것이라 할 수 있다.

① 인지능력의 차이

개인의 지능, 학습, 기억력 및 사고력 등은 문제의 인식과 이해, 대안개발을 위한 정보의 저장, 검색, 처리 능력에 영향을 준다. 예를 들면, 지능의 차이 때문에 어떤 사람은 비교적 적은 양의 정보를 가지고도 쉽고 빠르게 의사결정을 하는 것을 볼 수 있다(서남수, 이규헌, 2005).

② 성격의 차이

성격은 의사결정 방식의 차이를 유발할 수 있다. 예를 들어, 모험적인 사람은 그렇지 않은 사람보다 적은 양의 정보를 가지고 신속한 의사결정을 내리는 경향이 있다. 독단적인 성격의 사람은 삶에 대한 고정된 시각을 가지고 있어 자신의 견해에 맞는 적은 대안만을 생각해 내고, 그 범위 안에서만 결정을 하려고 한다. 안정적이고 심사숙고형인 사람은 장기적인 안목에서 계획하며, 빠른 결정을 내리기를 기피할 수도 있다. 불확실한 상황을 기꺼이 받아들이고자 하는 적극적이고 도전적인 사람은 문제탐색자(problem seeker)가 되어 잠재적인 기회를 찾아 나서며 이것을 활용한 의사결정을 하려고 한다(서남수, 이규헌, 2005).

(2) 집단적 의사결정

문제해결이나 의사결정과정에 집단이 참여한다면 더 높은 질의 의사결정이 내려질 수 있다. 집단적 문제해결은 조직의 지속적인 발전을 위해 필수적인 요소이다. 개인이 조직의 의사결정과정에 참여하게 된다면 개인은 더 생산적으로 기능하게 되고, 의사결정의 질도 더 향상될 수 있다. 또한 결정사항을 이행하는 데에도 더욱 쉽게 적응하게 된다. 다학제적 팀이 의사결정과정에 참여하는 것도 좋은 방법이 될 수 있다. 특히 문제가 다른 분야와 연관이 있을 때는 집단적 의사결정 방식을 채택하는 것이 갈등을 줄이는 방법이 된다.

의사결정의 질을 높이기 위해서는 아래와 같은 질문을 해 보는 것이 필수적이다(요더-와이즈, 2007).

- 사용된 정보가 실제적이고 완전하며 상황과 연관성이 있는가?
- 의사결정자의 행동적 특징은 무엇인가?
- 의사결정자는 자료를 처리할 수 있는 능력을 가지고 있는가?
- 해결책은 정당한 방법인가?
- 의사결정으로 인한 이익이 위험을 능가하는가?
- 의사결정이 문제를 해결하거나 요구를 충족시켜 주는가?

① 집단적 의사결정의 장점

집단적 의사결정의 장점은 무수히 많다. "백지장도 맞들면 낫다"라는 속담이 있는데, 이것은 다른 지식과 기술, 자원을 가진 다양한 사람들이 문제를 해결하기 위해 협동한다면 의사결정의 질이 높아질 가능성이 크다는 것이다. 여러 사람이 모이면 더 많은 아이디어가 나오고, 직원은 더 능동적으로 의사결정에 참여하게 된다. 그리고 직원이 의사결정에 참여하게 되면 결정에 대한 책임감이나 주인의식이 많이 생겨서 결정을 수용할 가능성도 높아진다.

또한 개인이 의사결정과정에 참여하게 되면 해결책을 수행하는 것도 쉬워진다. 의사결정에 관계된 사람과 정보를 공유하고 참여를 요구하는 것은 선택된 안의 이행을 증가시킨다. 따라서 집단의 지도자는 어떤 의사결정 규칙을 따라야 하는지를 참여자들과 함께 결정해야 한다. 또한 의사결정의 질과 수용성을 높이려면 더 많은 사람이 의사결정에 참여할 수 있도록 해야 하고, 이들의 동의를 받아야 한다.

모든 사람의 합의(consensus)에 의한 결정은 다수결이나 개인적 의사결정에 비해 의사결정의 결과를 더 잘 수용할 수 있게 한다. 합의는 모든 직원이 해결책에 동의하는 것이다. 합의를 얻는 데는 많은 시간이 요구되지만 의사결정의 질이 높고 수용 가능성도 높으며 의사결정에 대해 거부할 위험성도 줄어든다.

다수결 원칙은 100%의 동의를 얻는 것이 불가능할 때 사용된다. 이 방법은 시간을 절약시키지만, 해결책은 전체의 동의가 아닌 부분적인 동의를 얻는 것이므로 다수결에 의한 방법은 제한적일 수밖에 없어 위험이 발생하기도 한다. 만일 비공식집단의 리더가 소수자의 의견을 가지고 있다면 이들은 다수결의 결정을 따르지 않으려고 할 수도 있다. 경우에 따라 다수결은 단지 구성원의 51%를 대표하는 것이 되기도 한다. 만약 직원이 공식적 조직관리자의 의견에 찬성한다고 하더라도 이들은 보복을 두려워하거나 관리자의 인정을 받기 위해 동의해 줄 수도 있다. 결과적으로 결정의 중요성이 클수록, 그것을 승인해주는 직원의 숫자가 많은 것이 바람직하다.

집단의 지지를 받기 위해서 리더는 문제와 연관된 직원과 개방적 의사소통을 통해 결과의 장 · 단점에 대해 정직하게 이야기해야 한다. 그리고 장점이 단점보다 얼마나 많은지, 원하지 않는 결과를 어떻게 감소시킬 수 있는지, 필요시 어떻게 직원을 도와줄 것인지를 알려주어야 한다.

② 집단적 의사결정의 단점

집단적 의사결정은 많은 장점을 가지고 있지만, 항상 적합하지는 않다. 특히 즉각적인 결정을 요구하는 위험상황에서 집단적 의사결정은 적합하지 않다. 집단적 의사결정은 집단 구성원 간에 동일한 권한을 가지고 있지 않을 때 문제가 될 수 있다. 독단적인 성격의 사람이 수동적이거나 권한을 갖지 않은 사람에게 자신의 결정을 따르라고 영향력을 행사할 수 있기 때문이다. 더욱이 어떤 사람은 자신의 입장을 방어하는 데 익숙하지 않거나 수동적일 수도 있다. 또한 문제에 대한 적극적인 논의와 창조적인 아이디어를 생산하는 것보다 집단 내 조화를 유지하는 데 더 많은 시간을 소비할 수 있다. 따라서 집단 내 갈등을 피하거나 다른 사람을 지지하는 데 너무 신경을 쓴 나머지 중요한 문제나 고려해야 할 사항을 찾아내지 못하기도 한다. 또한 대안을 찾아내지 못할 경우에는 더 많은 갈등이 조장되어 비효과적인 집단 기능이나 결과를 초래할 수도 있다(표 2.3.3).

표 2.3.3 집단적 의사결정의 장 · 단점

장점	단점
• 풍부한 정보와 지식의 활용 • 분업과 협업 가능 • 문제에 대한 다양한 접근 • 충실한 대안 평가 가능 • 정당성과 합법성의 증대 • 해결책에 대한 수용 가능성 증가	• 시간의 낭비, 비능률성, 신속한 의사결정 불가 • 지나친 순응(동조) 압력 • 책임 소재의 모호성 • 특정 구성원에 의한 지배 가능성 • 상상력, 창의성 제한 • 집단 내 갈등 야기 • 적정한 수준에서의 타협

(3) 집단적 의사결정의 기법

① 브레인스토밍

브레인스토밍(brainstorming)은 오스번Osburn(1938)에 의해 개발되어, 1950년대에 미국 군대나 연방정부에서 아이디어를 개발하기 위해 많이 사용된 방법이다. 이것은 다양하고 가능한 한 많은 양의 아이디어를 모으는 데 중점을 두고 구성원들의 독창적인 아이디어를 자극하는 방법이다. 브레인스토밍 기법은 아래의 네 가지 요소를 필요로 한다.

- 다른 구성원의 아이디어 제시를 방해할 수 있는 평가나 비판은 금지한다.
- 가능한 한 자유롭게 아이디어를 제시하도록 한다.
- 가능한 한 많은 양의 아이디어를 제시하도록 한다.
- 제시된 아이디어 간의 결합을 통해 아이디어의 개선을 장려한다.

이와 같이 브레인스토밍은 개인의 창조적 아이디어를 저해하는 집단구성원 간의 동조 현상을 극복함으로써 새로운 아이디어를 도출하는 좋은 기법이다.

② 명목집단 기법

명목집단 기법(nominal group technique)은 아이디어 도출에 널리 사용되어 온 브레인스토밍 기법에 토의 및 투표 등의 요소를 결합시켜 만든 것이다. 명목이란 '침묵', '독립적'이라는 의미를 내포하고 있다. 따라서 구성원 상호 간의 의사소통이 이루어지는 것이 아니고 각자 독립적으로 타인의 영향을 받지 않는다는 장점이 있다. 이러한 방식으로 아이디어를 도출하는 것은 구성원 상호 간의 영향력을 최소화시키고 모든 구성원에게 동등한 참여 기회를 부여하여 동등한 영향력을 미치게 하는 데 있다. 이 기법은 구성원이 진실로 생각하는 바를 끄집어내어 아이디어로 제시하게 하고, 어느 정도 집단 내의 합의를 확보한 뒤 사용하는 것이 좋다. 특히 명목집단 기법은 민감한 문제를 결정할 때 유용한 방법이다(그림 2.3.2).

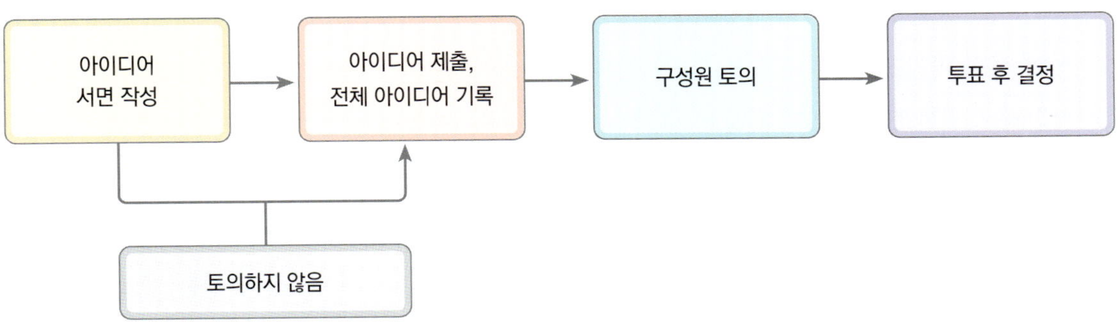

그림 2.3.2 명목집단 기법의 과정

③ 델파이 기법

델파이 기법(delphi technique)은 전문가들이 모여 토론을 거쳐서 의사결정을 하는 것이 아닌, 전문적인 의견을 설문을 통해서 수집하고, 수집된 결과를 분석하여 다시 수정한 설문을 제시하는 절차를 2~3차례 걸치고 난 뒤 최종결정을 내리는 방법으로 전문가들로부터 신뢰성이 높은 합의를 얻어내기 위한 기법이다. 이 기법은 전문가들 사이에 일체의 대화나 상의 없이 반복적인 피드백과 통계에 의해 아이디어나 대안을 수립하는 것이다. 우선 한 문제에 대해 다수의 전문가에게 우편으로 의견이나 아이디어를 수집한다. 수집된 아이디어를 분석하여 요약된 결과를 아이디어에 대한 전반적인 합의가 이루어질 때까지 다시 전문가에게 제공하여 자료를 수집하고 분석하는 과정을 반복한다. 이러한 의미에서 델파이 기법은 반복적인 브레인스토밍이라고도 할 수 있다. 델파이 기법의 세 가지 특징은 다음과 같다.

- 익명성: 응답자들은 서로 상대방에 대해 알 수 없으며, 구성원 간의 상호작용도 일어나지 않는다. 따라서 응답자는 자신의 체면이 손상될 위험이 없으며, 이미 제시한 아이디어에 대해서도 자유로운 수정이나 변경이 가능하다.
- 피드백에 의한 반복적인 과정: 자료수집 과정이 설문지에 의해서만 이루어지므로 대안의 선택이 표현에 의한 설득보다는 아이디어가 나타난 빈도수에 영향을 받게 된다. 따라서 집단 내에서 이루어진 최적안에 충실할 수 있다.
- 응답의 통계적 처리: 특정 응답자의 아이디어가 매우 좋을지라도, 그 영향력이 배제되어 단지 통계적 분석에 의한 평가만 이루어질 수 있다.

5) 의사결정과정과 문제해결과정

의사결정과 문제해결 능력은 간호사에게 매우 필요한 능력 중 하나이다. 의사결정과정과 문제해결과정은 간호서비스를 제공하는 데 필요할 뿐 아니라 계획된 변화를 유도하는 데에도 필수적이다. 다양한 사회적 · 정치적 · 경제적 변화는 의료뿐 아니라 간호학에도 많은 변화를 가져 왔다. 노인인구가 증가하고 대상자의 질환이 만성화되면서 한정된 의료자원을 효율적으로 배분하고 사용해야 할 필요성이 점점 커지게 되었다. 또한 재원기간의 단축, 발달된 의료기술의 활용, 입원환자를 외래 혹은 재가환자로 전환하여 양질의 간호를 제공하는 것 등에는 간호사의 논리적이고 타당한 의사결정이 필요하다. 따라서 보다 효과적인 의사결정과 문제해결을 위해 간호사는 이에 필요한 기본적인 지식과 기술을 습득하고 있어야 한다(그림 2.3.3).

의사결정의 가장 큰 특징은 대안에 대한 확인과 선택이다. 의사결정 단계는 목표를 정의하고 선택 가능한 다양한 대안을 도출해내며, 대안의 장 · 단점을 확인하여 우선순위를 만들고, 목표를 달성하기에 가장 좋은 대안을 선택하고 실행하며, 그 결과를 평가하는 것으로 이루어진다. 잘못된 의사결

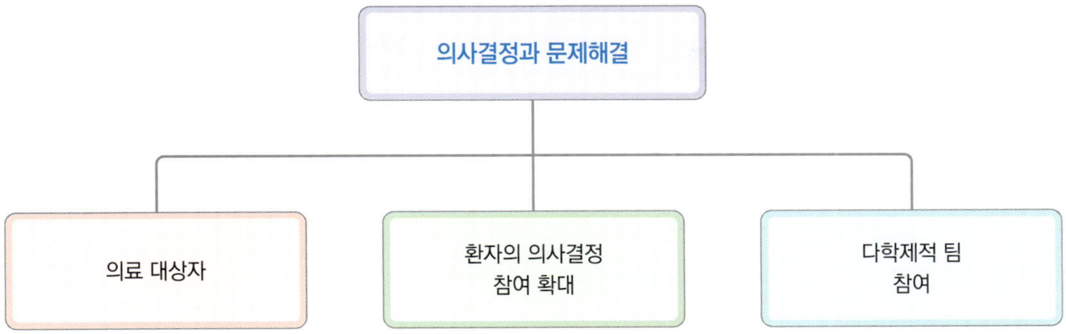

그림 2.3.3 간호사의 의사결정과 문제해결에 영향을 미치는 요소

정은 목표가 불분명하게 정의되거나 개인이나 조직의 가치가 서로 일치하지 않을 때 나타난다(그림 2.3.4).

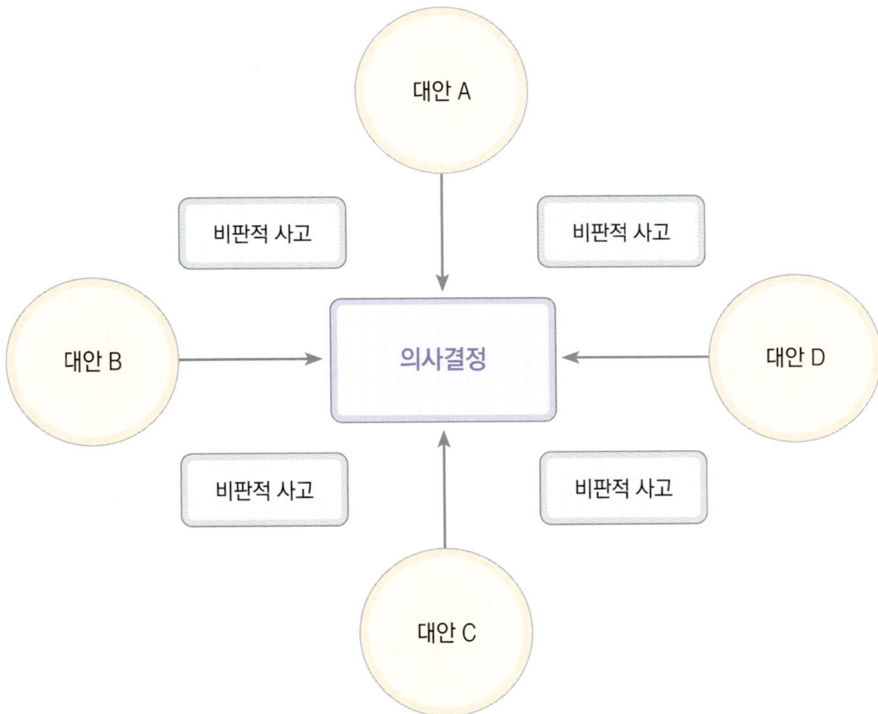

그림 2.3.4 의사결정 모델

문제해결은 의사결정과정을 포함하며 즉각적으로 해결해야 할 문제, 즉 '무엇이 문제이고', '무엇이 행해져야 하는가' 사이의 차이를 해결하는 데 중점을 둔다. 문제는 기대와 수행 간의 불일치를 의미하며 중재나 개선이 필요한 상황이다(루니와 호픈Rooney & Hopen, 2004). 앞에서 언급했듯이 효과적인 문제해결과 의사결정에는 반드시 비판적 사고 능력이 필요하다.

비판적 사고(critical thinking)는 분리된 과정이 아닌 어떤 주제에 대해 적극적으로 분석하고 종합하고 평가하는 능동적 사고과정이다(박은진, 김희정, 2004). 따라서 능동적으로 이루어지는 비판적 사고는 어떤 주제에 대해 무조건 부정적으로 비판하려고 하는 것이 아니라 그것을 더 깊이 있고 폭넓게 이해하려는 것이다.

간호사가 "언제, 무엇을, 어떻게"라고 질문할 때 비판적 사고가 이용된다. 간호사가 "왜 환자가 안절부절못하지?"라고 질문할 때 벌써 비판적 사고가 시작된 것이다. 예를 들어, 신규간호사가 여러 종류의 약물을 복용하는 노인환자가 약물을 처방대로 복용하지 않았다는 것을 알았다. 만일 신규간호사가 간호단위 관리자에게 "환자가 역할이행을 잘 하지 못한다"라고만 보고할 때 간호단위 관리자는 이 간호사가 비판적 사고를 하지 않는다고 추정하게 된다. 이 경우, 간호단위 관리자의 임무는 신규간호사가 비판적으로 사고할 수 있도록 돕는 것이다.

비판적 사고는 간호사가 해석, 분석, 평가, 추론, 설명 그리고 자기조절 기술을 가지고 있을 때 나타난다(파시오네와 파시오네Facione & Facione, 1996). 간호관리자는 일반간호사의 비판적 사고 능력 사정, 자기개발 프로그램, 코칭, 역할 모델링 등을 통해 지식과 기술을 향상시킬 수 있도록 지원해 주어야 한다. 긍정적이고 동기를 부여하는 작업환경의 조성은 간호사가 비판적 사고를 할 수 있는 태도와 능력을 향상시킨다.

창의력은 문제해결 방법이나 대안을 만들어내는 데 필수적이다. 창의적인 사람은 더 유연하고 독립적인 사고로 문제에 대한 새롭고 혁신적인 접근방법을 찾아낸다. 그림 2.3.5는 의사결정, 문제해결 그리고 비판적 사고의 관계를 나타낸다. 비판적 사고는 반향적인 사고를 요구하며 다른 주제나 생각과 연결되고 통합된다. 비판적 사고를 통해 개인은 문제해결이나 의사결정에 참여하게 된다.

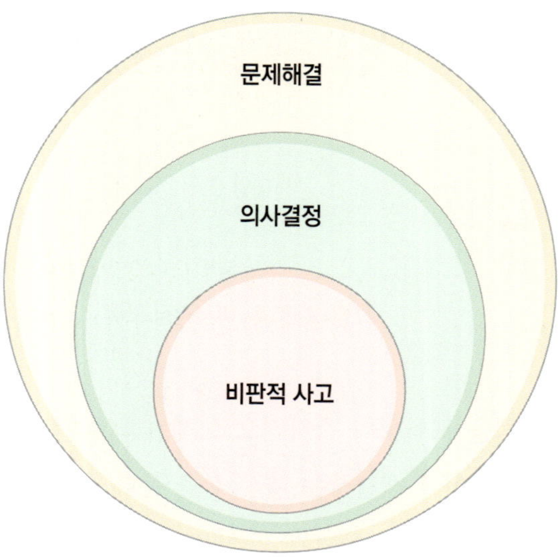

그림 2.3.5 비판적 사고, 의사결정, 문제해결의 관계

6) 문제해결의 개념

문제해결은 의사결정과정을 포함하고 있으며, 문제를 해결하려 하기 전에 간호관리자는 반드시 다음과 같은 핵심적인 질문을 해보아야 한다.

- 이 문제가 중요한가?
- 내가 이 문제에 개입하기를 원하는가?
- 내가 이 문제를 다룰 능력을 가지고 있는가?
- 내가 가진 권한은 어느 정도인가?
- 내가 이 문제를 다룰 만한 지식, 흥미, 시간, 자원을 가지고 있는가?
- 이 문제를 다른 사람에게 위임할 수 있는가?
- 이 문제를 해결함으로써 어떤 이익을 얻을 수 있는가?

위의 질문에 '아니요'라는 답을 얻는다면 문제해결은 단지 시간, 자원, 개인적 에너지의 낭비일 뿐이다. 따라서 이 시점에서 신중한 결정을 내려 문제를 무시하거나, 아니면 다른 사람에게 의뢰하거나 위임하거나, 혹은 자문을 얻거나 문제를 해결하기 위해 다른 사람과 협동해야 한다. 다른 한편으로 '예'라는 답을 얻었다면 간호관리자는 문제를 수용하고 책임을 받아들여야 한다. 일단 문제해결 단계로 진입하게 되면 다른 사람으로부터 문제해결자로서의 자격과 권한이 있음을 인정받게 된다(그림 2.3.6, 그림 2.3.7).

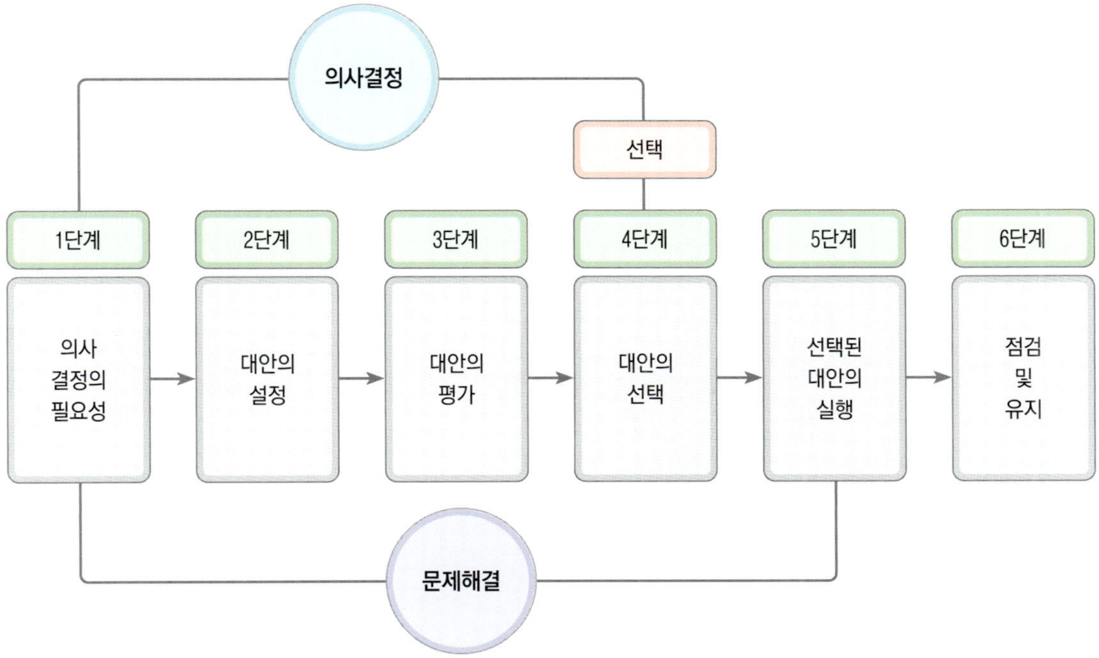

그림 2.3.6 선택, 의사결정, 문제해결 과정

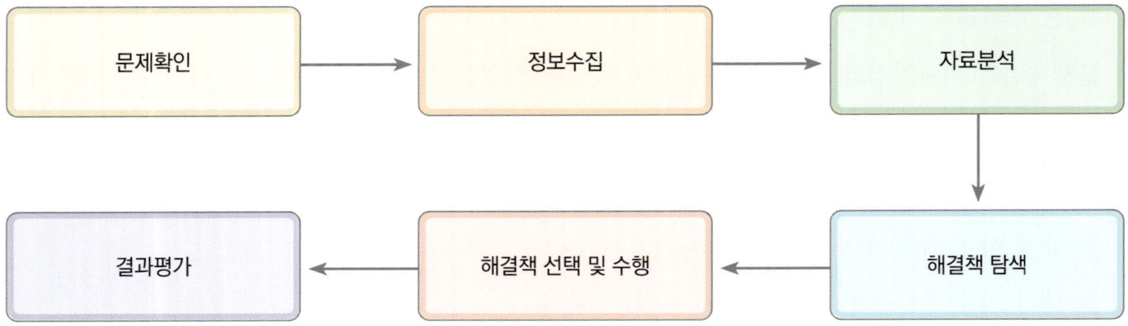

그림 2.3.7 문제해결 과정

참고문헌

김경희(2023). 내시경실 간호사의 환자안전관리활동 관련 요인. 제주대학교 대학원 박사학위논문.

김양신(2020). 간호사의 전문직 자율성과 비판적 사고성향이 임상의사결정능력에 미치는 영향. 인문사회 21, 11(3):125-36.

최혜란, 조동숙(2011). 비판적 사고성향과 문제해결과정이 간호업무수행에 미치는 영향. 여성건강간호학회지, Sep 17(3).

Giuffrida S, Silano V, Ramacciati N, Prandi C, Baldon A, & Bianchi M. (2023). Teaching strategies of clinical reasoning in advanced nursing clinical practice: A scoping review. *Nurse Education in Practice*. Jan 17:103548.

Hwang G. J., & Chang C. Y. (2023). Facilitating decision-making performances in nursing treatments: A contextual digital game-based flipped learning approach. *Interactive Learning Environments*. Jan 2;31(1):156-71.

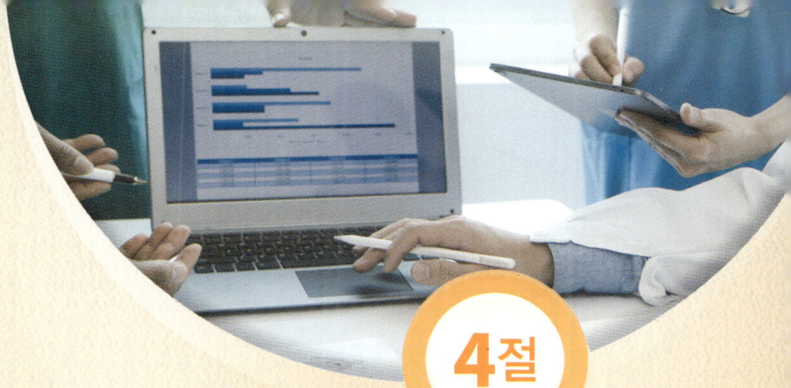

4절

재무관리와 예산

학습목표

1. 재무관리의 개념을 정의한다.
2. 재무제표를 설명한다.
3. 예산의 개념을 정의한다.
4. 예산의 원칙을 열거한다.
5. 예산수립의 장점을 설명한다.
6. 점진적 예산제를 설명한다.
7. 영기준 예산제를 설명한다.
8. 운영 예산을 설명한다.

주요용어

- 재무관리(financial management): 조직에 필요한 자금을 합리적으로 조달하고, 조달된 자금을 합리적으로 운용하는 관리활동
- 재무제표(financial statements): 조직의 재무상태와 경영성과를 나타내는 기본적인 회계자료
- 재무상태표(statement of financial position)/대차대조표(balance sheet): 일정 시점에서 자금의 조달, 사용을 나타내어 조직의 재무상태를 나타내는 표
- 손익계산서(income statement): 조직의 일정 기간 동안의 경영성과를 보여주는 재무요약표
- 운영 예산(operating budget): 조직이 1년간 사용할 재화와 서비스에 대비하여 편성되는 예산
- 자본 예산(capital budget): 내구연한이 1년 이상인 의료장비, 시설 등 고정자산의 취득에 관한 예산
- 현금 예산(cash budget): 자원 혹은 현금의 흐름을 위해 예상되는 수입과 지출을 예측한 예산

1 재무관리

1) 재무관리의 개념

재무관리(financial management)란 기업이나 병원조직에 필요한 자금을 합리적으로 조달하고, 조달된 자금을 합리적으로 운용하는 관리활동을 말한다. 즉 조직의 목표인 자본비용을 극소화하고, 투자가치를 극대화하도록 조직운영에 필요한 자금조달 결정과 투자 결정을 하는 관리활동이다. 오늘날의 간호사는 병원조직 내에서 간호사의 역할이 확장됨에 따라 더욱 탁월한 관리자와 경영자로서의 역할이 기대되고 있으며, 이러한 역할을 원활히 수행하기 위해서는 의료서비스의 판매를 통해 살아가고 있는 병원경영의 생리를 잘 파악하여 활용해야 한다. 또한 간호사는 병원경영에 기여하는 바를 합리적으로 분석 · 평가하고, 그 성과를 배분할 수 있도록 기초적인 재무정보 분석 역량을 갖추는 것이 필요하다.

재무관리는 기업이나 병원조직이 어떤 사업에 투자를 할 것인지, 또 투자에 필요한 자금을 어떻게 조달할 것인지를 주된 활동으로 한다.

다양한 의료환경의 변화, 즉 건강보험제도 적용, 의료서비스 접근성 향상, 인구구조의 변화와 국민의 건강의식 변화, 질병양상의 변화, 의료서비스 양상의 변화로 인한 의료시장의 급속한 변화로 병원들은 어떻게 효율적으로 자금을 운용할 수 있는가 하는 문제에 노력을 기울이고 있다.

재무관리에서 다루는 내용은 다음과 같다.

첫째, 어떤 사업(자산)에 얼마만큼 투자할 것인가를 결정하는 투자결정이다.

둘째, 자금을 어떻게 조달할 것인가를 결정하는 자본조달결정이다.

셋째, 단기간의 경영활동에 필요한 현금의 유입과 유출을 관리하는 유동성관리이다.

2) 재무관리의 목표

재무관리는 자본의 투자운용과 조달이라는 재무적 활동을 통하여 경영활동을 조정 · 계획하며, 통제하는 기능을 한다. 이 기능을 적절히 수행하기 위해서는 재무관리의 목표를 명확히 정의할 필요가 있다.

재무관리의 목표는 이익(profit)의 극대화와 병원가치(value)의 극대화이다. 경쟁적인 의료시장에서 병원의 장기이익의 극대화는 지속 가능성을 확보할 수 있어, 가치극대화의 목표로 수렴될 수 있다. 또한 병원가치는 자산이 앞으로 병원경영에 얼마나 공헌할 것인가에 달려 있다. 구체적으로 병원가치는 병원이 갖고 있는 자산을 이용하여 벌어들일 미래수익의 규모와 불확실성에 따라 결정된다. 병원이 벌어들일 미래수익이 많을수록 병원가치는 커지며 미래수익의 불확실성, 즉 위험이 클수록 병원가치는 작아지게 된다(박정식 외, 2015).

보건의료의 불확실성은 수요의 불확실성과 공급의 불확실성, 두 가지로 구분된다(양봉민, 2009). 수요의 불확실성 및 불규칙성은 언제 어떤 종류의 질병이 발생할지 알 수 없는 것이 보통이며, 일단 질병이 발생하면 막대한 비용이 소요될 수 있다. 공급의 불확실성은 치료결과의 불확실성이다. 치료의 불확실성은 일반 국민에게 질병의 위험으로부터 조직적이고 체계적인 대응을 유도한다. 병원이 계속적으로 존속하고 발전하기 위해서는 사회적 책임을 다해야 하며, 그 결과 단기적으로는 손해가 될 수 있으나 장기적으로는 발전하며 병원가치를 높이게 된다.

3) 재무관리의 기능

「의료법」 제62조의 규정에 따라 의료기관의 개설자는 회계를 투명하게 하기 위하여 회계기준을 지켜야 한다. 2006년 이후부터는 우리나라의 100병상 이상의 모든 종합병원은 의료기관 회계기준을 준수한 재무제표를 작성하도록 규정하고 있다.

(1) 재무제표

재무제표(financial statements)는 병원의 재무상태와 경영성과를 나타내는 기본적인 회계자료이다. 병원 경영의 성적표인 재무제표는 재무의사결정을 위한 유용한 정보 원천으로서, 병원 내의 경영자, 외부의 이해관계자가 병원 경영 실적을 쉽게 파악할 수 있도록 한다. 재무제표에 포함되어야 할 보고서는 재무상태표, 손익계산서, 현금흐름표 등이 있다. 병원회계는 병원의 활동을 회계정보로 식별 · 분류 · 측정한 후, 이를 대차대조표와 손익계산서와 같은 재무제표를 통해 병원의 재무상태를 알려준다.

우리 병원이 가진 재산은 얼마이고 빚은 얼마나 있는가 등의 질문에 대한 보고서가 대차대조표이고, 올해 우리 병원이 얼마를 벌었는가를 보고하는 것이 손익계산서이다. 그리고 현금의 흐름을 다루는 것이 현금흐름표이다(그림 2.4.1).

(2) 재무상태표

재무상태표(statement of financial position) 또는 대차대조표(balance sheet)는 일정 시점에서 병원의 재무상태를 나타내는 표이다. '일정 시점'은 보통 회계연도 종료일, 즉 결산일을 기준으로 재무상태표를 작성하게 된다. 재무상태표는 자산, 부채, 자본의 세 요소로 구성되어 있으며, 자산은 왼쪽에, 부채와 자본은 오른쪽에 기록하여 서로 대조하는 형식을 취하고 있다. 자산, 부채, 자본의 관계를 '자산 = 부채 + 자본'이라고 하고 이것을 표로 나타낸 것이 재무상태표이다. 이 때 왼쪽의 자산의 총계와 오른쪽의 부채와 자본의 총계가 항상 일치하게 작성되어야 한다.

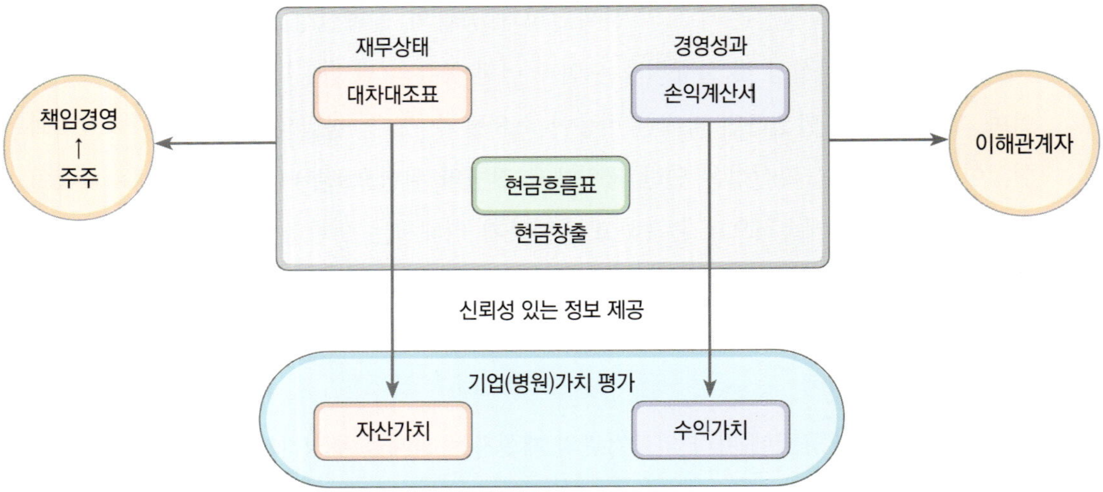

그림 2.4.1 재무제표

자산(assets)은 재무상태표 왼쪽에 위치하며 유동자산과 고정자산으로 구분된다. 유동자산은 현금, 재고자산 등과 같이 단기간 동안 보유하는 자산이며, 고정자산은 건물, 기계 등과 같이 장기간 보유하는 자산이다. 유동자산과 고정자산의 구분은 회계관행상 1년을 기준으로 한다. 유동자산은 정상적인 경영활동에서 1년 이내에 현금화되는 자산이며, 고정자산은 1년 이상의 비교적 오랜 기간 동안 사용하는 자산이다. 부채(liabilities)는 조직이 갚아야 할 채무이며 은행으로부터의 차입금, 외상 차입대금 등을 뜻한다. 자본(owner's equity)은 조직이 보유하고 있는 자산총액에서 조직이 갚아야 할 부채총액을 뺀 잔액이다.

자본 = 자산총액 − 부채총액

재무상태표는 병원이 재무적으로 건전한지 부실한지, 전년도에 비하여 규모가 성장하고 있는지 나빠지고 있는지와 관련된 정보를 요약함으로써 병원 경영진이 아닌 다른 사람도 재무상태표를 보고 병원 경영 실적을 쉽게 파악할 수 있도록 해준다(그림 2.4.2).

재무상태표는 다음과 같은 유용한 정보를 제공한다.

- 기업의 경제적 자원에 대한 정보를 제공한다.
- 기업의 유동성과 지급 능력을 알 수 있다.
- 기업 재무 구조의 건전도를 알 수 있다.
- 장기계획 수립 시, 기업의 확장 또는 프로젝트의 계획에 정보를 제공한다.

2022년 12월 31일

자금의 용도	차변(debit)		대변(crebit)		자금의 원천
	자산		부채 및 자본		
	유동자산	3,000,000			
	재고자산	3,000,000	유동부채	1,200,000	
	고정자산	1,200,000	자본금	6,000,000	
		7,200,000		7,200,000	

자금의 원천과 용도와의 균형관계

그림 2.4.2 A병원의 재무상태표

(3) 손익계산서

손익계산서(income statement)는 일정 기간 동안의 병원의 경영성과를 나타내는 표이다. 이 표는 1년의 회계단위 기간 동안에 이루어진 수익, 비용, 이익으로 구분 · 요약하여 재무상태의 변화를 보여준다. 수익은 고객에게 제공한 의료서비스와 기타서비스에 대한 총 화폐액이며, 비용은 수익을 창출하기 위해 조직이 소비하고 지출한 원가 또는 비용이다. 이익은 총수익에서 총비용을 뺀 금액이다.

비용 + 이익 = 수익	수익 − 비용 = (순)이익
[손익계산서 등식]	[순이익등식]

수익(revenue)에는 의료활동을 통하여 얻은 의료수익, 의료활동 이외의 다른 활동을 통해 얻은 의료외 수익(의료부대수익, 이자수익), 특별이익 등이 있다. 비용(expense)에는 의료비용인 인건비, 재료비, 관리비로 구성되며, 의료외 비용인 의료부대비용, 차입금에 대한 이자비용, 고유목적사업준비금 등이 있다. 또한 모든 비용과 이익을 순서에 따라서 계산하고 남은 금액인 당기순이익이 있다(그림 2.4.3, 표 2.4.1).

손익계산서는 다음과 같은 유용한 정보를 제공한다.

- 기업의 당기 경영활동에 대한 성과를 측정할 수 있다.
- 기업의 수익력을 판단할 수 있고, 미래의 순이익 흐름을 예측할 수 있다.
- 기업의 경영계획 및 배당정책을 수립하는 중요한 자료가 된다.
- 수익성의 지표가 된다.
- 경영자의 경영능력 및 경영업적을 평가할 수 있다.

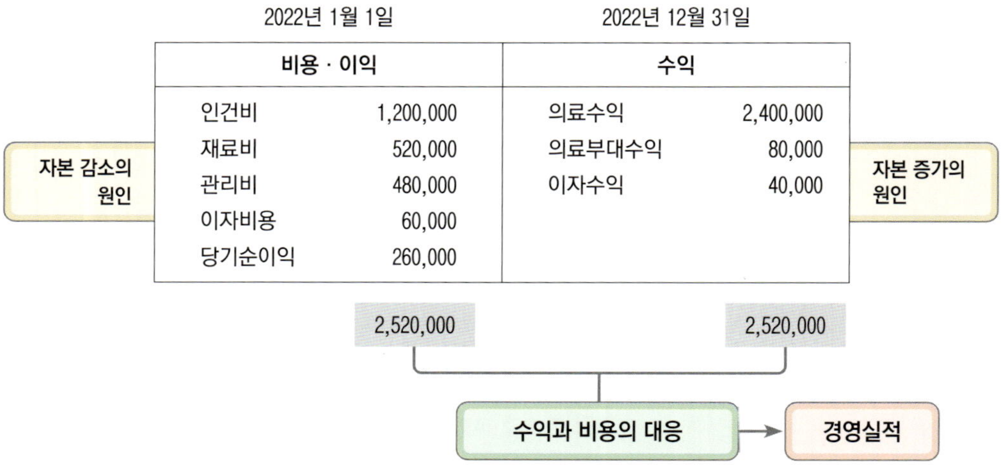

그림 2.4.3 A병원의 손익계산서

표 2.4.1 수익 · 비용 · (순)이익 간의 관계

수익	일정 기간 동안 경영활동의 결과로 자본의 증가를 가져오는 원인
비용	일정 기간 동안 수익을 얻기 위한 결과로 자본의 감소를 가져오는 원인
수익 · 비용 · (순)이익 간의 관계	수익 − 비용 = (순)이익

(4) 현금흐름표

현금흐름표(statement of cash flows)는 일정 기간 동안 병원의 현금 유입과 유출에 관한 정보를 보여주는 재무제표이다. 따라서 현금이 매년 어떻게 증가하고 감소하였는지를 구체적으로 파악할 수 있다. 여기서 현금은 단순히 현금(cash) 그 자체만을 의미하는 것이 아니라, 예금, 증권과 같은 현금성 자산을 포함한다. 현금흐름은 병원의 현금수입과 현금지출의 차이를 의미하는 것으로, 손익계산서에서 계산되는 영업이익이나 당기순이익 등과는 다르다.

현금흐름표는 회계정보 이용자가 기관에 대해 궁극적으로 얻고자하는 정보인 미래현금흐름을 추정하고 보완해주는 역할을 하게 된다. 특히 지속적으로 회계상 당기순이익을 창출하였음에도 일시적으로 또는 지속적으로 현금이 부족하게 되어 도산하게 되는 기업의 사례를 보면 현금흐름표의 중요성을 더욱 알 수 있다(글상자 2.4.1).

현금흐름표는 다음과 같은 유용한 정보를 제공한다.

- 기업의 미래현금흐름 예측에 유용한 정보를 제공한다.
- 기업의 자금창출 능력 및 자금조달의 필요성에 대한 정보를 제공한다.
- 투자 및 재무활동에 대한 정보를 제공한다.
- 당기순이익과 영업활동으로 인한 현금흐름을 비교하여 이익의 질을 평가할 수 있다.

2 예산

1) 예산의 개념

예산(budget)이란 일정 기간 동안 조직의 수입과 지출에 관한 계획을 의미한다. 즉, 조직이 성취하려는 목표를 효과적이고 효율적으로 수행하는데 필요한 자금을 어떻게 조달하고 어떻게 사용하는지에 대한 의사결정과정을 통해 예산이 수립되는 것이다. 따라서 예산은 한정된 자원을 배분하고자 하는 의사결정과정이며, 조직의 목표달성을 위한 계획을 수치로 표시한 것이다.

기획과 통제에 의한 관리 기능은 예산과정과 밀접하게 관련되어 있다. 예산은 관리자가 미리 계획을 세우고 분명한 프로그램의 목표와 기대를 설정할 것을 요구한다. 기획은 다양한 대안에 대한 평가를 통해 보다 비용 효과적인 자원의 활용을 돕는다(스태퍼드Stafford, 2007). 따라서 예산은 통제의 도구이다. 예산을 준비하고 이에 따르는 것은 관리자가 이전의 지출에 대해 재고하고, 앞으로 활용되어질 자원의 양뿐만 아니라 현재와 미래의 비용을 파악하도록 돕는다. 이에 관리자는 예산에 따른 업무의 일부분으로서, 예산보고서를 매월 검토하게 된다.

간호관리자를 포함한 모든 관리자는 예산과정에 참여하고 예산개발을 위해 노력해야 하며, 예산에 대한 충분한 지식을 가져야 한다. 또한 예산개발에 참여할 직원은 병원의 재정목표와 집행에 대해 이해하고 있어야 하며, 객관적이고도 정확한 자료를 바탕으로 예산을 관리할 수 있어야 한다.

2) 예산의 원칙

예산의 원칙은 다음과 같다.

(1) 계획수립

병원의 집행진이 이해할 수 있는 수준으로 쉽게 예산을 작성하고 해마다 수준을 높여갈 필요가 있다.

(2) 충분한 시간

예산편성의 건전상태를 확인하여야 하며, 여러 차례의 협의과정을 통하여 방향 및 목표를 설정하여야 한다.

(3) 협조 유도

병원의 이익과 간호부서의 이익이 상반될 경우에 시간이 걸리더라도 이들을 설득하거나 부분적인 양보를 통하여 협조를 유도하고 적극적으로 참여할 수 있도록 하여야 한다.

3) 예산수립의 장점

예산수립의 장점은 다음과 같다.

- 통제를 위한 준거 수단으로 활용된다.
- 계획의 실현 가능성을 조기에 알 수 있다.
- 상세하고 종합적인 계획을 미리 세울 수 있다.
- 예산안을 통하여 관계자 간의 정보 교환이 원활하게 이루어진다.
- 간호부 및 병원의 목표달성을 위해 노력하도록 간호관리자들에게 동기를 부여한다.

4) 예산편성 방법

구체적인 예산편성은 대개 다음과 같은 접근 방식을 따르게 된다.

(1) 점진적 예산편성 방법

점진적 예산편성 방법(incremental budgeting)은 전통적인 예산수립 방법으로, 전년도의 총비용이 옳다는 가정 하에 전년도의 비용에 차기 연도의 물가상승률이나 이자율을 곱하여 차기 연도의 예산액을 편성한다.

예산요구액의 증분 변화만이 검토의 예상이 되며, 새로운 프로그램은 전년도 예산에 단순 추가된다. 전년도 예산을 면밀하게 검토하지 않아도 된다고 생각하고 점차로 증가하는 양만을 고려하기 때문에 예산수립이 쉽고 신속하여 많은 예산편성 담당자가 활용한다.

점진적 예산의 장점은 다음과 같다.

점진적 예산의 장점

- 실행하기 간단하고 신속하다.
- 전문적 지식이 별로 없어도 세울 수 있다.

점진적 예산의 단점은 다음과 같다.

점진적 예산의 단점

- 서비스나 프로그램 중에 우선순위가 고려되지 않아 비효율적일 수 있다.
- 수명이 다한 조직활동에 대해서도 자금이 할당되는 결과가 초래될 수 있다.

(2) 영기준 예산편성 방법

영기준 예산편성 방법(zero-based budgeting, ZBB)은 피어Pyhrr가 Texas Instruments라는 회사에서 처음 활용하였고, 1973년 Harvard Business Review를 통해 소개된 적이 있다. 당시 미국 조지아 주지사였던 지미 카터Jimmy Carter가 이 글을 읽고 영기준 예산편성 방법을 주정부에 도입하였으며, 1976년, 미국 대통령에 취임한 후 전 연방정부에도 도입하였다.

영기준 예산편성 방법은 점진적 예산편성 방법과는 반대되는 방법이다. 영기준 예산편성 방법은 이전의 예산적합성과 관계없이 조직체의 모든 사업과 활동에 대해 '0' 기준을 적용한다. 지속되어 온 사업일지라도 무(0)의 수준으로 돌아가 신규 사업 같이 새로 분석하고 재평가하여 우선순위를 정한다. 즉, 모든 사업을 근본적으로 재검토하도록 하는 방법이다(하연섭, 2018).

영기준 예산의 장점은 다음과 같다.

영기준 예산의 장점

- 매년 사업을 재검토해서 우선순위가 낮은 사업은 종료되거나 예산액이 삭감되며, 사업의 효과성이 향상될 수 있다.
- 활동의 목표를 명확히 하는 것과 수행하는 사업 간의 우선순위를 설정할 수 있다.
- 업무량, 성과측정 등 조직관리에 필요한 자료를 수집 · 개발할 수 있다.

영기준 예산의 단점은 다음과 같다.

영기준 예산의 단점

- 의사결정의 단위(사업, 단위부서, 활동)를 정확히 정의하기 쉽지 않다.
- 활동의 목표를 명확히 설정하기 어렵다.
- 전체적인 차원에서 우선순위를 설정하는 것이 어렵다.
- 예산편성을 위한 업무량이 증가한다.

5) 예산의 유형

관리 수준이 양호한 조직에서는 몇 가지 유형의 상호 관련된 예산이 사용된다. 예산의 종류는 크게 장기예산과 단기예산으로 나눈다. 장기예산은 일반적으로 3~7년의 기간을 단위로 조직의 임무나 목적을 달성해 나가기 위한 방향성을 제시하기 때문에 장기 계획 또는 전략적 예산이라고도 하며, 자본예산이 이에 속한다. 단기예산은 1년 단위로 편성한 예산으로 운영 예산, 현금 예산, 인력 예산, 프로그램 예산을 말한다.

(1) 자본 예산

자본 예산(capital budget)은 내구연한이 1년 이상인 의료장비, 시설 등 고정자산의 취득에 관한 예산이다. 대부분의 기관에서 자본지출은 그 품목의 비용과 수명 기간에 따라 분류된다. 즉, 일정 기간 반복적으로 재사용되는 장비에 대한 비용, 토지, 건물, 비싸고 수명이 긴 중요 시설물 구입 등이 포함된다.

자본 예산은 운영 예산과 분리시켜야 하는데, 왜냐하면 그들의 높은 비용이 구입 연도 동안의 대상자간호 제공 비용을 매우 높은 것처럼 보이게 할 수 있기 때문이다. 이것은 장비의 유용 기간 동안 매년 그 비용 부분이 관리운영 예산에서 지출로 할당됨을 의미한다. 그러므로 자본지출은 수입에서 차감되며 그 결과, 수익에 영향을 준다.

매년 자본지출을 위한 고정된 액수의 자금이 예치되는데, 제한된 자원을 위한 경쟁이 심하기 때문에 완전하고 명확히 기술된 명분이 필요하다. 명분에는 계획된 사용량, 중복되거나 대체된 서비스, 공간, 인력 혹은 건물 보수의 필요성, 관리운영 수입과 지출에 대한 효과 그리고 전략기획에의 기여 등이 포함되어야만 한다.

(2) 운영 예산

운영 예산(operational budget)은 조직이 1년간 사용할 재화와 서비스에 대비하여 편성되는 예산이다. 운영 예산은 일상적인 관리운영, 즉 할당된 구체적인 대상자 수로부터 계산된 수입과 지출에 대한 예측이 기술되며, 주로 1년 단위로 적용된다. 관리운영 예산의 준비와 감독은 특히 고가의 영역인 경우, 간호관리자의 재무기능 중 가장 많은 시간을 할애하는 부분이다.

운영 예산에 포함되는 것은 다음과 같다.

- 활동보고서, 서비스 단위, 표준 작업량 계산으로 된 작업부하 예산
- 사원과 직원들의 요구와 노동비용으로 구성된 비용 예산
- 공급품, 장비, 총비용에 해당되는 비용 예산
- 세입 예산으로 구성되지만 단위와 주로 관련이 있는 매일의 전기 사용료, 기계, 기구의 유지 보수비용, 내외과적으로 필요한 공급품 등

(3) 현금 예산

현금 예산(cash budget)은 자원 혹은 현금의 흐름을 위해 예상되는 수입과 지출을 예측한 예산으로, 매월 현금 수령과 지출을 위한 관리운영 계획을 의미한다. 현금 흐름의 대표적인 예는 수행업무에 대한 급여 지급이다. 이 예산은 적절한 현금으로 시기적절한 세금 지불이 가능한지를 확인하며, 세금 지불을 위한 자금 차용의 필요성을 감소시키기 위해 감독된다(하이너와 호엔라이트너 Haynor & Hohenleitner, 2007).

조직은 지금 수익을 만들고 있다 하여도 여전히 현금이 부족할 수 있다. 실제로 급격히 증가하는 인구통계 같은 수익성 동향은 단기간 내에 증가된 지출 때문에 현금 부족을 유발할 수 있다. 주요 현금 예산은 또한 일시적인 현금 위기를 일으킬 수 있으므로 시차적인 전략적인 방법으로 조정되어야만 한다. 현금은 모든 조직의 원동력이기 때문에 현금 예산은 관리운영과 자본 예산만큼 중요하다(핀클러Finkler, 2001).

규모가 큰 조직에서는 회계담당자가 현금 예산을 준비한다. 현금 예산에 대한 이해는 언제 긴축지출이 필요한지, 심지어 언제 지출이 예산 · 편성되어야 하는지 그리고 언제 예산된 항목이 필요할지와 같은 예측의 중요성을 인식하도록 돕는다.

(4) 인력 예산

인력 예산(personnel budget)은 조직을 운영하는 데 필요한 노동력 조달에 소요되는 비용 산출을 의미한다. 환자의 수와 환자의 간호요구도는 항상 변화하기 때문에 이에 적절히 대응할 수 있기 위해서 간호단위 관리자는 즉각적으로 변화를 반영하는 인력계획을 구성해 내야 하며, 이 때 이러한 인력계획에 따른 소용비용의 계획이 인력 예산이다.

인력 예산을 수립할 때 간호관리자는 조직의 정책에 채택되어 있는 환자일당 표준간호시간(standard nursing care hours per patient-day)을 확인한다. 실제 환자 수와 배정된 간호인력 활용에 따른 간호시간을 계산한 산출 결과와 환자일당 표준간호시간을 비교하여 인력 예산의 적절성을 평가하고 이를 인력 예산 수립에 반영한다.

다음 단계는 일일 인력 계획을 준비하고 직위를 구성하는 것이다. 직위를 구성하고 나면 인력 예산을 이루는 노동원가를 계산할 수 있는데, 정규 근무시간, 초과시간, 차등 및 특별 상여금, 승급, 복지후생 등의 요인을 반드시 다루어야 한다. 차등 및 특별 상여금은 초번이나 야간, 공휴일 등의 특정 시간에 근무한 것에 대한 가외 지급을 말한다. 복지후생은 대개 건강과 생명보험, 사회보장지원금, 퇴직연금 등을 포함한다. 복지후생은 흔히 정규직원 임금의 20~25% 정도의 부가적인 비용이 든다. 인력 예산에는 실제 노동시간과 실제 근무하지 않지만 조직에서 비생산적이거나 혜택시간 등을 위해 지불하는 시간을 고려해야 한다. 비생산시간이란 여러 가지 혜택을 위해 지불하는 비용, 신규 채용자 오리엔테이션, 이직, 병가 및 휴가, 교육시간 등을 말한다.

6) 예산수립 과정

예산수립 과정은 예산편성, 예산심의, 예산집행 및 결산과 감사로 구성되어 있다. 예산의 각 과정에 관련된 재무행정의 기법 및 영역은 다음의 표 2.4.2와 같다(리드와 스웨인Reed & Swain, 1977).

표 2.4.2 예산수립 과정과 재무행정의 기법

과정	재무행정의 기법 및 영역
예산편성	세입 · 세출의 예측, 비용분석(비용-편익분석, 비용-효과분석 등), 자본 예산, 부채관리, 재정 상태의 평가
예산심의	예산편성 과정에서 제공된 정보의 재검토
예산집행	회계, 조세행정, 지출행정, 구매, 자금관리, 투자
예산결산	감사

출처: Reed & Swain(1977: 16).

예산편성 과정은 세입과 세출의 전체 규모와 세입과 세출의 배분을 결정해 나가는 과정이라고 할 수 있다. 예산을 편성하기 위해서는 다양한 정보가 필요한데, 그중에서 가장 기초적인 정보는 한 회계연도 동안 기대되는 세입과 세출의 규모에 관한 정보이다. 즉, 기관이 어느 정도의 수입을 기대할 수 있는지를 예측하고, 사업을 추진하는 데 소요되는 비용을 계산하는 일이 필요하다. 세입과 세출 예측이 이루어지고 나면, 사업별 예산을 편성하고 이에 대한 조정이 이루어져야 하는데, 이것이 곧 예산배분 과정이다.

예산편성 과정에서는 주로 세입 · 세출의 예측, 비용-편익분석, 자본 예산, 부채관리, 재정 상태의 평가 등과 관련된 기법이 활용된다. 예산심의 과정에서는 예산편성 과정에서 제공된 정보에 대한 재검토가 이루어진다. 예산집행 과정에서는 회계, 조세행정, 지출행정, 구매, 자금관리, 투자 등의 행위가 이루어지며, 이러한 활동 등과 연관된 기법이 동원된다. 마지막으로 결산과 감사 단계에서는 회계검사와 감사 등이 활용된다.

7) 예산수립 과정에서 간호관리자의 역할

간호직은 의료기관의 재정에 많은 영향을 끼쳐 왔음에도 간호부서는 병원의 수입 창출과는 무관한 부서로 인식되었기에 투입이 요청되지 않거나 중요하게 여겨지지 않았다. 그러나 오늘날 의료기관의 예산 과정에서 간호직의 참여가 점차 중요하게 인식되고 있다. 왜냐하면 가장 많은 인력인 간호인력의 생산성은 의료기관 생산과 지출에 많은 영향을 미치기 때문이다. 이 사실은 간호관리자가 병원의 회계 계획과 예산편성에 대한 전문지식을 갖고 있어야 함을 의미한다.

간호관리자는 통제기능과의 균형을 이루면서 예산을 계획해야 한다. 이러한 균형은 미래의 활동을 예견하고 무엇이 필요한지 예측하는 능력뿐만 아니라, 이미 무엇이 일어났는지 반성하기 위해 과거를 되돌아보는 능력을 필요로 한다.

8) 간호단위 예산관리

간호단위의 예산관리는 대개 간호단위 관리자가 인력, 관리운영 예산의 공급 및 지출과 관련된 재정목표의 성취를 책임짐으로써 이루어진다. 일반적으로 관리운영에 대한 월별 보고가 간호관리자에게 보내지면, 5% 이상 변동에 대해서는 근본 원인을 조사하고 설명한다. 다양한 요인이 예산변동을 일으킬 수 있는데, 대상자 통계, 대상자 중증도, 휴가와 연가(benefit time), 병가, 오리엔테이션, 직원회의, 연수(workshop), 직원 구성 비율(employee mix), 급여, 인력 충원 정도 등이 여기에 포함된다. 예산변동을 정확히 해석하기 위해 간호관리자는 대상자 통계와 중증도, 급여대장, 병동 생산성 보고서에 관한 신뢰할 만한 자료가 필요하다.

간호관리자는 변동을 일으키는 요인을 전부는 아니더라도 일부는 통제할 수 있다. 변동 요인이 간호관리자에 의해 통제 가능하다면, 추후 변동이 발생하는 것을 방지하기 위한 단계가 이루어진다.

일반 간호사들은 예산에 대해 직접적인 책임을 갖지는 않지만, 예산목표를 성취하는 데 중요한 역할을 한다. 또한 간호관리자는 일상적으로 예산과 예산-감독 활동을 일반 간호사들과 공유함으로써 비용과 양질의 대상자간호 제공을 위한 효과적인 예산관리를 할 수 있다.

간호관리자가 간호단위의 비용 및 예산관리를 위해 유념해야 할 사항은 다음과 같다.

- 간호단위에서 가장 흔히 사용되는 주요 공급품의 비용(원가)과 가격을 알아야 한다.
- 간호하고 있는 동안 환자에게 가장 도움이 된 것이 무엇인지 평가한다.
- 간호서비스의 질을 위협하지 않으면서, 간호사의 어떤 행동이 환자나 기관에 대해 이익을 창출하고 비용을 줄일 수 있는지 판단한다.
- 환자 중증도 및 환자 수의 변화가 간호인력 수요와 간호단위 예산에 미치는 영향을 의식한다.
- 비용-효용의 양극 상하를 철저히 조사한다.

참고문헌

김영규, 감형규(2013). NEW 재무관리. 유원북스.
박정식 외(2015). 현대재무관리. 다산출판사.
양동현, 감형규(2011). NEW 병원재무관리. 보문각.
임지영, 노원정(2014). 간호사를 위한 알기 쉬운 재무관리. HN사이언스.
하연섭(2018). 정부예산과 재무행정. 다산출판사.

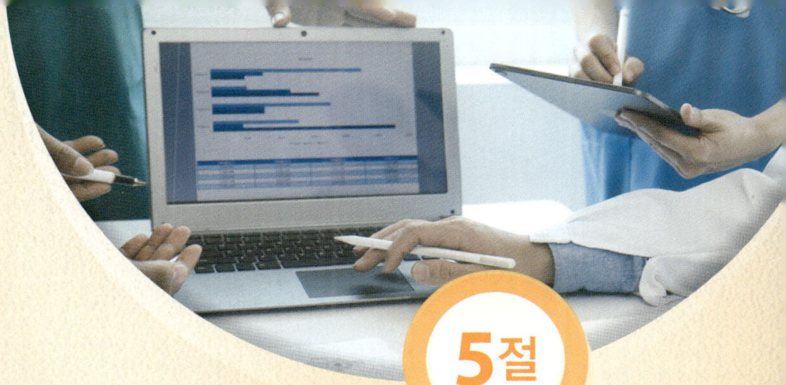

5절

진료비 지불제도 및 간호수가

학습목표

1. 건강보험수가체계를 설명한다.
2. 상대가치 개념을 설명한다.
3. 행위별수가제를 설명한다.
4. 포괄수가제를 설명한다.
5. 간호관리료차등제를 설명한다.

주요용어

- 상대가치점수(resource-based relative value scale, RBRVS): 의료서비스 행위별로 소요되는 시간과 노력 등에 따른 의사 업무량, 인력, 시설, 장비 등 자원 소모량을 반영한 진료비용, 의료사고 위험도 등을 평가하여 상대가치 점수로 표현한 것
- 진료비 지불제도(healthcare service payment system): 의료서비스를 제공한 대가로 의료인에게 지불되는 보상 방식
- 포괄수가제(burdled-payument): 의료서비스의 유형과 자원 소모량이 비슷하다고 판단되는 환자군을 분류하고 각각의 분류군마다 포괄적으로 산정한 총 진료비를 지불하는 방식
- 행위별수가제(fee-for-service): 의료인이 수행하는 각각의 행위에 대해 수가를 산정하고 이를 보상하는 방식

1 건강보험수가체계

우리나라는 1989년 7월 1일부터 전국민의료보험이 실시된 이후 모든 국민이 건강보험과 의료급여에 의하여 의료보장을 받고 있다. 2008년 7월부터는 65세 이상 노인과 45~65세 미만의 노인성 질환을 가진 자를 대상으로 노인장기요양보험이 실시되고 있다. 건강보험제도는 국민의 질병 · 부상에 대한 예방, 진단, 치료, 재활과 출산, 사망 및 건강증진에 대한 보험급여를 목적으로 한다. 건강보험은 「국민건강보험법」에 근거해 운영하는 사회보험으로서, 우리나라는 전 국민을 대상으로 강제로 가입할 의무를 지우고 있다. 보험료는 개인의 소득이나 재산 등 부담 능력에 따라 차등해 강제적으로 부담(차등부담)시키지만, 보험급여 혜택은 기여한 보험료에 상관없이 누구나 동등하게 혜택을 입는다는 특징(균등 수혜)을 가진다.

우리나라의 국민건강보험제도는 보건복지부, 국민건강보험공단, 건강보험심사평가원에 의하여 관리 · 운영되고 있다. 보건복지부는 건강보험사업의 관장자로서 주요 정책을 결정하고 건강보험 업무 전반을 총괄한다. 국민건강보험공단은 보험 재정을 관리하고 국민건강 보장을 위한 주체로 가입자 및 피부양자의 자격관리, 보험료 부과 · 징수 등의 역할을 수행한다(그림 2.5.1).

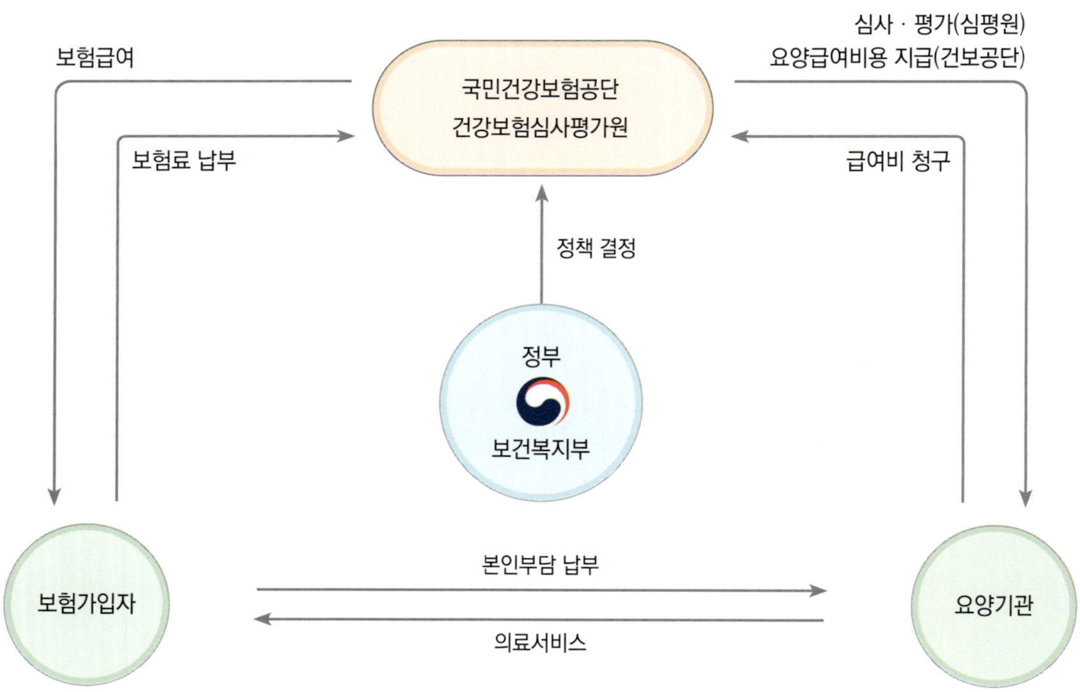

그림 2.5.1 건강보험제도의 운영 흐름도. 출처: 보건복지부(2022). 2021보건복지백서.

2 진료비 지불제도

진료비 지불제도는 의료서비스를 제공한 대가로 의료인에게 수가를 지불하는 보상 방식을 말한다. 의료인의 서비스 공급 행태에 영향을 미치고, 결국 의료서비스의 질과 의료자원 소모에 직접적인 영향을 미치게 된다. 대부분의 국가는 지불 방식마다 서로 다른 장·단점을 고려해 한 가지 이상의 지불 방식을 택하고 있다.

1) 행위별수가제

행위별수가제(fee-for-service)는 의료인이 수행하는 각각의 행위에 대해 수가를 산정하고 이를 보상하는 방식으로, 대부분 자본주의 국가에서 적용하고 있다. 행위별수가제는 의료서비스 행위를 세분화하고 개별 행위의 특성을 수가에 반영할 수 있으므로 고도로 전문화된 의료서비스에 대한 지불 방식으로 적합하다. 즉 시간이 오래 걸리는 행위, 난이도가 높은 행위에 대해 높은 수가를 적용하기 쉽다.

행위별수가제 방식에서 의료인은 환자 개개인에게 최상의 진료를 위해 가능한 모든 의료서비스를 제공하여 의료의 질을 높일 수 있으므로 이를 선호한다. 그러나 의료인이 경제적 이윤을 목표로 필요 이상으로 서비스의 양을 늘리거나, 제공되는 서비스의 유형을 결정하는 등 의료서비스 공급 행태가 왜곡될 가능성이 있다. 이는 사회적으로 의료비 지출을 증가시켜 보험재정에 부정적인 영향을 미칠 수 있으며, 비용-효과 측면에서 바람직하지 않을 수 있다. 또한 행위별수가제는 진료비 계산이 복잡하고, 요양급여 비용을 청구하고 심사하는 데 시간과 비용이 많이 소요된다는 단점이 있다.

2) 상대가치 수가제

우리나라에 건강보험제도가 도입될 당시 사용한 수가 산정 방법은 기존 관행을 따르거나 외국의 수가를 참고하여 만들어 객관적인 근거가 부족하였다. 이로 인한 의료행위 항목 간의 수가 불균형 문제를 해결하고자 미국의 상대가치점수(resource based relative value scale, RBRVS)가 우리나라의 건강보험 수가체계에 도입되었다. 우리나라의 수가체계는 자원기준 상대가치점수를 이용한 진료행위별 상대가치 수가제라고 할 수 있다. 상대가치점수란 의료행위를 수행하기 위하여 소요되는 노력, 시간 등에 따른 의료인의 업무량과 사용된 자원의 양, 위험도 등을 고려해 산정한 가치를 각 항목 간에 상대적인 점수로 나타낸 것이다.

의료행위의 자원기준 상대가치점수에 반영되는 요소는 다음과 같다.

- 소요되는 시간과 노력 등에 따른 의료인의 업무량

- 인력, 시설, 장비 등 자원 소모량을 반영한 진료비용
- 의료사고 위험도

이와 같이 결정된 상대가치점수에 환산지수라고 하는 상대가치점수당 단가를 곱하여 수가가 결정되는 것이다(수가 = 상대가치점수 × 환산지수). 동일한 의료행위에 대해 상대가치점수는 변하지 않지만, 환산지수는 원가 상승률을 반영하여 보험자인 국민건강보험공단 이사장과 의약계 대표들이 1년마다 계약을 맺는다. 2022년에는 상대가치 1점당 단가(환산지수)는 병원급 이상인 경우 78.4원, 의원급인 경우 90.2원으로 결정되었다.

상대가치점수제는 행위별 특성을 고려하여 상대적인 자원 소모량을 반영한, 보다 공정하고 객관적인 수가 산정 방식이다. 또한 수가 인상의 요인을 의료서비스 본래의 특성(상대가치 점수)과 외부의 가격 상승요인(환산지수)으로 분리함으로써 합리적인 의료비 관리를 도모할 수 있다. 환산지수를 이용한 수가 인상은 매년 일괄적으로 이뤄지므로 물가상승률을 고르게 반영하고, 의료기관 등에서 수가 인상에 따른 대응 및 관리가 보다 용이해졌다는 장점이 있다.

3) 포괄수가제

포괄수가제(bundled-payment)는 의료서비스의 유형과 자원 소모량이 비슷하다고 판단되는 환자군(질병군)을 분류하고 각각의 분류군마다 포괄적으로 산정한 총 진료비를 지불하는 방식이다. 따라서 포괄수가제는 의료서비스가 표준화되어 있는 환자군(질병군)에 대해 적용할 수 있으며, 실제 제공된 의료서비스의 세부적인 내용에 상관하지 않는다.

질병군별 포괄수가제는 진단명 기준 환자군이라 번역되는 DRG (diagnosis related group) 체계에 따라 입원환자를 분류하여 각 환자군에 포괄적으로 산정된 진료비를 적용하는 지불제도이다. 질병군별 포괄수가제는 미국에서 1983년에 처음 도입된 후, 세계 여러 국가에서 쓰이고 있으며, 우리나

표 2.5.1 질병군별 포괄수가제와 신포괄수가제의 비교

구분	7개 질병군별 포괄수가제	신포괄수가제
대상기관	• 7개 질병군별 진료가 있는 전체의료기관 (2013. 7.1부터)	• 공공의료기관 외 다양한 의료기관으로 확대한 98개 기관
적용 환자	• 백내장수술, 편도수술, 맹장수술, 항문수술, 탈장수술, 제왕절개분만, 자궁수술	• 608개 질병군 입원환자
장점	• 포괄수가(묶음) • 의료자원 효율적 사용	• 포괄수가(묶음) + 행위별수가(건당) • 의료자원 효율적 사용 + 적극적 의료 서비스 제공

출처: 신포괄지불제도 시범사업지침(2022). 건강보험심사평가원홈페이지. http://www.hira.or.kr

라에서는 안과, 이비인후과, 외과, 산부인과 등 4개 진료과의 특정 진단군에 대하여 실시하고 있다. 동일 질병군(환자군)에서는 자원 소모량이 유사해야 하므로, 우리나라의 질병군별 포괄수가제는 환자의 연령, 합병증이나 동반 상병 유무에 따라 질병군을 세분화하여 포괄수가에 반영하고 있다.

신포괄수가제는 기존의 7개 질병군 포괄수가제에 각각 적용 환자를 553개의 질병군 입원환자를 확대한 점과 기존의 포괄수가제와 건당 행위별수가제가 포함이 되었다. 최근 우리나라의 현행 포괄수가제와 신포괄수가제 시범사업을 실시하고 있다. 7개 질병군 포괄수가제와 신포괄수가제의 차이점은 표 2.5.1과 같다.

4) 일당 또는 방문당 수가제

일당 수가제(per-diem payment)는 환자의 입원 1일당 또는 외래 진료 1일당 수가를 정하여 지불하는 방식으로 주로 장기 진료를 받는 경우에 적용한다. 방문당 수가제(per-visit payment)는 방문 시에 이루어진 진찰, 처방, 검사, 처치 등 모든 비용을 포함하는 수가를 적용한다. 2024년 현재 요양병원의 입원료나 의료급여 수급권자의 정신과 입원치료비는 일당 수가제가 적용되고, 가정간호에서는 가정간호수가, 보건기관(보건소, 보건지소, 보건진료소)에 내소한 경우나 방문간호 등은 방문당 수가제를 적용하고 있다. 노인장기요양보험에서 방문간호사의 방문간호수가는 아래 표와 같다(2024년 기준).

표 2.5.2 가정간호수가

본인부담비율	기본방문료	간호사 2인 방문(최초 1회)	사회복지시설(요양원)
100%	78,030원	117,050원	39,020원
20%	15,606원	23,410원	7,804원
10%	7,803원	11,705원	3,902원
5%	3,901원	5,852원	1,951원

*재료비 및 행위료 미포함
출처: 가정간호 간호사회, http://www.hcna.or.kr

3 간호수가

1) 간호수가의 현황 및 발전 방향

대다수의 간호행위는 "처치 및 수술료 항목에 기재되지 않은 간단한 처치 및 수술의 비용은 기본 진료료에 포함되므로 산정하지 않는다(건강보험심사평가원, 2007)."라는 원칙에 따라 별도의 수가로

글상자 2.5.1

간호관리료에 포함되는 행위

- 수혈간호료
- 무균술(aseptic technique)
- 항암제 투여관리, 고용량 주입 약제관리료, 고영양수액제 투여관리
- 주사약제 과민성검사, 혈청제제 과민성검사
- 냉온찜질팩, 열전등, 전기요법, 체위배액, 흉부운동
- 호흡자극기(vibrator) 사용(간호사가 실시 또는 교육하는 행위)
- 급습처치(humidifier 사용), 미온수 마사지(tepid water massage)
- 수동식 운동 돕기
- 신생아 체위 변경, 신생아 감시
- 신생아 호흡정지 탐지기 사용
- 신생아 및 영아 인공수유료
- 일반병실 집중 환자 간호관리료
- 체온감시, 활력징후 측정(1일 4회 이상), 사지혈압측정, ICU 특별활력징후 측정
- 복위 측정, 체중 측정
- I/O check[24시간 소변량 수집/측정, 시간당 소변량 측정, Kismo care, drainage, 음수량 측정(1일 3회 이상), 방광훈련을 위한 섭취/배설량 측정]
- 위생간호(담요교환, 환의교환, 소독포교환), 침상 부분 목욕
- 운동신경 및 감각관찰, 구강간호, 눈간호, 손 · 발톱 정리, 전적인 식사보조
- 수면안정처치, 성인 배설기능장애간호
- 낙상예방
- 간호상담(정신과 환자 대상의 일반적 간호상담)
- 중환자실내 격리관리료
- 뇌졸중 집중치료실 1인 이상 전담의 두는 경우
- 중환자실 1 Unit 당 1인 이상의 전문의 포함
- 무균치료실 입원료
- 회복관리료
- 외래 항암주사관리료
- 정신의학적 집중관리료(폐쇄병동집중관리료)
- 마취유지료(기관내삽관 전신마취, 마스크 전신마취)
- 고압산소요법, 심폐소생술
- 응급실 1일 격리병상 관리료
- 야간전담간호사 관리료

출처: 건강보험심사평가원 상대가치점수 연구개발단(2006). 상대가치점수 개정연구 보고서.
건강보험심사평가원(2018). 건강보험 행위 급여 · 비급여 목록표 및 급여 상대가치점수 개정. https://www.hira.or.kr/bbsDummy.do?pgmid=HIRAA020002000100&brdScnBltNo=4&brdBltNo=6872

인정받지 못하고 있다. 다만 1988년부터 입원료 중 간호 분야를 분리하여 의학관리료(40%), 병원관리료(35%)와 함께 간호관리료(25%)를 별도로 산정하고 있다. 간호관리료에 포함되는 간호행위의 예는 수혈간호, 무균술, 활력징후 측정, I/O 측정, 위생간호, 낙상예방, 간호상담 등 다양하다(글상자 2.5.1).

최근 간호서비스에 대한 중요성이 인식되면서 간호인력 규모에 따라 간호관리료차등제를 실시하고 있는 것은 바람직한 변화이다. 그러나 개인별로 다양한 간호서비스 요구를 고려한다면 간호수가는 간호관리료처럼 의료기관 단위로 적용되기보다는 개별 간호수가를 통해 공정하게 평가되어야 한다. 현재 건강보험요양급여비용 산정 지침에 의하면 표 2.5.3에 요약된 약 삼십여 가지 간호행위만 행위별수가제에 의해 보상되고 있다. 그 밖에 1일당 가정간호 기본방문료(종합병원급 928.97점), 조산료(초산: 주간 3,589.81점), 방문간호수가 등이 간호사들이 보상받는 대표적인 수가이다.

표 2.5.3 간호행위와 관련된 상대가치점수의 예

간호행위	상대가치 점수	간호행위	상대가치 점수
피하 또는 근육 내 주사	15.63	흡입배농 및 배액처치(1일당)	126.77
생물학적 제제주사(반응시험 포함)-가스괴저 항독소	48.27	직장분변제거술	143.88
수액제 주입로를 통한 주사	15.18	요도 및 방광세척(1일당)	356.01
하기도 증기흡입치료(1일당)	55.19	유치 카테터 설치	130.93
좌욕(1일당)	22.20	관장	
체위 변경 처치(1일당)	95.87	가. 약물저류관장(관장제 포함)	97.93
회음부간호(1일당)	64.66	나. 가스관장(관장제 포함)	86.59
통목욕간호(1일당)	131.30	다. 기타 관장(관장제 포함)	70.90
침상목욕간호(1일당)	178.23	항암제 주입	
상기도 증기흡입치료	21.20	가. 피하 내 주사	26.69
비강영양(1일당)	118.50	나. 정맥 내 일시주사(1일당)	57.90
장루영양(1일당)	323.12	다. 정맥 내 점적주사, 성인	
수술 후 단순 처치(1일당)	18.18	(가) 100mL 미만(1병당)	46.80
수술 후 염증성 처치(1일당)	138.34	(나) 100~500mL(1병당)	60.56
장루처치(1일당)	101.87	(다) 501~1,000mL(1병당)	74.11
수술 후 튜브삽입에 의한 자연배액 감시 및 처치(1일당)	53.20		

출처: 건강보험심사평가원(2021). 건강보험요양급여비용.

2) 간호관리료차등제

「의료법 시행규칙」 제38조와 관련하여 종합병원, 병원, 의원 등의 간호사 수는 연평균 1일 입원 환자 2.5명당 1명, 요양병원은 연평균 1일 입원환자 6명당 1명을 두어야 한다. 그럼에도 불구하고 상당수의 병원이 「의료법」에 명시된 간호사 정원을 충족하지 못하고 있다. 이로 인해 간호사가 제공해야 할 서비스의 일부를 보호자나 간병인이 대신하는 경우가 많아 간호의 질이 떨어지고 있다.

의료기관이 적정수의 간호인력을 확보하여 간호서비스의 질을 높이도록 유인하기 위해 1999년 11월부터 일반병동의 입원환자에게 간호관리료차등제가 도입되었다. 또한 2007년부터는 신생아중환자실, 2008년부터는 성인 · 소아중환자실에도 간호관리료차등제가 적용되고 있다.

표 2.5.4는 일반병동의 간호관리료 차등제의 내용을 요약한 것이다. 일반병동이란 응급실, 신생아실, 분만실, 회복실, 집중치료실, 격리실, 무균치료실, 인공신장실, 낮병동 등을 제외한 입원병동을 말한다. 일반병동에 근무하는 간호사에는 원무과 · 간호과 등 행정부서, 외래, 응급실, 집중치료실, 무균치료실, 인공신장실, 신생아실, 분만실, 수술실, 마취회복실 등 기타 특수부서에 근무하는 간호사가 제외된다.

표 2.5.4 일반병동 입원환자의 간호관리료차등제 적용 기준의 예

등급	상급종합병원		종합병원/병원	
	간호사 1인당 병상비율	입원료 가감률	간호사 1인당 병상비율	입원료 가감률
S등급	1.5 : 1 미만	1등급의 15% 가산	1.5 : 1 미만	A등급의 12% 가산
A등급			2.0 : 1 미만 1.5 : 1 이상	1등급의 12% 가산
1등급	2.0 : 1 미만 1.5 : 1 이상	기준등급	2.5 : 1 미만 2.0 : 1 이상	기준등급
2등급	2.5 : 1 미만 2.0 : 1 이상	1등급의 10% 감산	3.0 : 1 미만 2.5 : 1 이상	1등급의 10% 감산
3등급	2.5 : 1 이상	2등급의 10% 감산	4.0 : 1 미만 3.0 : 1 이상	2등급의 10% 감산
4등급			6.0 : 1 미만 4.0 : 1 이상	3등급의 10% 감산
5등급			6.0 : 1 이상	4등급의 15% 감산

출처: 보건복지부 고시 제 2023-187호(2023). 건강보험요양급여비용.

입원환자 간호관리료 차등제 도입 이후 많은 의료기관들이 간호사 확보수준을 높여 간호관리료 등급이 향상되는 효과가 있었다. 그러나 아직 중소규모 병원을 중심으로 상당수의 병원이 기본 등급에 해당하는 간호인력도 충원하지 못하고 있는 실정이다. 따라서 앞으로는 간호사가 취업을 기피하는 병원의 문제점을 개선하고 적정수의 간호인력이 확보될 수 있도록 노력해야 한다.

표 2.5.5 요양기관 입원환자 간호관리료 차등 신청 현황 미제출 대상 적용 기준

요양기관 종류	입원료 감산 기준
상급종합병원	3등급 입원료의 50% 감산
종합병원	4등급 입원료의 50% 감산

출처: 보건복지부 고시 제2023-187호(2023). 건강보험요양급여비용.

의료기관은 입원환자 간호관리료 차등제 산정 현황을 건강보험심사평가원에 매 분기말 제출하여야 하며 미제출 기관의 경우 표 2.5.5와 같이 입원료를 감산한다.

3) 간호 · 간병통합서비스

간호 · 간병통합서비스는 보호자나 간병인 없이 입원환자가 필요로 하는 총체적인 전문 간호를 간호사와 간호조무사 등 간호인력에 의해 24시간 제공하는 입원간호서비스를 말한다.

(1) 간호 · 간병통합서비스 대상자 입원 결정

대상자의 입원 결정은 주치의가 환자의 신체적 · 정신적 · 사회적 측면의 제반사항을 판단하여 결정한다. 환자 상태의 중증도와 질병군의 제한은 없으며, 간호 · 간병통합서비스 병동 이용에 동의한 환자를 대상으로 한다.

(2) 간호 · 간병통합서비스 제공인력 구성 및 업무

간호 · 간병통합서비스 제공인력은 간호사, 간호조무사, 간병지원인력으로 구성되며 간병지원인력은 병동지원인력, 재활지원인력으로 구분한다. 제공인력 간 업무분담은 다음과 같다.

간호사는 환자 안전과 직접 연관이 있고, 의학적 지식 요구도가 높은 전문영역의 간호 행위를 수행한다.

- 간호조무사는 간호사의 지도 · 감독 하에 간호 보조, 환자의 기본적인 일상생활(위생, 식사, 체위변경 등)을 보조하는 업무를 수행한다.
- 병동지원인력은 병동의 행정업무의 보조, 검체 및 약품의 이송, 환자의 이송 및 활동보조, 환경정리 등을 담당한다.
- 재활지원인력은 간호사의 지도 · 감독 하에 환자의 신체활동 보조업무, 환자의 이송 등을 수행한다.

표 2.5.6 간호 · 간병통합서비스 일반병동 제공인력 배치 기준

<table>
<tr><th>종별</th><th>간호사당 환자 수</th><th>간호조무사당 환자 수</th><th>병동지원인력당 환자수</th></tr>
<tr><td rowspan="3">상급종합</td><td>1:5 이하</td><td rowspan="11">1:12 이하
1:20 이하
1:25 이하
1:30 이하</td><td rowspan="11">7명 이하
8명 이하
10명 이하
14명 이하
20명 이하
40명 이하</td></tr>
<tr><td>1:6 이하</td></tr>
<tr><td>1:7 이하</td></tr>
<tr><td rowspan="4">종합병원</td><td>1:7 이하</td></tr>
<tr><td>1:8 이하</td></tr>
<tr><td>1:10 이하(표준)</td></tr>
<tr><td>1:12 이하</td></tr>
<tr><td rowspan="4">병원</td><td>1:10 이하</td></tr>
<tr><td>1:12 이하(표준)</td></tr>
<tr><td>1:14 이하</td></tr>
<tr><td>1:16 이하</td></tr>
</table>

※ 상기 환자 수는 「의료법」 시행규칙 별표1의2(의료법 시행규칙 제1조의4제3항 관련)에 따라 간호 · 간병통합서비스 제공 병동의 입원환자를 말함
※ 간호사 배치기준 대비 간호조무사 동일 · 상향 배치기준 선택 불가
※ 간호조무사 1:40 배치 폐지(기존 적용기관에 한해 1년 유예기간 부여 〈2024.7.1.~2025.6.30.〉)
※ 간호조무사 1:30 배치 폐지 예정(2024.7.부터 3년 유예기간 부여 후 폐지)
출처: 간호 · 간병통합서비스 사업 지침(2024).

(3) 간호 · 간병통합서비스 제공인력 배치 및 운영

간호사 및 간호조무사는 병원에서 직접 고용하여야 하며, 간호 · 간병통합서비스 제공인력의 배치는 병원 단위로 적용하나, 병동별로 달리 배치할 수도 있다. 환자 특성과 제공인력 수급 상황 등을 고려하여 의료기관 종별 간호사와 간호조무사 배치 기준(표 2.5.6)을 선택하여 운영하고 있다.

(4) 간호 · 간병통합서비스 병동 입원료

간호 · 간병통합서비스 병동 입원료는 입원관리료와 간호 · 간병료로 구성된다. 입원관리료는 의학관리료와 병원관리료로 이루어진다. 간호 · 간병료는 입원 환자에게 필요한 간호사의 간호서비스 일체(환자의 간호요구 관찰 및 사정, 상담 및 교육, 기본간호 및 전문간호, 진료보조 행위 등)와 간호조무사 및 재활지원인력의 신체활동 보조 행위 등의 비용을 의미한다.

4) 적정 간호수가의 필요성

간호서비스에 대한 사회적 평가를 제대로 받기 위해서는 적정 간호수가를 제시하고 이에 대해 지불 보상을 받는 것이 바람직하다. 그러나 현재의 수가체계는 간호행위를 적절히 분류하여 수가화하지 못하고 있다. 적정 간호수가가 필요한 이유는 다음과 같다.

- 간호서비스를 수가로 책정할 때 간호직이 환자 진료와 병원 경영에 기여하는 바를 객관적으로 알릴 수 있기 때문이다. 간호활동이 간호수가로 가시화되지 않은 상황에서 간호인력은 병원에 수익을 창출하는 인력이 아니라 비용을 발생시키는 인력으로 오인되곤 한다. 실제 병원 경영이 악화되었을 때 간호인력을 축소하자고 제안하는 것을 흔히 볼 수 있다. 간호사는 간호수가를 통해 전문간호직의 기여도를 보여줄 책임이 있다.
- 간호수가를 통해 소비자가 간호를 전문서비스로 인식하도록 해야 한다. 입원환자는 간호서비스를 받는 데 가장 많은 시간을 보내지만, 그들이 지불하는 진료비 명세서에는 간호에 대한 항목을 찾아볼 수 없다. 따라서 입원환자는 그들이 받은 간호서비스의 금전적 가치를 이해하기 어렵고, 간호서비스를 독립된 전문서비스로 인식하지 못할 것이다. 간호수가는 간호가 전문직으로 발전하기 위해서는 물론이고 소비자가 질 높은 간호서비스를 요구하게 되는 근거가 될 것이다.
- 급성질환과 치료 중심이었던 의료체계는 만성질환과 질병의 예방 및 관리 중심의 의료체계로 변화하고 있다. 이러한 변화는 간호사가 해오던 환자교육, 상담, 모니터링 등 간호사의 전문 지식과 판단을 요구하는 간호행위를 강조하고 있다. 따라서 우리 사회의 새로운 건강 요구에 부응하는 다양한 간호서비스 개발이 필요할 뿐만 아니라, 이들 전문 간호행위에 대해 간호수가를 마련함으로써 소비자에게 질 높은 간호서비스를 제공할 수 있을 것이다.

참고문헌

건강보험심사평가원 상대가치점수연구개발단(2006). 상대가치점수 개정연구 보고서.

건강보험심사평가원(2018). 「건강보험 행위 급여 · 비급여 목록표 및 급여 상대가치점수」 개정. https://www.hira.or.kr/bbsDummy.do?pgmid=HIRAA020002000100&brdScnBltNo=4&brdBltNo=6872

건강보험심사평가원(2022). 건강보험요양급여비용.

김세정 외(2017). 입원환자 간호관리료 차등제 변화에 따른 간호사 직무만족, 환자만족도 및 직접간호시간 비교. 중환자간호학회지, 10(3), 9~18.

박보현 외(2012). 간호관리료 차등제 도입의 효과 평가. 한국간호과학회 학술대회.

박정옥 외(2010). 일개 대학병원의 간호관리료 등급변화에 따른 간호사의 간호활동시간 비교. 임상간호연구. 16(1), 95~105.

보건복지부(2020). 「노인장기요양보험법 시행령」 및 「노인장기요양보험법 시행규칙」 주요내용.

보건복지부(2022). 2021 보건복지백서.

보건복지부(2022). 간호 · 간병통합서비스 사업 지침.
이근영(2012). 포괄수가제와 총액계약제에 대한 이해. 대한산부인과학회 학술대회 학술발표논문집, 98, 234~235.
조수진 외(2011). 간호관리료차등제 등급별 입원환자의 건강 결과. 한국보건행정학회지, 21(2), 195~212.
하루미 외(2014). 간호수가 산정을 위한 상대가치를 이용한 수술실 간호행위 간호강도 분석. 임상간호연구, 20(2), 162~176.

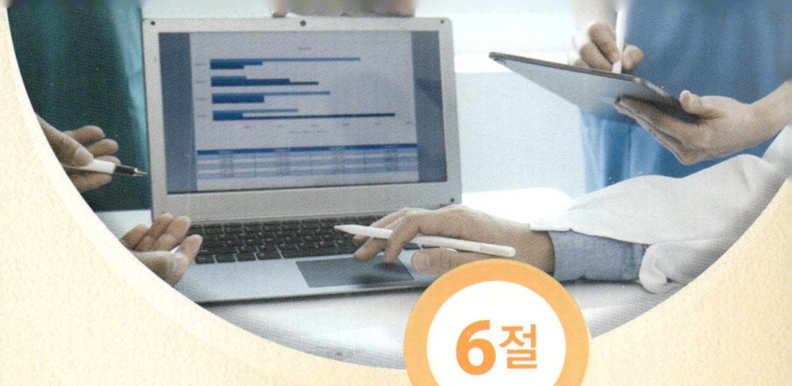

6절

간호서비스 마케팅

학습목표

1. 마케팅 개념을 설명한다.
2. 마케팅 관련 변수를 설명한다.
3. 서비스 마케팅 개념을 설명한다.
4. 서비스 마케팅 믹스의 요소를 설명한다.
5. 서비스와 제품 마케팅의 차이점을 설명한다.
6. 간호서비스 마케팅의 의의를 설명한다.
7. 간호서비스의 마케팅 믹스에 따른 네 가지의 각기 다른 전략들을 설명한다.

주요용어

- 관계 마케팅(relation marketing): 고객과의 약속을 지키기 위해 고객과의 직접적인 접촉을 처리하는 구성원의 기술
- 교환(exchange): 소비자가 얻고자 하는 것을 위해 대가를 제공하고 제품을 얻는 것
- 내부 마케팅(internal marketing): 직원을 최초의 소비자로 생각하여 외부소비자의 만족을 위해 내부소비자를 동기부여하는 마케팅 활동
- 마케팅 믹스(marketing mix): 판매를 촉진하거나 그에 영향을 미치기 위해 경영진이 활용하는 일련의 도구로서 제품(product), 가격(price), 유통(place), 촉진(promotion)의 네 가지가 해당
- 마케팅 전략(marketing strategy): 조직이 목표를 달성하고 경쟁 속에서 유리한 위치에 있을 수 있도록 조직의 자원을 최적의 기회를 위해 집중하도록 만드는 과정
- 마케팅(marketing): 개인 및 조직의 목표달성을 위한 교환을 창출하기 위하여 아이디어와 제품 및 서비스의 개발, 가격 결정, 촉진, 유통을 계획하고 실행하는 총체적 과정
- 서비스(service): 판매를 목적으로 제공되거나 또는 상품 판매와 연계하여 제공되는 제반활동
- 시장 세분화(market segmentation): 효과적인 마케팅 믹스를 개발하기 위해서 비교적 동질성을 갖는 세부 시장으로 시장을 나누는 것
- 시장(market): 인간의 욕구와 필요를 충족시키기 위해 교환을 하는 실제적 또는 잠재적 구매자들의 집합
- 외부 마케팅(external marketing): 전통적인 마케팅으로 서비스를 제공하는 고객이 기대할 수 있는 서비스를 어떻게 제공할 것인지에 대해 고객과 약속을 정하는 것
- 표적시장(target marketing): 시장 세분화를 통해 나누어진 시장 중에서 조직목표를 달성하기 위해 노력을 집중시킬 고객집단

마케팅은 인류가 물물교환을 시작했던 고대의 역사부터 시작된 사회적 활동 중 하나이다. 본 장에서는 마케팅의 정의와 오늘날의 고객 중심 사고로 진화된 마케팅 철학의 중요 변화를 설명한다. 또한 마케팅과 마케팅 믹스의 주요 개념을 통해 마케팅 활동을 통한 고객과의 관계의 중요성을 제시한다.

1 마케팅의 개념

마케팅(marketing)이란 용어는 '시장(market)'이란 단어와 진행형을 가리키는 접사인 '-ing'를 합성한 단어로, 움직이는 시장이란 의미이다. 시장이란 원래 '구매와 판매가 이루어지는 장소'를 의미하였지만 현대사회는 판매자와 구매자가 직접적인 물리적 만남 없이도 교환이 가능해짐에 따라 시장의 개념도 확대되어 '제품과 서비스의 실제적 또는 잠재적 구매자들의 집단'으로 정의되고 있다.

마케팅에 대한 개념은 학자마다 다양하게 정의되고 있다. 마케팅의 대부로 알려진 미국 노스웨스턴대학교의 코틀러Kotler는 "마케팅이란 교환과정을 통해서 고객의 욕구를 충족시키는 모든 인간 활동"이라고 간략하게 정의하고 있다. 또한 미국 마케팅학회(1985)에서는 마케팅을 "개인 및 조직의 목표를 달성하기 위한 교환을 창출하기 위하여 아이디어와 제품 및 서비스의 개발, 가격 결정, 촉진, 유통을 계획하고 실행하는 총체적 과정"으로 정의하고 있다. 스탠턴Stanton(1979)은 "현재 및 잠재고객의 욕구를 충족시키는 재화와 서비스를 제공하기 위해 이를 계획하고 가격을 산정하며 촉진, 유통을 하는 기업의 총체적 시스템"이라고 하였으며, 프라이드와 퍼렐Pride & Ferrel은 "다이내믹한 환경요인 내에서 교환을 조성 · 촉진하는 데 목표를 둔 개인적이고 조직적인 활동의 총합"이라고 하였다.

이러한 내용을 요약해 보면 마케팅은 고객의 욕구 충족을 통해 조직의 목표를 달성하기 위한 것이며, 구매자와 판매자 간의 교환과정을 통해 이루어지는 활동임을 알 수 있다. 이러한 마케팅은 영리를 목적으로 하는 일반 기업이나 조직뿐 아니라 정부나 지방자치 단체, 병원, 학교 등 비영리 조직에서도 적용이 가능하며 유형과 무형의 모든 제품이나 서비스가 마케팅의 대상이 된다. 그러므로 경쟁이 심화되고 소비자들의 권리가 강화된 오늘날 보건의료 시장에서도 마케팅의 필요성이 급증하고 있다.

2 마케팅 관련 개념들

1) 욕구

욕구(needs)는 생존에 필요한 인간의 기본 요구사항이다. 이에는 주거, 의복, 음식 및 물 등이 포함된다. 욕구는 마케팅의 가장 기본적인 개념으로 기본적인 만족이 결핍된 것을 느끼는 상태이다. 예를 들면, 겨울철에는 춥지 않기 위해 옷을 입고자 하는 욕구가 있으며, 배가 고프면 무언가 먹어야 한다는 욕구가 있다. 이러한 생리적인 욕구 외에도 안전, 소속감, 존경 등이 결핍되었다고 느낄 때 인간의 근본적인 욕구가 존재하며 그 욕구에 대해 필요를 가지게 된다. 인간의 욕구는 마케팅을 구성하는 가장 기본적인 요소이다.

인간은 욕구 충족을 하기 위해 자신이 구매할 수 있는 범위 내에서 최상의 가치와 만족을 제공하는 제품 혹은 서비스를 구입하려고 한다. 이러한 기본적인 욕구는 그들이 존재하는 사회나 마케팅 관리자에 의해 만들어지는 것이 아니라 인간을 구성하는 기본적인 부분이다. 따라서 의료나 간호서비스를 제공하기 위해서는 고객들의 욕구를 파악하고 이해하려는 노력이 수반되어야 한다.

2) 필요

필요(wants)는 욕구를 만족시킬 수 있는 구체적인 제품이나 서비스에 대한 바람을 의미한다. 예를 들면, 갈증이 생기면 선호하는 어떤 음료수를 마시고 싶어 한다거나 배가 고프면 무엇을 먹어야겠다고 생각하고 구체적인 음식을 먹고 싶어하는 등 욕구가 구체적인 제품으로 표출된 것이 필요이다. 인간은 무한한 욕구(needs)를 가지고 있으며, 이를 충족시키기 위해 사람들은 제품이나 서비스, 일을 하는 방식과 같은 다양한 것을 원한다. 또한, 사람들은 시간이 지남에 따라 원하는 것을 바꾼다. 욕구는 문화와 사회계층 및 성격에 따라 다르다. 따라서 욕구를 충족시키는 다양한 제품이나 서비스를 제공함으로써 인간의 욕구에 영향을 미칠 수 있다.

3) 수요

고객이 필요하거나 원하는 것을 구매할 의향과 능력이 있을 때 수요(demands)가 된다. 욕구와 필요가 있다고 해서 항상 수요로 나타나는 것은 아니다. 필요에 구매력이 뒷받침될 때 수요가 된다. 사람들이 필요한 것을 살 능력, 의지 욕구가 있을 때 필요가 충족될 수 있다. 따라서 수요 예측은 마케팅 전략을 세울 때 중요하게 고려된다.

4) 기타 마케팅 관련 개념

이 외에도 마케팅 관련 개념에는 제품 또는 서비스, 시장, 교환, 포지셔닝이 있다.

제품(products) 또는 서비스(service)란 인간의 욕구를 충족시키기 위해 시장에 제공되는 것을 말하며, 제품에는 유형의 제품뿐 아니라 의료나 간호처럼 서비스의 형태도 포함된다.

시장(market)은 교환의 개념에서 나온 것으로 인간의 욕구와 필요를 충족시키기 위해 교환을 하려는 욕구와 필요를 공유하는 실제적 또는 잠재적인 구매자들의 집합이다. 원래 시장은 그들이 재화를 교환하려고 모인 장소를 의미하였으나 경제학자들이 어떤 특별한 제품을 거래하는 구매자와 판매자 간의 모임으로 사용하면서 충족되지 않은 욕구와 구매의도 및 구매능력을 갖춘 개인이나 조직의 결합을 나타내게 되었다. 시장의 크기는 바로 이러한 특성을 갖춘 개인이나 집단의 수에 의해 좌우된다.

교환(exchange)이란 자신의 욕구 충족을 위해서 원하는 제품이나 서비스를 획득하고 그에 상응하는 무엇인가를 상대방에게 제공하는 행위이다. 실제로 교환이 발생하기 위해서는 정상적으로 교환 전보다는 양측 모두가 더 좋게 되어야 한다. 교환을 통해서 서로의 욕구를 원활하게 충족시키기 위한 일련의 활동을 마케팅이라고 하므로 교환은 마케팅의 핵심적인 개념이다.

포지셔닝(positioning)이란 표적고객에게 비교할 경쟁제품보다 확실하고 구별되며 원하는 것으로 정확한 위치를 인식시키는 것이다. 즉, 표적고객에게 마음속에 유리한 위치를 차지하기 위한 활동을 의미한다.

3 서비스 마케팅 개념

서비스(service)란 용어는 광범위하고 경우에 따라 다른 의미로 사용되기 때문에 이를 정확하게 정의하기는 어렵다. 그러나 서비스가 인간의 생활과 밀접하게 관련을 맺고 있는 보편적인 활동이라는 것에 대해서는 누구나 동감할 수 있다.

오늘날 서비스나 서비스 관련 산업은 경제구조에서 지배적인 위치를 차지하고 있다. 산업사회에서 서비스산업으로 변화하고 있는 추세는 정보화 시대로 언급되는 21세기에도 더욱 가속화될 전망이다. 서비스의 개념 및 본질에 대한 파악은 서비스 마케팅 이론의 기본적인 과제가 되고 있다. 서비스의 개념은 학자와 시대마다 그 의미가 조금씩 다르게 정의되어 왔다.

미국 마케팅협회(American Marketing Association)는 "서비스란, 판매 목적으로 제공되거나 또는 상품판매와 연계해서 제공되는 활동, 편익, 만족"으로 정의하였다. 키너와 베르나르Kinner & Bernhardt(1976)는 "서비스란, 사용자에게 소유권의 변동을 포함하지 않으면서 상당한 정도의 만족을 제공하는 식별이 불가능하고, 본질적으로 무형적인 활동"이라고 정의하고, 대부분의 경우에 이는 저장하거나 운반할 수 없다고 하였다. 이상의 정의들을 통해 서비스란, "고객의 편익이나 욕구를 충족시킬 목적으로 그의 명시적 요청에 의해 제공되는 무형의 행위나 성과로 어느 쪽의 소유로도 귀결되지 않는 것"으로 종합할 수 있다.

서비스는 눈에 보이지도 않고 만질 수 없는 행위이기 때문에 질을 표준화하고 일정한 수준으로 유지한다는 것은 일반 제품에 비해 어렵다. 이러한 점으로 인해 일정 수준이 유지되지 않는 서비스는 고객에게 불만을 줄 수 있고, 서비스 제공자의 이미지를 훼손할 수 있으므로 서비스의 질적 수준을 유지하는 것은 매우 중요한 일이다.

4 마케팅 믹스

마케팅을 설명하기 위해서는 네 가지 마케팅 수단, 즉 마케팅 믹스에 대한 개념을 이해해야 한다. 마케팅 믹스란, 판매를 촉진하거나 그에 영향을 미치기 위해 경영진이 활용하는 일련의 도구를 의미한다. 마케팅 목표를 달성하기 위해서는 효과적인 마케팅 전략이 수립되어야 하고, 효과적인 마케팅 전략 수립을 위해서는 다양한 마케팅 도구들을 활용하여야 한다.

이러한 활용 가능한 도구들의 결합을 마케팅 믹스라고 한다. 마케팅 믹스는 고객만족을 창출함으로써 조직의 목표를 효과적으로 달성하기 위해 조직이 구사할 수 있는 통제 가능한 변수들의 독특한 결합을 말한다. 일반적으로 마케팅 믹스는 제품(product), 가격(price), 유통(place), 촉진(promotion)으로서 이들 영단어의 첫 자를 따서 4P라고 불린다.

마케팅이 제대로 이루어지기 위해서는 마케팅 믹스를 통합적인 형태로 관리해야 한다. 즉, 마케팅 활동은 표적이 되는 시장의 고객들과 제품이나 서비스를 교환하면서 고객의 욕구와 기업의 목적을 만족시키기 위해 제품과 가격, 유통, 촉진 등 네 가지 하부 활동을 계획하고 실행하게 된다. 이는 마케팅 활동의 가장 핵심이 된다. 오늘날의 고객 중심 마케팅 개념에서 이들 네 가지 마케팅 수단을 원하는 목표고객의 관점에서 결정하고 평가한다면 보다 효과적인 고객만족으로 이어질 수 있게 된다.

1) 제품

제품(product)이란, 일괄적으로 시장에 제공되는 상품 또는 서비스들로 인간의 욕구와 필요를 충족시켜줄 수 있는 것을 의미한다. 이는 돈이나 다른 가치를 구하기 위해 교환하는 것으로서 제품은 고객의 욕구를 충족시키기 위해 계획되는 속성들이나 편익의 묶음으로 유형의 제품과 무형의 서비스를 모두 포함한다.

과거 제품의 개념은 제품기획과 생산과정 중심의 개념이었지만 현재 제품의 개념은 소비자의 만족이 중시됨에 따라 제품기획에서부터 소비자의 구매, 사용, 욕구 충족까지 모든 과정을 포함하는 포괄적 개념으로 확장되었다. 제품은 기업의 목적을 달성시켜주는 현실적인 수단이고 마케팅 목표를 달성하기 위해 수행되는 마케팅 활동의 중요한 요소이다.

제품은 표적시장 소비자들의 욕구에 부합되어야 하고, 적절한 유통경로를 통해 소비자들과 만나야 한다. 제품은 소비자들에게 잘 알려짐과 동시에 선호되어야 하고, 그 가격은 제품이 소비자에게 줄 수 있는 가치와 일치하도록 정해져야 한다.

2) 가격

가격(price)이란, 제품 또는 서비스에 부과된 값, 즉 제품을 획득하기 위해 고객이 지불하여야 하는 금액 또는 비용을 지칭한다. 따라서 가격은 제품을 소유하거나 사용하는 대가로 지불할 때 화폐와 같은 교환하는 매체로 표시된 가치로 볼 수 있다. 가격은 경제가치의 척도이자 화폐의 가치적 표현이며, 시간 및 노력 에너지 기타 등도 포함된다. 이는 단순히 유형적 제품뿐만 아니라 부가되는 여러 서비스나 제품을 구매함으로써 얻을 수 있는 효용과 가치를 포함하여 결정된다. 가격은 기업의 마케팅 노력으로 생산된 제품과 소비자의 욕구와 필요를 연결하여 교환을 실현하는 매개체 역할을 한다. 최근에는 가격이 다른 마케팅 요소, 특히 촉진 분야에 흡수되어 하나의 촉진도구에 포함되는 현상도 나타나고 있다. 이러한 현상은 인터넷 쇼핑몰 등이 등장하면서 가속화되는 경향을 보인다.

3) 유통

유통(place)은 재품 또는 서비스 제공자의 위치 및 고객접근성과 관계되는 개념으로, 제품 또는 서비스를 이용할 수 있도록 배포하고 보급하는 것을 말한다. 물리적인 접근성뿐만 아니라 의사소통 접근성과 접촉의 용이성까지도 포함된다. 이는 기업의 제품과 서비스가 소비자에게 전달되는 과정으로 생산자로부터 소비자에게 제품을 전달하는 행위이다. 유통의 핵심은 고객들에게 언제, 어디서, 어떻게 제품과 서비스를 전달할 것인지에 관한 문제로 소비자들이 접근하기 편리한 곳에 위치하는 것이고, 특정 제품이나 서비스의 흐름을 돕기 위해 이루어지는 일련의 유기체적 경로이다. 마케팅 믹스 중 정보통신기술의 발달을 통해 가장 다양한 전략이 개발될 수 있는 분야이다.

4) 촉진

촉진(promotion)은 제품 또는 서비스의 유익함에 대해 의사소통하고 시장에서 그것이 구매되도록 설득하는 활동이다. 흔히 PR (public relation), 광고, 판매촉진, 개인적 판매, 홍보 등이 이에 속하는 활동들이다. 즉, 제품을 구매하도록 정보를 제공하는 활동으로 기업의 제품이나 서비스를 주어진 가격에 구매하거나 구매를 유도할 목적으로 제품이나 서비스의 성능 또는 가치에 대하여 소비자에게 제품이나 서비스에 대한 메시지를 전달하기 위한 수단이며, 다양한 방법으로 수행된다.

5) 마케팅 믹스의 개발

마케팅 활동은 표적시장의 고객들과 제품이나 서비스를 교환하면서 고객의 욕구와 기업의 목적을 만족시키기 위해 가격을 결정하고 유통, 촉진 등을 계획하고 실행하는 과정이다. 이러한 마케팅 활동은 마케팅 믹스, 즉 제품(product), 가격(price), 유통(place), 촉진(promotion) 등을 종합적으로 결정하는 전략을 의미하며 이러한 마케팅 믹스는 표적시장과 포지셔닝을 고려하고 고객들의 욕구와 특성에 맞도록 개발이 되어야 한다(그림 2.6.1).

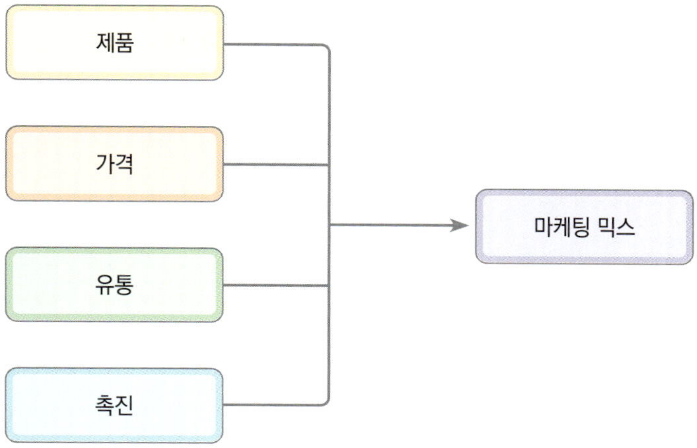

그림 2.6.1 마케팅 믹스: 4P

서비스산업이 급속하게 발전함에 따라서 몇몇 서비스 마케팅 연구자들은 유형적인 제품을 대상으로 하는 기존의 제품 마케팅 믹스 4P와는 달리 서비스산업의 독특한 특성을 고려하여 참여자(people), 생산과정(process), 과업환경(physical evidence)의 3P를 마케팅 믹스에 포함시켜 서비스 마케팅 믹스 7P를 제안하였다(그림 2.6.2).

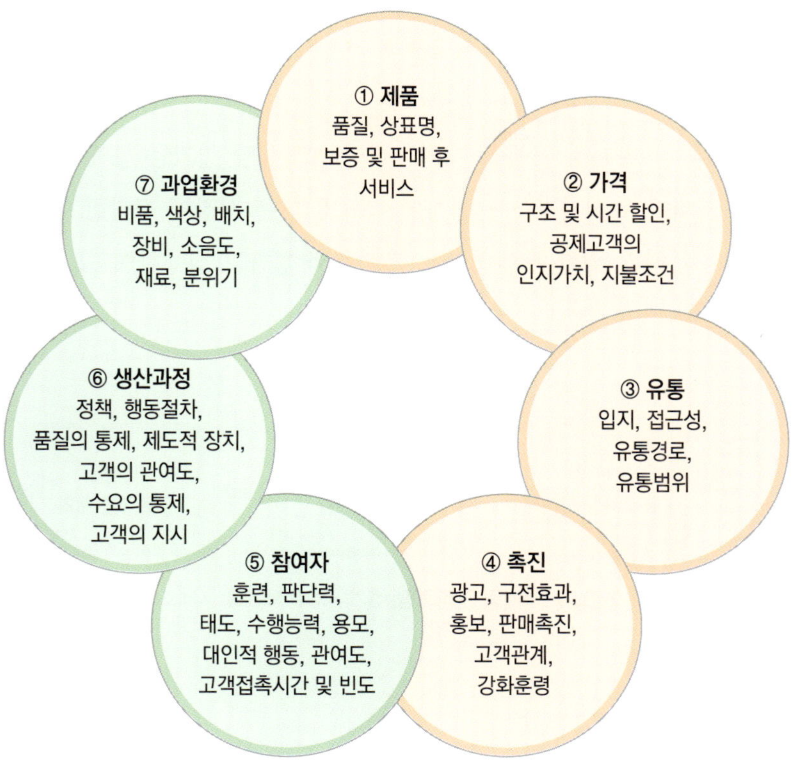

그림 2.6.2 서비스 마케팅 믹스의 구성요소. ①~④: 제품 마케팅 4P, ①~⑦: 서비스 마케팅 7P
출처: 이상환 외(2008). 서비스마케팅. 삼영당.

5 마케팅 활동과정

조직의 사명과 목표 그리고 전략적 방향이 결정되면 담당 부서에서는 이러한 방향에 따라 마케팅 활동을 계획 · 수행 · 통제하게 된다. 마케팅 활동은 기업의 방향을 결정하기 위해서 먼저 마케팅 환경과 시장 동향을 파악하여 마케팅 기회(시장 기회)를 분석한다. 기회를 분석한 이후 수요를 측정하여 시장을 세분화한다.

시장 세분화가 이루어진 다음, 기업은 다양한 고객들 가운데 어떤 고객을 대상으로 할 것인지 구체적인 시장을 결정하게 되는데 이를 표적(목표)시장이라고 한다. 표적시장이 선정되면 선정된 표적시장에서 기업이 확고한 위치를 차지하기 위해 구체적인 마케팅 활동을 수행하게 된다. 마케팅 활동은 제품 전략, 가격 전략, 유통 전략, 촉진 전략 측면에서 마케팅의 핵심적 관리활동인 마케팅 믹스를 개발하고 이를 구사하는 것이다(그림 2.6.3).

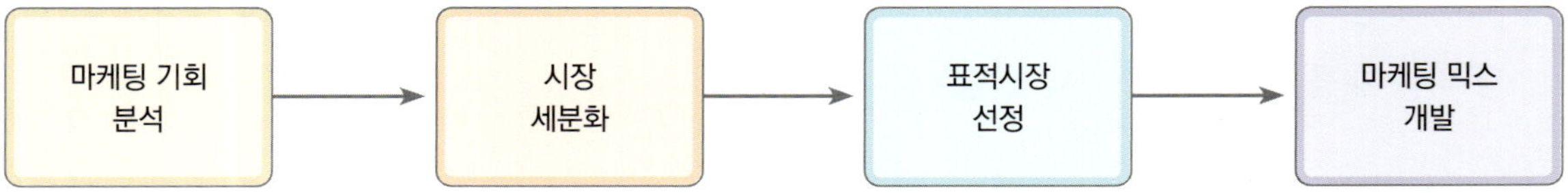

그림 2.6.3 마케팅 활동과정

마케팅 관리과정이란 마케팅 활동을 계획 · 집행하고 해당 결과를 통제하는 과정을 말한다. 시장을 분석한 마케팅 조사로 표적시장을 선정하여 목표가 되는 시장에 적합한 마케팅 전략을 수립하고, 이 마케팅 전략을 집행하기 위한 구체적 프로그램을 작성하고 실행하여 그 결과를 통제하는 일련의 활동으로 구성된다(그림 2.6.4).

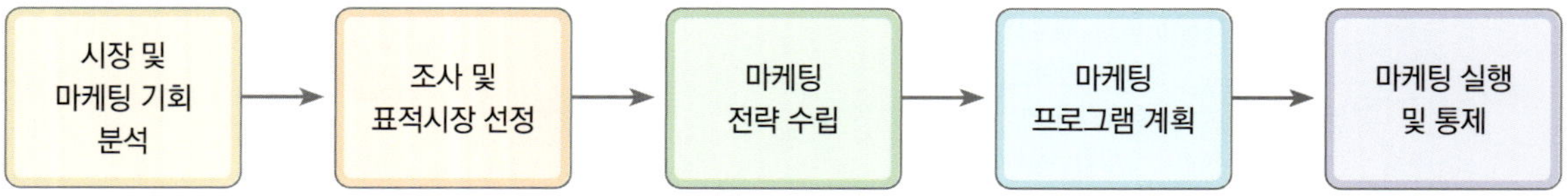

그림 2.6.4 **마케팅 관리과정.** 출처: 이상환 외(2008). 서비스마케팅. 삼영당.

1) 마케팅 기회(시장 기회)의 분석

마케팅 기회의 분석이라 함은 시장에서의 마케팅 기회를 찾기 위한 것으로 외부 환경 분석과 소비자

행동 분석에 의해 이루어진다. 의료현장에서의 마케팅 환경이란 의료조직의 경영활동에 영향을 미칠 수 있는 모든 환경을 말한다. 따라서 마케팅 환경 분석은 직접적으로 영향을 주는 원자재 공급자, 경쟁기업, 유통업자, 고객 등 이해관계자는 물론이고 정치 및 경제 환경, 기술 변화 등 제품이나 서비스에 영향을 미칠 수 있는 각종 환경을 분석하는 것을 말한다. 이와 함께 경쟁 기업이나 경쟁 대상에 대한 분석도 해야 한다. 경쟁 병원은 어느 병원인지, 경쟁 대상 서비스는 어떤 것인지, 그들의 전략은 무엇인지, 어떻게 변화를 계획하고 있는지 등 상세한 분석이 이루어져야 한다.

2) 시장 세분화 및 표적(목표)시장 선정

마케팅 기회의 분석을 거쳐서 다음으로 이루어져야 할 일은 표적시장을 선정하는 일이다. 고객의 세분화 및 목표고객 선정은 모든 마케팅 활동의 필수 과정이다. 표적시장 선정은 시장 수요 예측, 시장 세분화를 거치는 일련의 과정에 의해 이루어진다. 수요 측정은 현재와 미래의 시장 규모를 측정하는 것으로 질적 · 양적 방법에 의해 이루어진다. 수요 예측을 한 후 시장성이 있는 것으로 파악이 되면 그 다음으로 해야 할 일은 표적시장의 선정이다.

시장 세분화는 구매자의 특성과 반응, 요구에 따라 전체 시장을 비슷한 특성을 지닌 고객집단으로 나누는 것을 말한다. 비슷한 특성이란 성별, 연령별, 소득별, 교육 수준별 등으로 다양한 변수가 가능하다(표 2.6.1). 표적시장의 선정은 기업의 제품이나 서비스를 구매할 만한 고객들을 결정하는 것을 의미한다.

표 2.6.1 시장 세분화의 기준 및 변수

기준	변수
인구통계학적 특성	연령, 성별, 가족규모, 직업, 교육, 종교, 인종 등
지리적 특성	지역, 주거지역의 규모, 인구밀도, 교통 등
심리적 특성	사회적 계층, 라이프스타일, 성격 등
행동분석적 특성	구매계기, 중요시하는 마케팅 변수, 사용률 등

출처: 유동근, 서승원(2017). 통합 마케팅. 법문사.

각 기업들이 고객들 가운데 자신에게 가장 유리한 집단을 선택하여 이들을 위주로 마케팅 활동을 해야 한다. 따라서 표적시장으로 삼은 세분시장별로 다양한 측면에서 소비자의 마음속에 경쟁사의 제품이나 서비스와 비교하여 자기 제품이나 서비스가 자리 잡도록 하는 포지셔닝 작업이 이루어져야 한다.

자사의 제품이나 서비스에 대한 포지셔닝이 결정되면 그 다음 단계는 마케팅 믹스, 즉 제품과 가격, 유통, 촉진 전략을 통해 이러한 포지셔닝을 소비자들의 마음속에 구체화시켜서 이미지화하려는 노력을 하게 된다.

6 서비스의 특성

1) 무형성

서비스를 재화와 구분하는 가장 기본적인 특성은 무형성(intangibility)이다. 이는 서비스와 재화를 구별하는 특성 가운데 가장 핵심적인 것으로서 보고, 듣고, 만지고, 냄새를 맡아서 평가할 수 있는 물체(object), 장치(device), 사물(thing)이 아니라 행위(deed), 수행(performance), 노력(effort)이기 때문이다.

서비스는 실체가 아니고 일종의 수행이기 때문에 소비자는 눈으로 확인할 수가 없다. 그러므로 소비자가 서비스를 제공받기 전에는 실체를 파악하기 힘들고 제공받은 후라 하더라도 그 결과에 대해 소비자 나름대로 평가를 할 뿐 평가에 대한 구체적이고 객관적인 증거를 제시하기 어렵다.

서비스의 무형성은 두 가지 차원으로 구분된다. 이는 소비자에 의해 만져질 수 없다는 물질적 무형성과 정신적으로 이해하거나 파악하기 힘들다는 정신적 무형성이다. 따라서 소비자는 서비스를 잘못 이해하거나 제공된 서비스에 대해 의문을 가질 수 있으며, 정보처리과정이나 상품 평가 시에도 어려움을 겪게 된다.

2) 비분리성

생산과 소비의 비분리성(inseparability)은 서비스 생산과정에서 소비가 동시에 이루어짐을 의미한다. 제품의 경우 먼저 생산된 다음 판매되고 소비되지만, 서비스는 먼저 판매된 후 생산과 소비가 동시에 이루어진다. 또한 고객은 서비스가 생산되는 동안에 실재하며 그에 따라 생산과정을 지켜보고 참여할 수도 있다. 아울러 서비스가 생산되는 과정에 고객들이 상호작용을 하며, 그 결과 상호 간의 경험에도 영향을 미칠 수 있다. 결국 서비스를 행하는 것은 물리적 설비와 정신적 · 물리적 노동을 결합한 결과를 의미한다.

이러한 비분리성으로 인하여 고객이 서비스의 생산과정에 참여하면 생산자의 측면에서는 서비스의 한 부분으로 인적 요소의 중요성이 부각된다. 즉 서비스 공급자는 고객들과 지속적으로 접촉하게 된다. 이러한 서비스 공급자와 고객과의 상호작용은 결정적 사건(critical incidents)이라고 할 수 있는데, 이러한 결정적 사건은 고객만족과 고객확보에 매우 중요한 역할을 하게 된다.

3) 이질성

이질성(heterogeneity)이란 동일한 서비스라 하더라도 그 서비스를 누가, 언제, 어디서 제공하느냐에 따라 제공된 서비스의 질이나 성과가 다르다는 것을 말한다. 특히 서비스의 무형성과 서비스 제공자-소비자 간의 상호작용에 의해 상이하게 지각되는 성과는 서비스의 이질성을 더욱 크게 만드는 결과를 보인다.

제공되기 이전에 서비스의 품질을 통제할 수 있는 방법이 부족하다는 점이다. 서비스 접촉은 실시간(real-time)으로 발생하고, 고객은 이러한 서비스 생산과정에 현존하게 된다. 따라서 서비스의 생산 및 전달과정에서 문제가 발생하게 되면, 고객에게 서비스가 전달되기 이전에 품질통제의 수단을 강구하는 것이 매우 어렵게 된다.

서비스의 이질성은 서비스가 생산 및 전달되는 과정상 계속해서 완벽한 서비스 품질을 달성하는 것이 불가능하게 하는 요소이다. 제조공정에서는 대개 문제점들이 공정 내의 동일한 지점에서 발생하기 때문에 문제가 발생하더라도 장기적인 관점에서 잘못된 점을 찾아내고 시정하는 것이 가능하다. 그러나 서비스 공정에서는 실수가 언제 어디서 어떻게 발생될지를 예측할 수 없기 때문에 이를 찾아내거나 시정하는 것이 거의 불가능한 특성이 있다.

4) 소멸성

서비스의 소멸성(perishability)은 제품과 달리 판매되지 않은 서비스는 사라지고 재고로 보관하여 저장할 수 없다는 것이며, 향후의 수요에 대비해서 저장할 수 없다는 것을 의미한다. 즉, TV 세트는 팔리지 않아도 계속 재고로 남게 되지만 연주회, 항공기의 빈 좌석, 병원 입원실의 빈 침상들은 이용 기회가 계속 유지되는 것이 아니라 사라지게 되는 것이다. 이러한 저장 불가능성은 서비스를 마케팅하는 데 매우 심각한 영향을 미치게 된다. 대부분의 서비스는 생산되는 시점에서 소비되어야 한다.

제품마케팅 담당자의 관점에서 보면 '언제 어디서 고객이 제품을 구매할 것인지'가 소비자 행동을 이해하는 데 중요한 문제일 수 있지만, 서비스처럼 매일매일 공정이 발생하는 경우에 이것은 중요한 문제가 아니다. 또한 앞서 언급한 바와 같이 저장 불가능성은 품질통제의 어려움을 유발하기도 한다.

7 서비스 마케팅의 요소와 전략

1) 내부 마케팅

내부 마케팅(internal marketing)의 개념은 조직 내의 인적 자원을 대상으로 한 마케팅활동을 의미한다. 종래의 마케팅에서는 외부 고객에게 초점을 맞추어 마케팅 연구나 계획 등이 실천되어 왔으나, 내부 마케팅은 내부 고객인 직원을 대상으로 그들을 동기부여하기 위하여 계획되고 실시된다.

내부 마케팅은 조직 내부의 직원을 내부 고객으로 인식하여 그들을 대상으로 욕구에 맞는 직무를 제공하도록 계획하고 실행하는 마케팅활동이다. 또한, 내부 마케팅은 직원의 동기부여를 통해 고객 지향적으로 변화시킴으로써 그들의 대 고객서비스 수준을 향상시켜 고객만족을 유도하려는 마케팅 활동이다(그림 2.6.5).

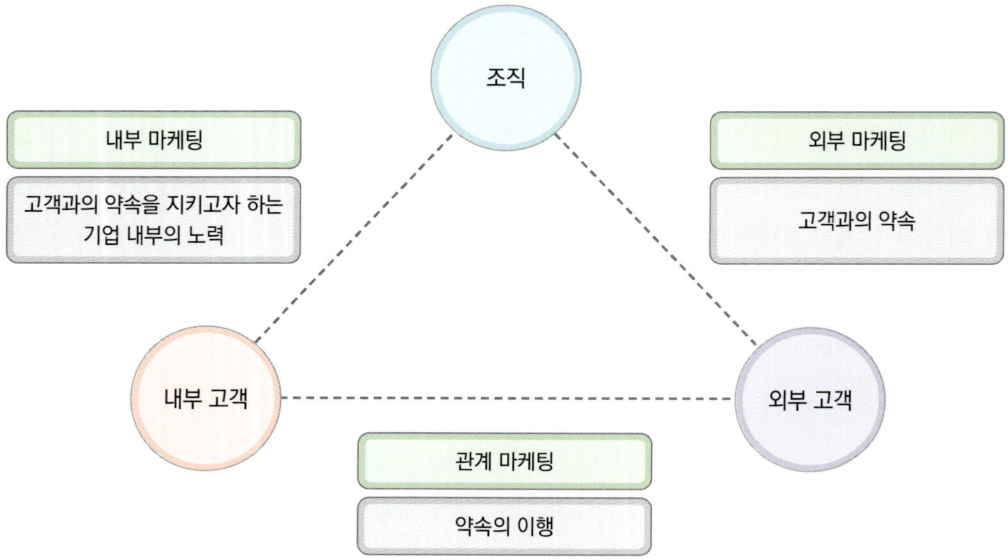

그림 2.6.5 서비스 마케팅 삼각형. 출처: 박창식(2002), 병원마케팅, p.106.

2) 외부 마케팅

외부 마케팅(external marketing)은 전통적인 마케팅으로 서비스를 제공하는 조직이 고객이 기대할 수 있는 서비스를 어떻게 제공할 것인지에 대해 고객과 약속을 정하는 것이다. 즉 조직이 고객에게 제공할 서비스에 대한 준비와 가격 결정, 분배, 촉진하는 모든 일상적인 업무를 통하여 서비스 품질에 대한 보증을 하고 고객과 의사소통하는 것이다. 또한 외부 고객에게 서비스를 제공하고 이용자의 만족을 통하여 조직의 가치를 창출시키는 역할을 말한다.

3) 관계 또는 상호작용 마케팅

과거 마케팅의 주된 관심은 거래 마케팅의 유통경로에 있었지만 1970년대 이후에는 고객과의 관계를 중시하는 관계 마케팅으로 그 중심이 이동하고 있다. 즉 고객과의 약속을 지키기 위해 고객과의 직접적인 접촉을 처리하는 직원의 기술을 의미한다. 이는 고객에게 기술적인 품질에 대한 보장뿐 아니라 기능적인 품질까지도 함께 제공되어야 한다. 서비스 마케팅에서 서비스의 질은 서비스 전달자와 밀접하게 관련되는데, 특히 의료나 간호 같은 전문서비스는 더욱 그러하다. 서비스 이용에 만족하는 고객은 기관에 대한 신뢰와 애착을 가지게 되고 기관과 소비자와의 관계를 형성시키는 결속의 과정을 거쳐 지속적으로 그 기관을 이용하는 충성 고객으로 발전하게 된다.

8 서비스 마케팅과 제품 마케팅의 차이

서비스 마케팅은 고객을 초점으로 하여 생산과 소비가 동시에 일어나는 특성을 가지므로 제품에 대한 전통적 마케팅과 관계 마케팅이 혼용되는 마케팅을 조직 내 모든 직원이 함께 참여해야 한다. 그러나 제품 마케팅은 시장을 시작점으로 하여 생산과 소비가 분리되므로 이러한 마케팅은 생산과 소비의 매개로 기능하고 조직 내에서는 마케팅 부서가 제품에 대한 마케팅을 담당한다는 것이 서비스 마케팅과의 차이점이다(표 2.6.2).

표 2.6.2 서비스 마케팅과 제품 마케팅의 차이

구분	서비스 마케팅	제품(전통적) 마케팅
대상	초점: 고객	시발점: 시장
생산-소비관계	생산과 소비의 동시성	생산과 소비의 분리
마케팅 기능	상호작용 마케팅+전통적 마케팅	생산과 소비의 매개 기능
조직	전 직원의 참여	마케팅 부서(전문가)
가치생산	구매자와 판매자의 상호작용에서 생산	공장에서 생산

출처: 서성한 외(2003). 최신 마케팅. 삼우사, 557.

제품과 구별되는 서비스의 특징을 추가하여 제시하면 다음과 같다.

- 서비스는 고객이 소유할 수 없는 무형의 수행이다.
- 고객이 생산과정에 참여한다.
- 사람이 상품의 일부분이다.
- 품질을 통제하기 어렵다.
- 고객이 평가하기 힘들다.

- 재고가 없다.
- 시간요소가 중요하다.
- 유통경로가 다양하다.
- 서비스의 기술적 질을 판단할 수 없다.

9 간호서비스 마케팅의 의의

1) 간호서비스 마케팅의 필요성

오늘날 변화된 보건의료환경은 보다 적극적인 마케팅 도입이 필요하다. 이는 영리조직뿐 아니라 정부기관, 대학, 종교단체, 문화단체 같은 비영리조직에도 마케팅 도입이 이루어지고 있는 최근의 사회 변화와 맥을 같이 하는 일이다. 즉, 이제는 마케팅의 활용이 영리를 목적으로 하는 기업의 전유물이 아니라는 인식 하에 관리자들 스스로 소비자들의 욕구 변화와 사회적 · 경제적 변화에 민감하게 관심을 갖게 되었고, 다양한 측면에서 고객만족을 이끌어내기 위한 노력을 기울이고 있다.

의료서비스 시장의 경쟁이 심하지 않았던 과거에는 병원 경영자 및 대부분의 의사와 간호사들이 의료소비자를 고객으로서 인식하는 것이 부족했다. 그러나 최근 의료시장의 경쟁 심화와 시장개방 등으로 인해 의료서비스 시장도 공급자 중심에서 소비자 중심으로 바뀜에 따라 고객만족을 높이지 않으면 조직의 존재 자체까지 위협을 받게 되었다. 그리하여 대기시간의 감축, 예약제도의 시행, 지속적인 환자관리를 위한 마케팅 기법 개발 등 과거에는 생각조차 하기 어려웠던 많은 일들이 고객만족도 증진을 위해 사용되고 있다.

의료나 간호의 특성을 살펴보면 서비스 분야로서의 특성을 지니고 있음을 알 수 있다. 즉, 전통적으로 의료나 간호 사업은 서비스라는 인식이 매우 약하고 전문성이 강한 분야였으나 최근에는 서비스라는 인식이 강화되면서 서비스 마케팅의 도입이 급격히 이루어지고 있다.

일반적으로 서비스는 크게 무형성, 비분리성, 변화성, 소멸성의 네 가지 특성을 가지고 있다. 무형성은 형태를 갖지 않는 것을 의미하며, 제품에 비해 서비스는 추상적이고 만져지지 않는 특성을 지닌다. 비분리성이란 생산과 소비가 동시에 이루어져서 상호 간에 분리가 가능하지 않다는 것을 말한다. 변화성은 서비스 제공자에 따라 제공받는 서비스에 차이가 날 수 있듯이 유형의 제품처럼 서비스의 표준화가 어려운 측면을 의미한다. 소멸성이란 판매나 사용 후에 보관이 어려운 측면을 의미한다. 이처럼 무형 서비스로서의 특성을 갖고 있는 의료나 간호서비스의 관리는 서비스로서의 특성을 잘 살려서 각각의 특성에 대한 장단점을 충분히 살려서 그에 맞는 마케팅 전략을 세워 나가야 한다.

2) 의료 및 간호서비스 시장에서 고객들의 욕구

일반적으로 전문성이 강한 분야일수록 공급자 중심의 사고가 조직을 강하게 이끌게 되어 고객 중심 마케팅에 대한 도입이 어렵다. 의료인들도 병원이나 보건의료기관을 찾아온 고객들을 소비자의 개념으로 받아들이지 않고 의료 및 간호서비스를 베푸는 입장에서 생각하는 경우가 많았다. 이에 의료소비자들은 고객 중심으로 변화된 사회 전반의 변화 속에 생활하면서 상대적으로 공급자 중심이었던 병원이나 보건의료조직에 대한 불만이 높아질 수밖에 없었다.

의료소비자들이 갖는 가장 큰 불만족 요인으로는 서비스에 대한 설명 부족, 지나치게 긴 대기시간, 연령이나 신분 등 개별 의료소비자들의 특성을 무시하는 경향, 불필요한 과잉 진료에 따른 과다 진료비 청구, 대도시 집중 성향이 강한 의료기관의 설립 등을 들 수 있다.

3) 의료 및 간호서비스의 고객 중심 마케팅

고객들이 갖고 있는 불만족은 앞서 제시한 고객 중심의 충분한 정보제공, 대기시간 감축, 개별화된 서비스 제공, 의료의 접근성 강화, 지속적인 고객관리 등을 통해 해결 가능하다. 그러므로 먼저 고객의 입장에서 충분한 정보가 제공되도록 해야 한다. 의료나 간호서비스는 전문성이 높아서 소비자들은 이해가 어려운 부분이 많다. 따라서 상대적인 정보 부족으로 인한 고객 불만족 사례가 많이 발생할 수 있으므로 이 부분에 대한 해결 노력을 우선적으로 기울여야 한다. 이 과정에서 의료소비자들을 대상으로 의료인들만 아는 전문적인 용어를 사용하기보다는 소비자 입장에서 누구나 이해가 가능한 쉬운 용어로 설명이 이루어지도록 해야 한다.

일상적인 건강관리나 건강증진 등 의료소비자들이 관심을 많이 갖는 의료정보는 물론이고 새로운 의료정보나 기술 등에 대해서도 의료소비자들에게 알리는 노력이 지속적으로 이루어져야 한다. 의료소비자들이 원하는 정보를 그들의 입장에서 충분히 제공하게 되면 고객만족도가 높아지고 아울러 치료나 간호의 효과도 좋아지며, 장기적으로는 의료기관의 조직 유효성도 함께 높아져서 궁극적으로 의료소비자와 공급자 모두에게 바람직한 결과가 나타나게 된다.

보건의료서비스에의 접근성 강화를 위한 노력은 국가적 차원에서도 제도적 보완을 통해 지속적으로 이루어지고 있으며, 이러한 사업은 병원이나 보건의료 조직에서의 개별적인 노력도 함께 이루어지도록 해야 한다. 최근 지역 거점대학 병원을 중심으로 한 암센터의 건립 같은 예는 지나치게 대도시 집중화가 심한 의료시장을 지역별로 분산시켜서 대상자들에게 의료서비스에의 접근성을 좋아지도록 한 좋은 예가 된다.

고객 불만족 요인의 해결과 함께 이루어져야 하는 핵심적 마케팅 관리기법이 지속적인 고객관리 시스템의 개발이다. 병원이나 보건의료 조직을 방문한 고객을 지속적으로 관리할 수 있는 시스템의 개발과 함께 이에 부응하는 서비스를 제공해서 지속적인 고객만족 창출이 이루어질 수 있도록 해야 한다. 즉, 고객 중심 마케팅의 개념은 마케팅 수단인 마케팅 믹스를 고객을 중심으로 설정하고 실행이 이루어지게 하는 과정이다.

10 간호서비스의 마케팅 믹스에 따른 전략

1) 제품 전략

소비자가 서비스를 구매할 때 실제로 구매하는 것은 경험이다. 간호서비스의 제품은 간호사가 의료소비자에게 직접 제공하는 간호서비스 자체를 말한다. 제품 전략이란 간호서비스의 수준 향상을 위한 다양한 노력으로 기존 간호서비스의 질적 향상과 새로운 간호서비스의 개발을 위한 노력이다.

기존의 간호서비스를 향상시키기 위해서는 간호의 질 향상 방안을 활용하여 간호단위별 · 단계별로 체계적이고 지속적으로 수행하고 평가해야 한다. 또한, 간호서비스에 대해 의료소비자 입장에서 재검토하여 불필요한 서비스 단계를 줄이고 의료소비자가 기대하는 편익을 극대화하는 방향 등을 생각해 볼 수 있다. 간호업무과정의 개선, 핵심서비스에 대한 사후관리 서비스 강화 등이 그 예가 될 수 있다.

새로운 서비스에 대해서는 간호서비스에 대한 필요가 사회적 요구가 될 수 있도록 가시화하고 내용의 제품화 등을 통해 발전시켜 나가야 한다. 새롭게 개발할 수 있는 간호서비스 제품으로는 인구노령화에 따른 각종 서비스, 종합건강검진센터, 운동처방 같은 일반인의 건강증진을 위한 서비스, 가정전문간호사, 호스피스 전문간호사 등 전문간호사에 의해 제공되는 전문화된 상급간호서비스가 해당될 수 있다.

2) 가격 전략

간호서비스의 가격은 간호서비스를 이용하거나 소비하기 위해 고객이 지불하는 금전적 가치를 말한다. 제품 가격은 시장에서 가격결정구조에 의해 수요와 공급에 따라 결정되는 것이 원칙이지만 우리나라 간호서비스의 가격은 대부분 정부의 건강보험수가에 의해 결정된다.

가격이 통제된다는 특성 때문에 보건의료기관에서 서비스 가격을 임의로 정하기 어렵다. 또한 간호서비스에 대한 가격은 단순히 간호관리료라는 항목에 묶여서 지불되거나 일부 서비스를 제외하고는 간호수가로 책정되어 있지 못하고 의료수가에 포함되어 있다. 그 결과 실제 간호현장에서 제공되는 매우 다양한 종류와 수준의 간호서비스가 차별화되어 가격으로 가치를 제대로 인정받지 못하고 있는 실정이다. 양질의 간호서비스를 제공하기 위해서는 간호서비스의 경제적 가치를 충분히 반영할 수 있는 수준으로 가격이 산정되어야 하고 또한 건강보험수가로 적절히 책정되어야 한다.

현재 노령인구의 증가와 함께 보다 전문적인 간호서비스의 요구가 높아지고 있다. 따라서 간호서비스에 대한 가치원가분석을 통해 소비자와 제공자 모두가 납득할 수 있는 합리적인 가격이 설정되어야 한다.

3) 유통 전략

유통이란 서비스가 생산자에게서 소비자에게로 용이하게 전달되도록 지원하는 활동으로 주로 고객 접근성과 관련되는 개념이다. 간호서비스에서 유통 전략은 간호서비스가 제공되는 장소의 편의성을 강조하는 건물구조나 시설배치, 위치선정 등을 통한 물리적 접근성 제고, 간호서비스를 병원뿐 아니라 지역 및 가정으로 확대하여 제공하는 간호서비스 전달체계의 다원화, 전문적 수준을 갖춘 인적 자원을 확보하여 전문적인 간호 상담이나 설명, 교육, 야간진료 등을 통해 수준 높고 편리한 간호서비스를 제공하는 정보적 접근성 등이 있다.

4) 촉진 전략

촉진은 간호조직과 간호표적시장 간에 간호서비스와 관련되는 모든 정보에 대해 적절히 의사소통하는 것이다. 간호서비스의 촉진 전략은 간호서비스의 가치와 효용성을 이미지화하여 전달하는 것을 의미하며 단순히 간호서비스를 알리기 위한 것뿐만 아니라 고객과의 지속적 관계를 통해 장기적 서비스 이용을 촉진하는 것을 목표로 한다. 촉진 전략은 크게 광고, 홍보, 인적 촉진으로 구분할 수 있다. 간호서비스는 국민의 건강과 안녕에 기여해야 하는 비영리적인 성격의 서비스이므로 일반적인 마케팅에서 사용하는 광고나 홍보 전략을 사용하기 어렵다.

간호서비스에서 가용할 수 있는 촉진 전략으로는 간호서비스를 받은 간호대상자들과 직접적인 접촉을 통해 접근할 수 있는 전략이 효과적이다. 즉 간호사의 전문성, 태도, 언어 등에서 간호대상자에게 친숙하고 신뢰할 수 있는 인상을 주는 이미지 강화 전략이 촉진 전략이다.

광고의 경우, 우편이나 인터넷 등을 활용하여 새로이 제공되는 간호서비스에 대해 정보를 제공할 수 있다. 예를 들면, 가정에서 방문간호가 필요한 대상자나 급성기 간호 후 재활간호가 필요한 대상자에게 이의 필요성을 인식시키는 것이다.

홍보활동은 간호서비스를 인쇄물, 소책자 사용, 미디어를 통해 대중에게 전달하여 간호서비스에 대한 수요를 촉진하는 방법이다. 예를 들면, 재해 시 간호봉사단을 파견하여 봉사활동을 하는 것이나 지역사회 소외계층을 위한 봉사활동 등 간호의 전문적 이미지를 강화하는 활동들이 긍정적인 측면을 홍보하는 예가 될 수 있다(표 2.6.3).

표 2.6.3 간호서비스 마케팅 전략

제품 전략	가격 전략	유통 전략	촉진 전략
• 종합검진센터 • 유전상담센터 • 전문적인 간호서비스 개발 (암환자간호, 종합검진센터, 뇌신경센터, 심혈관센터, 호스피스간호 등) • 고객맞춤서비스 • 간호업무과정 개선	• 가격의 차별화 • 개별화된 간호서비스 가격 개발 • 보험수가 정책	• 야간진료 • 예약진료 • 상담실운영, 설명 • 가정간호 • 전화상담 • 주차장, 병원의 시설 및 병원의 위치 • 대기시간 감소 • 가정간호서비스 확대	• 전문적이고 친절한 간호 서비스 개선 • 전문적이고 신뢰감 있는 간호사의 이미지 강화 전략 • 홍보(봉사활동, 의료선교 등) • 소책자 발간 • 병원신문, 인쇄물, 우편을 통한 광고

참고문헌

고인곤 외(2020). 최신 마케팅. 무역경영사.
김수배(2012). 실무중심의 병원 마케팅 관리. 현문사.
김운신(2016). 의료서비스 조직의 내부마케팅에 대한 최근 동향. 한국컴퓨터정보학회지, 21(6), 83~86.
김현경 외(2006). 간호사의 마케팅관련 개념에 대한 인지도와 교육요구도. 간호행정학회지, 12(4), 615~623.
박주희(2010). 의료마케팅. 대학서림.
박창식(2007). 병원 마케팅의 이해. 대학서림.
유동근, 서승원(2017). 통합 마케팅. 법문사.
이미애 외(2012). 간호서비스 질, 의료서비스 만족, 병원 재이용 의도 간의 관계. 간호행정학회지, 18(1), 96~105.
이상환 외(2008). 서비스마케팅. 삼영당.
허은주, 정면숙(2018). 의료 및 간호서비스마케팅 국내 연구동향 분석. 간호행정학회지, 24(4), 352~363.
홍상진(2020). 슬기로운 의료마케팅. 현문사.

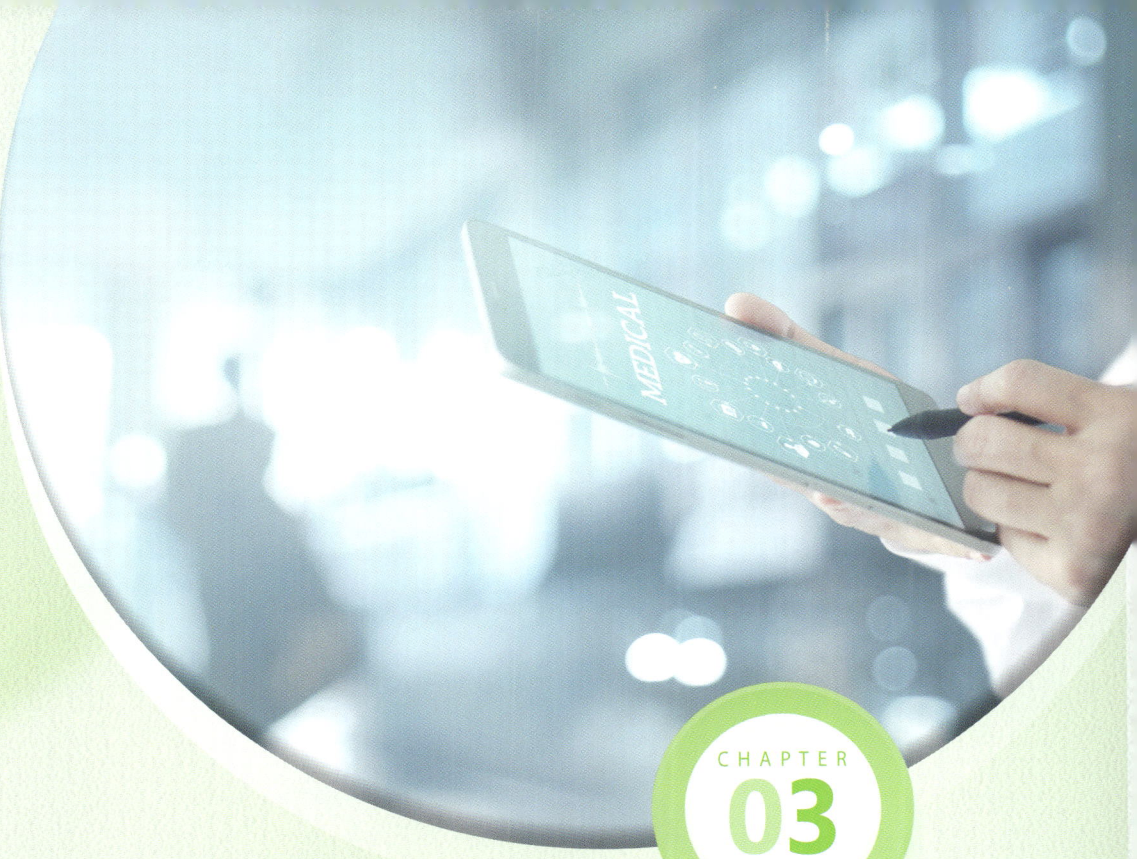

CHAPTER 03

조직

개요

조직이란 공식적인 목표달성을 위해 2인 이상으로 구성된 협동체로 그 자체가 하나의 체계로서 외부의 여러 환경들과 상호작용하며 인력, 물자 및 에너지를 받아들이고 그것을 특정한 생산물이나 서비스로 변형하여 환경에 산출하는 개방체계(open system)로 기능한다.

본 장에서는 조직과 관련된 개념들을 정의하고 다양한 형태의 조직유형을 비교 · 분석하여 특성을 살펴보며 조직구조 및 조직화의 원리에 대해 설명한다. 직무설계, 직무분석, 직무평가를 설명하는 직무관리에 대해 이해하고 조직문화와 조직 변화를 다룬다.

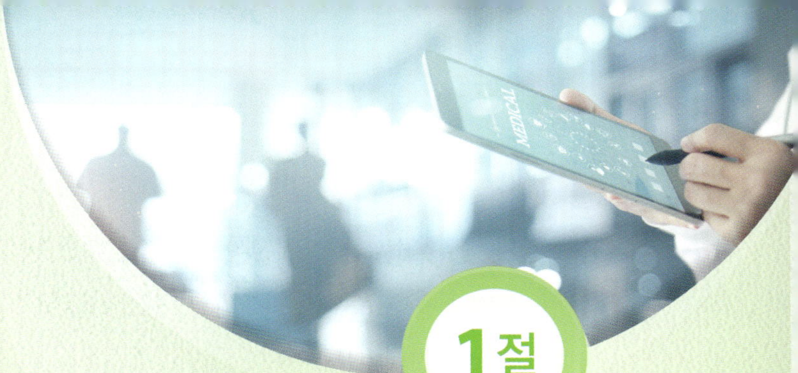

1절

조직화와 조직구조

학습목표

1. 간호조직에서 계층제의 원리, 통솔범위의 원리, 명령통일의 원리, 분업-전문화의 원리, 조정의 원리가 적용되는 상황을 이해한다.
2. 권한의 개념을 정의한다.
3. 권한위임 시 고려해야 할 사항을 열거한다.
4. 간호조직에서 권한위임의 사례를 파악한다.
5. 조직구조의 유형을 열거한다.
6. 조직구조의 결정요인을 열거한다.
7. 간호조직에서 공식, 비공식조직의 적용사례를 확인한다.
8. 간호조직에서 라인조직과 스태프조직의 적용사례를 확인한다.
9. 간호조직에서 직능조직의 적용사례를 확인한다.
10. 간호조직에서 매트릭스조직의 적용사례를 확인한다.
11. 간호조직에서 프로젝트조직의 적용사례를 확인한다.
12. 간호조직에서 위원회의 활동을 열거한다.

주요용어

- 조직(organization): 공동 목표를 달성하기 위해 만들어진 2인 이상으로 구성된 협동체
- 조직화(organizing): 조직을 형성하는 과정, 관리활동이 보다 효과적으로 운영되도록 업무 수행자가 수행할 직무 및 역할, 각 직무 상호 간의 관계를 규정해 나가는 것
- 권력(power): 어떤 개인이나 집단이 다른 개인 또는 집단의 행태에 영향을 미칠 수 있는 능력
- 권한(authority): 조직에서 의사결정이나 행동을 취하고 자원을 임의로 사용할 수 있도록 공식적으로 부여받은 권리, 정당성이 인정된 권력
- 책임(responsibility): 조직구성원이 자신의 직위와 관련해서 수행해야 할 임무와 의무
- 책무(accountability): 직위(position)에 부과된 업무 수행에 따른 책임이나 임무
- 위임(delegation): 관리자가 업무의 일부를 아랫사람이 수행하도록 하기 위해 일과 권한을 아랫사람에게 주는 것
- 공식조직(formal organization): 조직의 공식적인 목표를 달성하기 위해 인위적으로 만들어진 분업 체제
- 비공식조직(informal organization): 공식조직 내에 존재하면서 인간 상호관계에 의해 자연발생적으로 생긴 조직
- 라인조직(line organization): 의사결정과 명령의 권한을 중심으로 직속 관계의 연쇄에 따라 형성되는 조직
- 라인-스태프조직(line-staff organization): 라인관리자의 업무를 지원해주고 조언해주는 스태프(staff)의 기능이 설치된 조직
- 직능조직(functional organization): 비슷한 직무를 유형별로 통합시켜 조직을 기능적 구조로 만들 때 나타나는 조직
- 매트릭스조직(matrix organization): 조직의 직능 부문을 전문화하면서 동시에 전문화한 부문을 프로젝트로 통합한 조직
- 프로젝트조직(project organization): 특정 프로젝트를 수행하고 해결하기 위해 한시적으로 만들어진 임시조직
- 위원회(committee): 각 부문 간의 협조와 조정을 통해 합리적 의사결정을 하기 위해서 구성된 합의 기구

1 조직의 개념

인간은 태어나면서부터 많은 시간과 에너지를 조직에 투입하며 조직화된 사회에서 삶을 영위하고 있어 조직과 현대인의 삶은 매우 밀접한 유기적인 관계를 맺고 있다. 관리자가 조직의 목표달성을 위해 조직구조를 체계화하고 권한과 권력, 조직화의 기본원리 등을 이해하는 것이 매우 필요하다.

조직이란 특정한 공식적 목표를 달성하기 위해 2인 이상으로 구성된 협동체로, 그 자체가 하나의 체계로서 외부의 여러 환경들과 상호작용하며 환경으로부터 인력, 물자 및 에너지를 받아들이고 그것을 특정한 생산물이나 서비스로 변형하여 환경에 산출하는 개방체계(open system)이다.

버나드Barnard(1938)는 "조직이란 목적을 달성하기 위하여 2인 이상의 사람들이 협동하는 시스템이며, 협동하면서 사람들이 의식적으로 조정하는 시스템"이라고 하였으며, 베버Weber(1947)는 "조직은 협동집단(corporate group)으로서 폐쇄되어 있거나 규칙에 의해 외부인의 가입이 제한되어 있는 사회관계로 특정인들에 의해 질서가 유지되는 관계"로 정의하였다. 에치오니Etzioni(1964)는 조직을 "특정한 목적 추구를 위해 의식적으로 구성되고 재구성되는 사회적 단위"로 정의하였다.

조직은 사회적으로 가장 기본적인 기능단위이자 목적지향적 활동단위이다. 개인적으로는 인간의지의 실현도구이자 삶 전반에 걸쳐 의미 있고 광범위한 영향을 미치는 실체로, 집단의 신념이나 철학의 표현이자 실천단위이고 기구이기도 하다. 그러므로 조직의 과업을 완수하기 위해서는 조직의 사명과 목적달성을 위한 조직이 세워져야 한다.

조직의 개념은 과정과 구조라는 두 가지 개념을 동시에 내포하고 있다(유종해, 2000).

첫 번째, 조직화(organizing)의 개념은 조직을 형성하는 과정을 의미하는 동태적인 표현으로 기능적인 의미를 내포하고 있다. 조직화는 관리활동이 보다 효과적으로 운영되도록 업무를 수행하는 각 담당자가 수행할 직무 및 역할, 각 직무 상호 간의 관계를 규정해 나가는 것이다. 즉, 조직에서 수행되어야 할 과업은 무엇이며, 그러한 과업의 수행을 누구에게 맡겨야 할 것이며, 과업을 어떠한 방법으로 한데 묶어야 하며, 누가 누구에게 보고해야 할 것이며, 특정한 의사결정을 어느 위치에서 이루어지게 할 것인가 등과 관련된 실천과정을 말한다.

두 번째, 조직은 조직화된 구조를 의미하는 정태적 표현으로, 조직화과정에서 형성되는 결과인 구조로서의 조직(organization)을 뜻한다(하인과 워시번Hein & Washburn, 1998). 학교, 군대, 기업 등은 모두 구조적 형태를 가진 조직이다.

조직은 일정한 목적을 달성하기 위해 인간들이 상호작용하는 하나의 구조적 형태를 가지고, 권한과 책임 면에서 업무 분담과 조정이 이루어지는 곳으로, 조직화과정에 의해 형성되는 결과인 구조(structure)이다.

■ 조직의 특징

현대 조직은 격변하는 환경에 적응하기 위해 기본적인 조직의 특징을 파악하는 것이 매우 중요한데, 조직의 특징은 다음 세 가지 관점으로 나누어 볼 수 있다(권인호, 2001).

- 조직은 추구해야 할 분명한 목표가 있고, 이를 달성하기 위한 공식적 조직으로서 구조를 갖춘 집단이다. 그리고 인간은 이에 속한 구성원으로서 합리적으로 사고하고 행동하는 존재로 간주된다.
- 인간을 강조하는 자연적 시스템으로서의 조직이다. 조직은 명목상의 목표와 공식적 목표를 가지고 있으나 실제적으로는 구성원 개개인의 이익이 공동의 목표로 설정되기 때문에 조직이 유지되고 사회적인 관계를 형성하는 것이 특징이다.
- 환경과의 상호작용을 강조하는 개방체계로서의 조직이다. 그러므로 조직의 목표와 구조가 조직 외부의 환경변화에 끊임없이 영향을 받으면서 조직의 항상성을 지켜나간다.

이러한 조직의 특징을 요약하면 다음과 같다.

- 조직은 많은 수의 구성원으로 이루어진다.
- 조직은 사명, 비전, 철학과 목표를 갖는다.
- 조직에는 공식적 구조와 과정이 있다.
- 조직은 일반적으로 계층구조를 갖는다.
- 조직은 합리성의 지배를 받는다.
- 조직은 시간선상에서 움직여가는 동태적인 존재로 수명을 갖는다.

2 조직의 구성과 관련된 개념

1) 직위와 역할

직위(position)는 공식조직에서 역할에 대한 위치를 의미하며, 이것은 조직의 구조적인 측면을 구성한다. 직위란 조직 내에서 총체적인 직무의 체계적 배열 속에 차지하고 있는 위치를 말하는 것으로, 직무 간 일련의 권리와 의무를 나타내는 계층적 구조이자 직위를 점하고 있는 사람들 간의 적절한 관계 및 행위를 설명하기도 한다.

역할(role)은 개인이 특정 사회에서 차지하는 지위 또는 직위와 관련하여 수행해야 하는 행동을 말한다. 즉, 역할은 조직에서 일정한 위치를 차지한 사람에게 기대되는 권리와 의무상의 행동을 의미하는 것으로 조직의 기능적인 측면을 구성한다.

2) 권력과 권한

권력(power)은 사회적 관계에서 어떤 개인 또는 집단이 다른 개인 또는 집단의 행태에 영향을 미칠 수 있는 능력을 말하는 것이다. 권력은 조직에서 반드시 공식적인 것은 아니나 조직을 구성하는 여러 변수들을 강제하고 통제할 수 있는 역동적인 힘이므로 단순히 지배의 개념만이 아닌 조직의 총체성을 확보할 수 있는 기본적이고 필수적인 개념이다.

권한(authority)은 조직에서 의사결정을 하거나 행동을 취하고 자원을 임의로 사용할 수 있도록 공식적(formal)으로 부여받은 권리(right)이다. 그러므로 권한은 조직규범에 의해서 '정당성이 승인된 권력'으로, 일반적으로 직무(job)를 수행할 수 있게 하는 자유 재량권을 의미한다. 즉, 권한은 스스로 일을 결정하고 그 결정을 타인이 따르게 할 수 있는 힘을 말하는 것으로서, 전통적으로 조직구조 형성에 필수적인 것으로 조직의 위계질서를 형성하는 데 매우 중요한 구실을 한다. 권한은 직무를 수행하기 위한 것으로써 직무 없이는 권한도 없고, 권한이 없는 직무도 없다.

3) 책임과 책무

책임(responsibility)은 권한의 반대 개념으로, 조직구성원이 자신의 직위와 관련해서 수행해야 할 임무와 의무(obligation)를 말한다. 책무(accountability)는 책임보다는 좀 더 특수하고 협의적인 의미로, 주로 직위(position)에 부과된 업무 수행에 따른 책임이나 임무를 의미한다. 따라서 책무는 그 업무에 대해 의사결정할 수 있는 권한이 부여되었을 때에만 성립되는 개념이다.

간호관리자는 안정된 간호조직의 균형상태를 유지하고 간호부서의 일을 성공적으로 조직하기 위해서 권한, 책임, 책무 간의 균형을 이루고 유지할 수 있는 기술을 익혀야 한다.

4) 위임

다양한 인력과 팀으로 구성되어 있는 보건의료 환경에서 간호관리자가 직무를 효과적으로 완수하기 위해서는 위임을 사용하게 된다. 위임(delegation)은 조직 내에서 활용하는 가장 기본적인 관리방법으로 모든 인력의 전문성과 재능을 잘 사용함으로써 조직의 직무를 향상시키는 전략이다. 따라서 간호관리자뿐만 아니라 일반간호사도 위임을 사용할 수 있는데, 적절하게 사용하면 간호대상자 간호의 효과를 극대화할 수 있지만 부적절하게 사용하면 좌절감을 초래할 수 있다. 그러므로 효과적인 위임을 위해서는 감독과 위임의 능력을 개발해야 한다. 위임을 거부하고 모든 것을 자신이 하는 관리자나 간호사는 심각한 문제를 야기하게 된다.

(1) 위임의 개념

위임은 관리자 업무의 일부를 수행하기 위한 권한과 책임을 어떤 사람에게 주는 것을 의미한다.

위임은 단순히 아랫사람에게 과업이나 업무만을 할당하거나 문제를 떠넘기는 것이 아니라 구성원에게 독자적으로 활동하기 위한 적절한 권한을 주고 업무를 잘 성취해 내도록 필수적인 자원을 제공해주어야 한다. 그러므로 위임에는 책임 절대성의 원칙(principle of absoluteness of responsibility)과 예외의 원칙(principle of exception)이 적용될 수 있다.

책임 절대성의 원칙이란 권한을 위임했어도 책임은 위임될 수 없음을 의미한다. 그러므로 상사가 부하에게 자기의 일을 위임했다고 하더라도 이 일에 대해서는 책임을 져야 한다는 것이다. 예외의 원칙은 상사가 일상적이고 반복적인 일을 부하에게 위임하고 자신은 예외적이거나 우연적인 업무만 수행하게 되는 것을 의미한다.

올바른 위임은 관리자가 위임 업무에 대한 궁극적인 책무를 가지고 있으면서 부하에게는 그 일을 수행하는 데 필요한 권한을 함께 부여함으로써 발전할 수 있는 기회를 제공해 주는 것이다.

(2) 위임의 구성요소

위임이 발생하기 위해서는 위임자, 피위임자, 과업, 대상자 · 상황이라는 네 가지 구성요소가 있어야 한다.

① 위임자

업무를 수행하기 위해서는 정부의 면허나 기관의 직위에 의해 위임된 권한을 가지게 되는데, 간호사는 학위, 면허, 정책에 따라 이러한 권한을 갖게 된다. 따라서 위임자는 자신의 실무범위 내에서만 위임을 할 수 있다. 과업을 완수하기 위한 책임은 위임자에게 남아있기 때문에 위임자는 각 피위임자의 수행 수준을 알고 있어야 한다.

효과적인 위임을 위해서, 위임자는 위임할 일이 결정되면 그 일을 수행하는 데 필요한 지식과 경험 또는 인격 등의 자격요건을 명확히 하고, 이 요건에 부합되는 적임자를 선택해야 한다. 위임자는 피위임자에 대해 위임된 일을 효과적으로 원활하게 수행할 수 있도록 준비시켜야 하며, 위임한 업무에 대한 통제방법을 계획해야 한다.

② 피위임자

피위임자는 위임자로부터 할 일에 대한 지시를 받는 사람으로, 두 개인의 관계는 기관 정책을 통해서나 근무지 환경에 의해서 결정된다. 피위임자는 자신의 직무기술서나 능력, 훈련을 벗어나는 지시 업무는 거부할 수 있어야 한다.

③ 과업

과업은 위임되는 활동을 말하는 것으로, 일반적으로 일상적이거나 세부적인 업무를 위임하여야 한다. 또한 어떤 특정의 하부조직에만 관계되는 일, 즉 조직 전체에 영향을 미치지 않는 일을 부하에게 위임하여야 한다. 그러므로 중요한 사안일수록 위임의 정도는 낮아지고, 전문적인 지식과 견해가 필요한 것은 전문가에게 위임하는 것이 바람직하다.

④ 대상자 · 상황

간호 목표를 달성하고 대상자의 안전을 위해서는 위임되는 간호 상황과 대상자를 명확하게 해야 한다. 즉 위임할 때는 대상자의 요구, 다른 대상자와의 관계 등을 분명히 하고 적절한 자원의 이용 가능성을 고려해야 한다. 또한 특정 대상자에 대한 식사 배식, 직접 간호활동, 대상자와의 통화, 청소, 자료입력 등 친숙한 상황에서 위임된 업무를 충분히 수행할 수 있고 대상자의 안전을 강화할 수 있으므로 위임이 일어날 상황과 환경을 고려하는 것이 필요하다.

(3) 위임 시 고려사항

간호관리자나 간호사는 위임을 고려할 때 모든 업무나 활동이 위임되지 않는다는 것을 유념해야 한다. 따라서 위임자는 본인에 의해서만 수행될 수 있는 업무, 다른 사람이 수행하도록 할 수 있는 업무, 본인이 하지 않아도 되는 업무를 확인하는 것이 필요하다. 특히 간호업무 분야에서 권한 위임 시 반드시 고려해야 할 사항은 다음과 같다(AACN, 2004).

- **잠재적 해악**: 권한위임으로 인해 발생할 수 있는 잠재적 해악이 있는 업무는 위임하지 않는 것이 좋다.
- **위임되는 업무나 직무의 복잡성 정도**: 과업이나 직무에 필요한 기술이 복잡할수록 위임은 하지 않는 것이 좋다.
- **요구되는 문제해결과 혁신성의 정도**: 위임업무가 매우 주의를 기울여야 하고 고도의 판단력과 혁신성이 요구된다면 그 업무는 위임하지 않는 것이 좋다.
- **결과의 예측 불가능성**: 위임 결과가 알려지지 않거나 예측이 불가능한 업무라면 위임하지 않는 것이 바람직하다.
- **상호관계의 정도**: 업무를 위임함으로써 상호 간의 신뢰관계가 깨지거나 약해질 수 있는 업무는 위임하지 않는 것이 바람직하다.

그러므로 간호사는 자신의 업무를 위임할 때 다음의 다섯 가지 사항(five rights)을 확인하는 것이 필요하다(NCSBN, 1995).

- **올바른 과업(right task)**: 어떤 일을 위임할지를 결정한다.
- **올바른 환경(right circumstance)**: 위임된 업무를 수행하기 위한 적절한 자원이 이용 가능한가? 위임받은 사람이 업무를 수행하기 위한 올바른 감독자가 있나? 위임된 업무를 수행하기 위한 환경은 우호적인가?

- 올바른 사람(right person): 위임업무를 안전하게 수행하기 위해 필요한 지식과 경험을 갖추고 있는가?
- 올바른 지시/의사소통(right direction/communication): 과업의 목표, 제한점, 기대를 포함한 과업을 명확하고 간결하게 기술한다.
- 올바른 감독(right supervision): 적절한 모니터와 평가, 필요시 중재하고, 피드백을 한다.

(4) 위임의 장 · 단점

오늘날 모든 보건의료기관은 기대되는 결과의 달성에 목적을 두고 있다. 이를 위해서는 위임이 적절하게 잘 이루어져야 한다. 올바른 위임을 통해 얻을 수 있는 장점은 다음과 같다.

- 관리자는 조직 전체에 해당하는 중요한 일과 고차원적 업무에 전념할 수 있다.
- 부하직원의 경험을 업무에 적극 활용하고 잠재력을 키울 수 있다.
- 관리자와 부하직원 모두 자신의 전문성을 살릴 수 있다.

그러나 다음과 같은 단점이 초래될 수도 있다.

- 권한이 분산되어 부서별 이기주의가 팽배할 수 있다.
- 업무의 분산으로 인해 조직 전체의 비용이 증가한다.

3 조직구조의 구성요소

조직활동의 기반을 제공하는 조직구조는 복잡성(complexity), 공식화(formalization) 그리고 집권화(centralization)의 세 요소에 의해 영향을 받으며(그림 3.1.1), 조직은 이들 요소가 결합되는 정도에 따라 달라진다(김남현 역, 1997; 이창원 외, 2005; 신유근, 2006).

1) 복잡성

조직이 성장하여 규모가 커지게 되면, 일을 더 많이 분할하게 되고, 더 많은 부서들이 생겨남으로써 더욱 복잡하게 된다. 복잡성(complexity)이란 조직의 분화(differentiation) 정도를 의미하는 것으로 하위단위로 세분화된 정도를 말한다. 조직의 분화는 단위 부서 사이의 횡적 분화 정도를 나타내는 수평적 분화(horizontal differentiation)와 조직의 계층화 정도를 나타내는 수직적 분화(vertical differentiation)가 있다(이창원 외, 2005). 또한 조직 내 업무의 분화와 전문성과 계층구조의 수는 지리적 분화와도 관련이 있다.

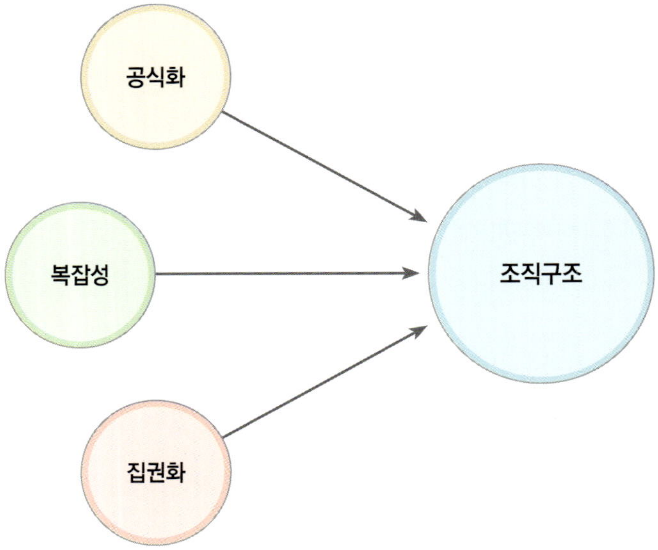

그림 3.1.1 조직구조의 구성요소

(1) 수평적 분화

수평적 분화란 과업의 분화로 세분화된 활동들을 직무와 대응시키고 이를 다시 그룹별로 결합시키는 과정으로 부문화(departmentation) 또는 부서편성이라고 한다. 즉 부문화는 부서 전체 수준에서의 분업으로 분화된 여러 활동들을 수평적으로 조정하는 방법을 말하는 것으로 전문가 집단을 만드는 것을 말한다(신유근, 2000). 따라서 조직 내에 전문적인 지식이나 기술이 필요한 직무의 수가 많으면 많을수록 그 조직의 복잡성은 더욱 높아진다.

(2) 수직적 분화

수직적 분화란 조직구조의 깊이를 뜻하며, 권한 계층의 최상층에서부터 시작하여 최하층에 이르기까지의 계층 수를 의미한다. 계층의 수가 많으면 많을수록 의사소통의 왜곡 가능성은 그만큼 더 커지고, 직원들의 의사결정을 조정하는 것도 그만큼 더 어려워진다. 따라서 간호관리자는 의사소통, 조정 및 통제상의 모든 문제를 다루는 데 더 많은 주의를 기울여야 한다. 수직적 분화는 조직의 원리 중 명령통일의 원리와 밀접한 관련성을 가지고 있다.

(3) 지리적 분화

조직이 여러 지역에 걸쳐 경영활동을 하는 경우에는 조직의 사무실, 공장, 인력 등이 지리적으로 분산되는 데, 이렇게 분산된 정도를 지리적 분화라고 한다. 지리적 분화 자체가 조직구조의 복잡성을 구성하는 제3의 요인이 되기도 하는데, 이것은 지역이라는 물리적 거리만으로도 조직구조의 복잡성이 증가하기 때문이다.

2) 공식화

공식화(formalization)란 조직 내의 업무가 표준화되어 있는 정도를 의미하며, 조직구성원들이 수행하는 업무들이 어느 정도로 공식적인가에 대한 개념이다. 조직을 관리하는 데 공식화가 필요한 이유는 조직구성원의 행동을 정형화함으로써 통제가 용이해지고, 조직구성원들의 행동과 결과에 대한 예측 가능성을 높여주기 때문이다. 뿐만 아니라 공식화는 조직구성원들의 표준화된 행동을 통해서 조직의 혼란을 미연에 방지할 수 있으며 같은 투입물을 같은 방법으로 처리하도록 하고, 그 결과 일정하고 동일한 표준의 산출물을 생산하도록 한다.

조직 내에 보다 많은 규칙이나 절차가 정형화되어 있으면 조직구조는 보다 공식화된 조직구조 형태로 설계된다. 공식화 수준은 조직의 규칙이나 정책의 정도로서, 공식화 정도는 기관마다 다르며 조직 내에서도 직무의 특성에 따라 서로 다르다. 대체로 단순하며 반복적으로 수행하는 직무일수록 공식화가 용이하지만 전문화 수준이 높은 직무는 공식화하기 어렵다. 조직의 상위층으로 올라갈수록 관리자는 비정형화된 직무에 대한 의사결정을 많이 하는 반면, 하위층에서는 상대적으로 정형화된 반복적인 업무를 많이 하게 된다.

3) 집권화

집권화(centralization)란 조직 내 자원 배분에 관련된 의사결정의 집중도 및 직무수행에 관계된 직위 간 권한의 분배 정도를 의미한다. 즉 자원 분배 및 조직 정책에 관해 개인이 의사결정에 참여하는 정도와 직무에 관한 의사결정에 개인이 참여하는 정도이다.

조직구성원 간의 직무수행에 관계된 직위 권한이 어떻게, 얼마나 분배되는지에 따라 집권화 또는 분권화(decentralization)가 결정된다. 집권화는 자유로운 선택을 할 수 있는 공식적 권한을 어느 한 개인 · 단위부서 및 상위계층이 보유하고 있으며, 반대로 분권화는 권한이 하급기관이나 하위계층으로 위임되어 있는 것을 의미한다. 즉 집권적 또는 분권적 조직구조 형태는 주로 권한위임 정도에 따라 결정된다. 집권화는 직무가 전문화되어 있고 권한위임이 잘 되어 있지 않으며, 기능적으로 부문화되어 있는 조직에서 자주 발생한다.

최근에는 과거의 집권적인 간호조직에서 팀제나 파트장이라는 분권화된 직책으로 개편되는 조직이 증가하고 있다. 집권화 또는 분권화는 조직의 특성, 외부환경, 시장의 분포, 구성원 특성에 영향을 받고, 각각의 장점과 단점이 있다. 따라서 집권화 정도는 조직의 상황과 주어진 업무기능과 직무의 성질에 따라 달리 적용하는 것이 필요하다. 집권화와 분권화에 대한 효용성과 장 · 단점은 표 3.1.1과 같다.

표 3.1.1 집권화와 분권화의 효용성과 장 · 단점

구분	효용성	장점	단점
집권화	• 일상적이고 규칙적 직무수행 • 조직 생존이 외부의 영향을 많이 받을 경우	• 통일성 촉진 • 비용절약 • 위기나 외부환경 영향에 대한 신속한 대처 가능	• 조직의 관료주의 및 권위주의적 성향 초래 • 행정의 실효성에서 벗어나기 쉬움 • 창의성, 자주성, 혁신성 결여 • 조직의 탄력성 결여
분권화	• 일정하지 않고 불규칙적인 업무 • 대규모 조직 • 조직관리의 탄력성이 요구되는 경우 • 신속한 반응, 창의성, 자주성, 능동성이 필요한 조직 • 판매시장이 넓게 분포하거나, 시장구조가 복잡한 경우	• 최고관리자에게는 중대한 일에 대한 의사결정을 위한 충분한 시간 부여 • 구성원의 자발적 참여와 협조유도로 일에 대한 동기부여와 창의력 발휘 • 구성원의 직무만족도 향상 • 하급자에 대한 업무수행능력에 대한 객관적 평가 용이 • 조직 내 의사전달 개선 • 조직 실정에 맞는 신속한 업무처리 가능 • 조직 내 구성원들 간의 인간관계를 증진 • 비공식적이며 민주적인 관리체제로 발전	• 중앙조직의 지휘감독과 통제의 약화 • 모 조직에 대한 협동심 감소 • 부서별 이기주의가 팽배 • 조직 전체의 업무 통합이 어렵고 업무의 중복으로 인한 처리 비용 증가 • 조직 전체에 적용할 수 있는 방침에 대한 일관성 유지의 어려움

4 조직화

1) 조직화 과정

조직단계는 관리과정에서 기획단계의 다음 단계로, 조직을 구성하는 단계이다. 계획이 수립되어 목표가 제시되면 그것을 달성하기 위해 필요한 활동을 확인하고 분류하여 수직적 · 수평적으로 분업하며, 이를 유사한 업무 중심으로 부서를 편성하고 각 부서들의 관계를 조정함으로써 조직의 형태가 갖추어진다. 조직의 형태가 갖추어지면 조직 내 인적 자원과 물적 자원을 이에 따라 적절하게 배분한다.

조직화 과정을 단계별로 설명하면 다음과 같다.

(1) 제1단계: 목표설정

앞으로 진행해야 할 일들을 결정하기 위해 우선적으로 사업이 달성해야 할 목표를 명확히 설정한다.

(2) 제2단계: 업무의 분화

설정된 목표를 달성하기 위해 필요한 활동들을 확인하고 분류하며 사업수행에 필요한 모든 활동을 논리적으로 정의하고 분석한다. 간호부서를 간호행정팀, 간호교육팀 등의 하부구조로 분류하는 것은 간호부서의 전체 사업을 보다 성공적이고, 효율적으로 성취하기 위해 필요한 활동들을 분화하는 것이라 할 수 있다.

(3) 제3단계: 조직구조의 구성

앞으로 수행해야 할 업무와 수행할 사람 및 장소를 기초로 조직의 구조를 구성한다. 업무를 직원이 수행할 수 있는 정도로 세분화하고 재구성한 후 해당 업무를 담당할 부서에 할당하는 것을 부문화(departmentation)라고 한다. 업무구조를 효과적으로 구성하기 위해서는 물리적 환경, 생산품, 생산과정, 도구, 소비자의 특성 같은 요소를 고려해야 한다.

(4) 제4단계: 과업활동의 조정

조직구성원들의 활동이 조화를 이루기 위해서 구성원 각자가 담당하는 권한, 책임 및 책무의 관계를 전체적인 조직의 구조 안에서 파악한다. 이러한 활동은 조직 내의 협동과 조정이 원활히 이루어질 수 있도록 한다.

2) 조직화의 원리

조직화의 원리는 복잡하고 큰 조직을 합리적으로 편성하고 능률적으로 관리함으로써 그 조직이 추구하는 목표를 효과적으로 달성할 수 있도록 조직을 구성할 때 적용되는 일반적인 원리를 말한다. 이러한 원리는 능률주의적 행정이 지배적이던 시대에 강조되던 것으로, 오늘날 모든 조직에 적용하기에는 한계가 있으므로 각 조직의 여건을 고려하여 행하는 것이 필요하다. 고전적인 조직이론가들이 공통적으로 제시한 조직화의 기본 원리는 다음과 같다.

(1) 계층제의 원리

계층제의 원리(principle of hierarchy)란 공식조직 내 구성원 상하 간의 등급과 계층을 설정하고 각 계층 간 권한과 책임을 분배하여 명령과 지휘 · 감독체계를 확립하는 것을 의미한다. 즉 조직구조의 수직적 계층 분화에 따른 직위의 권한과 관련된 원칙이다. 계층제는 기능적으로는 비전문적인 단순 작업으로부터 고도의 전문적인 작업에 이르는 다양한 직무의 등급체계와 함께 하지만, 구조적으로는 권한과 책임의 수직적 위임에 따른 계층적인 명령체계를 가지고 있다.

조직의 수직적 계층수가 적을수록 조직의 상층부에서 개별적인 부하의 직위에 이르기까지의 권한 계통이 명확해지게 된다. 또한 의사결정에 대한 책임이 더욱 분명해지며 조직의 의사소통도 더욱 효과적으로 이루어지게 된다. 반면, 상하의 수직적 계층이 많아지면 정보전달이 늦어지고 의사소통이 불충분하거나 왜곡되어 상호 이해가 곤란하게 된다. 따라서 이 원칙은 관리 한계의 적정화를 고려하여 적용하는 것이 바람직하다.

계층제는 조직에 다음과 같은 기능을 부여한다.

- 조직 목표설정과 업무배분의 통로가 된다.
- 권한과 책임 위임의 통로가 된다.
- 의사소통의 통로가 된다.
- 조직 내 명령통일의 통로가 된다.
- 지휘, 감독을 통한 조직의 질서유지 통로가 된다.
- 조직 내부의 분쟁 조정과 해결의 수단이 된다.

그러나 과도하게 계층제의 원리를 강조할 경우, 다음과 같은 역기능이 발생하기도 한다.

- 의사소통의 왜곡과 자유롭고 융통성 있는 인간관계 형성의 저해로 인해 조직의 경직성이 초래된다.
- 변화하는 조직 환경에 신축적으로 대응하는 것이 어렵다.
- 조직구성원이 비합리적인 관계로 변질되기 쉬우며 이로 인해 조직에 대한 소속감 저하와 이직 등이 유발될 수 있다.
- 인간의 개성을 상실하게 하고 조직구성원의 소속감을 감소시킨다.
- 창의성과 자율성의 저해로 조직구성원이 기계적인 전달도구로 전락하기 쉽다.

(2) 통솔범위의 원리

통솔범위는 한 사람의 관리자가 능률적이고 효과적으로 통제할 수 있는 부하직원의 수 또는 조직 단위의 수이다. 통솔범위가 제기되는 것은 인간이 가질 수 있는 관심의 폭과 통솔 능력에는 한계가 있고, 행정능률의 증가는 직접 통솔할 수 있는 부하직원의 수와 관계가 있기 때문이다.

통솔범위의 원리(principle of span of control)란 한 사람의 통솔자가 직접 감독할 수 있는 한정된 부하직원의 수와 범위를 초과해서는 안 된다는 원리이다.

관리 한계의 정확한 수에 대한 많은 연구가 수행되었으나 정확한 수는 여러 상황적 요인에 따라 다를 수 있다. 제1차 세계대전 당시 영국군 장교였던 해밀턴**Hamilton** 장군은 효과적으로 통솔할 수 있는 하급자의 수를 3~6명이라고 하였고, 행정이론가인 페이욜**Fayol**과 어윅**Urwick**은 5~6명이 적당하다고 했다. 그레이쿠나스**Graicunas**는 상급자가 하급자를 통솔할 때 고려해야 할 관계의 수와 부하직원의 수를 제시하며 적절한 부하직원의 수를 5~6명이라 하였다. 보통 관료조직의 피라미드형 조직에서는 최고관리자인 경우 2~3명, 중간관리자는 4~8명, 하급관리자는 8~10명

정도가 적당하다고 알려져 있다.

통솔범위를 결정할 때는 다음과 같은 사항을 고려해야 한다.

- 조직의 계획과 방침이 명확할수록 관리 폭은 넓어진다.
- 부하의 과업이 일상적이고 반복적이며 비전문적일수록 관리 폭은 넓어진다.
- 부하의 업무수행 평가 기준이 명확할수록 관리 폭은 넓어진다.
- 부하의 능력이 유능할수록 관리 폭은 넓어진다.
- 조직의 정보전달 능력과 기법이 발달할수록 관리 폭은 넓어진다.
- 스태프의 지원이 많을수록 관리 폭은 넓어진다.
- 지역적 분산도가 좁을수록 관리 폭은 넓어진다.
- 관리자의 경영관리 기능이 많고 복잡할수록 관리 폭은 좁아진다.

일반적으로 통솔범위에 따라 조직계층의 수가 달라지므로 통솔범위는 조직의 구조와 깊은 관계를 가지고 있다. 즉 통솔의 범위와 조직계층의 수는 반비례 관계로, 통솔범위가 넓어질수록 계층의 수는 적어지므로 조직 형태가 수평구조를 이루고 집권적 · 통제적 조직이 된다. 반대로 통솔범위가 좁아지면 계층의 수가 많아져서 수직구조를 이루게 되고 분권적 · 자율적 조직이 된다.

(3) 명령통일의 원리

명령통일의 원리(principle of unity of command)란 조직의 질서를 유지하기 위해 명령체계의 확립을 요구하는 원리로, 조직의 구성원들은 한 사람의 상사로부터 지시를 받고 보고할 책임을 갖는다는 원리이다. 명령통일의 원리가 잘 지켜지면 조직 내 갈등문제는 더욱 줄어들 것이며 결과에 대한 개인적 책임감은 더욱 커질 것이다.

오늘날에는 전문화를 강조하는 조직이 증가되어 명령통일의 원리는 엄격하게 적용되지 않고 있다. 그러나 명령계통이 일원화되어 있지 못하여 둘 이상의 상사로부터 명령을 받게 되면 조직의 질서와 체계는 혼란해지고 책임소재가 불명확할 뿐만 아니라 책임감도 결여될 것이다.

명령통일 원리의 장점은 다음과 같다.

- 조직구성원의 책임 소재가 명확해진다.
- 상급자와 하급자 사이에 명령과 보고의 대상이 명확하다.
- 조직의 전체적인 조정이 가능해진다.
- 조직 내 의사소통의 혼란을 최소화시킬 수 있다.
- 업무의 혼란과 비능률, 무책임 등을 줄일 수 있다.

그러나 이 원리가 지나치게 강조되면 다음과 같은 단점을 초래할 수 있다.

- 계층적 권위가 과도하게 작용할 수 있다.
- 의사소통 시 하급자의 심리적 부담이 가중된다.
- 기능 전문가의 영향력 감소로 업무지연이 발생할 수 있다.

(4) 분업-전문화의 원리

분업-전문화의 원리(principle of specialization)란 조직의 업무를 종류와 내용별로 나누어 조직구성원들에게 한 가지 주된 업무를 분담함으로써, 조직의 합리성과 관리상의 능률성을 향상시키려는 원리이다. 조직의 규모가 확대될수록 업무의 내용과 분담이 복잡해지기 때문에 분업-전문화의 원리가 더욱 필요하며, 이것은 상층부뿐만 아니라 모든 계층에 적용된다.

조직이 분업 및 전문화를 하는 이유는 사람의 능력에는 한계가 있고 모든 사람의 성격과 기술에도 차이가 있기 때문에 각자가 가장 잘 수행할 수 있는 일이 다르며, 동시에 한 사람이 두 가지 일을 할 수 없기 때문이다. 분업-전문화가 이루어지기 위해서는 개인이 보다 능률적으로 행동해야 하고, 전문화에 의해 업무를 가장 신속하게 수행하는 유일한 최선의 방법을 발견할 수 있어야 한다.

전문화의 방법은 크게 횡적 분업-전문화와 종적 분업-전문화가 있다. 횡적 분업-전문화는 간호조직에서 간호를 간호활동이나 성인, 아동, 신생아, 응급, 중환자, 수술환자 등과 같이 간호대상자에 따라 나누는 것과 같이 같은 계층 범위의 구성원 간에 조정과 협력이 잘 이루어지도록 횡적으로 분화시킨 것이다. 반면 종적 분업-전문화는 상위계층에서 하위계층까지 누가, 무엇을 하느냐와 관련된 부서와 업무로 나누어지는 것이다.

분업-전문화의 장점은 다음과 같다.

- 가장 효율적인 업무수행 방법을 확인하여 생산적인 업무수행을 할 수 있다.
- 업무의 단순화와 기계화가 가능하다.
- 업무수행의 개인적 차이를 해결할 수 있다.

그러나 다음과 같은 단점도 나타난다.

- 단순하고 반복되는 업무로 흥미가 상실되어 조직구성원의 능력개발과 자아실현의 욕구를 저해한다.
- 업무의 기계화가 가속화됨에 따라 업무의 비인간화를 초래할 수 있다.
- 지나친 분업의 강조로 조직 전체의 업무 중복이 초래되고 조직 내 단위들 간의 조정이 어렵다.

(5) 조정의 원리

조정의 원리(principle of coordination)란 조직의 공동 목표를 달성하기 위해 조직구성원들의 행동을 통일시키고 집단의 노력을 질서 있게 배열함으로써 조직의 존속과 효율화를 도모하는 원리이다. 조정은 조직 내의 제반활동을 통일시키는 작용으로서, 분업과 밀접한 연관성이 있게 된다. 즉 조직계층에서 분업이 이루어지면 이와 비례해서 조정이 이루어져야 한다.

현대의 병원조직은 분업화와 전문화가 매우 심화됨에 따라 부서 간, 조직단위 간에 조화가 어려워지고 있다. 조정은 개인이나 부서가 조직 속에서의 자기 역할을 인식할 수 있도록 하고, 개인이나 부서의 목표를 조직 전체의 목표와 조화를 이루게 한다. 또한 전문분야 간의 갈등이나 분쟁을 신속하게 해결하고, 특수 분야의 독립성도 보장해 줄 수 있다.

조정은 조직 환경의 변화가 심하거나 전문분야 간의 상호 관련성이 높을수록 더욱 필요하게 된다. 최근 들어 중간간호관리자의 역할 중 업무조정자(coordinator)의 역할이 부각되는 것은 간호조직의 계층 간, 부서 간 업무 조정이 중요하기 때문이다.

효과적인 조정방법에는 다음과 같은 방법들이 있다.

- 조직목표를 설정하고 이를 달성하기 위한 계획을 수립한다.
- 조직의 모든 구성원이 따를 수 있는 규정과 절차를 마련한다.
- 모든 조직단위의 책임과 권한을 명확히 한다.
- 조직의 정보체계를 확립하여 명령계통을 단일화시킨다.
- 조직 수평부서 간의 업무활동을 구조적 · 기능적으로 통합해 나간다.
- 위원회 및 스태프기구를 활용한다.

5 조직구조

조직의 형태는 의사소통, 유연성, 직무만족 등을 촉진하기도 하고 방해하기도 한다. 따라서 모든 조직을 위한 최선의 조직이나 유일한 조직구조는 없다. 간호관리자는 의료기관이 처한 환경 속에서 이상적인 조직구조를 찾고 검증할 뿐만 아니라, 이를 위해 타 부서와 타협하고 협동하는 것이 필요하다.

1) 조직구조의 결정요인

조직의 구조는 조직 안의 구성원과 부서를 상호 연결시키고 상호작용하게 하여 과업을 완수하도록 설계된 조직의 틀이다. 조직구조에 따라 효과적인 작업체계를 설계함으로써 조직구성원과 조직 간의 의사소통이 원활히 이루어져 조직의 효과성을 높일 수 있다. 모든 상황에 항상 완벽한 조직구조는 존재하지 않지만, 모든 조직은 자신의 목적을 가장 잘 달성할 수 있는 형태로 구조화될 수 있다. 즉 어떤 조직이든지 자신의 존재 이유인 조직목표를 가장 잘 성취할 수 있도록 자신을 바람직한 형태로 조직한다.

조직구조에 영향을 미치는 결정요인으로는 전략, 조직규모, 기술, 환경, 권력-통제 등이 있다(그림 3.1.2).

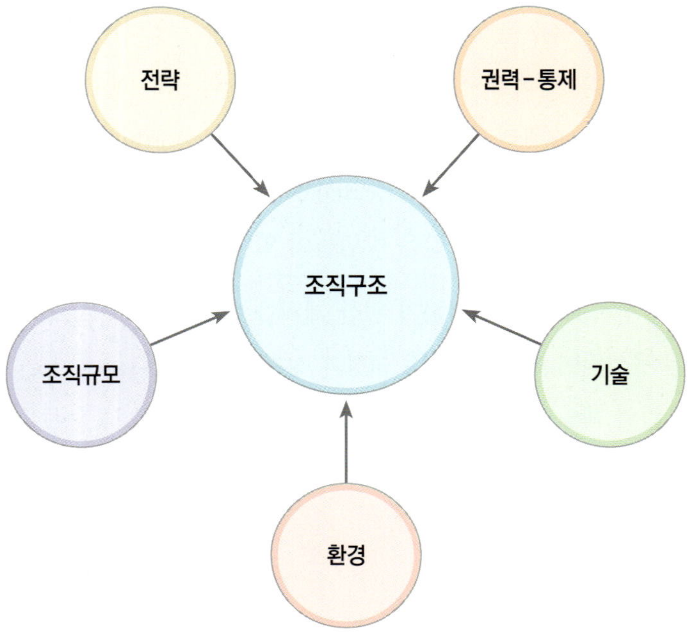

그림 3.1.2 조직구조의 결정요인

(1) 전략

전략(strategy)은 조직의 중요한 결정의 흐름 속에서 시간의 경과에 따라 하나의 패턴으로 발전하는 미래지향적인 개념이다. 조직의 구조는 조직목표달성을 위한 관리활동을 돕는 도구이며, 전략은 조직 전체를 포괄적으로 통합하여 조직의 목적을 달성하려는 방법을 의미하기 때문에 전략과 조직구조는 상호 밀접한 관련이 있다.

(2) 조직규모

조직의 규모가 커질수록 당연히 부서가 많아지고 부서 간의 이질화도 심화되어, 이에 따른 통합과 조정의 필요성도 더욱 커진다. 대부분의 조직학자는 조직규모를 조직원의 총수, 즉 인적 자원(human resource)으로 보는 경우가 많다.

(3) 기술

기술(technology)은 조직 내에서 투입물을 산출물로 변형시키는 과정 또는 방법에 적용되는 개념이다. 기술이 복잡해지면 이를 관리하는 관리자의 수와 계층의 수가 증가한다. 대량 생산 기술은 다른 형태의 기술을 사용하는 것보다 일선관리자가 감독해야 할 부하의 수를 증가시킴으로써 조직구조에 직접적인 영향을 미치고 있다. 예를 들어, 신경외과 중환자실의 체위변경 전담 요원이 배정되었을 때, 간호단위 관리자가 관리해야 하는 간호사 이외의 직원이 추가됨으로써 조직구조가 변경된다.

(4) 환경

조직의 환경(environment)은 조직을 둘러싸고 있는 모든 자원들의 집합으로서, 조직구조의 중요한 결정요소이자 조직의 존폐에까지 영향을 미칠 수 있는 요소이다. 이러한 환경에는 불확실성(uncertainty)이 존재하기 때문에 조직이 직접 관리하거나 통제하기란 쉽지 않다. 그러므로 관리자는 환경의 영향을 최소화시키거나 제거하는 것이 중요하다.

예를 들어, 노인요양병원에는 연령이 높고 쉽게 넘어질 수 있으며 편마비 등 거동이 불편한 노인이 많이 입원하고 있어 낙상사고의 발생률이 높을 수 있다. 반면 일반 대학병원은 다양한 연령층이 있고 질병으로 인해 넘어지거나 침대에서 떨어지는 낙상사고가 발생하기도 하지만, 노인병원에 비해 낙상률은 높지 않을 수 있다. 매년 노인병원과 대학병원은 낙상예방에 대한 안전간호를 목표달성 항목으로 설정할 수 있다. 노인병원에서는 대학병원보다 각 목표달성 항목 중 낙상예방의 중요도가 더 높을 수 있다.

(5) 권력-통제

조직구조의 결정요인 중에는 전략, 조직규모, 기술, 환경이 있지만, 권력-통제에 대한 개념도 중요요소 중 하나이다. 조직구조는 이해관계를 추구하는 조직 내부구성원의 권력-통제로 인해 조직의 형태와 방향이 변화되고 있다. 조직의 목표를 이루기 위해서는 의견 일치가 있어야 하지만 쉽지는 않다.

2) 조직구조의 유형

(1) 공식조직과 비공식조직

조직은 발생과정이 인위적인가 자연발생적인가에 따라서 공식조직과 비공식조직으로 분류할 수 있다. 조직은 공식적 측면과 비공식적 측면을 함께 공유하고 있기 때문에 공식조직과 비공식조직을 함께 가지고 있다. 즉 공식조직 내에서 비공식조직의 형성은 불가피하고 자연스러운 현상이며, 조직은 인위적으로 제도화된 공식조직 내에서 자생적으로 형성된 비공식조직으로 구조화된다고 할 수 있다.

공식조직과 비공식조직의 차이는 조직화(organizing)의 정도에 의한 차이이다. 공식조직은 조직화의 정도가 높은 조직으로 기능과 권한의 측면에서 업무 중심적이다. 반면 비공식조직은 조직화의 정도가 낮고 개인 및 집단목표의 측면에서 인간관계 중심적이다.

① 공식조직

공식조직(formal organization)이란 조직의 목표를 효과적으로 달성하기 위해 의도적 · 계획적으로 형성된 공식적인 조직구조이다. 공식조직은 직무와 권한 및 책임을 중심으로 조직구성원의 역할관계를 합리적이고 인위적으로 규정하여 제도화한 체계적인 구조이다. 조직의 공식적 구조는 다양한 흥미와 능력을 가진 많은 구성원의 노력을 조정할 수 있는 직무관계로 조직기구표 또는 조직도(organization chart)를 통해서 잘 파악할 수 있다(글상자 3.1.1, 그림 3.1.3).

공식조직의 특성 및 기능은 다음과 같다.

- 경직된 분위기가 조성될 수 있다.
- 조직목표를 달성하기 위해 인위적 · 계획적으로 형성된 조직이다.
- 계층 및 부서 간의 권한과 책임 및 의사소통의 경로를 분명하게 밝혀준다.

글상자 3.1.1

조직기구표

조직기구표는 조직 내의 다양한 구성요소, 조직의 직위, 업무부서, 업무기능, 기본적인 분업체계, 공식적 권한관계, 의사소통로 그리고 조정의 흐름 등을 연결시키는 공식적인 조직구조를 그림으로 보여준다. 다시 말해 조직기구표는 조직의 최상위직에서부터 최하위직에 이르기까지 명령계통을 나타낸 것으로 조직이 공식적으로 인정하는 조직형태를 나타낸다.

이외에도 조직기구표는 다음과 같은 정보를 제공해 준다.

- 분업: 조직표상에 사각형으로 표시된 부분으로 구성원 각자가 할 일이 할당되어 있다.
- 직무유형: 각 직위에 할당된 직무의 특성과 직위의 명칭을 알 수 있다.
- 상사와 부하의 관계: 조직표 상의 각 직위 간을 연결하고 있는 선은 권한계층에서 누가 누구에게 업무보고를 해야 하는가를 보여준다.
- 의사소통의 경로: 도표 상의 선은 정보의 공식적 흐름이 조직 전체를 통하여 어떻게 이루어지고 있는가를 나타낸다.
- 하위집단 구성: 조직표는 여러 직위를 결합하여 어떤 하위집단을 이루고, 이 하위집단이 누구의 관리 하에서 함께 일하는가를 보여준다.
- 관리계층: 조직표는 또한 권한계층상 몇 개의 관리계층이 있는가를 보여준다.

간호부서의 조직표는 신규 직원 예비교육 시 업무 환경을 설명할 때, 전체적인 간호부서의 활동을 파악할 때 그리고 전체 업무의 흐름 속에서 간호조직 비효율성의 원인을 분석할 때 사용될 수 있다.

조직기구표를 통해 조직의 구성요소에 따른 업무의 분류와 상 · 하 권한관계 등은 알 수 있으나 권한의 정도, 직무와 관련된 역할, 비공식적 의사소통의 경로 등은 알 수 없다. 갑작스러운 조직규모의 변화, 새로운 직무의 개발, 기관목표의 변화 등이 있을 때에는 조직표의 수정과 보완이 불가피하므로 간호부서의 조직표는 정기적으로 재검토해야 할 필요가 있다(그림 3.1.3).

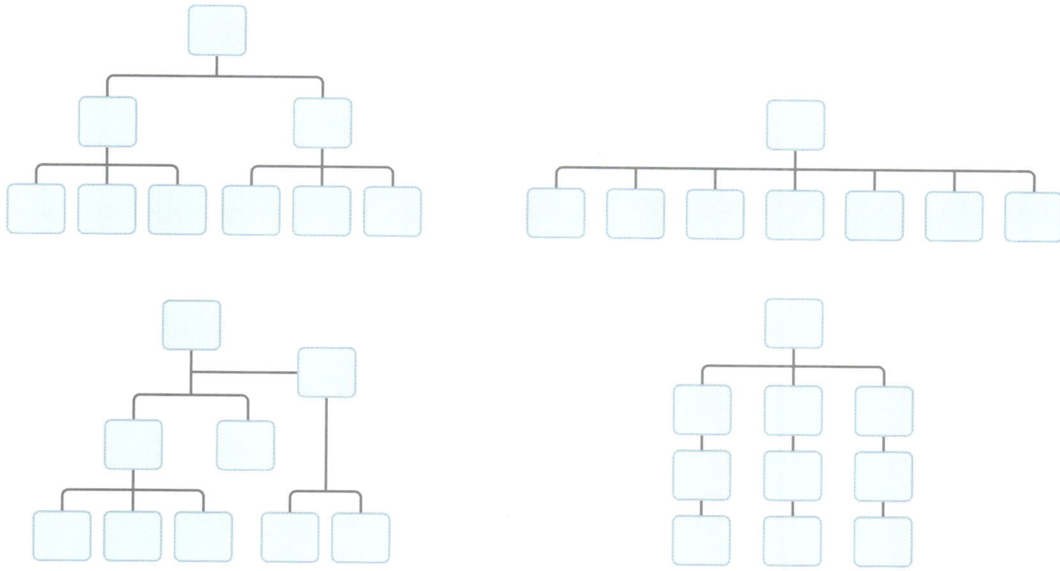

그림 3.1.3 조직기구표의 종류

- 모든 구성원에게 구체적으로 직무가 할당되며 지위와 신분의 체계가 문서화된다.
- 조직화와 지속성의 정도가 높다.

② 비공식조직

비공식조직(informal organization)은 인간 상호관계를 바탕으로 하여 형성되는 자생적인 조직으로 공식적인 조직의 목표가 아닌 구성원들의 개인적인 목표달성을 위해 만들어진 집단이다(바그너 외Wagner et al., 1995).

비공식조직은 정적인 조직 분위기를 조성할 수 있는 심리사회적 부분에 영향을 미칠 수 있기 때문에 구성원의 직무만족을 향상시키고, 이에 따라 직무성과가 향상될 수 있다(이호건, 전병준, 2009; 강민지 외, 2012).

이 조직은 조직구성원들의 개인적인 사회적 욕구에 의해 만들어진 조직으로서, 공식적으로 문서화되거나 조직기구표 상에 나타나지 않는다(그림 3.1.4). 예를 들어, 전체 간호조직 안에서 비공식조직으로는 볼링 동아리 모임, 영화감상 동아리 모임, 댄스 동아리 모임, 등산 동아리 모임 등이 있다.

비공식적 조직구조의 순기능과 역기능은 표 3.1.2와 같다.

공식조직과 비공식조직은 상호 보완적이기 때문에 간호관리자는 공식조직의 단점을 보완하기 위하여 비공식조직을 적절히 활용할 필요가 있다. 공식조직과 비공식조직의 특성 비교는 표 3.1.3과 같다.

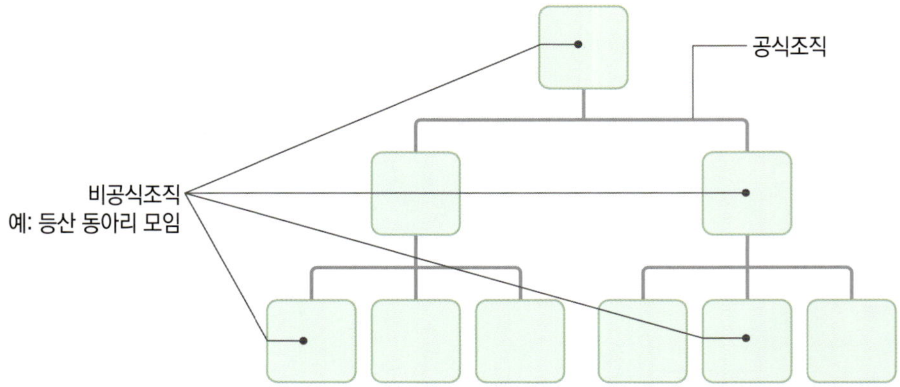

그림 3.1.4 공식조직과 비공식조직

표 3.1.2 비공식조직의 순기능과 역기능

순기능	역기능
• 긍정적인 조직 분위기를 조성하여 직무만족과 조직성과를 향상시킬 수 있다. • 조직구성원의 과업달성에 도움을 줄 수 있다. • 조직 내 의사소통을 원활하게 하여 문제해결을 돕는다. • 조직구성원이 서로 지원하고 보호하게 해 준다. • 조직구성원에게 일체감과 소속감, 만족감을 갖게 해준다. • 일정한 배경, 행동 양식, 규범, 가치체계 및 사회적 태도를 갖고 있어 조직구성원에게 귀속감, 만족감, 안정감을 준다. • 욕구불만 상태를 동료에게 토로하고 상의할 수 있어 좌절감과 불평에 대해 완충판 역할(buffering)을 한다. • 비공식조직을 통해 조직의 생리현상을 파악할 수 있다.	• 변화에 대한 저항을 초래할 수 있다. • 본연의 업무수행을 어렵게 만들 수 있다. • 조직목표달성을 위한 노력을 다른 곳으로 돌리는 경향이 있다. • 파벌을 조성하거나 왜곡된 정보를 확산시켜 구성원 간의 위화감을 높일 수 있다. • 조직에 대한 저항 세력이 될 수 있다.

(2) 정태적 조직과 동태적 조직

① 정태적 조직

■ 라인조직

라인조직(line organization)은 공식조직의 가장 오래되고 단순한 조직구조로서 계선조직이라고도 불린다. 라인조직은 관리자와 부하 간의 명령복종의 수직적이고 직접적인 관계에 따라 강력한 통솔력을 행사하여 권한과 책임의 소재 및 한계가 명확하고, 의사결정의 신속화가 가능하여 업무수행이 용이하다. 라인조직은 계층제, 명령통일, 분업-전문화, 통솔범위의 원리를 적용하여 조직의 효율성을 증가시키도록 조직되었다.

표 3.1.3 공식조직과 비공식조직의 특성 비교

종류 내용	공식조직	비공식조직
발생	인위적	자생적
형태	외면적, 가시적	비가시적
대인관계	계층 및 부서 간 규정	계층 및 부서 간 규정에 얽매이지 않고 상호욕구나 필요에 의함
리더십	권한과 책임이 규정화	상호욕구나 필요에 의해 선출
행동의 통제	상벌에 의한 통제	욕구충족에 의한 통제
의존성	제도적, 의존적	비제도적, 비의존적
질서	조직의 서열상 위계적	조직의 부분적 서열상 위계적

이 조직은 관리자의 지시와 명령이 위에서 아래까지 직선으로 전달되는 것을 조직기구표에서 확인할 수 있다. 관리자는 이 조직을 통해 업무수행을 위한 결정권, 집행권, 명령권 등 조직목표달성을 위해 필요한 직접적인 영향력을 행사할 수 있다(그림 3.1.5).

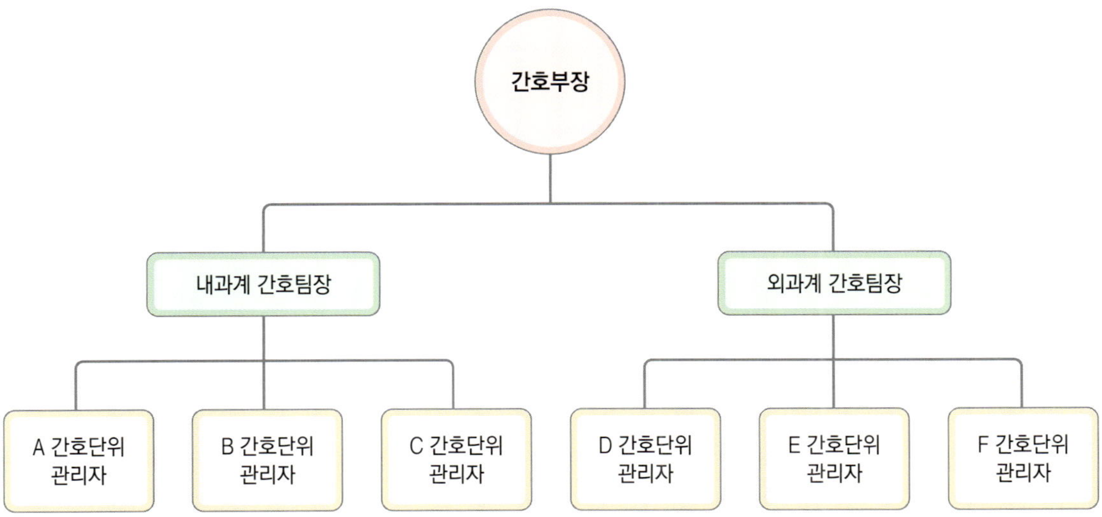

그림 3.1.5 라인조직

라인조직의 장점과 단점은 표 3.1.4와 같다.

예를 들어, 계층적 구분으로 최상위의 간호부장 또는 간호이사에서부터 일선 간호사, 보조원 또는 최하위직(청소 담당자)에 이르기까지를 말한다.

표 3.1.4 라인조직의 장점과 단점

장점	단점
• 조직구조가 단순해 신규직원이 조직을 이해하기 쉽다. • 권한과 책임의 소재와 한계가 분명하여 용이하게 업무수행이 이루어진다. • 의사결정과 집행이 신속하게 이루어진다. • 관리자가 부하에게 강력한 통솔력을 발휘할 수 있어 통제가 용이하고, 조직운영이 효율적이다. • 조직 전체의 통일성과 질서가 유지된다. • 소규모 조직에 적합한 구조이다.	• 분업-전문화로 인해 업무가 단조롭고 직원 간에 거리감이 생길 수 있다. • 업무에 대한 의사결정이 관리자에 의해 독단적으로 이루어질 수 있으며, 구성원의 창의력이 결여될 수 있다. • 조직의 경직화로 환경변화에 민감하게 적응하기 어렵다. • 전문가 집단의 지식이나 기술이 활용되기 어렵다.

라인-스태프조직

조직이 성장하여 관리 규모가 확대되고 조직 활동의 내용이 복잡해지면 단순히 수직적인 계층 분화에 의한 관리자의 증가만으로 경영 활동이 능률적으로 수행되기는 어렵다. 이로 인해 라인관리자의 업무를 지원해주고 조언해주는 스태프(막료, staff)의 기능이 설치된 라인-스태프조직(line-staff organization)이 생겨났다.

스태프조직(staff organization)은 라인조직을 도와 전문적 지식과 기술, 경험으로 조직목표 달성을 위한 활동이 원활하도록 간접적으로 지원하는 역할을 한다. 스태프는 전문적인 지식과 경험은 있으나 구체적인 집행권이나 명령권 없이 라인관리자가 의사결정을 할 때 조언, 지원, 조성, 촉진, 협조 등을 한다. 즉 명령통일의 원리와 전문화의 원리가 조화된 조직구조 유형이라고 할 수 있다(그림 3.1.6).

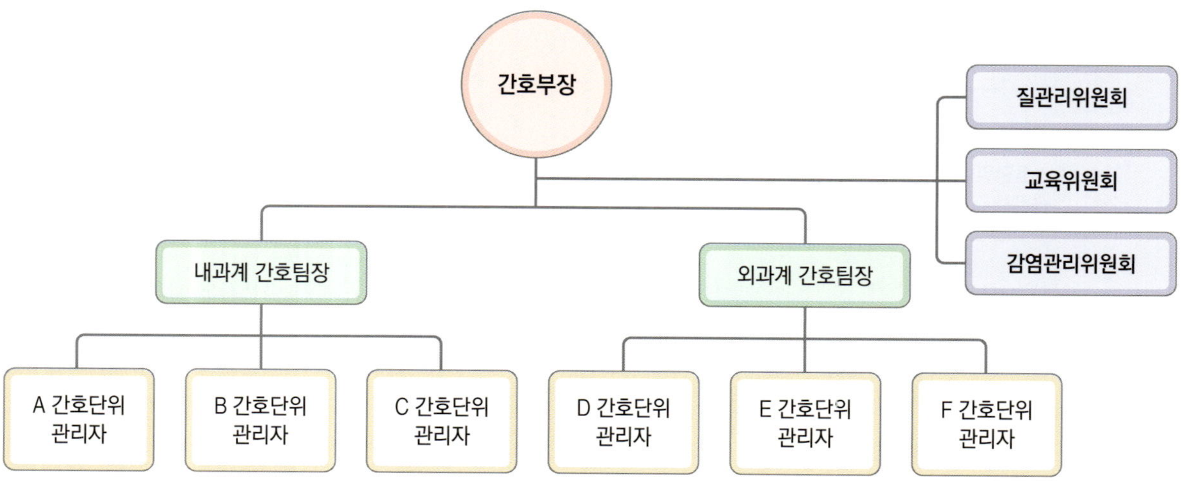

그림 3.1.6 라인-스태프조직

라인-스태프조직의 장점과 단점은 표 3.1.5와 같다.

표 3.1.5 라인-스태프조직의 장점과 단점

장점	단점
• 의사결정자의 독단적 의사결정을 막을 수 있고, 스태프(막료, staff)의 전문적인 지식과 경험을 활용함으로써 보다 합리적인 의사결정을 할 수 있다. • 조직 활동에 대한 조정이 비교적 용이하여 조직에 신축성을 기할 수 있다. • 최고관리자의 통솔범위를 확대시킨다. • 관리책임자의 관리의 질을 높여준다.	• 라인과 스태프 간에 갈등이나 불화가 발생될 수 있다. • 라인과 스태프 간에 권한과 책임의 소재와 한계가 불분명할 수 있다. • 조직 내 의사소통이 혼란에 빠질 수 있다. • 행정의 지연이나 지출경비의 증가로 낭비가 발생할 수 있다.

예를 들면, 500병상의 A 병원은 내과계 간호팀장, A 간호단위 관리자, E 간호단위 관리자로 질관리위원회가 구성되어있다. 간호부장이 안전간호에 대한 질을 높이기 위한 의사결정을 해야 할 때, 질관리위원회는 안전간호에 대한 조언, 지원, 조성, 촉진, 협조 등의 역할을 한다.

■ 직능조직

조직이 점차 복잡해지고 대규모화되면 라인조직의 관리자는 조직 내의 모든 일을 다 처리해야 하는데 이는 사실상 불가능한 일이다. 이에 비슷한 직무를 유형별로 통합시켜 조직을 부문화하여 기능적 구조로 만들 수 있는데, 이때 나타나는 조직을 직능조직(functional organization)이라고 부른다. 이 구조는 전문화의 이점을 활용하기 위해 만들어졌으므로, 각 기능별로 전문성을 갖춘 스태프(막료, staff)를 구성하여 지휘, 감독하는 형태를 나타낸다. 또한 기능적 부서 내에서 유사한 업무를 반복적으로 수행함으로써 조직의 기술 및 기능적 숙련도가 발전될 수 있으며, 업무가 경제적인 기준에 의해 분류되므로 자원이 효율적으로 이용된다. 반면 기능적 집단 간 과도한 경쟁 또는 갈등이 발생하게 되면 의사결정이 지연되거나 협력과 조정이 어려울 수 있으며, 환경변화에 효율적으로 대처하지 못한다. 또한 중앙에 집중된 의사결정으로 인해 상부가 바쁠 때 하부의 업무가 지연되어 시간소모와 관리비 지출이 많을 수 있으며, 상관과 부하 간의 관계가 매우 복잡하여 지휘 · 명령계통이 일원화되지 못해 책임과 권한도 명확하지 못하게 되는 단점을 지니고 있다.

그러므로 이 유형의 조직은 조직이 안정되고 확실한 환경에 처해 있을 때, 조직이 중 · 소규모일 때, 조직의 기술이 관례적이고 상호 의존성이 낮을 때, 기계적 효율성과 기술적 질을 중요하게 여길 때 적용하기 유익한 조직이다(그림 3.1.7).

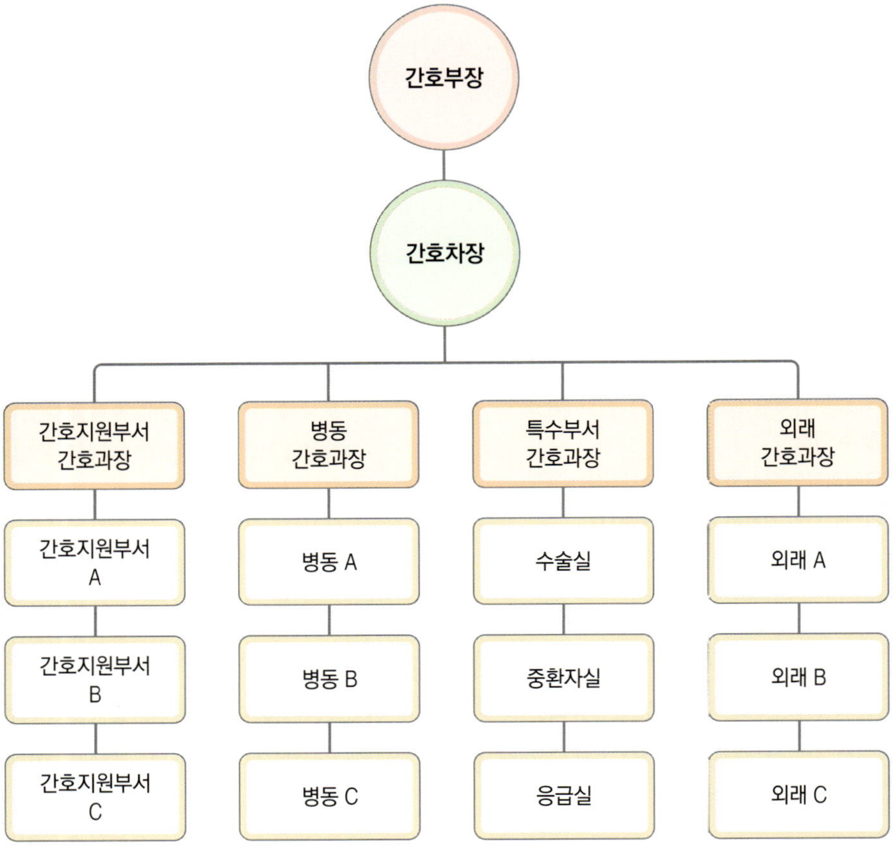

그림 3.1.7 직능조직

직능조직의 장점과 단점은 표 3.1.6과 같다.

표 3.1.6 직능조직의 장점과 단점

장점	단점
• 자원이 효율적으로 이용된다. • 같은 업무의 반복으로 기술적 발전 및 기능적 숙련도의 발전이 가능하다. • 중앙에 집중된 의사결정으로 조직의 통합성 유지가 가능하다. • 관리기능의 전문화가 가능하다.	• 기능적 집단 간의 협력이나 조정이 어렵다. • 의사결정 시 시간 소모와 관리비 지출이 많다. • 환경 변화에 효율적으로 대처하지 못한다. • 다기능적인 업무를 수행할 때에는 책임소재가 불분명해질 수 있다.

예를 들어, 400병상 규모의 G 병원은 병동 신규간호사의 입사시기에 맞춰 9월에 신규간호사 교육과정을 결정한다. 병동 간호과장은 신규간호사 교육과정을 결정하기 위해 교육위원회

와 병동 간호단위 관리자의 협의를 거쳐 결정할 수 있는 권한을 갖게 된다. 그리고 결정된 내용은 간호차장을 거쳐 간호부장에게 보고되며 최종 승인을 받게 된다.

② 동태적 조직

■ 매트릭스조직

매트릭스조직(matrix organization)은 행렬조직 또는 그리드조직(grid organization)이라고도 한다. 이 조직은 직능조직과 프로젝트조직을 결합한 형태로서 구성원이 기존의 기능부서 상태를 유지하면서 수직적 계열에 소속됨과 동시에 횡적 계열이나 프로젝트조직의 일원으로서 임무를 수행하는 조직 형태이다. 이 조직은 조직환경이 불확실하고 조직의 규모가 큰 경우, 부서간 의존성이 높고 생산과 기능이 둘 다 전문화가 필요할 때에 유리하다. 이 조직은 오늘날처럼 조직환경의 변화가 심하고 고도의 전문적인 기술이 요구되는 동태적인 환경 하에서 조직이 신축적으로 적응할 수 있도록 설계된 조직이다.

매트릭스조직은 전통적인 계층구조에 따른 관계와 프로젝트에 따른 관계를 서로 보완적인 체제로 형성할 수 있으며, 두 명의 상사체계를 갖추고 있어 전통적인 '명령통일의 원리'를 위반하고 있다. 따라서 매트릭스조직에서 조직구성원이 서로 상반되는 이원적 명령에서 발생하는 혼란과 일관성 결여를 배제하기 위해서는 운영상 특별한 배려가 있어야 하며, 권한영역을 명백하게 해야 한다(그림 3.1.8).

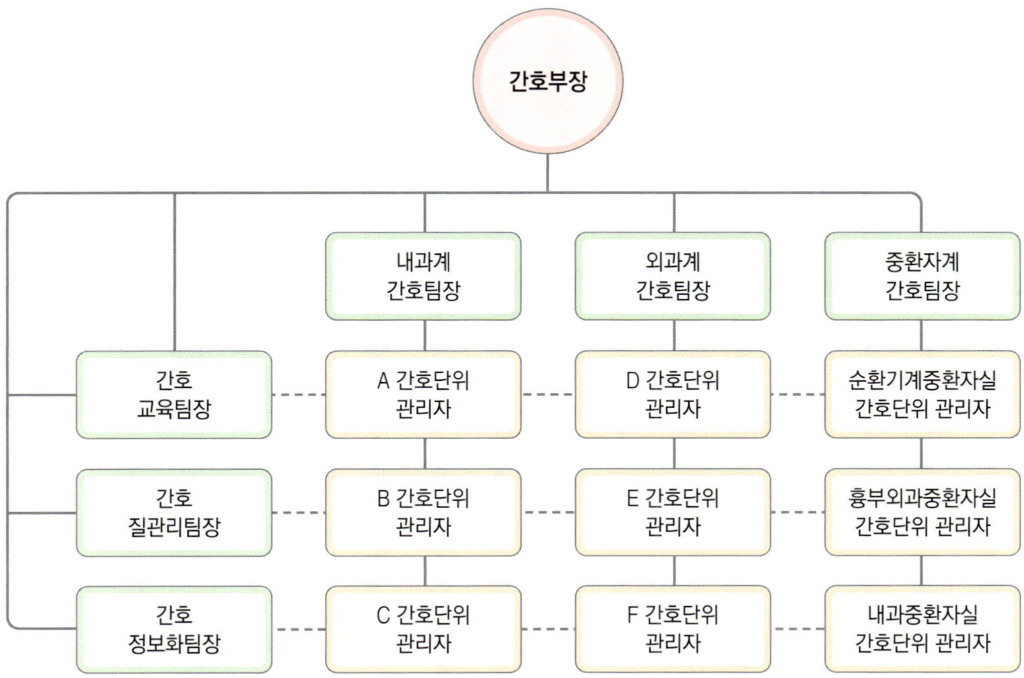

그림 3.1.8 매트릭스조직

매트릭스조직의 장점과 단점은 표 3.1.7과 같다.

표 3.1.7 매트릭스조직의 장점과 단점

장점	단점
• 전문기술자 간의 상호 의존성을 높여 서로 협조한다. • 최고관리자는 일상 업무에서 벗어나 계획수립 기능에 전념할 수 있다. • 구성원의 성장과 발전을 도모할 수 있다. • 조직의 자원 이용이 효율적이다. • 조직이 환경 변화에 잘 대처한다.	• 조직의 이중 권한으로 구성원에게 좌절과 혼란을 가중시킬 수 있다. • 관리자 간에 마찰이 생길 수 있고 이들 간에 권한의 균형을 이루기가 어렵다. • 관리자 간의 권한 문제를 해결하기 위한 시간이 필요하며 결과적으로 관리비용이 증가한다. • 관리자 간의 인간관계 기술을 높이기 위한 특수훈련이 필요할 수도 있다.

예를 들어, A 종합병원의 간호교육팀장은 각 병동 간호사의 경력관리를 위해 경력향상 프로그램을 운영해야 한다. 프로그램을 운영하기 위해 내과계 · 외과계 · 중환자계 간호팀장의 협조를 받고 각 간호단위 관리자를 통해 경력향상 프로그램에 참여해야 할 간호사를 선발한다. 교육팀장은 각 단계별 경력향상 프로그램을 운영하기 위한 교육 내용, 수준, 장소, 일시 등을 결정한다.

■ 프로젝트조직

프로젝트조직(project organization) 또는 태스크포스(task force)는 어떤 특정 목표 내지 과업을 달성하기 위해 비일상적으로 만들어진 임시조직(temporary organization)으로서 일반적으로 여러 부서에서 파견된 다양한 전문가로 구성된다. 오늘날 기업 환경이 다양하게 변화하고 기술혁신이 급격하게 이루어짐에 따라 기업은 종래의 정태적이고 고정적인 조직만으로는 이와 같은 상황변화에 신속하고 합리적으로 대응하기 어렵다. 이 조직은 환경변화에 민감한 구조로서 새로운 프로그램이나 사업계획이 생겼을 때 기존 조직체의 특정 부서만으로 그 일을 감당할 수 없어 여러 부서에서 협조가 필요한 경우에 유용하다.

프로젝트조직은 특정 프로젝트를 해결하기 위해서 여러 직능을 통합하여 체계화하며 지위고하를 막론하고 능동적인 상호작용과 의사소통을 하면서 문제를 해결한다. 이 조직은 거의 완전한 수평적 조직으로 편성되어 조직구성원의 책임, 권한관계도 상하의 관계가 아닌 수평적 관계를 보인다. 이 조직은 프로젝트가 완료되면 해산되는 탄력성이 있는 조직이다.

과업의 성공 여부가 조직에 결정적 영향을 미치는 경우, 시간적 제약과 성과기준을 가진 경우, 과업이 예전 과업에 비해 생소하고 독특한 경우, 상호 의존적 기능이 필요한 경우에 프로젝트조직이 유용하다.

프로젝트조직의 장점과 단점은 표 3.1.8과 같다.

표 3.1.8 프로젝트조직의 장점과 단점

장점	단점
• 조직목표가 분명하다. • 조직에 기동성을 부여하고 업무를 신속, 정확, 효과적으로 수행할 수 있다. • 프로젝트의 특성에 따라 인적 · 물적 자원을 탄력적으로 운영할 수 있다. • 환경 변화에 민감하여 신규 사업이나 기술개발 등에 적용될 수 있다.	• 일시적 · 한정적인 조직이므로 관리자의 관리능력에 의한 업무성과의 차이가 크다. • 일시적인 만큼 추진하는 업무에 일관성을 유지하기가 힘들다. • 기존 조직과의 관계에서 조직구성원의 명령통일성과 충성심을 약화시킬 수 있다. • 조직 내의 명령계통과 권한관계를 혼란시킨다.

예를 들어, 800병상 규모의 M 대학병원에서 앞으로 2년간 손씻기 수행률을 높이기 위한 손씻기 모니터링을 계획하고 3년 이상의 경력간호사를 선별하여 조직을 구성하였다. 선별된 간호사는 매주 손씻기 수행률을 감시 및 결과를 통계내어 수치화한다. 그리고 각 선별된 간호사들은 문제점과 개선점을 찾은 내용을 회의를 통해서 합의를 본 후 결정된 내용을 각 병동에서 수행할 수 있도록 한다. 이를 통해 일선 간호사의 손씻기 수행률을 증가시키고 감염률은 감소시킨다.

■ 위원회

위원회(committee)는 다수의 위원으로 구성되는 집단적 의사결정체를 말한다. 즉 분화된 업무의 각 담당자나 부문 간의 협조와 조정을 통해 전사적인 입장에서 의사결정을 하기 위해 구성된 조직구조의 형태를 말한다. 위원회 조직은 독임형 조직에 대응되는 개념으로 정책의 결정을 단 한 사람이 하는 것이 아니고, 다수의 위원이 대등한 입장에서 참여하여 토론을 거쳐 결정을 내리는 것이다.

위원회의 기능은 업무의 조정, 정보 수집 · 분석과 의사결정의 책임을 지며, 의견의 불일치나 마찰 등을 조정하는 것이다. 실제 위원회 조직이 성립되기 위한 요건은 일정한 과제가 임시적이 아니라 일정기간 존속해야 한다. 또한 반드시 문제의 조정을 목적으로 해야 한다.

바람직한 위원회의 조건은 복수 구성원의 합의에 의해 의사결정을 하는 합의성, 특정 문제를 해결하는 데 다수인의 토의과정을 거쳐나가는 민주성, 계층제의 약화를 통한 행정의 능률성과 조직의 형태를 유지하기 위한 적절한 규제장치 등이다.

위원회의 장점과 단점은 표 3.1.9와 같으며, 위원회의 예시로는 질관리위원회, 교육위원회, 감염관리위원회 등이 있다.

표 3.1.9 위원회의 장점과 단점

장점	단점
• 집단적 의사결정으로 합리적인 결정을 할 수 있다. • 보다 많은 사람의 지지와 만족감을 얻어낼 수 있다. • 집행에 안정성과 지속성을 부여한다. • 각 부서나 집단 간의 조정을 촉진한다. • 조직구성원의 창의력이 발휘되어 조직에 대한 충성을 유도할 수 있다.	• 의사결정이 타협안이 될 가능성이 높다. 타협적인 결정이 이루어지다 보면 최선의 결정이 되지 못하게 되는 경우가 있다. • 일이 지연되고 책임을 전가하기 쉽다. • 위원회가 독립적일 때에는 조직 전체가 통합성을 유지하지 못할 때가 많다. • 시간과 에너지, 재정 등의 낭비가 많다. • 부하직원에 대한 감독이나 통솔력이 감소한다.

참고문헌

강민지 외(2012). 비공식조직 참여도가 직무만족에 미치는 영향: 비공식조직의 순기능적 유용성의 매개효과를 중심으로. 한국심리학회지: 산업 및 조직, 25, 681~700.

권인호 외(2001), 경영조직론. 학문사.

김은영(2011). 공공조직의 학습조직 수준이 조직몰입에 미치는 영향: 동기부여와 직무만족을 매개변인으로. 숭실대학교 대학원 국내박사학위논문.

배지영(2017). 조직의 비공식적 측면이 조직효과성에 미치는 영향에 관한 연구. 서울대학교 대학원 석사학위논문.

신유근(2006). 경영학원론: 시스템 접근 제2판. 다산출판사.

유종해(2023). 현대조직관리 제2판. 박영사.

이종수(2009). 행정학 사전. 대영문화사.

이창원 외(2005). 새 조직론 전정3판. 대영문화사.

이호건, 전병준(2009). 직장 내 여가(leisure) 경험이 구성원 정서(emotion)와 직무태도, 조직행동에 미치는 영향에 관한 연구. 한국인사조직학회 발표논문집, 179~215.

장수용(2014). 성과체계 인사를 위한 직무분석과 직무평가 실무. 예스폼.

최중락(2012). 인사관리 특강. 법문사.

American Association of Crotical-care Nurses (AACN) (2004). *AACN delegation handbook. 2nd Ed.* Aliso viejo, CA: Author.

Anthony, R., & Herzlinger, R. (1984). *Management control in nonprofit organizations.* Homewood, III. : Richard D. Irwin.

Berman, E. M. (1998). *Productivity in public and nonprofit organizations.* Thousand Oaks, CA : Sage.

Center for American Nurses (2007). Registered nurse utilization of nursing assistive personnel statement for adoption. *Prairie Rose, 76*(2), 17~18.

Cohen, S. (2004). Delegating vs. dumping: Teach the difference. *Nursing Management, 35*(10), 14~18.

Conway, J. & Kearin, M. (2007). The contribution of the patient support assistant to direct patient care: An exploration of nursing and PSA role perceptions. *Content Nurse, 24*(2), 175~188.

Etzioni A. (1964). *Modern organization.* Englewood cliffs, N.J.: Prentice-Hall.

Finkelman, A. W. (2006). *Leadership and management in nursing.* New Jersey: Pearson Education, Inc.

Jones, R. A. (2007). *Nursing leadership and management; Theories, process, and practice.* Philadelphia: F. A. Davis, Co.

National Council of State Boards of Nursing (NCSBN) (1995). *Deligation: Concepts and decision making process.* Chicago: Author, 197~207.

Peter M. S. (1990). *The Fifth discipline: The art and practice of building learning organization.* New york: Doubleday.

Spilisbury, K. & Meyer, J. (2004). Use, misuse and non-use of health care assistants: Understanding the work of health care assistants in a hospital setting. *Journal of Nursing Management, 12*, 411~418.

Starr, D. S. (2005). The art of effective delegation. *The Clinical Advisor, 86.*

Wagner, J. A., Hollenbeck, J. R., & Russell, J. (1995). *Management of organizational behavior.* Prentice Hall.

Waiguchu, J. M., Tiagha, E., & Mwaura, M. F. (Eds.). (1999). *Management of organizations in Africa: A handbook and reference.* Greenwood Publishing Group.

Yoder-Wise, P. S. (2007). *Leading and managing in nursing, 4th ed.* St. Louis: Mosby Inc.

Zimmerman, P. (2002). *Delegation to unlicensed assistive personnel.* Retrieved November 5, from Nursing Spectrum Career Fitness Online. http://nsweb.nursingspectrum.com/ce/cel/124.html.

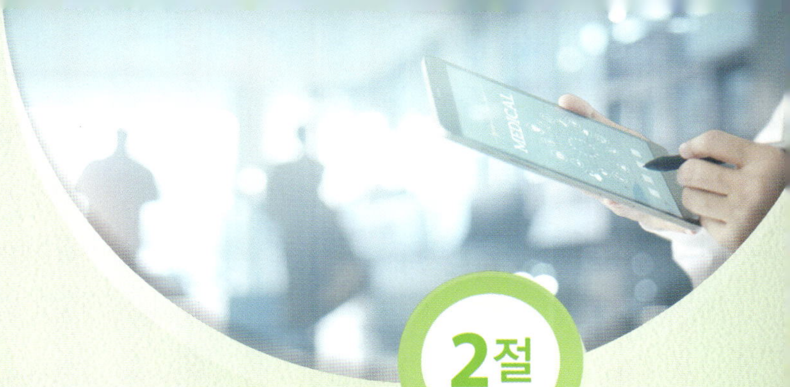

2절

직무관리

학습목표

1. 직무설계의 개념을 정의하고 방법을 열거한다.
2. 직무분석의 개념을 정의하고 과정을 설명한다.
3. 간호직급별 직무기술서, 직무명세서를 설명한다.
4. 직무평가의 개념을 정의하고 방법을 열거한다.

주요용어

- 직무설계(job design): 직무를 관찰하고 기록하며 분석해서 조직 전체의 비용을 절감하고 작업자에게 의미와 만족도를 높이는 동시에 조직목표의 효과적 달성을 위한 인력과 직무의 내용 및 작업방법을 설계하는 활동
- 직무분석(job analysis): 직무를 구성하는 구체적인 과업을 설정하고 직무에서 요구되는 지식, 기술, 책임 등 직무수행에 관한 기본 정보자료를 수집 · 분석 · 정리하는 과정
- 직무기술서(job description): 특정 직무를 통해 이루어지는 활동이나 과제, 작업조건 등이 기록된 자료
- 직무명세서(job specification): 특정 직무에 대한 직무요건을 기록하고 직무를 수행하는 사람에게 요구되는 인적 요건을 명시해 놓은 것
- 직무평가(job evaluation): 특정한 직무가 갖는 상대적 가치를 체계적으로 측정하는 과정

1 직무설계

1) 직무설계의 개념

직무설계(job design)란 직무를 관찰하고 기록하며 분석해서 조직 전체의 비용을 절감하고, 작업하는 사람에게 의미와 만족도를 높이는 동시에, 조직목표의 효과적 달성을 위하여 작업하는 군과 부서단위에서 작업할 직무 내용 및 작업방법을 설계하는 활동을 의미한다(최중락, 2012). 즉, 직무설계는 누가 어떤 일을 할 것인가를 고려하여 직무의 내용, 직무의 기능, 직무의 수행방법 등을 규정하게 된다.

관리자는 의식적으로 직무설계를 변화시켜 조직의 생산성이나 근로자의 동기부여와 직무만족도를 높이고자 한다. 직무설계는 새로운 기술을 도입하여 직무가 수행되는 방법을 바꿀 수 있고 인력을 대체할 수 있으며, 직무의 본질을 변화시킬 수 있다(김성국, 2005).

2) 직무설계의 방법

(1) 직무단순화

직무단순화(job simplification)는 과업의 양을 줄여서 분업과 전문화, 과학적 관리의 산업공학적 전통에 입각한 직무구조화 방식이다. 직무를 단순화시켜 직무분업화와 기능단순화를 통한 반복작업을 강조하는 것이다(최중락, 2012)(표 3.2.1).

표 3.2.1 직무단순화의 장점과 단점

장점	단점
· 작업결과에 대한 책임부담이 적다. · 조직의 생산성이 높아진다. · 복잡성이 제거된 동일한 일상적인 업무를 능률적으로 수행할 수 있다. · 약간의 훈련된 기술과 판단력으로 과업을 수행할 수 있다.	· 작업의 반복으로 권태감이 생길 수 있다. · 직업에 대한 만족을 느끼기 힘들며 보다 나은 직무수행의 기회가 적다. · 작업자의 불만으로 이직, 지각 및 결근, 고충 증가 등의 문제가 발생한다.

(2) 직무순환

직무순환(job rotation)은 직무수행자를 한 직무에서 다른 직무로 체계적으로 순환시킴으로써 다양한 과업을 수행하게 하는 방법이다. 직무순환을 위해서는 담당자를 바꾸고자 하는 직무 및 작업 내용 간에 상호 관련성이 있어야 한다(이학희, 2004)(표 3.2.2).

표 3.2.2 직무순환의 장점과 단점

장점	단점
• 다른 기능을 개발할 수 있는 기회를 제공할 수 있다. • 관련 직무 및 수행자에 대한 이해와 전체 생산과정에 대한 시야를 넓힐 수 있다. • 권태감과 단조로움 감소와 직무만족도를 높일 수 있다.	• 새로운 직무에 흥미를 느끼지만 단시간에 소멸되고 또 다른 직무의 단조로움과 권태감을 갖게 된다. • 새로운 직무에 익숙해질 때까지 작업진행에 방해요인이 될 수 있어 조직 전체의 비용이 증가한다.

(3) 직무확대

직무확대(job enlargement)는 작업의 종류가 다양할수록 만족도가 증가한다는 연구결과를 근거로 한 사람이 맡아서 수행하는 직무를 보다 다양하게 하여 작업의 수와 종류를 증가시키는 방법이다. 즉, 다양하게 변화되고 작업의 수와 종류가 수평적으로 확대한 작업을 통합하여 하나의 새로운 직무로 재편성하는 것이다(표 3.2.3).

표 3.2.3 직무확대의 장점과 단점

장점	단점
• 단순 반복 업무로부터 벗어나 권태감과 단조로움을 감소시킨다. • 직무의 흥미와 만족도를 높일 수 있다. • 이직률과 결근율이 감소할 수 있다.	• 자존심, 자아실현 등의 욕구를 가진 사람에게는 적합하지만 그렇지 않은 경우 불만이 증가하거나 근무의욕을 감소시킬 수 있다. • 새로운 업무를 학습하기 위한 비용과 적응을 위한 기간이 필요하다.

(4) 직무충실화

직무충실화(job enrichment)는 허츠버그Herzberg의 2요인이론을 기반으로 관리기능 중에서 실행 영역뿐만 아니라 관리자의 영역으로 여겨져 왔던 계획·통제영역까지 위임함으로써, 자아성취감과 보람 등 동기를 유발시킬 수 있도록 설계하는 것이다. 즉, 직무충실화는 수직적 직무확대로서 직무의 질적 개선뿐만 아니라 개인의 능력 신장을 가져올 수 있다(최중락, 2012)(표 3.2.4).

표 3.2.4 직무충실화의 장점과 단점

장점	단점
• 책임과 자율성의 확대로 사기증진뿐만 아니라 자기개발의 기회를 통해 성취감과 긍지를 높일 수 있다. • 직무내용과 직무환경을 조절하여 경제적 보상보다는 개인의 심리적 만족을 유도할 수 있도록 동기유발, 자아실현의 기회가 부여된다.	• 성장욕구가 낮은 경우 심리적 부담(불안, 갈등 등)이 증가한다. • 비용이 많이 들 수 있으므로 직무설계를 검토할 때, 비용보다는 이점이 더 많은 경우에 실시한다.

(5) 직무특성 모형

직무특성 모형(job characteristics model)은 해크만과 올드햄Hackman & Oldham(1975)이 개발하였다. 이 모형은 직무특성이 개인의 심리 상태에 영향을 주어 궁극적으로 개인의 동기부여와 직무 만족, 나아가 조직성과에까지 긍정적인 영향을 줄 수 있다는 이론이다(최중락, 2012)(표 3.2.5).

표 3.2.5 직무특성 모형의 장점과 단점

장점	단점
• 개인차를 고려하여 직무특성과 성과변수 사이의 관계를 제시한 실질적 직무설계로 평가받고 있다. • 성장욕구가 높은 사람은 다양성, 자율성, 피드백, 과업독자성이 높은 직무에 호의적이다. • 직무특성 점수가 높은 직무를 수행하는 사람은 더 동기유발되고, 직무만족이 높아 더 생산적이다.	• 개인의 특성은 다양하게 변화한다. • 개념에 대한 정의나 관련성이 분명하지 않다. • 개인의 특성에 대한 측정이 어렵다. • 직무의 특성과 작업자의 반응 및 개인적 차이를 고려해야 한다.

직무특성 모형은 개개인의 다양성을 고려하여 어떤 직무가 어떤 사람에게 적합하며, 어떻게 최상의 동기부여를 하고, 이 결과를 어떤 방법으로 측정하고 평가할 것인가에 대해 설계하는 것이다(그림 3.2.1).

① 핵심 직무특성

핵심적 특성이 직무설계에 많이 반영될수록 동기부여, 직무만족도, 직무성과를 증가시킬 수 있는 실천개념을 다섯 가지로 제시하였다.

- **기술의 다양성:** 작업자가 다양한 지식이나 기술을 활용할 수 있도록 직무가 다양하고 상이한 활동을 요구하는 정도를 말한다.
- **과업의 독자성:** 작업자가 하나의 과업을 처음부터 끝까지 독자적으로 수행할 수 있는 정도를 말한다.
- **과업의 중요성:** 직무가 다른 사람의 작업이나 생활에 실질적인 영향을 미칠 수 있는 정도를 말한다.
- **과업자율성:** 직무를 수행하기 위한 계획, 방법, 절차를 선택하여 결정하는 데 개인에게 부여되는 자유, 독립성, 재량권을 말한다.
- **피드백:** 작업자가 그 효과성 여부에 대해 직접적이고 명확한 정보를 얻을 수 있는 정도이다.

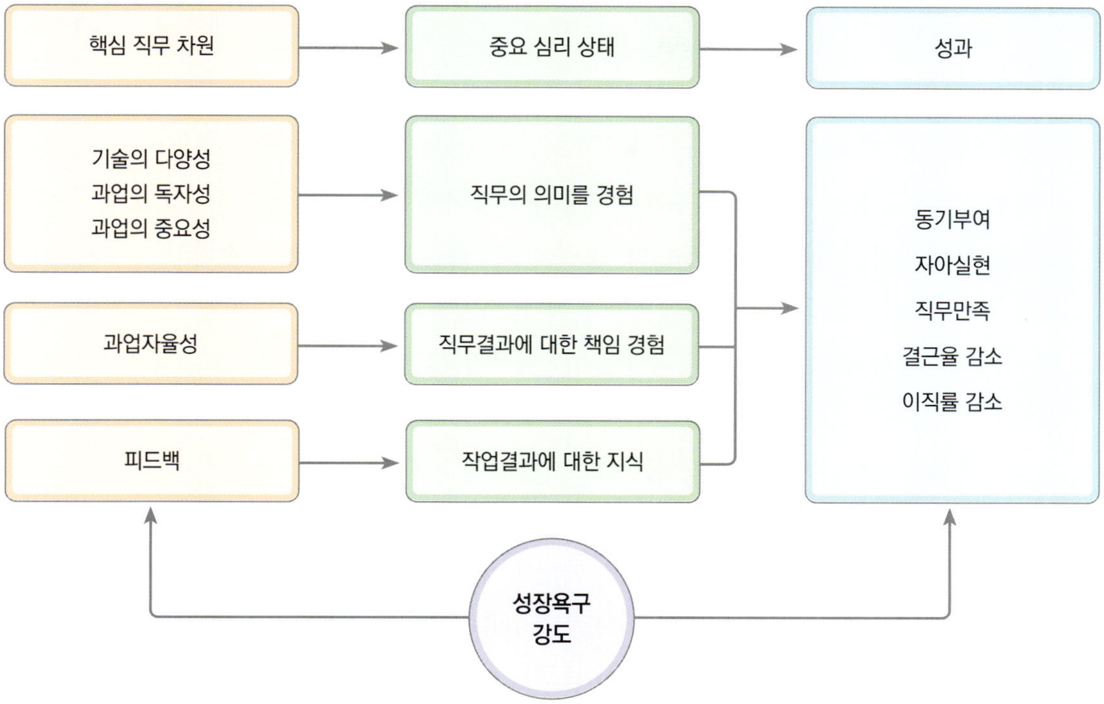

그림 3.2.1 직무특성 모형.
출처: 최종교(1997). 직무스트레스 요인, 지각 및 조직유효성에 관한 실증적 연구.

② 직원의 주요 심리적 상태

핵심 직무특성에 의해 작업자가 가지게 되는 동기부여의 상태를 의미한다. 기술의 다양성, 과업 독자성, 과업의 중요성이 높을수록 직무의 의미를 보다 잘 이해한다. 그리고 과업자율성으로 직무결과에 대한 책임감을 경험하고, 과업을 잘 수행했는지 피드백을 통해 작업결과에 대한 명확한 지식을 갖게 된다.

③ 개인적 결과 및 직무수행 성과

다섯 가지 특성으로부터 세 가지 심리 상태를 경험하고 이를 통하여 내적 동기부여 증가, 직무만족도 증가, 자아실현, 이직 및 결근율 감소 같은 조직성과가 나타나게 된다.

④ 직원의 성장욕구 강도

성장욕구 강도는 직원이 가지고 있는 자기 자신에 관한 성장욕구의 강도를 말한다. 각 개인의 성장욕구가 다르며 직무특성 모형에도 각기 다른 영향을 미친다. 높은 성장욕구를 가진 사람은 다섯 가지 핵심직무가 주어졌을 때 낮은 성장욕구를 가진 사람에 비해 보다 긍정적인 심리 상태를 경험할 가능성이 높다. 따라서 직무성과를 획기적으로 높일 수 있다.

2 직무분석

1) 직무분석의 개념

직무분석(job analysis)이란 특정 직무의 내용과 이를 수행하는 데 필요한 수행자의 행동, 육체적 · 정신적 능력을 밝히는 체계적인 활동이다. 조직이 요구하는 특정 직무의 성질에 관한 조사와 연구를 통하여 특정 직무의 성질과 요건을 결정하게 된다. 직무분석은 직무의 내용과 그 직무를 수행할 사람의 자격요건을 분석하는 과정으로 직무설계와 직무평가의 기초가 된다. 간호조직에서 신규직원을 모집 · 선발 · 배치하기 전에 어떤 기술과 자질이 필요한지를 결정하여 지침을 마련하는데, 지침의 내용은 직무분석을 통해서 얻게 된다(김금순 외, 2008).

조직이 효율적인 인적 자원관리를 수행하기 위해서는 인적 요소와 직무에 대한 체계적이고 과학적인 이해가 있어야 한다. 즉 직무에 대한 작업의 내용과 직무를 수행하기 위해 필요한 개인의 경험, 자질, 기능, 지식, 능력 등을 파악하여 다른 직무와 명확하게 구별할 수 있는 요인을 밝혀 기술하는 것이 필요하다. 이와 같이 직무를 구성하는 구체적인 과업을 설정하고 직무에서 요구되는 지식, 기술, 책임 등 직무수행에 관한 기본 정보자료를 수집 · 분석 · 정리하는 과정을 직무분석이라고 한다(신택현, 박상언, 1995).

직무분석은 간호인력관리에서 적재적소에 필요한 인력을 채용하고 관리하기 위해 반드시 거쳐야 하는 절차이다. 따라서 직무분석은 직무의 내용과 직무요건에 대한 사실적인 자료를 토대로 정리 · 분석하여 개별 직무의 성질에 가장 적합한 인력을 효과적으로 확보 · 개발 · 보유 · 활용하도록 기술한 직무기술서와 직무명세서를 서면화할 수 있도록 한다(김명애 외, 2009)(그림 3.2.2).

2) 직무분석의 목적

직무분석은 다음과 같은 목적에 의해 수행된다.

- **직무평가를 위한 기초자료:** 직무기술서의 직무요건을 기준으로 직무평가를 하게 된다.
- **조직의 합리적 관리:** 적절한 업무배분, 권한과 책임의 한계를 명확하게 하여 업무를 통제 · 관리하게 된다.
- **채용 · 배치 · 이동의 기초자료:** 직무수행에 요구되는 인적 조건을 기준으로 이에 적합한 직원을 채용 · 배치하고, 인사이동시키게 된다.
- **교육 · 훈련의 기초자료:** 직무분석에 의해 직무요건이 결정되면 해당 직무수행에 필요한 기술, 능력, 지식 등 직무역량을 향상시키기 위한 교육 및 훈련내용을 개발하게 된다.

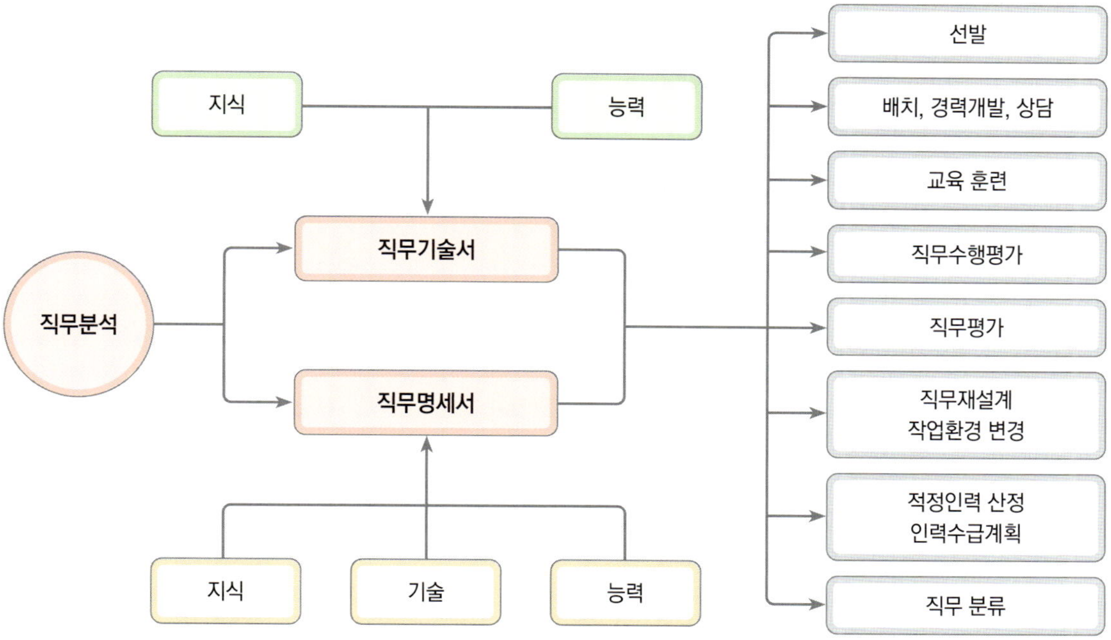

그림 3.2.2 인적 자원관리를 위한 직무분석

- **직무환경관리의 기초자료:** 해당 직무가 가지고 있는 작업환경의 유해성, 직업병, 노동 종류와 강도를 파악하여 이를 해결하기 위한 적절한 전략을 세우는 데 기초자료를 제공한다.

3) 직무분석의 절차

직무분석의 절차는 크게 예비작업, 본작업, 정리분석작업으로 나뉘며, 다음과 같이 5단계로 분류할 수 있다(장수용, 2014)(그림 3.2.3).

- **1단계: 예비조사**
  조직도, 업무분장표, 현존 직무기술서와 직무명세서 등 직무분석을 위해 필요한 배경정보를 수집하는 작업이 이루어진다.

- **2단계: 직무단위 결정**
  분석의 대상이 되는 직무의 단위(과업, 직위, 직군, 직업 등)를 결정한다.

- **3단계: 직무정보 수집**
  직무의 성격, 수행에 요구되는 간호사의 행동 방식, 간호사의 인적 요건 등 직무에 대한 구체적인 정보 분석이 이루어진다.

- **4단계: 직무기술서 작성**
  직무정보 수집단계에서 얻은 정보를 바탕으로 직무기술서를 작성한다.

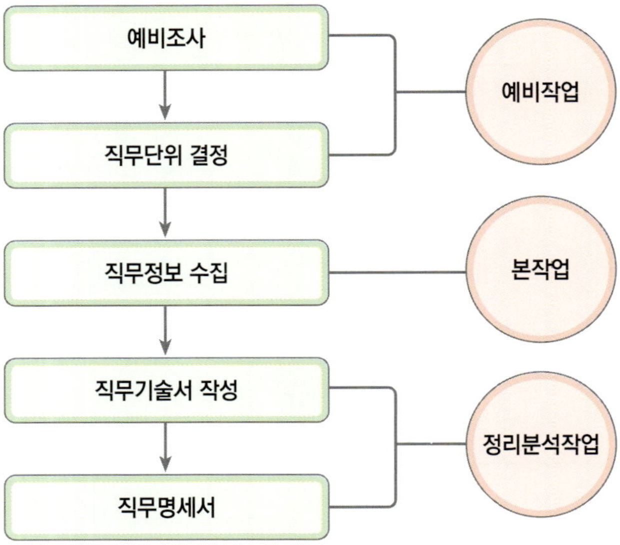

그림 3.2.3 직무분석의 절차. 출처: 최종태(2008). 현대 인사관리론. 박영사.

- 5단계: 직무명세서

  직무기술서를 직무명세서로 전환한다.

4) 직무분석의 방법

직무분석을 위한 정보수집 방법에는 관찰법, 면접법, 질문지법, 중요사건법, 작업표본방법 등이 있다. 직무분석 방법은 조직의 상황과 형편을 고려하여 가장 타당성이 높고, 비용 효과적인 방법을 선택하는 것이 필요하며, 한 가지 방법을 선택해서 활용하거나 두 가지 이상의 방법을 병행하는 방법을 이용해도 무방하다(장수용, 2014).

(1) 관찰법

관찰법(observation)은 간호사가 실제 행하는 작업을 분석가가 직접 관찰하는 것으로 가장 흔히 사용하는 방법이다. 이때 한 사람의 분석가가 한 사람의 간호사 또는 여러 명의 간호사를 관찰할 수 있고, 일의 성격에 따라 일정시간 간격을 두고 관찰하기도 한다(표 3.2.6).

(2) 면접법

면접법(interview)은 작업을 위해 요구되는 개인적 특성에 대해 직무분석가가 간호사를 인터뷰하여 정보를 수집하는 방법이다. 간호사의 입장으로만 왜곡된 정보를 수집할 위험이 있으므로, 정확하고 풍부한 자료를 얻기 위해서는 분석가의 노련한 상담 기술이 필요하다.

표 3.2.6 중환자 간호사 직무관찰 체크리스트

번호	문항	빈도			
		일간	주간	월간	연간
1	혈역학상태(BP, CVP) 관찰하기				
2	말초순환상태 사정(피부온도, 색, 부종, ABP, capillary refilling)하기				
3	고유량(high flow)/저유량 장치(low flow system) 확인하기				
4	흉부 물리요법 시행하기				
…	…				

(3) 질문지법

질문지법(questionnaire)은 구성원에게 질문지를 배부한 후, 작업의 내용을 직접 기술하게 하여 얻은 자료를 분석하는 것을 말한다. 짧은 시간과 적은 비용으로 많은 자료를 수집할 수 있다는 장점과 함께 부정확한 자료를 수집할 수 있다는 단점을 동시에 가지고 있다(글상자 3.2.1).

(4) 중요사건법

중요사건법(critical incident method)은 직무수행과 관련된 결정적인 하위행동을 성공적이거나 성공적이지 못한 것 또는 긍정적이거나 부정적인 것으로 목록화하는 것이다. 이 방법은 일선관리

글상자 3.2.1

직무조사 설문(질문지법)

1. 본 직무를 능숙하게 수행하기 위해 요구되는 최소 학력 수준은 어느 정도라고 생각하십니까?
   ① 전문대 졸업 이상 ② 학사학위 소지 이상
   ③ 석사학위 소지 이상 ④ 박사학위 소지 이상

2. 본 직무를 능숙하게 수행하기 위해 요구되는 최소한의 훈련기간은 어느 정도라고 생각하십니까?
   ① 한 달 이상 ② 세 달 이상
   ③ 일 년 이상 ④ 삼 년 이상

3. 본 직무를 능숙하게 수행하기 위해 요구되는 최소한의 이론 및 실기 이수과목은 무엇이라고 생각하십니까?
   자유롭게 기술해주시기 바랍니다.

자에 의해 수행되며, 사건 위주의 기록이므로 직무요구를 완전히 포함하지 못한다는 단점이 있다.

(5) 작업표본방법

작업표본방법(work sampling method)은 직무분석가가 일정 기간 동안 특정 부서 간호사의 활동을 관찰 · 기록하여 전체 근무시간과 비교하여 각각의 일에 소요되는 시간을 계산하는 것이다. 그러나 분석가가 요구되는 직무를 알아야 하므로 시간소모가 크고 절차상의 어려움이 있다.

직무분석 방법에는 관찰법, 면접법, 질문지법, 중요사건법, 작업표본방법이 활용되며 각각의 장점과 단점은 표 3.2.7과 같다.

표 3.2.7 직무분석 방법의 장점과 단점

방법	장점	단점
관찰법	• 여러 명을 동시에 관찰할 수 있다. • 정확한 정보를 수집할 수 있다. • 소요시간이 짧고 반복되는 단순 직무분석에 적절하다.	• 대상자의 행위가 관찰자에 의해 달라질 수 있다. • 대상자의 내면에 대한 관찰이 불가능하다. • 장기간 관찰은 어렵다.
면접법	• 정확하고 객관적인 정보를 수집할 수 있다. • 직무의 특성을 잘 알 수 있다.	• 시간과 비용이 많이 든다. • 면접(면담)기술에 따라 정보수집 내용이 왜곡될 수 있다.
질문지법	• 짧은 시간과 적은 비용으로 많은 자료를 수집한다. • 조사대상을 폭넓게 선정할 수 있다. • 관찰법이나 면접법으로 규명하기 어려운 부분의 내용, 지식, 기술 등을 알 수 있다.	• 질문지 개발과 테스트에 시간과 비용이 많이 든다. • 제한된 경험과 의견이 반영되어 객관적 사실이 왜곡될 수 있다.
중요사건법	• 중요 사건을 측정할 수 있다. • 직무분석의 이익과 용도를 잘 알 수 있다.	• 많은 시간과 노력이 필요하다.
작업표본방법	• 외형적 직무평가에 적용할 수 있다. • 관찰이 어려운 경우에 사용한다.	• 면접과 토의로 보완해야 한다.

5) 직무분석의 결과

직무분석의 과정에서 수집된 정보를 분석하면 그 결과의 산출물로 직무기술서와 직무명세서가 문서로 작성된다.

(1) 직무기술서

직무기술서(job description)는 직무내용과 개요를 담고 있는 것으로서 특정 직무를 통해 이루어지는 활동이나 과제, 작업조건을 기술하고 있다. 직무기술서는 그 내용이 장문으로 이루어지거나 복잡하게 기술되어서는 안 되고 해당 직무를 정확하고 간결해야 하며, 이를 읽는 사람이 해당 직무를 잘 이해할 수 있도록 도움을 주어야 한다. 직무기술서의 이해를 돕기 위해서는 다음과 같은 내용이 포함되어 있어야 한다(글상자 3.2.2).

- 직무정의(job identification): 직무명칭, 급수, 조직 내 명칭, 보고체계, 임금
- 직무개요(job summary): 직무의 목적, 사명, 내용, 주요 과업
- 직무내용(job contents): 구체적인 직무의 수행방법, 수행기간, 직무절차
- 직무환경(working condition): 직무가 이루어지는 물리적 · 심리적 · 정서적 환경
- 직무요건(job requirement): 해당 직무수행에 필요한 기술 및 숙련도, 노력, 책임 및 의무, 인적 자격, 작업조건

글상자 3.2.2

직무기술서

작성자: ________ (서명) 작성일: ____ 년 ____ 월 ____ 일 승인자: ________ (서명)

1. 직무확인

직무코드	직위	직무평가점수	임금	소속	병동
A0001	간호단위 관리자			간호부	내과병동

2. 직무개요

담당 간호단위의 총 책임자로서 간호단위의 효율적인 관리를 도모하고 양질의 간호를 제공할 수 있도록 최선을 다하며, 병원 경영 이념에 입각한 간호부의 정책이 간호단위에서 철저히 이루어지도록 노력한다.

3. 권한의 관계

의사결정 권한	• 간호단위 회의를 소집하여 간호단위의 주요 현안에 대한 토의 과정을 거쳐 의사결정을 주도할 수 있는 권한 • 간호부장이 주관하는 간호단위 관리자 회의에 참여하여 간호부 주요 현안에 대한 의사결정을 할 수 있는 권한
인사관리 권한	• 간호단위 간호직원에 대한 업무평가를 6개월마다 수행할 수 있는 권한 • 임상실습 중인 간호학생의 실습평가를 수행할 수 있는 권한
예산작성 권한	• 간호단위 물품, 간호장비, 시설에 대한 예산을 작성할 권한

글상자 3.2.2

(계속)

4. 과업내용

과업명	과업내용
간호전문가로서의 업무	• 간호대상자를 순회하여 상태 및 간호를 점검하고 지시한다. • 의사의 처방을 점검하여 그 수행을 지시 · 확인한다(이하 생략).
문제해결자로서의 업무	• 간호직원 간의 대인관계를 관찰하고, 필요시 갈등을 해결한다. • 문제 직원과의 개인상담 등을 통해 해당 문제를 해결한다(이하 생략).
인력개발자로서의 업무	• 신규직원의 간호단위 예비교육을 실시 · 평가 · 보고한다. • 간호집담회를 주관하여 직원의 자질을 향상시킨다(이하 생략).
간호단위 관리자로서의 업무	• 간호사의 경력 및 업무역량에 따라 업무를 배분한다. • 간호단위의 물품과 간호장비, 시설물을 관리한다(이하 생략).

5. 보고 및 감독관계

보고자	피감독자	병원 내 협력자
간호과장 및 간호부장	간호사, 간호조무사	타 간호단위 관리자

6. 기본요건

학력	경력	기타 훈련 및 자격
간호대학 졸업자	7년 이상의 간호사 경력	간호부장 추천을 받아 소정의 간호단위 관리자 승진시험에 합격한 자

7. 핵심역량

- 조직목표달성을 위해 구성원을 동기부여하여 조직 역량을 극대화시킬 수 있는 리더십
- 해당 간호단위의 업무에 대한 지식, 기술, 실무경험을 갖추어 통합적 관리를 할 수 있는 능력
- 대인관계 및 의사소통기술이 우수하여 타부서와 업무를 조정하고 협력할 수 있는 능력
- 상사의 지시를 명확하게 이해하고 수행할 수 있는 능력
- 계획적이고 조직적으로 업무를 수행할 수 있는 능력
- 종합적인 분석력과 비판적 사고를 통해 합리적인 의사결정을 할 수 있는 능력

(2) 직무명세서

직무명세서(job specification)는 직무기술서를 기초로 채용, 배치, 승진, 평가 등 인사관리의 목적에 따라 필요한 자료를 추출 편성해 작성한 자료이다. 일반적으로 직무명세서에는 직무기술서

의 내용 중에서 직무담당자의 인적 요건에 초점을 두고 좀 더 상세하게 기술하고 있다. 따라서 직무명세서의 내용은 직무의 기본정보와 그 직무를 수행하는 데 요구되는 인적 요건을 포함해야 하며, 직무명세서에 포함되는 정보는 직무수행에 필요한 적성, 지식, 기술, 능력, 흥미, 가치, 태도, 경험, 교육 및 훈련 수준 등이다(표 3.2.8, 표 3.2.9, 표 3.2.10).

표 3.2.8 직무기술서와 직무명세서 구분

직무기술서	직무명세서
· 보고체계 및 다른 직무와의 관계 · 직무내용 요약 · 구체적 과업의 종류와 내용 · 업무상 대인관계	· 적성 · 능력 · 기술 · 흥미

출처: 장수용(2014). 성과체계 인사를 위한 직무분석과 직무평가 실무. 예스폼.

표 3.2.9 직무명세서의 예

직무	직무코드	직위	이름	소속	근무부서
부서	○○○○○○○	책임간호사	윤○○	간호부	흉부외과병동
직무 요약					
인적 요건			해당사항	요구 수준	비중
	최소학력		석사 수료	학사 이상	5
	필요자격/면허		간호사	간호사	10
	직무적성 검사		76점	60점 이상	10
	총 임상경력		17년	10년	10
	현 부서의 임상경력		3년 6개월	2년	5
	간호관리자에 대한 지식		80점	50점 이상	10
	상급자 · 하급자와의 의사소통 능력		상	중 이상	20
	이전 부서에서의 인사고과		10점	7점 이상	30
…	…		…	…	…

표 3.2.10 중환자전문간호사 직무분석 예시(일부 발췌)

Duty	Task	Task element	지식	중요도	기술	중요도
I. 자료 수집	1. 건강력 수집하기	1) 인구학적 자료, 주소, 현병력, 과거력, 가족력 및 사회력 수집하기	순환계, 호흡기계, 소화기계, 기타 기관별 인구학적 자료, 주소, 현병력, 과거력, 가족력, 사회력, 계통적 문진, 위험요인	3	건강력 작성(기록) 면담기술	3
		2) 계통적 문진하기				
		3) 위험요인 확인하기				
	2. 대상자의 상태변화 지속적 감시하기	1) 모니터 이용하여 환자상태 감시하기	검사목적, 검사방법, 검사결과 해석(Swan-Ganz catheter, Arterial line, BP, PAP, PCWP, CO, LAP, Pulse oximetry)	3	모니터 사용(법) (Pressure monitoring, Kit 관리, A-line 관리, 기구안전관리, Pulse oximetry 사용)	2
	3. 신체검진하기	1) 호흡기계 신체검진하기	해부생리, 신체검진방법	3	신체검진기법(시진, 청진, 타진, 촉진)	3
		2) 순환기계 신체검진하기				
		3) 신경계 신체검진하기				
		4) 기타 기관별 신체검진하기				
	4. 정신, 사회, 영적, 건강사정하기	1) 심리적 요구 확인하기	심리적 요구 및 요구 사정법	2	면담술 의사소통술	1
		2) 사회적 요구 확인하기	사회적 요구 및 요구 사정법	2		
		3) 문화적 요구 확인하기	문화적 요구 및 요구 사정법	2		
		4) 영적 요구 확인하기	영적 요구 및 요구 사정법	2		
		5) 대상자의 사회 정서적 상태 사정하기(질병 인식, 지지체계)	병식의 개념, 질병인식 사정법, 지지체계	1		
II. 임상의사 결정: 진단, 계획, 평가	1. 검사결과 확인 및 해석하기	1) 호흡기계 진단적 검사결과 판독하기	검사목적, 검사방법, 검사결과 해석(ABGA, PET, Simple chest x-ray, Chest CT/HRCT, Bronchoscopy, Pleural tapping)	3	동맥천자, 검사물 채취방법	2
		2) 순환기계 진단적 검사결과 판독하기	검사목적, 검사방법, 검사결과 해석(심전도, 심초음파, 심장 핵의학, 심도자술)	3	심전도 기기 사용	2
		3) 신경계 진단적 검사결과 판독하기	검사목적, 검사방법, 검사결과 해석(Skull x-ray, CT, MRI, MRA, Angiography, TCD, Lumvar puncture)	3		
		4) 기타 기관별 진단적 검사 결과 판독하기				
	2. 건강문제 진단하기	1) 호흡기계 질환을 가진 대상자의 건강문제 확인하기	병태생리 및 증상, 실제적 · 잠재적 건강문제 및 진단 (Asthma/COPD, Pneumonia, Pulmonary Tb···	3	임상적 추론	2
···	···	···	···	···	···	···

출처: 한국간호교육평가원(2022). 임상전문간호사 직무분석.

3 직무평가

1) 직무평가의 개념

직무평가(job evaluation)란 조직 내 · 외의 직무와 비교하여 특정한 직무가 갖는 상대적 가치를 체계적으로 측정하는 과정이다. 직무평가에서 어떤 요소로 직무를 평가하느냐에 따라서 상대적 가치가 달라지기 때문에 평가요소 선정은 매우 중요하다. 직무평가에서는 조직의 모든 직무에 대한 상대적 중요성, 직무수행에 필요한 지식 · 기술 · 태도 · 직무의 난이도, 직무구성요소가 조사되고 그 가치가 평가된다(이학희, 2004; 최중락, 2012).

2) 직무평가의 목적

직무평가의 목적은 다음과 같다(최중락, 2012).

- 임금의 공정성 확보: 직무의 상대적 가치에 따라 합리적인 임금격차를 유지한다.
- 인사관리 전반의 합리화: 인력확보, 배치, 개발의 합리성을 제고한다.
  - 효과적인 승진제도의 근거 제시
  - 정당한 급여 차이에 대한 근거 제시: 노사 간 임금교섭 시 협상자료 제공

3) 직무평가의 방법

직무평가의 방법으로는 비계량적인 평가기준으로 직무가 종합적으로 평가되는 서열법과 분류법이 있으며, 개별요소에 기초를 두고 계량적인 평가기준으로 직무가 분석적으로 평가되는 점수법과 요소비교법이 있다(그림 3.2.4).

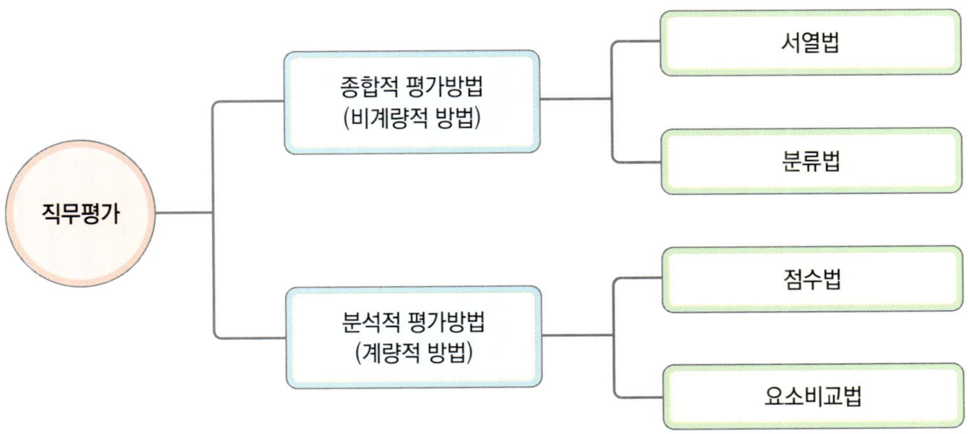

그림 3.2.4 직무평가 방법. 출처: 장수용(2014). 성과체계 인사를 위한 직무분석과 직무평가 실무. 예스폼.

(1) 서열법

서열법(ranking method)은 직무의 상대적 가치에 기초를 두고 각 직무의 중요도와 장점에 따라 순서를 정하는 평가방법이다. 이 방법은 직무에서 중요한 역할을 하는 요소가 어떤 것인가를 구분하지 않고 단지 직무의 상대적인 가치를 전체적으로 판단한다. 서열은 최상위의 직무부터 최하위의 직무까지 순위를 나열한다(표 3.2.11).

예) 간호부장, 간호차장, 간호과장, 간호단위 관리자, 간호사, 간호조무사

표 3.2.11 서열법의 장점과 단점

장점	단점
• 간단하고 사용이 쉽다. • 직무등급을 신속하게 매길 수 있다.	• 분석적 평가방법에 비해 과학적이지 못하다. • 직무 간의 차이가 명확한 경우에만 적용이 가능하다. • 직무의 수가 많고 내용이 복잡한 경우, 서열을 매기기 어렵다.

(2) 분류법

분류법(classification method)은 서열법에서 발전된 것으로, 조직 내의 모든 직무를 확인한 뒤 같거나 유사한 직무를 같은 등급으로 묶어서 평가하는 방법이다. 여러 가지 수준과 난이도에 따라 분류하며, 대표직무를 선정하고 이에 대한 중요성, 난이도, 직무환경을 평가한 다음 이를 기준으로 타 직무를 분류하여 등급화하는 등급기술서를 작성해야 한다(최중락, 2012)(표 3.2.12, 표 3.2.13).

(3) 점수법

점수법(point-rating method)은 직무의 계량화 방법으로 직무의 가치를 점수로 나타내어 평가하는 방법이다. 직무를 구성하는 요소를 확인하고 분류한 다음, 각 요소의 중요도에 따라 점수를 산정하고, 총점수를 계산하여 직무평가를 수행한다(장수용, 2014). 평가요소로는 기술, 노력, 책임, 직무조건 등이 있으며, 각 평가요소의 중요도에 따라 일정한 가중치를 부여할 수 있다(표 3.2.14, 표 3.2.15).

표 3.2.12 분류법의 장점과 단점

장점	단점
• 비교적 간단하고 이해하기 쉬운 합리적인 방식이다.	• 개별 등급에 대한 정의를 내리기 어려워 분류 자체의 객관성이 없는 경우, 직무배정을 합리적으로 할 수 없다.

표 3.2.13 분류법의 예

등급	대표직무	역할 정의
2등급	간호부장	• 간호부서의 장기목표와 전략 및 정책 등을 계획 · 결정할 뿐만 아니라 최고관리활동을 담당하기 위한 지휘, 통제의 책임과 권한을 갖고 있다. • 석사학위 이상
3등급	간호과장(팀장)	• 최고관리자가 설정한 조직의 목표와 전략, 정책 등을 집행하기 위한 활동을 수행하며, 최고관리자와 일선관리자 간의 상호관계를 조정할 뿐만 아니라 일선관리자를 지휘 · 감독한다. • 석사학위 이상
4등급	간호단위 관리자	• 간호현장에서 10명 이상의 간호직원을 직접 지휘 · 감독하는 책임이 있다. • 학사학위 이상

표 3.2.14 점수법의 장점과 단점

장점	단점
• 직무의 상대적 차등을 명확하게 제시할 수 있다. • 평가결과에 대한 이해와 신뢰도가 높다.	• 적절한 평가요소 선정과 평가요소별 가중치를 결정하는 것이 어렵다. • 준비단계가 있어 시간과 비용이 많이 든다.

표 3.2.15 점수법의 예

요소		분류	점수
숙련(기술)	학력	• 전문대 졸업 • 학사(전문학사)학위 • 석사학위 • 박사학위	20 30 40 50
노력	신체적 기능	• 신체적 노력이 요구되지 않음 • 보통의 신체적 노력이 요구됨 • 많은 신체적 노력이 요구됨	10 20 30
	정신적 기능	• 문제해결을 위한 주의력이 필요하지 않음 • 문제해결을 위한 보통의 주의력이 필요함 • 문제해결을 위한 주의력이 많이 필요함	10 20 30
책임	감독책임	• 10명 미만 • 10~25명 • 26~50명	10 20 30
직무조건	근무조건	• 가끔 해로운 환경에 노출 • 자주 해로운 환경에 노출 • 계속적으로 해로운 환경에 노출	10 20 30

출처: 한성숙 외(2006). 간호관리학. 수문사, 수정인용.

(4) 요소비교법

요소비교법(factor comparison method)은 서열법에서 발전된 것으로, 여러 직무를 전체적으로 비교하지 않고 특정한 직무를 선정하여 서열을 매기는 방법이다. 가장 핵심이 되는 몇 개의 기준 직무(key job)를 미리 선정하고 그 기준직무를 대상으로 평가요소별로 서열을 정한다. 조직 내의 모든 직무를 요소별로 구분하여 기준직무와 비교하면서 직무가치를 결정하는 방식이다(이학희, 2004). 보통 평가요소는 정신요건, 신체요건, 기술요건, 책임, 직무환경 등이 있다. 요소비교법의 구체적인 절차는 다음과 같다(표 3.2.16, 표 3.2.17).

표 3.2.16 요소비교법의 장점과 단점

장점	단점
• 직무의 상대적 가치를 결정하는 데 유사직무와 비교가 가능하다. • 평가기준의 설정으로 타 직무와의 요소비교를 통한 평가가 쉬워진다. • 평가범위에 따라 전체 직무의 평가가 쉬워진다.	• 기준직무에 대한 직무평가의 정확성이 결여되면 전체 직무평가에까지 영향을 미친다. • 가치척도에 편견이 개입될 가능성이 있다. • 적용하는 데 시간과 노력이 요구되어 실제로 적용하기 어렵다.

표 3.2.17 요소비교법의 예

간호단위 관리자와 간호사 직무의 요소등급별 임금배분표					
요소등급	요소				
	직무환경	책임	기술요건	신체요건	정신요건
1	150	200	60	80	100
2	120	150	120	140	80
3	90	100	180	160	60
4	60	50	200	200	40

직무요소	간호단위 관리자		간호사	
	요소등급	임금	요소등급	임금
직무환경	2	120	4	60
책임	1	200	4	50
기술요건	3	180	3	180
신체요건	4	200	3	160
정신요건	1	100	2	80
합계	800		530	

- 기준직무를 선정한다.
- 기준직무의 평가요소를 결정한다.
- 평가요소별로 기준직무의 서열을 정한다.
- 기준직무의 현재 임금을 평가요소에 배분하여 임금배분표를 작성한다.
- 평가대상 직무의 평가요소별 서열과 임금배분표의 서열을 비교하여 임금배분액을 결정한다.

참고문헌

김금순 외(2008). DACUM 기법을 이용한 노인전문간호사의 직무 분석. 대한간호학회지, 38(6), 853~865.

김성국(2005). 노동의 인간화와 직무설계에 관한 연구. 이화여자대학교 경영연구소 경영노총, 23(2), 1~24.

박숙진 외(2021). COVID-19 감염병 전담병원의 위기 대처 사례: 간호조직 관리 중심으로. 인문사회과학연구, 29(3), 75~98.

신택현, 박상언(1995). 직무분석(Job Analysis)의 현황과 과제. 대한산업공학회 추계학술대회 논문집, 10, 222~225.

오은희 외(2022). DACUM 기법을 이용한 COVID-19 부서 간호사의 직무분석. 한국산학기술학회논문지, 23(1), 781~795.

이선미 외(2022). DACUM 기법을 활용한 상급종합병원 간호사의 직무기술서 개발 일반병동과 중환자실을 중심으로. 간호행정학회지, 23(5), 535~547.

이학희(2004). 인적 자원관리론. 대명.

장수용(2014). 성과체계 인사를 위한 직무분석과 직무평가 실무. 예스폼.

최중락(2012). 인사관리 특강. 법문사.

코로나19백서발간위원회(2021). 계명대학교 동산의료원 코로나19 백서.

한국간호교육평가원(2022). 임상전문간호사 직무기술서 및 직무명세서. www.kabone.or.kr

한수정(2022). 간호사가 인식한 간호업무환경, 잡크래프팅과 조직몰입이 직무만족에 미치는 영향. 간호행정학회지, 28(1), 9~19.

황주희 외(2021). 데이컴 기법을 적용한 일차의료 만성질환관리 간호사 케어코디네이터 직무분석. 대한간호학회지, 51(6), 758~768.

Cannaby, A. M., Carter, V., Rolland, P., Finn, A., & Owen, J. (2020). The scope and variance of clinical nurse specialist job descriptions. *British Journal of Nursing, 29*(11), 606~611.

Choo, P. J., Tan, J. Y. T., Ong, L. T., Aw, A. T., Teo, L. W., Tan, M. L. M., ... & Lopez, V. (2019). Role transition: A descriptive exploratory study of assistant nurse clinicians in Singapore. *Journal of Nursing Management, 27*(1), 125~132.

Mudd, A., Feo, R., Voldbjerg, S. L., Laugesen, B., Kitson, A., & Conroy, T. (2022). Nurse managers' support of fundamental care in the hospital setting. An interpretive description of nurse managers' experiences across Australia, Denmark, and New Zealand. *Journal of Advanced Nursing, 1~13.* https://doi.org/10.1111/jan.15139

Salemm, A., Ahlam, A., & Fatma, M. B. (2018). The relationship between job design and nurses' satisfaction. *SOJ Nursing Health Care, 4*(2), 1~9.

Shin, S., Park, J. H., & Bae, S. H. (2018). Nurse staffing and nurse outcomes: A systematic review and meta-analysis. *Nursing Outlook, 66*(3), 273~282.

Teare, J., Horne, M., Clements, G., & Mohammed, M. A. (2017). A comparison of job descriptions for nurse practitioners working in out-of-hours primary care services: Implications for workforce planning, patients and nursing. *Journal of Clinical Nursing, 26*(5-6), 707~716.

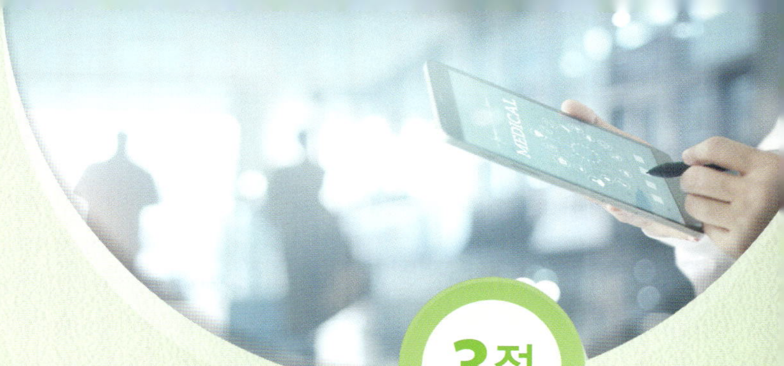

3절

간호전달체계

학습목표

1. 기능적 분담방법을 설명한다.
2. 팀간호방법을 설명한다.
3. 일차간호방법을 설명한다.
4. 모듈방법을 설명한다.
5. 사례관리방법을 설명한다.

주요용어

- 간호전달체계(nursing care delivery system): 간호대상자에게 효율적이고 효과적인 간호제공을 위하여 구조적인 업무분담 방법을 통해 실제 간호업무를 어떻게 전달하고 맡은 업무를 수행할 것인지를 제시하는 모형
- 사례방법(case method): 독간호(private nursing)라고도 하며, 한 명의 간호사에 한 명의 간호대상자 형태로 이루어진 가장 오래된 간호전달체계
- 총체적 간호법(total patient care method): 사례방법의 변형으로 3교대, 8시간 근무 동안에 총체적으로 간호대상자를 담당하는 간호전달체계
- 기능적 분담방법(functional method): 간호업무 수행의 효율성을 높이기 위해 분업-전문화에 기초하여 각 간호사에게 일정한 업무를 담당시켜, 그 업무만을 수행하도록 하는 간호전달체계
- 팀간호방법(team nursing method): 부족한 간호사의 수를 보조인력으로 보충하고, 전문직 간호사가 이들 보조인력에게 업무를 위임하여 감독하면서 전체적인 간호업무의 효율성을 높일 수 있도록 한 간호전달체계
- 일차간호방법(primary nursing method): 간호대상자 간호를 하루 24시간, 입원해서 퇴원할 때까지 한 사람의 일차간호사를 중심으로 계획하고 수행하며 평가할 수 있도록 간호업무를 분담하는 간호전달체계
- 모듈방법(modular method): 2~3명의 간호직원이 한 팀이 되어 간호단위의 특정 영역에서 8~12명의 정해진 간호대상자에 대해 입원 시부터 퇴원 후까지 모든 간호를 책임지는 간호전달체계
- 사례관리(case management): 의료 대상자의 문제와 요구에 초점을 두고 미리 정해진 의료서비스의 결과와 비용 및 과정 사이의 조화를 유지하면서 의료를 제공하는 방법

1 간호전달체계에 대한 이해

간호전달체계(nursing care delivery system)란 간호대상자에게 효율적이고 효과적인 간호제공을 위하여 구조적인 업무분담 방법을 통하여 실제 간호업무를 어떻게 전달하고 맡은 업무를 수행할 것인지를 제시하는 모형이다. 이것은 효율적인 자원의 활용과 다른 부서와의 조화로운 활동을 목표로 하기 때문에 일괄적으로 어떤 유형이 가장 좋다고 판단할 수 없다. 따라서 간호전달체계는 각 의료기관과 간호부의 철학과 목적 및 간호단위마다의 상황적 측면에서 이용 가능한 점을 고려하여 적합하게 선택해야 한다.

간호대상자에게 필요한 간호를 간호직원에게 분담하는 것은 의료기관의 가장 기본적인 활동으로서, 의료기관 내에서의 간호전달체계는 각 의료기관 및 간호단위의 특성과 대상자 요구의 복잡성을 고려해 볼 때 하나의 체계만을 고집하기보다는 각 간호단위의 상황에 맞게 사용하는 것이 바람직하고 적절할 것이다.

간호관리자는 현재의 간호전달체계를 평가할 때 다음 사항에 대해 질문해 보고, 만약 문제가 있다고 확인되면 간호전달체계의 변화를 위한 준비를 해야 한다.

- 조직의 사명과 철학을 반영하는가?
- 조직의 목표를 촉진시키는가? 아니면 방해하는가?
- 비용 효과적인가?
- 간호대상자와 가족을 위한 간호서비스에 대해 만족을 주는가?
- 개별적 간호를 어느 정도 달성하게 하는가?
- 간호직원이 얼마나 자신의 업무에 만족하게 하는가?
- 간호과정의 수행을 가능하게 하는가?
- 간호전문직의 독립적 · 의존적인 면을 모두 지지하고 향상시킬 수 있는가?
- 의료팀의 모든 구성원 사이에 적절한 의사소통을 촉진시키는가?
- 조직구성원과 관리자의 요구를 반영하고 있는가?

2 간호전달체계의 유형

간호전달체계의 모형은 시대적 요구에 따라 다르게 개발되고 적용되어 왔다. 예를 들어 제1차 세계대전 전, 대부분의 간호사는 사례방법(case method)에 따라 각 환자를 분담하는 개별간호사 근무제도

(private duty)에 의해 간호를 제공하였으나 1940년대 후반에 들어 간호사가 부족해지면서 기능적 간호(functional nursing)가 보편화되었다. 1950년대에는 전문적인 간호사의 기술을 효과적으로 이용하기 위해 하나의 대안적인 조직체계로서 팀간호(team nursing)가 소개되었다. 한편, 최근의 의료기관은 공급자 위주의 운영체계에서 소비자 위주의 운영체계로의 전환을 모색하면서 사례관리모형(case management model)을 제시하여 운영하고 있다.

1) 사례방법 또는 독간호

사례방법(case method)은 독간호(private nursing)라고도 하며 간호전달체계 중 가장 오래된 방법이다. 이 방법은 초창기에는 간호사가 간호대상자의 집에서 24시간 간호를 제공하는 '한 명의 간호사에 한 명의 간호대상자'의 형태로 이루어졌다.

(1) 장점

- 간호대상자의 요구에 집중할 수 있다.
- 간호대상자와 간호사 간의 계속적인 상호작용으로 원만한 인간관계가 형성된다.

(2) 단점

- 간호대상자 측면에서는 비용이 많이 든다.
- 간호제공자 측면에서는 다른 동료와의 관계를 지속적으로 맺기 힘들다.

2) 총체적 간호법

총체적 간호법(total patient care method)은 사례방법의 변형된 방법이다. 미국의 경우, 초창기에는 간호사가 간호대상자의 집에서 간호를 제공하였다. 1930년대와 1940년대에 병원이 발전하게 되면서 하루 24시간 간호대상자를 책임지던 초기의 형태가 3교대, 8시간의 근무시간 동안 총체적으로 간호대상자를 담당하는 형태로 변하였다.

이 간호법은 간호사가 근무하는 동안에 분담받은 간호대상자에 대한 간호를 총괄적으로 담당하게 하는 방법이다. 간호대상자는 근무번에 따라 다른 간호사에게 간호를 받게 되어 다음 날에도 같은 간호사에게 연속적인 간호를 제공받는다는 보장이 없다.

(1) 장점

- 간호사에게 간호에 대한 자율성과 책임감이 부여되어 책임과 의무의 소재가 명확하다.
- 간호대상자는 간호사의 근무시간 동안 총체적이고 연결성이 있는 간호를 제공받는다.

(2) 단점

- 간호대상자를 간호하는 모든 간호제공자는 각기 서로 다른 간호접근법을 사용할 수 있으므로, 3교대 근무 시 간호대상자는 세 가지 다른 접근법으로 혼란을 겪을 수 있다.
- 간호의 질 유지를 위해 다른 간호전달법보다도 고도로 숙련된 간호사가 필요하다. 이는 간호 기술의 숙련도에 따라 간호직원을 분담하여 활용할 수 없기 때문이다.

3) 기능적 분담법

기능적 분담법(functional method)은 제2차 세계대전의 결과로 간호대상자 수가 급증하고 병원 설립이 확산됨에 따라 나타나게 되었다. 간호사에 대한 수요가 많이 생김에 따라 간호사가 부족하여 간호대상자 간호에 필요한 보조인력을 사용하게 되었는데, 기술이 없는 보조인력은 단순한 일을 하도록 훈련받았고, 반복 업무를 통해 능숙하게 숙련되었다.

이 방법은 분업-전문화에 기초하여 간호수행의 효율성을 높이기 위해 각 간호사가 일정한 업무를 담당하여 그 업무만을 효율적으로 수행하도록 하는 것이다(그림 3.3.1). 기능적 분담법은 전인간호를 배제하고 있어 간호대상자에 대한 비인간화와 단편적 서비스 제공으로 이어지기 때문에 이 방법으로는 양질의 간호와 전인간호가 이루어질 수 없다. 간호관리자는 기능적 분담법이 응급 시, 혹은 재해 같은 단기간 동안에는 적합하지만, 일반적인 상황이나 장기간의 간호에는 적합하지 않다는 것을 알고 있어야 한다.

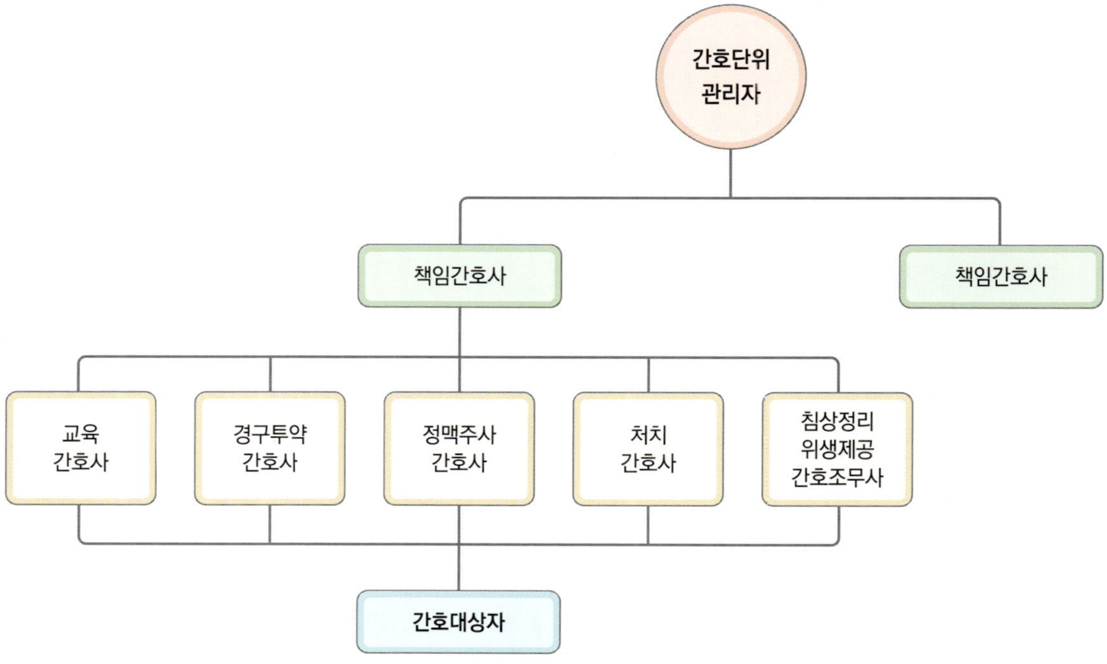

그림 3.3.1 기능적 분담법

(1) 장점

- 기능적 분담법의 주 장점은 효율성이다.
- 각 간호사가 특정 업무만 수행하기 때문에 그 업무에 대한 일의 속도가 빨라진다.
- 인력을 조정하는 데 요구되는 시간을 최소화할 수 있다.
- 간호대상자 수에 비해 간호인력이 적은 경우에도 업무를 단시간에 수행할 수 있다.
- 각 간호사의 능력에 따라 일정한 업무를 분담하여 그 업무만 수행하므로 업무를 조정할 필요성이 적어 업무 효율성을 높일 수 있다.

(2) 단점

- 간호대상자의 개인적 간호요구가 간과되는 경우가 있어, 제공받는 간호서비스에 대한 만족도가 낮다.
- 간호제공이 단편화되고 기계적이며 간호의 기술적인 면을 더 강조하게 되어 비인간적이다.
- 역할이 반복적이고 단순하여 일에 대한 도전의식과 자극이 낮아 간호사의 직무만족도가 낮아질 수 있다.
- 간호대상자는 여러 명의 간호사로부터 각기 다른 간호를 받으므로 혼돈스럽고 불안해진다.
- 자신이 맡은 업무만 하게 되므로 간호사 간의 의사소통이 최소화되어 간호대상자에 대한 전체적인 상태 판단이 어려울 수 있다.
- 간호에 대한 책임이 몇 명의 간호사에게 분산되어 책임 소재가 불분명하다.
- 간호대상자는 총체적이고 통합된 간호요구를 기대할 수 없다.

4) 팀간호방법

팀간호방법(team nursing method)은 간호인력의 부족이 계속됨에도 불구하고 기능적 간호방법에서 발생되었던 단편적인 간호를 개선할 수 있는 간호전달체계로 1950년대에 개발되었다(그림 3.3.2).

이 방법은 제2차 세계대전 이후 부족한 간호사의 수를 보조인력으로 보충하여, 전문직 간호사가 이들 인력의 보조에게 필요한 업무를 위임하고 감독하면서 전체적인 간호업무의 효율성을 높일 수 있도록 한 방법이다.

팀간호의 구성원은 팀 리더, 간호사와 보조인력 등으로 팀 리더인 간호사 지휘 아래 간호 팀원이 일원으로 활동한다. 팀 리더는 능숙한 간호사이어야 하며, 환자간호뿐만 아니라 팀원의 간호사와 보조인력의 교육하고 합리적으로 업무를 할당, 조정, 협력해야 한다. 팀간호는 간호대상자와 간호사의 만족도를 모두 증진시킨 것으로 나타나고 있다.

팀간호의 중요한 특징은 간호집담회와 간호계획을 들 수 있다. 간호집담회에서는 간호문제를 확

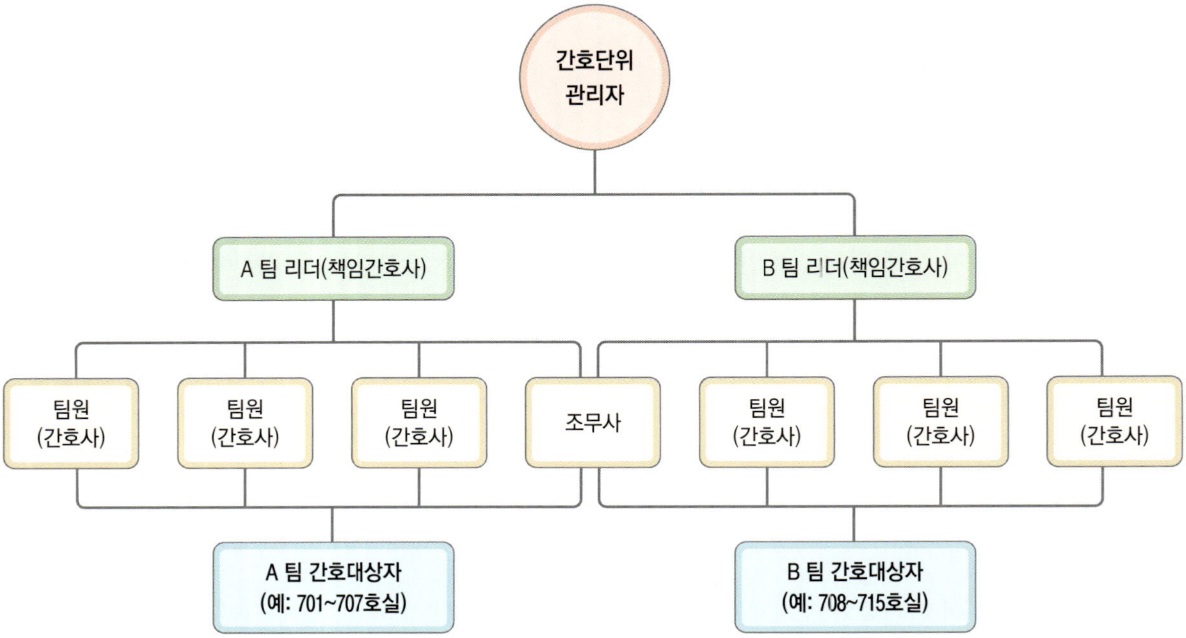

그림 3.3.2 팀간호방법

인하고 초기에 간호목표와 간호중재를 계획하며 계속적으로 회의를 하면서 간호계획을 수정하고 새로운 계획을 수립하게 된다. 간호계획 수립 시에는 각 간호대상자의 실제적 · 잠재적 문제를 파악하여 장 · 단기 목표가 세워져야 한다. 간호계획은 간호대상자의 개별적 특성을 고려하고, 간호대상자와 가족을 계획수립단계에서부터 참여시켜야 한다. 간호계획은 현실적이어야 하며, 성취할 수 있는 목표를 세우고, 윤리적인 문제가 발생하지 않도록 세심한 노력을 기울여야 한다.

이 방법에서 팀 구성원은 자신이 낸 의견이 직접 수행되는 것을 보면서 직무만족이 증가하고 간호를 더 잘해야겠다는 동기유발이 된다. 팀 리더는 팀원 개개인의 가치를 인식하고 팀원에게 자율성을 주어 직무에 대해 만족할 수 있도록 한다.

팀 리더는 팀 구성원의 지식과 기술 정도에 따라 간호대상자를 분담하며, 자질이 갖추어져 있지 않은 팀 구성원은 함께 일하면서 교육시킨다. 업무를 분담 받은 팀 구성원은 팀 리더에게 업무 진행 상황과 결과에 대해 보고하고, 이에 대해 팀 리더는 간호단위 관리자에게 보고해야 하는 책임이 있다. 팀간호가 효과적이기 위해서 팀 리더는 능숙한 의사소통, 조직적인 경영과 리더십 기술을 가져야 하고 훌륭한 실무수행자가 되어야 한다.

(1) 장점

- 효과적인 팀 운영은 포괄적이고 전인적인 간호를 제공한다.
- 간호대상자와 간호사 모두의 만족도를 높일 수 있다.

- 팀 구성원 간의 협력과 의사소통의 증가로 근로 의욕과 단결심이 높아지고 팀 전체의 기능이 향상된다.
- 팀 구성원이 간호의 결과에 자신이 기여했다는 자부심을 갖게 된다.
- 저임금의 보조인력을 활용함으로써 경제적 측면에서 효율성을 높일 수 있다.

(2) 단점

- 간호직원을 개별적으로 지도하는 데 많은 시간이 소모된다.
- 팀 구성원 간의 협력과 의사소통이 요구되고, 팀 리더가 팀 구성원을 감독하고 조정하는 데 많은 시간과 인력관리 능력이 요구된다.
- 팀 구성원 간의 업무조정을 위한 상호작용이 필요하므로 불필요하게 시간과 비용이 소모될 수 있다.
- 팀 리더는 전문직 간호사이지만 팀 구성원은 비전문직을 포함하므로 업무수행에 착오나 실수 또는 혼란이 생길 수 있다.

5) 일차간호방법

일차간호방법(primary nursing method)은 기능적 분담법과 팀간호방법의 단점을 극복하기 위해서 1970년대부터 시작되었다. 전문직 간호사의 초점을 '업무'가 아닌 '간호대상자'에 두어야 한다는 철학이 일차간호의 근간을 이룬다. 일차간호는 간호대상자 간호를 하루 24시간, 입원해서 퇴원할 때까지 한 사람의 일차간호사를 중심으로 계획하고 수행하며 평가할 수 있도록 간호업무를 분담하는 것이다. 간호대상자가 퇴원해서 재입원했을 때에도 일차간호사는 담당간호대상자를 다시 간호해야 하는 책임을 갖는다. 일차간호는 일차간호사가 4~6명의 입원간호대상자에게 총체적 간호를 제공하고 입원하고 있는 전 기간 동안 책임을 지는 것이 특징이다. 일차간호사가 비번일 때에는 위임받은 다른 간호사(도와주는 간호사, 이차간호사)가 일차간호사가 세운 계획대로 간호를 수행한다(그림 3.3.3).

일차간호사는 간호대상자의 건강상태, 생활실태 및 간호요구 등에 대해서 사정할 책임이 있으며, 간호대상자의 요구를 충족시키도록 계획하고, 그 계획에 따라 간호를 제공한다. 또한 일차간호사는 다른 부서의 건강요원과 협력이 필요한 업무에 대해서는 관리가 잘 이루어지도록 조정하고, 제공된 간호에 대해 간호대상자의 반응을 평가하여 필요하면 계획을 수정 · 변경시킬 수 있다. 일차간호사는 간호대상자 간호에 대하여 전체적인 책임이 있고, 각 교대근무 시마다 담당간호대상자를 돌보아 줄 일반간호사를 지정하고, 자신이 없는 동안에도 간호대상자를 어떻게 간호해야 하는지를 교육해야 한다.

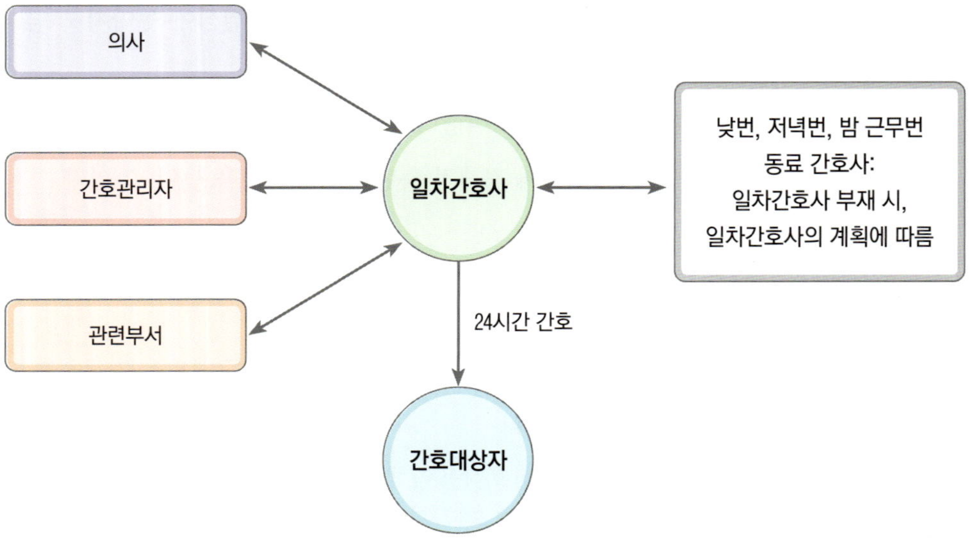

그림 3.3.3 일차간호방법

(1) 장점

- 일차간호사는 자율성과 책임감이 높다.
- 일차간호사는 담당한 간호대상자 간호에 대하여 총체적인 책임을 지고 전문적인 역할을 수행하므로 직업에 대한 만족감이 높아지며, 자기발전을 위한 동기가 부여된다.
- 간호대상자는 입원기간 동안 담당간호사로부터 보다 전인적이고 총체적인 간호를 제공받게 되어 안정감과 만족감이 높아진다.
- 다른 간호전달체계보다 일차간호를 제공받은 간호대상자의 재원 기간과 합병증 발생이 감소될 확률이 높다.
- 간호보조요원을 조정하고 감독하는 시간소비가 줄어들어 직접간호시간이 증가된다.

(2) 단점

- 일차간호사의 재능이 담당간호대상자에게만 국한되어 인력관리 면에서 효율성이 낮다.
- 능력 있는 전문직 간호사가 더 많이 요구된다.
- 일차간호를 원활하게 수행하기 위해 독립성, 책임감, 판단력, 전문적 능력을 갖춘 준비된 간호사를 확보하기 어렵다.
- 일차간호사와 일반간호사의 업무 구별과 보상 구별 등의 문제를 조정해 줄 수 있는 행정적 지원이 요구된다.

6) 모듈방법

모듈방법(modular method)은 간호사가 간호대상자의 입원 시부터 퇴원 후까지 담당간호대상자의 간호를 책임지는 점은 일차간호와 유사하며, 전문직 간호사와 간호 보조인력(간호조무사, 보조원 등)이 팀을 이루어 일하는 점에서는 팀간호의 축소형으로 불린다.

즉, 팀간호와 일차간호의 장점을 결합하여 간호인력을 효율적으로 활용하면서, 간호대상자에 대해 간호요구도를 파악하고, 간호 계획을 수립 · 수행하고, 결과를 평가하는 등의 총체적인 전인간호 제공을 통하여 간호의 지속성을 유지한다.

이 분담방법은 2~3명의 간호직원이 한 팀이 되어 간호단위의 특정 영역에서 8~12명의 정해진 간호대상자에 대해 입원 시부터 퇴원 후까지 모든 간호를 책임진다. 각 모듈에 2~3명의 간호인력이 배정된다 하더라도 그 그룹이 담당해야 할 간호대상자의 간호는 간호사에게 달려 있다. 환자의 퇴원, 추후관리 그리고 같은 문제로 환자가 재입원하는 경우에도 이전에 담당하였던 간호사가 맡는다. 팀 간호방법에서는 팀 리더인 간호사가 환자를 이끌어가지만, 모듈방법에서는 각각의 간호사가 일정 수의 환자에게 직접간호를 전달하고 비전문인들의 도움을 받고 지도한다.

(1) 장점

- 비전문직 간호요원을 활용할 수 있어 경제적이다.
- 간호대상자의 추후 간호까지 책임지므로 총체적 간호를 제공할 수 있다.
- 일차간호를 수행할 간호사의 부족, 직원 이동, 높은 이직률 같은 문제에 효율적으로 대처하여 질적 간호를 제공할 수 있다.

(2) 단점

- 팀 내의 의사소통이 원활하지 않으면 간호대상자나 간호직원의 만족도가 낮아질 수 있다.
- 책임과 의무의 한계가 불분명하여 간호계획을 세우거나 의사결정을 할 때 어려움이 있을 수 있다.

7) 사례관리

1970년경 미국의 사회복지 관련 문헌에서 '사례관리(case management)'라는 용어를 처음 사용한 후, 보건의료 시범사업 지원계획에서 대상자 중심의 보건의료 전달체계 개발 사업으로 진행하였다. 그 이후 1980년대에 보건의료계가 경제적 어려움을 겪게 되면서 의료조직의 업무효율성과 생산성을 증가시키기 위해 비용을 절감하면서도 의료의 질을 향상시킬 수 있는 방안을 모색하는 중 사례관리가 개발되었다.

오늘날 간호조직에서 사례관리가 도입되고 있는 이유로는 전문화로 인한 간호의 세분화 경향과 일차간호의 쇠퇴를 들 수 있는데, 미국에서는 간호실무에 사례관리의 원칙과 기술을 적용한 사례관리모형의 개발이 활발히 이루어지고 있다.

포웰Powell(1996)의 사례관리는 사용 가능한 자원을 이용하여, 개인의 건강요구를 충족시키고자 의료서비스를 계획 · 수행 · 조정 · 감시 · 평가하는 것이다.

사례관리는 의료서비스 이용에서 비용–효과, 질, 효율성 등 전반적인 서비스관리에 필요한 일반적 구조를 제공하는 매니지드케어 시스템이 핵심적인 요소이다. 사례관리는 성과, 비용, 과정 사이의 조화를 유지하면서 대상자의 문제와 요구에 초점을 둔 전략이라고 할 수 있다.

사례관리의 목적은 아래와 같다.

- 의료비용 절감
- 의료의 연속선상에서 양질의 의료 제공
- 의료의 분열 감소
- 자원의 효율적 사용 촉진
- 간호대상자의 삶의 질 증진
- 간호대상자의 자기간호능력 향상
- 새로운 서비스 창출의 촉진

사례관리는 간호사가 포괄적인 교육적 배경과 경험을 살릴 수 있는 좋은 기회를 제공하여 간호사의 전문직 영역의 확장을 위한 좋은 도전이 되고 있다. 사례관리는 건강관리체계 내에서 지적인 의료서비스를 제공할 뿐만 아니라 비용절감 효과, 전문직 간호사의 책임감과 자율성 증가 및 다분야적 접근에 의해 개발된다. 표준진료지침은 표 3.3.1, 글상자 3.3.1, 임상의료지침과 표준진료지침의 비교는 표 3.3.2, 표준진료지침 개발과정에 관한 예시는 그림 3.3.4와 같다.

표 3.3.1 표준진료지침

<table>
<tr><th rowspan="2">구분</th><th colspan="2">수술 당일</th><th rowspan="2">수술 후 1일</th><th rowspan="2">수술 후 2일</th><th rowspan="2">수술 후 3일
(퇴원일)</th></tr>
<tr><th>수술 전</th><th>수술 후</th></tr>
<tr><td>환자 평가</td><td>• 혈압, 맥박, 호흡, 체온 측정
• 키와 몸무게 확인
• 과거력 및 자물약 확인(아스피린제제 등)</td><td>• 혈압, 맥박, 호흡, 체온 측정
• 수술 부위 출혈, 통증 관찰
• 발열, 오심, 구토 증상 확인
• 자가배뇨 확인</td><td colspan="3">• 혈압, 맥박, 호흡, 체온 측정
• 수술부위 출혈 및 통증 관찰
• 가스배출 및 발열 여부 확인</td></tr>
<tr><td>식이</td><td>• 금식(최소 8시간)</td><td>• 금식</td><td>• 아침: 물, 주스
• 점심: 연식
• 저녁: 일반식</td><td colspan="2">• 일반식</td></tr>
<tr><td>검사 및 처치</td><td>• 수술 전 검사(혈액검사, 엑스레이, 심전도 등)
• 항생제 반응검사
• 의복점검 및 장신구 제거</td><td>• 전신마취 시, 상체 45도 유지
• 심호흡, 기침 교육
• 가습기 적용 및 복대 착용</td><td>• 혈액검사 실시</td><td>• 수술부위 확인
• 소독 시행</td><td>• 수술부위 확인</td></tr>
<tr><td>투약</td><td>• 수액 및 항생제 투여</td><td>• 수액, 항생제 및 무통제 투여
• 필요시 진통제 투여</td><td colspan="2">• 수액, 항생제, 무통제 투여 및 복용약 처방
• 필요시 진통제 투여</td><td>• 퇴원약 처방</td></tr>
<tr><td>설명 및 교육</td><td>• 수술 동의서 자필 서명
• 수술 전후 주의사항 설명
• "수술실 가기 전에 소변 보세요."
• 침상 안정</td><td>• "기관삽입으로 인한 인후통과 쉰목소리는 점차 호전됩니다."
• 침상 안정</td><td colspan="2">• 병동 운동 격려: "가스배출에 도움이 되며, 수술 후유증 감소 효과가 있습니다."</td><td>• 퇴원 교육
• 외래 방문일 예약</td></tr>
</table>

출처: 건강보험심사평가원(2014). DRG 질환 CP 개발 적용 및 사례 소개. 2014년 10월호 뉴스레터 기사-2.

글상자 3.3.1

표준진료지침(critical pathway, CP)

질환별 '임상진료지침(clinical practice guideline, CPG)'을 기초로 개별 병원에서 적정 진료를 할 수 있도록 질환과 수술별 진료의 순서, 치료의 시점 및 진료행위 등을 미리 정한 표준화된 진료과정이다. 1983년 Diagnosed-Related Groups (DRGs) 도입에 맞추어 Boston의 New England Medical Center에서 체계적인 CP가 사용되었다. 미국에서는 1990년대 후반에는 병원 80%가 부분적으로 CP를 적용하였고, 영국에서는 1990년대 초반에 CP가 소개되었으며 21세기 초반에 전 세계적으로 확산되었다. Care pathway, Clinical pathway, Integrated care pathway, Critical pathway 등의 용어로 사용되었다.

출처: Coffey, R. J., Richards, J. S., Remmert, C. S., LeRoy, S. S., Shoville, R. R., & Baldwin, P. J. (1992). *An introduction to critical paths. Quality management in health care*. Aspen Publishers, Inc.; An overview on the history and concept of care pathways as complex interventions. *International Journal of Care Pathways, 14*:117~123.

표 3.3.2 임상진료지침과 표준진료지침의 비교

구분	임상진료지침	표준진료지침
정의	• 특정한 임상상황에서 적절한 치료행위에 대한 결정을 도와주기 위한 가이드라인	• 특정 질환에 대한 진료순서 및 치료시점 등을 미리 정해 둔 표준화된 진료과정 – 진료행위와 진료행위별 시점을 도식화하여 표현
목적	• 의료의 질 개선 – 효과입증 치료는 권장, 없는 것은 지양 – 연구결과를 근거로 치료대안 제시	• 치료기간의 지연과 자원 활용은 최소화하고 진료의 질은 극대화
특징	• 진료의 적절성에 대한 의사결정 문제를 다룸 • 과학적 · 의학적 근거에 따라 다양한 치료 대안 제시 • 시간 개념이 없고 이론적 근거와 치료방향에 대한 권고	• 입원, 시술 등에 대한 결정 이후, 환자에 제공하는 진료의 질과 효율성에 초점을 맞춤 • 여러 치료대안 중 병원이 선택한 핵심 진료 내용 도식화 • 시간개념이 있고, 진료순서 및 치료시점별 진료행위 제시
사용자	• 의료진(의사)	• 병원 내 진료에 관여하는 모든 사람(의사, 간호사, 약사, 영양사 등)
개발단위	• 국가적 차원	• 병원단위
개발자	• 주로 의사	• 의사 및 진료 관련 모든 참여자
근거 자료	• 과학적 근거가 명확한 임상논문	• 임상진료지침

출처: 국립중앙의료원, 보건복지부(2015). 지역거점공공병원 적정진료 수행을 위한 '표준진료지침 작성 가이드라인' CP(Critical Pathway) 작성 원칙.

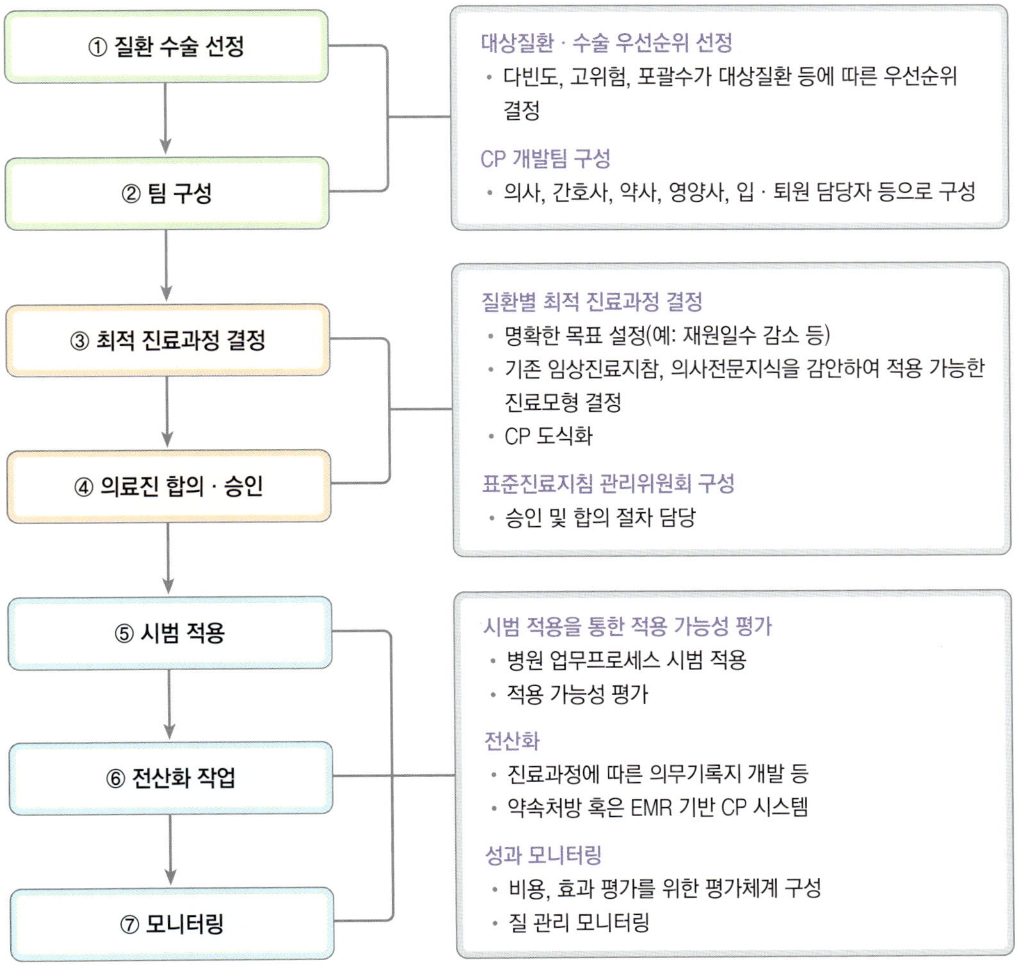
① 질환 수술 선정
② 팀 구성
③ 최적 진료과정 결정
④ 의료진 합의 · 승인
⑤ 시범 적용
⑥ 전산화 작업
⑦ 모니터링
대상질환 · 수술 우선순위 선정
• 다빈도, 고위험, 포괄수가 대상질환 등에 따른 우선순위 결정
CP 개발팀 구성
• 의사, 간호사, 약사, 영양사, 입 · 퇴원 담당자 등으로 구성
질환별 최적 진료과정 결정
• 명확한 목표 설정(예: 재원일수 감소 등)
• 기존 임상진료지침, 의사전문지식을 감안하여 적용 가능한 진료모형 결정
• CP 도식화
표준진료지침 관리위원회 구성
• 승인 및 합의 절차 담당
시범 적용을 통한 적용 가능성 평가
• 병원 업무프로세스 시범 적용
• 적용 가능성 평가
전산화
• 진료과정에 따른 의무기록지 개발 등
• 약속처방 혹은 EMR 기반 CP 시스템
성과 모니터링
• 비용, 효과 평가를 위한 평가체계 구성
• 질 관리 모니터링

그림 3.3.4 표준진료지침 개발과정 예시

참고문헌

권혜진 외(2010). 간호조직문화에 대한 연구. 병원간호사회 2010년도 사업보고서.

권환진(2011). 조직문화유형이 조직유효성에 미치는 영향에 관한 연구: 변혁적 리더십과 거래적 리더십의 조직효과를 중심으로. 동신대학교 대학원 박사학위논문.

김문실 외(1998). 병원간호조직문화 규명을 위한 연구(1). 간호행정학회지, 4(1), 89~106.

박광옥 외(2014). 간호조직문화에 대한 국내 간호연구 고찰. 한국콘텐츠학회논문지, 14(2), 387~395.

안홍복, 박기석(2013). 조직문화, 조직학습 및 지식이전 간의 관련성 분석. 세무회계연구, 36, 89~108.

엄영란 외(2009). 병원이 선택하는 탁월한 신입간호사 1%. 현문사.

염영희 외(2013). 임상현장에서의 긍정적인 간호문화 도출. 병원간호사회 2013년도 사업보고서.

염영희 외(2013). 임상현장에서의 긍정적인 간호조직문화 평가지표 개발. 임상간호연구, 19(2), 233~244.

임숙빈 외(2012). 긍정적인 간호문화 창출을 위한 연구. 병원간호사회 2012년도 사업보고서.

한윤자(2012). 조직문화 인식과 직무만족이 간호사의 혁신행동에 미치는 영향. 단국대학교 박사학위논문.

Quinn, R. E., & M. R. McGrath(1985). *The transformation of organizational cultures: A competing values perspective.* In P. J. Frost et al. (Eds.), Organizational culture: 315~334. Beverly Hills: Sage.

Gershon, R. R., Stone, P. W., Bakken, S., & Larson, E. (2004). Measurement of organizational culture and climate in healthcare. JONA: *The Journal of Nursing Administration, 34*(1), 33~40.

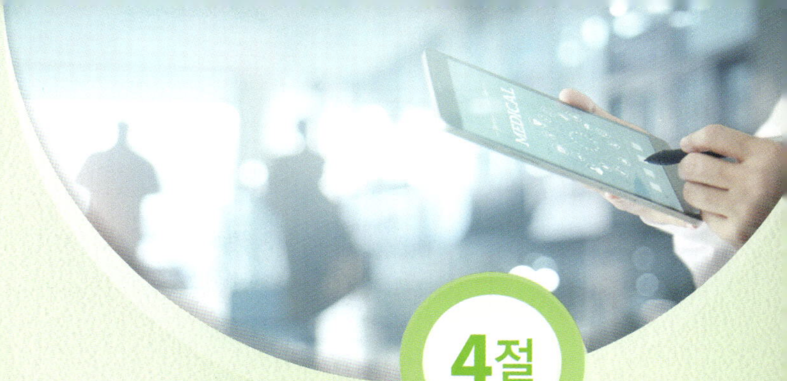

4절

조직문화와 조직변화

학습목표

1. 조직문화의 개념을 정의한다.
2. 간호조직문화가 간호사의 직무만족에 미치는 영향을 파악한다.
3. 간호조직문화가 조직의 효율성에 미치는 영향을 파악한다.
4. 조직변화의 개념을 정의한다.
5. 간호조직에서 계획적 조직변화를 설명한다.

주요용어

- 조직문화(organizational culture): 조직구성원들이 공유하는 지식과 기술, 가치, 신념, 관습, 규범, 전통, 상징체계 등을 총칭하는 개념으로 간호조직 구성원인 간호사의 간호활동에 영향을 주는 기본 요인으로 작용
- 조직변화(oranizational change): 조직을 구성하는 사람, 구조, 기술 등의 변화로, 현재보다 더 효율적인 조직이 되기 위해 현재 상태에서 바람직한 상태로 이동하는 과정
- 조직개발(organizational development): 조직구성원의 가치관, 태도, 행동 등을 변화시켜 조직의 유효성을 높이려는 계획된 노력

1 조직문화

1) 조직문화의 개념

조직문화에 대한 개념들은 인간관계론이 대두된 1930년대에 처음으로 개발되었지만, 의료현장에서는 1980년대부터 광범위하게 사용되었다(거숀 외Gershon et al., 2004). 간호계도 환자안전문제 개선을 위한 중재나 노력이 전반적인 의료의 질을 향상시킨다고 보고되면서, 이에 영향을 주는 조직문화에 대한 관심이 증가하게 되었다(한수정, 2001).

조직문화(organizational culture)는 조직구성원들이 공유하는 가치, 신념, 관습, 규범, 전통, 상징체계 등을 총칭하는 개념으로, 조직구성원과 조직 전체의 행동에 영향을 미치는 가장 기본적인 요소이며(권환진, 2011), 조직이 직면하는 문제 해결과 생존에 강력한 힘으로 작용하고 조직의 성과와 매우 밀접한 관련성을 가지고 있다(안홍복, 박기석, 2013).

조직문화는 조직의 미션, 비전과 철학에 의해 형성되고 조직의 규범이나 전통을 반영하고 가치와 믿음을 나타내는 행동에 의해 실증되며 직원과 환자들은 매일 의료기관의 조직문화를 접하며 지낸다. 조직문화는 업무성과를 효과적으로 증진시키거나 부조화, 불만족 같은 비효율적인 업무성과에도 영향을 주기 때문에 조직의 성공적 관리 측면에서 매우 중요하다. 이러한 관점에서 조직을 보다 잘 이해하고 바람직한 조직을 개발하기 위해서 조직문화에 대한 관심이 점차 높아져 가고 있다.

조직문화와 유사한 용어로 조직분위기(organizational climate)라는 개념이 있다. 조직분위기가 감정적이고 변화하기 쉬운 것인데 비해, 조직문화는 지속적이고 변화에 대해 저항적이다. 조직분위기가 소집단의 사기나 동기부여에 관련되는 반면, 조직문화는 조직의 환경적응 또는 전략 같은 거시적 현상과 관련하여 사용되는 경우가 많다.

조직문화는 조직분위기를 포함하는 광범위한 개념으로 의도적이고 주체적인 개념이며 조직행동과 개발을 강조한다. 간호조직문화는 간호사의 행동과 일상적인 업무수행에 영향을 주어 간호사의 직무만족과 조직의 효율성, 이직의도에 영향을 미친다(이은주 외, 2008).

조직문화에 대한 개념은 학자마다 다양하지만, 여러 정의에서 도출된 특성은 다음과 같다.

- 조직문화는 인간의 사고와 행동을 결정하는 요인이다.
- 조직문화는 역사적 산물로서 현재를 과거와 미래에 연결시킨다.
- 조직문화는 학습되는 것이며 새로운 구성원들에게 전달된다.
- 조직문화는 공유된다.
- 조직문화는 공유된 가치관과 관련되며 이때 비가시적이고 핵심적인 가치관에 기초한 의례, 의식 및 상징물 같은 유형적인 방법으로 표현된다.

- 조직문화는 스스로 통합성을 유지한다. 조직문화는 기본적 통합성을 유지하는 가운데 여러 하위 문화를 포용하고 문화갈등을 내포하기 때문에 그 양상이 복잡하다.
- 모든 조직은 조직문화를 가지고 있으며 각 조직문화는 고유하지만, 그 상위문화인 사회문화와 공유하는 것도 많다. 따라서 사회문화를 공유하는 조직들 사이에는 공통점이 있다.
- 조직문화는 항상 변한다.

2) 조직문화의 구성요소

파스칼과 아토스Pascale & Athos(1981), 피터스와 워터맨Peters & Waterman(1982)은 조직문화를 구성하는 요소를 공유가치, 전략, 구조, 관리 시스템, 구성원, 기술, 리더십 스타일을 들어 7S개념이라 하였다. 이들은 서로 연관되어 있고 이들 요소 중 '공유가치'가 가장 중심적인 위치를 차지하고 있다(그림 3.4.1).

- **공유가치**(shared value): 조직구성원 모두가 공동으로 소유하고 있는 가치관과 이념, 세계관과 조직관, 전통가치, 기본 목적 등을 포함하는 가치로, 조직문화 형성에 가장 중요한 역할을 하는 핵심요소이다.
- **전략**(strategy): 조직이 추구하는 장기적인 방향과 기본적인 성향을 결정하는 것으로 다른 조직문화 구성요소에 많은 영향을 준다. 조직의 장기 목적과 계획 그리고 이를 달성하기 위한 장기적인 차원의 자원 분배 패턴이 포함된다.

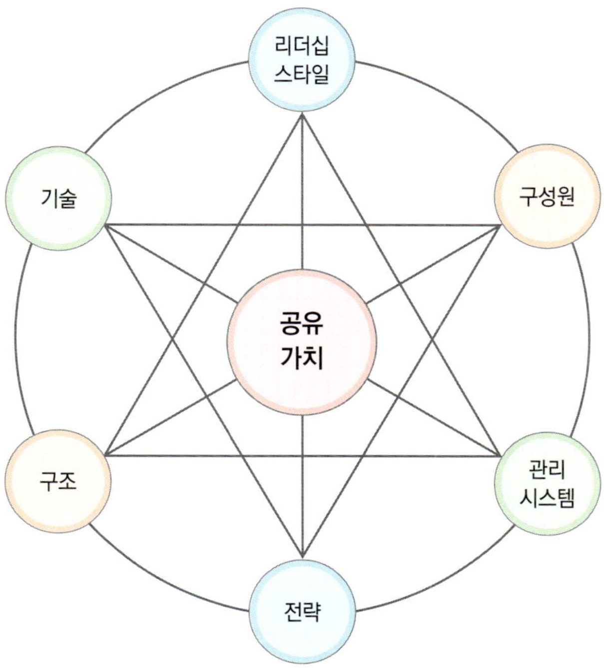

그림 3.4.1 조직문화의 구성요소 7S개념

- **구조(structure)**: 조직을 형성하는 구성단위들과 일들 사이의 관계를 연결시키는 패턴이다. 조직의 전략을 수행하는 데 필요한 조직구조와 직무설계, 권한관계와 방침 규정, 구성원들의 역할과 상호 관계 등은 관리시스템과 더불어 조직구성원의 역할과 업무 수행과 행동에 많은 영향을 미친다.
- **관리 시스템(system)**: 조직의 기본가치와 일관성 있고 장기전략 목적달성에 적합한 보상제도와 인센티브, 경영정보와 의사결정 시스템, 경영계획과 목표설정 시스템, 결과측정과 조정, 통제 등 조직의 목적을 달성하는 모든 경영관리제도와 절차를 의미한다.
- **구성원(staff)**: 조직의 인력 구성과 능력, 전문성, 지각과 태도, 가치관, 욕구와 신념, 행동패턴 등을 말하며, 구성원들의 가치관과 행동은 조직체가 의도하는 기본가치에 많은 영향을 받는다.
- **기술(skill)**: 각종 기계, 장치와 컴퓨터 등의 생산 및 정보처리 분야의 하드웨어는 물론이고 이를 사용하는 소프트웨어 기술이 포함되며 구성원들에 대한 동기부여와 행동 강화, 갈등관리와 변화관리, 목표관리와 예산관리 등 조직운영에 적용되는 각종 관리 기술과 기법들이 포함된다.
- **리더십 스타일(style)**: 구성원들을 이끌어 나가는 관리자의 관리 스타일로서, 리더와 부하 간의 상호관계, 조직구성원 간의 상호 관계, 집단 간의 관계에서 기본성격을 지배하며, 구성원들의 행동 조성은 물론 그들 간의 상호 관계와 조직분위기에 직접적인 영향을 주는 중요 요소이다.

이 일곱 가지 요소들은 서로 밀접하게 연결되고 상호 의존적인 관계에서 조직의 독특한 문화적 특성을 나타낸다. 조직문화를 이해하려면 이 요소들을 이해해야 하는데, 일반적으로 이 일곱 가지 요소들 간의 상호 연결성과 상호 의존성이 높을수록 강하고 뚜렷한 조직문화가 형성되고, 상호 연결성과 상호 의존성이 결여될수록 약하고 애매하며 일관성이 없는 조직문화가 형성된다.

이 외에도 조직문화의 구성요소를 전체 조직체의 행동에 영향을 주는 조직구성원들의 의식체계를 중심으로 설명할 수 있다. 조직체와 구성원들의 행동은 가시적 수준과 인지적 수준, 잠재적 수준의 세 가지 수준에서의 의식체계가 작용하는데 구체적 특성을 간호조직문화에 적용시키면 다음과 같다(커밍스와 월리Cummings & Worley, 1997; 셰인Schein, 1984; 이학종, 박헌준, 2004 재인용)(그림 3.4.2).

- **가시적 수준**: 표면적으로 나타나는 물질적 · 상징적 · 행동적 인공창조물로서, 간호조직문화에서는 간호기술, 간호서비스 내용, 간호인적 자원관리정책, 간호전달체계 등을 포함한다. 이런 요소들은 조직체에 대한 전반적인 인상과 이미지 등 외적인 문화특성에 직접적인 영향을 준다.
- **인지적 수준**: 개인에 대한 존중, 창의성에 대한 중요성, 개방적 의사소통, 합의에 대한 중요성 등 조직구성원들이 소중히 여기고 그들의 의식적인 행동지침으로 작용하는 요소들로 간호조직문화에서는 간호조직, 간호단위 관리자, 간호사의 가치관이 이에 해당된다.

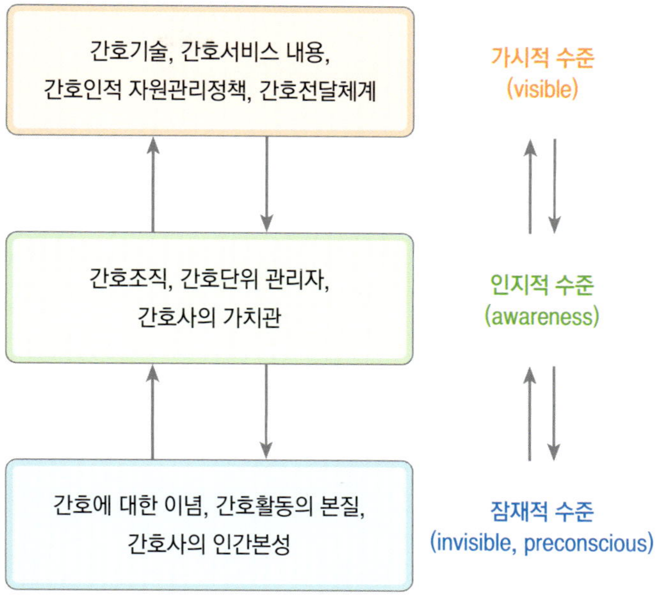

그림 3.4.2 간호조직문화의 구성요소

- **잠재적 수준:** 인지적 수준과 밀접히 관련되어 있지만 조직구성원들이 일반적으로 인식하지 못하고 있는 잠재적 · 선의식적 가치관(preconscious value)을 의미한다. 이는 너무나 당연하고 분명한 사실이기 때문에 조직구성원들이 자연스럽게 자신의 행동지침으로 받아들이는 요소들로서 간호에 대한 이념, 간호활동의 본질, 간호사의 인간본성 등이 이에 해당된다.

의식수준 개념도 7S개념에서와 같이 가시적 · 인식적 · 잠재적 수준에서의 구성요소들이 모두 일관성 있고 밀접하게 연결되어 있을수록 조직문화는 전체적으로 강하고 분명하게 나타나는 반면, 의식수준 간에 일관성이 없고 상호 관계가 산만할수록 전체적으로 약하고 애매한 조직문화가 나타난다.

3) 조직문화 유형

조직문화 유형은 학자들에 따라 다양하게 구분되어 있다. 해리슨Harrison(1972)은 조직의 이념적 지향성에 따라 권력지향형, 역할지향형, 과업지향형, 인간지향형으로 구분하였고, 퀸과 맥그래스Quinn & McGrath(1985)는 경쟁가치 모형을 이용하여 인간이 환경에 대하여 느끼는 지각 내용을 관계지향문화, 혁신지향문화, 업무지향문화, 위계지향문화로 구분하였다.

(1) 해리슨의 조직문화 유형

해리슨의 조직문화 유형을 살펴보면 다음과 같다.

- **권력지향형**: 외적으로는 환경을 지배하고 모든 반대를 극복하려고 노력하지만, 내적으로는 승진과 편익을 위해 끊임없이 인적 갈등을 일으키는 문화
- **역할지향형**: 규칙, 절차, 합법성과 책임, 지위 등을 강조하는 관료적 문화
- **과업지향형**: 보다 상위 차원의 목적 달성에 높은 가치를 부여하는 문화
- **인간지향형**: 구성원들의 인간적 목적과 욕구를 개발하려고 노력하는 문화

(2) 퀸과 맥그래스의 조직문화 유형

퀸과 맥그래스는 정보처리 관점에서 환경에 대한 인식패턴과 반응패턴이라는 연구자 기준에 의해 조직문화를 관계지향문화, 혁신지향문화, 업무지향문화, 위계지향문화로 구분하였다.

① 관계지향문화

관계지향문화(집단문화, 인간관계 모형)에서는 조직의 유연성과 내부지향성을 강조하고, 구성원의 단합과 관련된 규범과 가치관에 기반하면서 인적 자원의 개발을 중시하고 구성원들의 의사결정 참여에 가치를 둔다. 리더십 스타일은 지원적이고, 구성원들의 평가기준은 관계성이며, 친교가 동기부여의 주요인이다.

② 혁신지향문화

혁신지향문화(발전문화, 개방체계 모형)에서는 조직의 유연성과 외부지향성을 강조하고, 조직의 변화와 유연성을 강조하면서 조직이 당면한 외부환경의 적응능력에 중점을 둔다. 특징은 미래 계획에 의해 성장과 자원의 획득이 강조되어 조직의 성장과 발전에 관심이 높은 조직문화이다.

카리스마적 권위를 인정하며, 가치를 권력의 기반으로 삼는다. 의사결정은 직관적으로 이루어지고, 리더십 스타일은 창의적 · 모험지향적이며, 구성원들은 노력의 열성도에 의해 평가된다.

③ 업무지향문화

업무지향문화(합리문화, 합리적 목적 모형)에서는 조직의 통제와 외부지향성을 강조하고, 조직의 업적 달성과 과업수행에서의 능률과 생산성을 강조한다. 조직 내의 명확한 목표설정과 구성원들 간의 경쟁이 주 자극제가 된다. 의사결정은 한 가지 목적에 대해 신속히 이루어지고, 리더십 스타일은 지식 · 목표지향적이며, 구성원에 대한 평가는 유형적 산출을 기초로 한다.

④ 위계지향문화

위계지향문화(위계문화, 내부과정 모형)에서는 조직의 통제(질서)와 내부지향성을 강조하고 안정적인 기반 위에서 조직 내부의 능률을 추구한다. 조직이 공식적으로 규칙을 통해 추진하면 개

인은 순응하리라는 전제에 기초하여 무리 없는 조직운영을 위한 통제와 예측성 그리고 조직 내부의 능률 증진이 중시된다. 의사결정은 사실을 기초로 하고, 리더십 스타일은 보수적이고 신중하며 안전이 동기부여의 주요인이다[장지원 외(2006) 재인용, 하성호 외(2009)].

국내 간호조직문화 유형은 박광옥 등(2014)이 1998년부터 2012년까지의 관련 논문들을 고찰하였는데, 국내 간호조직문화에 이론적 영향을 가장 많이 미친 모델은 퀸과 맥그래스(1985)의 경쟁가치 모형(관계지향, 혁신지향, 위계지향, 업무지향)이었다. 그 외 해리슨(1972) 모형(권력지향형, 역할지향형, 과업지향형, 인간지향형)과 김수지 등의 다중하위 문화론적 관점(조직수준, 실무수준, 개인수준), 파스칼과 아토스(1981)의 7S개념(공유가치, 전략, 구조, 관리 시스템, 구성원, 관리 기술, 리더십 스타일), 이명하 모델(친화적, 진취적, 보수적, 위계적, 과업적) 등도 흔히 적용되었다.

4) 조직문화의 기능과 중요성

현대의 급변하는 사회에서 경쟁력 있는 조직으로 성장하기 위한 전략 중 하나로 조직문화의 중요성이 대두되고 있다(이은주 외, 2008). 조직문화는 조직을 하나로 묶어주는 사회적 · 규범적 접착제로서의 역할을 하고, 구성원들에게 행동방향을 제시해 주고 강력하고 확고한 동기부여적인 힘으로 작용한다. 또한 기업의 목표, 정책, 전략, 행동을 이끌어 가고, 조직문화의 영향으로 인해 조직적 특성이 일관성 있게 나타난다[박노윤(1997) 재인용].

조직문화의 기능은 다양하나, 유훈(1993)은 아래와 같이 다섯 가지로 정리하였다.

- **사고의 틀**: 조직구성원에게 사고의 틀과 행동규범을 제공한다.
- **정감패턴**: 조직구성원들에게 무엇에 높은 가치를 인정하고 어떻게 느낄 것인가에 대한 지침을 제공한다.
- **구성원의 일체감**: 구성원들에게 일체감을 제공하는 것이 경쟁관계에 있는 타 조직에 대해 우월감이나 적대감을 가지게 할 수 있다.
- **통제체제**: 조직구성원의 행동을 규제하거나 특정 행동을 금지하기도 한다.
- **조직문화와 성과**: 조직문화가 조직의 성과에 영향을 미친다.

조직문화가 중요한 이유는 조직의 철학을 성립하고 직무와 함께 인간이 중요하다는 신념을 심어주며, 조직의 생산성을 높일 수 있는 밑바탕이 되어준다는 점 때문이다. 조직문화가 조직 경영자나 연구자들로부터 많은 관심을 불러일으키게 된 것은 대부분의 우수기업이 독특한 조직문화를 가지고 있기 때문이다. 요컨대 조직문화가 적응력을 갖고 있는가의 여부가 조직성패를 결정한다는 사실이 조직문화를 중요시하는 주된 이유라고 볼 수 있다.

조직성과가 근본적으로 구성원들의 행동에 의하여 결정되는 만큼, 조직문화는 조직성과에 많은 영향을 준다. 조직성과와 경쟁력에 기여하는 조직문화는 대체로 조직환경에 적합하고 환경 변화에 적응적이면서 강한 문화여야 한다.

조직문화는 조직성과 향상과 관련하여 다음과 같은 실질적인 도움을 준다.

- 조직문화는 구성원들의 공유가치로 구성원들에게 조직체의 기본가치와 전통, 조직체 고유의 독특한 특성을 전달해 줌으로써 그들에게 조직체와의 동일성 개념을 북돋아 준다. 조직문화는 구성원들에게 가치판단의 기전으로써 그들의 행동지침으로 작용하면서 안정감을 준다.
- 조직문화는 구성원들이 자기 자신과 집단 또는 전체 조직과의 관계를 더욱 잘 이해하도록 하여 소속감을 강화시키고, 나아가서는 집단이나 조직체에 대한 몰입이 이루어지도록 구성원들과 조직체 간의 조화 관계를 조정해 준다.

조직문화를 통하여 구성원들 간의 동일성 개념과 조직체에 대한 몰입 수준을 높이는 것은 조직성과에 긍정적인 결과를 가져오는 것으로 인식되고 있다.

2 간호조직문화

간호조직문화란 간호조직 구성원들의 공통적인 가치관과 신념으로 간호조직 구성원들의 사고와 행동에 영향을 미치는 행동양식과 규범 및 기대라고 할 수 있다(김문실 외, 1998).

박광옥 등이 간호조직문화에 대한 국내간호연구를 고찰한 연구에서도 간호조직문화가 구성원들의 행동과 조직 전체의 행동 형성과 성과에 큰 영향을 미치며, 질적인 간호가 가능하도록 도와주는 중요 변수로 확인되었다(박광옥 외, 2014).

미국은 수준 높은 간호서비스를 제공하고 있는 우수기관에 대해 미국간호협회 산하기구인 미국간호사자격인증원(American Nurses Credentialing Center, ANCC)에서 자석과 같이 마음을 끄는 병원이라는 뜻으로 마그넷병원 인증 프로그램을 시작하였다. 이 프로그램의 목적은 간호서비스의 질과 전문성을 향상시키는 것이다. 핵심 가치는 마그넷 원리에 기초하여 융통성과 끊임없는 발견과 혁신을 위해 노력하는 것이다.

미국간호사자격인증원은 마그넷 인증 프로그램으로 14개의 성과측정요소를 제시하면서 5개의 핵심구성요소 영역을 표 3.4.1과 같이 범주화하였고, '마그넷병원' 인증은 우수한 간호문화를 가진 병원의 대명사로 불리며 엘리트그룹으로 인식되고 있다.

표 3.4.1 마그넷병원의 핵심구성요소와 성과측정요소

핵심구성요소	성과측정요소
변혁적 리더십	간호리더십 품질
	관리 스타일
구조적 역량 강화	조직구조
	인사정책 및 프로그램
	지역사회와 병원조직
	간호의 이미지
	전문직 개발
전문직으로서의 모범적 업무수행	돌봄의 전문직 모델
	상담 및 치료
	자율성
	교육자로서의 간호사
	학제간 관계
새로운 지식, 혁신, 개선	품질 개선
경험적 품질 결과	돌봄의 품질

출처: American Nurses Credentialing Center(2008).

마그넷병원의 특성은 조직의 의사결정 분권화, 효과적인 간호리더십, 의료진과의 협력적 관계, 전문간호사의 자율성과 책임감, 환자간호의 질에 대한 책임감 인식, 충분한 간호인력과 융통성 있는 근무 스케줄 등이다. 또한 간호사의 만족도 향상, 간호사와 지도자들의 지속적 유지, 상호 전문적 팀워크, 양질의 간호실무를 제공함으로써 병원조직이 성장하고, 간호사와 환자 모두에게 만족을 주고 있다(염영희, 2013).

1) 간호조직문화의 영향

병원이란 조직은 전통적으로 권위주의적 의료기관의 특성을 유지하면서 양질의 의료결과를 추구하기 위해 성과위주의 조직운영이 강조되고, 경쟁적이고 사소한 실수도 허용되지 않는 긴장상태의 조직문화이다(엄영란 외, 2009). 간호사들을 대상으로 한 연구에 따르면 병원 내 간호조직문화는 간호사의 행동과 일상적인 업무수행에 영향을 주어 간호사의 직무만족과 조직의 효율성, 이직의도에 영향을 주고 있다(이은주 외, 2008). 따라서 간호조직문화는 조직 전체의 효율성에 영향을 미치며, 신규간호사의 적응, 구성원의 조직몰입, 조직변화 유도, 간호서비스의 질 향상, 환자 만족도, 이직의도 등을 결정하는 중요변인이다.

간호조직문화가 간호조직에 직접적으로 미치는 영향은 다음과 같다.

- 간호직원들의 공유하는 가치나 신념에 영향을 미친다.
- 간호직원의 태도와 행동 그리고 일상 업무수행에 영향을 미친다.
- 간호직원의 조직에 대한 적응, 몰입, 직무 만족도에 영향을 미친다.
- 간호조직의 외부고객(대상자) 및 내부고객(간호직원)의 만족도에 영향을 미친다.
- 간호직원의 지각, 조퇴, 결근 및 이직률에 영향을 미친다.
- 간호서비스 질 보장(QA), 질 향상(CQI) 및 총제적 질 관리(TQM)에 영향을 미친다.
- 간호조직의 효과성, 효율성, 생산성에 영향을 미친다.

2) 간호조직문화의 유형

간호조직문화를 박상언과 김영조(1995), 권혜진 등(2010)은 퀸과 맥그래스(1985) 연구에 기초하여 조직 내 인간관계 유지에 중점을 두는 관계지향문화, 조직의 외부환경에 대한 적응성에 역점을 두는 혁신지향문화, 조직의 목표성과 달성과 과업수행의 생산성을 강조하는 과업지향문화, 안정적인 기반 위에서 조직 내부의 효율성을 추구하는 위계지향문화로 나누었다. 국내 간호조직문화는 규칙이 정확히 수행되도록 통제하고 신속한 의사결정과 생산성이 높은 위계지향문화가 우세하며, 혁신지향문화가 가장 낮은데, 이러한 간호조직문화로는 급변하는 의료환경과 외부환경에 민감하지 못하여 효율적으로 대처하지 못하는 것으로 지적되었다(박상언, 2001). 간호사의 조직문화 인식은 혁신문화로 인식할수록 개인혁신행동이 높았고, 관계문화와 위계문화로 인식할수록 직장상사의 혁신행동을 높게 인식하였다(염영희 외, 2013).

병원조직의 문화패턴과 조직유효성과의 관계에서 간호사의 조직몰입과 직무만족이 높은 곳은 진취지배문화패턴, 경쟁문화패턴, 보수지배문화패턴을 가진 병원 순으로 높았다. 집권화 수준은 보수지배문화패턴이나 경쟁문화패턴을 가진 병원이 높았으며, 의사소통 수준은 경쟁문화패턴이나 진취지배문화패턴을 가진 병원이 보다 더 높았다. 따라서 진취지배문화패턴을 가진 병원은 의사결정이 조직 하위층에서 이루어지는 분권화 수준이 높고, 개방적이고 활발한 관리전략을 적극적으로 사용함을 예상할 수 있다.

3) 간호조직문화의 특성

우리나라 간호조직문화의 특성을 나타내는 문화요인으로는 조직차원에서 '전문성', '보편성'이 있어, 이는 간호조직은 개방적이고 간호직이 우수한 전문직이지만 전문직으로서의 자율성이 부족하다는 인식이 있음을 알 수 있다(임숙빈 외, 2012). 또한 실무차원에서는 '규범성', '개방성', '엄격성', '책임추

궁', '보수성'을 제시하여 근무시간과 담당 업무를 엄격하게 지키면서, 올바른 절차와 간호윤리를 지켜야 하고, 업무상 과실에 대한 문책이 심한 문화로 인식하고 있음을 알 수 있다. 개인차원에서는 '정의로움', '공동운명체', '동료의식', '고지식함', '개별성', '자율성'을 제시하여 간호사들 간의 문화가 정직하고 고지식하고 정의롭고, 경쟁적이지 않으며, 공동운명체로서 서로 협조하는 동료의식이 강하면서도 자신이 담당한 업무를 자율적으로 처리하려는 성향이 강한 문화로 인식하고 있음을 알 수 있다.

4) 간호조직문화 유형에 따른 전략

간호조직문화 유형에 따른 간호조직문화 전략은 다음과 같은 것을 생각해 볼 수 있다(권혜진 외, 2011).

- 관계지향문화에서는 서로를 이해하고 배려하는 분위기를 조성하고, 선배간호사가 업무나 개인적인 일상에 대해 멘토와 프리셉터로서의 역할 제공이 필요하다.
- 혁신지향문화에서는 직급과 다양한 요구에 따른 교육 제공과 성장을 위한 동기부여, 자기개발에 대한 지원 등 여러 가지 복지제도 확립과 지원이 필요하다.
- 위계지향문화에서는 관리자가 중요한 역할을 하므로 관리자의 인성 및 리더십 교육이 필요하다.
- 업무지향문화에서는 간호사가 고유 업무에 집중할 수 있는 시스템 도입과 업무상 발생할 수 있는 고충을 해소해 주는 노력이 필요하다.

3 조직변화

1) 조직변화의 개념

조직은 개방 시스템으로서 항상 주위환경과 상호작용하면서 끊임없이 변화한다. 이런 변화가 긍정적일 경우에는 성장과 발전으로 이어지지만, 부정적일 경우에는 조직의 축소와 소멸로 이어진다.

조직변화(organizational change)는 조직을 구성하는 사람, 구조, 기술 등의 변화를 의미하는데, 이들 각각은 모두 조직 시스템을 이루는 구성요소이자 독립된 부분으로서 변화를 이룰 수 있으나, 일반적으로 한 부분의 변화가 다른 부분의 변화를 유발하여 궁극적으로는 조직 전체의 변화를 불러일으킨다. 그러므로 관리자는 조직의 내·외부적 변화 요인들을 잘 파악하고 관리하여 조직변화를 긍정적으로 유도하고 대응할 수 있도록 새로운 조직목표와 전략, 조직구조와 조직관리방식 등을 변화시켜야 할 것이다.

2) 조직변화의 유형과 접근법

(1) 조직변화의 유형

조직은 다양한 사회문화적 환경으로부터 변화의 압력을 받고 있으며 이러한 환경변화에 적절히 대응하지 못하는 조직은 살아남기 어려운 실정이다. 이에 따라 관리자는 조직변화에 중요한 역할을 수행하기 위해 조직변화의 유형에 대해 알고 있어야 한다.

- **강압적 변화**(coercive change): 불균형적인 권력 분배로 발생되는 것으로 한쪽의 일방적인 목표 설정에 의해서 강제적으로 일어난다.
- **경쟁적 변화**(emulative change): 각 조직부서 간 권력양상에 대한 동일시와 경쟁에 의해서 촉진된다.
- **계획적 변화**(planned change): 상관과 부하 간의 공동목표 설정, 동등한 권력비율, 의도성에 의해 계획적으로 일어난다.
- **기술관료적 변화**(technocratic change): 자료를 수집하고 분석, 적용함으로써 일어난다. 이때 기술관료가 변화를 유발하는 자료에 대한 분석 결과를 보고한다.
- **사회화 변화**(socialization change): 개인이나 집단이 그가 속한 사회 혹은 집단의 요구에 의해서 변화가 일어난다.
- **상호작용적 변화**(interactional change): 상관과 부하가 상호 동등한 입장에서 목표를 수립하지만, 계획적 변화라기보다 상호작용 과정에서 무의식 중에 다른 사람의 의견을 따를 때 일어난다.
- **자연적 변화**(natural change): 사고나 재해, 환경적 요인 등에 의해서 이루어지고 목표 설정 없이 자연적으로 발생한다.
- **주입형 변화**(indoctrinational change): 상관과 부하가 함께 목표를 설정하여 일어나는 것으로, 부하가 상관의 신념을 주입받는 불균형한 상황에서 이루어진다.

(2) 조직변화의 접근방법

조직은 과업, 구조, 기술, 사람의 네 가지 요소에 의해 상호작용하는 복합체로서, 이러한 요소들을 변화시킴으로써 조직변화를 도모할 수 있다. 이들 요소 중에서 과업요소는 조직에서 가장 기본적인 요소인 만큼, 나머지 세 요소를 변화시키는 접근법을 사용한다.

① 구조적 접근법

구조적 접근법(structural approach)은 전통적인 조직원칙을 적용해서 구조의 변화를 일으키는 것이다. 조직구성원들의 책임과 권한을 명백히 하고, 적절한 분업 등을 우선적으로 실시하며 관리범위, 직무기술서, 보고 관계 등을 변화시켜 조직변화를 일으키고 더 나아가 조직의 성과도 높이게 된다.

② 기술적 접근법

기술적 접근법(technical approach)은 기술변화를 통해서 조직변화를 시도하는 것으로 테일러 **Taylor**의 과학적 관리론에서 출발하였다. 새로운 기계나 기술 도입, 작업 공정흐름의 변화, 작업방법 개선, 컴퓨터를 이용한 관리정보 시스템 같은 소프트웨어기술의 개발을 통해 조직을 변화시키게 된다.

③ 구성원 접근법

구성원 접근법(people approach)은 조직구성원들이 지닌 가치관과 태도, 기술 등을 변화시킴으로써 조직변화를 유도한다. 인간행동의 변화를 통하여 새로운 기술을 창의적으로 개발할 수 있고 조직구조도 변화시킬 수 있다. 이렇게 함으로써 조직의 성과 향상과 더불어 개인 성장과 자아실현도 가능하다고 본다.

3) 계획적 조직변화

계획적 변화는 조직의 변화를 초래하기 위해 사전에 미리 계속적인 변화를 기획하고 실행하는 것을 말한다. 바람직한 목표를 설정하고 이를 효율적으로 달성하기 위해 전략과 전술을 개발하며 외부 환경에 탄력적으로 적응할 수 있도록 업무수행 이전에 계획을 수립하고 피드백을 계속하면서 변화를 이루어나가는 과정이다.

변화는 현재 조직 내 상태와 조직의 미래상 간의 차이가 인식될 때 발생하나, 조직변화의 궁극적인 목적은 조직목표의 달성과 조직구성원의 만족감 증진에 있는 만큼 조직의 안정성과 지속성을 유지하는 것 또한 중요하다. 조직변화를 실시할 때는 장·단기적인 측면을 고려하고 조직의 생산성과 조직구성원의 만족 간에 균형을 이루도록 관심을 기울여야 한다.

조직에서 활용할 수 있는 계획적인 변화를 위한 전략을 알아보면 다음과 같다.

- **경험적-합리적 전략**(empirical-rational strategy): 사람은 합리적으로 생각하며 자신에게 유리한 쪽으로 행동한다는 것을 전제로 한다. 사람들은 변화로 인해 어떤 이득을 볼 수 있을지 알고, 확신할 수 있을 때 변화를 선택하고 실행한다. 이 전략을 이용하는 관리자는 직원들에게 변화로 인해 발생되는 개인과 조직의 이득을 구체적으로 알려주고 변화를 유도해야 한다.
- **규범적-재교육적 전략**(normative-reeducative strategy): 사회적·문화적 규범에 따라서 행동한다는 것을 가정한다. 사람들의 합리성과 논리성보다 태도나 가치관 같은 요인들만 고려하는 것으로 교육을 통해 태도와 가치관을 변화시키는 것이다. 이 전략을 선택한 관리자는 직원에 대한 실무교육을 계획할 때, 직원 중 변화촉진자를 선정하여 그들과 직원들 간의 인간관계를 중요한 수단으로 활용한다.

- **권력-강제적 전략**(power-coercive strategy): 사람들은 자기보다 권력이 많은 사람의 지시와 계획에 따른다는 가정을 근거로, 파업, 노사협상, 정형적 의사결정, 규칙제정 등을 통해 변화를 꾀한다.
- **동지적 전략**(followship strategy): 모든 구성원들을 동등하게 대해주고 서로 알도록 하여 집단 결속력을 강화함으로써 변화를 이끈다. 높은 사회적 욕구와 자존심을 필요로 하는 사람들을 변화시키는 데 효과적인 전략이다.
- **정책적 전략**(political strategy): 공식적 · 비공식적 권력구조를 확인하여 변화를 유도하는 전략이다. 즉, 권력구조를 확인하여 변화를 위한 정책을 결정하고 실행하는 데 영향력 있는 사람을 이용하여 변화를 유도한다.
- **경제적 전략**(economic strategy): 물품이나 자원, 자본, 금전적 보수 등 경제적 요인을 이용하여 변화를 시도한다.
- **학문적 전략**(academic strategy): 지식 또는 지식개발 같은 학문적 요소가 일차적 변화의 영향 요소가 되어 변화를 이끌어 나간다. 이는 합리적 전략의 일종으로 간호실무를 변화시키기 위해 간호연구 결과나 간호이론을 적용하는 것 등이 포함된다.
- **공학기술적 전략**(engineering strategy): 환경 내의 개인을 변화시키기 위해 환경을 변화시켜야 한다는 전략이다. 질적인 간호를 제공하기 위해 병동의 구조개선이나 정보기술장치 구비 등을 이용하는 방법 등이 포함된다.

4) 조직변화 과정

조직변화를 설명하는 대표적인 이론인 레빈Lewin(1975)의 이론에 따르면 조직은 해빙기, 변화기, 재결빙기라는 3단계를 거쳐 변화한다.

- **해빙기**(unfreezing): 조직변화를 위한 준비단계이며 구성원이 가지고 있는 고정관념과 가치의식을 녹이는 과정으로, 얼음을 녹여 물로 변환시키는 것에 비유할 수 있다. 해빙기에는 변화의 필요성과 문제를 인식하고 문제해결을 통해 변화하고자 하는 동기를 갖게 된다.

  이 단계에서는 변화를 통해 업무가 향상될 수 있다는 신념을 갖게 되고 업무분위기와 과거의 업무태도를 바꾸는 것 같은 변화의 욕구가 조직 내에 팽배하게 된다. 관리자는 구성원들에게 변화에 대한 필요성을 인식시킴으로써 변화의 저항을 최소화시키도록 노력해야 한다.
- **변화기**(moving): 변화 영역에 실제로 변화를 주입시키는 단계로, 변화의 필요성과 문제를 확인하고 변화를 위한 구체적인 계획을 수립하며 대안을 탐색하고 목적과 목표를 정의하고 어떻게 목표를 달성할 것인가를 결정하고 선택된 대안을 실행하여 변화하게 한다.

  이 단계에서는 변화시키고자 의도하는 방향으로 조직시스템을 형성하기 위한 조직구조, 기술, 구성원의 행동양식을 결정해야 한다. 관리자는 새로운 조직변화를 위한 시스템 변화나 역할관계 등이 구성원들에게 유리하다는 확신을 주어야 하며, 조직변화를 효과적으로 수행할 수 있는 조직개발 기법들을 잘 선택해서 이용해야 한다.

- **재결빙기(refreezing)**: 마지막 변화단계로 재결빙기는 변화 노력에 의해 새로이 형성된 가치관과 행동이 계속 반복되고 강화됨으로써 영구적인 행동 패턴으로 정착될 수 있도록 변화를 지원하고 강화시키는 과정이다.

  이 과정이 없으면 변화된 새로운 행동은 소멸되어, 변화되기 전의 상태로 되돌아갈 위험성이 크다. 따라서 관리자는 변화된 상태를 안정화(stabilization)하기 위하여 조직구성원과의 상호관계나 보상제도 등의 환경조건을 조성하는 등 필요한 지원을 적극적으로 제공해야 한다.

조직 내 관리자는 의도한 대로 계획적인 변화를 추진하는 데 조직구성원들로부터 많은 저항을 받게 된다. 이는 변화로 인한 지위상실에 대한 위협감, 경력상의 불안감, 작업상의 불편감, 상호작용 상의 불안감 등으로 조직구성원들에게 발생되는 자연적인 현상이라고 할 수 있다. 그러므로 관리자는 조직구성원들이 변화에 대한 저항감을 갖는 원인이 무엇인지 정확히 파악하고 대비책을 마련함으로써 변화 목표를 달성하도록 노력해야 한다.

4 조직개발

1) 조직개발의 과정

변화의 여러 형태 중 장기적이고 포괄적인 조직변화 전략으로 가장 많이 사용되는 것이 조직개발(organization development)이다. 현대 조직에서 조직개발은 조직체의 경쟁력 강화와 장기적인 조직효율성 및 조직의 성과향상을 목적으로 조직구조와 경영과정, 구성원의 행동과 조직문화의 개선을 가져오는 체계적인 변화과정이라고 할 수 있다(이학종, 박헌준, 2004 재인용; 커밍스와 월리, 2001).

조직개발은 조직의 비활성적인 움직임을 제거하고 조직을 활성화하여 살아있는 유기체로 재구성하려는 움직임을 말한다. 조직개발은 조직구성원의 가치관, 태도 그리고 행동을 변화시킴으로써 조직의 유효성을 높이기 위한 계획적 변화이기도 하다.

조직개발은 변화상황에 따라 구체적 과정이 다르지만, 다음과 같이 변화를 계획적으로 전개하는 과정을 거친다.

(1) 문제진단

계획적 변화의 첫 번째 과정은 문제증상이 지각되어 변화 담당자의 연구, 조사를 거쳐서 문제진단(problem diagnosis)을 하는 것이다. 문제진단은 문제집단의 실제적 성과와 효율성 등 여러 측정자료를 통하여, 상위 경영계층이나 문제집단의 관리자 혹은 집단 구성원들 자신에 의하여 지각되어, 문제에 대한 분석이 변화담당자에게 위촉됨으로써 시작된다.

(2) 변화전략 수립

변화전략(change strategy)의 수립은 문제의 요인을 구조적 · 기술적으로 구성원의 행동 측면에서 분석하고, 조직체에 존재하는 여러 가지의 공식적 또는 관습적인 제약조건을 고려하여 실행 가능한 변화전략과 방법을 설정하는 것이다.

(3) 변화집행

변화집행(change implementation)은 실제로 변화를 집행하는 과정이다. 이 과정에는 변화 담당자의 개입 하에 시스템의 구조적 변화는 물론 교육훈련, 감수성 훈련, 팀 구축, 목표관리, 관리그리드 등 여러 가지의 조직개발 기법이 적용된다. 그 내용을 요약하면 표 3.4.2와 같다.

① 감수성 훈련

개인의 행동을 개선하려면 자신에 대한 인식은 물론 행동 형성과정에 작용하고 있는 자신의 가치관 개선이 앞서야 된다는 전제 하에, 자신의 행동에 대한 민감성을 높이고 나아가서는 행동의 개선을 가져오려는 것이다.

② 상호작용 분석

소수의 참가자를 대상으로 자신의 성격, 자아 구성과 커뮤니케이션 행동에 대하여 스스로 분석하게 하고 이에 대한 인식을 높임으로써, 성숙된 성인으로서의 행동과 자연스럽고 보완적인 커뮤니케이션, 진지한 상호작용을 모색, 개발하도록 하는 것이다.

표 3.4.2 대상에 따른 조직개발 기법

영역	조직개발 기법
개인 행동 개발	• 감수성 훈련 • 상호작용 분석 • 관리그리드 1단계 • 스트레스 수용능력 개발 • 경력계획능력 개발 • 교육훈련 등
집단 행동 개발	• 팀 구축 • 집단 간 상호작용 분석 • 대면, 과정자문 • 관리그리드 2단계 • 설문조사 피드백 • 교육훈련 등
조직체 행동 개발	• 관리그리드 4, 5, 6단계 • 직장생활의 질 향상 • 목표관리 • 조직문화 • 경영혁신 등

출처: 이학종, 박헌준(2011). 조직행동론. 법문사.

③ 스트레스 수용능력 개발

건강진단을 통하여 자신의 체질을 이해하고, 이와 관련하여 흡연 · 음주 · 식성 · 운동 · 직무수행 템포 등을 조정함으로써 신체적 부작용을 방지하며, 직무내용과 환경 그리고 경력목표도 조정함으로써 신체적 조건에 맞는 경력진로를 설정하게 하는 것이다.

④ 경력계획능력 개발

개인이 원하는 경력과 진로 그리고 조직체에서 필요한 인력 수요를 통합시켜 조직체 상황에 맞는 범위 내에서 구성원의 능력을 체계적으로 개발하고 이들의 조직몰입 수준을 높이는 방법이다.

⑤ 팀 빌딩

조직 내 팀을 통해 조직구성원을 변화시키는 방법이다. 참가자들은 일상적인 조직생활을 떠나 특별훈련에 참가하여, 팀이 결성되면 팀의 목표, 역할 분담, 목표달성 방법 등을 스스로 결정함으로써 주인의식을 갖고 직무만족도를 향상시키는 방법이다.

⑥ 설문조사 피드백

조직구성원들의 가치관, 태도, 욕구, 조직풍토, 리더십, 집단 간 응집력 등에 관해 설문조사를 실시한 후, 분석결과를 다시 조직구성원들에게 피드백 함으로써 문제점과 변화의 방향을 제시하는 기법이다.

⑦ 관리그리드(관리격자이론)

블레이크와 머튼Blake & Mouton에 의해 개발된 관리격자론에 근거로 두고 있다. 변화 담당자가 설문지를 이용하여 관리자들의 리더십 유형을 파악하고, 관리자가 자신의 리더십 스타일을 9, 9형(이상형)으로 변화시키도록 유도하는 방법이다.

(4) 결과평가

집행된 변화의 결과와 효과를 주기적으로 측정 · 평가하고, 변화전략과 방법을 평가하여 변화과정을 조정하고 수정해 나간다. 평가결과는 문제집단의 구성원들에게도 알려줌으로써 개인의 변화를 더욱 촉진시킨다.

참고문헌

권혜진 외(2010). 간호조직문화에 대한 연구. 병원간호사회 2010년도 사업보고서.

권환진(2011). 조직문화유형이 조직유효성에 미치는 영향에 관한 연구: 변혁적 리더십과 거래적 리더십의 조직효과를 중심으로. 동신대학교 대학원 박사학위논문.

김문실 외(1998). 병원간호조직문화 규명을 위한 연구(1). 간호행정학회지, 4(1), 89~106.

박광옥 외(2014). 간호조직문화에 대한 국내 간호연구 고찰. 한국콘텐츠학회논문지, 14(2), 387~395.

박상언, 한수정(2001). 병원조직에 있어서 간호사들이 지각하는 조직문화 프로필과 성과와의 관계에 관한 연구-병원조직을 대상으로 한 경청가치 모형의 경험적 검증-. 한국병원경영학회지, 6(2), 86~114.

안홍복, 박기석(2013). 조직문화, 조직학습 및 지식이전 간의 관련성 분석. 세무회계연구, 36, 89~108.

엄영란 외(2009). 병원이 선택하는 탁월한 신입간호사 1%. 현문사.

염영희 외(2013). 임상현장에서의 긍정적인 간호문화 도출. 병원간호사회 2013년도 사업보고서.

염영희 외(2013). 임상현장에서의 긍정적인 간호조직문화 평가지표 개발. 임상간호연구, 19(2), 233~244.

임숙빈 외(2012). 긍정적인 간호문화 창출을 위한 연구. 병원간호사회 2012년도 사업보고서.

한윤자(2012). 조직문화 인식과 직무만족이 간호사의 혁신행동에 미치는 영향. 단국대학교 박사학위논문.

Quinn, R. E., & M. R. McGrath (1985). *The transformation of organizational cultures: A competing values perspective.* In P. J. Frost et al. (Eds.), Organizational culture: 315~334. Beverly Hills :Sage.

Gershon, R. R., Stone, P. W., Bakken, S., & Larson, E. (2004). Measurement of crganizational culture and climate in healthcare. JONA: *The Journal of Nursing Administration, 34*(1), 33~40.

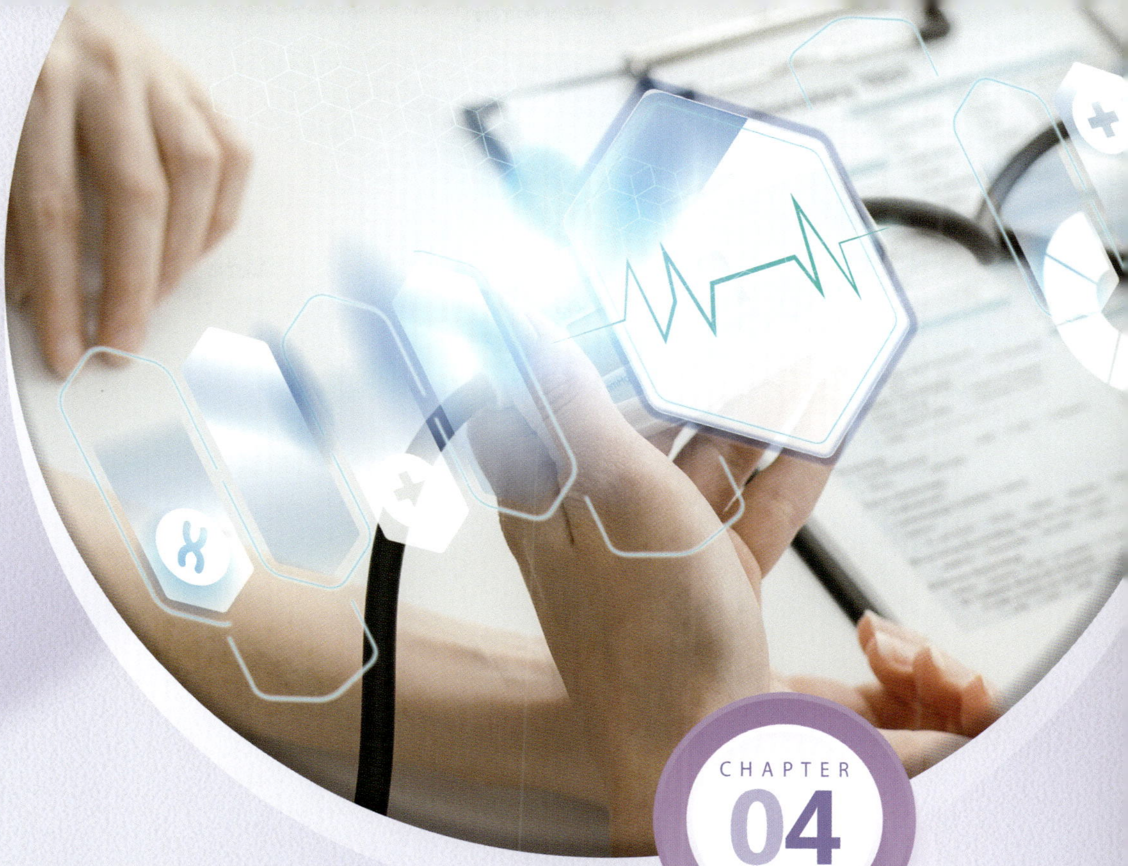

CHAPTER 04

인적 자원관리

개요

조직이 목표 달성을 위해 유능한 인적 자원을 보유하고 활용하는 것은 매우 중요하다. 간호관리자는 인재를 확보하고, 그들의 잠재적인 능력을 개발시키고 확장하여 구성원들이 자신의 업무에 몰입할 수 있도록 전략적이고 혁신적인 인적 자원관리 능력을 발휘해야 할 것이다.

본 장에서는 간호인적 자원의 확보, 개발, 보상 및 유지관리를 단계적으로 다룬다.

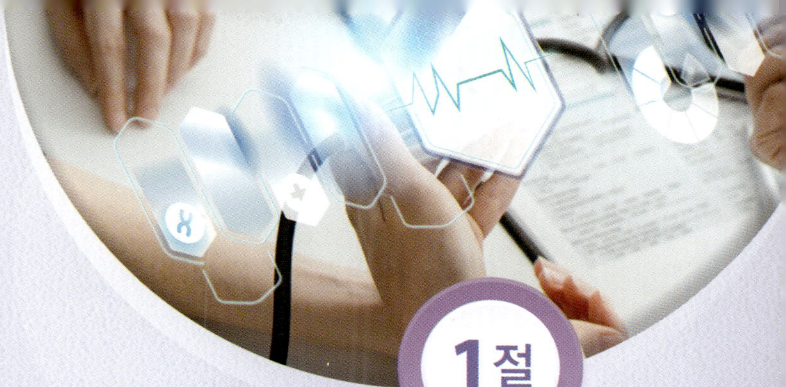

1절

인적 자원관리의 이해

학습목표

1. 인적 자원관리의 개념을 정의한다.

주요용어

- **인적 자원관리(human resource management):** 조직의 목표를 달성하고 구성원의 만족도를 향상시키기 위해 필요한 인력을 확보 · 개발 · 보상 · 유지하는 계획적이고 조직적인 일련의 관리과정
- **확보(acquisition):** 자질과 역량을 겸비한 우수한 인력을 적정한 수만큼 공급하는 활동으로서 수요예측, 모집, 선발, 배치를 포함
- **개발(development):** 직원이 조직문화에 잘 적응하여 개인의 능력을 발휘할 수 있도록 직업적 지식, 기술, 태도를 개발하는 제반관리 활동을 뜻하며, 교육 및 훈련, 경력개발, 훈육, 업무평가를 포함
- **보상(compensation):** 조직의 목표달성에 기여한 대가로 지급되는 모든 것으로 우수한 인력을 유치하고 조직을 위해 헌신하도록 동기화하는 기능을 가지고 있으며, 급여, 승진, 근무환경, 복지 등을 포함
- **유지(maintenance):** 우수한 인력이 지속적으로 조직에 머물고 있을 뿐만 아니라 조직 안에서 원활한 인간관계를 유지하고 업무역량을 확대할 수 있도록 관리하는 활동을 뜻하며 이직관리, 이동관리, 노사관리, 성과관리를 포함

1 인적 자원관리의 개념

인적 자원관리(human resource management)란 조직의 목표를 달성하기 위해 필요한 인력을 확보 · 개발 · 보상 · 유지하는 계획적이고 조직적인 일련의 관리과정이다. 직원의 역량을 최대한 활용하는 것을 목표로 직원의 모집, 채용, 배치, 이동, 승진, 퇴직 등 고용관리와 직원의 교육 · 훈련, 보상과 징계, 근무조건 및 근무평정 등 합리적인 방법과 기술적인 요령으로 인적 요소를 최대한으로 활용하는 관리활동이다.

과거의 인사관리는 경영자가 단기적 관점으로 인력을 '비용' 중심으로 이해하고 판단하는 측면이 강하여 직원을 기계처럼 하나의 생산 요소로 여겼다. 또한 직원을 채용할 경우에 '저비용 고효율'을 먼저 생각하여 이에 적합한 사람을 채용하여 고용하다가 그 효용이 다하면 해고하고 다른 사람을 고용했다.

이에 비해 인적 자원관리는 경영자가 직원을 '비용'이 아닌 '자원'이나 '자산'으로 여기고 유능한 사람을 채용하여 교육이나 훈련, 학습 등을 통하여 잠재능력과 자질을 개발하여 조직의 경쟁력을 향상시킨다. 즉, 직원을 조직의 부가가치 창출에 기여하는 자원 및 자본으로 여기고, 장기적 관점으로 직원 개인의 의사를 존중하고 동기를 부여하여 개인의 능력개발을 통한 만족감을 느끼도록 하는 동시에 조직이 목표를 달성하고 성장, 발전할 수 있도록 한다.

따라서 인적 자원관리는 조직의 목표와 조직구성원의 욕구를 통합하는 과정이며, 조직이 단기적으로 직원의 능력을 활용하기보다 장기적으로 조직에 기여할 수 있도록 역량을 향상시키는 데 중점을 두고 있다. 따라서 인적 자원관리를 지향하는 관리자는 조직구성원이 조직에 헌신하기를 수동적으로 기다리기만 하는 것이 아니라 구성원의 요구를 적극적으로 탐색하여 조직의 정책에 반영함으로써, 이들의 직무만족을 최대로 향상시킬 수 있도록 해야 한다. 이때 조직구성원이 조직에 요구하는 것은 일을 통한 성취감을 느낄 수 있도록 안전한 근무환경 제공, 경력개발 기회를 위한 참여 및 절차의 공정성, 업무수행 결과에 대한 합리적 평가, 공정하고 합리적인 보상, 조직의 주요 의사결정에 대한 참여, 민주적이고 우호적인 조직 분위기 등이다(베르너Werner, 2019). 인사관리와 인적 자원관리의 개념적 차이는 표 4.1.1과 같다.

간호인적 자원관리는 간호부서의 인적 자원을 최대한 이용함으로써 개인과 간호조직의 상호 성장을 최대로 이끌어내는 것을 의미한다. 간호인적 자원관리는 의료기관에서 설정한 간호표준에 따라 간호를 제공하기 위해 필요한 간호인력의 수를 예측하고 결정하여 활용하는 것으로 정의할 수 있다. 간호인적 자원관리는 간호의 생산성과 서비스의 질을 향상하고자 하는 간호조직 목표를 달성하기 위해 인적 자원을 확보 · 개발 · 보상 · 보유하는 통합적인 관리체계를 의미한다(이병숙 외, 2019). 따라서 간호관리자는 조직구성원의 요구를 적극적으로 반영하고 지지하여 구성원의 능동적

표 4.1.1 인사관리 및 인적 자원관리의 개념적 차이

인사관리	인적 자원관리
• 단기적 관점 • 직원을 기계와 같은 생산수단으로 간주 • 직원 채용 시 비용 중심의 '저비용 고효율'을 우선시함 • 직원의 역량을 사용할 뿐 역량 향상을 위한 투자를 하지 않음 • 개인보다 조직이 우선	• 장기적 관점 • 직원을 무한한 잠재력을 지닌 '자원'이나 '자산'으로 여김 • 직원의 역량 개발을 위해 투자하여 조직의 경쟁력을 향상시키고자 함 • 개인과 조직 목표의 균형을 중시

인 참여와 헌신을 지속적으로 유도함으로써 합리적이고 혁신적인 인적 자원관리를 수행해야 할 것이다. 간호관리자는 간호대상자의 간호요구를 충족시키기 위해서 간호인적 자원을 관리할 권한과 책임을 가지고 있다.

간호인적 자원관리의 목적은 우수한 간호서비스 제공을 위해 이에 적합한 간호사를 선발하여, 역량을 개발하는 것이다. 간호관리자는 합리적이고 과학적이며 체계적인 인적 자원관리 시스템을 도입하여 수행해야 한다. 간호관리자는 국가와 의료기관의 노동정책과 노조협약을 검토하고 노동시장의 동향을 분석하여 간호직원 수의 부족이나 과잉을 방지해야 할 것이다. 공정하고 합리적인 직원모집과 선발, 교육, 승진, 보상, 인사이동관리, 노사관계관리를 수행하기 위해 전략적이고 혁신적인 인적 자원관리 능력을 발휘해야 할 것이다.

2 간호인적 자원관리의 필요성

1920년대 이후 미국과 유럽에서는 인적 자원관리가 중요한 관리요소로 인식되어 적용되었으나 병원 조직에서는 그 중요성이 인식되지 못했다. 미국의 경우를 보더라도 1950년대 중반에 들어와서야 고용 및 인사기록 분야에 인사관리 기법이 적용되기 시작했다. 그러다가 1974년 Taft Hartley Act의 개정으로 노사관계법 적용이 비영리기관까지 미치게 되자, 병원에서도 인사관리의 중요성을 인식하기 시작했다. 우리나라의 경우에는 1987년 6 · 29선언을 계기로 노동조합 활동이 활성화되면서 의료계에도 과학적인 인사관리기법 도입의 필요성을 인정하게 되었다.

간호 분야는 노동집약적인 간호업무의 특성과 인간의 생명과 건강을 다루는 업무의 중대성으로 인해 구성원에게 높은 수준의 지식과 기술, 업무역량이 요구되므로 유능한 간호인적 자원을 확보하고 관리하는 것이 매우 중요하다. 간호인적 자원관리의 필요성은 다음과 같다(이병숙 외, 2017).

1) 간호지식 및 기술발달

간호는 근거중심실무(evidence-based practice, EBP)로서 학문적 전문성에 바탕을 둔 간호서비스를 제공해야 한다. 의료기술의 발달 및 간호업무의 전문화로 인해 간호사는 최신 간호이론과 기술을 받아들이고 실행하는 데 심혈을 기울여야 한다. 따라서 인적 자원관리를 통해서 간호사의 업무역량을 개발하고 전문성을 향상시키기 위한 훈련과 교육이 지속적으로 이루어져야 한다.

2) 의료소비자의 권리의식 증가

국민소득 및 교육 수준의 향상과 더불어 환자와 보호자의 권리의식이 증가하고 있으며, 의료가 시장경제 체계 내에서 상품으로 거래됨에 따라 의료는 '시혜'로서가 아니라 '소비자의 권리'로 여겨지고 있다. 즉, 의료인은 자본주의 시장에서 의료라는 서비스를 고객에게 제공하고, 환자는 의료인으로부터 의료서비스를 제공받는 대가로 진료비를 지불함으로써 이른바 '소비자주의(consumerism)'가 나타나게 되었다.

소비자주의란 재화나 서비스를 소비하는 주체인 소비자가 상거래과정에서 그들의 효용이나 만족을 정당하게 충족시킬 권리가 있다는 것을 의미한다. 따라서 간호사가 간호대상자의 요구와 기대를 반영하여 양질의 간호서비스를 제공하기 위해서는 간호사의 간호업무능력을 평가하고 수정 · 보완하는 등의 인적 자원관리가 필요하다.

3) 의료기관의 경쟁심화

오늘날 의료시장의 개방화로 인해 의료기관의 경쟁이 점점 심화되어 가고 있으며, 우수한 의료기관으로 인증받기 위해서는 의료기관이 창출하는 의료서비스의 질 관리가 핵심요소가 되고 있다. 의료기관의 중요한 영역을 차지하는 간호전문직 역시 간호서비스의 질 향상을 통해 경쟁력을 확보해야 할 시점에 와 있다. 즉, 간호의 전문성을 확보하고 사회로부터 위임받은 책무를 성실하게 수행하기 위해서 업무와 관련된 핵심적인 능력을 보유하고 있어야 한다. 간호전문직 수행에 필요한 지식과 기술을 지속적으로 개발하고, 개인의 잠재력과 역량을 확장하기 위해 인적 자원관리가 필요하다.

4) 간호사의 사회적 책임성

간호의 목적은 출생에서 죽음에 이르기까지의 질병예방, 건강회복, 고통경감, 건강증진이다. 이는 인간의 건강과 삶의 질, 국민복지에 공헌하는 것이며 간호전문직에 부여된 사회적 책임으로 매우 중요하다. 따라서 간호사가 간호실무의 표준을 설정하여 간호오류를 줄이고 간호의 질을 향상시킬 수 있도록 인적 자원관리를 통해 교육과 훈련, 업무평가 등을 합리적으로 수행할 필요가 있다.

5) 의료자원의 효과적 활용

한정된 의료자원을 효과적으로 활용해야 하므로 간호사는 간호의 질을 적정한 수준으로 유지하되 비용효과를 고려해야 할 책임이 있다. 간호사가 대상자 간호에 있어 서비스의 질과 비용효과를 달성할 수 있도록 지속적인 교육과 훈련, 업무평가 등의 인적 자원관리가 필요하다.

3 간호인적 자원관리의 목표

간호인적 자원관리의 목표는 적합한 자질과 능력을 갖춘 간호사를 확보하여 적절한 보상과 동기부여를 통해 인적 자원을 유지하고, 교육과 훈련을 통해 업무역량을 개발하는 것이다. 또한 주어진 조건에서 개인과 조직의 건전한 공존을 유지하고, 개인의 개별성과 보편성을 고려하며, 인간의 총체적인 삶의 질을 보장하는 것이다. 간호인적 자원관리의 구체적인 목표는 다음과 같다(이병숙 외, 2019).

1) 간호인적 자원의 확보 및 유지

간호조직구성원이 이직으로 조직을 이탈하게 되면 새로운 인력의 모집, 선발, 훈련에 따른 막대한 비용과 시간을 소모해야 하므로 궁극적으로 조직에 손실을 초래하게 된다. 높은 이직률은 간호인력의 부족을 야기하여 재직간호사의 업무량을 증가시키고 간호서비스의 질적 저하를 초래할 뿐만 아니라, 남아있는 간호사의 사기를 저하시키고 직무 만족도를 떨어뜨려 환자간호에도 악영향을 미치게 된다. 따라서 적정한 간호인적 자원의 확보와 유지는 간호인적 자원관리의 가장 중요한 목표이다.

2) 간호인적 자원의 역량 강화

간호서비스의 질을 향상시키는 기본요소는 인적 자원의 역량이다. 간호조직의 구성원은 높은 수준의 도덕과 윤리, 전문지식과 기술, 자질과 품성이 요구되므로 간호 전문직 수행에 필요한 역량을 강화하고 간호수행에 필요한 올바른 인성을 키우는 것이 인적 자원관리의 목표가 된다.

3) 조직과 개인의 합리적인 공존

과거에는 조직의 목적과 철학이 개인의 가치와 욕구에 앞서 고려되었으며, 심지어 일방적으로 강요되었다. 그러나 개인의 욕구와 동기, 태도와 행동, 만족감에 따라 조직의 성과가 달라진다는 견해가 확산되면서 현재에는 조직과 개인의 합리적이고 조화로운 공존이 중요시되고 있다. 따라서 구성원을 전폭적으로 지원함으로써 그들이 자발적이고도 적극적으로 조직의 목적 달성에 참여하여 조직의 발전과 함께 개인의 안정과 성장을 도모하기 위해서는 합리적이고 체계적인 인적 자원관리가 필요하다.

4 간호인적 자원관리의 체계

간호인적 자원관리체계는 그림 4.1.1과 같이 간호조직이 필요로 하는 인력을 확보 · 개발 · 보상 · 유지하기 위한 일련의 관리과정을 중심으로 관리과정에 영향을 미치는 투입요소, 관리과정 및 결과로 산출되는 산출요소가 포함되어 있는 종합관리체계이다.

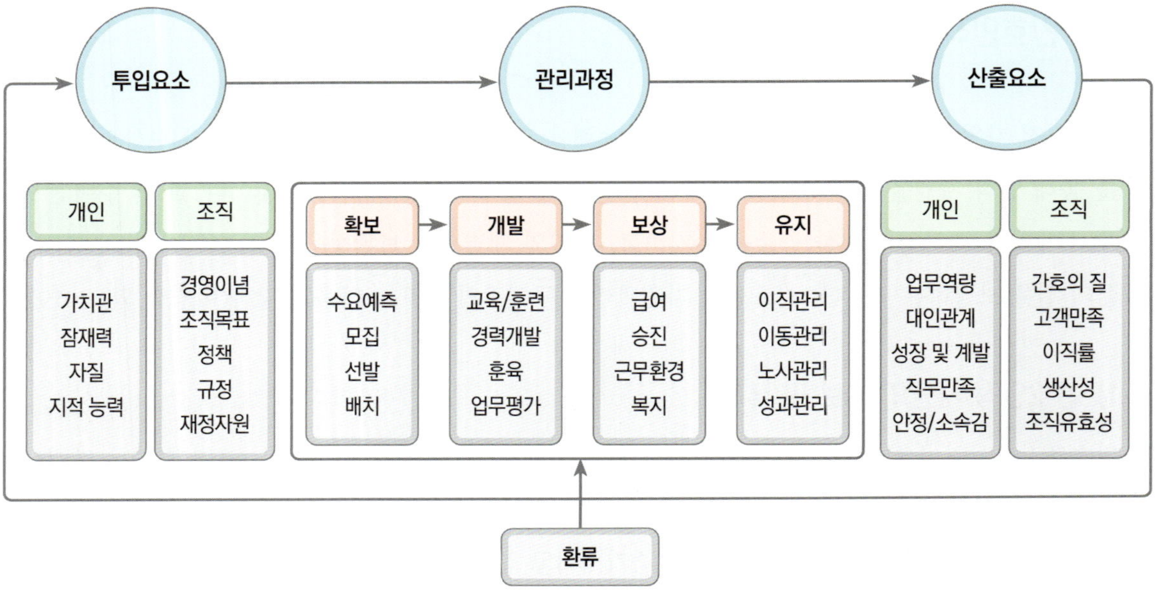

그림 4.1.1 간호인적 자원관리체계

1) 투입요소

인적 자원관리체계의 첫 단계는 투입요소(input)이며, 이때 투입되는 다양한 자원은 관리과정을 거쳐 산출요소로 전환된다. 투입요소는 인적 자원관리에 영향을 미치는 주요 변수로서 조직구성원 개인과 조직 차원에서 각각 그 내용을 달리 구성할 수 있다.

개인 차원의 투입요소는 조직구성원의 가치관, 잠재력, 자질, 지적 능력 등을 포함한다. 개인이 자신의 직업과 그에 수반된 직무활동에 부여하는 가치와 의미를 반영하여 관리자는 직원을 선발하기도 하고, 교육을 통해 이를 교정하거나 장려하기도 한다. 또한 직원의 잠재력, 자질, 지적 능력을 고려하여 이에 적합한 업무를 배정하거나 개발을 통해 이를 더 향상시키게 된다. 또한 위임과 임파워먼트(empowerment)를 통해 이러한 능력을 발휘할 기회를 제공함으로써 조직과 개인의 성장을 도모할 수 있다.

한편 조직 차원의 투입요소는 의료기관의 경영이념이나 목표, 간호조직의 목표, 정책 및 규정, 재정적 자원이나 정보 등이다. 간호관리자는 의료기관 및 간호부서가 지향하는 경영이념과 목표를 고려하여 이에 적합한 인물을 선발한다. 또한 조직의 정책 및 규정을 신규직원 오리엔테이션과 직원 내부교육을 통해 구성원과 공유하여 기관과 간호부서의 목적에 부합되도록 관리한다. 이를 위해 조직은 필요한 재정적 · 물적 · 인적 자원 및 정보를 제공하게 된다.

2) 관리과정

간호인적 자원의 관리과정(process)은 투입요소를 산출요소로 변환시키는 기전 혹은 과정이다. 간호조직에 필요한 인력을 확보 · 개발 · 보상 · 유지하기 위한 일련의 과정으로 각 관리기능은 다음과 같다.

(1) 확보

조직의 목적을 달성하는 데 필요한 자질과 역량을 겸비한 우수한 인력을 적정한 수만큼 공급하는 활동으로써 수요예측, 모집, 선발, 배치 등을 포함한다.

(2) 개발

확보된 간호인력이 조직문화에 잘 적응하여 개인의 능력을 발휘할 수 있도록 직업적 지식, 기술, 태도를 개발하는 제반 관리활동을 뜻하며, 교육 및 훈련, 경력개발, 훈육, 업무평가 등을 포함한다.

(3) 보상

조직의 목표를 달성하는 데 기여한 대가로 지급되는 모든 것을 말한다. 보상은 우수한 인적 자원을 유치하고 이들이 조직을 위해 헌신하도록 동기화하는 기능을 가지고 있으며, 급여, 승진, 근무환경, 복지 등을 포함한다.

(4) 유지

확보된 우수한 간호인력이 지속적으로 조직에 머물고 있을 뿐만 아니라 조직 안에서 원활한 인간관계를 유지하고 업무역량을 확대할 수 있도록 관리하는 것을 의미하며, 이직관리, 이동관리, 노사관리, 성과관리 등을 포함한다.

3) 산출요소

산출요소(output)는 투입요소가 인적 자원관리과정을 거쳐 결과물로 생산된 산출요소를 말한다. 인적 자원관리체계에서 산출요소 역시 개인과 조직의 차원에서 살펴볼 수 있다.

개인 차원의 산출요소는 조직구성원의 업무역량, 대인관계, 성장과 계발, 직무만족, 조직에 대한 안정감 및 소속감 등이다. 이는 인적 자원관리과정의 결과에 따라 향상되거나 감소할 수 있다. 예를 들면, 개발을 통해 직원 개인의 업무역량과 성장 그리고 자기계발을 유도할 수 있으며, 적절한 보상으로 직무만족을 향상시킬 수 있다. 또한 유지를 통해 직원 개인의 조직에 대한 안정감과 소속감을 확대시킬 수 있다.

한편, 조직차원의 산출요소는 간호서비스의 질, 고객만족, 직원이직률, 간호생산성, 조직유효성 등으로 이 역시 인적 자원관리과정의 결과에 따라 향상되거나 감소할 수 있다. 그 예로, 좋은 자질과 우수한 능력을 갖춘 직원을 선발하여 교육함으로써 간호서비스의 질이 향상되고 고객만족도가 높아지는 것이 있다. 또한 적절한 보상과 유지를 통해 간호직원의 이직률이 낮아지고 간호업무에 몰입함으로써 간호생산성과 조직유효성이 높아지는 것이 있다.

참고문헌

김영훈(2021). 병원인적자원관리. 수문사.

이병숙 외(2019). 간호학개론 이해와 전망 제2판. 학지사메디컬.

차종석 외 역(2019). 인적자원개발론: 인재육성을 위한 HRD이론과 실재. 한경사.

Flynn, W. J., Mathis, R. L., Jackson, J .H., & Valentine, S. R. (2015). *Healthcare human resource management, 3rd ed.* Chapter 1 & 4. Boston, MA: Cengage Learning.

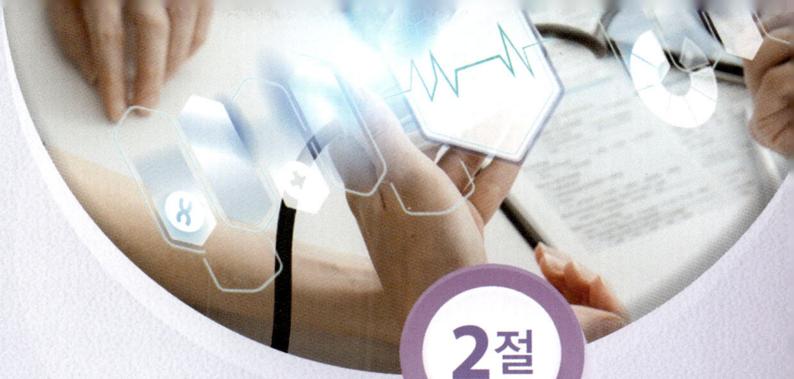

2절

간호인적 자원의 확보

학습목표

1. 간호업무량 측정의 개념을 정의한다.
2. 환자분류체계의 개념을 정의한다.
3. 환자분류체계의 목적을 설명한다.
4. 환자분류체계의 접근방법을 열거한다.
5. 간호인력산정에 대한 접근방법을 기술한다.
6. 간호인력산정에 영향을 미치는 요인을 열거한다.
7. 근무표 작성의 원칙을 열거한다.
8. 근무표 유형에 따른 장 · 단점을 열거한다.
9. 간호인력 모집방법을 열거한다.
10. 간호인력 배치의 원칙을 열거한다.

주요용어

- **환자분류체계(patient classification system):** 환자의 간호의존도나 간호수행에 필요한 시간과 노력의 정도에 따라 환자를 분류하고 이에 적합한 간호의 양을 점수화하는 방법
- **인력산정(manpower calculation):** 직무분석과 환자분류 자료를 근거로 측정된 간호업무량을 반영하여 필요한 간호인력의 수를 산출하는 과정
- **인력배치(placement):** 필요한 직무에 자격을 갖춘 적임자를 적정한 수만큼 분산시키는 과정

인적 자원의 확보는 조직의 목적을 달성하는 데 필요한 자질과 역량을 겸비한 우수한 인력을 적정한 수만큼 공급하는 활동이다. 이는 인적 자원관리 업무 중 가장 기본적인 업무로 합리적인 고용을 위해서는 인적 자원 고용에 대한 장·단기 계획이 이루어져야 한다.

적절한 인적 자원의 확보를 위해서는 내·외부적 환경분석이 선행되어야 하며, 이를 바탕으로 조직의 전략기획에서 인적 자원계획(human resource planning)이 이루어져야 한다. 인적 자원계획은 조직에서 요구하는 인력을 적시에 확보하는 관리기능으로서, 먼저 조직 내 인력의 수요와 공급을 비교하여 수요와 공급을 예측해야 한다. 인적 자원의 수요와 공급이 일치할 때 모집 활동은 일어나지 않으나, 기존인력을 활용하기 위해 배치이동, 승진 및 승격이 이루어진다. 인적 자원이 과잉일 때는 채용을 제한하고 근로시간을 단축하거나 이직 및 퇴직 등의 관리가 이루어지며, 인적 자원이 부족할 때는 외부 인력의 모집 및 선발 활동이 이루어진다(그림 4.2.1).

인적 자원계획 시 다음과 같은 내·외부적 환경이 분석되어야 한다(글상자 4.2.1).

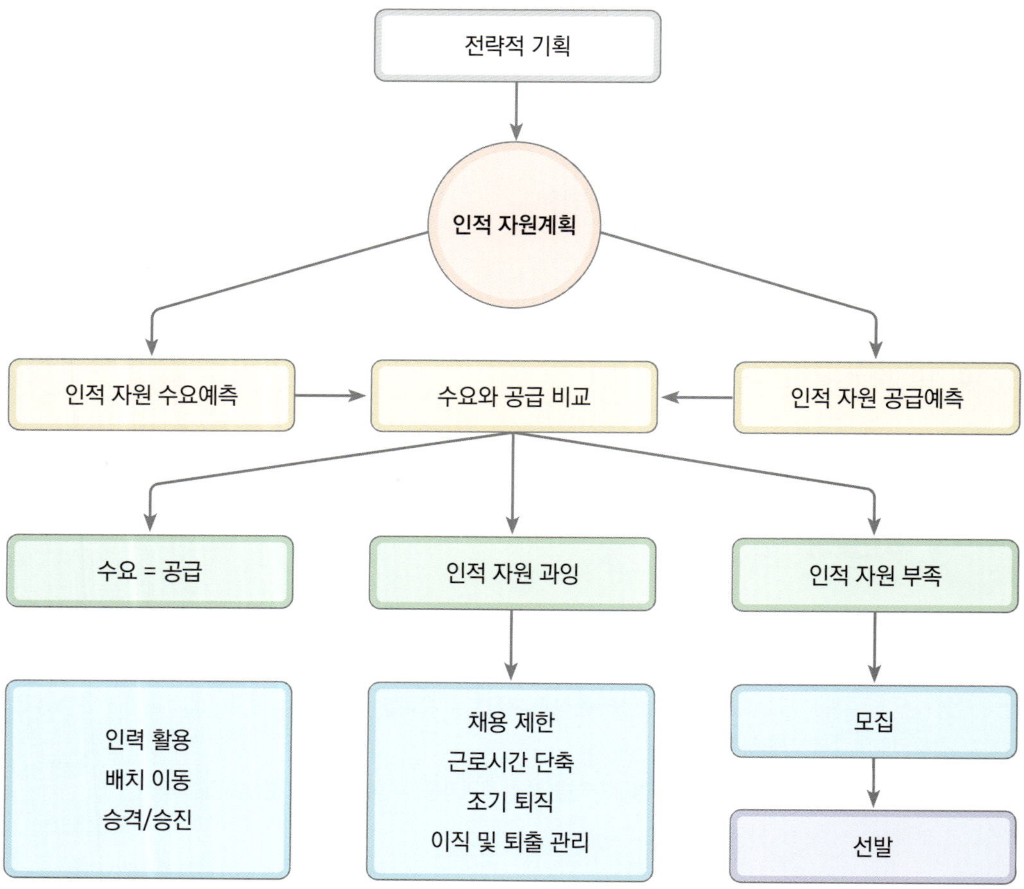

그림 4.2.1 인적 자원계획.

출처: Mondy, R. W., & Robert, M, N.(1996). *Human resouce management*. Prentice-Hall International Inc. p123 수정.

글상자 4.2.1

인적 자원계획 시 고려해야 할 내·외부적 환경

- **의료시장의 동향:** 의료관련 정책과 규정, 사회보장제도, 의료제도, 실무표준, 실무범위, 환자 통계, 인구학적 특성, 주변 의료기관의 현황, 의료서비스에 대한 대상자의 욕구 및 희망사항은 인력 수요의 수준과 수를 결정하고 배치하는 데 중요한 요소가 된다.
- **노동시장의 동향:** 노동시장은 공급과 수요의 상호작용에 의해서 노동의 가치가 결정되고, 실질적으로 지원자의 숫자와 수준에 영향을 미친다.
- **조직의 철학과 가치:** 조직의 철학과 가치는 인사정책, 조직이 추구하는 인재상에 반영되어 간호인력의 확보에 영향을 미치게 된다.
- **보유 인적 자원:** 인적 자원의 확보 계획을 세우기 전에 관리자는 먼저 보유하고 있는 직원의 상황을 분석하는 것이 필요하다. 이를 위해서는 직위별 직원 수, 최종학력별 직원비율, 직무분류별 직원비율, 연령별 직원비율, 직무분류별 연간 이직자의 비율, 직무분류별 평균 근무기간, 직무분류별 평균 결근율 등의 통계자료를 활용할 수 있다.
- **직원의 욕구:** 직무분담에 대한 간호직원의 만족도, 업무 역량, 교육 수준, 조직몰입은 퇴직하는 직원의 수를 줄이고 보유인력을 늘이게 되므로 경력직원의 확보에 영향을 미친다. 또한 조직의 위상과 평판을 향상시켜 지원자에게 매력과 호감을 줌으로써 간호인력 시장에서 유리한 위치를 차지하게 된다.
- **이용 가능한 기타 자원:** 인적 자원 외에도 현실적으로 이용 가능한 자원을 확인해야 한다. 봉사자 확보, 공간배치, 전산정보시스템의 활용도, 간호장비 구축, 선진기술의 이용 등은 간접적으로 인적 자원의 수요예측에 영향을 주는 변수가 된다.

1 간호인력 수요예측

간호인력의 수요예측은 특정 직무를 수행하는데 요구되는 직원의 수를 예측하는 관리활동이다. 적정 수의 간호인력을 예측하기 위해서는 간호업무량 측정, 환자분류, 인력산정 등의 단계적인 절차가 필요하다.

1) 간호업무량 측정

간호인력 수요예측을 위해서는 간호업무량 측정이 필요하다. 간호업무량 측정은 환자 간호요구도에 따라 소요된 시간, 난이도, 노력 정도, 위험도, 업무강도 등을 바탕으로 업무량을 측정하는 것이다. 간호업무는 환자에게 직접적으로 간호활동을 수행하는 직접간호(direct patient care), 직접간호를 하기 위해 준비하거나 마무리하는 데 필요한 간접간호(indirect patient care) 그리고 기타 활동으로 구성되어 있다. 따라서 간호업무량은 환자에게 직접간호를 제공하는 직접간호 활동시간과 직접간호를 수행하기 위해 준비되는 일련의 활동으로서의 간접간호 활동시간, 기타 활동을 합산한 총 시간을 말한다. 직접간호 활동과 간접간호 활동, 기타 활동의 요소는 글상자 4.2.2와 같다.

글상자 4.2.2

간호업무량 측정의 구성요소

- **직접간호:** 환자에게 직접 제공되는 간호활동으로 측정, 관찰, 호흡, 영양 및 배설, 활동 및 개인위생, 투약, 처치 및 관찰, 환자교육 및 지지, 위험관리 등이 포함된다.
- **간접간호:** 환자에게 제공되는 직접간호를 준비하거나 수행하기 위해서 일어나는 일련의 활동으로 간호기록관리, 물품관리, 약품관리, 인수인계, 교육참여, 회의 등이 포함된다.
- **기타 활동:** 업무 중 휴식, 식사, 타 부서와의 의사소통 등의 활동이 포함된다.

(1) 간호시간에 따른 업무량

간호시간에 따른 업무량은 주로 간호활동에 소요된 시간을 바탕으로 측정하게 된다. 각각의 간호활동별 소요시간을 측정하여 환자에게 제공된 전체 간호활동의 소요시간을 합산한다. 이때 각 간호활동별 시간은 그 간호행위를 수행하기 위한 준비에서부터 마무리까지 소요되는 1회 수행시간을 의미한다. 간호시간에 따른 업무량 측정방법에는 추정법, 기록법, 직접관찰법이 있으며 각각의 특징은 다음과 같다.

① 추정법

추정법은 각 간호행위에 소요되는 대략적 시간을 추측으로 정하는 것을 의미한다. 이 방법은 수행하기가 쉽고 비용이 적게 드는 장점이 있지만 편견이 많이 작용하고 정확성이 결여된다는 것이 큰 단점이다.

② 기록법

기록법은 직원이 자신이 수행한 활동과 그 활동에 소요되는 시간을 기록하게 하는 방법으로서 추정법보다는 정확성을 도모할 수 있으나, 근무자에게 기록의 부담을 주는 것과 행위자의 주관이 여전히 개입될 수 있다는 것이 단점으로 작용한다.

③ 직접관찰법

직접관찰법은 간호업무량을 측정하는 사람이 간호행위자를 지속적으로 관찰하여 소요시간을 기록하고 평균값을 산출하는 방법이다. 이 방법은 시간과 비용이 많이 소요되는 단점이 있지만 가장 정확하게 시간을 측정할 수 있는 장점이 있다.

(2) 상대가치점수를 반영한 간호업무량

상대가치점수란 간호행위에 소요되는 시간 외에도 행위에 수반되는 난이도, 노력 정도, 위험도를 반영하여 간호업무량을 측정하는 방법이다(김미선, 임지영, 2010). 주로 간호행위별 상대가치점수 목록표를 만들어 사용하기도 한다. 하루미 등(2014)의 연구에서는 수술실 간호행위의 상대가치점수를 환산하기 위해서 '외과적 손씻기'를 기준 간호행위로 삼아 105개 간호행위의 상대가치 목록을 작성하였는데 그중 일부를 글상자 4.2.3에 예시로 나타냈다. 상대가치점수를 반영한 간호업무량 측정방법은 글상자 4.2.4와 같다.

글상자 4.2.3

수술실 간호행위의 상대가치점수 예

- 외과적 손씻기: 1.0(기준)
- 거즈볼 만들기: 0.27
- 수술전 수술기구 확인: 1.68
- 수술부위 삭모하기: 0.54
- 국소마취환자 주사하기: 0.63
- 도뇨관 삽입하기: 1.30
- 소모품 재멸균하기: 1.57
- 환산역리수: 92.1원(2022년 기준)

글상자 4.2.4

상대가치점수를 반영한 간호업무량 측정

상대가치점수를 반영한 행위별 간호업무량 = 간호행위별 1회당 소요시간 × 상대가치점수

예: 수술부위 삭모하기 소요시간 = 20분 × 0.54 = 10.8

(3) 간호 강도에 따른 간호업무량

간호 강도에 따른 환자분류체계를 바탕으로 장현숙(1990)은 내과계 환자와 외과계 환자를 구분하여 간호 강도에 따라 다시 각각 4군으로 분류하여 환자 1인당 1일 소요시간을 표 4.2.1과 같이 직접간호시간과 간접간호시간으로 측정하였다.

2) 환자분류체계

(1) 환자분류체계의 개념

환자분류체계는 환자의 간호의존도나 간호수행 시 필요한 시간과 노력의 정도에 따라 환자를 분류하고 이에 적합한 간호의 필요량을 점수화하는 방법이다. 이는 환자가 제공받는 간호의 양과 이에 상응하는 간호사의 필요량과 연관하여 양적 개념으로 분류하는 도구이다. 대부분의 분류체계는 환자의 간호의존도에 따라 몇 가지의 범주로 분류된다. 환자분류를 이용하여 간호업무량을 측정할 때에는 각 분류군별 간호시간을 측정하게 되며, 측정된 간호시간은 간호인력을 산정할 때 산출근거가 된다.

표 4.2.1 간호 강도에 따른 간호업무량

분류	M±SD	m(%)	KPPCS 상관관계		등급	n(%)	M±SD	F	*p*
			r	*p*					
직접 간호시간	82.61 ± 65.87	(42.8)	0.62	<0.001	I	226(39.3)	49.03 ± 31.41	102.92	<0.001
					II	225(39.1)	83.88 ± 52.00		
					III	94(16.3)	119.46 ± 76.39		
					IV	30(5.3)	210.56 ± 92.09		
간접 간호시간	110.34 ± 40.85	(57.2)	0.40	<0.001	I	226(39.3)	94.79 ± 34.19	30.78	<0.001
					II	225(39.1)	114.50 ± 40.82		
					III	94(16.3)	123.74 ± 39.28		
					IV	30(5.3)	154.28 ± 39.32		
총 간호시간	192.95 ± 96.35	(100.0)	0.59	<0.001	I	226(39.3)	143.82 ± 58.22	87.31	<0.001
					II	225(39.1)	198.37 ± 82.79		
					III	94(16.3)	243.20 ± 103.78		
					IV	30(5.3)	364.85 ± 110.45		

Nursing time conversion index = Tatal nursing time(116,807.7min)/Total KPPCS score(10,837.9score) = 10.78min/score
KPPCS = 한국아동환자분류시스템(Korean pediatric patient classification system); M = mean; SD = standard deviation.
출처: 심미영 외(2022). 한국형 소아 환자 분류도구의 신뢰도와 타당도 검증 및 간호시간 환산지수 산출 연구. 임상간호연구, 28(2), 190.

(2) 환자분류체계의 목적

환자분류체계의 목적은 환자의 간호요구도를 반영한 간호인력의 산정 및 배치, 병원표준화를 위한 것으로, 간호수가 산정 및 차등화, 간호예산 수립 및 비용분석, 간호 질 평가를 위한 정보로 활용될 수 있다.

(3) 환자분류체계의 접근방법

환자분류체계의 접근방법은 다음과 같은 세 가지 방법이 개발되어 있다.

① 원형평가체계

원형평가체계(prototype evaluation system)는 전형적인 환자를 기준으로 대상환자의 범주를 분류하는 것이다. 환자의 전형적인 특성과 범주에 따라 3~4개 군으로 나누어 각 범주의 전형적인 환자를 간호하기 위해 필요한 평균 간호시간을 결정해야 한다. 이미 제시된 원형에 따라 환자를 분류하므로 분류자의 주관성이 많이 개입되고 신뢰성에도 한계가 있다.

② 요인평가체계

요인평가체계(factor evaluation system)란 질병의 중증도를 나타내는 임상 지표, 처치의 내용 등 간호의존도와 관련된 몇 가지 요인을 찾아내어 각 요인별 환자의 간호의존도를 점수화하여 그 총점으로 환자를 분류하는 것이다. 분류된 환자군에 따라 요구되는 각 요인별 간호행위를 수행하는 데 필요한 평균 간호시간을 결정해야 한다. 최근에는 간호행위에 직접간호뿐만 아니라 간접간호를 포함하고 있으며, 간호행위에 소요되는 시간뿐만 아니라 간호사가 체감하는 난이도를 상대 지표로 반영하는 추세에 있다. 국내 사용되고 있는 요인평가체계의 예로, 병원간호사회(2009)가 개발한 요인형 환자분류도구(KPCS)는 2018년 한국형 환자분류체계로 개정되었으며, 일반병동(GW), 중환자(ICU), 신생아 중환자(NICU)용이 있다. 일반병동(KPCS-GW)용은 총 11개 영역, 34개 간호활동으로 구성되어 있으며 환자에게 제공되는 적용지침에 따라 점수를 부여하여 환자를 분류한다. 환자분류군 1군은 총점 1~10점, 2군은 11~20점, 3군은 21~30점, 4군은 31점 이상으로 분류되고 있다(표 4.2.2).

표 4.2.2 요인평가체계에 의한 환자분류체계-일반병동(KPCS-GW)

<table>
<tr><th rowspan="2">영역</th><th rowspan="2">번호</th><th rowspan="2">간호활동</th><th rowspan="2">항목</th><th rowspan="2">점수</th><th colspan="10">환자명</th><th rowspan="2">적용 지침</th></tr>
<tr><th></th><th></th><th></th><th></th><th></th><th></th><th></th><th></th><th></th><th></th></tr>
<tr><td rowspan="10">1. 활력징후 측정 및 감시</td><td rowspan="4">1</td><td rowspan="4">활력징후</td><td>1~3회</td><td>1</td><td></td><td></td><td></td><td></td><td></td><td></td><td></td><td></td><td></td><td></td><td rowspan="4">• 네 가지 항목(혈압, 맥박, 호흡수, 체온) 중 두 가지 이상 측정
• 수혈 시 측정하는 V/S는 제외</td></tr>
<tr><td>4~6회</td><td>2</td><td></td><td></td><td></td><td></td><td></td><td></td><td></td><td></td><td></td><td></td></tr>
<tr><td>7~9회</td><td>3</td><td></td><td></td><td></td><td></td><td></td><td></td><td></td><td></td><td></td><td></td></tr>
<tr><td>10회 이상</td><td>4</td><td></td><td></td><td></td><td></td><td></td><td></td><td></td><td></td><td></td><td></td></tr>
<tr><td rowspan="3">2</td><td rowspan="3">수분섭취 및 배설량 측정</td><td>1~2회</td><td>1</td><td></td><td></td><td></td><td></td><td></td><td></td><td></td><td></td><td></td><td></td><td rowspan="3">• 섭취량, 배설량을 모두 측정 시 해당</td></tr>
<tr><td>3회</td><td>2</td><td></td><td></td><td></td><td></td><td></td><td></td><td></td><td></td><td></td><td></td></tr>
<tr><td>4회 이상</td><td>3</td><td></td><td></td><td></td><td></td><td></td><td></td><td></td><td></td><td></td><td></td></tr>
<tr><td>3</td><td colspan="2">동공/의식/지남력</td><td>2</td><td></td><td></td><td></td><td></td><td></td><td></td><td></td><td></td><td></td><td></td><td>• 동공, 의식, 지남력 세 가지 모두 측정하여 check 4회 이상 시 기록</td></tr>
<tr><td>4</td><td colspan="2">심전도 모니터링</td><td>3</td><td></td><td></td><td></td><td></td><td></td><td></td><td></td><td></td><td></td><td></td><td>• 근무조당 1회 이상 심전도 판독 내용을 기록한 경우에 해당</td></tr>
<tr><td rowspan="2">5</td><td rowspan="2">산소포화도</td><td>3~5회</td><td>1</td><td></td><td></td><td></td><td></td><td></td><td></td><td></td><td></td><td></td><td></td><td rowspan="2">• 산소포화도 측정 후 기록한 경우만 해당
• 계속적인 산소포화도 감시는 6회 이상에 포함</td></tr>
<tr><td>6회 이상</td><td>2</td><td></td><td></td><td></td><td></td><td></td><td></td><td></td><td></td><td></td><td></td></tr>
</table>

표 4.2.2 요인평가체계에 의한 환자분류체계 – 일반병동(KPCS-GW) (계속)

영역	번호	간호활동	항목	점수	환자명										적용 지침
2. 호흡	6	산소 요법		2											
	7	흉부 물리요법	3~5회	1											• 타진, Vibrator 실시 후 기록한 경우
			6회 이상	2											
	8	기관내 흡인 간호	3~5회	2											• T-cannula, E-tube를 통한 흡인 간호 시 해당 • 구강흡인은 제외
			6회 이상	3											
	9	기관절개관 관리		2											• T-cannula 교환 또는 dressing 등 시행
3. 위생	10	침상목욕		4											• 간호사가 직접 시행한 경우 해당
	11	구강 간호		1											
	12	회음부 간호		1											
	13	린넨 또는 환의 교환	1~2회	1											• 간호직원이 직접 시행한 경우 해당
			3회 이상	2											
4. 영양	14	경관영양	1~3회	2											• 보호자 시행 포함
			4회 이상	4											
5. 배설	15	기저귀 교환		2											• 간호직원이 직접 시행한 경우 해당, 3회 이상
6. 기동성	16	자세변경	3~5회	2											• 간호직원이 직접 시행한 경우로 환자가 완전 도움이 필요한 경우 해당
			6회 이상	3											
	17	환자 이동	2~3회	1											• 침상에서 의자나 스트레처로 이동 또는 의자나 스트레처에서 침상으로 이동한 경우가 각각 1회에 해당
			4회 이상	2											
	18	침상에서 일어나 걷도록 도와주기		2											• 간호직원이 직접 시행한 경우 해당
7. 검사	19	혈당검사	1~4회	1											
			5회 이상	2											
	20	추가 혈액 검사		2											• 정규 혈액 검사만 시행한 경우엔 해당 안 됨
8. 투약 및 수혈	21	수액교환	1~2회	1											• 항생제를 mix하는 D5W 50cc, N/S 50cc 등은 해당 안 되며 수액만 해당됨
			3~4회	3											
			5회 이상	4											
	22	정맥투여로 2개 이상 또는 multilumen 사용		1											
	23	정맥내 투약	3~5회	1											• 환자에게 투여한 약품별 투여횟수의 합을 말함 • 1회 방문으로 2개 동시 투약하는 경우 2회로 환자에게 투여된 경우에만 count함
			6~9회	2											
			10회 이상	3											

표 4.2.2 요인평가체계에 의한 환자분류체계 – 일반병동(KPCS-GW) (계속)

영역	번호	간호활동	항목	점수	환자명										적용 지침
	24	수혈 – 횟수로 표시		2/회	회	회	회	회	회	회	회	회	회	회	• 혈액 확인, V/S check, 환자 관찰 등을 모두 포함 • 혈소판, Cryo는 6unit당 1회
	25	기타투약 방문(정맥투약을 제외한 경구투약, 설하, 피하주사, 근육주사, 좌약, 안약, 흡입제, eardrops, 연고 등)	3~5회	1											• 약품 개수가 아니고 투약을 위한 환자 방문 횟수임 • 1회 방문으로 2개 이상 동시 투약하는 경우 1회로 투약은 환자에게 투여된 경우에만 count함 • 약 준비, 설명, 투여가 포함되며 기록이 있어야 함
			6~10회	2											
			11회 이상	3											
9. 처치	26	말초정맥관 삽입		1											• 간호사가 시행한 경우에 해당
	27	튜브 삽입 또는 관리	L-tube 삽입 및 관리	2											• L-tube, Rectal tube, 흉관은 삽입 당일과 그 이후 관리 혹은 유지도 포함됨
			Rectal tube 삽입 및 유지	2											
			Foley bag 삽입 당일	2											
			중심정맥관 삽입 당일	2											
			흉관 삽입 및 관리	3											
	28	수술 및 시술 당일 전 처치		3											• 수술 또는 시술 당일의 동의서, 금식 확인, 피부 준비, 투약 및 교육 설명 등 포함
	29	심폐소생술		6/시간	시간	시간	시간	시간	시간	시간	시간	시간	시간	시간	• CPR 시행 시
	30	기타 15분 이상 소요되는 처치		2											• 간호사가 직접 시행한 경우
10. 입원 관리	31	신환 입원		5											• 입원 당시 병력청취, V/S check, 신체계측, 각종 행정업무 및 교육 등 포함
11. 정서적 지지 및 상담/교육	32	교육 15분 이상		2											• 질환별 환자 교육(당뇨, 고혈압, 심장질환 등) • 집단 교육은 제외
	33	환자, 가족의 정서적 지지 15분 이상		2											• 환자 또는 가족에게 정서적 지지를 15분 이상 제공한 경우
	34	의사소통(정신지체, 시각/청각/언어력 소실)		3											• 정신지체, 시각/청각/언어력 소실이 있는 환자와 의사소통할 때 보통의 환자보다 많은 시간과 노력이 요구되는 경우 해당
환자 분류 총점															1군 : 1~10점 2군 : 11~20점 3군 : 21~30점 4군 : 31점 이상
환자 분류군															

③ 실시간 요인별 전산화체계

실시간 요인별 전산화체계(computerized real-time factor system)란 간호의존도에 따른 환자분류의 절차를 생략하고 환자에게 제공되는 직 · 간접간호 활동의 실제 시간을 기록하면 소요시간과 중증도 점수가 자동적으로 전산화되어 실제 소요시간을 알 수 있는 방법이다. 환자에게 제공되어야 할 실제 간호활동을 제시해 줌으로써 인력산정을 정확하고 신속하게 할 수 있다.

3) 간호인력산정 방법

간호인력 수요예측의 마지막 단계인 인력산정은 환자분류 자료를 근거로 필요한 간호사 수를 산정하는 과정이다. 인력산정 방법으로는 다음과 같이 서술적 방법, 산업공학적 방법, 관리공학적 방법이 있다.

(1) 서술적 방법

서술적 방법(descriptive method)이란 간호제공자 입장에서 간호대상자 유형을 분류하여 환자의 수에 따라 간호사의 수를 단순 비율로 결정하는 방법이다. 예를 들면, 현재 우리나라 의료법에는 환자 대 간호사의 비율을 입원환자 5명에 간호사 2명, 외래환자 30명에 간호사 1명의 비율로 책정하고 있는데 이 방법이 서술적 방법이다. 또한, 1999년부터 시행되어 온 간호관리료 차등제도(2018년 개정)가 있으며, 이는 병상수(또는 환자수) 대 간호사의 수에 따라 1~7등급으로 분류하여 간호관리료를 차등으로 지불하는 제도이다. 지금까지 여러 차례 수정되어 오고 있으며, 일반병동에서 중환자실(일반, 소아, 신생아)까지 적용되고 있다. 이 산정 방법은 간호사 대 환자의 비율이 단순 비율에 따라 결정되므로 비교적 빠르고 쉽다는 장점이 있지만, 환자의 중증도에 따른 간호업무증가와 같은 실제 상황을 고려하지 않기 때문에 필요한 간호인력 요구의 증감을 반영하지 못한다는 단점이 있다.

(2) 산업공학적 방법

산업공학적 방법(industrial engineering method)이란 간호업무량과 이에 따른 간호시간에 의한 간호인력산정 방법이다. 이 방법은 간호기록, 직접 관찰, 시간-동작 분석 등을 통해 환자에게 제공되는 간호행위를 확인하고, 업무를 배정한 후, 업무수행을 위해 추정되는 소요시간과 평균 빈도를 근거로 1일 총 간호시간을 산정한다. 이와 같은 방법으로 산정된 1일 총 간호시간을 간호사 1인당 근무시간(8시간)으로 나눈 것이 병동 1일 필요 간호사의 수가 된다(글상자 4.2.5).

글상자 4.2.5

간호업무량에 근거한 인력산정

병동 1일 필요 간호사 수 = 병동 전체 환자의 1일 총 간호시간 ÷ 간호사 1인당 1일 근무시간(8시간)

(3) 관리공학적 방법

관리공학적 방법(management engineering method)은 산업공학적 방법과 유사하나 간호조직의 철학, 목표, 간호표준을 고려하여 간호업무의 빈도와 난이도, 중요도에 따라 간호인력의 수를 산정하는 방법이다. 일련의 종합적인 데이터에 근거하여 인력산정을 결정하는 방법으로 병상수, 운영예산 등과 같은 병원 특징에 대한 정보와 함께 간호업무 수행에 영향을 미치는 요인들을 충분히 파악하여 간호시간을 결정해야 한다. 예를 들면, 환자의 중증도(간호요구도)에 따라 총 직 · 간접 간호시간을 산출하여 필요 간호사 수를 산정할 수 있다(글상자 4.2.6).

글상자 4.2.6

관리공학적 방법에 근거한 인력산정

$$\text{필요 간호사 수} = \frac{\text{간호단위 총 직접간호시간} + \text{간호단위 총 간접간호시간}}{\text{간호사 일평균 근무시간(8시간)}} \times 1.6$$

- 예시: 간호단위 환자수 총 10명(1군-5명, 2군-2명, 3군-2명, 4군-1명)

• 직접간호시간	• 간접간호시간
1군-2시간	1군-2시간
3군-4시간	2군-2시간
3군-6시간	3군-2시간
4군-8시간	4군-2시간

$$\text{필요 간호사 수} = \frac{[(2\times5)+(2\times5)]+[(4\times2)+(2\times2)]+[(6\times2)+(2\times2)]+[(8\times1)+(2\times1)]}{8} \times 1.6$$

$$= 11.2$$

$$= 12(\text{명})$$

- 간호단위 총 직(간)접간호시간 = [1군 환자군 수 × 1군 직(간)접간호시간] + [2군 환자군 수 × 2군 직(간)접간호시간] + [3군 환자군 수 × 3군 직(간)접간호시간] + [4군 환자군 수 × 4군 직(간)접간호시간]
- 상수 1.6은 간호사의 비번, 각종 청가 및 휴가 처리 등에 따른 추가 인력산정 요인을 가산한 것으로 이 비율은 달라질 수 있음.

2 모집

모집이란 조직의 특정한 직무를 담당할 지원자를 적극적으로 찾고 유인하는 과정이다. 모집 담당 관리자는 조직의 내외적 환경을 잘 파악하고 있어야 하며, 필요한 인력을 분석하고, 인재에 대한 공급원을 개발하여, 유능한 지원자를 모집함으로써 조직의 유효성을 높이게 된다. 모집은 합리적인 인력 계획이 기초가 되어야 하며, 전체적인 인력 계획의 흐름과 조망 속에서 이루어져야 한다. 그러므로 모집 업무에 관여하는 간호관리자는 조직의 철학과 목표를 이해하고 이를 바탕으로 조직이 추구하는 인재상을 정립하여 지원자의 자질과 조직의 인력요구가 일치될 수 있도록 해야 한다.

1) 모집 전략

모집 활동을 시작하기 전에 합리적인 모집 전략을 세우는 것이 필요하며, 모집 전략은 다음과 같다.

- 조직이 추구하는 가치와 조직의 철학은 모집 과정에서부터 반영되고 공유되어야 한다.
- 조직이 필요로 하는 인재상을 규명하고 지원 자격에 반영한다.
- 다양한 지원자를 찾고 지원을 하도록 격려한다.
- 지원자의 관심과 흥미를 끌 수 있는 조직역량의 변수를 규명하고 활용한다.
- 조직의 강점을 효과적으로 부각시킬 수 있는 홍보 방법을 구상하여 수행한다.
- 모집 과정에서 모집자가 가진 인간적 편견을 인식하고 이를 제거할 방법을 찾는다.
- 성별, 문화, 종족, 언어, 연령 등 특정 집단을 배재하는 등 비윤리적 모집 활동을 견제할 수 있는 원칙을 마련한다.
- 모집 과정은 윤리적으로 수행되어야 하며 부당한 고용조건을 제시하지 않는다.
- 병원 조직의 타 부서 인력 모집자와 인력 모집 정보를 공유한다.
- 보유하고 있는 인력과 모집할 인력의 인력믹스(staff mix)를 명확하게 파악한다.
- 모집 과정에서 제시된 공약은 반드시 지켜져야 모집된 개인에게 신뢰감을 주고 그들로부터 충성심을 이끌어낼 수 있다.
- 예비지원자를 대상으로 한 모집 면담, 모집기관의 견학, 모집설명회 같은 적극적인 모집 활동을 계획한다.
- 모집 공고나 광고에는 지원자의 입장에서 알고자 하는 사항을 명료하고 구체적이며 충분하게 담는다.
- 기관의 욕구 및 기대 충족 여부, 정확성, 효과성의 관점에서 이미 수행된 모집 활동을 평가하여 다음 계획을 위한 소중한 자료로 사용한다.

2) 모집 계획

모집 전략을 바탕으로 모집 계획을 잘 세우는 것이 필요하며, 모집 계획에는 모집 대상, 방법, 시기, 예산이 포함된다.

(1) 모집 대상

모집 계획에서 제일 먼저 결정되어야 할 것은 모집 대상의 기준을 결정하는 것이다. 모집 대상 기준에 포함되어야 할 요소는 다음과 같다.

- 모집 인원 수
- 모집 대상의 자질(정신적, 기술적, 육체적)
- 모집 대상의 자격(학력, 면허, 전문성)

(2) 모집 방법

조직의 형편과 상황을 고려하여 상대적 비용, 동향, 조직의 성격, 직무특성 및 요건 등을 고려하여 합리적인 모집 방법을 선택하는 것이 중요하다. 모집 방법에는 크게 내부 모집과 외부 모집이 있다.

① 내부 모집

내부 모집이란 내적 원천, 즉 조직 자체의 승진과 전환, 배치 등을 통해서 필요한 요원을 보충하는 방법으로서 조직구성원의 사기향상, 동기유발, 조직 내의 능력 강화, 비용절감 등의 장점이 있지만, 동창 · 친족 · 동향 관계 등으로 파벌이 조성되거나 편견으로 적절한 인물을 선택하지 못할 가능성이 크다는 단점을 가지고 있다.

② 외부 모집

외부 모집은 필요한 인적 자원을 조직 외부로부터 공급받는 것으로 일반(공개) 모집과 연고(비공개) 모집이 포함된다. 일반 모집은 비용이 많이 드는 단점이 있지만 단시일에 많은 숫자의 직원을 모집하고자 할 때 유용하다. 연고 모집은 적은 시간과 경비로 조직에 친숙한 측근자의 추천에 의해 신분이 보장되는 직원을 채용할 수 있다는 장점이 있지만 인맥에 끌려서 불합리한 모집을 할 위험이 있다.

(3) 모집 시기

모집은 연중 정해진 기간에 모집 활동을 하는 정기 모집과 필요할 때마다 이루어지는 수시 모집이 있다.

① 정기 모집

간호인력을 연중 1회 정해진 시기에 모집하는 것으로 필요한 인력을 한꺼번에 모집하여 지원자를 충분히 확보할 수 있고, 비용 효과적인 측면이 있다.

② 수시 모집

필요할 때마다 수시로 모집 활동을 하는 것으로서 충분한 준비 없이 빈번하게 모집이 이루어지거나 비용이 중복적으로 소모될 단점이 있으나, 비합리적인 인력대기 상태를 최소화할 수 있다.

(4) 모집 예산

모집 활동에 필요한 예산을 책정하는 일이다. 예산 책정에 영향을 미치는 변수는 모집의 목적과 전략, 노동시장에서의 경쟁력 정도, 모집인원의 크기, 조직 내에서 이용 가능한 자원 등이다. 이러한 예산은 회계연도에 준하여 운영되며, 면밀히 조정된 예산은 예상치 못했던 사건 때문에 시간과 비용을 낭비하는 것을 막아준다. 최소의 비용으로 최대의 효과를 살린다는 원칙을 기본으로 하되 장기적인 시각으로 적절한 투자가 우선되어야 한다. 예산과 관련된 가계부는 제때에 기록되어 모집 활동 평가와 차기 예산 책정 시 중요한 참고자료로 이용되어야 한다.

모집 활동에 필요한 예산의 책정에는 다음과 같은 사항이 고려되어야 한다.

- 모집 활동과 관련된 직원의 직위별 숫자
- 활동비가 지급되는 모집 활동에 소요되는 시간
- 모집 활동에 참여하는 직원의 봉급과 처우
- 모집 활동에 필요한 소모품 비용, 우편물 비용, 전화요금, 경비
- 언론매체를 통한 광고 비용, 광고대행사 비용

3 선발

선발은 모집 활동을 통해 확보한 지원자 가운데서 해당 직위와 업무를 수행할 적임자를 선택하는 과정이다. 이 과정에서 지원자의 자격을 확인하고, 경력을 체크하며, 개인의 자격과 조직이 요구하는 바가 일치하는지를 확인한다. 적합한 지원자를 선택하기 위해서는 그림 4.2.2와 같은 선발절차를 따라야 하며, 필요한 정보를 수집하고 분석하는 도구가 필요하다.

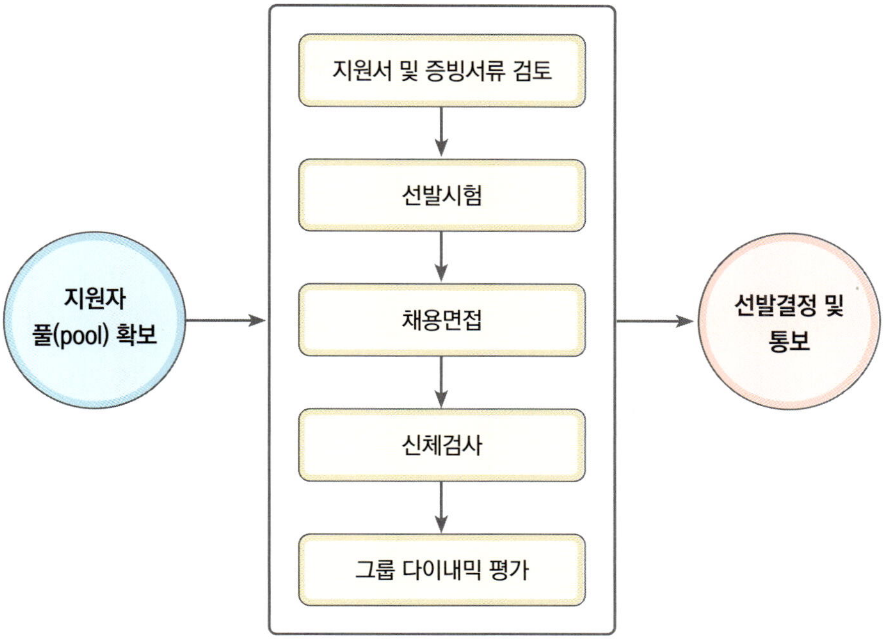

그림 4.2.2 선발절차

1) 지원서 및 증빙서류 검토

지원서는 기관이 필요로 하는 지원자의 정보를 파악하기 위한 것인 반면, 지원자에게는 기관이 원하는 사항에 대한 본인의 조건을 밝히는 기회가 된다. 지원서를 통해서 지원자의 안정성, 과업성, 인성을 추정하게 된다. 지원서에 포함되어야 할 내용과 검토사항은 글상자 4.2.7과 같다.

글상자 4.2.7

지원서 내용 및 검토사항

지원서 내용

- 신원정보
- 학력
- 관련 영역의 경험
- 보유하고 있는 기술 및 자격증
- 자기소개서
- 추천서

지원서 검토사항

- 안정성: 신원정보와 자기소개서를 통해 지원자의 신원과 성장과정의 안정성
- 과업성: 학력증명서, 경력증명서, 자격증을 통해 해당 직무를 수행할 수 있는 역량 및 자격조건
- 인성: 자기소개서를 통해 지원자의 성격, 해당 직무에 대한 열정, 대인관계 등

(1) 지원서 검토를 위한 전략

① 지원서 평가기준 활용

지원서의 평가기준을 세우고 활용하되, 상황에 따라 유연하게 적용하는 것이 필요하다. 예를 들면, 어떤 직위에는 해당 분야 석사학위자가 자격조건이지만, 학사학위자가 보유하고 있는 5년간의 간호경험이 석사학위를 대신할 수도 있을 것이다.

② 지원서의 진실성 검토

인상적인 지원서와 완벽한 증빙서류는 직무수행의 우수성을 보장하는 데 필요요건은 아니다. 그러나 꼼꼼하게 지원서를 평가하고, 증명서류를 체크하는 일은 잘못된 채용 결정을 방지하는 데 도움이 된다.

③ 다수평가자에 의한 평가

지원서를 한 사람의 평가자가 평가하는 것보다 다수의 평가자가 평가하는 것이 객관성을 확보하는 데 도움이 된다. 그러나 평가자가 많을 경우, 평가결과에 대한 의견을 수렴하는 것이 어려우므로 3~4명의 평가자가 참여하는 것이 적절하다.

④ 지원서의 합리적 평가

지원서의 증명서 확인은 때로 지원자에 대한 달갑지 않은 정보를 노출시키게 된다. 어떤 방법을 통해서든 획득된 정보는 정당한 사유 없이 지원자를 부적격자로 판단하는 데 이용되어서는 안 된다. 예를 들면, 운전 여부가 채용요건과 무관하다면 지원자의 운전기록 정보가 채용을 결정하는 데 이용되어서는 안 된다.

⑤ 경력 및 신원 조회

선발 가능성이 높은 지원자를 대상으로 학교 교수나 전 직장의 고용주와 접촉하여 지원서에 대한 신뢰도를 파악하고, 지원자에 관해 보다 많은 정보를 얻고자 하는 것이다. 때로 지원자는 자신의 결함이나 중요한 결격사유를 밝히기를 꺼려하므로 경력 조회는 상당히 유용하다. 그러나 타인의 의견에 지나치게 의존하여 판단이 흐려질 수 있으므로 조심해야 한다. 경우에 따라서 추천서의 내용을 검토하는 것으로 경력 및 신원 조회를 대신하기도 한다.

2) 선발시험

선발시험은 지원자의 직무에 대한 전문적 지식, 능력, 기술의 소유 여부 및 인성을 판단하는 중요한 일로서 성과시험, 적성검사, 성격 또는 인성검사가 있다.

(1) 성과시험

지원자의 업무 능력을 측정하는 것으로서 필기시험, 구술시험, 실기시험 등이 있다. 만일 기관에서 개발한 시험방법일 경우에는 검증 절차를 거치는 것이 바람직하다.

(2) 적성검사

지원자의 업무수행에 필요한 적성과 잠재력을 측정하는 것으로, 업무에 대한 흥미와 관심, 창조성 등을 평가한다.

(3) 성격 또는 인성검사

지원자의 성공적인 직무수행에 영향을 미칠 수 있는 개인의 동기, 요구, 정서, 성숙도, 적응력, 결단성, 인내력, 자신감, 긍정성, 활동성 등의 사회행동과 관련된 성향을 파악하기 위한 검사이다.

3) 채용면접

채용면접은 다른 어떤 방법보다도 훌륭한 성과를 가져올 수 있다는 사실이 인정되어 오늘날 많은 기업체나 조직에서 사용하고 있다. 면접자는 지원자의 신뢰도, 직무에 대한 책임감, 다른 사람과 협동하려는 의도나 능력, 직무에 대한 흥미, 목표의 지속성, 적응성, 직무요건에 대한 태도 등을 판단한다. 채용면접은 일반적으로 가장 많이 사용되는 선발방법이지만 글상자 4.2.8과 같은 한계가 있음을 염두에 두어야 한다.

글상자 4.2.8

채용면접의 한계

- 지원자의 지원서와 인사기록 자료에 의한 면담자의 성급한 판단
- 지원자에 대한 불공정한 정보
- 지원자가 앞으로 가지게 될 직무에 대한 무지
- 외부로부터 받는 고용 압력과 고용 청탁
- 면접 순서에 따라서 지원자에 대해서 가지는 대조효과

(1) 면접유형

면접은 단독면접, 집단면접, 패널면접 등이 있는데, 표 4.2.3과 같이 각각의 장 · 단점이 있으므로 형편과 상황에 따라 적절한 선택이 필요하다.

표 4.2.3 면접의 유형

유형	특징	장점	단점
단독면접	면접자와 지원자가 1:1로 대면하여 면접하는 방법으로, 가장 전통적인 방식이다.	지원서나 선발시험만으로는 파악하기 어려운 지원자의 성품이나 능력을 폭넓게 평가하는 데 가장 유용하며, 지원자도 심리적 압박감이 적다.	면접에 소모되는 시간이 많고, 한 사람의 면접관이 평가하므로 평가의 객관성을 유지하기 어렵다.
집단면접	지원자를 3~5명씩 그룹으로 나누어 일정한 주제 하에 자유토론을 할 기회를 제공하고, 토론과정에서 나타나는 개인의 자질이나 능력을 관찰하여 평가한다.	지원자의 우열을 비교하여 적당한 지원자를 쉽게 발견할 수 있다.	일정한 주제에 의한 토론과 평가가 이루어지므로 토론주제 이외에 개인의 독특한 성향과 재능을 평가하기 어렵다.
패널면접	복수의 면접자가 한 사람의 지원자를 평가하는 방법으로, 전문직 혹은 관리계층의 직원 선발에 이용한다.	복수의 면접자가 포괄적으로 지원자를 평가하고 중지를 모을 수 있다.	지원자가 다수의 면접자를 대면하여 심리적 부담을 가질 수 있으며, 다수의 면접자를 동원하므로 시간과 비용이 소모된다.

(2) 면접질문의 유형

면접질문의 형식은 구조화, 반구조화, 비구조화로 나눌 수 있다. 이 세 가지 유형의 면접질문 중 어느 한 가지에 치우치는 것보다 상호 보완적으로 사용하는 것이 바람직하다. 각각의 특징은 다음과 같다.

① 구조화 질문

구조화 질문은 정형적 질문이라고도 하며, 구체적이고도 명확한 내용을 확인하기 위한 질문이다. 구조화 질문은 상세하고 구체적인 질문으로서 사전에 잘 준비되어야 한다. 구조화 질문을 통해서는 지원자의 경험, 선택한 일에 대한 지원자의 의지와 동기를 면밀히 탐색할 수 있다.

② 반구조화 질문

구조화와 비구조화 질문의 중간 형태로서 전체 흐름에 초점을 두고, 핵심 주제를 좀 더 깊이 들어가서 다루게 된다. 이를 위해서는 유연성과 어느 정도의 준비가 필요하다.

③ 비구조화 질문

비구조화 질문은 비지시적 · 비정형적 질문이라고도 하며, 면접질문이 상세하게 만들어져 있지 않고 면접자와 지원자의 자유로운 대화를 통해 지원자의 주관적인 견해와 성향을 관찰하고 평가하는 방법이다. 면접질문이 사전에 상세하게 준비되어 있지 않아서 자칫 면접자가 지원자보다 더 많은 이야기를 할 수도 있다. 채용면접에서는 지원자가 자신의 이야기를 많이 할 수 있도록 이끌어 주는 것이 중요하다.

(3) 채용면접을 위한 전략

채용면접에서 신뢰성과 타당성을 확보하기 위해서는 다음과 같은 전략이 필요하다(글상자 4.2.9, 글상자 4.2.10).

- 정형화된 지침서를 사용하고, 직무요건을 정확하게 파악한다.
- 면접자의 면접 훈련을 통해서 현혹효과, 관대화 경향, 중심화 경향, 대조효과, 상동적 태도를 방지한다.
- 충분한 시간을 가지고 두 명 이상의 면접자가 논의를 거쳐 신중한 의사결정을 한다. 동일한 면접자가 동일한 피면접자를 지속적으로 평가하게 되면 평가자 간 신뢰도가 높아진다.
- 두 사람의 면접자가 동일한 피면접자를 비구조화된 방식으로 면접을 하면 평가결과의 일관성이 없게 된다. 따라서 비구조화된 인터뷰 방식에서는 평가자 간 신뢰도가 극히 낮아진다. 평가자 간 신뢰도는 구조화된 면접 방식을 사용하고, 두 사람의 평가자가 같은 평가도구를 사용할 때 충족된다.
- 면접 결과가 일관성 있게 나타나 신뢰도가 충족된다 할지라도 여전히 타당성의 문제가 남아있다. 타당성은 면접을 통해 측정하고자 하는 것을 측정하였는가를 의미하며, 이 경우에는 직원의 생산적 잠재력 측정으로 나타난다. 구조화된 면접은 비구조화된 면접에 비해 타당도가 높다. 따라서 구조화된 면접은 직무수행과 전체적인 유효성을 예측하는 데 적합하다.
- 면접자는 긍정적인 정보보다는 부정적인 정보에 더 큰 영향을 받는 경향이 있다. 따라서 면접자는 지원자에 대한 부정적인 정보가 긍정적인 정보보다 더 큰 무게를 가질 수 있음을 염두에

글상자 4.2.9

채용면접 지침

- 면접자는 자신을 소개하고 지원자에게 인사를 한다.
- 면접자는 기관을 소개하고 지원자가 지원하는 직위에 대해 명확하게 설명한다.
- 면접자는 지원서에 나타난 정보를 심의하고 필요한 설명과 부연 설명을 듣는다.
- 면접자는 지원자의 자격을 심의하고, 구조화된 면접을 진행한다.
- 만약 지원자가 자격을 갖추었다고 판단되면 채용기관과 직위에 대한 이야기를 더 나눈다.
- 면접자는 채용신체검사와 채용일자 등 이후의 채용 절차를 설명한다.
- 면접을 종료한다.

글상자 4.2.10

면담질문의 사례

동기
- 왜 이 조직에 지원했습니까?

건강
- 이 직업을 수행하는 데 방해가 되는 신체적 장애가 있습니까?
- 지난해 직장(학교)에서 결근한 적이 며칠이나 됩니까?

교육
- 어떤 과외 활동을 했으며, 수상 경력이 있습니까?
- 지원서에 기재된 학력이 맞습니까?

경력
- 지금 면허증을 가지고 있습니까?
- 면허를 언제 취득했습니까? 또는 취득할 예정입니까?
- 어떤 자격증을 가지고 있습니까?
- 지금 지원하는 업무의 가치를 향상시키기 위해 최근 참여하고 있는 전문직 단체는 무엇입니까?

군복무
- 군복무 상태는 어떠합니까?

현재의 직장
- 현재의 직업은 무엇이며, 어떤 직책을 담당하였습니까?
- 어떻게 현재의 직책을 확보하였습니까?
- 최근 어떤 책임을 맡았습니까?
- 현재의 일을 성공적으로 수행한 예는 무엇입니까?
- 현재의 고용주와 어떻게 지냅니까?
- 현재의 동료들과 어떻게 지냅니까?
- 현재의 일에서 가장 좋은 점은 무엇입니까?
- 현재의 일에서 가장 싫은 점은 무엇입니까?
- 왜 직업(직장)을 바꾸려고 합니까?

간호사를 위한 특정질문
- 간호에서 가장 좋은 점은 무엇입니까?
- 간호에서 가장 싫은 점을 무엇입니까?
- 간호에 대한 당신의 철학은 무엇입니까?

인성
- 당신에게 가장 큰 자산이 되는 성격적 특성은 무엇입니까?
- 당신을 가장 힘들게 하는 성격적 특성은 무엇입니까?

전문직 목표
- 당신의 경력목표는 무엇입니까?
- 10년 뒤에 당신은 어떤 모습일까요?

조직 기여도
- 이 기관(간호단위 혹은 간호부서)을 위해 당신이 기여할 수 있는 것이 무엇입니까?

기타 질문
- 이 기관에 대해 질문할 것이 있습니까?
- 이 직위에 대해 질문할 것이 있습니까?
- 다른 질문은 없습니까?

두고 신중하게 판단해야 한다.

4) 신체검사

신체검사는 채용의 중요한 요건이 된다. 건강진단을 통해 지원자가 해당 직무를 수행하는 데 필요한 신체조건과 건강상태를 갖추고 있는지를 평가하고, 지원자가 잠재적으로 불성실한 근무기록을 보일 가능성 또는 기관의 의료보험 지불능력을 초과하여 지출할 수 있는 가능성 여부를 타진하는 데 이용된다.

신체검사는 채용이 결정된 지원자에게 요구되며, 이때의 비용은 채용기관에서 지불한다. 만약 신체검사 결과, 지원자의 신체요건에 결격사유가 밝혀지면 채용에서 탈락된다. 대부분의 채용기관은 지원자가 건강 및 신체요건에 부합하는 것을 조건으로 채용을 결정한다. 신체검사는 다음과 같은 요소를 포함한다.

- 의학적 검사: 일반내과검사, 방사선촬영, 혈압측정, 혈액검사, 소변검사 등
- 형태적 검사: 신장, 체중 등
- 기능적 검사: 시력, 색각, 청력, 폐활량, 사지운동 등

5) 그룹 다이내믹 평가

지원자에게 실제 생활훈련을 하게 하여 그 성과를 관찰하고 평가하는 특수한 평가방법으로서 비지니스 게임 참여, 발표회, 사례연구 및 의사결정 연습 등이 포함된다. 이 평가는 비용이 많이 드는 단점이 있지만, 직원의 경력개발과 내부승진을 위한 평가 자료로 이용되면 효과적인 결과를 가져올 수 있다.

4 배치

배치(placement)는 선발된 간호사를 적재적소의 원칙에 따라 자격과 능력, 개인의 적성을 고려하여 필요한 직무와 소임지에 배정하는 것이다. 유능한 관리자는 자신에게 주어진 권한 내에서 신규직원이 자신의 업무를 성공적으로 수행할 수 있는 합리적인 자리에 배치할 수 있다. 간호단위는 업무표준, 가치, 업무수행방법 등 자기만의 독특한 하부문화를 가지고 있다. 어떤 사람은 기존의 그룹에 잘 적응할 가능성이 있는 반면, 일정한 자격을 갖추었음에도 불구하고 적응을 못할 수도 있다.

적합한 배치는 신규직원의 성공적인 업무수행을 위한 조직의 주요 기능이다. 잘못된 배치는 조직의 유효성을 감소하고, 마찰을 일으키며, 조직의 신뢰성을 깨뜨리고, 개인의 꿈을 좌절시킨다. 반대로 적합한 배치는 개인의 성장을 강화하고, 직원에게 의욕적인 분위기를 제공하며, 생산성을 증대하고, 조직목표를 달성할 가능성을 높인다. 개인의 장점을 직무요구와 잘 연계시킬 수 있는 관리자는 간호단위 기능향상, 조직의 목표달성, 직원 직무만족 및 몰입을 촉진시킨다(플린Flynn, 2015).

인력배치의 과정에는 적임자를 적정한 수만큼 배치하는 인력배정(placement), 배정된 직원의 업무량을 정하고, 근무시간표를 작성하는 근무표 작성(scheduling)이 포함된다.

1) 인력배정

인력배정(placement)은 채용한 간호사에게 단순히 일자리를 제공하는 것을 넘어 개인의 잠재력을 이끌어 내어 성장시키고, 직무만족을 극대화하여 직무에 몰입하게 하며, 조직에 헌신할 수 있도록 설계되어야 한다(글상자 4.2.11).

글상자 4.2.11

인력배정 시 고려사항

- 간호의 수준: 환자의 간호요구도, 간호표준, 간호의 질
- 직원의 수준: 직원의 직무요구도, 간호역량, 전문성, 경력자의 수
- 조직의 정책: 인사정책, 예산, 인력시장의 상황

(1) 인력배정의 원칙

효과적인 인력배정을 위해서는 다음과 같은 원칙이 고려되어야 한다.

① 적재적소주의

기관의 목적을 효율적으로 달성하고 직원의 능력과 잠재력을 최대한으로 발휘할 수 있도록 직원의 능력과 직무의 특성을 동시에 고려하여 그 적합성을 최대화하는 것이다.

② 능력주의

직원의 능력을 발휘할수 있는 영역과 직무환경을 제공하고, 직무성과에 대해 올바르게 평가하며, 그에 따른 합리적인 보상과 대우를 하는 원칙을 의미한다.

③ 개인성장(인재육성)주의

적절한 배치를 통해서 인간의 성장 욕구와 직무특성 간에 적합성을 최대화하는 것이다. 직원이 새로운 직무에 도전하여 지식과 기능을 습득함으로써 성취감과 자기실현을 이루어 갈 수 있는 기회를 제공하는 것이다.

④ 균형주의

인력배치에서 직원 개개인의 능력과 형편만 고려하는 것이 아니라 조직 전체의 상황을 함께 고려하여 균형과 형평성을 유지하는 것이다. 개인과 직무의 결합으로 조직유효성의 증가, 협동 증가, 직원의 사기 증가를 목적으로 한다.

2) 근무표 작성

(1) 근무표 작성의 방법

근무표 작성(scheduling) 방법은 중앙집권적 근무표, 분권적 근무표, 주기적 근무표 등이 있으며 각각의 특징과 장 · 단점은 다음과 같다.

① 중앙집권적 근무표

중앙집권적 근무표(centralized scheduling)는 인력배치와 근무표 작성을 중앙집권화한 것으로 중앙의 간호부서에서 인력관리자가 이미 마련되어 있는 기준과 원칙에 따라 각 간호단위의 인력배치를 일괄적으로 하는 것이다. 업무량을 재빨리 파악하여 조정을 쉽게 해주고, 인사정책을 일관성 있게, 객관적으로, 공정하게 적용할 수 있다는 장점이 있다. 이에 비해 직원 개개인에 대한 개별적인 배려가 부족하다는 것이 단점이다.

② 분권적 근무표

분권적 근무표(decentralized scheduling)는 근무표를 간호단위의 관리자가 작성하는 방식으로서 개인 사정을 반영하기가 쉽고, 근무표 작성 시 일선관리자의 자율성이 확보되는 장점이 있다. 하지만 다른 간호단위의 결원을 보충할 수 있도록 직원을 이동 배치하는 일이 쉽지 않고, 일선관리자가 부하직원의 통제수단으로 악용하거나 공정하지 못하게 작성할 수 있다는 것이 단점이다.

③ 주기적 근무표

주기적 근무표(cyclical scheduling)는 짜여진 근무일정이 일정기간(2주간 또는 4주간) 주기를 가지고 되풀이되는 근무표로 간호단위 관리자가 근무표 작성에 소비하는 시간을 줄일 수 있다. 장점은 모든 간호직원에게 공평한 근무 스케줄이 배분될 수 있다는 것이며, 자신의 근무표를 알기 때문에 미리 계획을 세울 수 있어 결근율이 감소한다. 업무처리를 위한 기관의 요구와 근무표에 대한 개인의 요구가 조화를 이룰 수 있다. 환자간호의 지속성을 증진시키고 구성원의 협력이 증진된다. 단점은 근무표가 작성되면 개인의 사정이 수용되지 않아 강한 통제를 받는다고 느낄 수 있다.

④ 자기근무 배치표

자기근무 배치표(self-scheduling)는 간호단위 내 간호사들이 사전에 정해진 근무작성의 원칙을 준수하여 직접 자신의 근무 일정을 계획하는 방법이다. 스스로 근무일정을 계획함으로써 자율성과 책임감, 업무만족도가 증가하며 간호단위 내 동료끼리 협동적 분위기가 조성되나 근무표 작성 시 시간이 많이 걸린다.

⑤ 순환번표

순환번표(rotating work shift)는 3교대 또는 2교대 근무가 교대로 바뀌는 것으로 간호단위 관리자가 주로 근무 일정을 계획한다. 교대근무로 인한 변화로 간호직원의 생체리듬이 불안정해지고 스트레스, 수면장애, 피로 등의 건강문제가 발생할 수 있다.

⑥ 고정 근무번

고정 근무번(permanent shift)은 간호사가 자신이 선호하는 근무번을 선택하여 근무함으로써 자신의 생활리듬과 여러 가지 사회활동을 계획하고 참여할 수 있다. 그러나 특정 근무번에 선호도가 집중될 경우 연장자 위주로 계획될 수 있어 신규간호사나 저연차 간호사들에게 불만이 발생할 수 있다.

⑦ 가변적 근무표

가변적 근무표(controlled variable staffing)는 업무량의 증감에 따라 간호직원 수를 조절하는 방법으로, 환자통계 및 간호업무량에 따라 인력을 감소 또는 증가시켜 전체적으로 효과적인 인력배치를 하는 방법이다. 인건비 절감효과가 있으나 간호사들의 직무만족도가 감소하고 스트레스가 증가할 수 있다.

(2) 근무표 작성의 규칙

근무표 작성 시 간호단위 관리자는 환자의 간호요구와 간호자원의 유용성이 균형을 이루도록 조정해야 한다(글상자 4.2.12).

글상자 4.2.12

근무표 작성 시 고려사항

근무표 작성(scheduling)은 구체적인 업무와 근무시간을 주별 혹은 월별로 조정하여 할당하는 것을 의미한다. 근무표를 작성할 때는 다음과 같은 사항을 고려해야 한다.

- **개별성:** 직원의 신체적 능력, 업무능력을 충분히 고려한다.
- **융통성:** 비상사태를 대비하여 어느 정도의 변경이 가능하도록 유연성과 여유를 둔다.
- **공정성:** 공정하고 균형 있는 규칙이 적용되어야 한다.
- **책임성:** 작성된 근무표는 상급 관리자의 승인을 받아 시행함으로써 근무표 작성으로 인해 야기되는 모든 결과에 책임을 진다.

근무계획은 기관의 간호서비스 철학을 최대한 반영하고 간호전달체계 내에서 환자의 평균 재원일수를 고려해야 한다. 그리고 기관과 직원의 요구를 최대한 함께 고려해야 한다. 근무표는 다음과 같은 규칙에 의해 작성된다.

- 각 단위별 근무표 작성 및 운영에 대한 규정이 결정되어야 한다.
- 근무표 작성을 위한 시기를 결정한다.
- 주당 근무시간이 결정되어야 한다.
- 교대근무조의 업무시작 시간 및 교대시간을 결정한다.
- 교대근무의 빈도수, 주말 및 공휴일 비번 빈도수, 야간 근무 수, 최대한의 연속근무 허용 일수를 결정한다.

- 같은 근무시간 대에 신규직원과 경력직원을 적절하게 섞어서 배치한다.
- 작성된 근무표는 시행되기 전에 직원들에게 공개하여 의견수렴의 절차를 거친다.
- 직원들의 공휴일, 휴가, 비번 등을 가장 바람직하게 배정하기 위해 근무일정표의 종합적인 계획이 공정성을 지녀야 한다.
- 각 간호직원에게 주어지는 연중 유급휴가 및 공휴일 수를 결정하고 연중 휴가를 적절한 시기에 사용할 수 있도록 한다.
- 휴가, 공휴일, 비번 요구 신청 절차를 결정하고, 직원 간의 휴가 신청과 관련된 갈등 해소방침을 결정한다.
- 질병, 긴급, 재난 등의 비상사태에 대비하여 근무표를 신속이 조정될 수 있도록 한다.
- 근무표가 집권적이든 분권적이든 짜여진 근무표에 대해 직원들은 긍정적으로 받아들여야 한다.

참고문헌

김미선, 임지영(2010). 상대가치, 소요시간, 표준임상경로지에 의한 만성중이염 수술간호원가 비교분석. 간호행정학회지, 16(4), 399~408.

김영훈(2021). 병원인적자원관리. 수문사.

송경자 외(2018). 한국형 환자분류체계의 개정연구. 임상간호연구, 24(1), 113~126.

심미영 외(2022). 한국형 소아 환자 분류도구의 신뢰도와 타당도 검증 및 간호시간 환산지수 산출 연구. 임상간호연구, 28(2), 190.

장현숙(1990). 일개 3차 진료기관의 환자간호요구도에 따른 간호업무량 측정. 서울대학교 석사학위논문.

조수진, 김진현(2014). 간호인력 구성 및 확보수준 결정 요인. 간호행정학회지, 20(1), 10~21.

차종석 외 역(2019). 인적자원개발론: 인재육성을 위한 HRD이론과 실재. 한경사.

하루미 외(2014). 간호수가 산정을 위한 상대가치를 이용한 수술실 간호행위 간호강도 분석. 임상간호연구, 20(2), 162~176.

Flynn, W. J., Mathis, R. L., Jackson, J. H., & Valentine, S. R. (2015). *Healthcare human resource management, 3rd ed*. Chapter 6. Boston, MA: Cengage Learning.

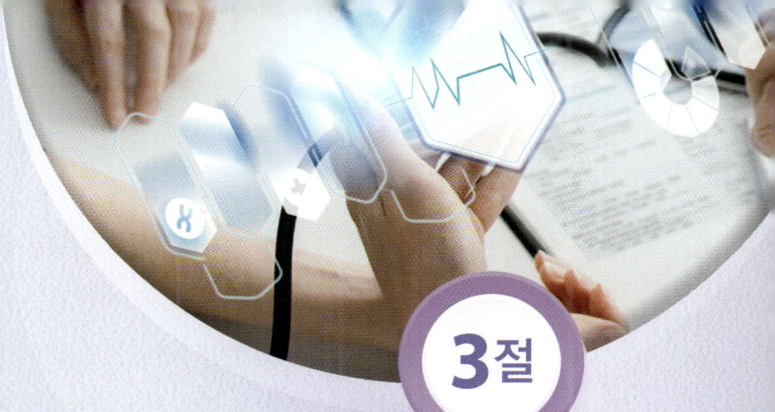

3절

간호인적 자원의 개발

학습목표

1. 간호인력개발의 필요성을 설명한다.
2. 인력개발을 위한 교육프로그램의 유형을 열거한다.
3. 예비교육(오리엔테이션)의 목적을 설명한다.
4. 경력개발의 개념을 정의한다.
5. 직무수행평가의 목적을 설명한다.
6. 직무수행평가 방법들의 차이점을 비교한다.
7. 직무수행평가 시 발생 가능한 오류를 제시한다.

주요용어

- 인적 자원개발(human resource development): 교육과 훈련을 통해 조직구성원이 새로운 조직문화에 잘 적응하도록 인도하고, 조직의 목적에 기여할 수 있도록 능력을 개발하는 것
- 경력개발(career development): 입사에서 퇴사에 이르기까지의 직원의 경력경로를 개인과 조직이 함께 계획하고 관리하여 개인의 욕구와 조직의 목표를 효과적으로 달성해 가는 총체적 제도
- 직무수행평가(performance appraisal): 조직에서 구성원의 직무수행을 평가하는 방법을 제도화한 것

인적 자원개발이란 교육과 훈련을 통해 조직구성원이 새로운 조직문화에 잘 적응하도록 인도하고, 조직의 목적에 기여할 수 있는 능력을 개발하는 것이다. 인적 자원개발의 목적은 직원에게 요구되는 직업적 지식과 기능의 향상뿐만 아니라 인격적 성숙, 직업에 대한 긍정적 태도와 동기유발, 원만한 대인관계, 합리적 의사소통을 함양하는 것이다. 인간에 대한 교육과 훈련은 기본적으로 인간의 변화와 학습이론에 근거를 두고 있으나, 훈련이 특정 직무에 필요한 기능을 습득하는 것이라면 교육은 보다 보편적인 지식의 함양에 그 목적을 두고 있어야 한다.

그러나 간호인적 자원개발에서는 훈련과 교육을 따로 구분하지 않고 양자의 조화를 도모하는 종합적 성격을 띠고 있다.

1 교육의 유형: 대상자에 의한 분류

1) 신규직원 교육

(1) 인턴십

인턴십(internship)은 대기업을 중심으로 시행되던 신규직원 교육제도로, 1990년대 후반부터 일부 의료기관에 도입되어 간호대학 졸업예정자 또는 신규간호사를 대상으로 수주부터 수개월의 기간 동안 실시되고 있다. 인터십 교육의 목적은 다음과 같다.

- 졸업예정자나 신규간호사가 입사 후, 임상현장에서 독립적인 역할을 하도록 돕는다.
- 인턴십 기간 동안 기관과 개인이 상호 간 서로 탐색하여 기관은 개인이 조직에 적합한 인물인지를 살피고, 개인은 기관이 자신에게 적합한 직장인지를 평가한다.
- 기관은 인턴십을 통해 유능한 예비 직원을 미리 확보할 수 있다.

(2) 예비교육(오리엔테이션)

예비교육, 즉 오리엔테이션(orientation)이란 신규간호사가 자신의 직위에서 효과적으로 역할을 수행할 수 있도록 준비시키는 것이다. 직무책임, 근무 장소, 대상자 및 동료를 소개하고 주위 환경에 잘 적응하여 조직 내에서 소속감을 느끼도록 제공하는 교육이다. 신규간호사는 오리엔테이션을 통해 필요한 지식과 기술을 습득하고 조직의 목표를 실현하는 데 자신의 역할이 필요하다는 확신을 가지게 된다.

신규직원은 오리엔테이션을 통해 동료나 상관으로부터 환영받는다는 느낌을 받으며, 낯선 조직에 대한 이해를 통해 적응력을 높이고, 조직구성원으로서 성공적인 사회화 과정을 이루어가게 된다. 오리엔테이션은 신규간호사가 처음 접하는 정보에 대해서 너무 과중한 부담을 느끼지 않도록 그들의 지식과 기술의 결점을 보완하는 관점에서 기획되어야 한다.

① 예비교육(오리엔테이션)의 목적

- 막연한 불안감을 예방하여 직무에 신속하게 적응하기 위함이다.
- 조직 내에서 소속감을 느끼도록 하기 위함이다.
- 효과적인 업무수행을 위한 준비를 하기 위함이다.
- 분담받은 역할의 올바른 수행을 위함이다.
- 조기이직 예방 및 생산성을 향상하기 위함이다.

② 예비교육(오리엔테이션)의 유형

예비교육(오리엔테이션)에는 유도훈련과 직무 오리엔테이션이 포함된다.

■ 유도훈련

유도훈련(induction training)이란 신규간호사가 조직에 잘 적응하여 새로운 환경에 편안하게 유도되도록 정보를 제공하는 것으로, 직무 오리엔테이션 전 첫 2~3일 동안 실시한다.

유도훈련의 구체적인 내용은 다음과 같다.

- 신규직원이 기관에 대해 친숙함과 편안함을 느낄 수 있도록 기관의 건물 구조와 각 부서의 배치를 안내하고 중요한 인물들과 인사를 나눌 기회를 마련한다.
- 기관의 역사, 추구하는 경영철학과 이념, 조직구조에 대한 설명을 통해 자신이 소속될 조직에 대해 깊게 이해하도록 한다.
- 기관의 규정과 규범에 대한 정보를 제공한다. 채용조건, 근무시간, 휴일, 휴가, 병가, 직무명세서, 근무규정, 업무수행평가, 채용계약, 급여일 등의 내용이 포함된다.
- 직원의 복지와 관련된 사항을 알려주어 이용하도록 돕는다. 직원 복지시설 및 제도, 건강관리 서비스, 교육기회, 연금규정, 의료보험 등의 규칙 및 정책을 포함한다.
- 꼭 알아야 하지만 기억하기 어려운 정보를 세밀하게 기록한 소책자를 배부한다. 예를 들면, 기관의 명칭, 부서의 위치 및 대표전화, 기관의 인사정책, 근무표 작성의 원칙, 출근부 기록원칙, 급여, 휴가, 휴일 및 병가규정, 교육혜택, 연금규정, 의료보험 적용 등에 관한 사항이 포함된다.

■ 직무 오리엔테이션

직무 오리엔테이션(job orientation)은 신규간호사에게 주어진 특정 업무에 대한 교육훈련으로 유도훈련 후에 이루어진다. 직무 오리엔테이션의 목적은 신규간호사가 배치된 각자의 위치에서 효과적으로 자신의 업무를 수행할 수 있도록 준비시키는 것으로, 그들을 간호체계 내로 신속하게 동화시키고 분담된 역할에 대한 올바른 수행방법을 가르치기 위한 것이다. 우리나라는 일반적으로 직무 오리엔테이션 기간을 3~6개월 정도로 정하고 있으며, 중앙의 실무담당자 또는 각 간호단위 관리자와 직원이 직무 오리엔테이션을 담당하고 있다.

표준화 프로그램과 개별화 프로그램으로 구별하여 교육되기도 하며, 표준화 프로그램에서는 일반적이고 공통적으로 이루어지는 직무의 내용에 대해 교육이 이루어진다. 개별화 프로그램에서는 신규간호사의 배치부서에서 이루어지는 구체적이고 개별화된 역할수행과 관련된 내용으로 교육을 한다.

직무 오리엔테이션의 내용은 다음과 같다.

- 근무 시 비상사태에 대처할 수 있는 능력을 길러주기 위한 것으로 각 간호단위의 비상구 및 소화기의 위치, 심폐소생술을 위한 응급간호 장비의 위치, 물품 점검방법, 관련 부서 전화번호, 응급 시 간호사의 책임, 응급 시 연락망 및 보고 절차가 포함된다.
- 간호표준이나 간호수행 능력을 길러주기 위한 것으로 간호업무지침서를 사용하여 교육한다. 여기에는 투약, 주사, 간호회진, 검사물 관리, 간호과정 적용방법, 면담방법, 환자교육, 인수인계방법, 업무분담방법 등에 관한 내용이 포함된다.

(3) 프리셉터십

프리셉터십(preceptorship)이란 신규간호사를 오리엔테이션할 때 신규간호사와 숙련된 경력간호사를 1:1 학습자와 지도자로 맺어주어 간호단위에서 파생되는 모든 간호업무를 완전히 습득할 수 있도록 훈련시키는 방법이다. 프리셉터인 경력간호사는 신규간호사와 같은 시간대에 근무를 배정받아 함께 일하면서 신규간호사가 맡은 업무를 독립적으로 능숙하게 처리할 수 있도록 지도한다.

프리셉터는 신규간호사가 간호업무의 절차를 정확하게 익히고 수행하며, 비판적 사고와 논리적 추론과정을 거쳐 합리적 의사결정을 할 수 있는 능력을 습득하도록 이끌어 준다. 프리셉터는 학습 외에도 인간적인 유대감을 형성하여 신규간호사의 심리적 안정과 적응을 인도할 뿐만 아니라 업무역량과 조직적응을 도와주고 평가하게 된다.

2) 실무교육

실무교육(in-service education)이란 직원의 직무수행 능력을 강화하기 위해 제공되는 현장교육, 이론교육을 비롯한 모든 종류의 교육 및 훈련으로서 의료기관 자체 내에서 실시하는 교육을 말한다. 실무교육의 목적은 간호사의 업무역량을 향상시켜 간호의 질적 향상을 도모하는 데 있으므로, 교육이 필요한 대상자에 따라 전체 직원을 대상으로 하거나, 일부 간호단위의 직원을 대상으로 분권화하여 실시하거나, 둘을 병행하기도 한다.

실무교육에 포함되는 내용은 다음과 같다.

- 새로운 환자간호 방법과 간호절차
- 새로운 진단법 및 치료 기술
- 간호장비 관리 및 조작법, 적절한 물품 활용
- 근무환경 변화에 따른 직원의 역할 재정립
- 인간관계 및 의사소통 기술

실무교육을 효과적으로 운영하기 위해서 요구되는 사항은 다음과 같다.

- 성문화된 목적과 방침 수립
- 실무교육을 위한 예산 확보
- 실무교육을 담당할 인적 자원 확보
- 교육설비와 비품 확보

3) 보수교육

전문직 간호사의 간호에 대한 책임과 국민의 관심이 점점 증가하고 있는 추세에서 보수교육(continuing education)은 양질의 간호서비스를 창출하기 위한 중요한 제도적 장치로써 지속적이고도 체계적인 교육이다. 보수교육의 목적은 현재의 직무수행에서 효율성을 높이려는 것보다는 직원의 전반적인 성장과 개발에 초점을 두고 있으며, 간호사 개인뿐만 아니라 전문직 성장을 도모하는 것이다. 보수교육은 간호전문직 구성원에게 부과되는 법적 요구사항으로서 "회원의 자질 향상을 위하여 필요한 보수교육을 받아야 한다"라는 법적 규정(「의료법」 제28조제3항, 「의료법 시행규칙」 제21조)에 의해 실시한다.

정부는 면허를 갱신하는 간호사뿐만 아니라 현직간호사에게 의무적으로 매년 8시간 이상의 보수교육을 받도록 규정하고 관련 업무를 대한간호협회에 위탁하였다. 따라서 대한간호협회에서는 지속적으로 보수교육 프로그램을 개발하고 평가함으로써 교육의 질을 통제하고 참가자에게 수료증을 수여하는 등 보수교육 전반의 사항을 관리하고 있다. 보수교육은 기관 내에서 또는 외부에서도 제공될 수 있으며, 교육프로그램도 패키지 프로그램 외에도 전공영역별로 수행할 수 있도록 배려해야 한다. 교육은 대면과 비대면 교육의 형태로 다양하게 운영되고 있다.

보수교육은 간호실무를 위한 기초교육 이외에 전문적인 간호를 위한 교육으로 다음과 같은 내용을 담고 있다.

- 새로운 질병구조의 양상
- 새로운 간호개념 및 이론
- 개선이 필요한 간호방법
- 최신 약품 및 치료법
- 최신 의료시설과 기구
- 전문 기술훈련

4) 간호관리자 교육

간호관리자 교육(nurse manager education)은 간호관리자의 리더십과 관리능력 향상을 위한 것으로, 간호조직의 유효성을 증대시키기 위해 직원의 효율적 관리와 문제해결 능력을 기르도록 돕는 훈련이다.

간호관리자 교육은 기관 내의 모든 간호관리자를 대상으로 하며 주로 경영관리, 정책 및 의사결정 능력향상, 조직문화, 리더십, 집단 관리, 업무개선 및 인간관계 관리 등의 내용으로 이루어진다.

2 교육의 유형: 장소에 의한 분류

1) 직장 내 교육

직장 내 교육(on-the job training, OJT)은 업무에 종사하는 동안 조직 안에서 시행되는 교육훈련으로, 현장에서 상사나 선배가 부하나 후배에게 업무에 필요한 지식, 기능, 태도 등을 지도하는 것을 비롯한 직장 내에서 이루어지는 다양한 형태의 교육과 훈련을 의미한다. 직장 내 교육은 구성원들의 직무능력 개발과 직업의식 강화에 그 목적이 있다(박규원, 2010).

직장 내 교육은 구성원들의 협동심 강화와 교육훈련, 업무를 동시에 할 수 있으며 비용이 적게 드는 장점이 있지만, 한 번에 여러 명을 교육하는데 한계가 있으며 업무와 교육의 질이 모두 저하될 수 있는 단점이 있다(정면숙, 2023).

2) 직장 외 교육

직장 외 교육(off-the job training, Off-JT)은 업무현장에서 벗어나 실시되는 교육훈련을 의미한다. 다수의 직원들을 대상으로 직무부담을 내려놓고 교육훈련에 집중할 수 있는 기회가 되어 교육의 효과가 좋으며 외부전문가를 활용 및 타 부서원들과 교류가 가능하다는 장점이 있지만, 비용이 많이 들고 훈련결과를 현장에서 활용하기 어려운 단점이 있다(염영희, 2023).

3 교육 방법

인력개발을 위한 교육은 교육 내용을 효과적으로 전달하고 교육 목표를 달성하기 위한 최적의 교육 방법을 선택하는 것이 좋다.

1) 강의

강의(lecture)는 가장 오래되고 보편화된 방법으로, 정해진 시간에 다양한 지식을 많은 대상자에게 전달하기에 적합한 방법이다. 시간과 학습량을 자유롭게 조정할 수 있고, 순응형 학습자에게 심리적 편안함을 줄 수 있으나, 수동적이고 동기유발이 어려우며 창의적 학습목표를 달성하기에는 좋지 않은 방법이다.

2) 팀티칭

팀티칭(team teaching)은 2명 이상의 교사가 협력하여 하나의 팀으로 수업목표를 정하고, 계획하며 평가하는 방법이다. 대 · 소집단 모두 활용 가능하며, 역동적 학습이 가능하지만 교사 간의 의견이 불일치할 경우에는 혼란이 발생할 수 있다.

3) 역할극

역할극(role playing)은 학습자에게 구체적인 상황을 실제로 경험해 볼 수 있게 하는 과정이다. 이 과정을 통해 학습자 스스로가 더 명확하게 이해하고, 문제를 해결할 수 있는 사고능력을 기를 수 있으며, 타인을 이해하는 데에도 도움이 된다.

4) 토의

토의(discussion)는 문제해결력과 태도 변화에 효과적인 방법이다. 학습자가 타인과의 상호작용 속에서 합의점을 찾고 문제를 해결하는 방법을 통해 의사소통 기술을 익힐 수 있고, 민주적이고 사회적인 태도를 기를 수 있다. 그러나 소수에 의해 토의가 주도될 우려가 있으며, 토의 준비와 진행 등에 시간이 많이 소요되는 단점이 있다. 토의 방법으로는 원탁토의, 버즈학습, 세미나 등이 있다.

5) 사례연구

사례연구(case study)는 학습자 스스로 주어진 문제 상황의 의사결정자가 되어 사례를 검토한 후 문제를 해결하는 방법으로, 분석 능력과 판단력을 기르는데 효과적이다. 학습자의 능동적인 참여가 요구되며 적합한 사례작성의 어려움이 있다.

6) 감수성 훈련

감수성 훈련(sensitivity training)은 타인이 생각하고 느끼는 것을 감지하는 능력과 적절한 태도와 유연성을 습득하는데 도움이 되는 방법이다. 전인격적인 통찰을 체험할 수 있으므로 리더십 훈련에 적합한 교육이다.

4 경력개발

경력개발(career development)이란 입사에서 퇴직에 이르기까지의 간호직원의 경력경로를 개인과 조직이 함께 계획하고 관리하여 개인의 욕구와 조직의 목표를 효과적으로 달성해 가는 총체적 제도를 의미한다. 경력개발은 구성원의 능력개발과 동시에 조직성과에 연계할 수 있는 인력개발의 한 부분으로 볼 수 있다. 개인 차원의 경력개발은 자기개발을 통한 심리적 만족에 있으며, 조직 차원의 경력개발은 조직목표 달성을 위한 자질을 갖춘 인적 자원을 개발하는데 목적이 있다. 경력개발제도는 1950년대 미국에서 제도화되어 점점 보편화되었는데, 우리나라에는 1980년대 초에 도입되었고, 1990년 중 · 후반에 들어서는 대기업을 중심으로 확산되면서 병원경영에도 도입되었다.

1) 경력개발의 목적

경력개발은 개인과 조직의 공동참여가 전제되어야 하는데, 개인과 조직이 각각 추구하는 목적은 다음과 같다.

- 개인이 추구하는 목적
  - 일을 통한 성장욕구 충족
  - 능력개발의 기회를 통한 전문화
  - 직무충실과 직무만족
- 조직이 추구하는 목적
  - 조직구성원의 역할 향상을 통한 조직의 활성화
  - 인력의 효율성 향상
  - 인재육성을 통한 조직의 역량 강화
  - 긍정적 이미지 부각으로 유능한 인력의 수급 및 보유

경력개발은 조직의 욕구와 개인의 욕구가 융합될 수 있도록 기능하고 궁극적으로는 조직유효성 증대를 목적으로 한다.

간호조직에서 경력개발이 필요한 이유는 우수한 능력을 지닌 간호사를 확보하고, 간호사의 핵심 역량을 키울 수 있는 체계적인 방안의 확립을 통해 변화하는 사회에 대응해 나갈 수 있는 간호사로 육성하고 개발하기 위해서이다. 간호사의 역량 차이에 따른 조직기여도를 공정하게 관리하기 위해서도 경력개발은 간호조직에서 꼭 필요하다.

2) 경력개발의 단계

경력개발은 직원 개인과 조직이 공동으로 참여하는 과정으로서 경력목표, 경력계획, 경력활동, 경력평가의 단계를 거친다(그림 4.3.1).

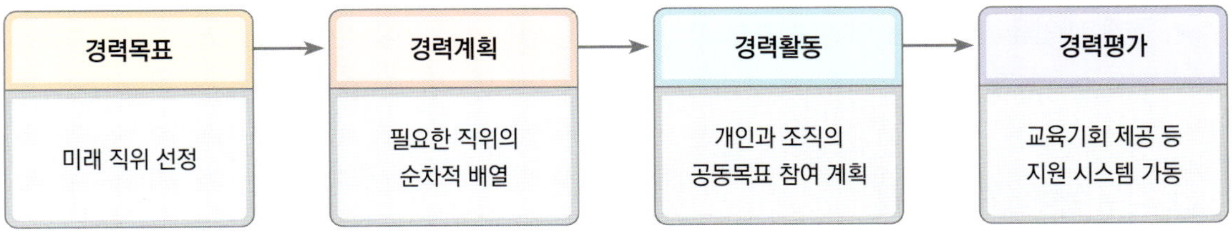

그림 4.3.1 경력개발 과정

(1) 경력목표

개인이 자신의 적성, 관심, 소질을 고려하여 도달하고 싶은 미래의 직위를 설정한다.

(2) 경력계획

경력목표를 달성하기 위해 거쳐야 할 직위의 순차적 배열을 의미하는 경력경로(career path)를 구체적으로 선택하며, 각 직위가 요구하는 역량모델을 정하고 그 기준을 충족할 수 있는 방법을 구상한다. 예를 들면, 추가 학위취득, 자격취득, 전문화 과정 수료 등이 포함된다.

(3) 경력활동

개인적인 경력계획을 달성하기 위해 개인 또는 조직이 실제적으로 참여하는 활동을 말한다. 이때 조직은 개인의 경력목표를 함께 계획하고 확인하여 교육의 기회를 제공하는 등 지원시스템을 가동해야 하며, 이러한 지원시스템은 조직 전체의 관점에서 계획되고 수행되어야 한다.

(4) 경력평가

작성된 경력계획에 따라 활동한 다음 그 결과를 평가하는 단계로써, 주기적인 상담을 통해 그 결과를 관리자와 개인이 함께 평가하고 적절하게 피드백한다. 경력계획은 경력활동의 지침과 안내서 역할을 하지만 평가에서는 평가기준이 된다.

5 직무수행평가

직무수행평가란 조직에서 구성원을 평가하는 방법을 제도화한 것으로 직무평가, 근무평정, 인사평정, 인사고과 등 다양한 용어로 혼용되고 있다. 직무수행평가는 특정 개인에 대한 평가수단으로 이용될 뿐 아니라 인사정책의 중요한 기초 자료로 활용되고 있다.

1) 직무수행평가의 목적

- 승진, 보상, 재배치를 위한 중요한 기초 자료가 된다.
- 직원의 능력과 태도를 파악하여 적절한 훈련 및 교육계획을 위한 자료로 이용한다.
- 특정 개인을 평가하는 데 그치지 않고 조직관계, 업무흐름, 직무분담, 작업조건 개선을 위한 정보원으로 이용한다.

2) 직무수행평가의 원칙

- 개인평가와 조직목표를 위한 기준 사이에 적합성이 있어야 한다.
- 평가될 업무내용은 기대되는 수행표준이나 목표에 따라 사전에 결정되어야 한다.
- 평가기준과 방법에 대해서는 평가자와 피평가자 상호 간의 합의에 의해 개발되어야 한다.
- 평가자는 평가과정을 이해해야 하고 절차를 효과적으로 사용해야 한다.
- 피평가자는 타당성과 신뢰성이 확보된 방법으로 다양한 경로를 통해 평가되어야 한다.
- 평가에는 약점뿐만 아니라 강점에 대한 사항도 포함되어야 한다.

3) 직무수행평가의 요소

일반적인 직무수행평가의 요소로는 직무실적, 직무수행 능력, 직무수행 태도를 포함한다(표 4.3.1).

(1) 직무실적

- 주어진 직무량의 시간 내 수행 정도
- 직무수행의 계획성, 실행성, 신속성, 업무공헌도

(2) 직무수행 능력

- 기술, 이해, 판단력: 직무처리의 숙련 정도, 직무의 전체적인 관리 및 해결 능력
- 전문지식, 창의력: 간호직무에 필요한 전문지식, 분석력, 창의력 정도

표 4.3.1 간호사 직무수행평가 도구

근무평점표(관리자)

평가 대상	성명	소속	직명	직급	담당 업무	근무 연한	현 부서 배치일

평가구분		평가내용	비중	평가배점표					평가점수		
				A	B	C	D	E	자기	1차	2차
기본자질	직업윤리	직업인으로서의 규범, 질서, 원칙을 존중하며, 직업적 사명감이 높음	7	7	6	5	4	3			
	책임감	역할 수행과정 및 결과에 대한 책임을 전가하지 않고 철저히 수행함	6	6	5	4	3	2			
	언행/태도	항상 단정하고 예의가 바르며, 언행일치와 품위 있는 태도로 타의 모범이 됨	7	7	6	5	4	3			
	소계		20								
업무수행능력	전문지식/창의력	업무수행에 필요한 지식과 기술이 우수하고, 적극적 자기계발과 참신한 아이디어로 업무의 질을 향상시킴	7	7	6	5	4	3			
	판단력/신속/정확성	판단력이 탁월하고 업무처리가 신속·정확하며, 사전예견력이 뛰어남	6	6	5	4	3	2			
	계획/실행	업무를 사전에 계획하고 우선순위별로 잘 처리함	7	7	6	5	4	3			
	소계		20								
관리능력	통솔력	가르치는 능력이 우수하고, 지혜롭게 부하를 지도하며, 조정능력이 뛰어남	10	10	9	8	7	6			
	의사소통/보고능력	자신의 의사를 정확하게 표현하고, 합리적으로 타인을 설득하는 능력이 뛰어남	10	10	9	8	7	6			
	대인관계	원만하고 조화로운 인간관계 능력을 소유함	10	10	9	8	7	6			
	소계		30								
관리자로서의 태도	근면/성실성	자신의 역할과 업무를 충실하고 적극적으로 이행하며, 근무시간을 철저히 준수함	6	6	5	4	3	2			
	질서/협동정신	원만한 인품으로 조직화합에 기여하며, 상사와 부하, 동료 간의 협동능력이 뛰어남	6	6	5	4	3	2			
	적응/인내력	매사 긍정적이고 강한 의지로 어려움을 극복하고 환경에 대한 적응력이 뛰어남	6	6	5	4	3	2			
	주인의식	소속기관에 대한 공동운명체 의식이 강하며, 자신의 일처럼 업무를 성심껏 수행함	6	6	5	4	3	2			
	직무수용/적극성	긍정적이며 겸허한 자세로 업무를 수용하고, 능동적이고 진취적으로 업무에 참여함	6	6	5	4	3	2			
	소계		30								

(3) 직무수행 태도

- 책임성, 적극성: 직무의 수행과 결과에 대한 책임의식 정도, 자발적이고 의욕적으로 업무에 임하는 정도
- 협조성, 정보 공유: 상사, 동료 및 타 부서와의 화합을 유도하고 협조하는 정도, 조직의 정책 및 지침에 대한 수용 및 참여 정도, 습득한 지식 및 정보에 대한 공유 정도
- 근무 태도: 근무시간 엄수, 예의와 친절한 태도, 복장 규범 및 규율 준수 정도

4) 직무평가의 유형

업무평가의 유형은 평가자와 그 기법에 따라 구분해 볼 수 있다.

(1) 평가자에 의한 유형

① 상급자 평가

상급자 평가(superior's rating)는 직속상관이 일차평가자가 되는 경우를 말하며, 수직적 평가(vertical rating)라고도 한다. 직속상관은 부하직원의 성과를 적합한 위치에서 많은 시간 동안 관찰할 수 있고, 부하직원의 교육훈련에도 책임이 있기 때문에 일차평가자로 가장 적합하다. 상급자 평가는 실시가 용이하고 체계적이며, 피평가자를 가장 많이 알고 있는 사람에 의해 평가된다는 장점이 있는 반면, 주관적이라는 단점이 있다. 직속상관의 관리능력에 따라 부하에 대한 평가의 정확성과 공정성에 많은 차이가 있을 수 있다.

② 동료 평가

동료 평가(peer's rating)는 함께 일하는 동료에 의해 평가를 받는 방법이다. 이는 상사보다 더 많은 시간을 가까운 거리에서 함께 작업하는 동료의 평가가 더 정확할 수 있다는 생각에서 착안된 것으로, 상급자 평가보다 다양한 측면의 평가가 가능하다. 이 평가는 책임감 증진과 동료관계 강화를 비롯한 비판적 사고를 가능하게 하는 장점이 있으나, 자칫 인기투표가 될 우려가 있으며 동료를 경쟁자로 인식할 경우에 편파적인 평가가 될 우려가 있다.

③ 하급자 평가

하급자 평가(subordinate's rating)는 부하직원이 상사를 평가하는 것으로, 하급자의 욕구를 반영하려는 의지에 의해 고안된 평가방법이다. 상사의 능력을 평가하고 독선을 막을 수 있는 기회가 제공된다는 긍정적인 측면도 있으나, 업무수행에 대한 평가가 아니라 인기투표로 전락할 위험이 있다. 부하직원이 상사의 업무를 잘 알지 못하여 주관적이고 타당성이 없는 평가가 될 수 있다.

④ 자기 평가

자기 평가(self rating)는 스스로 자신을 평가하는 방법이다. 자신의 직무성과에 대해 진지하게 생각하고 자신의 강점 및 약점을 발견할 수 있는 기회가 될 수 있지만, 평가 결과가 승진이나 보상에 영향을 미치는 경우에는 자기 자신을 과대평가할 위험이 있다.

⑤ 고객에 의한 평가

고객에 의한 평가(client's rating)는 병원 간호부서에서 많이 행하는 것으로, 모든 간호직원이 간호의 질에 대한 중요성을 재인식하게 되는 계기가 되지만 고객이 행사하는 부당한 횡포로 오용될 수 있다.

⑥ 외부 전문가 평가

전문성을 인정받은 제3자가 평가를 담당하므로 보다 객관적일 수 있다는 장점이 있으나, 평가자가 피평가자에 대한 정보를 충분히 파악하는 과정이 어렵고, 시간과 비용이 많이 소모되는 단점이 있다.

(2) 기법에 의한 유형

① 대조표법

대조표법(checklist method)은 체크리스트법이라고도 불리며, 몇 가지 표준행동을 미리 리스트로 작성해 두고, 이 리스트에 따라 피평가자의 행동을 체크하는 방법이다. 평가하기가 쉽지만 성과표준이 없으며, 피평가자의 특성과 공헌도에 관한 계량화와 종합이 어렵고, 질문이 많아질수록 많은 시간이 소요된다는 단점이 있다(표 4.3.2).

표 4.3.2 대조표법 예시

항목	예	아니오
환자와 보호자에게 친절하다.		
응급사황에 대처를 잘한다.		
근무태도가 성실하다.		
동료와의 관계가 원만하다.		

② 서열법

서열법(job evaluation)은 피평정자의 순위별로 서열을 결정하는 방법이다. 두 사람씩 짝을 지어 연속적으로 비교를 반복하는 쌍비교법과 표준대상자를 선정하여 비교하고 평가하는 대인비교방법이 있다. 이 방법은 구성원 수가 적은 경우에 사용이 가능하며, 객관적 자료제시가 불가능하므로 다른 집단과 비교할 수 없다는 단점이 있다.

③ 중요사건 서술법

중요사건 서술법(critical incidents method)은 중요사례기법이라고도 하며, 평가자가 6개월 내지 1년 동안 피평가자의 직무수행과 관련된 사항을 관찰하여 발생 즉시 기록해 두었다가 이를 중심으로 평가하는 방법을 말한다. 특정 행동에 대해 구체적인 피드백을 줄 수 있는 반면, 작성에 많은 시간이 소요되고 평가 결과의 객관화와 계량화가 어렵기 때문에 상호 비교 및 서열화, 점수화가 어렵다. 이 유형은 이례적인 행동을 지나치게 강조하여 평균적인 행동이나 전형적인 행동을 무시하게 될 위험이 있다. 이 방법은 피평가자와 상호작용을 촉진할 수 있으며, 능력개발과 승진에 중요한 자료로 제공될 수 있다.

④ 자유서술법

자유서술법(essay method)은 에세이 평가법이라고도 하며, 특정 양식에 의해 평가하는 것이 아니고 성과나 행동 특성 등 주어진 평정요소나 측면을 중심으로 피평가자에 대해 자유로이 평가하여 서술하는 방법이다. 피평가자에 대해 자세히 서술할 수 있다는 장점이 있는 반면, 서술방법에 따라 평가내용에 차이가 많을 수 있고, 객관성이 낮다는 것이 단점이다.

⑤ 목표관리법

목표관리법(management by objectives, MBO)은 상 · 하급 조직구성원이 참여과정을 통해 공동으로 조직목표를 설정하고 성과를 측정 · 평가하여 환원시킴으로써, 관리의 효율화를 도모한다. 전문직의 자율성과 창조성을 고려하여 간호사의 생산성과 개인 성장을 함께 향상시키기 위해 최근에 많이 사용하는 방법이며, 다음의 절차를 거친다(표 4.3.3).

- 간호사와 간호관리자가 함께 수행해야 할 책임과 임무를 설정하고 확인한다.
- 간호사와 간호관리자가 함께 설정된 책임과 임무를 달성하기 위한 목표를 세운다.
- 목표달성을 위한 활동 후, 그 결과를 평가할 수 있는 지표를 합의한다.
- 관리자는 간호사를 지원하고 지도하여 계획된 목표를 달성하도록 돕는다.

표 4.3.3 목표관리법을 적용한 간호사 업무평가 사례

1단계	목표 설정-간호수행 오류가 없다(수행 정확률 100%).
2단계	3개월 동안 퇴원환자의 간호기록을 검토하여 간호수행을 검사한다.
3단계	설정한 목표와 3개월 동안의 수행을 비교하고 평가한다.

- 합의된 지표를 기준으로 목표달성 여부에 초점을 두고 결과를 평가한다.

⑥ 도표식 평정척도법

도표식 평정척도법(graphic rating scale)은 필요한 평정요소를 분석하여 선정한 후, 피평정자를 요소별로 평가하여 해당되는 등급에 표시하는 방법으로 쉽고 간단하다. 하지만 평정요소의 합리적 선정에 어려움이 있고, 평정요소의 등급 간 비교기준의 근거가 미약하며, 관대화 경향이나 중심화 경향 같은 평정오류가 많이 나타날 수 있다.

⑦ 행위기준 고과법

평가대상자의 등급을 매길 때 관찰 가능한 행위의 성과로 측정될 수 있도록 척도화한 방법으로 등급의 기준이 되는 구체적 행동을 제시한다. BARS (behaviorally anchored rating scale), BES (behavioral expectation scale) 등의 기법으로도 알려져 있다(표 4.3.4).

표 4.3.4 BARS의 예

등급	내용
A등급	환자와 보호자에게 친절히 응대하고 동료와의 관계도 원만함. 응급상황에 대한 대처능력이 뛰어나고 보고체계를 잘 알고 있음
B등급	급격한 상황변화에 능숙하게 대처하지 못하고 일상적인 방법으로 대처함. 동료와 큰 갈등은 없음
C등급	보고를 제대로 하지 못하며 응급상황에 대한 대처가 미숙하며 대체로 피드백이 지연됨

⑧ 강제배분법

강제할당법(forced distribution evaluation)이라고도 하며, 각 평정등급의 비율을 인위적으로 정하여 피평정자의 성적에 적합한 것을 골라 강제로 분배하는 방식이다. 이 방법은 정상분포곡선을 이루게 하여 관대화 경향이나 중심화 경향과 같은 평가오류를 줄이는데 목적이 있다.

위의 각 평정방법은 평정의 목적에 따라 선택해서 사용 가능하며, 일반적으로 평가의 목적이 지도에 있는 경우는 중요사건 서술법이나 목표관리법이 적절하고, 직원개발이 목적인 경우는 행위기준 고과법, 목표관리법, 중요사건 서술법이 좋으며, 승진이나 전보가 목적이라면 평정척도법이나 서열법이 추천된다.

5) 직무수행평가 시 발생 가능한 오류

(1) 후광효과

후광효과 혹은 현혹효과(halo effect)는 평가자가 피평가자의 특출하게 우수한 평가요소에 영향을 받아 다른 평가요소도 높게 평가하는 경향을 의미한다.

(2) 혼효과

혼효과(horns effect)는 후광효과와는 반대 현상으로, 평가자가 피평가자의 부정적 평가요소에 영향을 받아 피평가자를 실제보다 낮게 평가하는 경우를 말한다.

(3) 가혹화 경향

가혹화 경향(harsh tendency)은 평가자의 평점이 대체로 낮은 경향으로 평가자가 피평가자를 실제 능력보다 의도적으로 낮게 평가하는 경우를 말한다.

(4) 중심화 경향

중심화 경향(central tendency)은 평가자의 평점이 모두 중간치에 집중하는 심리적 경향으로 아주 높거나 낮은 평가를 피하는 경우를 의미한다. 이러한 경우 평가점수는 모두 평균치에 집중되어 우열의 차이가 나타나지 않는다.

(5) 관대화 경향

관대화 경향(leniency tendency)은 평가자가 대부분의 피평가자에게 좋은 점수를 주는 과오이다. 이러한 경우 수준이 낮은 간호사는 자신의 업무를 교정할 필요성을 느끼지 못하며, 수준이 높은 간호사는 동기부여가 되지 않는다.

(6) 근접착오

근접착오(recency error)는 평가 직전에 일어났던 일들이 평가에 영향을 미치는 것으로, 최근에 발생한 부정적 사건 때문에 몇 개월 전의 긍정적 요소가 평가에 반영되지 못하거나 그 반대의 현상이 발생하는 것을 말한다. 이를 예방하기 위해서 평가자는 피평가자의 행동을 평소에 메모하여 총체적으로 반영하는 것이 바람직하다.

(7) 선입견에 의한 착오

선입견에 의한 착오(personal bias)란 평가의 요소와 관계없는 성별, 출신학교, 출신지방, 종교, 연령에 대한 편견이 평가에 영향을 미치는 것으로 공정한 평가를 방해하는 경우이다.

(8) 총체적 착오

총체적 착오(systematic error) 또는 규칙적 착오란 특정 평가자가 다른 평가자에 비해 항상 좋은 점수를 주거나, 반대로 나쁜 점수를 주는 경우를 의미한다.

(9) 논리적 착오

논리적 착오(logical error)란 두 가지 평가요소 간에 논리적 상관관계가 있는 경우, 한 요소가 우수하면 다른 요소도 우수하리라고 쉽게 판단하는 것을 의미한다. 예를 들면, 태도가 친절하면 업무도 효율적으로 수행하리라고 판단하는 경우를 말한다.

(10) 자기확대 효과

자기확대 효과란 관리자가 자신의 리더십의 유효성을 드러내기 위해 직원평가를 조작하는 경우를 말한다.

6) 효과적인 직무수행평가 전략

(1) 평가오류의 최소화

평가오류를 최소화할 수 있도록 평가자는 훈련과 경험을 쌓아 평가의 과정을 이해하고 절차를 효과적으로 사용하며, 신뢰도와 타당도가 확보된 평가방법을 고안하여 사용한다.

(2) 메모의 활용

기억에만 의존하지 않고 긍정적이든 부정적이든 직무수행 시 직원들의 평범하지 않은 행동을 기록하는 것이 중요하다. 직원 성명, 특정한 행동을 발견한 날짜, 행동에 대한 간단한 서술적 기록, 관리자의 의견 등을 기록한다.

(3) 건설적이고 긍정적인 태도

과거 관리자들은 직무수행평가 결과를 직원을 질책하고 독려하는 데 사용하였다. 따라서 직원은 평가결과에 대한 감정을 솔직하게 드러내지도 못한 채, 일방적으로 평가만을 받았기 때문에 직무수행평가에 대한 거부감을 가지고 있었다. 그러므로 직원의 의견을 사려 깊게 경청하고 존중하여 평가의 목적이 직원의 성장과 직무향상에 있다는 사실을 명확하게 이해시키는 것이 중요하다. 평가에는 피평가자의 약점뿐만 아니라 강점도 포함시켜야 한다.

(4) 직원의 참여 권장

직무수행평가에서 중요한 문제점을 추려서 중점적으로 다루고, 직무향상을 위한 전략과 계획을 해당 직원과 함께 세워 직원의 적극적인 참여를 유도하는 것이 바람직하다. 평가의 기준과 행위적 기대는 평가자와 피평가자 상호 간에 합의하여 개발하는 것이 바람직하다.

(5) 개인평가와 조직목표의 적합성 확보

직무수행평가에서 개인의 요구와 조직이 추구하는 목표를 균형적으로 반영하여 둘 사이의 갈등을 최소화하여 적합성을 확보하는 것이 필요하다. 그러기 위해서 평가자는 조직이 추구하는 목표와 개인이 가지고 있는 요구를 사전에 심도 있게 파악해야 한다.

참고문헌

강성례(2012). 간호학개론. 학지사메디컬.

민아리 외(2013). 간호사의 임상경력 개발제도 인식과 전문직 자아개념, 임파워먼트와의 관계. 간호행정학회, 19(2), 254~264.

박규원(2010). OJT 특성요인이 OJT 성과인식에 미치는 영향 – 조직 커뮤니케이션 유형의 조절효과를 중심으로 –. 경희대학교 석사학위논문.

손근(2014). 직장내 현장훈련(OJT)이 직무능력 향상을 통해 직무만족 및 조직몰입에 미치는 영향. 경희대학교 석사학위논문.

염영희 외(2023). 학습성과기반 간호관리학 개정8판. 수문사.

정면숙 외(2023). 간호관리학 제5판. 현문사.

Vuorinen, R., Tarkka, M., & Meretoja, R. (2000). Peer evaluation in nurses' professional development: A pilot study to investigate the issues. *Journal of Clinical Nursing, 9*(2), 273–281.

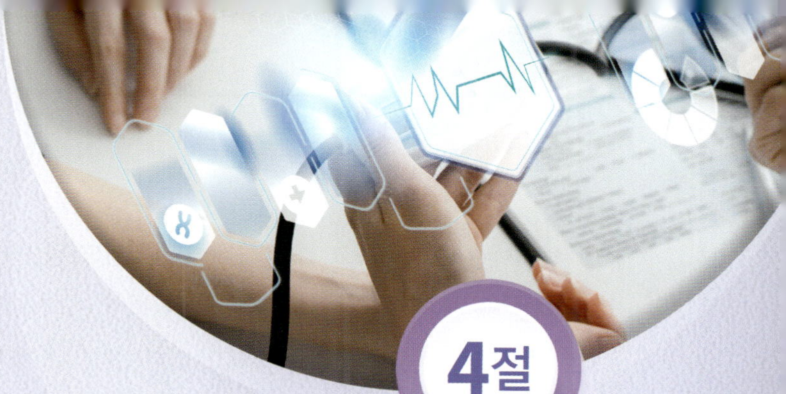

4절

간호인적 자원의 보상

학습목표

1. 내적 보상과 외적 보상의 개념을 정의한다.
2. 성과급 제도를 설명한다.

주요용어

- 보상(compensation): 직원이 조직으로부터 직무수행의 대가로 받는 모든 형태의 임금
- 연공급(seniority-based pay): 장기고용을 전제로 각 개인의 근속연수의 차이에 따라 임금의 격차를 정하는 임금체계
- 직무급(job-based pay): 직무의 가치를 평가하여 직무값을 산출하고 그것을 기준으로 급여를 산정하는 제도
- 직능급(wages based on job evaluation): 직원이 반드시 보유하고 있어야 할 핵심 역량을 파악하여 역량별 수준에 따라 급여를 지급하는 제도
- 성과급(performance-related pay): 직원이 일정기간 동안 수행한 업무성과를 평가하여 그 평가 결과에 따라 보수를 차등 지급하는 임금체계
- 복리후생(employee benefit): 기업이 구성원과 그 가족에게 지급하는 정신적 · 경제적 복지혜택

과거에는 보상이라고 하면 대개 금전적인 것을 지칭하는 것으로 보상관리도 임금과 보수 차원의 전통적인 방식이 주를 이루었다. 그러나 현대 사회에서는 구성원의 요구와 가치관이 점차 다양해짐에 따라 다양한 보상방법이 고안되고 있다. 초기 경제학자들은 보상을 금전적인 것으로 한정하여 정의하였으나, 조직행동론자들은 금전적인 것 외에도 정신적인 보상을 언급하여 보상의 개념을 넓혔다.

보상의 목적도 직무수행에 대해 단순히 대가를 지불한다는 소극적인 차원에서 동기부여와 직무만족을 도모하는 적극적인 차원으로 변화하였다. 관리자는 구성원이 가장 중요시하는 보상요인이 무엇이며, 그러한 보상이 구성원에게 어떠한 영향을 미치는가를 파악하여 합리적인 보상체계를 구축하고 운영하는 것이 필요하다.

1 보상의 개념

보상(compensation)이란 직원이 조직으로부터 직무수행의 대가로 받는 모든 형태의 임금을 의미한다. 우리나라 「근로기준법」 제2조에 의하면 임금이란 "사용자가 근로의 보상으로 근로자에게 임금, 봉급, 그 밖에 어떠한 명칭으로든지 지급하는 일체의 금품"을 의미한다. 협의의 개념으로 보상은 경제적 보상에 국한하고 있으나, 넓은 의미에서는 인적 자원의 공헌에 대해 제공되는 모든 형태의 금전, 부가급부(benefits)를 말한다. 보상에는 임금, 상여금, 복리후생 같은 금전적 보상과 승진, 인정, 성취감, 안정감, 소속감 같은 비금전적 보상이 모두 포함된다.

경제적 보상은 기업이 종업원에게 금전적인 보상을 해주는 것으로서 임금, 의료지원, 연금보조, 체육시설 제공 등을 말하며, 비경제적인 보상에는 탄력적 근무시간 제도 · 직무확대를 통한 자율성 및 기능다양성 제고, 조직에서의 인정감 부여 등이 있다.

보상은 구성원의 행위에 영향을 주는 가장 강력한 수단으로, 능력 있는 직원을 유치하면서 조직에 남도록 하며 성과를 달성하도록 동기부여하고 그들의 신분을 상징하기도 한다(김순현, 2006).

2 보상의 기능

합리적이고 효율적인 보상체계는 조직과 구성원 모두에게 긍정적인 효과를 가져다준다. 보상관리의 기능을 조직과 개인의 측면에서 살펴보면 다음과 같이 정리할 수 있다.

1) 기업의 측면

- 인재의 보유: 조직의 우위를 지속시키기 위해 우수한 인재를 확보할 수 있다.
- 동기 유발: 직원의 만족을 유도하고 동기부여를 향상시켜 조직유효성을 증대시킨다.
- 생산성 확대: 직원의 성장을 장려하여 조직의 생산성 확대를 가져온다.
- 경제적 기능: 가장 큰 비중을 차지하는 인건비를 합리적으로 관리할 수 있다.
- 가치관 공유: 신뢰감과 유대감으로 공동체 정신과 참여를 유도한다.

2) 개인의 측면

- 금전적 기능: 정기적인 수입원으로 생활의 안정을 누릴 수 있다.
- 사회적 기능: 경제활동으로 인한 사회적 신분을 유지할 수 있다.
- 자아실현 기능: 개인의 성장을 도모하여 자신의 가치와 신념을 펼칠 수 있다.

3 보상의 원칙

보상이 효과적이고 합리적인 것이 되기 위해서는 다음의 기준을 충족해야 한다.

- 안정적이고 직원의 기본요구를 충족시켜 주어야 한다.
- 사회적으로 공정성이 인정된 것이어야 한다.
- 조직이 지불할 수 있는 능력을 초과하지 않아야 한다.
- 보상 대상자와 사전에 조율하고 합의되어야 한다.
- 직원을 동기화할 수 있는 것이어야 한다.
- 보상시스템을 직원이 이해하고 수용해야 한다.
- 금전적인 부분에만 치우치지 않고 정신적 보상 등 총 보상을 고려한다.
- 개인에게 주어지는 보상과 집단에게 주어지는 보상의 균형과 조화를 고려한다.
- 개인의 성장과 이를 통한 조직의 질적 발전을 함께 도모할 수 있는 기술혁신, 학습의 기회를 제공한다.

4 보상의 유형

보상은 임금 같은 물질적 보상과 여가 및 전문직 활동지원, 정신적 보상 같은 복리후생으로 구성된다. 복리후생에는 부가적으로 지급되는 시설의 이용이나 연금보험, 학자금 지원 등도 포함된다. 임금에서 기본급은 수당과 상여금의 수준을 결정하기 때문에 전체 보상에서 대단히 중요한 역할을 한다.

보상은 내적 보상과 외적 보상으로 구분할 수 있다.

- **내적 보상:** 개인이 업무수행 후 스스로 느끼는 만족감, 즉 자아성취감을 의미한다. 어떠한 업무의 결과가 아닌 수행활동 그 자체에서 느끼는 자발적 만족감, 자율성 등과 관련된 느낌으로 설명할 수 있다.
- **외적 보상:** 다른 사람 혹은 조직에 의해 주어지는 보상으로 조직이 직원에게 부여해 주는 보수, 승진, 지위, 직무 안정성 같이 욕구충족과 연관이 되며, 타인의 지시나 업무에 대한 평가와 점수 및 여타의 보상 및 규칙과 관련이 있다.

내적 보상과 외적 보상이 함께 동기유발에 작용하는 효과가 내적 보상이나 외적 보상이 따로 나누어져 작용하는 것보다 더 효과적이며, 어느 한 가지 보상만 제공되면 보상관리의 효과가 떨어질 수 있으므로, 내적 보상이 함께 경험될 수 있도록 하는 것이 바람직하다. 동기유발 측면에서는 외적 보상보다 내적 보상이 더 효과적이다.

1) 물질적 보상

외적으로 주어지는 화폐적 보상으로 기본급, 수당, 상여금, 성과급, 복지후생 등을 들 수 있으나 대표적인 물질적 보상은 임금이다. 임금에는 기본급, 수당, 상여금이 포함된다.

- **기본급:** 모든 급여의 기본이 되는 것으로서 정상적인 노동의 대가로 정기적으로 주어지는 것이다.
- **수당:** 기본급을 보충하는 형식으로 근로조건이나 생활조건의 차이에 따라 지급되는 것으로서 정상근무수당과 특별 근무수당으로 구분된다.
- **상여금:** 인센티브(incentive) 또는 보너스(bonus)로 통용되는 것으로, 기본급과 수당 외에 부정기적으로 지급되는 임금을 말한다. 상여금은 직무의 성과가 높을 때 근무의욕을 북돋우기 위한 촉매제로 사용되었다. 그러나 현재 우리나라에서는 상여금이 거의 정기적으로 지급됨에 따라 수당처럼 기본급의 보완수단에 불과하여 그 본래의 의미를 상실하고 있는 실정이다.

2) 정신적 보상

화폐적 보상 외에 구성원이 느끼는 정서적 · 심리적인 보상을 의미한다. 승진, 인정, 안정감, 소속감,

만족감, 과업의 성취감, 개인성장, 윤리적 충족감 등이 있다.

3) 여가 및 전문직 활동 지원

일과 개인적 삶의 균형을 이루고 삶의 질을 추구하려는 현대인의 변화된 가치관에 발맞추어 고안된 보상으로 교육의 기회, 연수, 유급휴가, 취미 및 여가활동의 지원 등이 여기에 속한다.

5 보상체계

보상체계는 직원을 하나의 사회적 존재로 인정하고 이들이 사회생활을 영위해 나가는 데 지장이 없도록 지원하는 성격을 띠고 있다. 보상체계는 개인성과주의 보상에 해당하는 연봉제, 집단성과주의 보상에 해당하는 성과배분제, 인센티브로 분류되기도 하지만 일반적으로 연공급, 직무급, 직능급, 성과급, 종합결정급으로 나눌 수 있다.

1) 연공급

연공급(seniority-based pay)이란 장기고용을 전제로 각 개인의 근속연수의 차이에 따라 임금의 격차를 정하는 임금체계이다. 개인의 학력, 연령, 근속연수 등 인적 요소를 임금산정의 기준으로 삼고 있으며, 주로 채용 시에는 학력의 차이를, 채용 후에는 근속연수를 기준으로 임금이 책정된다. 직원이 같은 기관에 지속적으로 근무하는 한 언제나 연공급에 의해 임금상승을 기대할 수 있는 데 반해, 한 번 직장을 떠났다 재취업되는 경우에는 다시 초기의 낮은 임금으로부터 시작해야 하므로 직원을 직장에 정착시키는 효과를 가지고 있다.

(1) 장점

- 근속연수 증가에 따라 임금이 증가하여 심리적 안정을 가질 수 있다.
- 조직에 대한 소속감을 가진다.
- 보상체계의 운용이 쉽고 기준이 객관적이다.

(2) 단점

- 작업의 난이도, 양과 질, 기여도를 충분히 고려하지 못하여 불만의 원인이 될 수 있다.
- 변화를 피하고 소극적이며 종속적인 업무태도를 가질 수 있다.
- 직원의 능력과 사기를 저하시킨다.
- 유능한 전문인력의 확보가 어렵다.

2) 직무급

직무급(job-based pay)은 직무의 상대적 가치를 평가하여 직무 값을 산출하고 그것을 기준으로 급여를 산정하는 임금체계이다. 각 직무에 필요한 지식, 책임 정도, 중요성, 난이도, 양과 질 등을 기준으로 상대적 가치를 평가하여 임금을 결정하게 된다. 따라서 직무를 객관적이고도 과학적으로 분석 · 평가하여 결정하는 임금이므로 직무중심형 임금제도라고 할 수 있다.

(1) 장점

- 작업의 난이도, 양과 질, 기여도가 충분히 반영되어 직원의 불단을 해소할 수 있다.
- 능력위주의 임금체계로 인해 유능한 인재를 확보 · 유지할 수 있다.
- 직원이 활동적이고 적극적으로 직무에 전념하게 된다.

(2) 단점

- 정확한 직무평가가 먼저 이루어져야 하므로 시행이 복잡하고 시간과 비용이 소모된다.
- 직무평가의 결과를 구성원이 수용하기 어려울 때 갈등과 저항이 크다.

3) 직능급

직능급(wages based on job evaluation)은 수준에 따라 급여를 지급하는 임금체계이며, 연공급과 직무급의 절충형태로 능력주의 요소와 연공주의 요소가 혼합되어 있다. 직무급이 특정 직무에 대한 상대적 가치를 평가하고, 그 결과에 따라 서열을 매겨 임금을 지불하는 것이라면, 직능급은 근로자 자신의 능력을 업무평가를 통해 평가하고 평점을 기준으로 서열을 매겨 개별임금을 결정하는 체계이다. 동등한 연공과 직무 그룹에 속해 있다 하더라도 수행능력에 따라 상대적 가치를 평가하게 된다.

(1) 장점

- 직무능력이 임금등급과 연결되므로 직원의 자기계발 욕구를 향상시킬 수 있다.
- 기존의 획일적 보상에서 벗어나 개인의 능력을 반영할 수 있어 보상의 다양성을 기대할 수 있다.
- 연공과 직무에 얽매이지 않고 직원의 능력을 있는 그대로 반영하여 임금을 지불할 수 있다.

(2) 단점

- 직무수행능력을 객관적으로 정확하게 평가하기 어렵다.
- 지나친 경쟁의식으로 조직의 풍토가 비인간적으로 변모할 우려가 있다.
- 업무평가를 정확하게 하지 못하고 연공서열별로 점수를 부여할 때 자칫하면 연공주의로 변모할 우려가 있다.

4) 성과급

성과급(performance-related pay)은 직원이 일정기간 동안 수행한 업무성과를 평가하여 그 평가결과에 따라 보수를 차등 지급하는 임금체계이다. 근무연수, 직급, 직무가치, 능력, 기술이 동일하더라도 일정 기간 동안 개인이 노력한 결과 또는 성과가 다르다면 그 성과에 따라 보수를 차별화하여 지급할 수 있다. 이 임금방식에서는 좋은 성과를 산출하면 높은 임금을 받을 수 있고, 그렇지 못하면 적은 임금을 받게 된다. 연공서열에 익숙한 동양 문화권에서 선호하는 방법은 아니지만 최근 산업기술의 발전과 연공서열의 불합리성이 지적됨에 따라 우리나라에서도 점차 도입하는 추세에 있다.

(1) 장점

- 보수의 형평성을 구현하는 실질적이고 효과적인 임금체계가 될 수 있다.
- 조직구성원의 동기부여를 통하여 조직 생산성과 효과성을 확대할 수 있다.
- 우수한 인적 자원을 확보하고 보유할 수 있게 된다.
- 인건비의 효율적인 관리를 가능하게 한다.
- 조직의 경쟁력을 강화할 수 있다.
- 조직의 변화와 혁신을 유도할 수 있다.

(2) 단점

- 복합적이고 비가시적인 부분은 객관적 평가가 어려워 제외되기 쉬우므로 평가요소가 협소하고 경직될 수 있다.
- 평가자가 부하직원의 업무 내용에 대한 파악이 부족한 경우, 평가의 오류 또는 조작이 발생할 수 있다.
- 개인의 경쟁이 과도할 경우, 개인성과는 향상되지만 개인의 협동과 조정이 필요한 집단성과는 저조할 수 있다.
- 기존의 질서를 파괴하는 것으로 오인되어 구성원의 거센 저항을 받을 수 있다.
- 예산이 제한적일 경우, 성과에 대한 보상이 미약하여 효과가 유명무실해질 수 있다.

5) 종합결정급

직원의 생계비, 연령, 자격, 근무연한, 능력, 직무 등 여러 가지 요소를 종합적으로 고려하여 기본급을 결정하는 임금체계이다.

6 복리후생

복리후생은 기업이 직원과 직원 가족에게 정신적 · 경제적인 지원을 하는 복지체계를 말하며, 건강진단, 주택자금, 경조사 등의 지원제도와 근속포상제도 등이 포함된다. 직원을 전인적 인간으로서, 즉 육체적 · 심리적 · 정신적 측면에서 균형 잡힌 삶을 추구할 수 있도록 지원한다.

참고문헌

강순현, 이미애(2006). 간호사가 지각하는 보상과 직무만족에 관한 연구. 간호행정학회지, 12(1), 122~130.

양유니(2014). 문헌 연구를 통한 수학학습에 영향을 미치는 내적 동기와 외적 동기의 전략 및 효과성 연구. 아주대 교육대학원 석사학위논문.

지성권 외(2011). 보상시스템에 따른 동기발생유형과 종업원 성과 간의 관련성 연구. 회계저널, 20(1), 325~3604.

Kwak, C., Chung, B. Y., Xu, Y., & Cho, E. (2010). Relationship of job satisfaction with perceived organizational support and quality of care among South Korean nurses: A questionnaire survey. *International Journal of Nursing Studies, 47*(10), 1292~1298.

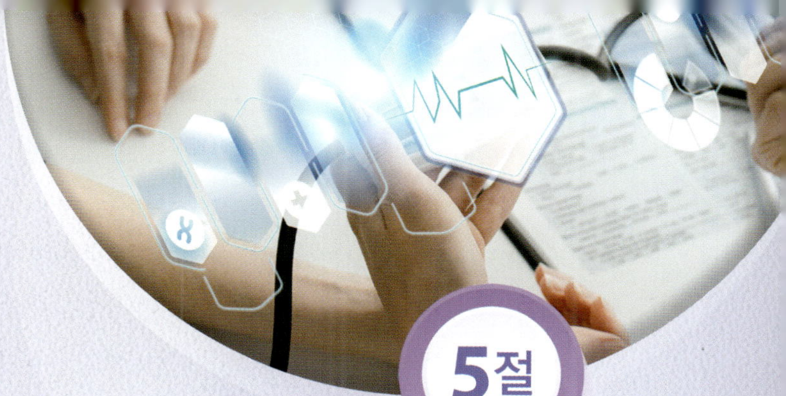

5절

간호인적 자원의 유지

학습목표

1. 문제직원 관리의 개념을 정의한다.
2. 문제직원 관리의 원칙을 열거한다.
3. 문제직원 관리의 진행과정을 설명한다.
4. 문제가 있는 간호직원의 관리방법을 제시한다.
5. 직원고충처리 활동을 설명한다.
6. 이직의 요인을 열거한다.
7. 이직이 조직에 미치는 영향을 설명한다.
8. 이직을 감소시키기 위한 방안을 제시한다.
9. 협상의 개념을 정의한다.
10. 협상의 중요성을 설명한다.
11. 노사관계관리에 대해 설명한다.

주요용어

- **문제직원 관리(훈육, discipline):** 조직구성원이 규칙이나 정책을 따르지 않고, 조직목표 달성에 저해가 될 때 이들을 바람직한 행동을 하도록 교정하는 관리활동
- **고충처리(grievance procedure):** 직원의 근로환경이나 조건에 관한 개별적인 불만 및 개인적 문제 등이 원인이 되어 직장생활 중 직원이 겪게 되는 불만족 상태를 해결하여 조직경쟁력을 확보하기 위한 활동
- **이직(turnover):** 간호직원이 자기가 소속된 조직으로부터 이탈하는 것
- **협상(negotiation):** 갈등상태에 있는 이해당사자가 대화와 논쟁을 통해서 서로를 설득하여 문제를 해결하려는 정보전달과정이자 의사결정과정
- **노사관계관리(labor relationship management):** 노사의 대립적 관계를 조정하거나 완화시키기 위하여 행해지는 일련의 계획적이고 조직적인 관리시책

우수한 인재를 확보하여 교육과 훈련을 통해 조직이 추구하는 목적에 적합한 자원으로 만들어 잘 유지하는 것은 인력관리의 핵심요소이다. 최근 의료기관에서 이루어지는 인적 자원관리는 지식사회 전개로 인한 지식근로자의 활용, 전략적 핵심인재 양성, 보상체계의 변화, 가정과 직장의 균형을 추구하는 인적 자원관리 등의 특성을 가진다.

유지관리는 조직에서 사람이 직무를 수행하는 과정에서 나타나는 어려운 문제, 즉 인간관계에 대한 고민과 노동의 대가에 대한 불만 또는 직장을 그만두게 됨에 따라 나타나는 불안 등을 극복하여 최대한의 능력을 발휘하도록 인적 자원을 유지하는 과정이다. 여기에는 인사상담, 사기조사, 고충처리 및 리더십, 커뮤니케이션, 제안제도 같은 인간관계관리와 노사관계관리 등 많은 활동이 포함된다. 과거에는 해고 등 타의적 이직으로 인해 이직에 대해 가졌던 부정적 시각이 최근에는 구성원의 조직에 대한 신뢰나 충성심 그리고 평생직장의 개념이 약해지는 경향 속에서 몸값 상승이나 스카우트 개념으로 전환되면서 자발적 이직이 늘고 있다. 의료서비스 산업은 생명공학과 함께 분명 미래 산업의 유망한 산업이다. 잘 구축된 지식정보시스템, 우수인력을 채용할 수 있는 채용방식, 성과에 의한 객관화 그리고 공정한 평가 체계, 능력주의 보상 등이 제대로 운영된다면 병원 내 최소의 핵심 인력만으로 조직의 목표를 달성하고, 환자에게 최고의 서비스를 제공하는 데 크게 부족함이 없을 것이다. 이러한 전문화되고 다각화된 인적 자원관리 정책의 다각화는 의료기관의 경쟁력 확보로 이어지는 가교역할을 할 것으로 보인다.

1 문제직원 관리

1) 문제직원 관리의 개념

문제직원 관리(훈육, discipline)는 조직구성원이 조직의 규칙이나 정책을 따르지 않고 조직목표의 달성에 저해가 될 때 이들이 바람직한 행동을 하도록 교정하는 관리활동이다. 문제직원 관리는 조직 구성원이 자신의 행위를 조직의 질서와 일치하도록 스스로를 조절하는 행위이며, 관리자는 문제행위를 하는 조직구성원을 조직의 질서에 순응시키는 것이다.

관리자는 조직구성원을 훈육해야 할 책임이 있다. 모든 조직은 조직의 목표를 효과적으로 달성하기 위해 업무표준이나 조직의 질서를 벗어나는 문제직원의 행위를 시정하고 긍정적 행동의 변화를 이끌기 위한 지도가 필요하다. 훈육은 징계의 수단이 아니라, 구성원 스스로 조직의 목표달성을 위해 노력할 수 있도록 하는 수단으로 긍정적이고 건설적인 훈육은 조직 구성원의 행동교정과 성장을 돕고, 조직의 생산성을 향상시킬 수 있다.

2) 문제직원 관리의 원칙

문제직원 관리의 목적은 일차적인 징계가 아니라, 구성원들 각자 자신의 행위를 교정하도록 동기부여하는데 있다. 문제직원 관리를 담당하는 간호관리자가 구성원을 관리할 때에는 다음과 같은 원칙을 따르도록 한다.

- 부정적이지 않고, 긍정적인 태도를 유지한다.
- 문제행동에 대해 신중하게 접근하고, 관련 내용에 대해 충분한 자료를 수집한다.
- 만약 문제직원 관리가 필요하다면, 신속하게 수행하는 것이 좋다.
- 개인적인 프라이버시를 보호한다.
- 문제직원에 대한 전체적인 판단이 아닌, 문제행위에만 초점을 둔다.
- 규칙은 일관성 있게 적용한다.
- 문제직원 개인의 상황에 맞게, 유연성을 발휘한다.
- 조직구성원에게 문제행위에 대한 정확한 정보를 주어 알려준다.
- 추측이 아닌 사실에 초점을 두고 처벌 목적이 아닌, 교정과 건설적인 관리활동을 한다.
- 문제직원 관리 후 행동의 변화 여부를 확인하고 지속적으로 모니터링한다.

3) 문제직원 관리(훈육)의 과정

문제직원 관리를 위해 진행되는 교정행동은 면담, 구두경고, 서면경고, 정직, 해고 등의 절차를 통해 순차적으로 이루어진다.

(1) 면담

관리자는 문제직원과 비공식적으로 개별면담을 실시하여 공식적으로 조직구성원에게 요구되는 행동규범, 책임에 대해 상기시키고, 위반사항에 대해 행동을 개선하도록 충고한다.

(2) 구두경고

구두경고는 잘못의 정도가 경미할 때 이루어지는 것으로 친절하게 잘못한 위반사항을 이해시킨다. 단, 구성원의 위반사항이 추후 개선되지 않고 재발할 경우에는 높은 수준의 징계조치가 가능함에 대해 확실하게 알려준다.

(3) 서면경고

서면경고는 경미한 위반 행위가 구두경고로 개선되지 않고 지속적으로 반복될 때 이에 대한 교정을 위해 이루어진다. 서면경고는 앞으로 진행될 수 있는 징계조치의 정도와 해고 가능성을 경고하는 내용이 포함된 공식적인 문서이다.

(4) 정직

위에 설명한 바와 같이 이전의 문제직원 관리단계에서 경고(구두, 서면경고)를 했음에도 불구하고, 조직구성원의 행동이 개선되지 않을 시 특정 기간 동안 근무를 중지시키는 등의 정직처분을 내리고 보수는 지급하지 않는다.

(5) 해고

이는 전 단계의 다양한 행동개선의 기회를 지속적으로 제공했음에도 불구하고, 조직구성원의 문제가 개선되지 않거나 또는 중대한 과오나 과실을 저지른 경우의 마지막 교정행동으로서, 해당 구성원을 해고해야 한다. 해고는 징계의 마지막 단계로서 법적으로 정당하고 적절한 절차를 따랐다는 것을 보장해야 실질적인 효력이 발생하는데, 해당 직원이 규정을 위반한 사건 내용, 징계가 불가피한 근거, 징계의 정당성에 대한 근거를 기록으로 보관해야 한다. 훈육과정에서 과오를 줄이기 위해서는 신속하고 일관성을 유지하며, 비공개적으로 훈육을 하는 것이 바람직하다.

4) 문제 있는 간호직원 관리방법

문제 있는 간호직원을 관리하기 위해서는 최우선적으로 문제행위의 직접적 원인을 규명함으로써 적절한 교정을 위한 전략을 세운다.

- 만약 문제직원이 업무수행에 문제가 있는 경우에는 그 문제가 즉각적 주의를 요하는지, 동기 부족 또는 능력 부족인지, 기술 부족인지, 훈련을 통해 개선될 수 있는지 등을 확인한다.
- 훈련을 통해 해결될 수 없다고 한다면 직무명세서의 변경, 근무지 이동, 강등 및 해고 등의 다른 대안을 함께 고려해야 한다.
- 문제행동이 동기부여 부족에 의한 것이라면 보상체계의 재조정, 공식적인 코칭, 고충처리 등이 필요하다.
- 문제직원의 해당 문제에 대해 적절히 문서화하여 실적에 대한 근거자료로 구축하며, 추후 업무수행평가의 기초자료로 활용하는데, 문서화 절차는 단순하게 한다.

5) 직원 고충처리 활동

고충(grievance)이란 근로조건이나 조직생활에 대한 조직구성원 개인 또는 집단의 불만과 구성원이 직무를 수행함에 있어 저해요소로 작용하는 다양한 문제와 갈등을 의미한다. 개인생활 측면이나 조직사회 내에서 일어나는 고충의 대상과 원인은 주로 구성원에 대한 불공정한 처우나 부당한 대우, 불공평한 인사이동, 불량한 작업환경, 과중한 업무부담, 인간관계의 부조화 등으로 나타난다. 조직구성원들이 느끼는 고충은 아래와 같은 것들이 있다.

- 구성원과 관리자 사이의 대립, 반목을 조장하여 조직 내 인간관계 저해
- 부정적 조직성과를 초래
- 조직구성원의 근무의욕 저해
- 구성원들 간에 불평, 불만의 확산

구성원의 고충 해소는 조직 전체에 미치는 영향과 의미가 크므로, 이러한 고충은 발생 시 신속하고 자주적인 고충 완화와 해결이 필요하다. 고충이 미해결된 상태로 지속되는 경우에는 크나큰 분쟁의 원인이 될 수 있으며, 경우에 따라서는 극렬한 노동쟁의 행동으로 진행될 수 있으므로 발생 즉시 신속하게 해결하는 것이 필요하다.

고충처리(grievance procedure)는 구성원과 사용자 간에 채결하는 단체협약의 내용 해석과 적용을 둘러싼 구성원의 불평과 불만을 해소하기 위해 마련된 절차로, 조직과 구성원 간의 부조화를 해결하기 위해 노사 간의 협의와 토의과정을 거치는 것이 매우 중요하다. 즉 고충처리를 통해 구성원의 불평과 불만을 신속하고 적절히 해결하고자 노력함으로써 안정적인 노사관계의 유지, 조직생산성 증대뿐만 아니라 구성원의 직무수행에 대한 만족감과 조직에 대한 소속감을 고취시켜 줄 수 있다.

올바른 고충처리가 된 경우에 나타날 수 있는 효과를 정리해 보면 다음과 같다.

- 조직 내 유능한 인적 자원의 이탈 방지
- 노사관계의 조화롭고 안정적 관계를 통한 긍정적 조직문화 조성
- 조직관리자와 구성원 간의 상호 협력적 관계 및 자조능력 회복
- 갈등해소, 신뢰 회복 및 인간관계 회복, 인간관계론적 관리
- 구성원의 만족도 향상 및 근무의욕 고취, 조직의 생산성 증대

대부분의 조직들은 앞서 설명한 구성원들의 고충처리를 위해 다양한 방안을 적용하고 있으며, 이에는 홈페이지 또는 사내 게시판 설치, 고충처리담당자 고용, 상담실 운영, 제안함 설치 등의 다양한 방식으로 운영하고 있다.

2 이직관리

이직(turnover)이란 간호직원이 자기가 소속된 조직으로부터 이탈하는 것으로, 이직결정의 주체가 누구인가에 따라서 자발적 이직과 비자발적 이직으로 구분할 수 있다. 자발적 이직에는 간호직원 스스로에 의하여 이루어지는 사직을 들 수 있고, 비자발적 이직에는 의료기관으로부터 시행되는 일시해고(lay-off), 징계해고(discharge), 정년퇴직(retirement)이 포함된다. 인력관리 측면에서는 비자

발적 이직보다는 자발적 이직에 초점을 두고 관리하며 간호관리자가 우선적으로 해야 할 것은 다음과 같은 이직의 원인을 분석하는 일이다.

1) 이직의 원인

이직의 원인은 조직전체 요인, 직무환경 요인, 직무내용 요인, 개인적 요인, 비자발적 이직으로 구분할 수 있다.

(1) 조직전체 요인

조직의 규모, 임금, 승진 정책 등이 직원의 기대수준에 미치지 못하기 때문이다.

(2) 직무환경 요인

조직의 철학과 경영이념에 대한 거부감, 조직 내 인간관계의 어려움, 상사의 관리스타일에 대한 불만, 조직풍토에 대한 이질감 등이 이직요인이 되는 경우이다.

(3) 직무내용 요인

수용하기 힘든 업무내용, 불규칙한 근무시간, 과다한 업무량, 업무의 자율성 결핍으로 인한 불만, 역량의 부족이 이직의 원인이 되는 경우이다.

(4) 개인적 요인

조직에 불만이 있거나 보다 나은 기회를 찾기 위해 지금보다 나은 조건을 제시하는 직장으로 옮기는 전직, 결혼이나 임신 및 출산, 질병, 가족의 이동 등과 같은 집안사정 그리고 진학이나 장기연수 같은 개인의 성취와 발전의 기회를 찾기 위해 이직을 하는 경우이다.

(5) 비자발적 이직(면직)

정부보고서에 의한 비자발적 이직에 대한 내용을 살펴본 결과 사유별 · 근로자특성별로 일자리이탈 확률에 대한 주요 분석결과와 정책적 함의를 정리하면 다음과 같다.

- 짧은 취업기간에서는 비자발적 이직 경험자일수록 일자리이탈 확률이 낮은 반면, 비교적 긴 취업기간에서는 비자발적 이직 경험자의 일자리이탈 확률이 높아지는 패턴을 보인다. 한편, 어떤 직장에서 일자리이탈 확률이 낮은(높은) 근로자일수록 비자발적 이직(자발적 이직)으로 귀결될 가능성이 크다. 이는 현재 일자리에서 취업기간이 긴 근로자의 경우, 일자리이탈 성향은 낮지만 결국 고용조정 과정에서 비자발적 이직의 우선적 대상으로 선택될 가능성이 높음을 시사한다.

- 비자발적 이직사유 가운데는 폐업 · 도산 사유의 일자리이탈 확률이 가장 낮고, 정리해고 · 회사사정 사유가 뒤를 이으며, 계약만료 사유의 일자리이탈 확률이 가장 높은 경향을 보인다. 계약만료 사유 근로자의 일자리이탈 확률이 높은 것은 주어진 기간 동안 수행되는 특정 공사 · 프로젝트를 위해 고용된 경우가 많은 특성을 반영하는 것으로 풀이된다. 자발적 이직 가운데는 전직 · 자영업 사유의 일자리이탈 확률이 기타 개인사정 사유보다 낮다. 이는 전직 · 자영업 사유의 경우, 고용으로의 이행이 원활할 뿐 아니라 일자리궁합 또한 우수하여 일자리이탈 가능성이 낮은 것으로 풀이된다.
- 여성의 경우 비교적 짧은 초기 취업기간에는 일자리이탈 확률이 낮지만, 취업기간이 길어질수록 남성보다 일자리이탈 확률이 높아진다. 연령별로는 이직사유에 관계없이 45세 이상이 일자리이탈의 위험성에 가장 취약한 연령층으로 나타났다. 청년층과 중년층의 경우는 이직사유별로 다른데, 자발적 이직에서는 30~45세 중년층의 일자리이탈 확률이 낮은 반면, 비자발적 이직에서는 30세 미만의 취업이탈 확률이 낮은 것으로 나타났다(윤윤규, 2008)(그림 4.5.1).

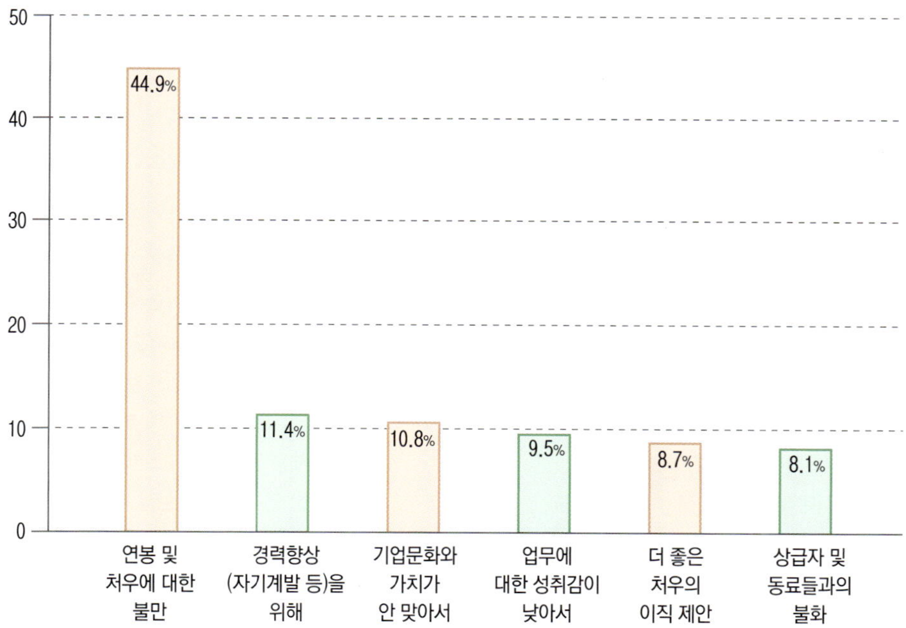

그림 4.5.1 이직의 원인

2) 이직상황의 분석과 대책

(1) 이직상황 분석

- 이직희망자: 학력, 출신학교, 연령, 직위, 경력
- 이직의 이유: 표면적 이유보다는 진짜 이유

- 이직의 시기: 입사 후 몇 년, 연중 어느 달, 특정한 사건 등
- 이직 경로: 전직 근무처, 이직하는 기관 및 근무처

(2) 이직대책

- 개인적 불만이나 고민을 해결할 수 있는 고충처리기구나 상담 제도를 운영한다.
- 인간관계 개선을 위한 교육과 워크숍, 멘토링 제도를 운영한다.
- 이직관리 전담부서를 설치하고 이직에 대한 체계적 분석, 연구, 대책을 강구한다.
- 직무를 분석하여 재설계 및 재분배함으로써 과다한 업무에 대한 부담감을 줄인다.

3) 이직이 조직에 미치는 영향

조직구성원의 이직은 좁게는 개인에게, 넓게는 조직 전반에 걸쳐서 영향을 미친다. 이직의 원인은 매우 다양한 것으로 분석되고 있으며, 조직에 미치는 영향에 의해 순기능과 역기능으로 분류할 수 있다. 이직의 순기능은 조직구조의 재정비, 조직 내 불필요한 구성원의 정리, 효율성의 증대 등이 있으며, 역기능으로는 조직 내 유능한 인적 자원의 손실, 남은 조직구성원들의 업무량 증대, 조직 내 불안감 및 위화감 조성 등이 나타나 조직 전체의 궁극적인 목표달성을 저해하는 부정적 영향을 미친다.

이직의 순기능과 역기능에 대해 구체적으로 분석한 결과는 아래의 표 4.5.1과 같다.

표 4.5.1 이직의 순기능과 역기능

순기능	역기능
· 조직구성원의 이동 및 승진기회 확대 · 인적 자원 수급의 유연성 증가 · 구조조정 등 직무재설계의 용이함 · 조직활성화와 신규 인적 자원의 유입 · 조직에 적대적이고 무능한 구성원의 퇴출	· 조직 내 불안감 및 위화감 증가 · 남은 조직구성원의 업무량 증대 · 조직의 사회적 이미지에 부정적 영향 · 신입채용 및 수반된 훈련에 대한 비용증가 · 유능한 인적 자원의 손실

4) 이직률 감소 방안

이직은 구성원 전체의 동기부여와 직무만족에 악영향을 미칠 수 있기에 정확한 이직 원인 분석을 통해 다음과 같은 효율적인 대책방안을 모색해야 한다.

- 이직관리 전담부서를 설치하여 이직 원인을 파악하고 대책 모색
- 구성원들의 요구도에 부합되는 다양한 교육, 워크숍, 멘토링 제도 운영
- 근로조건을 개선하고, 직무 재분석을 통해 과다한 업무부담 줄이기

- 다양한 형태의 직무개발 프로그램을 도입하여 운영
- 고민이나 불만족 요인 해결을 위한 상담창구와 고충처리기구의 상설 운영
- 의사소통 촉진 강화를 통한 다른 조직구성원과의 갈등 해소
- 이직 사유에 대한 정확한 정보 파악을 위해 이직자의 이직 1~2개월 후 내용 파악 강화
- 성과에 대한 공정하고 적절한 보상체계의 확립
- 객관적이고 공정한 인사제도 및 승진제도 운영

3 협상

1) 협상의 개념

협상(negotiation)이란 개념은 어느 한 면으로 특정 짓기에는 너무도 다양하며, 사업상의 정의에서 한 발자국만 떨어져서 보면 이 세상 모든 곳이 협상 테이블이며, 모든 사람이 협상가임을 알 수 있을 것이다. 이러한 협상의 의미는 크게 의사소통 차원, 갈등해결 차원, 지식과 노력 차원, 의사결정 차원, 교섭 차원에서 살펴볼 수 있다(표 4.5.2).

표 4.5.2 협상의 주요 개념

이론	주요 아이디어	실무 적용
협상에 대한 동의: 피셔와 프라이(1991)에 의해 개발된 원칙적인 협상	원칙에 근거한 협상은 모든 갈등 유형에서 상호 수용 가능한 동의를 얻을 수 있다. 이 방법은 네 가지 단계로 이루어진다. ① 문제로부터 사람을 분리한다. ② 지위가 아닌 관심사에 초점을 둔다. ③ 상호 이익을 위한 선택을 개발한다. ④ 객관적인 준거의 사용을 주장한다.	협상은 의사소통을 위한 별도의 노력이 필요: 상호 이해의 필요성을 논의한다. 관계형성을 확인하고, 이익도출을 위한 창의적인 선택을 개발한다.

의사소통 차원에서 볼 때, 협상이란 이해당사자가 자신의 욕구를 충족시키기 위해 상대방으로부터 최선의 것을 얻어내기 위해 상대방을 설득하는 커뮤니케이션과정이다. 즉, 협상이란 자신이 얻고자 하는 것 때문에 다른 사람 또는 집단과 갈등상태에 있을 때 그 사람 또는 집단을 설득하여 자신이 원하는 것을 쟁취하기 위한 일련의 커뮤니케이션과정이라고 할 수 있다. 예컨대 여러분과 여러분의 고용주 사이에 임금문제로 갈등상태에 있을 때, 즉 여러분은 임금을 올려주기를 바라고 고용주는 그에 반대할 때, 커뮤니케이션과정을 거치게 된다.

갈등해결 차원에서 볼 때, 협상이란 갈등관계에 있는 이해당사자가 대화를 통해서 갈등을 해결하고자 하는 상호작용과정이다. 즉 협상이란 개인, 조직 또는 국가가 가지고 있는 갈등의 문제를 해결하기 위해서 갈등관계에 있는 이해당사자가 대화를 통해서 상반되는 이익은 조정하고, 공통되는 이익은 증진시키는 상호작용과정이라 할 수 있다.

의사결정 차원에서 볼 때, 협상이란 둘 이상의 이해당사자가 여러 대안 가운데서 이해당사자 모두가 수용 가능한 대안을 찾기 위한 의사결정과정이고도 볼 수 있고, 공통적 이익을 추구하나 서로의 입장충돌 때문에 이해당사자 모두에게 수용 가능한 이익의 조합을 찾으려는 개인, 조직 또는 국가의 상호작용과정이라고도 볼 수 있다.

교섭 차원에서 볼 때, 협상이란 선호가 서로 다른 협상 당사자가 합의에 도달하기 위해 공동으로 의사결정을 하는 과정이라고 할 수 있다.

협상에 관한 이러한 주장을 종합해 볼 때, 협상이란 갈등상태에 있는 이해당사자가 대화와 논쟁을 통해서 서로를 설득하여 문제를 해결하려는 정보 전달과정이자 의사결정과정이다.

2) 협상의 유형

협상을 가지고 있는 특성에 따라 분류한다면 배분적 협상과 통합적 협상으로 나누어 볼 수 있다. 배분적 협상은 고정된 가치를 분배하려는 상황을 전제하고 있는 데 반해, 통합적 협상은 가치가 고정되어 있지 않고, 양자의 협조에 의해 가치가 창출될 수 있다는 점을 전제로 한다. 이 두 가지 유형은 협상이 놓여진 상황 조건을 중시하여 분류한 방식이지만, 협상의 스타일이나 전략과 밀접히 관련되어 있기 때문에 협상전략의 유형으로 보아도 무방하다(표 4.5.3).

표 4.5.3 배분적 협상과 통합적 협상의 비교

구분	배분적 협상	통합적 협상
협상상황	상호 목표가 배치됨	공동 목표 달성 가능
협상목표	상대방을 이기고 이익을 더 많이 차지함 (Win-Lose), 고정합 협상 또는 제로섬 게임	파이의 확대를 통해 공동이익을 크게 함 (Win-Win), 변동합 협상 또는 비제로섬 게임
자기주장 방식	자기 입장을 주장	상대방의 이해에 초점
정보의 이용	정보를 숨기고 선택적으로 활용함	정보를 개방적으로 공유함
커뮤니케이션 절차	통제, 유일 대변인, 밀실 간부회의 활용	공개, 복수 발언권의 허용, 하부위원회의 활용
인간관계	낮은 신뢰, 단기적 단계에 그침	높은 신뢰, 장기적 관계를 고려
사례	임금협상-회사이윤의 분배 문제 상거래-판매자와 구매자의 관계	생산성 향상, 시장에서의 지위 개선, 근로자 사기 향상

(1) 배분적 협상

배분적 협상(distributive negotiation)이란 가장 보편적인 협상으로서 고정된 자원의 분배에 대한 협상으로, 핵심 이유는 누가 가장 큰 가치를 차지할 것인가 하는 데 있다. 일부에서는 이런 유형의 협상을 '제로 섬(zero-sum)' 또는 '일정함(constant-sum)' 협상이라고도 한다. 승자와 패자가 극명하게 나누어진다는 면에서 어쩌면 '윈-루즈(Win-Lose)'라는 용어가 더 적절할 수도 있다.

(2) 통합적 협상

통합적 협상(integrative negotiation)이란 당사자가 이해를 조화시킴으로써 더 큰 공동의 이익을 도출해 내려는 협상전략으로 '원칙에 의한 협상'이라고도 한다. 협상에서 당사자의 이득이 반드시 다른 협상 당사자의 손해가 되는 것은 아니며 이득이 될 수 있다는 인식에 기초하고 있다. 통합적 협상에서 수행해야 할 임무는 두 가지이다. 하나는 자신과 상대방 모두를 위해 분배 대상이 되는 가치를 최대화하는 것이고, 다른 하나는 자신의 몫을 극대화하는 것이다. 많은 사람들은 이런 유형의 거래를 '윈-윈(Win-Win)'이라고도 표현한다.

3) 협상을 위한 7대 요소

바람직한 협상을 위한 7대 요소는 다음과 같다.

(1) 이해관심사

이해당사자들은 무엇을 원하는가? 이해관심사(interests), 즉 상대방의 표면적 입장과 함께 상대방이 근본적으로 무엇을 원하는지에 대해 파악하는 것이 필요하다.

(2) 기준

설득력 있는 기준(standard)은 어떤 것인가? 협상의 이해당사자들과 관련이 없는 외부의 평가척도, 원칙, 규칙 등을 확인한다.

(3) 해결방안

어떤 방안들이 원하는 것을 얻기에 적절한가? 서로 합의에 도달할 수 있는 여러 가지 해결방안(options)을 제시한다.

(4) 대안

합의에 실패했을 때 어떤 대안(alternatives)이 최적의 대안이 될 수 있는가? 합의에 실패했을 경우에 선택할 수 있는 다른 대안을 설정하여야 한다.

(5) 의사소통

효과적인 의사소통(communication)을 위한 준비가 되어 있는가? 이해당사자 간 이해를 돕기 위한 의사소통 방안을 모색해야 한다.

(6) 약속/책임

허용 가능한 합의점은 어디까지인가? 이해당사자 간의 신뢰를 위해 해야 할 일 또는 하지 말아야 사항에 대해 구두나 서면으로 약속(commitment)할 필요가 있다.

(7) 상호 관계

좋은 관계(relationship)를 유지할 수 있는가? 원만한 관계에서의 협상일수록 이해당사자 간의 이익을 위한 합의에 도달할 가능성이 높다.

4) 협상의 원칙

협상의 원칙은 다음과 같다.

- 개인의 행동보다는 문제에 초점을 둔다.
- 관계를 형성하고, 지속적인 의사소통을 유지해야 한다.
- 상호 신뢰를 형성한다.
- 주요 관심사를 탐색하고 관련 정보를 수집한다.
- 사실과 객관적인 표준을 사용하여 해결방안을 모색한다.
- 자신의 가치와 동기를 인식하고, 상대방의 관점에서 이해하도록 노력한다.
- 비용 측면의 대안에 대해서는 상호 이익을 고려한다.
- 상대방을 비난하지 않는다.
- 타인과 경쟁하기 보다는 협력을 촉진한다.

5) 협상의 절차

중요한 일을 하기 위해서는 반드시 준비가 필요하다. 협상도 마찬가지다. 협상을 통해 자신이 원하는 것이 무엇인지, 어떤 타협점을 찾고자 하는지 그리고 상대방의 입장은 무엇인지 등을 알고 있는 사람은 자신에게 유리하도록 거래를 성사시킬 확률이 훨씬 높다.

(1) 준비

협상을 위한 정보의 수집과 분석 등 협상 준비를 하지 않은 것에 대한 변명은 있을 수 없다. 협상에서 주도권(initiative)을 잡기 위해서는 사전 준비가 필수적이다. 협상의 성과는 준비한 시간에 비례한다. 협상의 준비과정은 협상이 끝날 때까지 계속되므로 항상 변화에 민감하고 변화를 수용할 수 있는 융통성을 가져야 한다. 협상에 들어가기 전에 협상을 어떻게 진행할지 협상계획을 준비하여 예행연습까지 진행해보면 도움이 된다.

협상준비 단계에서는 우선 협상을 통하여 달성할 목표를 설정하고 목표 간의 우선순위를 결정하여야 한다. 이러한 협상준비과정은 바람직한 협상결과를 도출해내기 위해서 가장 중요한 단계라고 할 수 있다. 이는 아래와 같은 단계를 거친다.

- **협상의 목적 확인:** 서로가 원하는 사항이 무엇인지를 정확하게 이해하는 것이다.
- **구체적 목표 확인:** 목표는 협상전략의 토대이다. 즉, 협상의 기초 요소 중에서 목표설정과 그 달성이 가장 중요하다.
- **최대목표, 최소목표:** 목표는 자신에게 만족스러운 결과를 반영하고, 더 이상 양보할 수 없는 마지노선이 한계점이다. 협상의 목적은 서로의 한계점(musts)과 더 나아가 목표(wants)를 충족시키는 것이다.
- **옵션, 대안, 기준 등:** 협상 중에도 새롭게 입수되는 정보나 아이디어를 지속적으로 탐색하여야 한다.
- **최초의 제안:** 누가 최초의 구체적인 제안을 할 것인가? 자신이 최초의 요구를 먼저 해야 한다면, 최초의 요구를 너무 적게 하여 상대방이 받아들일 수 있는 가격 범위에 들지 않도록 주의하여야 한다.

(2) 분위기 조성/협상기준 설정

분위기는 각각의 협상마다 다르다. 여기서 분위기란 협상자의 행동에 영향을 받고 협상 전개 방식에 영향을 미치는 주된 분위기를 말한다. 목표를 달성하려면 좋은 분위기에서 협상하는 것이 무엇보다 중요하다. 좋은 분위기란 쌍방이 협력하여 상호 만족스러운 해결책을 찾고자 노력하는 것이다.

- **나쁜 분위기의 감정상태:** 불안, 무관심, 방어적 태도, 독단, 적대감, 편견, 의심, 몰인정, 비양심
- **적절한 대응책:** 침착, 역동적 태도, 배려하는 태도, 독창적 태도, 도움의 손길, 열린 마음, 솔직함, 이해심, 윤리

(3) 협상기준 설정 및 정보교환

지금까지 수집한 상대의 정보와 관련하여 자신의 인식과 이해가 정확한 것인지를 확인하여 협상의 기준을 설정한다. 아무리 완벽하게 정보를 수집했다고 하더라도 상황은 언제나 변하기 마련이다. 특히 상대의 욕구, 현재의 상황, 요구사항 등에 대해 잘못된 이해와 해석을 바탕으로 협상을 진행하면 목적을 달성할 수 없을 뿐만 아니라 거래 자체가 무산되어 버리는 경우가 있다. 또 이 단

계에서는 우리 측에서 제시하려는 조건과 제안 내용에 대해서도 상대방의 반응과 허용 범위를 사전에 확인할 수 있다.

따라서 질의응답을 어떻게 하느냐에 따라서 조건 제시를 하기 전에 적절한 계약 조건을 서로 추측할 수 있는 것이다. 그리고 한 가지, 자신에게 불리할 수 있는 정보는 주지 말아야 하며 진실을 말하되, 모든 진실은 말하지 않아야 한다.

(4) 협의와 갈등처리

협의하는 단계에서는 구체적인 제안을 조정하는 것이 목적이다. 양쪽이 모두 만족할 수 있는 방향으로 협상을 이끌기 위해서는 전략적으로 논의 중인 이슈에 관한 상대방의 이익 정보를 적극적으로 경청하고 자신의 이익 정보를 제공한다.

양쪽이 모두 만족할 수 있는 방향으로 설정을 이끌기 위해서는 다음과 같은 노력이 필요하다.

- 사소하며 갈등의 소지가 없는 사안부터 합의하고, 갈등의 소지가 크고 합의가 어려운 것은 나중에 처리하라.
- 대안을 준비하라.
- 인내심을 가져라(인내심 부족은 모든 실수의 근원이다).
- 상대방의 체면을 살려줘라.
- 논쟁(말싸움)보다는 설득하라.
- 감정의 발산은 자제하라.
- 큰 줄기, 즉 협상의 맥을 잡아라.
- 잠시 쉬는 시간을 가지고 생각을 정리하라.
- 질문을 하라.
- 침묵을 사용하라.
- 카운터펀치를 노려라.
- 극약 처방을 사용하라.
- 선제공격을 하라.
- 이중 협상 작전을 조심하라.
- 갈등을 극복하라.

(5) 합의 및 실행

협상의 최종 단계는 합의 단계이다. 앞에서 설명한 세 가지 단계를 완벽하게 실시해 왔다면 남은 작업은 계약뿐이다. 계약서를 준비하기까지는 시간이 필요하다. 또 거래 내용에 따라서는 그 자리에서 구두로 약속하거나 혹은 상품과 대가의 교환으로 계약서 없이 바로 끝나는 경우도 있다. 따라서 합의 단계에서는 서로에게 오해가 없도록 거래 조건을 구두로 확인하고, 이 조건으로 결정한다는 의사를 확실하게 공유하는 것이 중요하다. 협상은 시작도 중간도 끝도 없는 일련의 순환과정이다.

따라서 계약서에 서명하는 행위는 곧 협상의 시작이자 앞으로 다가올 수 있는 관계의 시작을 예고하는 것이다. 다음은 성공적인 합의 및 실행을 위해서 유념해야 할 사항이다.

- 보안을 유지하라.
- 문제를 신속하고 간단하게 해결하라.
- 협상 상대방과의 연결고리를 끊지 말라.
- 실행으로 옮기기 전에 상대의 자문을 구하라.
- 호혜적 관계를 유지하라.
- 개인의 행동보다는 문제에 초점을 둔다.
- 비용 측면의 대안에 대해서는 상호 이익을 고려한다.
- 상대방을 비난하지 않는다.

4 노사관계관리

한국의 의료기관에서의 노조활동은 환자의 안위를 직원의 이익보다 먼저 생각해야 한다는 사회적 인식과 의료인의 전문직 의식 등으로 다른 산업분야에 비해 비교적 늦게 시작되었다. 의료기관은 환자의 생명과 건강을 다룬다는 점에서 의료기관 내 노조활동에서 환자의 생명이나 건강회복에 막대한 영향을 줄 정도의 쟁의행위는 노사 상호 간에 예방되어야 할 필요가 있다. 이러한 점에서 병원 전체 직원의 40% 이상을 차지하고 있는 간호조직의 관리자는 노사관계에 대한 올바른 지식을 가지고 긍정적이고 발전적인 노사관계를 유지해 가도록 관리해야 할 것이다.

1) 노사관계관리의 정의

노사관계란 노동을 제공하고 임금을 받는 자와 노동력을 구입하고 임금을 지불하는 자 사이에 이루어지는 관계를 말한다. 이러한 관계는 상품과 화폐를 주고 받는 물품거래에서의 간단한 채무관계와는 달리 여러 가지 복합적인 성격을 가지고 있다. 노동력이란 상품을 제공하는 근로자는 경영자와의 근로계약을 체결하는 데 불리한 위치에 있는 경우가 많으므로 단체를 형성하여 경영자와 근로계약을 체결하게 된다. 이러한 과정에서 경제적 목적을 달성한다는 측면에서는 근로자가 경영자와 협력하는 관계를 갖지만 성과배분에서는 필연적으로 대립관계를 가지게 된다. 노사관계관리(labor relationship management)란 노사의 대립적 관계를 조정하거나 완화시키기 위하여 행해지는 일련의 계획적이고 조직적인 시책을 말한다(정기선, 2003).

2) 노사관계의 특성

노사관계에서는 사용자, 근로자, 노동조합 간에 다음과 같은 복합적인 이해관계가 공존한다.

- **협조관계와 대립관계의 공존:** 조직의 목적달성과 생산을 위해서 협조관계를 유지하나 임금분배와 노동조건에서는 상반된 이해관계로 노사 간의 충돌이 야기된다.
- **경제관계와 사회관계의 공존:** 근로자와 사용자 모두 경제적인 목적을 달성한다는 공동의 목표를 가지고 있지만 각각 소속된 사회적 집단과 계층에 따라 사회적 관계 양상에 차이가 있다.
- **종속관계와 대등관계의 공존:** 근로자는 경영자의 지휘와 명령을 따르는 종속관계를 유지하나 노동조합과 경영자의 관계는 대등한 관계를 가진다.

3) 노동조합의 유형 및 형태

노동조합은 직능별 조합에서 출발하여 산업별 조합으로 성장해왔으며, 일반적으로 조합을 조직할 때 그 조합에 가입하는 공통적 요소가 무엇인가에 따라 직업별 · 산업별 · 기업별 · 일반노동조합으로 구분할 수 있다.

(1) 직업별 조합

직업별 조합(craft union)은 동일 직업에 종사하는 근로자가 조직하는 조합으로, 서로 같은 직업을 가진 근로자가 지위 향상을 위해서 조직한다. 즉, 근로자의 동직의식을 바탕으로 발전되기 시작한 조합으로서, 노동조합의 형태 중 가장 오래되었다. 예를 들어 기계공, 방직공 등과 같이 동일 직종을 지닌 근로자가 기업을 초월하여 횡적으로 결합한 형태의 노동조합이다. 이는 노동조합의 초기적인 형태로서 숙련된 근로자가 노동시장을 배타적으로 독점하기 위하여 설립한 폐쇄적인 노동조합이다. 주로 숙련기술자들이 그들의 경제적 이익을 확보하기 위해 결성한 횡적 조직체로 인쇄공조합, 선방공조합, 목공노조 등이 있다.

(2) 산업별 조합

산업별 조합(industrial union)은 근로자가 직종, 직능, 기업 등을 떠나서 동일한 산업계열의 노동조합에 가입하여 조합 활동을 전개하는 형태로, 동일 산업 내의 모든 근로자로 구성되는 조합 형태이다. 기업이 대규모화되고 자본이 집중화됨에 따라 과거의 직종별 조합으로는 근로자의 권익 확보라는 조합의 역할을 다할 수 없게 되어 시작되었다. 산업별 노동조합은 현대 노동조합의 대표적인 조직유형이며, 운수 · 섬유 · 철강사업 노동조합 등이 이에 속한다. 이것은 전국 단위로 같은 산업계열에 종사하는 전체 근로자를 조직화하고 연합하여, 경영자에게 막강한 교섭력과 영향력을 행사할 수 있으나, 조합 내의 의사조정과 이해관계 조정이 어렵다는 단점이 있다.

(3) 기업별 조합

기업별 조합(company union, union by enterprise)은 직능이나 직종, 직위의 차이에 관계없이 한 기업에 고용된 근로자는 모두 자신이 몸담고 있는 기업의 노동조합에 가입하는 조직형태로, '기업 내 조합'이라고도 한다. 이는 종업원 전원이 가입하며, 기업의 실정에 맞는 노조활동을 행할 수 있다. 따라서 기업별 노조는 동일한 사업체의 구성원간에 결합되어 연대의식이 강하며, 경영자를 대상으로 하는 단체교섭이나 노사협력 활동에서 기업의 특성에 맞추어 효율적으로 조합 기능을 발휘할 수 있는 장점이 있다. 반면에 경영자의 영향력이 강해지기 쉽고 기업에의 충성의식이 조합 활동을 제약하여 오용될 가능성이 크다. 또한 기업별 노조 간에는 공통된 단체교섭의 기준이 없기 때문에 근로조건 등의 차이가 생겨 노사분쟁의 요인이 될 수 있다.

(4) 일반노동조합

일반노동조합(general trade union)이란 직업이나 직종, 산업에 관계없이 기업 내의 모든 근로자로 조직되는 단일 노동조합이다. 이러한 조합 형태는 특히 동일 지역 내의 중심 기업을 중심으로 결성되는 경우가 많은데, 그 이유는 단일공장 내의 근로자만으로는 수적으로 조합 결성이 어렵고, 소정의 조합 자격을 갖추기가 어려우므로 특정 지역을 중심으로 각종 공장의 근로자가 모여 결성되기 때문이다. 일반노동조합은 주로 고용의 안정과 근로조건의 최저한도 설정에 관심을 두고 있으며, 조합원의 이질성으로 인해 응집력이 낮아 단체교섭 기능이 약하다는 평가를 받고 있다.

4) 노동조합 가입방법

노동조합에 가입하는 방법(shop 제도)은 다음과 같은 방법으로 나누어 볼 수 있다.

(1) 클로즈드숍Closed shop

클로즈드숍제는 고용주가 조합원 중에서만 종업원을 채용하는 제도이다. 이는 기업 내의 노무자 전원이 강제 가입된다. 즉, 회사와 노동조합의 단체협약으로서 채용 · 해고는 노조에 통제되는 반면, 노조에 가입한 조합원 이외에는 채용하지 않는다. 이는 노동조합의 권리와 단결을 지키는 데 중요하다.

(2) 오픈숍 Open shop

오픈숍제는 고용주가 조합원뿐만 아니라 비조합원 중에서도 자유롭게 종업원을 채용할 수 있는 제도로서 고용관계에 있어 조합원이거나 조합원 외의 사람도 고용할 수 있다. 이는 고용주에 의한 조합 약화의 수단으로 이용된다. 우리나라의 노동조합법은 고용에 있어 특정 노조원이 될 것을 조건으로 하는 행위를 부당 노동행위로 규정하고 있어 오픈숍을 적용하고 있다.

(3) 유니온숍 Union shop

유니온숍제는 클로즈드숍제와 오픈숍제의 중간 형태로, 고용주는 조합원이 아니어도 종업원을 자유롭게 채용할 수 있으나, 채용 후 일정기간(30일) 내에 반드시 노동조합에 가입해야만 하는 제도이다. 조합이 제명처분하거나 조합가입을 거부하면 해고된다.

(4) 에이전시숍 Agency shop

에이전시숍제는 종업원들 중에서 조합 가입의 의사가 없는 자에게는 조합 가입이 강제되지 않지만, 조합에 가입하는 대신 조합비를 납입하여야 하는 제도이다.

(5) 프레퍼런셜숍 Preferential shop

프레퍼런셜숍제는 채용에 있어 노동조합원에게 우선순위를 부여하거나, 단체협약 혜택을 부여하지 않는 차등적 제도를 의미한다.

(6) 메인티넌스숍 Maintenance shop

메인티넌스숍제는 조합원이 되면 일정기간 동안 조합원으로서의 자격을 유지해야 하는 제도이다.

5) 원만한 노사관계를 위한 전략

간호관리자는 노동조합뿐만 아니라 평상시에도 합리적인 노사정책을 꾸준하게 펴나가야 한다. 노사관계를 원활히 유지하는 데 필요한 간호관리자의 전략은 구체적으로 다음과 같다(윤대혁, 2014).

- 간호구성원은 노사문제에 대한 충분한 지식을 습득하고 문제를 정확히 분석한다.
- 간호구성원에 대한 의무와 책임을 중시하면서 권리와 권한을 확립시킬 수 있는 제도적 장치를 마련한다.
- 노사갈등에 대한 원칙으로서 노사당사자가 서로 관계의 적정화를 위하여 자주적으로 해결하도록 노력해야 한다.

- 노사관계를 조정할 경우에는 간호사를 포함한 관계당사자는 노동위원회, 기타 기관은 사건을 신속히 처리하도록 해야 한다.
- 하나의 생활공동체 안에 있는 사람 간의 인간관계와 같은 것으로 간호사를 포함한 노사당사자는 상호 이해와 신뢰, 상호간 양보, 관용의 정신을 가질 필요가 있다.
- 고충처리제도를 잘 활용하여 평소에 생길 수 있는 갈등을 미리 예방하여 없애는 것이 필요하다.
- 관리자와 구성원의 가치, 희망사항을 분석하여 해결 가능한 것부터 개선해 나간다.
- 현실성이 없고 모순된 기관의 규정이나 제도는 과감히 시정하여 근로자를 보호하려는 기관의 의지를 보인다.
- 관리자와 구성원 간의 대화를 통해 의견을 교환하고 상호 이해 증진을 위해 노력한다.
- 여러 가지 노력에도 물리적인 분쟁행동이 발생하면 환자 생명의 안전을 위하여 적합한 대응책을 수립한다.

참고문헌

권인각 외(2019). 신규간호사 실무적용지원 교육현황 및 신규간호사의 역할이행 경험. 병원간호사회, 2018년도 연구보고서.

박영배(2018). 인적자원관리 제2판. 도서출판 청람.

박홍배, 채규옥(2013). 인사관리론. 도서출판 두남.

병원행정 NCS 연구회, 권순창(2015). NCS기반 병원인사관리. 장솔출판사.

안상윤(2014). New 병원조직 인사관리. 보문각.

안상윤, 정병음(2008). 전략적 병원인사관리. 보문각.

오종석, 김종관(2006). 인적 자원관리. 삼영사.

유병홍(2017). 노사관계 현장이슈 보건의로산업 노사관계. 월간노동리뷰 1월호.

윤대혁(2014). 노사관계론. 피앤씨미디어.

윤윤규(2008). 비자발적 이직자의 일자리 이행경로에 관한 연구. 한국노동연구원, 한국노동연구원 연구정책세미나.

정경은(2019). 보건의료산업의 노사관계 평가와 전망. 월간노동리뷰 1월호.

정기선(2003). 현대병원 시스템 관리론. 정우서적.

정종진 외(2018). 21세기 인적자원관리. 집현재.

통계청, 금융감독원(2013). 가계금융복지조사 결과.

Kwak, C., Chung, B. Y., Xu, Y., & Cho, E. (2010). Relationship of job satisfaction with perceived organizational support and quality of care among South Korean nurses: A questionnaire survey. *International Journal of Nursing Studies, 47*(10), 1292~1298.

Kaplan, R. S., & Norton, D. P. (1992). The balanced scorecard–measures that drive performance. *Havard Business Review, 70*(1), 71~79.

Kaplan, R. S., & Norton, D. P. (2001). *Transforming the balanced scorecard from performance measurement to strategic management: Part II.* Accounting Horizons.

Thomas, L. S. (2000). *Fundamentals of decision making and priority theory with the analytic hierarchy process.* Vol. VI of the AHP Series.

Vuorinen, R., Tarkka, M., & Meretoja, R. (2000). Peer evaluation in nurses' professional development: A pilot study to investigate the issues. *Journal of Clinical Nursing, 9*(2), 273~281.

Yavas, U., & Romanova, N. (2005). Assessing performance of multi–hospital organizations: A measurement approach. *International Journal of Healthcare Quality Assurance, 8*(3), 193~203.

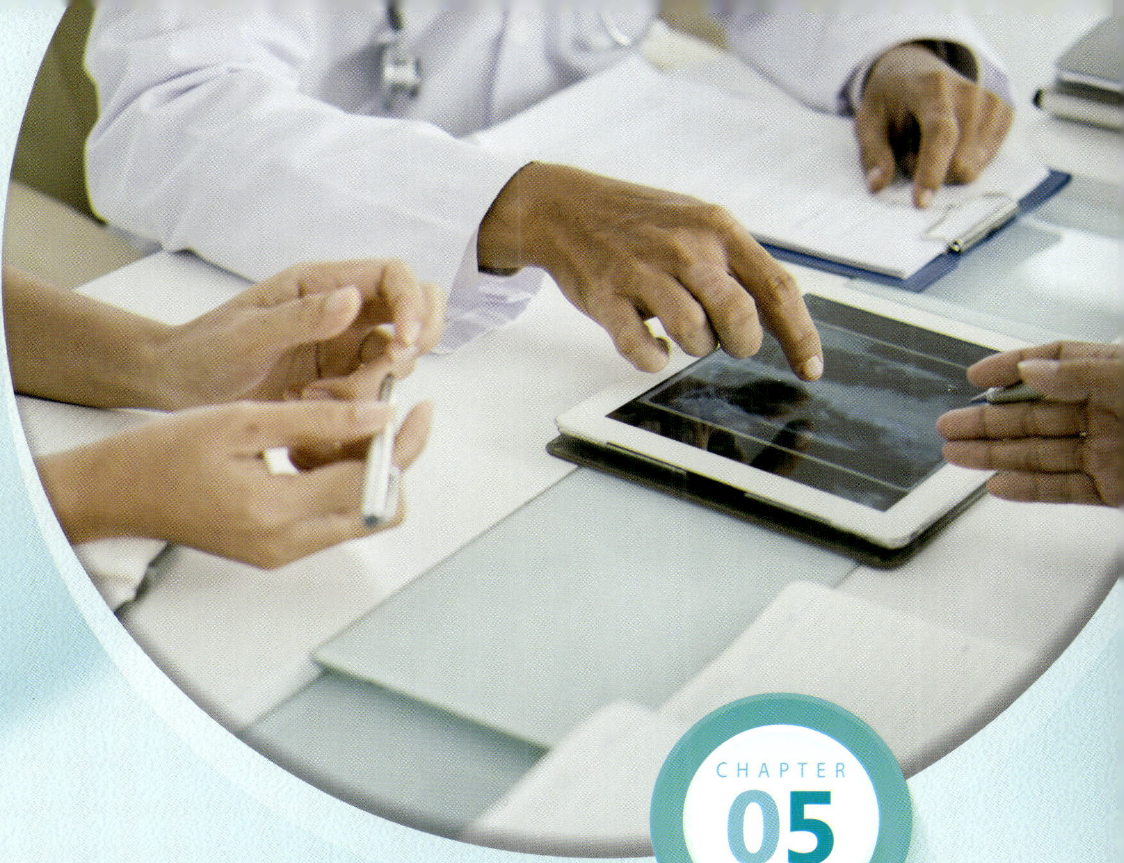

CHAPTER 05

지휘

개요

지휘(directing)는 조직의 목표를 달성하기 위해 조직구성원에게 영향을 미치는 단계로 업무를 지시하고 감독하며 조정하는 과정으로 조직의 리더가 조직구성원들을 지휘하는 전반적인 관리활동을 함으로써 조직구성원들로 하여금 자신이 맡은 임무를 장 · 단기적으로 효과적이고 효율적으로 수행하여 조직의 목표에 기여하도록 동기를 부여하고 지도(guide)하는 모든 활동을 의미한다.

본 장에서는 지휘과정에서 필요한 리더십, 동기부여와 임파워먼트를 다루고자 한다.

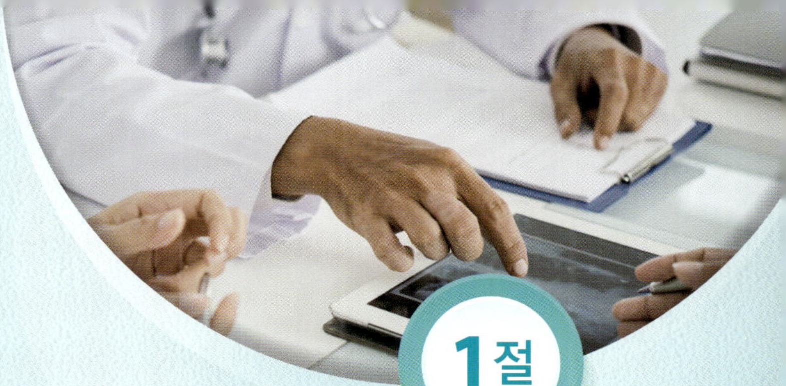

1절

리더십

학습목표

1. 리더십의 개념을 정의한다.
2. 관리자와 리더를 구별하여 설명한다.
3. 특성이론, 행동이론, 상황이론을 비교하여 설명한다.
4. 상황이론 중 피들러의 상황적합이론, 하우스의 경로-목표이론, 허쉬 & 블랜차드의 상황적 리더십이론을 비교하여 설명한다.
5. 변혁적 리더십과 거래적 리더십을 비교하여 설명한다.
6. 간호현장에서 리더십이론들을 적용한다.
7. 집단에서의 리더의 일반적 역할에 따른 집단성과에 미치는 영향을 설명한다.
8. 권력의 개념을 정의한다.
9. 권력의 원천, 권력과 리더십의 관계, 권력과 권한의 차이점을 비교하여 설명한다.

주요용어

- 권력(power): 상대방(개인 또는 집단)의 의지와는 상관없이 자신의 의지와 뜻을 상대방에게 관철시킬 수 있는 잠재적 · 실재적 힘 또는 능력
- 리더십(leadership): 리더가 구성원과의 상호작용에서 주도적인 영향력을 행사하여 리더를 따르게 하고 능력을 발휘하게 하여 직무 성과가 향상되도록 변화시키는 과정
- 집단응집력(group cohesiveness): 단결된 분위기 또는 구성원들이 서로에게 끌리어 그 집단목표를 공유하는 정도

지휘(directing)란 조직의 목표를 달성하기 위해 조직구성원에게 영향을 미치는 단계로 업무를 지시하고 감독하며 조정하는 과정이다. 목표를 수립하고 이를 달성하기 위하여 기획(planning)하고, 조직(organizing)한 후에는 조직의 리더가 조직구성원들을 지휘하는 관리활동을 해야 한다.

이러한 맥락에서 지휘란 조직구성원들로 하여금 자신이 맡은 임무를 장 · 단기적으로 효과적이고 효율적으로 수행하여 조직의 목표에 기여하도록 동기를 부여하고 인도 혹은 지도(guide)하는 모든 활동을 말한다. 다시 말해, 조직의 목표를 달성하기 위하여 관리자가 구성원에게 명령하고, 지시하거나 동기를 부여하는 일련의 과정(process)으로 정의할 수 있으므로 지휘 기능의 수행은 관리자의 리더십 유형에 따라 다양하게 나타난다.

간호조직에서도 지휘가 잘 이루어지지 않으면, 우수한 간호인력을 확보하여 배치하여도 간호조직의 목표달성이 불가능해진다. 또한 간호조직의 활동 전반에 대한 성과와 목표를 보다 효율적으로 성취하기 위한 통제활동도 직접적으로는 지휘의 과정에서 일차적으로 이루어진다고 볼 수 있어 지휘과정은 매우 중요한 역할을 요구한다. 따라서 간호 조직을 지휘하기 위해서 관리자는 리더십을 갖추고 팀 또는 집단을 고려하면서 동시에 조직구성원들에게 동기를 부여하여야 하며, 조직 전체의 의사소통이 원활하게 이루어질 수 있도록 노력해야 한다.

관리과정에서의 지휘는 인간적 요소가 가장 중요시되기 때문에, 관리자와 조직구성원 상호 간의 인간관계가 전제되어야 하며, 이러한 전제는 관리자와 구성원의 진정한 협력을 얻기 위해서 관리자 측에서 다음과 같은 여건을 마련해야 한다.

- 첫째, 관리자의 기획 내용을 충분히 조직구성원에게 주지시킬 수 있고, 또한 조직구성원 의사를 관리자에게 충분히 반영시킬 수 있는 의사소통이 필요하다.
- 둘째, 관리자가 조직의 구성원들에게 영향력을 발휘하여, 조직의 목적달성에 공헌할 수 있는 잠재적 능력을 현실화할 수 있는 수단으로서 리더십이 중요하다.
- 셋째, 조직구성원으로 하여금 직무에 대한 만족감(satisfaction), 집단에 대한 일체감(identification), 몰입도(commitment), 충성심(loyalty) 및 응집력(cohesiveness) 또는 단결력을 가질 수 있도록 하는 사기(morale)와 태도(attitude), 즉 동기부여(motivation)가 필요하다.
- 넷째, 이러한 목적을 달성하기 위해서는 관리자에 대한 교육과 훈련이 이루어져야 한다.

I 리더십

1 리더의 개념

리더십에 대한 하나의 '올바른' 정의는 없다. 그러나 중요한 것은 효과적 리더십에 대한 이해를 증진하는 데 얼마나 유용한가 하는 점이다. 오늘날 간호조직은 급변하는 보건의료 환경 속에서 대상자 간호뿐만 아니라 의료조직에서의 역할이 보다 확대 및 강화되고 있다. 이러한 시점에서 간호조직의 공통목표를 달성하기 위한 리더의 역할은 매우 중요하며, 리더십이란 리더가 일정한 상황에서 목표달성을 하기 위해 개인이나 집단의 행동에 영향력을 행사하는 과정을 뜻한다. 따라서 간호관리자의 리더십이 적절하게 발휘될 때, 병원 내에서의 원활한 조정이 이루어지며, 간호조직의 성과가 향상될 수 있다.

지도자(leader)란 용어는 1300년대부터 사용되었으나, 학문적으로 정교한 용어 정의의 과정을 거치지 않은 채, 사회과학 분야의 전문용어로 사용되어 왔다. 그 결과, 의미가 애매하고 부가적인 함축된 뜻을 내포하고 있기도 하다(잔다Janda, 1960). 많은 분야의 전문가 혹은 연구자는 통상적으로 자신들의 개인적인 관점이나 가장 관심 있는 측면에 따라서 리더십을 정의한다. 스토그딜Stogdill(1974)은 광범위한 리더십 연구들을 검토한 후, "리더십 개념을 정의하고자 시도했던 사람들만큼 많은 정의가 있다."라고 결론을 내렸다. 이처럼 리더십에 대한 정의가 많은 이유는 리더십 상황이 매우 다양하고, 학자나 경영자들이 각각의 입장에서 이해하기 때문이다. 학자들에 의한 몇 가지 대표적인 리더십 정의는 다음과 같다.

- 목적설정과 목적달성을 위한 노력을 함에 있어서 집단의 행동에 영향을 미치는 과정이다(스토그딜, 1974).
- 주어진 상황 하에서 목표달성을 위해 개인 또는 집단이 노력하도록 모든 활동에 영향을 주는 과정이다(허쉬와 블렌차드Hersey & Blanchard, 1982).
- 개인이 타인에게 영향을 미치고 동기를 부여하며 타인이 조직의 효과성과 성공을 위해 공헌할 수 있도록 하는 능력이다(하우스 외House, et al, 1999).
- 상황이나 조직구성원들의 인식과 기대를 구조화 또는 재구조화하기 위해서 구성원들 간에 교류하는 과정으로, 따라서 리더란 변화의 주도자이다(바스Bass, 1990).

이러한 여러 가지 개념들을 토대로 정리를 하면 리더십이란 "리더가 조직구성원과의 상호작용과정에서 주도적인 영향력을 행사하여 리더를 따르게 하고, 현재 능력을 충분히 발휘하게 하며, 자율성 및 잠재능력의 개발을 통해 직무성과가 향상되도록 변화시키는 활동"으로 정의할 수 있다(박유진, 2008).

II 리더와 관리자

리더십에 대한 정의가 변화나 혁신에 초점이 맞춰지기 시작하면서 리더와 관리자의 차이가 커다란 관심을 끌기 시작하였다. 지금까지의 리더와 관리자는 다음의 세 가지 관점으로 그 차이를 정리할 수 있다.

첫째, 리더십이란 관리자가 수행하는 여러 가지 역할 중 하나라는 관리자 중심의 관점,

둘째, 관리자는 변화를 거역하고 현실에 안주하려는 부정적 성향을 가진 인물이고, 리더는 개혁을 주도하는 인물이라는 리더 우위, 즉 리더 중심의 관점(베니스Bennis, 1989),

셋째, 리더가 중요하지만 관리자의 역할도 역시 중요하다는, 관리자와 리더가 같은 무게라는 양자등위론이다.

다음 표 5.1.1은 주로 조직과 구성원들의 변화에 초점을 두고 있는 베니스(1989)의 리더 우위, 즉 리더 중심 관점에서의 리더와 관리자의 차이점에 대해 제시한 것이다.

관리와 리더십을 별개의 역할, 과정 혹은 관계로 정의하는 일은 불분명할 수 있다. 대부분의 학자들은 현대조직에서 관리자로서 성공하기 위해서는 반드시 리더십이 있어야 한다는 점에 동의하고 있다. 이는 간호학에서도 예외는 아니며, 오늘날 간호조직에서도 리더십의 중요성은 더욱 중요하게 부각되고 있다.

표 5.1.1 베니스의 리더와 관리자의 차이

리더	관리자
혁신주도	책임수행
창조	모방
개발	유지
인간에 초점	시스템과 구조에 초점
신뢰에 기초	통제 위주
장기적	단기적
무엇을, 왜에 관심	언제, 어떻게에 관심
수평적 관점	수직적 관점
현 상태에 도전	현 상태 수용
독자적 인간	전통적인 충복
옳은 일을 함(Do right thing)	일을 옳게 함(Do things right)

III 리더십이론

리더십은 오래전부터 인류의 역사와 함께 발전해 왔다. 리더십에 대한 체계적이고 과학적인 접근이 이루어진 것은 20세기 이후라 할 수 있다. 리더십 연구의 초기 이론들은 대부분 리더의 유효성을 발생시키는 제요인, 즉 효과적인 리더를 나타내는 리더의 자질, 행동 및 상황들을 인식하는 데 초점을 맞추어 왔다. 이러한 전통적 리더십이론에 대한 가장 일반적인 접근법은 특성론, 행동론, 상황론적 접근방법이다. 전통적 리더십이론들은 여러 상황들을 고려한 후 주어진 목표달성을 위해 리더가 부하에게 어떻게 영향력을 행사하는 것이 효과적인가에 초점을 맞추어 왔다. 그런데 성공을 이끈 리더들은 구성원들을 어떻게 고무시키고 변화시켰는가에 대한 관심이 고조되면서, 그러한 리더십을 설명해 줄 수 있는 이론이 필요하게 되었고, 이것은 새로운 리더십 출현의 계기가 되었다.

이러한 새로운 형태의 리더십이론들은 전통적 연구에서는 리더십 유효성에 대한 판단 기준으로 다루어지지 못했던 임파워먼트, 자아개념, 혁신행동, 자발적 행동 등의 변수를 분석하고 있다. 그 이후 새롭게 전개된 현대적 이론은 1970년대부터 주목받은 변혁적 리더십, 1980년대 미국을 중심으로 개발된 셀프 리더십 등 다양한 이론들이 제시되고 있다. 다음 표 5.1.2는 발달과정에 따른 리더십이론을 비교 요약하였다.

1 전통적 이론

리더십의 전통적 이론에는 특성이론, 행동이론 및 상황이론이 있는데 이것은 리더십에 대한 연구의 관심이 리더의 특성에서 행동으로 그리고 상황으로 옮겨감에 따라 붙어진 이름이다. 역사적으로 리더십 연구는 끊임없는 작용과 반작용의 과정으로 해석될 수 있다.

이는 특성이론의 한계를 행동이론으로 극복하고, 또 행동이론의 한계를 상황이론으로 극복하려 했던 것으로 반증될 수 있다. 초기의 특성이론이 가졌던 경직성을 극복하는 과정에서 행동이론이 제시되었던 것을 예로 들 수 있다. 특성이란 후천적으로 육성될 수 있는 가능성이 상대적으로 적으므로 이에 근거해서 리더를 육성하는 것 자체가 매우 힘든 일이었다. 그러나 행동은 훈련을 통해서 얼마든지 배양해 낼 수가 있다고 본 것이다. 물론, 리더가 특정 행동을 습득하는 것으로 리더로서의 조건을 모두 갖추었다고 말할 수는 없을 것이다. 행동이론에 대한 1950~1960년대의 지속적인 연구결과들은 이미 보편적 사상에 입각한 행동이론의 한계와 상황이론의 출현에 대한 필연성을 예견해 주고 있다. 이처럼 특성이론, 행동이론, 상황이론들은 그 발전과정에서 서로 긴밀한 관계를 맺고 있다.

표 5.1.2 발달과정에 따른 리더십 이론 비교

구분	전통적 이론			새로운 리더십
	특성이론	행동이론	상황이론	
시대	1930~1950년대	1950~1960년대	1970~1980년대	1980년대 이후
강조점	리더에 초점을 맞춘 이론으로서 성공적인 리더와 성공적이지 못한 리더를 구분하는 특성(traits)이나 성격(characteristics)이 무엇인지를 규명하는 데 중점을 둔 이론	리더와 추종자의 관계에 초점을 맞춘 이론으로서 리더가 추종자에게 바람직한 영향을 미치거나, 집단이나 조직의 유효성을 높이는 리더의 행동유형이 무엇인지를 규명하는 데 중점을 둠. 즉, 성공적인 리더는 특별한 리더십 행동 유형(particular behavior style of leader-ship)에 의하여 비성공적인 리더와 구별된다는 이론	리더와 추종자의 상호작용에 영향을 미치는 환경적 요인을 규명하거나 리더가 지닌 특성이나 리더의 행동의 유효성이 상황적 요인에 따라 어떻게 다른가를 규명하려는 데 중점을 둠. 리더의 효과는 리더 행동 유형, 부하 그리고 리더십을 둘러싸고 있는 환경적 상황에 의하여 결정된다는 관점의 이론	1980년대 이후 조직을 둘러싸고 있는 외적 환경이 급변하면서 기존의 안정적 환경을 전제로 한 전통적 리더십이론들이 그 타당성을 잃기 시작하면서 대두된 이론. 즉, 인본주의 철학에 입각하여 구성원의 신념, 욕구, 가치 등을 변화시켜 급변하는 조직 환경에 능동적으로 대처하고 개척할 수 있는 구성원의 자율 능력 향상, 리더의 변화주도능력을 강조, 또한 리더의 윤리적 품성 및 봉사를 중시하는 흐름의 이론
대표 이론	• 특성이론(스토그딜)	• 리더십 행동이론(아이오와대학교) • 배려-구조 주도적 리더십 행동이론(오하이오주립대학) • 관리격자이론(블레이크와 머튼)	• 상황적합이론(피들러) • 경로-목표이론(하우스) • 상황적 리더십이론(허쉬 & 블랜차드)	• 거래적 리더십 • 변혁적 리더십 • 셀프 리더십 • 서번트 리더십

1) 특성이론

특성이론(trait theories)은 우수한 리더들은 그들만이 갖는 공통적 특성이 있으며, 이러한 특성을 지닌 사람들이 리더가 되면 그들의 부하들은 리더의 영향력을 잘 수용한다는 사고에서 출발한다. 이러한 사고는 리더의 어떠한 특성이 리더십을 유효하게 하는지, 효과적인 리더와 일반 사람을 구별하는 특성은 무엇인지를 분석하는 것이다. 특성이론의 초기 연구는 영웅 혹은 위인으로 불리는 사람들의 특성에 초점을 맞추고 있다.

특성이론은 효과적인 리더를 구분하는데 있어서 리더라고 인정되는 사람들이 보여주거나 소유하고 있는 외모적인 특징, 행동, 태도, 습관, 지적 특징 등 개인적인 특성에서 찾고, 유능한 리더가 갖고 있는 공통적 특성을 명확히 하고 있다.

(1) 리더의 특성

초기의 특성이론에서는 리더의 특성으로서 신장, 외모 등이 다른 사람과 구별되는 특성으로 보았으며, 다음으로는 자존심, 지배성, 정서적 안정성, 성격, 일반지능, 언어 유창성, 창의성 등이 다른 사람보다 뛰어나야 한다고 보았다.

초기의 특성이론은 리더와 리더가 아닌 사람을 비교하거나 새로운 집단에서 출현하는 리더의 속성을 검토하는 연구가 주를 이루는데, 대표적인 학자가 스토그딜이다. 표 5.1.3은 스토그딜의 연구를 통해 확인된 리더의 특성이다.

표 5.1.3 스토그딜(1948, 1974)의 리더의 특성

연구년도	리더의 특성
1904~1948	지적 능력, 민감성 ,통찰력, 책임감, 진취성, 지속성, 자신감, 사교성
1949~1970	성취욕, 지속성, 통찰력, 진취성, 자신감, 책임감, 협동성, 참을성, 영향력, 사교성

특성이론은 리더십의 유효성을 규정짓는 요인을 리더의 개인적 특성에서 찾고, 유능한 리더가 갖고 있는 공통적 특성을 명확하게 하고 있다. 그렇기 때문에 이 이론은 리더의 능력이나 특성은 무엇이며, 누구를 리더로 할지, 현재의 리더가 리더로서 자격이 있는지, 리더로 지각되기를 원하는 경우 소유하거나 개발하고 싶은 리더십 특성은 무엇인지를 알려주고 있다는 점에서 의의가 있다.

(2) 특성이론의 한계점

특성이론은 다음과 같은 몇 가지 한계점을 지니고 있다.

- 리더와 리더가 아닌 사람을 구분하는 리더 특성들의 상당수가 유전적 요소를 지니고 있어서 리더는 만들어지는 것이 아니라 타고난다는 점을 들 수 있다. 타고난다는 것은 결국 후천적으로 육성할 수 없다는 것이기 때문에 필요한 리더를 확보하는 데 커다란 문제가 될 수 있다.
- 사람을 리더의 자격을 타고난 사람과 추종자의 위치에 머물러야 하는 사람으로 이분한다는 것은 윤리적 측면에서도 바람직하지 않다.
- 리더십이 추종자에게 영향력을 미치는 과정이라 한다면 왜 이러한 특성들이 리더십 유효성에 영향을 미치는지에 대한 명확한 이유를 제시하지 못하고 있다. 많은 리더십 특성 연구들은 리더 특성과 리더십 유효성 간의 상관관계만을 제시하고 있을 뿐 리더십 유효성으로 이어지는 과정을 제시하지 못하고 있다.

- 리더십은 리더와 조직구성원 간의 상호작용 과정에서 발휘될 수밖에 없는데 특성이론은 리더의 단독적 특성만을 강조하고 있다.
- 무엇보다도 모든 상황에서 이러한 특성을 가진 사람들이 항상 리더가 된다는 보편론적 주장은 받아들이기 힘들다.

이러한 비판에도 불구하고 특성이론은 최근 다시 중요시되고 있다. 그 이유는 리더의 특성들이 주변 사람들의 리더 인식이나 지각에 영향을 미칠 수 있다는 인식론적 차원의 새로운 해석이 대두되었고, 또한 최근 카리스마적 리더십 이론이 유행하면서 카리스마와 관련되는 리더의 특성에 관심이 쏠리기 시작한 때문이기도 하다.

2) 행동이론

1940년대 이후 유행한 행동주의 심리학은 리더십에도 영향을 미쳐 관찰 가능한 리더십 행동을 측정하는 연구들이 많이 이루어졌다. 특히 특성이론이 뛰어난 리더의 선발을 중시함으로써, 조직에 필요한 리더 인력을 충원하는 데 한계에 직면하게 되면서 대두된 이론이다. 행동이론(behavioral theories)은 리더의 행동분석을 통하여 리더를 효과적으로 만드는 리더의 행동 스타일 또는 행동 패턴을 밝히려는 노력을 하였으며, 구성원들에게 그러한 행동을 훈련시켜 리더로 양성하는 방법을 연구하기 시작하였다. 이러한 연구동향의 전환과 리더의 필요성에 의해 등장하게 된 리더십이론이 행동이론이다. 따라서 리더십 행동이론은 '효과적인 리더는 타고나는 것이 아니라 만들어진다'라는 전제에서 출발한다.

행동이론의 연구들은 관찰 가능한 리더십 행동을 유형화하고, 이러한 리더십 유형이 리더십 유효성과 어떠한 관계를 갖는가를 규명하는 데 초점을 맞추고 있다. 그리고 상황적 요소를 고려하지 않고 어느 조직에나 유효한 보편적 리더십을 추구하고 있다.

기본적으로 두 가지 종류의 행동으로 이루어져 있는데, 이 두 가지 리더십 유형은 과업지향적 행동과 관계지향적 행동이다. 과업지향적 행동은 조직구성원의 과업목표 달성을 도와주는 리더십 행동이며, 관계지향적 행동은 구성원 간의 호의적인 인간관계를 가지고 잘 지내도록 도와주며 일터에서 만족을 느끼도록 도와주는 리더십 행동이다. 리더십 행동이론의 주요 목적은 리더가 어떻게 하면 이 두 가지 유형의 행동을 조합하여 추종자의 과업목표 달성을 위한 노력에 영향을 미치는가를 설명하는 데 있다.

(1) 아이오와대학교의 리더십 행동이론

아이오와대학교의 레빈과 리핏**Lewin & Lippitt**(1939) 등은 지능과 사회배경이 같은 10세의 소년들로 구성된 한 그룹을 대상으로 리더십 스타일의 변화에 따라 소년들이 어떠한 행동을 보이는가를 실험 연구하였다. 이 실험에서 사용된 리더십 스타일은 그림 5.1.1과 같이 권위형(authoritarian style), 민주형(democratic style), 자유방임형(laissez-faire style)이었다.

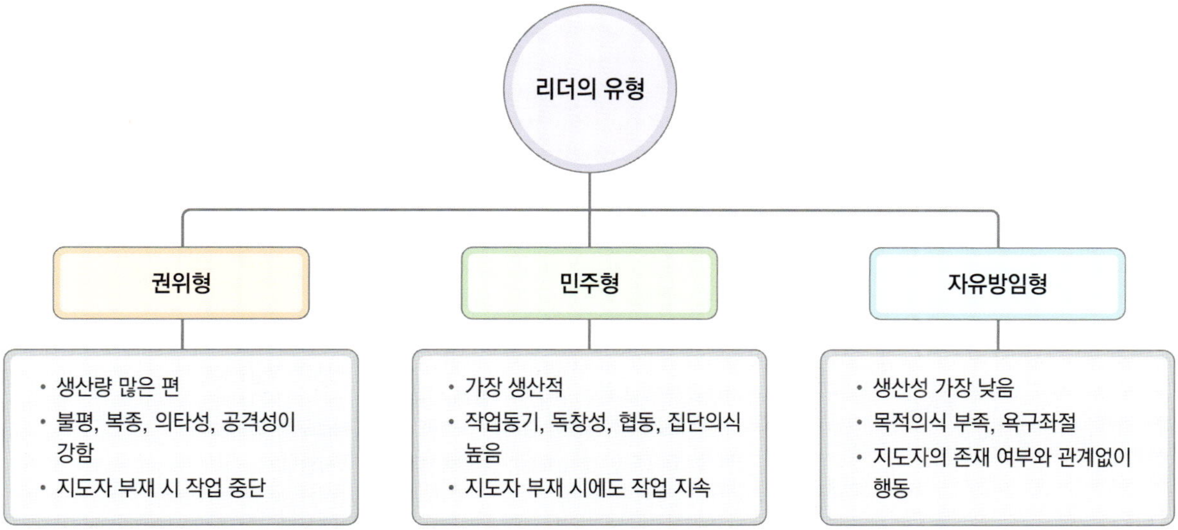

그림 5.1.1 아이오와대학교의 리더십의 리더 유형

① 아이오와대학교의 리더십 스타일

- 권위형 리더십은 명령적이고 추종자의 참여를 허용하지 않으며, 칭찬이나 비판을 개인적으로 행하고, 중립적인 태도를 취하는 스타일이다.
- 민주형 리더십은 집단의 토의나 결정을 권장하고, 칭찬이나 비판 시에는 객관적 입장을 취하며, 추종자가 그 집단의 일원이라는 점을 강조하는 스타일이다.
- 자유방임형 리더십은 집단에게 완전한 자유를 주고 사실상 리더십의 행사가 없는 스타일이다.

(2) 오하이오주립대학의 배려-구조주도적 리더십 행동이론

오하이오주립대학의 경영연구소는 스토그딜(1948)의 연구에 기초하여 효과적인 리더십 유형을 결정하기 위한 연구를 시작하였다. 그들은 '리더들이 집단이나 조직을 지도할 때 어떻게 행동하는가'를 분석하기 위해 리더행동기술설문지(leader behavior description questionnaire, LBDQ)를 개발하여 하위자들에게 지각된 리더 행동을 측정하였다. 다음 표 5.1.4는 LBDQ의 예이다.

그 결과 배려주도(initiating consideration)와 구조주도(initiating structure)로 대표되는 두 가지 리더십 스타일이 개발되었다.

① 오하이오주립대학의 두 가지 리더십 스타일

- 배려주도 리더십 스타일은 구성원과의 관계를 중시하고 상호 신뢰하며 구성원의 아이디어 존중, 구성원의 감정에 대한 배려 등의 특징을 가지며, 이러한 성향의 리더는 구성원에게 많은 관심을 보인다.
- 구조주도 리더십 스타일은 리더가 집단의 목표를 달성하기 위해서 구성원의 역량을 규정하고

표 5.1.4 리더행동기술설문지의 예

리더십 유형	측정 설문의 예
배려주도	• 리더와 이야기를 나누다보면 편안함을 느끼게 된다. • 리더는 친구처럼 대해주며 언제든 만날 수 있게 해 준다. • 리더는 조직구성원들 각자의 개인적인 형편에까지도 신경을 써준다. • 리더는 제안을 받으면 그것을 실행에 옮긴다.
구조주도	• 리더는 하급자들에게 분명한 직무를 정해준다. • 리더는 수행할 일에 대한 스케줄을 짜준다. • 리더는 조직구성원들이 정해진 규칙과 규정을 따르도록 요구한다. • 리더는 데드라인(deadline), 즉 최종한계선을 중시한다.

구조화하는 정도를 가리킨다. 구성원의 과업설정 및 배정, 구성원과의 의사소통 양식과 절차를 명백히 하며 성과도 구체적으로 정확하게 하는 행동 스타일을 말한다.

이러한 배려주도와 구조주도의 행동 스타일은 그림 5.1.2의 네 가지 유형으로 구분할 수 있으며, 이러한 두 차원에 대한 정의를 기반으로 다양한 연구가 이루어졌다.

② 오하이오주립대학의 배려-구조주도적 리더십 행동이론의 의의와 한계

이 연구는 리더의 행동을 정의하고 설명하는 데 체계적인 노력을 기울인 점에서 공헌이 인정되지만 실제로 배려주도와 구조주도의 양쪽 차원에서 높은 결과를 보인 리더십이 조직 효율성 측면에서는 가장 효과적이지 않은 경우들로 나타나 일부에서는 조직체의 상황적인 요소들이 연구변수로 포함되지 않은 취약점을 갖고 있다.

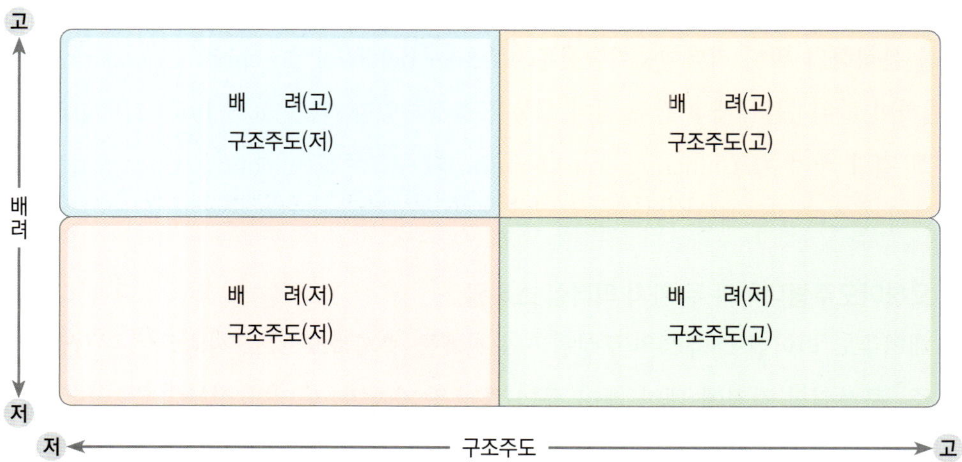

그림 5.1.2 배려와 구조주도적 리더십 행동유형

(3) 관리격자이론

관리격자(managerial grid) 이론은 블레이크와 머튼Blake & Mouton(1964)에 의해 개발되었다. 오하이오주립대학의 배려와 구조주도이론을 계승해서 리더의 행동유형을 더욱 구체화시키고 효과적인 리더십 행동을 기르기 위해서 리더의 행동을 생산에 대한 관심과 인간에 대한 관심의 두 차원으로 격자를 구성해서 설명하였다(그림 5.1.3).

그림과 같이 이들은 생산에 대한 관심과 인간에 대한 관심 각각의 차원을 9개의 간격으로 나누어서 이론상 9×9 = 81개의 리더십 유형이 존재한다는 가정 하에 대표적인 다섯 개의 리더십 유형을 구분하였다.

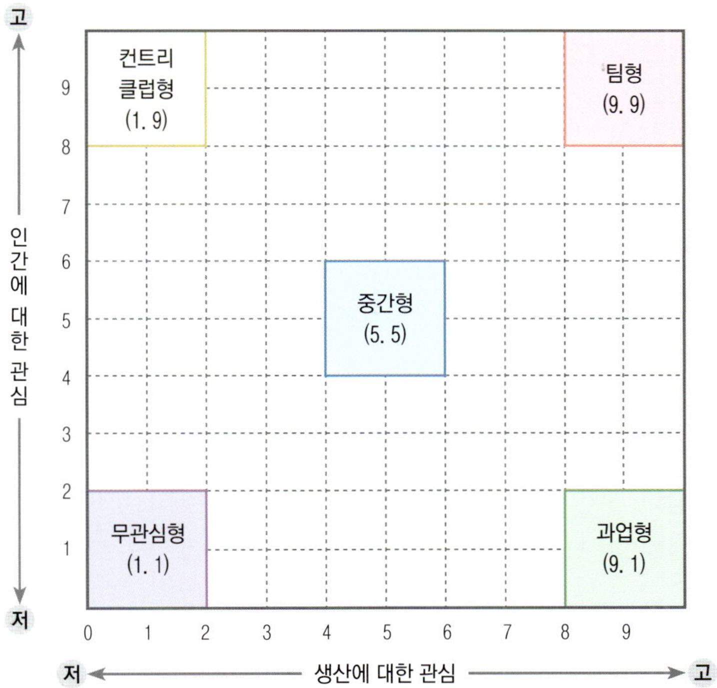

그림 5.1.3 관리격자이론의 리더십 유형

① 관리격자이론의 리더십 유형

- **무관심형**(1, 1): 생산과 인간에 대한 관심이 모두 낮으며, 과업할당 및 인간관계유지 모두에 관심을 거의 보이지 않는 리더형으로, 리더는 업무에 대한 지시만 하고 방치하며, 어려운 문제가 발생하면 피해버리는 유형이다.
- **컨트리클럽형**(1, 9): 생산에 대한 관심은 매우 낮고 인간에 대한 관심은 매우 높은 유형으로 구성원과의 관계와 친밀한 분위기 조성에 역점을 기울이는 유형이다.
- **과업형**(9, 1): 생산에 대한 관심은 매우 높으나 인간에 대한 관심은 매우 낮아서 인간적 요소보

다는 과업수행 능력을 중시한다. 작업과정에서 인간적인 요소가 최소한으로 개입하도록 함으로써 운영의 효율을 이루는 유형이다.

- **중간형(5, 5)**: 과업의 능률과 인간적인 요소를 절충해서 중간 정도의 관심을 보이는 유형으로 부하들의 요구에 의해 합리적으로 목표를 설정하고, 원만한 방법으로 업무를 수행시킨다. 이러한 리더는 절충에 신경을 쓰는데, 이것은 리더가 자신의 특성이나 주관을 뚜렷하게 부각시키지 못하여 부하들에게 우유부단한 리더십으로 비쳐질 수 있다.
- **팀형 또는 이상형(9, 9)**: 생산과 인간관계 모두에 높은 관심을 보이는 유형으로서, 구성원들과 조직체의 공동목표 및 상호 의존관계를 중시하고 상호 신뢰적이고 존중하는 관계 위에서 과업을 달성하는 유형이다.

② 관리격자이론의 시사점

- 관리격자이론은 하급자들의 지각에 의해 리더의 행동을 측정하여 과업과 인간에 대한 관심표현이 어느 정도인지를 진단함으로써 리더가 어떤 행동을 보완해야 할지를 알 수 있게 한다는 데 의미가 있다.
- 관리격자이론을 실무에 적용하는 방법은 먼저 표준화된 설문지를 통해서 특정 리더의 리더십 유형을 관리격자상에서 파악하고, 그 위치에서 여러 훈련 기법을 활용하여 가장 이상적인 팀형(9, 9)으로 접근하도록 하는 것이다.

③ 관리격자이론의 한계점

- 관리격자이론의 경우, 팀형 리더가 모든 상황에서 효과적인가에 대한 주장을 뒷받침할 실증적 자료가 부족한 것이 한계이다.

3) 리더십 상황이론

여러 상황에 적용이 가능한 보편적 리더십의 특성과 행동을 설명하는 데 어려움을 겪게 되자, 리더십 과정에 작용하는 여러 상황에 관심을 갖는 상황이론(situational theories)이 대두되었다. 상황이론의 핵심은 리더가 갖고 있는 리더십 스타일의 유형이 조직에서 바람직한 성과를 낼 수 있는가의 여부는 상황변수에 따라 달라진다는 것이다.

상황이론은 리더의 특성이나 행동이 조직성과에 미치는 영향을 조절해주는 변수와의 적합성 관계를 설명하는 이론이다. 즉, 리더십의 유효성이 상황에 적합한 리더십에 의해 결정된다고 보고 과업유형, 부하의 속성, 집단의 특성 같은 상황변수를 이해하고 이러한 상황과 적합한 관계에 있는 리더십 유형을 찾는 것이다. 상황이론으로는 피들러(1967)의 리더십 상황적합이론, 기대이론을 리더십에 접목한 하우스(1971)의 경로-목표이론, 허쉬 & 블랜차드(1977)의 상황적 리더십이론 등이 있다.

(1) 피들러의 상황적합이론

가장 대표적인 상황이론으로서 상황변수가 리더십의 유효성을 결정짓는다는 전제하에 리더십의 유효성에 영향을 미치는 주요 상황요소를 연구한 상황적합이론(상황-유효성 이론, contingency model of leadership effectiveness)이다. 피들러Fiedler(1967)는 리더십의 효과성과 최소선호 동료작업자(least preferred coworker, LPC)라고 불리는 특성 측정치의 관계를 상황이 어떻게 조절하는지를 기술하는 LPC 연계성 모형(contingency model)을 제안하였다. 이 모형의 인과적 관계는 그림 5.1.4와 같다(이상욱, 2004).

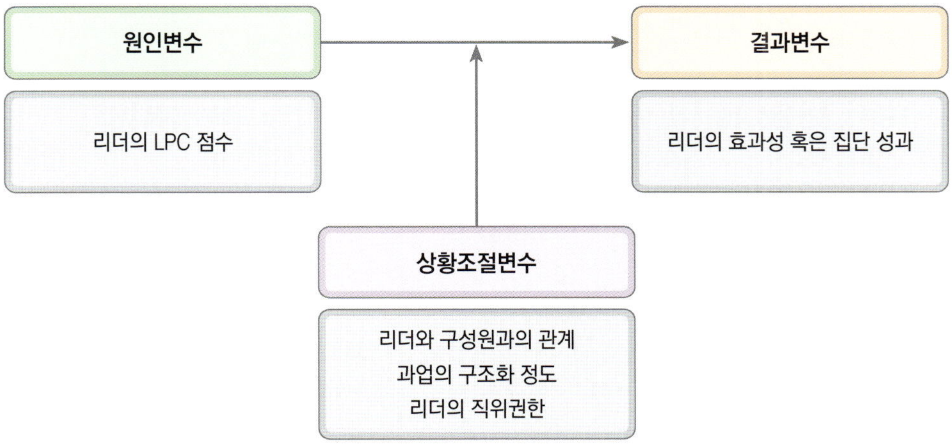

그림 5.1.4 피들러의 상황적합이론에서의 인과적 관계

① 리더의 LPC 점수

피들러의 상황적합이론에서의 최소선호 동료작업자 점수, 즉 LPC 점수는 리더에게 과거부터 현재까지 함께 일했던 동료작업자들을 생각하도록 하고, 그 중에서 일하기 가장 어렵다고 생각하는 한 사람을 선택하도록 한 다음, 표 5.1.5와 같은 18개의 항목을 가진 일련의 양극 형용사 척도에서 이 사람을 평가하여 얻어지는 점수로 결정된다(백기복, 2022). LPC 점수는 이 양극 형용사 척도에서 얻은 평정치들을 합계한 점수이다. 일반적으로 자신이 싫어하는 동료를 관대하게 평가하는 리더는 LPC 점수가 높으며, 대인관계를 통해 높은 수준의 만족감을 얻는 관계지향적(relationship motivated) 리더일 가능성이 높다. 그러나 자기가 가장 싫어하는 동료를 부정적으로 평가하는 리더는 LPC 점수가 낮고 과업지향적(task-motivated) 리더일 가능성이 높다.

② 상황변수를 결정하는 세 가지 상황조절변수

피들러는 과업지향적 리더나 관계지향적 리더의 유효성을 결정해 주는 상황적 특성으로 다음의 세 가지를 제시하였다.

표 5.1.5 LPC 측정 설문

귀하가 지금까지 함께 일했던 사람들 중에서 가장 같이 일하고 싶지 않은 사람을 한 사람 생각해 내고 그(녀)에 대해서 아래에 평가하시오.

			점수
쾌활한 사람	8 7 6 5 4 3 2 1	쾌활하지 못한 사람	______
친절하고 다정한 사람	8 7 6 5 4 3 2 1	불친절하고 다정하지 못한 사람	______
잘 거부하는 사람	1 2 3 4 5 6 7 8	수용적인 사람	______
긴장하고 있는 사람	1 2 3 4 5 6 7 8	긴장을 풀고 여유 있는 사람	______
거리를 두는 사람	1 2 3 4 5 6 7 8	친근한 사람	______
냉담한 사람	1 2 3 4 5 6 7 8	다정한 사람	______
지원적인 사람	8 7 6 5 4 3 2 1	적대적인 사람	______
따분해하는 사람	1 2 3 4 5 6 7 8	흥미를 잘 느끼는 사람	______
싸우기 좋아하는 사람	1 2 3 4 5 6 7 8	화목하고 잘 조화되는 사람	______
우울한 사람	1 2 3 4 5 6 7 8	늘 즐거워하는 사람	______
서슴지 않고 개방적인 사람	8 7 6 5 4 3 2 1	주저하고 폐쇄적인 사람	______
험담을 잘하는 사람	1 2 3 4 5 6 7 8	너그럽고 관대한 사람	______
신뢰할 수 없는 사람	1 2 3 4 5 6 7 8	신뢰할 만한 사람	______
사려 깊은 사람	8 7 6 5 4 3 2 1	사려 깊지 못한 사람	______
심술궂고 비열한 사람	1 2 3 4 5 6 7 8	점잖고 신사적인 사람	______
마음에 맞는 사람	8 7 6 5 4 3 2 1	마음에 맞지 않는 사람	______
성실하지 않은 사람	1 2 3 4 5 6 7 8	성실한 사람	______
친절한 사람	8 7 6 5 4 3 2 1	불친절한 사람	______
		총점	______

*귀하의 점수가 64점 이상이면 관계지향적 스타일이고 57점 이하이면 과업지향적 스타일이다.

출처: 백기복(2022). 리더십 리뷰-이론과 실제-. 창민사. p.104.

- **리더-구성원과의 관계:** 구성원들이 리더를 신뢰하고 존경하는 정도를 나타내는 변수
- **과업의 구조화 정도:** 과업의 목표가 분명하게 명시되어 있고, 그것을 달성하는 수단도 명백하게 설정되어 있으며, 과제를 달성하기 위한 표준적인 운영절차, 즉 과업의 할당 및 평가방식의 구조화 정도가 높음
- **리더의 직위권한(직권):** 리더에게 부여된 공식적이고 합법적인 영향력의 정도, 즉 리더가 부하의 수행을 평가하고 보상과 처벌을 실시하는 권한을 가지고 있는 정도

LPC 점수에 따라서 리더십 스타일을 과업지향형과 관계지향형으로 나눈 뒤, 위의 세 가지 상황변수와 리더십 유형의 결합 방법에 따라서 상황이 리더에게 가장 호의적인 경우에서부터 가장 비호의적인 경우까지 여덟 가지 조합이 가능하게 된다.

다음 그림 5.1.5는 피들러의 상황적합이론을 도식화한 것이다(백기복, 2022). 리더십 상황은 리더와 구성원 간의 관계가 좋고, 과업 성격이 구조적이며, 리더의 지위권력이 강할수록 리더에게 유리하다. 반면 리더와 부하 간의 관계가 좋지 않고, 과업 성격이 비구조적이며, 리더의 지위권력이 약할수록 리더에게 불리하게 작용한다.

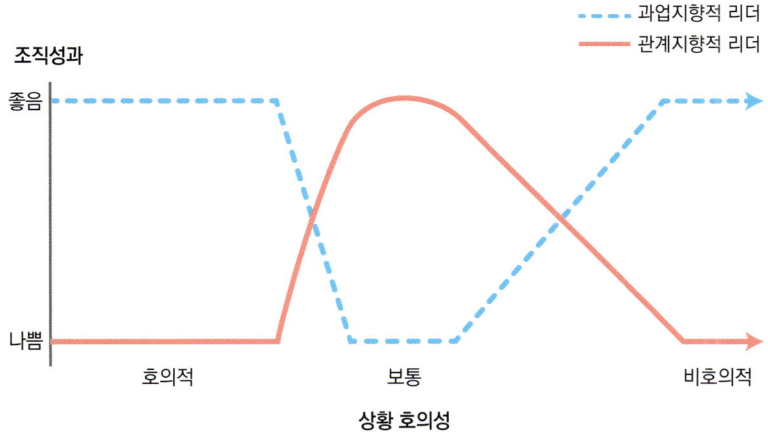

범주	I	II	III	IV	V	VI	VII	VIII
리더-구성원관계	좋음	좋음	좋음	좋음	나쁨	나쁨	나쁨	나쁨
과업구조	고	고	저	저	고	고	저	저
리더의 직위권력	강	약	강	약	강	약	강	약

그림 5.1.5 피들러의 리더십 상황적합이론.

출처: 백기복(2022). 리더십 리뷰-이론과 실제-. 창민사. p.105 재인용 및 수정.
Fiedler, F. E. (1967). *A theory of leadership effectiveness*. New York: McGraw-Hill.

③ 리더와 상황의 적합관계

오랜 기간에 걸친 연구결과, 피들러는 다음 그림 5.1.6과 같이 리더십 상황이 리더에게 유리하거나 불리한 경우에는 과업지향적 리더가 효율적이고, 리더십 상황이 리더에게 유리하지도 불리하지도 않은 상황에서는 관계지향적 리더가 효율적이라는 결과를 얻었다.

④ 피들러의 상황적합이론의 한계

- 경험적 지지 자료가 주로 상관결과에 근거하고 있지만 대부분 통계적 유의수준에 이르지 못한다.
- 세 가지 서로 다른 상황 측면들이 하나의 연속체로 결합되는 과정에 관계된다는 비판을 받기도 한다.
- 모든 상황을 여덟 가지 범주로 국한시키기는 현실적으로 어렵다.

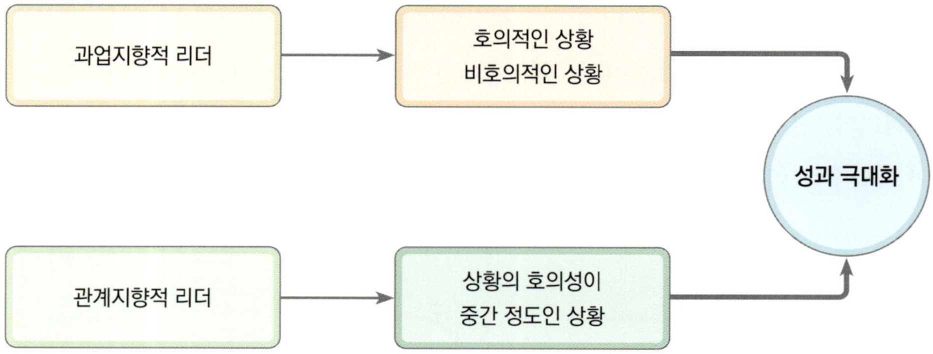

그림 5.1.6 피들러의 리더와 상황의 적합관계

- LPC 척도를 사용하여 리더십 유형을 리더 스스로 판단하게 함으로써 조직구성원이 생각하는 리더십과 리더 자신이 생각하는 리더십 간의 차이가 크다.

(2) 하우스의 경로-목표이론

하우스House(1971)가 개발한 경로-목표이론은 또 하나의 주요 상황이론 중의 하나이며, 리더의 행동이 부하의 만족과 수행에 어떻게 영향을 미치는지를 설명하기 위해 제안한 이론이다. 이 이론은 리더의 역할을 추종자들이 개인이나 조직의 목표를 달성하는 데 동기를 부여하는 것으로 정의한다.

① 경로-목표이론에서의 리더가 추종자들에게 동기부여하는 방법

- 부하직원들이 어떻게 하면 보상을 받을 수 있는지(즉, 보상에 이르는 경로)를 명확히 제시하는 것이다. 경로를 명확히 한다는 것은 리더가 부하직원들이 성공적 과업수행과 보상에 이르는 바람직한 행동이 무엇인가를 직시하고 실행하도록 돕는 것이다.
- 부하직원들이 원하는 보상의 질과 양을 늘리는 것이다. 보상을 늘린다는 것은 부하직원들이 원하는 보상이 무엇인지를 리더가 정확히 파악하여 목표를 달성했을 때 원하는 보상을 마련해 줌으로써 동기부여 효과를 극대화한다는 것이다.

이러한 기전은 브룸Vroom(1964)의 동기부여이론 중 하나인 기대이론에 기반을 두고 있다. 경로-목표이론에서 리더의 어떠한 행동들이 부하직원들에게 도움이 되는지는 다른 상황이론과 마찬가지로 상황에 따라 좌우된다. 그러나 다른 리더십이론과 달리 리더십이 어떻게 성과와 만족을 내는가 하는 과정에 대한 설명이 있다는 것이다. 즉 상황에 따른 특정 리더십 스타일들은 부하에게 돌아갈 각각의 보상을 명확히 제시함으로써 부하들의 동기를 유발시키고 궁극적으로 리더십 유효성이 증대된다는 것이다(그림 5.1.7).

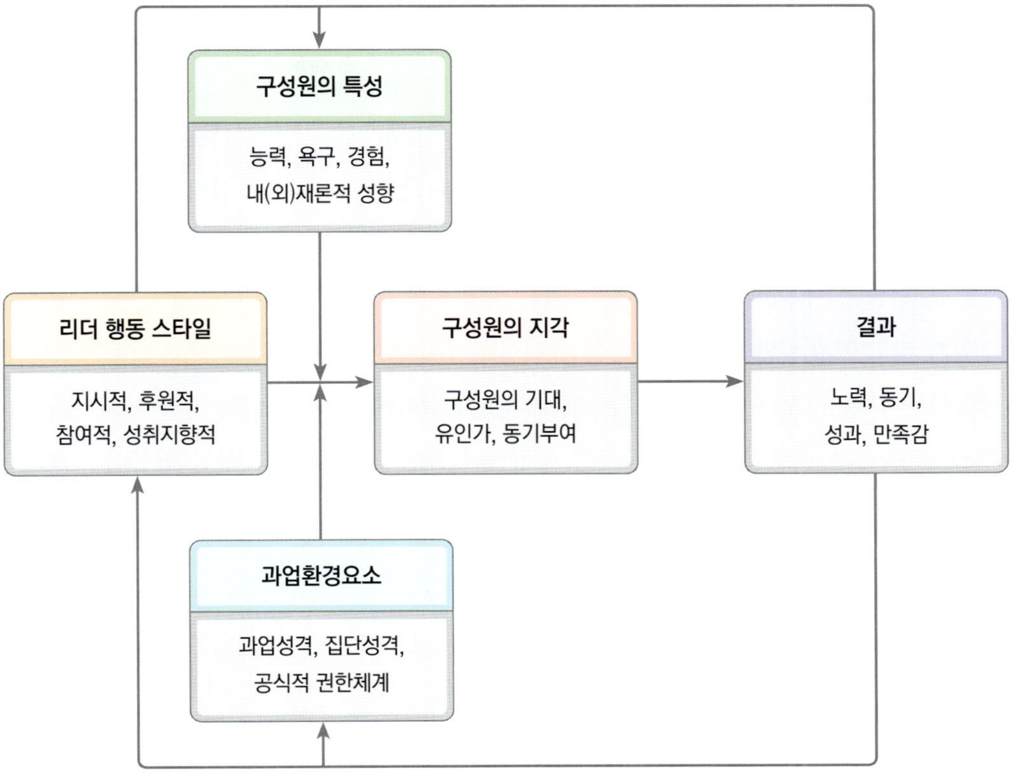

그림 5.1.7 하우스의 경로-목표이론.
출처: 양참삼(1999). 조직행동의 이해 제2판. 법문사. p.369.

② 경로-목표이론의 리더십 유형

경로-목표이론에서는 부하직원에게 보여줄 수 있는 리더의 행동을 지시적 · 후원적 · 참여적 · 성취지향적 리더십의 네 가지 리더십 유형으로 제시하였으며, 각각의 특성은 다음과 같다.

- **지시적(directive) 리더십:** 리더는 권위주의적이며, 구성원들에게 구체적인 지시를 하고 구성원들은 자신에게서 무엇이 기대되는지 정확하게 알고 있으며, 의사결정에 참여하지 않는다.
- **후원적(supportive) 리더십:** 리더는 우호적이고 가까이 하기 쉬우며 구성원들에게 진실된 관심을 보인다.
- **참여적(participative) 리더십:** 리더는 구성원들과 정보자료를 많이 교환하고 활용하며 그들의 의견을 의사결정에 반영시키고 제안을 진지하게 받아들인다.
- **성취지향적(achievement oriented) 리더십:** 구성원들에게 높은 수준의 목표설정과 의욕적인 목표달성 행동을 강조하며 구성원들의 능력을 믿고 목표를 잘 달성할 것이라는 자신감을 심어준다.

③ 상황적 요소와 효과적 리더십

경로-목표이론에서는 주요한 상황적 요소들을 구성원의 특성과 과업환경 요소로 구분한다. 주요한 구성원의 특성은 부하의 능력수준, 내재적-외재적 성향, 욕구와 동기 등이다. 과업에 비해 자기 능력이 뛰어나다고 생각하는 구성원은 지시적 리더십을 잘 받아들이기 어렵다. 구성원이 권위적일수록 지시적 리더십을 받아들일 가능성이 높으며, 내재적 성향의 구성원은 외재적 성향의 구성원보다 참여적 리더에게 만족감을 보이는 경향이 있다. 또한 성취의욕과 자율성이 강한 구성원들은 참여적 리더에 높은 만족감을 보이는 경향이 있다.

구성원 특성 외에 고려해야 할 과업환경 요소로 과업의 특성을 들 수 있다. 과업이 구조화되어 있지 않고 모호하면 지시적 리더십이 적합하며 과업이 구조화되어 있고 명확할수록 후원적 리더십이 적합하다. 이 이론의 개요는 그림 5.1.8과 같다(이상욱, 2007).

이 이론은 리더십 과정의 중요한 상황적 요소들을 제시했고, 여러 상황적 조건하에서 효과적인 리더 행동을 제시해서 복잡한 조직 환경 속에서 리더십의 이해에 도움을 준 것으로 받아들여지고 있다.

④ 경로-목표이론의 한계

- 리더와 구성원 사이에 존재하는 지각의 차이를 고려하지 못하였다.
- 네 가지 리더십 유형의 객관적인 구분이 어렵다.
- 리더가 모든 상황을 고려한다는 것은 불가능하다.
- 리더의 행동에 대한 측정의 정확성과 신빙성 확인이 어렵다.

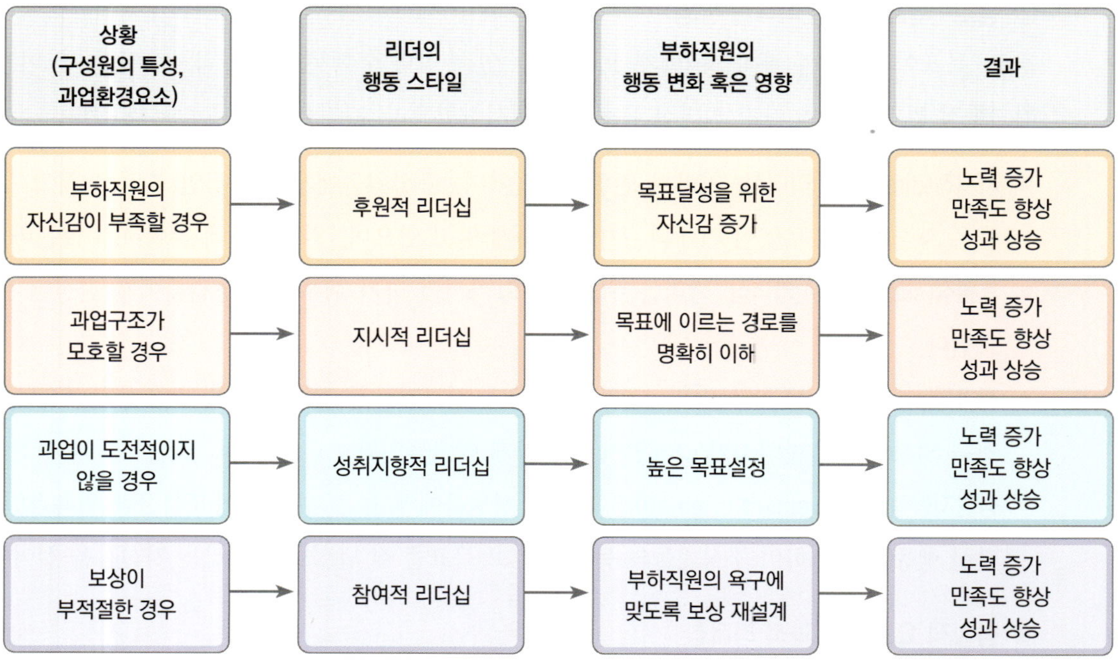

그림 5.1.8 하우스의 경로-목표이론 개요

(3) 허쉬 & 블랜차드의 상황적 리더십이론

허쉬Hersey와 블랜차드Blanchard는 리더십 행동이론에서 제시된 리더십 유형이 리더십 유효성과의 일관성 있는 관계를 밝히지 못한 한계점에서부터 시작하여 상황적 리더십이론을 착안하였다. 이들은 피들러(1967)의 상황적합이론과는 달리 리더의 성격이나 동기구조에 따라 리더를 구분하지 않고, 행동론적 관점에서 리더의 행동을 유형화하여 리더는 동일한 행동스타일을 보이는 것이 아니라 상황에 따라 상이한 리더십 스타일을 구사할 수 있다고 보았다. 이들은 리더가 상이한 행동을 구사하게 되는 상황조절변수로 부하의 성숙도(maturity or readiness)를 설정하고, 부하의 성숙도에 따라 상이한 리더십을 발휘하여야 한다고 주장하였다. 다른 상황이론들과는 달리 이 이론은 상황변수를 부하직원의 성숙도 하나에 국한시키고 있다.

이들은 리더의 행동은 행동이론에서 연구되었던 관계지향적 행동과 비슷한 관계행동(relationship behavior, 지원적 행동), 과업지향적 행동과 비슷한 과업행동(task behavior, 지시적 행동)으로 구분하고, 이 두 가지 행동을 조합하여 네 가지 리더십 행동을 제시하였다(허쉬와 블랜차드, 1977).

① 허쉬 & 블랜차드의 상황적 리더십이론에서의 리더십 유형

- **지시형(telling) 리더십:** 높은 지시적–낮은 지원적 행동 유형으로 대부분의 의사소통의 초점이 목표달성에 맞추어져 있다. 리더는 조직구성원들이 무슨 목표를 어떻게 달성해야 하는가에 대한 작업지시를 하고 구성원들의 작업 활동을 주의 깊게 감독한다.
- **설득형(selling) 리더십:** 높은 지시적–높은 지원적 행동 유형으로 의사소통의 초점을 목표달성과 정서적 지원 양쪽에 맞추고 있다. 설득형 리더는 조직구성원들의 참여를 고무하고 아이디어를 장려함으로써 자신과 조직구성원들이 모두 참여하는 팀정신을 촉구하지만, 여전히 무슨 목표를 달성할 것인가에 대한 최종 결정은 리더가 내린다.
- **참여형(participating) 리더십:** 낮은 지시적–높은 지원적 행동 유형으로 리더는 목표에만 초점을 맞추지 않고 지원적 행동을 통하여 조직구성원들이 달성해야 할 과업을 위해 능력을 발휘하도록 동기유발을 시도한다. 지원적 리더는 경청, 칭찬, 아이디어 제출 및 권유, 피드백 제공 같은 행동을 한다. 참여형 리더는 일상적 의사결정의 책임은 부하에게 넘기지만 문제해결을 촉진하는 책임은 리더가 가지고 있다.
- **위임형(delegating) 리더십:** 낮은 지시적–낮은 지원적 행동 유형으로 리더는 계획, 통제 등의 활동을 줄이고, 수행해야 할 업무에 대한 합의가 이루어지면 그 직무의 수행방법의 결정과 직무책임을 부하에게 위임한다.

② 허쉬 & 블랜차드의 상황적 리더십이론의 상황조절변수

네 가지 리더십 유형의 유효성을 높일 수 있는 상황조절변수로 부하의 성숙도가 있다.

- 직무상의 성숙도: 직무와 관련된 지능 및 기술적 능력
- 심리상의 성숙도: 자신감과 자존감

③ 상황적 리더십이론의 부하의 성숙도 단계와 효과적인 리더십 유형(그림 5.1.9)

- M_1은 능력과 의지가 모두 낮은 상태이며, 지시형 리더십이 효과적이다.
- M_2는 능력은 낮으나 의지는 강한 상태이고, 설득형 리더십이 효과적이다.
- M_3은 능력은 뛰어나나 의지가 약한 상태이며, 참여형 리더십이 효과적이다.
- M_4는 능력과 의지가 모두 높은 상태이며, 위임형 리더십이 효과적이다.

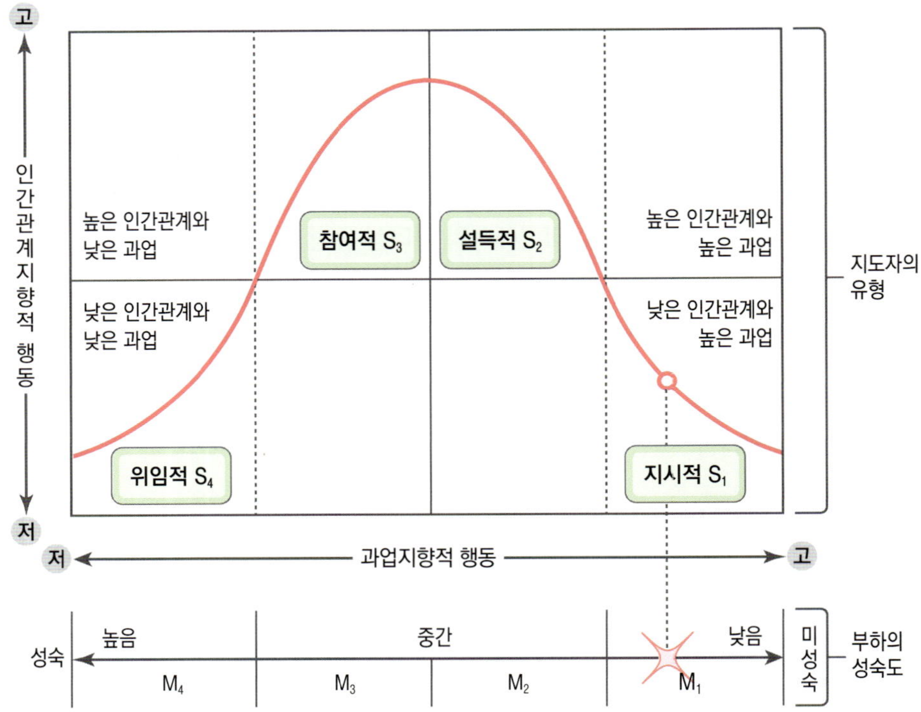

그림 5.1.9 허쉬 & 블랜차드의 상황적 리더십이론

다음 표 5.1.6은 지금까지 세 가지 상황이론인 피들러의 상황적합이론, 하우스의 경로–목표이론, 허쉬 & 블랜차드의 상황적 리더십이론을 비교한 것이다.

(4) 레딘의 3차원 모형

레딘Reddin(1977)은 네 가지 스타일의 기본적 리더십 유형에 리더십 유효성을 추가하여 8개의 리더십 유형을 제시하였는데, 효과성은 리더의 역할에서 요구되는 결과에 대한 목표달성 정도를 의미한다. 리더십이 보다 효과적으로 작용한 것과 덜 효과적으로 작용한 것의 구분은 리더의 행위가

과업이나 인간에 관심이 있는지의 여부가 아니라 기본적 유형이 상황에 적절했는가의 여부에 따라 구분이 된다. 리더의 행동이 상황에 적절하게 적용되었으면 효율적 리더십이 발휘되고, 상황에 부적절한 경우에는 비효율적인 리더십이 발휘된다고 하였다. 효율적인 리더십 유형에는 개발형, 관리자형, 관료형, 온정적 전제형이 있고 비효율적 리더십 유형은 선교형, 타협형, 이탈형, 전제형으로 나타난다(그림 5.1.10)

표 5.1.6 상황이론의 비교

이론(주창자) / 내용	상황적합이론 (피들러)	경로-목표이론 (하우스)	상황적 리더십이론 (허쉬 & 블랜차드)
리더십 스타일	리더의 '최소선호 동료작업자 점수'인 LPC (least preferred cowoker scale) 점수에 의거하여 결정됨 • 관계지향적 리더-LPC 점수가 높은 리더 • 과업지향적 리더-LPC 점수가 낮은 리더	• 지시적 리더십 • 후원적 리더십 • 참여적 리더십 • 성취지향적 리더십	• 지시형 리더십 • 설득형 리더십 • 참여형 리더십 • 위임형 리더십
상황변수	• 리더-구성원의 관계 • 과업의 구조화 • 리더의 직위권한	• 구성원의 특성 • 과업 환경의 특성	• 부하의 직무상의 성숙도 • 부하의 심리상의 성숙도
리더십의 유효성 혹은 조직의 성과	리더와 집단구성원의 상호작용 스타일(LPC 점수)과 상황의 호의성(상황변수를 통해 고, 중, 저로 구분)에 따라 리더십의 유효성, 즉 조직의 성과가 결정된다고 봄	리더십이 성과와 만족을 어떻게 내는지에 대해 설명함. 즉 상황에 따른 특정 리더십 스타일들은 부하에게 돌아갈 보상을 명확히 제시함으로써 부하들의 동기가 유발되고 궁극적으로 리더십 유효성이 증대된다는 것	구성원의 성숙도 여하에 따라 리더십 스타일을 달리하면 리더십의 유효성, 즉 조직의 성과가 결정된다고 봄

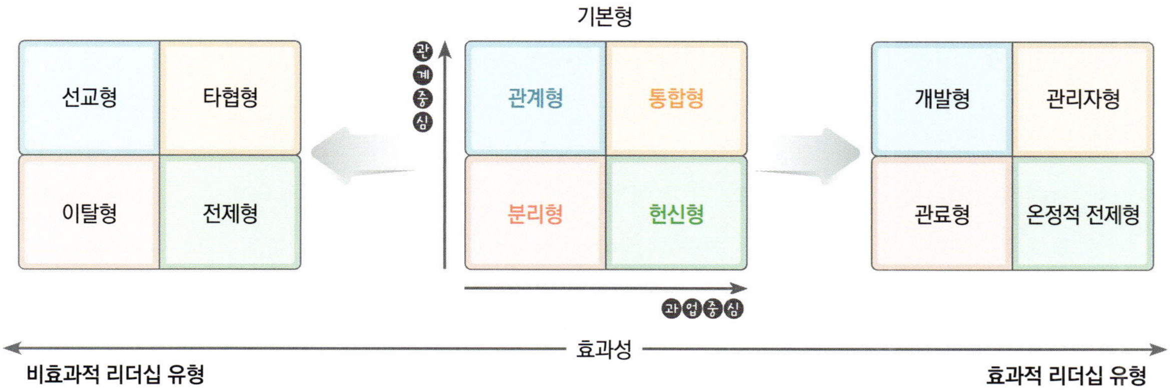

그림 5.1.10 레딘의 3차원 모형

출처: Reddin, W. J. (1977). An integration of leader-behavior typologies. *Group & Organization Studies*. journals.sagepub.com

2 현대적 리더십

현대사회는 경쟁의 글로벌화, 기술 변화, 정보 기술의 발전 등이 빠른 속도로 진행되며, 변화의 속도나 형태를 가늠하기 매우 어려운 시대라고 할 수 있다. 이는 그동안 해오던 조직운영, 경영방식이나 기술 등으로써는 조직들이 과거에 구축해온 것들로 더 이상 생존하기 어려운 상황을 맞게 될 수밖에 없는 시대를 의미한다. 따라서 조직들이 지속적으로 성장하기 위해서는 환경 변화에 대응하여 유연하게 적응할 수 있는 변화관리 역량이 필요하다. 이 과정에서는 조직체계 등의 변화로 인한 혼란이 발생하고 구성원들의 심리적 불안과 위기감을 동반할 수밖에 없고, 이러한 어려움을 극복하고 효과적인 조직변화를 추진하기 위해서는 적절한 변화전략이 필요하다. 이러한 변화의 작업은 크게 세 부분인 구성원의 자율능력의 개발과 발휘를 중시하는 흐름, 리더의 변화주도 능력을 강조하는 흐름, 리더의 윤리적 품성 및 봉사를 중시하는 흐름 등으로 발전되었다. 이러한 현대적 리더십의 대표적인 예로는 거래적 리더십, 변혁적 리더십, 셀프 리더십과 최근 간호조직에서 대두되고 있는 새로운 리더십으로서 서번트 리더십을 들 수 있다.

1) 거래적 리더십과 변혁적 리더십

리더십 연구에 대한 전통적 틀에서 벗어나서 구성원들의 질적인 변화를 추구하고 이를 통해 구성원들의 자발적 문제해결 능력이나 창의성을 높이기 위한 새로운 이론으로서 번스Burns(1978)가 제시하였다. 지도자와 조직구성원 혹은 부하직원들의 행동 동기가 리더십의 두 가지 형태 중 어느 것을 취할 것인가를 결정한다고 보고 이 두 가지 형태의 리더십을 거래적 리더십, 변혁적 리더십이라고 규정하고 리더십에 새로운 의미를 부여하였다. 또한 거래에 주요 관심을 두고 조직구성원들의 현재 욕구를 만족시키고자 노력하는 거래적 리더(transactional leader), 리더와 조직구성원이 서로를 높은 수준의 도덕 및 동기 수준으로 올리는 변혁적 리더(transformational leader)로 구분하였다. 변혁적 리더십은 번스(1978)의 아이디어에 바탕을 두고 있지만, 바스Bass(1985)에 의해 더욱 많은 연구가 이루어졌는데, 특히 바스이론의 핵심은 변혁적 리더십과 거래적 리더십의 구분이다.

(1) 거래적 리더십

거래적 리더십은 그림 5.1.11과 같이 이루어진다. 즉, 지도자가 교환에 바탕을 둔 조직구성원과의 관계를 시작할 때 발생하며, 이러한 관계에서 지도자는 조직구성원에 의해 가치 있게 여겨지는 자원에 대한 대가로 조직구성원의 행동을 원하는 방향으로 유도한다. 이때 리더는 조직구성원의 욕구를 확인하며, 역할을 명백히 해준다. 그리고 조직구성원에게 설정한 목표를 달성하면 원하는 보상이 돌아올 것이라는 확신을 심어주고, 조직구성원은 수행하는 데 자신감을 얻어 달성할 결과를

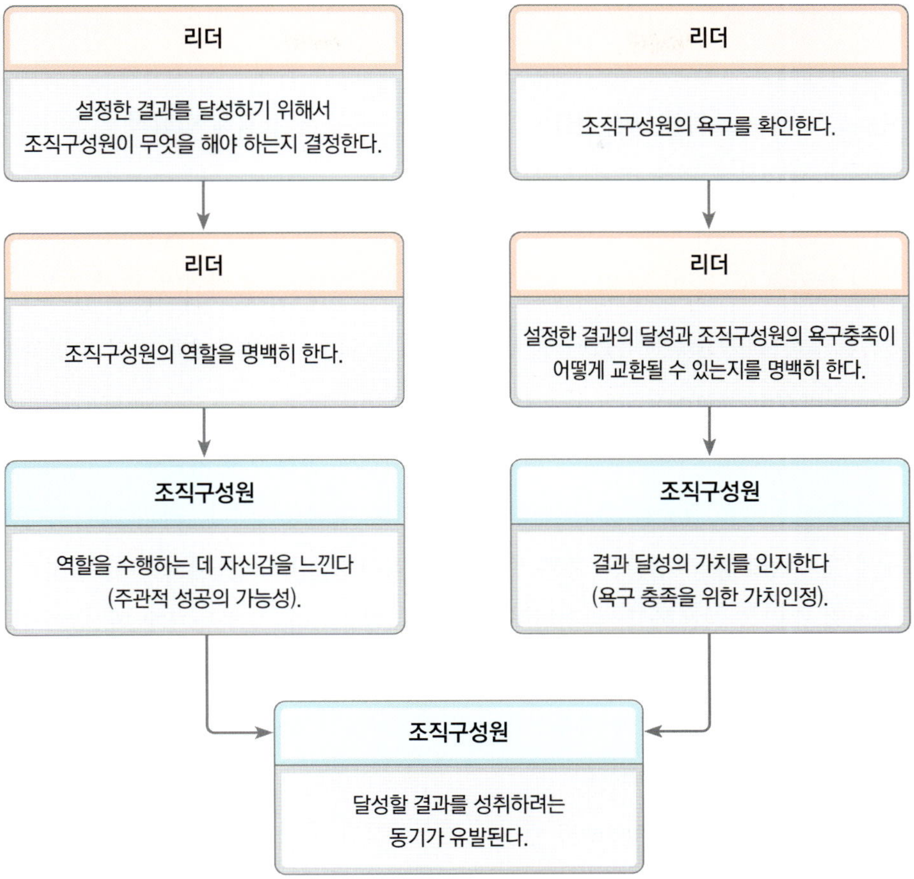

그림 5.1.11 거래적 리더십의 과정

성취하려는 동기가 부여된다는 것이다. 그러나 거래적 리더십의 효과는 우연적이고 수명이 짧다는 한계가 있다.

(2) 변혁적 리더십

변혁적 리더십은 거래적 리더십보다 부하의 동기와 수행을 더 증가시키지만, 효과적인 리더는 두 가지 유형의 리더십을 모두 사용한다.

변혁적 리더십이론은 급변하는 환경 속에서 조직의 생존과 경쟁력 강화를 위해 조직의 변화를 유발할 수 있는 리더의 능력에 초점을 두고, 변화와 혁신을 이끌어 나갈 수 있는 리더의 상과 리더가 변화를 어떻게 시작하고 전개해야 하는지에 대한 방안을 제시하고 있다. 변혁적 리더는 구성원에게 자유, 정의, 형평, 평화, 인본주의 같은 높은 이상과 도덕 가치에 호소해서 이들의 의식수준을 높이는 역할을 한다. 변혁적 리더십은 구성원들이 리더에 대한 신뢰를 갖게 하는 카리스마를 지니고 있어야 하며, 변화의 필요성을 감지하고 변화를 이끌어 낼 수 있는 새로운 비전을 제시할 수 있어야 한다. 변화하는 사회 환경과 경쟁 속에서 조직이 성공적으로 목표달성을 하고 발전해 나가기 위해서는 조직변화가 불가피하지만 기존의 거래적 관계로는 조직변화가 어려우므로 번스(1978)는 조직 발전을 위한 구성원들의 질적 변화를 추구하기 위해 변혁적 리더십을 제시하였고, 바스(1985, 1990) 등에 의해 발전이 이루어졌다.

바스(1985)에 따르면 변혁적 리더십에는 카리스마, 개별 배려, 지적인 자극, 영감적 동기부여의 네 가지 요인이 있다. 이 네 가지 요인들은 서로 밀접하게 연관되어 있고 변혁적 리더십에 항상 어느 정도는 나타난다.

① 변혁적 리더십의 구성요인

- **카리스마(charisma)**: 조직구성원이 리더를 추종하면서 존경과 신뢰감을 느끼는 정도이며, 리더가 조직구성원에게 감동을 주는 변혁적 리더십의 핵심요인이다. 카리스마 리더의 특성은 현 상태에 대한 변화를 추구함은 물론 현 상태를 뛰어넘는 비전을 제시하며, 전문적 지식을 가지고 혁신적 수단을 사용하고, 환경변화에 민감히 대응하며, 부하들에게 혁신적 · 급진적 변화를 수용토록 한다. 카리스마 리더와 함께 하는 조직구성원들은 조직에 대한 신념을 가지고 리더와 같이 일하고 있다는 것에 자부심을 느끼며, 어떠한 장애물이 생기더라도 카리스마 리더가 극복할 수 있을 것이라고 믿는다.
- **개별 배려(individualized influence)**: 리더의 관심사항과 조직구성원의 관심사항을 공유하는 것으로, 조직구성원 각자의 욕구나 능력수준에 따라 개별적으로 배려함으로써 조직구성원 스스로 욕구를 확인하게 만들고, 높은 차원의 욕구를 가질 수 있도록 하는 것이다. 따라서 개별 배려의 핵심은 부하에 대한 지원, 격려, 개발에 있다. 이러한 리더 행동들은 조직구성원의 자아 이미지를 고양시킴과 더불어 욕구충족을 통해 동기부여 수준을 의미 있게 변화시키며, 조직구성원의 능력을 발달시킨다.
- **지적인 자극(intellectual stimulation)**: 조직구성원들이 직면한 문제점을 새로운 방식으로 보게 하도록 시도하는 것을 말한다. 상황을 분석하는 데 기존의 합리적 틀을 뛰어넘어 보다 창의적인 관점을 개발하도록 격려하고, 업무수행에서 낡은 방식에 대해 의문을 제기하고 새로운 방식을 사용하도록 도와주며, 조직구성원 자신의 가치관, 믿음, 기대뿐만 아니라 리더나 조직의 그러한 개념에 대해서도 적절치 못하면 의문을 제기하도록 도와주는 리더 행동을 말한다.
- **영감적 동기부여(inspirational motivation)**: 조직구성원들에 대한 기대가 높고, 조직구성원 간에 공유된 비전을 실현하도록 노력하는 리더 행동으로, 조직구성원 개인의 이익추구를 뛰어넘어 조직 전체의 이익을 실현하도록 노력하는 행동이다.

다음 표 5.1.7은 거래적 리더십과 변혁적 리더십의 비교이다(양창삼, 1999).

표 5.1.7 거래적 리더십과 변혁적 리더십 비교

거래적 리더십	변혁적 리더십
· 조직의 현상유지 · 거래이익에 관심 · 성과와 보상의 연계 · 예외적 관리 · 기존의 합리적 틀 강조	· 조직의 변화와 창조 · 야망의 창조 · 카리스마 · 개인적 성장에 대한 관심 · 기존의 틀을 뛰어넘는 창의성

2) 셀프 리더십

셀프 리더십은 리더가 조직구성원에게 영향을 미치는 일반적 리더십과는 달리 한 개인이 자신에게 스스로 영향을 미치는 과정으로서 자기 자신의 여러 능력을 증진시켜서 성과지향적인 사람으로 키우는 것으로, 만츠와 심즈Manz & Sims(1980, 1989)에 의해 제기되었다. 셀프 리더십은 스스로 자기 자신에게 영향을 미치는 과정, 즉 자기 영향력을 행사하기 위해 사용되는 사고 및 행동 전략을 통틀어 일컫는다. 자율과 책임이 주어질 때 사람들이 스스로 책임지고 행하는 독특한 행동이 바로 셀프 리더십이다. 자신의 행동을 통제하는 자기관리, 긍정적이고 건설적인 사고, 자신이 유능하다는 느낌, 자기를 통제하는 느낌, 목적의식 등을 일컫는다. 여기서 셀프의 의미는 '자아'의 개념으로 이해할 수 있는데, 이는 인간 내부의 기본적 성향인 '자율성'을 강조한 것으로, 타율적인 성향에서의 리더십이 아니라는 것을 강조한 것이다.

평범한 수준의 조직구성원이 스스로를 통제할 수 있는 셀프 리더십을 갖추도록 하여 셀프 리더로 변화시키는 방법과 과정을 임파워먼트라고 할 수 있다(박유진, 2008).

① 셀프 리더십의 구성요소

셀프 리더십의 구성요소는 자기관리와 건설적 사고, 자연적 보상이다.

- **자기관리:** 외부적이고 직접적인 관리에서, 내부적이고 자기 통제된 조직적 수행으로의 뚜렷한 전환을 의미한다. 다섯 가지 하위요소로는 자기관찰/평가, 자기목표 설정, 자기강화, 자기비판, 연습 또는 리허설이 있다.
- **건설적 사고:** 자기 자신에 대해서 어떠한 믿음과 기대를 갖느냐에 따라서 사람마다 과업 수행에 뚜렷한 차이가 나타난다. 이는 기대요소가 강한 사람이 그 행동에서도 긍정적이고 적극적인 행동을 유발할 수 있음을 강조하는 것이다. 부정적인 자기기대는 가능성을 약화시키지만, 긍정적인 자기기대는 가능성을 강화한다. 건설적 사고는 이러한 긍정적인 자기기대를 의미한다.
- **자연적 보상:** 일 자체에서 얻는 보람 등과 같은 가치를 추구하는 것으로서, 자신의 과업 중에서

자연적 보상을 가져다주는 것을 발견하고, 나아가 그 일로부터 내적인 보상을 받는 방법을 통해 자신이 즐기는 작업 상황을 선택하거나 만드는 것이다. 유능하다는 느낌, 자기를 통제한다는 느낌, 목적의식을 개발하는 과업은 내적으로 동기유발되고 일 자체를 즐기도록 만든다.

3) 서번트 리더십

서번트 리더십(servent leadership)은 그린리프Greenleef(1977)가 처음 소개한 리더십으로서, 다른 사람의 성공과 성장을 위해 봉사하면서 그들에게 영향력을 발휘하는 리더십이라고 할 수 있다(이관응, 2010).

① 서번트 리더십의 정의

그린리프(1977)에 의하면 서번트 리더는 가장 먼저 '내가 서번트'라는 생각에서 출발한다. 이것은 사람이란 누구나 다른 사람에게 봉사하고자 하는 인간 본연의 감정을 가지고 있다는 전제 하에서 비롯된다. 진정한 리더는 먼저 다른 사람에게 봉사하는 가운데 그들을 이끌어간다. 현재의 리더가 서번트 리더인가를 확인하려면 먼저 리더의 지원을 받고 있는 사람들이 인격적으로 성숙해가는지, 더욱 현명해지고 자유로워지는지, 자율적인 의사결정을 내리게 되는지 그리고 그들 또한 서번트 리더로 성장해가는지를 분석해 보면 된다.

② 서번트 리더십의 핵심요소(5-Star 모형)

서번트 리더십의 핵심요소로는 영감(inspire), 지원(support), 훈련(train), 인정(acknowledge), 보상(reward)이 있으며, 5-Star 모형이라고 한다.

③ 서번트 리더십의 특성

다음은 서번트 리더의 구체적인 특성이다(김광수 역, 2013).

- **권위:** 권위는 자신의 지위나 힘을 이용하여 타인을 움직에게 만드는 권력과는 달리 자신의 영향력을 활용하여 타인이 기꺼이 따르게 만드는 힘이라고 할 수 있다. 따라서 서번트 리더는 봉사와 희생의 모습을 보임으로써 권력이 아닌 권위로 구성원을 움직이는 힘을 갖는다.
- **경청과 동정:** 서번트 리더들은 구성원을 대할 때 존중의 마음을 갖는다. 따라서 구성원의 의견을 경청하고, 존중하며, 공감을 표현한다. 또한 구성원의 실수에는 긍정적 의도를 파악하도록 노력하며 위로하고 격려해주는 마음을 갖는다.
- **인지와 치유:** 서번트 리더는 구성원의 능력과 강점 그리고 한계를 파악하여 적절한 과업을 부여하게 된다. 따라서 구성원의 실수를 받아들이고 해결해 주는 과정에서도 인내를 가지고 적대감이 생기지 않도록 처리한다.

- **설득:** 서번트 리더십의 핵심은 존중에 있다. 따라서 구성원을 대하는 과정에서 지시보다는 존중과 위임을 통해 구성원 스스로가 문제를 해결하고, 능력을 배양할 수 있도록 한다. 또한 구성원이 어려움과 부정적 사고에 봉착할 때 지시보다는 설득으로 구성원을 대한다.
- **구성원의 성장에 몰입:** 서번트 리더십의 한 축은 구성원의 성장을 통한 조직의 목표달성이다. 따라서 구성원들이 현재에 만족하지 않고 발전할 수 있도록 리더는 후원자의 역할을 하고 도움을 준다.
- **공동체 형성:** 서번트 리더는 타인을 존중한다. 따라서 조직의 구성원들을 대할 때 리더와 조직원이라는 직위 관계보다는 서로가 존중하고, 하나의 목표를 향하여 같이 가는 공동체라는 의식을 함양시키기 위해 노력한다.
- **스튜어드십:** 서번트 리더는 자신이 조직의 보호자라고 생각하고 활동한다. 즉, 자신이 지지자나 관리자라는 입장에서 벗어나 구성원들을 보살피고 성장시키는 것에 목적을 둠으로써 조직의 공동 목표를 달성하는 것이다.

4) 감성 리더십

감성 리더십(emotional leadership)이란 리더가 자신 스스로의 내면을 파악하고 성찰하여 잘 이해하고, 타인의 감성을 파악 · 이해 · 배려함으로써 자연스러운 관계를 형성하고 감성 역량을 높여 감성적인 관계를 만들어 가는 것을 말한다. 동시에 비전을 제시하고 자연스럽게 조직의 구성원을 이끌 수 있는 능력을 말한다. 감성적 리더십의 네 가지 차원은 자신을 다스리는 능력인 개인적 능력에서의 자기인식능력과 자기관리능력, 관계를 다스리는 능력으로 사회적인식능력과 관계관리능력이다.

(1) 개인적 능력: 자신을 다스리는 능력

- 자기인식능력
  - 감성적 자기인식능력: 자신의 감정을 읽고, 그것의 영향력을 깨닫는 것. 결정을 내리는 데 본능적인 감각을 이용한다.
  - 정확한 자기평가능력: 자신의 장점과 한계를 아는 것
  - 자기확신능력: 자신의 가치와 능력에 대해 긍정적으로 생각하는 것

- 자기관리능력
  - 감성적 자기제어능력: 파괴적인 감정과 충동을 통제하는 것
  - 솔직할 수 있는 능력: 솔직히 있는 그대로를 보여주는 것, 진실함
  - 적응력: 상황의 변화에 적응하고 장애를 극복하기 위해 유연하게 대처하는 것
  - 성취력: 나름대로 정해놓은 최선의 기준을 충족시키기 위해 노력을 아끼지 않는 능력

- 진취성: 주도적으로 먼저 나서고 기회를 포착할 수 있는 능력
- 낙천성: 모든 사물을 긍정적으로 보는 능력

(2) 사회적 능력: 관계를 다스리는 능력

- 사회적인식능력
  - 감정이입의 능력: 다른 사람의 감정을 헤아리고 그들의 시각을 이해하며 그들의 생각에 적극적인 표명할 줄 아는 능력
  - 조직적인식능력: 조직 단위에서의 흐름과 의사결정 구조, 경영방식 등을 읽어내는 능력
  - 서비스능력: 부하직원과 고객의 요구를 알아차리고 부응하는 능력
- 관계관리능력
  - 영감을 불러일으키는 능력: 확고한 전망으로 사람들을 이끌고 동기부여를 하는 능력
  - 영향력: 다양한 설득의 기술을 구사할 줄 아는 능력
  - 다른 사람을 이끌어주는 능력: 적절한 피드백과 지도로 다른 사람의 능력을 지지해주는 능력
  - 유대형성능력: 관계의 망을 만들고 유지하는 능력
  - 팀워크와 협동을 이끌어 내는 능력: 팀을 구성하고 협력 체제를 조성하는 능력

감성리더십의 리더십 유형은 다음과 같다.

① 전망제시형

- 공감을 유도하는 방법: 사람들과 꿈을 공유한다.
- 분위기에 미치는 효과: 매우 긍정적
- 효력을 발휘하는 상황: 변화에 대한 새로운 전망이 요구될 때나 뚜렷한 방향성이 요구될 때

② 코치형

- 공감을 유도하는 방법: 개인이 원하는 것을 전체의 목표와 결부시킨다.
- 분위기에 미치는 효과: 매우 긍정적
- 효력을 발휘하는 상황: 장래를 내다보면서 구성원의 업무 수행력 향상에 도움을 주고자 할 때

③ 관계중시형

- 공감을 유도하는 방법: 사람들을 서로 엮는 가운데 조화를 일구어낸다.
- 분위기에 미치는 효과: 긍정적
- 효력을 발휘하는 상황: 어려운 상황에서도 팀의 불화를 해소하기 위해 사람들에게 용기를 심어주거나 유대를 더욱 공고히 하려고 할 때

④ 민주형

- 공감을 유도하는 방법: 사람들의 자발적인 행동을 존중하고 참여를 통해 조직에 헌신하도록 한다.
- 분위기에 미치는 효과: 긍정적
- 효력을 발휘하는 상황: 사람들의 의견을 수용하여 의견의 일치를 얻고자 할 때나 구성원들로부터 가치 있는 자발적 참여를 유도하려고 할 때

⑤ 선도형

- 공감을 유도하는 방법: 도전할 만한 흥미로운 목표를 제시한다.
- 분위기에 미치는 효과: 번번이 제대로 된 성과를 얻지 못할 경우에는 매우 부정적
- 효력을 발휘하는 상황: 의욕이 넘치고 유능한 팀으로부터 최고의 결과물을 이끌어 내고자 할 때

⑥ 지시형

- 공감을 유도하는 방법: 비상시에 뚜렷한 방향을 제시해 줌으로써 두려움을 완화시킨다.
- 분위기에 미치는 효과: 잘못 사용하면 매우 부정적
- 효력을 발휘하는 상황: 위기 상황에서 전환을 시도하고자 할 때나 문제가 있는 구성원을 다룰 때

IV 집단행동

1 집단의 개념

집단의 개념에 대한 많은 학자들의 다양한 정의가 존재한다. 그러나 두 사람 이상이 모여 어떤 공동목표를 달성하기 위해 공통의 규범, 서로의 역할과 신분을 인정하면서 상호작용을 할 때 이를 '집단(혹은 소집단)'이라고 할 수 있다. 그러므로 '집단'이라면 다음 조건이 갖춰져야 한다.

- 상호 교환을 통한 '공동'목표를 추구해야 한다.
- 각기 분담된 역할과 신분을 서로 '알고' 있어야 한다.
- 공동규범, 가치관, 행동양식을 서로 '공유'해야 한다.

2 집단의 특성

개인의 관점과 집단의 종류가 다양하기 때문에 집단에 대한 정의도 다양하다. 예를 들어, 공식집단을 말할 것인가 비공식집단을 말할 것인가에 따라 정의가 달라질 수 있다.

공식집단의 경우, 집단이란 어떤 공동목표를 달성하기 위해 두 사람 이상이 서로 의지하고 상호 작용하면서 업무를 수행하는 모임이라 정의한다. 그러나 비공식집단은 사회의 도처에 존재하고 있는 자생집단으로 정의할 수 있다(양창삼, 1999).

1) 집단의 특성

집단의 특성을 파악하는 것은 집단에 대한 개념을 정의하는 데에도 도움이 된다.

(1) 지속적인 상호작용

집단은 정규적이고 지속적인 상호작용을 유지한다. 직접적인 대면을 통해 상호작용하는 사람들로 구성되어 있으며, 구성원 사이의 상호 인지, 상호 의존관계, 규칙적인 접촉과 의사소통이 강조된다.

(2) 가치관과 목표의 공유

집단은 집단목표 설정의 기초가 되는 공동의 관심사를 가지고 있다. 이는 집단의식을 형성하는 데 필요하다. 집단의식 속에는 감정의 공유, 공통적인 태도 · 가치관 및 공동목표가 함께 어우러져 있다. 공통목표는 집단의 목적으로서 조직의 목표보다 더욱 구체적이고 실질적이며 명확해야 한다. 이러한 집단의식은 동질성을 유지하는 데 필요하다.

(3) 역할 및 규범

집단의 성원은 지속적인 역할관계를 유지하고 있으며 서로가 그 역할을 충실히 수행해나갈 것을 기대한다. 그리고 구성원의 활동을 규제하는 규범을 공유하며, 합의된 것이다. 집단은 행동규범과 가치체계를 가지고 집단구성원들에게 순응할 것을 기대하고 상벌로써 다스린다.

(4) 동기와 욕구충족

집단은 집단구성원의 동기와 욕구충족을 강조한다. 집단은 상호관계를 통해 사회적 또는 경제적 욕구 등 자신의 욕구를 만족시키려는 사람들로 구성된다.

(5) 사회적 단위

집단은 두 사람 이상의 개인으로 이루어진 사회적 단위이다. 구성원이 언제나 같은 인물일 필요는 없다. 집단 속에 구성원이 바뀌어도 집단은 여전히 같은 집단으로 남는다.

(6) 시너지 효과

집단의 특성은 구성원들 간의 상호작용으로 나타나며, 상호작용을 통해 시너지 효과가 나타난다. 따라서 집단은 개별적 부분들의 합 이상의 의미를 가지고 있다.

(7) 공식집단 및 비공식집단도 포함

집단이란 공식조직의 한 부서를 의미할 수도 있지만 구성원들 자신의 목적을 중심으로 자신들의 상호작용과 정체성 개념에 바탕을 둔 자생적인 비공식집단도 있다. 조직행동에서는 비공식집단의 집단행동에도 관심을 두고 있다. 왜냐하면 집단의 행동이 공식조직의 목적과 구조에 적절할 수 있기 때문이다.

2) 집단형성의 원인

집단이 형성되는 이유는 다음과 같다.

(1) 과업달성

과업달성(task accomplishment)은 공식집단이 존재하는 일차적인 이유가 된다. 조직은 특성목표를 달성하기 위해 개인들을 모아 하나의 집단을 만든다.

(2) 문제해결

문제해결(problem solving)은 과업달성집단과 마찬가지로 목표를 달성하기 위해 집단이 구성되나 목표가 달성되면 해체되므로 한시적인 성격을 띤다. 위원회나 프로젝트조직이 이에 해당한다.

(3) 친밀감과 매력

친밀감과 매력(proximity and attraction)은 집단형성의 주요 이슈에 속한다. 사람들은 비슷한 특성을 가졌거나, 서로 자주 만나서 대화하거나, 서로의 관계에 득이 있다고 생각하면 모이게 된다.

(4) 사회적 · 심리적 욕구충족

사회적 · 심리적 욕구충족(sociopsychological needs)은 일종의 소속욕구에 속한다. 사람들은 개인적으로 충족시킬 수 없는 욕구들을 집단을 통해 충족시키기 위해 집단을 형성하기도 하고, 사회적 위신이나 사회적 명성을 가지고 있는 집단에 참여함으로써 자신의 여러 가지 사회적 · 심리적 욕구를 충족시키기도 한다.

3) 집단응집력

집단응집력(group cohesiveness)은 단결된 분위기 또는 구성원들이 서로에게 끌려 그 집단목표를 공유하는 정도를 말하며, 집단의 구성원이 집단에 머물도록 작용하는 힘이다. 응집력이 낮은 집단의 구성원들은 집단 활동에 관심이 적지만 응집력이 높은 구성원은 집단 활등에 적극적이다.

(1) 집단응집력의 증가요인

응집력은 집단의 사기, 팀워크, 충성심, 참여, 성과 등에 영향을 미친다. 일반적으로 집단응집력의 증가요인은 다음과 같다.

- 구성원들의 관심 집중, 높은 지위, 보상
- 구성원들의 태도, 신념, 가치 및 관심의 유사성
- 집단목표에 대한 관심 집중, 종업원의 명확한 직무, 목표달성 가능성에 대한 높은 확신
- 집단구성원 간의 협력적인 상호 의존
- 즐거운 집단 활동의 선호
- 구성원들의 선호에 부합하는 리더십 유형
- 우호적인 집단분위기에 대한 욕구
- 위협적인 외부환경에 대응하여 집단목표와 주체성을 구체화하려는 경향

(2) 집단응집력의 감소요인

- 구성원들의 무관심, 낮은 지위, 불쾌한 집단 상호작용
- 구성원들의 신념, 태도, 가치 및 관심 사이에 유사성 결여
- 집단목표와 그것에 도달하려는 수단의 불일치
- 집단 내의 경쟁심
- 즐거운 집단 활동 결여
- 구성원들의 선호 유형과 불일치하는 리더십 유형
- 다른 집단에 대한 참가, 집단 밖의 다른 활동 증가
- 집단 내의 자원들에 대해 경쟁심을 유발시키는 위협적인 내부 환경

4) 집단에서의 리더의 역할과 조직성과

시쇼어Seashore(1954)는 집단응집성과 조직의 조직성과, 즉 생산성 관계에 대한 연구를 통해 조직목표에 대한 구성원의 태도가 조직성과에 중요한 역할을 한다고 주장하였다. 구성원들의 집단응집력이 높으면서, 조직에 대한 태도가 호의적일 때 생산성이 가장 높고, 반대로 응집력은 높으면서도 회사에 대한 태도가 비호의적일 때 생산성이 가장 낮다는 것이다. 이것은 조직의 목표에 대해 구성원들이 어떤 느낌을 받아 마음이 움직이는 감응도가 조직성과에 중요하다는 것을 단적으로 보여주는 것이다. 여기서 감응도는 조직이 구성원에 대해 위협적인가 후원적인가에 따라 달라진다. 따라서 조직에서는

리더가 구성원들에게 어떠한 리더십을 보여주는가가 조직의 성과, 즉 생산성에 크게 영향을 미친다는 것을 보여주는 것이다. 다시 말하면 리더는 집단응집성과 구성원이 회사에 대한 호의성, 즉 조직목표에 대한 감응도를 높일 수 있도록 노력해야 한다.

다음은 집단에서 생산성, 즉 조직성과를 올리기 위한 리더의 역할이다.

- 부하의 의견에 귀 기울인다.
- 집단소속감을 높일 수 있도록 노력한다.
- 구성원 사이에 보다 좋은 인간관계를 유지하도록 한다.
- 구성원들로 하여금 자신의 역할을 분명히 알게 하고, 조직의 목표와 개인의 직무에 보다 호의적인 태도를 가지도록 한다.

V 권력

권력(power)이란 상대방(개인 또는 집단)의 의지와는 상관없이 자신의 의지와 뜻을 상대방에게 관철시킬 수 있는 잠재적 · 실재적 힘 또는 능력이다. 이는 어느 한 개인 또는 집단이 다른 개인 또는 집단에 대하여 지배력을 확보하는 것이라고 할 수 있다. 간호사는 병원조직에서 중요한 인력이지만 근무여건상 적절한 권력을 행사하지 못한다. 그러나 간호직이 사회에서 역할을 다하기 위해서는 주어진 임무를 수행할 수 있는 능력을 가져야 하며, 한정된 건강관리 영역에서 독자적인 영역을 확보하기 위해서 다른 직업에 대한 통제권과 명령권이 있어야 한다. 따라서 간호사들이 업무수행에서 행사할 수 있는 권력의 정도와 유형, 책임 등 이른바 권한 행사와 관련된 정책에 대하여 파악하는 것은 효율적인 업무수행을 지지하는 여건을 조성하고 의료기관의 경영효율성을 증가시키며 간호사의 더 나은 권력을 구축하는 데 중요하다.

1 권력의 개념

권력을 뜻하는 'power'는 라틴어인 'potere'에서 유래되었는데 그 의미는 'to be able', 즉 '가능하다'는 뜻을 내포하고 있다. Power의 사전적 의미를 보면 "사회생활에 필요한 가치를 부여하거나 박탈하는 것을 무기로 하여 인간의 행동양식을 지배하는 힘"이라고 할 수 있다. 권력은 개인이나 집단이 전략, 에너지, 강점 등을 이용하여 타인의 행동 및 행위에 영향을 미치는 능력(켈리Kelly, 1981)으로, 개인이나 집단의 속성이 아닌 하나의 사회적 관계 안에서 나타나는 영향력, 통제력 및 강점과 관련된 역동적인 현상이라고 할 수 있다. 따라서 권력은 인간 관계적이며, 의존적인 속성으로 나타난다.

2 권력의 유형

프렌치와 라벤French & Raven(1959)은 권력이 발생하는 원천에 근거하여 권력의 유형을 다음과 같이 설명하였다.

1) 보상적 권력

보상적 권력(reward power)은 바람직한 이익을 줄 수 있는 힘이다. 권력행사자의 보상 능력에서 기인하는 것으로 권력수용자에게 보상이 의미를 갖는 상황에서만 영향력이 발휘된다. 즉 높은 급여나 승진, 보다 좋은 업무, 중요정보에 접근할 수 있는 기회를 줄 수 있다면 보상적 권력을 행사할 수 있다.

2) 강압적 권력

강압적 권력(coercive power)은 어떤 사람의 의사에 따르지 않으면 부정적인 결과를 맞이하게 될 것이라는 두려움에 바탕을 둔 힘이다. 권력행사자가 권력수용자에게 벌을 줄 수 있다고 인식하는 데 기초를 두고 있다. 상당수 권력의 기저에는 두려움을 바탕으로 한 강압적 권력이 깔려 있으며, 법도 기저에 경찰력과 군사력 같은 물리력이 있기 때문에 효과를 발휘한다. 조직 내 어떤 사람에게 그가 별로 달가워하지 않을 일을 강제로 시킬 수 있다면 그 사람에 대한 강압적 권력을 갖고 있는 것이다.

3) 준거적 권력

준거적 권력(referent power)은 어떤 사람이 특별한 자질을 갖고 있을 경우 다른 사람들이 그를 닮으려고 할 때 생기는 권력으로 카리스마와 비슷한 것이다. 다른 사람으로부터 존경을 받거나 그 사람의 판단기준에 영향을 미치는 사람은 준거적 권력을 가지고 있는 것이다. 이러한 자질에는 웅변술, 인간관계능력, 높은 도덕적 기준 등이 포함된다.

4) 전문적 권력

전문적 권력(expert power)은 특정 기술이나 전문지식에서 비롯되는 권력이다. 다른 사람들이 권력행사자가 특정 분야나 상황에 대하여 깊은 지식을 갖고 있다고 느낄 때 발생한다. 전문직에 종사하는 사람이 가지는 힘의 원천이 전문적 권력이다.

5) 합법적 권력

합법적 권력/정당한 권력(legitimate power)은 지위나 직책에서 비롯되는 권력이다. 권력수용자가 권력행사자의 정당한 영향력 행사권을 인정하고 그것에 추종해야 할 의무가 있다고 생각하는 것을 바탕으로 하는 권력이다.

이상의 권력 중에서 보상, 강압, 합법적 권력 등 조직의 직위에서 발생하는 직위적 권력(positional power)이며, 준거, 전문, 자양적 권력은 개인차원에서 발생하는 개인적 권력(personal power)에 속한다. 권력이 생기는 원천을 이렇게 분류한다 하더라도 이들 각각은 독립적이라기보다는 서로 연관되어 있다. 또한 조직행동론 측면에서는 특히 전문적 권력과 준거적 권력은 업무성과를 향상시키고, 구성원들의 조직에 대한 충성심을 유발하며, 직업 혹은 직무만족도를 증가시킬 수 있다고 알려져 있다. 이에 비해 강압적 권력은 직원들의 직무만족도나 실제 업무성과에서 별로 좋은 효과를 거둘 수 없다.

3 권력과 권한, 영향력 및 리더십

권력(power)은 일반적으로 개념상 권한(authority)이나 영향력(influence)과 구별해서 사용한다. 대체로 영향력을 상위의 개념으로 간주하며, 권력을 중간 위치 그리고 권한을 하위개념으로 보는 견해가 많다. 이 경우 권력과 권한은 영향력 안에 포함된다. 그러나 영향력을 다른 사람이나 집단이 특정 방향으로 나아가도록 심리적 영향을 주는 능력, 즉 리더십(leadership)의 과정에만 한정할 경우에 영향력은 오히려 하위개념으로 간주되기도 한다. 이러한 차이에도 불구하고 실제로는 대부분 영향력, 권력, 권한, 리더십 등의 개념은 혼용되고, 권력을 대표적 용어로 사용하고 있다. 그러나 정의의 측면에서는 표 5.1.8과 같은 차이가 있다(양창삼, 1999).

표 5.1.8 권력과 권한, 영향력 및 리더십의 차이

권력	권한	영향력	리더십
한 개인이나 집단이 사회 또는 정치적 관계에서 다른 개인이나 집단에 대해 지배력을 확보하는 것	한 개인이 조직 내에서 차지하고 있는 위치로 인해 갖게 되는 공식적인 힘. 즉, 조직 내에서 상급자가 하급자에 대해 갖는 합법적인 권력	한 사람이 다른 사람 또는 한 집단이 다른 집단의 태도, 가치관, 인식, 행동에 변화를 가져올 수 있는 모든 힘	지도자가 권력을 수단으로 하여 조직목표를 향해 조직 구성원의 노력을 통합시키며, 그 역할을 다하는 것

4 권력의 특성

권력을 이해하기 위해서는 권력이 가지고 있는 특성을 알아야 한다. 권력의 특성은 다음과 같다.

- 권력은 사회적인 성격을 지니며, 다른 사람이나 집단과의 상호작용을 통하여 이루어지는 사회적 관계를 나타낸다.
- 권력은 동태적인 성격을 가지고 있어서, 개인이나 집단의 권력과 권력구조는 상황과 시간에 따라서 항상 변한다.
- 권력은 권한과 영향력과는 다른 특성으로 공식적인 역할이나 지위에 관계없이 개인이나 집단의 특징에서 형성되는 것이다.
- 권력은 영향을 미칠 수 있는 능력이나 잠재력으로서 정태적인 성격을 갖는 개념이다.
- 권력은 권한보다 포괄적인 개념이다.

5 권한

권한(authority)은 한 개인이 조직 또는 사회체계 내에서 차지하고 있는 위치로 인해 갖게 되는 공식적인 힘이다. 즉, 조직 내에서는 상급자가 하급자에 대해 갖는 합법적인 권력(legitimate power)으로 권리, 특권, 책임, 의무와 관련이 있다.

1) 권한의 특성

- 권한은 공식적인 직위에서 나온다.
- 권한은 합법성이 있어야 한다.
- 권한은 조직구조를 통해 역할과 지위들을 연관 지으며 인간관계를 규합한다.
- 권한은 위에서 아래로 내려간다.
- 권한은 권력 중에서 그러한 권력의 행사를 아랫사람이나 집단이 정당한 것으로 받아들일 때 발휘될 수 있다.

관리자에게 '권한의 범위'란 정당하게 이루어질 수 있는 요구의 범위이며, 정당하게 취할 수 있는 행동의 범위이다. 어떤 관리자들은 권한의 범위가 한층 더 클 수 있으며, 이것은 역할요건과 조직목표를 달성하기 위해 필요한 영향력에 크게 좌우된다.

참고문헌

강정애 외 역(2013). 현대조직의 리더십이론. 시그마프레스.

권기성, 최진석(2000). 리더십: 이론과 적용. 형설출판사.

권순식 외(2016). 조직행위론. 박영사.

김광수 역(2013). 서번트 리더십. 시대의창.

박원우(1997). 임파워먼트; 개념정립 및 실천방법 모색. 한국경영학회, 경영학연구, 26(1), 115~138.

박유진(2008). 현대사회의 조직과 리더십. 양서각.

박종선 외(2009). 간호지도자론. 수문사.

백기복(2021). 조직행동 연구. 창민사.

백기복(2022). 리더십 리뷰-이론과 실제-. 창민사.

서성교(2003). 하버드 리더십 노트. 원앤원북스.

양동훈 역(2021). 경영학원론 제11판. 시그마프레스.

양창삼(1999). 조직행동의 이해 제2판. 법문사.

이관응(2010). 서번트 리더십의 비밀. 넥서스BIZ.

이상욱 역(2007). 현대조직의 리더십이론. 시그마프레스.

이학종, 박헌준(2008). 조직행동론. 법문사.

장석훈 역(2003). 감성의 리더십. 청림출판.

최창현 역(2004). 위기관리의 리더십. 한언.

Bass, B. M. (1985). *Leadership and performance beyond expectations.* New York: Free Press.

Bass, B. M. (1990). *Bass & Stogdill's handbook of leadership: Theory, research, and managerial application, 3rd ed.* NY: Free Press.

Bass, B. M., & Avolio, B. J. (1990). The implications of transactional and transformational leadership for individual, team, and organizational development. *Research in Organizational Change and Development, 4*, 231~272.

Bennis, W. (1989). *On becoming a leader, reading, mass.* Addison-Wesley cited in 백기복(2022). 리더십 리뷰-이론과 실제-. 창민사, 18.

Blake, R. R., & Mouton, J. S. (1964). *The managerial grid. Houston.* TX: Gulf Publishing.

Burns, J. M. (1978). *Leadership.* NY: Harper &Row.

Cartwrite, D., & Zander, A. (1968). *Group dynamics.* NY: Haper & Row.

Fiedler, F. E. (1967). *A theory of leadership effectiveness.* New York: McGraw-Hill.

Greenleaf, R. K. (1977). *Servant leadership: A journey in the nature of legitimate power and greatness.* NY: Paulist. cited in Marquis B., L. & Huston C., J.(2003). *Leadership roles and management functions in nursing-theory and application.* Philadelphia: Lippincott 4th ed.

Hellriegel, D., Slocum, J. W., & Woodman, R. W. (1998). *Organizational behavior.* Cincinnati, Ohio: South-Western College Publishing cited in 백기복(2022). 리더십 리뷰-이론과 실제-. 창민사.

Hersey, P., & Blanchard, K. H. (1977). *Management of organization behavior: Utilizing human resource, 3rd ed.* Englewood Cliffs, NJ: Prentice Hall.

House, R. J. (1971). A path-goal theory of leader effectiveness. *Administrative Science Quartely, 16*, 321~339.

House, R. J., Hangers, P. J., Ruiz-Quintanilla, S. A., Dorfman, P. W., Javidan, M., Dickson, M., & Associates(1999). *Cultural influences on leadership and organizations: Project GLOBE.* cited in 이상욱 역(2007). 현대조직의 리더십이론. 시그마프레스.

Janda, K., F. (1960). Towards the explication of the concept of leadership in terms of the concept of power. *Human Relations, 13*, 345~363.

Kerr, S., & Jermier, J. M. (1978). Substitutes for leadership: Their meaning and measurement. *Organizational Behavioral and Human Performance, 22*: 375~403 cited in 백기복(2022). 리더십 리뷰-이론과 실제-. 창민사.

Lasswell, H. D., & Kaplan, A. (1970). *Power and society.* New Haven: Yale University Press.

Lewin, K., Lippitt, R., & White, R. K. (1939). Patterns of aggressive behavior in experimentally created social climates. *Journal of Social Psychology, 10*, 271~301.

Manz, C., & Sims, H. P. Jr. (1980). Self-management as a substitute for leadership: A social learning perspective. *Academy of Management Review, 5*, 361~367.

Manz, C., & Sims, H. P. Jr. (1989). Superleadership: Beyond the myth of heroic leadership. *Organizational Dynamics, 19*, 18~35.

Manz, C., & Sims, H. P. Jr. (1989). *Superleadership: Leading others to lead themselves.* Englewood Cliffs, NJ: Prentice Hall.

Marquis B., L., & Huston C., J. (2003). *Leadership roles and mannagement functions in nursing-theory and application.* Philadelphia: Lippincott 4th ed.

Reddin, W. J. (1977). *An integration of leader-behavior typologies.* Group & Organization Studies. journals.sagepub.com

Seashore, S. (1954). *Group cohesiveness in industrial work group.* MI: Institute for Social Research, University of Michigan, 양참삼 역(1999). 조직행동의 이해 제2판. 법문사, 275~276.

Stogdill, R. M. (1948). Personal factors associated with leadership: A survey of the literature. *Journal of Psychology, 25*, 35~71.

Stogdill, R. M. (1974). *Handbook of leadership: A survey of the literature.* NY: Free Press.

Vroom, V. H. (1964). *Work and motivation.* NY: John Wiley & Sons.

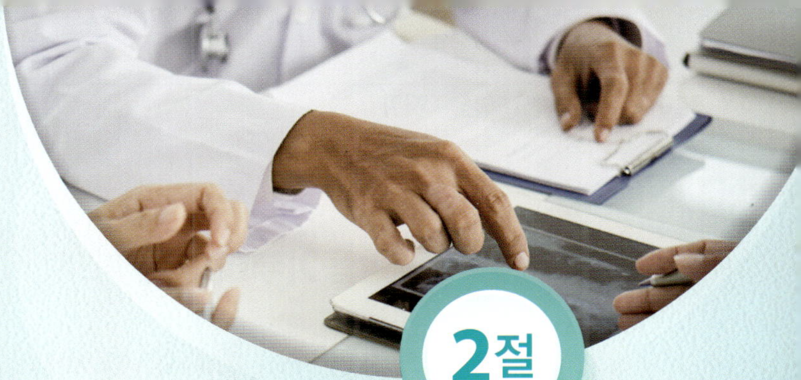

2절

동기부여

학습목표

1. 동기부여의 내용이론과 과정이론의 차이를 설명한다.
2. 욕구단계이론, 동기-위생이론, 성취동기이론, 기대이론, 공정성이론, 목표설정이론을 설명한다.
3. 간호현장에서 동기부여이론들을 적용한다.
4. 임파워먼트의 기본개념을 정의한다.
5. 간호현장에서 임파워먼트의 실례를 확인한다.

주요용어

- 동기부여(motivation): 인간의 행동 방향이나 강도에 영향을 미치는 개인 속에 내재하는 힘으로써 목표달성을 위해 노력하고자 하는 의지
- 임파워먼트(empowerment): 중요한 업무를 조직구성원에게 할당하고, 결정에 대한 책임을 위임하며, 업무수행에서의 범위와 판단의 자율성을 증대시키고 관리자의 승인 없이 행동할 수 있는 권한을 부여하는 조직관리 방법

I 동기부여이론

간호관리자가 가져야 할 지휘 능력에 관한 또 한 가지 중요한 개념은 동기부여이다. 동기부여란 개인수준에서의 조직행위에 핵심적인 주제이며 '행동의 방향이나 강도에 영향을 미치는 개인 속에 내재하는 힘'이다. 또한 목표를 달성하기 위해 노력하고자 하는 의지이다. 원래 동기부여(motivation)란 용어는 라틴어의 'movere'에서 유래한 것으로서 '움직이다'라는 의미를 지닌다. 간호관리자는 간호사들이 업무를 통해 개인과 조직의 목표를 성취해 나가도록 동기부여이론을 이해하고 이를 실무에 적용할 수 있어야 한다.

관리자나 리더가 구성원들에게 동기부여하는 데 필요한 핵심 질문은 '어떤 요인들이 사람들을 열정적으로 일하도록 고취시키는가?' 또한 '어떤 요인들이 개인들의 방향을 잡아주고, 어떠한 일에 얼마나 영향을 미치며, 얼마나 오랫동안 지속하도록 만드는가?'이다. 이러한 질문으로부터 동기부여이론은 크게 내용이론(content theory)과 과정이론(process theory)으로 나누어서 설명된다. 내용이론은 인간이 무엇을 원하고 필요로 하는가, 즉 동기부여의 요인을 여러 가지 방법으로 확인하는 데 관심을 두는 이론이다. 내용이론에는 매슬로우의 욕구단계이론, 알더퍼의 ERG이론, 허츠버그의 2요인이론, 맥클레랜드의 성취동기이론, 맥그리거의 X-Y이론 등이 포함된다.

과정이론은 인간의 동기부여과정에서 발생하는 요인과 이 요인들 간의 상호 관련성을 다루고 있어서 내용이론이 개인 행위를 유발하는 욕구를 확인하는 데 중점을 둔 것과 비교가 된다. 과정이론에는 브룸의 기대이론, 아담스의 공정성이론, 로크의 목표설정이론 등이 포함된다. 다음 표 5.2.1은 내용이론과 과정이론을 비교한 것이다.

표 5.2.1 내용이론과 과정이론의 비교

동기부여이론	내용이론(content theory)	과정이론(process theory)
의문	• '무엇(어떤 것, what) 때문에 사람들이 동기부여 되는가?'	• '어떤(how) 과정을 통해서 동기부여 되는가?'
접근방법	• 동기부여의 요인을 여러 가지 방법으로 확인하는 데 관심을 두는 이론	• 동기부여 과정에서 발생하는 모든 변수들 간의 상호 관련성과 동기과정으로 인한 개인차에 초점을 둠
이론	• 매슬로우의 욕구단계이론 • 알더퍼의 ERG이론 • 허츠버그의 2요인이론 • 맥클레랜드의 성취동기이론 • 맥그리거의 X-Y이론	• 브룸의 기대이론 • 아담스의 공정성이론 • 로크의 목표설정이론

1 내용이론

동기부여에 관한 내용이론(content theory)은 대개 욕구와 욕구결핍에 초점을 맞춘다. 내용이론들에 의하면 동기부여는 목표 지향적이고, 내적 충동을 갖고 있어서 항상 욕구를 충족시키는 데 목표를 두고 있다. 그리고 그 욕구는 개인의 내적 충동을 자극하여 그 욕구를 충족할 수 있는 능력을 갖고자 하는 목표를 지향하도록 한다.

1) 욕구단계이론

욕구단계이론은 매슬로우Maslow(1954)에 의해 제기된 이론으로 개인의 행동은 자신의 욕구를 충족하는 과정에서 형성된다는 전제하에 개인의 욕구와 동기형성 간의 관계를 개념화한 이론이다.

매슬로우는 인간의 기본 욕구를 5개의 단계로 분류하였다. 이러한 욕구의 충족은 저차원 욕구로부터 고차원 욕구로 순차적으로 일어나며, 이 5단계의 욕구는 동시에 발생하는 것이 아니라 순서에 따라 하나의 하위욕구가 충족되었을 때 다음 단계의 상위욕구가 발생한다. 이는 어느 단계의 욕구충족행동이 시작되기 위해서는 그보다 하위욕구가 충족되었을 때에야 비로소 가능하다는 뜻인데, 이를 '계층적 원리'라고 한다. 또한 매슬로우는 욕구가 충족된 상태에서는 동기부여가 되지 않고 따라서 아무런 행동도 일어나지 않는다고 하였다. 즉 욕구결핍 상태에서만 그것을 채우려고 애쓰는데, 이 상태를 동기화되어 있다고 말할 수 있는 것이다. 이를 매슬로우는 '결핍의 원리'라고 하였다.

(1) 인간의 다섯 가지 기본 욕구

매슬로우가 정의한 인간의 기본적 욕구는 그림 5.2.1과 같다.

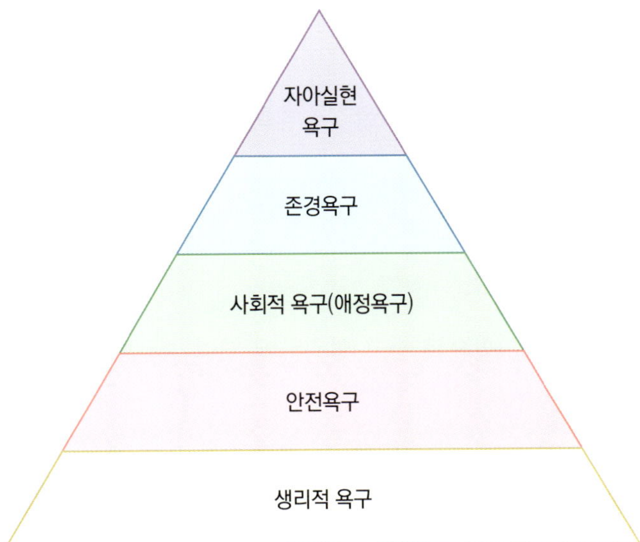

그림 5.2.1 매슬로우의 욕구계층

- **생리적 욕구**: 인간이 자신의 생리적 균형을 유지하기 위해 요구되는 기본적인 욕구로 의식주와 관련된 욕구이다. 개인의 욕구 구조 가운데 가장 기초적인 단계이다.
- **안전욕구**: 육체적 안전과 심리적 안정에 대한 욕구이며 신체적 보호와 안정된 직업 그리고 기본 생계에 대한 보장 등이 포함된다.
- **사회적 욕구(애정욕구)**: 어떤 조직이나 집단에 소속되기를 원하거나 다른 사람들과 애정을 나누려는 욕구로 소속욕구라고도 불린다.
- **존경욕구**: 타인으로부터 존경과 인정, 관심을 받고자 하는 사회적 존경과 자신에 대한 감정을 나타내는 자존의 욕구로 구분된다. 욕구 구조에서 비교적 상위에 위치한다.
- **자아실현욕구**: 자신이 개발할 수 있는 잠재능력을 최대한 발휘하고 싶어 하는 욕구이다.

매슬로우의 욕구단계이론을 개인 차원과 조직 차원의 욕구로 분리하여 정리하면 다음 표 5.2.2와 같다.

표 5.2.2 매슬로우의 욕구단계이론의 개인 차원과 조직 차원의 욕구

욕구	개인 차원의 욕구	조직 차원의 욕구
자아실현욕구	자아발전과 이상적 자아를 실현하려는 욕구, 미지의 세계에 도전하려는 욕구, 역사에 이름을 남기려는 욕구	도전적 과업, 창의성 개발, 잠재능력 발휘
존경(자존감)욕구	타인으로부터의 존경, 자아존중, 타인에 대한 지배욕구, 리더가 되고자 하는 욕구	포상, 상위직 승진, 타인의 인정, 책임감 부여, 중요한 업무 부여
사회적(애정)욕구	사랑, 우정, 집단에의 소속욕구	인간적 리더, 화해와 친교 분위기, 우호적 업무팀
안전욕구	물질적 안정, 타인의 위협이나 저해로부터의 안전욕구	고용보장, 생계보장 수단, 안전한 작업조건
생리적 욕구	생존을 위한 의식주 욕구와 성욕, 호흡 등의 신체적 욕구	적당한 임금, 휴식, 작업환경 등에 관한 욕구

(2) 욕구단계이론의 기본 전제

- 인간은 항상 무엇인가를 필요로 하고 염원하게 되며, 한 가지 욕구가 충족되면 또 새로운 욕구가 나타나 이를 추구하게 된다.
- 충족된 욕구는 동기유발의 힘을 상실한다. 충족되지 못한 욕구만이 동기유발의 힘을 갖는다.
- 인간의 욕구는 계층적으로 되어 있으며, 하위의 욕구에서 상위의 욕구로 그 욕구단계가 상승한다.

(3) 욕구단계이론의 특징

- 하위욕구(생리적, 안전욕구)는 주로 외부요인(임금, 고용기간) 등에 의해 충족된다.
- 상위욕구(소속감, 자존감, 자아실현욕구)는 주로 자신의 내부요인에 의해 충족된다.
- 생리적, 안전, 소속감, 자존욕구는 결핍욕구로, 자아실현욕구는 성장욕구로 본다.

(4) 욕구단계이론의 관리에의 적용

- 인간의 욕구에 대한 인식을 최초로 갖게 한다.
- 하위욕구를 충족시켜 준 후 동기부여를 지속시키기 위해 상위욕구를 충족시킬 수 있는 조직 분위기의 중요성을 일깨워 준다.
- 효율적인 관리를 위해 이미 충족된 욕구나 아직 충족의욕이 없는 고차원적인 욕구보다 충족 가능성이 높은 욕구부터 충족시켜 주는 데에 자원을 집중할 수 있게 한다.

(5) 욕구단계이론의 한계

매슬로우는 욕구단계이론의 한계를 다음과 같이 제시하였다.

- 욕구충족의 수단은 대체성이 있다.
- 지나치게 많이 충족된 욕구는 버려버린다.
- 실현 불가능한 욕구는 축소된다.
- 어느 단계의 욕구를 실현할 수 없으면 상위욕구가 커진다.
- 어떤 한 개인의 하나의 행동은 하나의 욕구 때문이 아니라 여러 욕구의 영향을 받아서 야기될 수 있는 것이다.
- 욕구는 상황에 따라 사람마다 다를 뿐 아니라 한 개인의 욕구도 시시때때로 또는 나이를 먹어감에 따라 달라질 수 있다. 어릴 때는 장난감에 대한 욕구, 젊었을 때는 물질욕구, 늙어서는 존경, 자아실현의 욕구가 크게 나타나는 것을 보아도 알 수 있다.

이처럼 매슬로우의 이론은 그 실증적 타당성을 비난받기도 하였지만, 개인의 기본욕구를 단계별로 정리해서 개인의 행동동기를 이해하고 개인의 문제를 해결하는 데 분석의 방향과 사고의 틀을 제공해 주어서 연구 및 실무에 많은 도움을 준 이론으로 평가되고 있다.

2) ERG이론

알더퍼**Alderfer**(1972)는 매슬로우의 욕구단계이론을 수정하여 조직 환경에서 개인의 욕구동기를 보다 현실적으로 설명하기 위해 인간의 욕구를 존재, 관계, 성장(existence–relatedness–growth, ERG)욕구의 3개 범주로 분류하였다.

(1) ERG이론의 세 가지 욕구

이 이론에서는 매슬로우의 욕구단계이론과 달리 욕구를 크게 존재, 관계, 성장의 세 가지로 분류해서 욕구 하나하나에 대한 충족보다는 전체적 욕구개념으로 개인행동을 보다 현실적으로 설명하고 있다.

- **존재욕구**(existence needs, E): 생리적 · 물질적 욕망을 의미하며 매슬로우의 생리적 욕구와 물질적 측면의 안전욕구가 이 범주에 속한다. 조직에서는 임금, 쾌적한 물리적 작업조건에 대한 욕구에 해당한다.
- **관계욕구**(relatedness needs, R): 만족스러운 대인관계에 대한 욕구이며 매슬로우의 인간적 측면의 안전욕구, 사회적 욕구, 존경욕구 등이 여기에 속한다. 조직에서는 타인과의 대인관계와 관련된 모든 것에 해당한다.
- **성장욕구**(growth needs, G): 자기 자신의 지속적인 성장과 발전에 대한 욕구이다. 매슬로우의 자아실현욕구가 여기에 속하며 개인의 능력개발과 창의성 그리고 성취감 등을 포함한다. 그리고 이들 세 가지 욕구도 매슬로우의 욕구단계이론과 같이 계층구조를 형성한다.

(2) ERG이론의 특징

욕구단계이론이 만족-진행법인데 비해 ERG이론은 좌절-퇴행요소가 포함된 이론이다.

- 좌절-퇴행요소는 상위욕구가 만족되지 않을 때 또는 좌절될 때 그보다 하위욕구의 중요성이 커지는 상황을 말한다.
- 사람에 따라 존재의 욕구가 충족되지 않았음에도 관계욕구나 성장욕구를 충족하는 쪽으로 행동하는 것이다.
- 상위욕구가 만족되지 않거나 좌절될 때 그보다 낮은 하위욕구의 중요성이 커진다.
- 한 가지 이상의 욕구가 동시에 작용한다.
- 상위욕구가 행위에 영향력을 행사하기 전에 반드시 하위욕구 충족되어야 한다는 가정(매슬로우의 욕구단계이론)을 배제한다.

(3) ERG이론의 간호관리에의 적용

- 간호사들의 성장욕구나 관계욕구가 충족되지 못하면 하위욕구인 존재욕구가 커지게 되고 물질적 · 보상적 욕구가 증가하게 되어 조직에 부담이 되므로, 능력개발의 기회를 제공하고 능력을 최대한 발휘할 수 있도록 도전적인 업무를 담당하도록 한다.
- 간호사들의 관계욕구 미충족 시 존재욕구가 증대되므로, 배려와 존중, 인간관계 개선을 위해 노력한다.

(4) 매슬로우 욕구단계이론과 알더퍼 ERG이론 비교

ERG이론은 욕구단계이론에 비해 비교적 현대적 이론이며 매슬로우의 이론을 많이 보완한 이론이다. 다음 표 5.2.3은 매슬로우 욕구단계이론과 알더퍼 ERG이론의 비교에 대한 설명이다.

표 5.2.3 매슬로우의 욕구단계이론과 알더퍼 ERG이론의 비교

	매슬로우 욕구단계이론	알더퍼 ERG이론
공통점	하위욕구가 충족되면 상위욕구에 대한 욕구가 활성화된다는 점	
차이점	• 상위욕구로 진행되는 과정만을 강조	• 상위욕구가 충족되지 않을 때 또는 좌절을 겪을 때 낮은 단계로 후퇴하고자 하는 바람이 그만큼 커지는 상황이 야기된다고 주장. 즉, 성장욕구를 추구하다가 이것이 좌절되면 관계욕구의 중요성이 더 커져서 하위욕구가 중요한 동기요인으로 작용한다고 봄
	• 한 가지 우세한 욕구가 행동에 지배적으로 영향을 준다고 봄	• 어느 시점에서도 하나 이상의 욕구가 동시에 작용할 수 있다는 점을 강조
	• 상위욕구가 행위에 영향력을 행사하기 전에 반드시 하위욕구가 충족되어야 한다고 가정함	• 욕구 충족의 계층화를 배제함

3) 2요인이론

2요인이론(two factor theory)은 허츠버그Herzberg(1966)에 의해 발표된 이론으로 매슬로우의 욕구단계이론과 더불어 조직행위론 분야에서 가장 많이 활용되는 이론이다.

(1) 허츠버그의 동기요인

허츠버그는 개인의 동기를 자극하는 요인에는 두 종류가 있으며 직무불만족과 관련된 요인을 불만족요인(dissatisfier) 또는 위생요인(hygiene factors), 만족과 관련된 요인을 만족요인(satisfiers) 또는 동기요인(motivating factors)이라고 하였으며, 이를 2요인이론이라고 하였다.

- **위생요인(불만족요인)**: 위생요인은 회사방침과 절차, 작업조건 등의 작업상황과 관련된 측면의 직무환경이다. 이 요인들은 충족될 경우 직무의 불만족을 방지해줄 뿐이지 직무만족을 유발하여 적극적인 동기부여를 일으키지 못한다고 본다.
- **동기요인(만족요인)**: 동기요인은 성취감, 인정감, 책임감 같이 직무내용과 관련된 요인들로서 작업자가 직무만족을 느끼게 하고 더 나아가 작업자의 동기부여를 유발하는 요인이다. 동기요인의 결여가 불만족을 초래하지는 않으나 충족되면 만족을 느낀다.

위생요인이 직무 외적 성격을 지닌 데 반하여 동기요인은 주로 직무 내적 성격을 지니고 있어서 상호 간에 대조를 이룬다. 위생요인만 가지고는 직원들로부터 적극적인 동기부여를 유발할 수 없으며, 동기부여요인만이 내재적 요인으로서 적극적인 만족을 유도하고 동기부여를 높일 수 있다고 본다.

표 5.2.4는 직무에서의 불만족과 만족에 영향을 미치는 요인에 대한 것이다(양창삼, 1999).

표 5.2.4 허츠버그의 위생요인과 동기요인

위생요인(직무 불만족을 감소시키는 요인)	동기요인(직무만족을 증가시키는 요인)
• 감독(기술적) • 상사, 동료, 부하와의 관계 • 작업조건 • 임금보수 • 회사정책 및 관리	• 성취감 • 인정감 • 직무 그 자체, 성장과 발전 • 책임감 • 도전감 • 자아실현

(2) 허츠버그 2요인이론의 시사점

허츠버그 2요인이론은 적극적인 동기부여의 원천으로서 내재적 요인에 관심을 갖게 하는 계기가 되었다. 그러므로 경영자는 동기부여요인을 제공할 수 있도록 노력해야 한다.

(3) 허츠버그 2요인이론의 간호관리 적용

간호사들의 동기를 유발하기 위해서는 직무환경에 대한 개선 노력보다 직무내용에 대한 만족을 증가시키는 데 역점을 두어야 동기부여가 되어 생산성이 향상된다고 본다.

4) 성취동기이론

심리학자인 맥클레랜드McClelland(1985)는 인간의 욕구를 측정한 결과, 인간행동의 이해에 도움이 되는 성취욕구, 친교욕구, 권력욕구의 세 가지 요소를 구분하였다. 이들은 모두 현대조직에서 중요시되는 욕구인데, 이 중 성취욕구가 인간의 가장 바람직한 욕구로서 조직과 개인의 성장에 이르게 하는 욕구라고 보았다.

(1) 맥클레랜드의 인간의 세 가지 기본욕구

맥클레랜드는 사람들이 다음과 같은 세 가지 욕구에 의해 동기부여가 된다고 보았다.

- **성취욕구**: 어떤 일을 보다 잘 수행하고 문제를 해결하며 보다 복잡한 과업을 완수하려는 욕구이다. 강한 책임감과 성공에 대한 욕구를 가지며, 행동에 대한 즉각적인 피드백을 원한다.
- **친교욕구**: 다른 사람들과 우호적인 관계를 형성하고 유지하려는 욕구이다. 생산성보다는 높은 윤리성에 관심을 갖는다.
- **권력욕구**: 다른 사람을 통제하고 영향을 미치려는 욕구이다. 효율적인 업무보다는 개인의 위신과 권력에 더 많은 관심을 갖는다.

(2) 성취욕구가 강한 사람의 특징

맥클레랜드는 특히 개인의 성취동기에 대하여 집중적으로 연구한 결과, 성취동기가 강한 사람은 그렇지 않은 사람에 비해 다음과 같은 몇 가지 특성이 있음을 제시하였다.

- **목표설정**: 성취동기가 강한 사람은 다른 사람에 비해 목표설정을 중요시하며, 실제 목표설정에서도 목표를 자신의 능력에 비추어서 도전적이면서도 달성 가능한 수준에 놓고 이를 점차 상위수준으로 올리면서 성과를 높이는 성향이 있다.
- **성과피드백**: 목표를 향해 가는 과정에서 성취동기가 강한 사람은 경과 진행상황과 성과, 결과 등에 대한 피드백을 원한다.
- **동료 관계**: 성취동기가 강한 사람은 동료에 대해 관심이 많으며, 목표달성에 기여할 수 있는 성과지향적인 동료들과 어울리는 것을 좋아한다.

동기부여 행동들이 선천적이기보다는 사회조직 생활에서 학습 또는 습득된 행동경향이라는 측면에서 맥클레랜드는 개인의 성취동기 수준을 측정하여 이를 중심으로 개인의 성취동기를 상위수준으로 개발할 수 있다고 전제한다. 그러므로 성취동기이론은 여러 조직체에서 성취적 동기와 행동 그리고 조직분위기의 개발에 실질적 도움을 많이 주는 이론으로 평가받고 있다.

5) 맥그리거의 X-Y이론

맥그리거McGregor(1957)는 매슬로우의 욕구계층이론을 토대로 인간본질에 대한 기본 가정과 그에 따른 관리전략을 두 가지로 나눈 후, 각각 X이론과 Y이론이라 명명하였다.

(1) X이론

X이론은 전통적인 조직이론을 기초로 전통적 관리체계를 정당화시켜주는 인간관이다. 인간의 본성에 대한 자정들을 검토해본 후 그것을 X이론이라고 하였다. 인간의 본성은 하위욕구를 중시한다고 보는 이론이다.

(2) Y이론

Y이론은 X이론의 인간관이 현대의 민주사회에는 바람직하지 않다는 결론을 내리고, 인간 형태에 관한 새로운 인간관을 제안한 것으로서 상위욕구를 중시하며 성장이론에 해당된다.

(3) X-Y이론의 시사점

X-Y이론에 따르면 지도자가 인간(부하)을 보는 관점이 비관적(X이론형)으로 보는 사람도 있고 낙관적(Y이론형)으로 보는 사람도 있는데, 어떤 관점으로 보느냐에 따라 리더십 형태가 달라진다고 본다(표 5.2.5).

표 5.2.5 맥그리거의 X-Y이론

	X이론	Y이론
가정	• 원래 사람은 본질적으로 일을 하기 싫어하고 게으르다. • 야망이 없고 책임지기를 싫어한다. • 명령과 지시를 받으려 한다. • 자기중심적이며 조직목표에 대해 무관심하다. • 조직문제해결에 있어서 창의력을 발휘하지 못한다. • 동기유발은 생리적 욕구나 안전욕구를 자극함으로써 가능하다. • 안전을 원하고 변화에 저항적이다.	• 본질적으로 일을 하는 것을 싫어하지 않는다. • 책임 있는 일을 맡기를 원한다. • 자율적으로 행동한다. • 타인을 위하여 행동하기도 한다. • 조직문제의 해결에 있어서 창의력과 상상력을 발휘할 수 있다. • 동기유발은 하위욕구와 상위욕구를 포함한 다섯 가지의 모든 욕구에서 가능하다(고급욕구를 더 중시함). • 자기발전을 원하고 변화를 추구한다.
관리전략	• 고전적인 강경한 관리방법과 인간관계론적인 부드러운 관리방법을 함께 적용한다. • 구체적 방안으로는 직무의 엄격한 통제, 금전적 보상체계 강화, 권위주의적 리더십, 집권적 의사결정, 상부책임제 강화, 명령과 점검, 처벌의 위협, 관용과 설득으로 갈등회피 등	• 조직의 목표를 위하여 일하게 하는 동시에, 개인의 목표를 달성할 수 있도록 성취의 기회를 마련하고 성취의 장애를 제거하여 성장을 촉진시킨다. • 구체적 방안으로는 자아실현적 직무개선, 분권화와 권한위임, 자율 등의 민주적 리더십, 내부규제 및 통제완화, 목표관리(MBO) 등

(4) X-Y이론의 관리에의 적용

오늘날 조직이 지향하는 많은 기법들은 Y이론의 인간관을 전제로 한 것이므로, 조직구성원의 욕구를 충족하기 위해서는 분권화와 권한 위임, 성장을 촉진하는 직무개선, 참여관리 등이 요구된다.

이상과 같은 내용이론에 속하는 매슬로우의 욕구단계이론, 알더퍼의 ERG이론, 허츠버그의 2요인이론, 맥클레랜드의 성취동기이론, 맥그리거의 X-Y이론에 나타난 욕구구조를 비교하면 그림 5.2.2와 같다(양창삼, 1999).

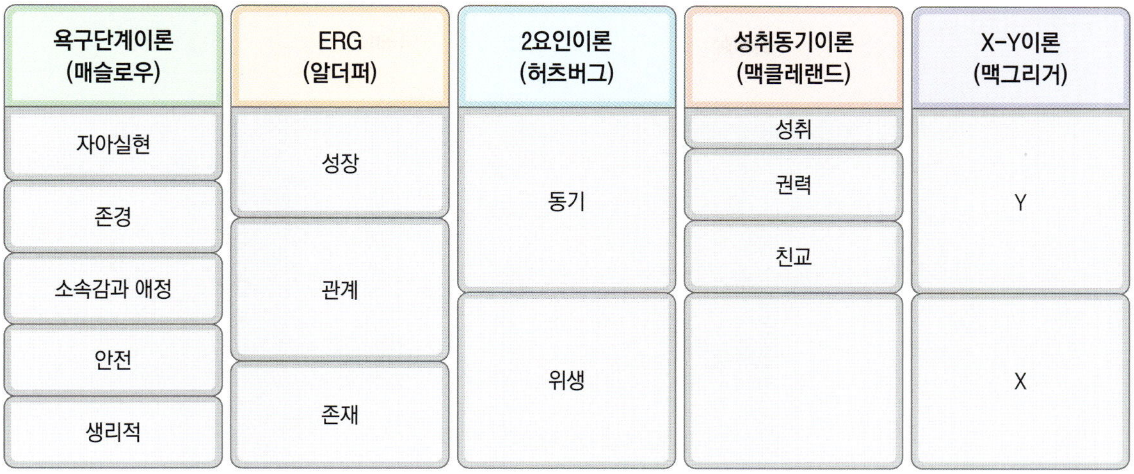
욕구단계이론
(매슬로우)
자아실현
존경
소속감과 애정
안전
생리적
ERG
(알더퍼)
성장
관계
존재
2요인이론
(허츠버그)
동기
위생
성취동기이론
(맥클레랜드)
성취
권력
친교
X-Y이론
(맥그리거)
Y
X

그림 5.2.2 동기부여 내용이론의 욕구구조 비교

2 과정이론

동기부여이론 중 동기과정에서 발생하는 인지요소를 강조하면서 개인의 동기발생과 행동선택 과정을 설명하는 것이 과정이론(process theory)이다. 대표적인 과정이론에는 기대이론과 공정성이론, 목표설정이론이 있다.

1) 기대이론

브룸Vroom(1964)은 레빈Lewin(1951)의 장이론에 근거한 기대이론을 개발하였다. 이 이론에서는 개인적 유의성(유인가, valence) 혹은 사회적 가치들에 기초한 선호도에 의해 동기부여가 발생한다고 보았다. 브룸은 인간이 일에 대한 노력의 수준을 결정하기 전에 다음의 세 가지 주된 과제를 먼저 고려해야 한다고 주장하였으며 이는 기대이론의 기초적인 요소이다.

- 노력하면 요구되는 수준의 일을 달성할 가능성이 있나?
- 일의 성과가 좋아지면 내가 바라는 결과를 얻을 가능성이 있나?
- 내가 바라는 잠재적인 결과에 대해 내가 두고 있는 가치는 어느 정도인가?

(1) 기대이론의 주요변수

기대이론(expectancy theory)에서는 인간이 기본적으로 어떤 행동을 할 경향이 다음의 요소들에 의해 결정된다고 본다(그림 5.2.3).

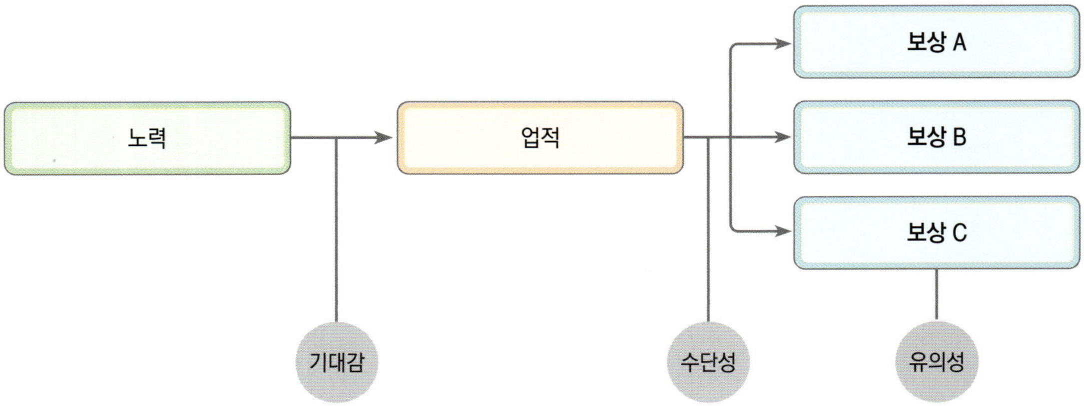

그림 5.2.3 브룸의 기대이론 모형

- **기대감**(expectancies): 일정한 노력을 기울이면 일정 수준의 업적을 올릴 수 있으리라 믿는 가능성을 의미한다. 즉, 개인의 노력 정도가 성과로 연결될 확률이다. 기대를 높이기 위해서는 훈련프로그램, 코치나 안내, 감독자의 후원과 후견인 역할, 능력 있는 직원의 선발, 업적목표의 명확화 등을 이용할 수 있다.
- **수단성**(instrumentalities): 어떤 업적을 올리면 그것이 바람직한 보상으로 연결된다고 믿는 가능성을 의미한다. 즉, 성과에 따라 조직으로부터 보상이 주어질 가능성이다. 수단성을 높이기 위해서는 실제로 보상이 업적에 따라 이루어짐을 공개적으로 명확히 하는 방법이 있다.
- **유의성**(유인가, valences): 궁극적으로 얻게 되는 보상이 개인에게 얼마나 유익한가 또는 어떤 일의 결과를 선호하는 정도를 나타낸다. 즉, 조직의 보상이 개인에게 얼마나 매력이 있느냐를 의미한다.
- **결과 또는 보상**(outcome): 행동의 결과로서 그 성과에 따른 보상을 말한다. 여기서 결과는 1차 수준과 2차 수준의 결과로 구분된다.
- 1차 수준 결과는 직무성, 생산성과 같은 일 자체와 관련된 결과이다.
- 2차 수준 결과, 즉 보상은 돈, 승진, 감독자의 지지, 집단 수용 등이다.

(2) 기대이론에서 동기부여를 높이기 위한 방법

- 얻어지는 결과가 매력적이라는 것을 발견하게 한다.
- 어떤 특정한 행동들이 바람직한 결과를 초래한다고 믿게 한다.
- 결과가 노력할 만한 가치가 있다고 평가될 수 있도록 한다.
- 관리자는 작업과 결과 사이의 연결점을 명확히 하고, 바람직한 행위에 대한 보상을 명백히 해준다.

(3) 기대이론의 한계점

- 행동으로부터 얻어지는 결과들에 대한 가치부여 정도가 매우 주관적이라서 사람마다 다르다는 데 한계점이 있다. 예를 들어, 책임감을 더 주면 동기가 일어난다지만 책임감, 자율권을 선호하는 정도가 모두 다르다.
- 인간이 누구나 '합리성'에 근거하여 결과와 확률을 예측한 다음에 행동할 것이라는 기대이론의 기본 가정은 그대로 받아들이기 힘들다. 인간은 합리적이며 동시에 비합리적이고 이성적이며 동시에 감정적이기 때문에 이해득실 관계를 복잡하게 계산한 후에 행동할 때도 있지만 그렇지 못할 때도 많은 것이다.

2) 공정성이론

아담스Adams(1963)가 발표한 공정성이론은 조직구성원들은 자신의 노력과 보상을 유사한 일을 한 다른 사람의 노력과 보상이 적절한가를 판단할 때, 절대적인 기준뿐만 아니라 다른 사람과 상대적 기준도 중요하게 고려한다고 본다. 즉, 조직구성원들은 고용주와 피고용주 간의 관계에서 공정성에 가치를 두고 이를 추구한다는 가정으로, 이 이론은 조직구성원의 성과와 직무태도를 예측하는 데 많은 도움을 준다(임창희, 2021).

(1) 공정성이론의 내용

- 절대적 기준으로 적절히 보상을 받았다고 생각하는 사람이라도 타인과 비교해서 상대적으로 보상을 제대로 받지 못한다고 생각하면, 공정성에 대한 긴장감이 생기고 이는 곧 공정성에 대한 긴장상태를 해소하고자 하는 동기부여로 작용한다고 본다. 아담스는 여기서 중요한 점이 공정성이나 불공정성을 만드는 데 필요한 조건들은 투입과 산출에 대한 개인들의 지각에 근거한다는 것이다.
- 불공정은 상대적인 현상이며, 불공정성은 사람이 상대적으로 낮은 보상을 받거나 많은 보상을 받았을 때 나타난다는 것이다.
- 노력과 직무 만족은 업무상황의 지각된 공정성에 의해 결정되므로 불공정성을 감소시키는 쪽으로 사람들이 동기부여된다고 본다.

다음 그림 5.2.4는 아담스의 공정성이론을 도식화한 것이다. 한 개인이 자신의 투입-산출 비율과 다른 사람의 투입-산출 비율을 비교하는 과정에서 상대적 관계에 관련된 개념이 공정성이다.

- 개인이 지각하는 자신(A)의 투입-산출 비율이 다른 사람(B)의 투입-산출 비율과 대등하다면 공정성을 느낀다.

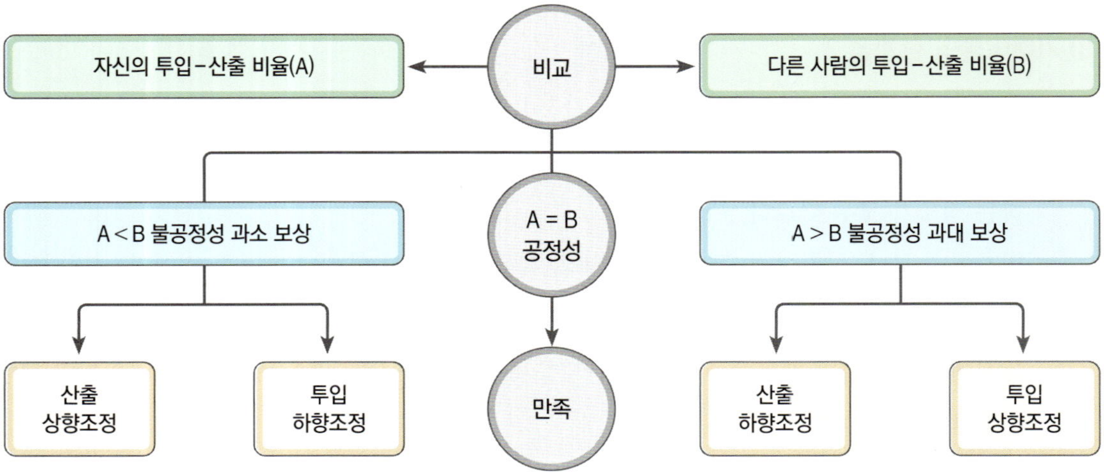

투입 = 노력, 시간, 기술 등 직무수행을 하는데 들어간 모든 자원과 에너지
보상(대가) = 급여, 승진, 인정, 칭찬, 근무환경 등을 포함한 모든 물질적 · 정신적 대가

그림 5.2.4 아담스의 공정성이론 모형. 출처: 임창희(2021). 조직행동 제7판. 비앤엠북스.

- 그러나 그렇지 않은 경우, 즉 자신(A)이 다른 사람(B)보다 과소보상을 받는다고 지각할 때와 자신(A)이 다른 사람(B)과 비교하여 과대 보상을 받는다고 지각할 때 불공정성을 느낀다는 것이다.
- 불공정성을 느끼면 심리적 불균형과 긴장, 불안감이 따르고 이것을 해소시키려는 과정에서 개인의 동기와 행동이 결정된다고 보며, 이 긴장감을 감소시키기 위한 것이 사람들에게 동기부여를 시킨다고 본다.

이러한 과정에서 개인이 불공정성을 느끼며, 이를 해소시키려는 과정에서 개인의 동기와 행동이 형성될 수 있는데, 이를 도식화하면 다음과 같다(그림 5.2.5).

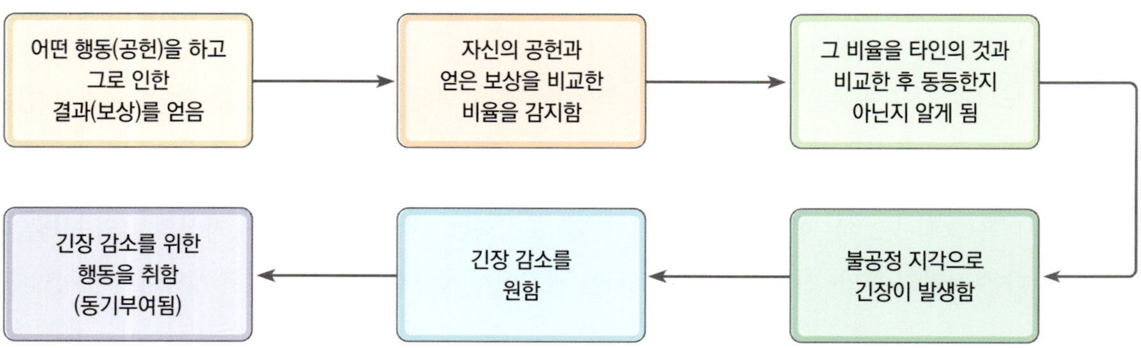

그림 5.2.5 아담스의 공정성이론에 입각한 불공정성 지각과 긴장완화 노력.
출처: 임창희(2021). 조직행동 제7판. 비앤엠북스.

(2) 불공정한 결과를 초래하는 과정

아담스는 불공정한 결과를 초래하는 과정을 다음과 같이 설명하였다.

- 지각된 불공정은 개인의 내면에 긴장을 낳는다.
- 긴장의 크기는 지각된 불공정의 크기에 비례한다.
- 긴장을 경험한 인간은 긴장을 해소할 동기를 부여받는다.
- 동기의 강도는 지각된 불공정에 비례한다.

(3) 지각된 불공정성을 감소시키기 위한 방안

- 투입과 산출을 조정한다.
- 투입이나 산출의 가치에 대한 인식을 변경한다. 자신 혹은 타인의 업무에 대한 중요도, 위험도 등 정성적 가치를 고려한다.
- 비교 대상을 변경한다.
- 타부서로의 이동, 결근 및 이직한다.

(4) 공정성이론의 관리에의 적용

- 개인의 업무성과에 대한 평가를 공정하게 하고, 성과와 보상이 합치되어 공정성을 유지할 수 있도록 관리해야 한다.
- 상대적인 금액이 중요하므로 투입과 산출의 관계에 대해 긍정적 인식을 할 수 있도록 관심을 가져야 한다.

(5) 공정성이론의 한계

- 투입과 산출의 객관적 측정이 어렵다.
- 준거인물의 설정이 어렵다.

3) 목표설정이론

로크Locke(1968)의 목표설정이론(goal setting theory)은 인간이 합리적으로 행동한다는 기본적인 가정에 기초하여, 개인이 의식적으로 얻으려고 설정한 목표가 동기와 행동에 영향을 미친다는 이론이다. 사람들의 행동은 인지, 즉 가치와 의도(계획 혹은 목표)에 의해 동기화된다는 것이다. 목표란 '한 개인이 의식적으로 획득 · 달성하고자 하는 것'을 의미한다.

(1) 목표의 주요기능

로크와 랜담Locke & Latham(1990)에 의한 목표의 중요 기능은 다음과 같다.

- 목표는 동기의 기초이며 특정한 방향으로 행동을 이끈다.
- 목표는 개인이 일에 얼마나 많은 노력을 기울여야 하는지를 결정하기 위한 지침을 제공한다.
- 목표는 의도적인 행동으로 과업수행에 영향을 미치며 평가기준을 제시한다. 따라서 목표가 설정되면, 이 목표가 조직구성원의 행동이나 동기에 영향을 미치게 된다.

(2) 목표설정이론의 기본 가정

목표설정이론의 적용은 다음과 같은 기본 가정을 전제한다.

- 구체적인 목표를 설정하는 것이 추상적인 목표를 설정하는 경우나 목표를 전혀 설정하지 않은 경우보다 목표를 더 많이 성취한다.
- 인간은 목표를 승인만 한다면 목표가 더 어려울수록 더 많은 노력을 투입하는 경향이 있다. 그러나 목표 자체가 너무 어려우면 목표를 승인하지 않게 되고, 결과적으로 목표의 성취도 많이 기대할 수 없게 된다.
- 목표를 설정하는 과정에 직원이 참여하는 것은 비록 상사의 뜻에 어긋나는 것일지라도 직원의 만족도를 증대시킬 수 있다. 그러나 참여 자체가 성취를 반드시 제고하는 것은 아니다.

(3) 목표설정이론의 논리

목표설정이론의 논리는 다음의 과정에 따라 적용된다(그림 5.2.6).

- 현재 상황: 상황이나 변화를 인식하는 과정
- 인지평가과정: 자신의 가치관과 대비하여 평가하는 과정
- 감성적 반응: 만족 또는 불만족한 느낌을 받는 과정
- 목표설정: 개선의지를 가지게 되는 과정
- 행동: 목표를 추구하는 과정

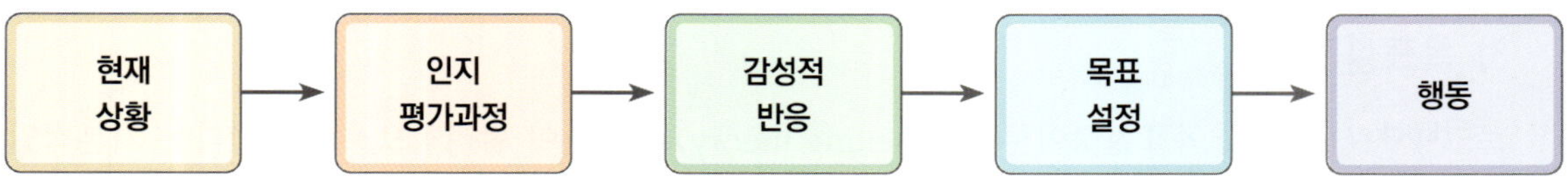

그림 5.2.6 목표설정이론의 개념적 모형

4) 강화이론

강화이론 혹은 조작적 조건형성이론(operant conditioning)은 행동주의 심리학자 스키너B.F Skinner(1938)에 의해 주창된 이론이다. 강화이론은 인간은 어떤 행동을 한 결과가 자기에게 유리하면 그 행동을 반복한다고 보고, 어떤 반응에 대해 선택적인 보상, 즉 강화(enforcement)와 처벌(punishment)을 통해 그 반응이 일어날 확률을 증가시키거나 감소시킨다고 본다(위키백과, 2023). 다음은 스키너의 강화이론에 대한 설명이다(고든과 크리샤난Gordan & Krishanan, 2014).

(1) 강화와 처벌

강화와 처벌은 조작적 조건 형성의 발달을 이루는 핵심개념으로, 강화요인(reinforcer)은 행동 확률을 증가시키는 역할로서의 자극이나 사건을 의미하며, 처벌요인(punisher)은 그 반대로 행동 확률을 감소시키는 역할로서의 자극이나 사건을 의미한다. 스키너는 '자극 제시'의 상황을 '긍정적(positive)'이라는 단어로 표현하였고, '자극 제거'의 상황을 '부정적(negative)'이라는 단어로 표현하였다. 다음 그림 5.2.7은 강화와 처벌에 대한 설명이다.

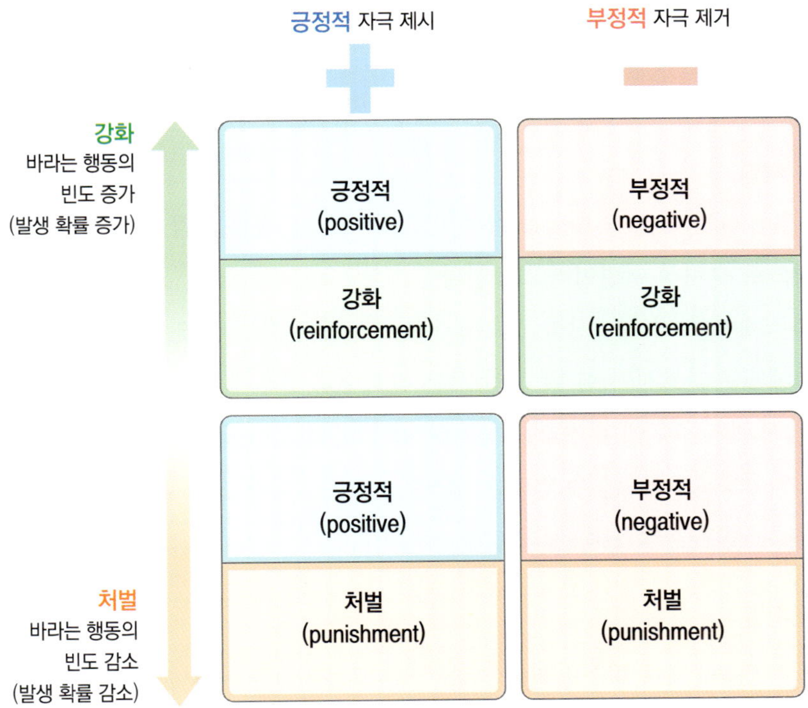

그림 5.2.7 강화와 처벌.

출처: Gordan, M., Krishnan, I. A. (2014). A review of B. F. Skinner's 'Reinforcement Theory of Motivation'. *International Journal of Research in Education Methodology*, 5(3), 680~688.

(2) 강화

① 긍정적 강화

긍정적 강화(positive reinforcement)는 만족할 만한 자극 혹은 강화요인을 제공함으로써 바라는 행동의 발생 확률을 증가시키는 것이다.

첫째, 목표하지 않은 행동보다 목표하는 행동에 관심을 보임으로써 비목표 행동을 감소시키고 목표 행동을 증가시키는 방법이다. 둘째, 바라는 행동이 일어난 직후에 구성원이 필요로 하는 또는 좋아하는 자극을 제시하여 목표 행동의 발생 빈도를 증가시키고 유지시키는 방법이다.

간호조직에서의 예로는 의료기관인증평가에서 간호부와 관련한 부문에서 최우수 등급을 받았을 경우, 간호사들 전체에게 성과급(강화요인 제시)을 지급함으로써 간호사들의 직무만족도와 간호생산성이 지속적으로 향상되게 하는 것이 긍정적 강화의 예가 될 수 있다.

② 부정적 강화

부정적 강화(negative reinforcement)는 구성원이 싫어할 만한 것을 제거해줌으로써 바라는 행동의 발생빈도를 증가시키는 것을 의미한다.

간호조직에서의 예로는 병원 주도의 혁신적인 프로젝트에 참가한 간호사에게 한 달 동안 밤번 간호를 면제(강화요인 제거)해주는 것을 통해 또다른 프로젝트에 적극적으로 참여하게 하는 것이 부정적 강화의 예가 될 수 있다.

(3) 처벌

① 긍정적 처벌

긍정적 처벌(positive punishment)은 바람직하지 않은 행동을 감소시키기 위해 불유쾌한 자극을 제공하는 것으로 수여성 처벌이라고도 한다.

간호조직에서의 예로는 신졸 간호사가 간호수행 전후에 손씻기를 누락하는 경우가 자주 관찰되어 간호사에게 수간호사가 한 달 동안 모든 간호수행 전후에 손씻기 체크리스트를 작성(처벌요인 제시)하게 함으로써 추후에 손씻기를 철저히 하게 하는 것이 긍정적 처벌의 예가 될 수 있다. 이 경우에 즉각적인 효과가 나타날 수 있다는 장점이 있지만, 해당 간호사가 육체적 · 신체적 스트레스를 받게 되어 장기적으로는 이로울 것이 없는 방법이다.

② 부정적 처벌

부정적 처벌(negative punishment)은 좋아하는 것을 제거함으로써 불유쾌한 감정을 경험하게 하여 바람직하지 않은 행동을 약화시키거나 감소시키는 것으로 제거성 혹은 소거성 처벌이라고도 한다.

간호조직에서의 예로는 일병원의 내과 수간호사는 일반 스텝 간호사의 동기부여 차원에서 월근무표 배정에 있어서 모든 간호사에게 매달 1회로 밤번, 주말, 공휴일 등의 비번과 연가를 연결한 4일 연속 비번을 주고 있다. 그러나 지각을 자주하는 간호사에게 한 달 동안 이러한 근무표 배정 혜택을 주지 않고(처벌요인 제거), 정규적인 간호부 근무표 작성 규정대로 근무표를 배정함으로써 추후에 지각을 하지 않도록 하는 것이 부정적 처벌의 예가 될 수 있다. 이는 간접적 처벌에 해당되며, 내용상 부정적 강화와 혼돈되는 경우가 있다. 부정적 강화는 관찰되는 부적절한 행동의 제거를 통해 이후에 나타내는 행동의 발생 빈도를 높이고자 하는 반면, 부정적 처벌은 구성원이 기대하고 바라는 행동을 제거함으로써 부적절한 행동의 감소를 의도한다는 점에서 차이가 있다.

II 임파워먼트

임파워먼트는 집단 및 조직 차원까지 동기부여의 개념을 확대한 것으로 윤리적 측면에 보다 관심을 많이 둔 개념이다. 임파워먼트는 동기부여의 속성을 내포하면서 성과 향상에 필요한 능력의 증진까지 동시에 추구하는 개념이다.

1 임파워먼트의 개념

활동적이고 자신감에 넘쳐 일하는 사람들이 높은 성과를 내며 자신의 업무 및 조직에 대해 만족하고 있음을 볼 수 있다. 반면, 소극적이고 무기력하며 업무 스트레스에 시달리고 무사안일적인 행동을 하는 사람들은 업무성과가 낮을 뿐만 아니라 자신의 업무와 조직, 나아가 자기 자신에 대해서조차 부정적인 태도를 보이고 있음을 발견할 수 있다. 따라서 사람을 동기부여시킨다는 것은 단순히 원하는 욕구를 채워주거나 형평성을 유지하는 데 그치지 않고 그가 업무 수행과정에서 자신감과 힘을 가지고 일할 수 있도록 해주는 것으로, 여기서 나오는 개념이 임파워먼트이다. 임파워먼트의 정의는 다음과 같다.

1) 사전적 정의

임파워먼트(empowerment)의 사전적 의미를 살펴보면 'empower'의 명사형으로 '파워를 줌', '~에게 능력을 줌', '~에게 권한을 줌', '할 수 있게 함', '사무적이거나 법적인 힘 또는 권위를 주는 것'으로 나타나 있다. 이와 같은 사전적 의미로 본다면 임파워먼트는 '권력(power)이나 권위를 주는 것(authorize)', 혹은 '무엇인가 이룰 수 있다는 능력을 주는 방법'과 관련이 있다.

2) 학자의 정의

(1) 콩거와 카능고의 정의

콩거와 카능고**Conger & Kanungo**(1988)는 관계 구조적인 측면과 동기부여의 측면에서 임파워먼트의 개념을 정의하였다.

- 관계 구조적인 측면에서 정의는 조직구성원의 활력을 조성하기 위해 권한을 부여하는 과정 또는 조직 내의 일정한 권한의 배분이나 법적 파워를 구성원들에게 배분하는 과정이라고 하였다.

- 동기부여 측면에서는 임파워먼트를 '할 수 있다는 믿음이나 판단', 즉 자기효능감(self efficacy)을 부여하는 과정으로 보았다. 따라서 동기부여 측면에서는 조직구성원이 위임받는 권한의 측면뿐만 아니라 자신의 특정 내부 심리를 중요한 것으로 본다.

(2) 반두라의 정의

반두라Bandura(1977)는 자기효능감을 임파워먼트 개념에 통합시켜 임파워먼트를 "요구되는 행동을 잘할 수 있다는 믿음이나 판단, 즉 자기효능감을 형성해주고 자신의 능력에 대한 신념을 촉진시키는 경험과 기회를 주는 과정"이라고 정의하였다.

2 임파워먼트의 내용

킨로우Kinlaw(1995)에 의한 임파워먼트의 내용은 다음과 같다.

- 최대한 아래로 조직 내의 의사결정권을 내려 보내는 것
- 문제에 가장 가까이 있는 사람에게 문제해결력을 부여하는 것
- 구성원에게 일을 맡긴 후, 그 일을 할 수 있게끔 격려하는 것
- 구성원에게 일과 조직에 대한 주인의식을 부여하는 것
- 팀의 자율관리가 가능케 하는 것
- 구성원이 올바른 일을 하도록 신뢰하는 것

그림 5.2.8은 조직에서 임파워먼트의 역할을 간략히 도식화한 것이다.

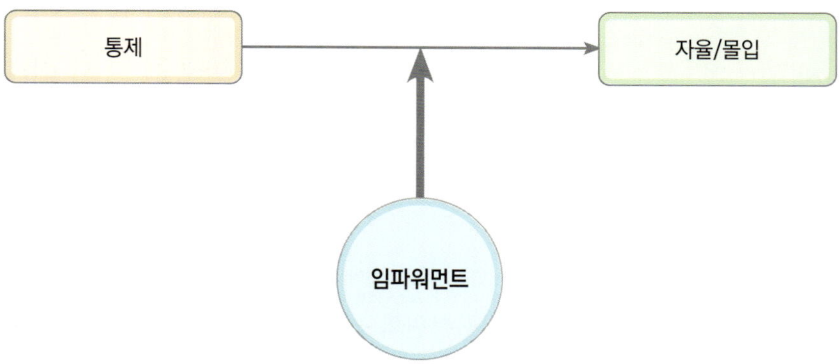

그림 5.2.8 조직에서의 임파워먼트 역할

3 임파워먼트의 특징

임파워먼트의 특징은 다음과 같다.

- 임파워먼트는 구성원들이 자신의 일이 조직의 성패를 좌우한다는 강한 사명의식을 갖도록 한다. 즉 구성원 개인마다 자신이 담당하고 있는 일이 매우 중요하다는 의식을 갖도록 한다.
- 임파워먼트는 우수한 인력을 양성하거나 확보하는 것에 초점을 두며, 특히 업무를 수행하는 개인의 역량을 향상시키는 데 초점을 둔다.
- 임파워먼트는 자신이 담당하고 있는 일에 대해 스스로 의사결정권을 갖게 하여 통제감을 높임으로써 무기력감과 스트레스를 해소하고, 더 나아가 강한 업무의욕을 갖도록 하여 구성원에게 큰 성취감을 느끼게 해준다.
- 임파워먼트는 구성원들이 의료소비자들에 대한 서비스를 향상시키고 환경변화에 신속하게 대응할 수 있도록 한다. 조직이 급변하는 환경에 적응할 수 있으려면 상부의 조언이나 허락 없이도 상황에 능동적이고 적극적으로 대응할 수 있는 역량을 가진 사람들이 필요한데 임파워먼트는 조직 구성원들이 그러한 능력을 갖추도록 해준다.
- 임파워먼트는 사람들이 자신의 목표를 향해 나아갈 수 있도록 그들이 가지고 있는 창의성, 재능, 가능성을 계발하고 발휘하도록 여건을 조성하는 것을 말한다. 사람들이 최대로 기여할 수 있는 환경이 아니면 최대의 노력을 기대하기 어렵다. 임파워먼트란 제로섬(zero-sum)이 아닌 포지티브섬(positive-sum) 관점에서 권력을 기르는 것이다.

4 임파워먼트된 사람과 조직의 모습

- 자기 및 집단 임파워먼트와 함께 조직 임파워먼트가 성공적으로 일어날 경우, 개인은 자신의 업무와 관련하여 잘 훈련되어 있으며 자신감에 차 있고, 열정적이며, 업무에 헌신적인 모습을 보인다.
- 자신의 자연적 창의성을 잘 활용할 줄 알며, 책임감이 강하고 모든 면에서 의사소통능력이 탁월하다.
- 팀 내에서 자율적으로 일을 수행하며, 새로운 상황에 대해 유연성을 갖는다.
- 결단력이 있고, 다른 사람의 도움을 적절하게 받을 줄 알며, 자신의 일과 조직에 대해 긍지를 지니고 있다.
- 남을 신뢰할 뿐만 아니라 타인으로부터 신뢰를 받는다.

5 간호사의 임파워먼트

오늘날 경영의 패러다임이 공급자 중심에서 소비자 중심으로 변화하고 있고, 시장이 글로벌화되면서 사업 및 조직의 운영 범위도 광범위해지고 있으며, 기술 및 정보기술의 발달로 기업에서는 사업의 형태가 새롭게 변화하고 있다. 병원조직 역시 지속적인 경쟁우위를 확보하기 위해 대상자, 즉 고객이 원하는 방향으로 병원조직 내부의 업무 및 관리 프로세스도 적절히 대응해야만 하는 무한경쟁시대에 살고 있다.

이렇게 급변하는 보건의료 환경으로 인해 간호조직도 기존의 조직 및 인력운영 방식으로는 그 효율성을 상실해감에 따라 새로운 관리방식에 대한 필요성이 대두되었다. 또한 오늘날 간호관리자 역시 국내외 병원인증평가 등 과거보다 복잡하면서 전략적 수준의 업무를 수행하게 되었고, 간호사 스스로 자율적으로 일할 수 있는 간호부의 환경을 조성해야 할 상황에 처하게 되었다. 더 나아가 요즘 대부분의 병원들은 고객과 환경지향적인 유연한 조직의 필요성을 추구하고 있다. 따라서 실제로 간호사들이 고객, 즉 간호대상자 지향적인 질적인 간호를 제공하기 위해서는 자율성이 보장되는 임파워먼트가 간호현장에서 불가피하게 일어나고 있는 실정이다. 다시 말하면, 임파워먼트된 간호사들은 자신의 간호에 대한 전문성을 토대로 자율적으로 자신의 일에 성실히 임하고, 나아가 그러한 간호사로 인해 병원조직이 의료소비자 지향성을 지니고 탄력적으로 움직일 수 있게 되는 것이다. 이러한 의료소비자 지향적 조직을 구현하기 위해서 많은 병원의 간호부는 임파워먼트의 하나의 예로 팀제를 도입하고 있다. 간호현장에서의 팀제 도입은 조직 내 권한을 아래로 이양함으로써 의사결정단계가 축소화되고, 간호사들의 자율성이 보장되어 결과적으로 과거 통제중심의 관리에서 자율과 몰입의 탄력적 조직으로의 변화가 일어나게 되는 것이다.

1) 간호조직에서 구성원을 임파워먼트시키기 위한 전략

- 필요한 정보를 간호사 개인이나 팀이 손쉽게 얻을 수 있도록 정보를 공개한다.
- 내적 보상을 제공한다.
- 창의성과 적극성을 발휘할 수 있는 조직분위기를 조성하는 등 혁신활동을 지원한다.
- 권한을 부여하고 책임감을 느끼도록 한다.
- 구성원에 대한 개인적인 밀착도를 높인다.
- 다양한 변화활동에 적극적으로 참여하도록 유도한다.

참고문헌

박원우(1997). 임파워먼트; 개념정립 및 실천방법 모색. 한국경영학회, 경영학연구, 26(1), 115~138.

심리학용어사전(2014). 한국심리학회.

양창삼(1999). 조직행동의 이해 제2판. 법문사.

이상욱 역(2007). 현대조직의 리더십이론. 시그마프레스.

이수도(2000). 조직행동론. 형설출판사.

임창희(2021). 조직행동 제7판. 비앤엠북스.

위키백과. 목표설정이론. https://ko.wikipedia.org/wiki/%EB%AA%A9%ED%91%9C%EC%84%A4%EC%A0%95%EC%9D%B4%EB%A1%A0.

최재원, 고욱(2014). 게임 기획에서의 조작적 조건화 분석 가이드라인. 컴퓨터게임과 한국사회, Vol.27, p. 21~30.

Adams, J. S. (1963). Toward an understanding of inequity. *Journal of Abnormal and Social Psychology, 67*, 422~436.

Alderfer. C. P. (1972). *Existence relatedness and growth: Human needs in organizational settings.* NewYork: Free Press.

Bandura, A. (1977). Self efficacy: Toward a unifying of behavioral change. *Psychological Review, 84*(2), 191~215.

Conger, J. A., & Kanungo, R. (1988). The empowerment process: Integrating theory and practice. *Academy of Managemnet Review, 13*, 471~482.

Gordan, M., Krishnan, I. A. (2014). A review of B. F. Skinner's 'Reinforcement Theory of Motivation'. *International Journal of Research in Education Methodology, 5(3)*, 680~688.

Herzberg, F. (1966). *Work and nature of man.* OH: World Publishing.

Kelly, L. Y. (1981). *Dimensions of professional nursing, 4th ed.* Macmilan Pub, Co.

Kinlaw, D. C. (1995). *The practice of empowerment: Making the most of human competence.* Gower Publishing.

Lewin, K. (1951). *Field theory in social science.* New York: Harper & Row.

Locke, E. A. (1968). Toward a theory of task motivation and incentives. *Organizational Behavior & Human Performance, 3*(2), 157~189.

Locke, E. A., & Latham, G. P. (1990). *A theory of goal setting and task performance.* New Jersey; Prentice-Hall.

Maslow, A. (1954). *Motivation and personality.* New York: Harper & Row.

McClelland, D. C. (1965). N-achievement and entrepreneurship: A longitudinal study. *Journal of Personality and Social psychology, 1*, 389~392.

McClelland, D. C. (1985). *Human motivation.* Glenview, IL: Socott Foresman.

McGregor, D. M. (1957). The human side of enterprise. *Management Review, 46.*

Vogt, J. F., & Murrell, K. L. (1990). *Empowerment in organizations: How to spark exceptional performance.* Sandiego CA: University Associate, Inc.

Vroom, V. H. (1964). *Work and motivation.* NY: John Wiley & Sons.

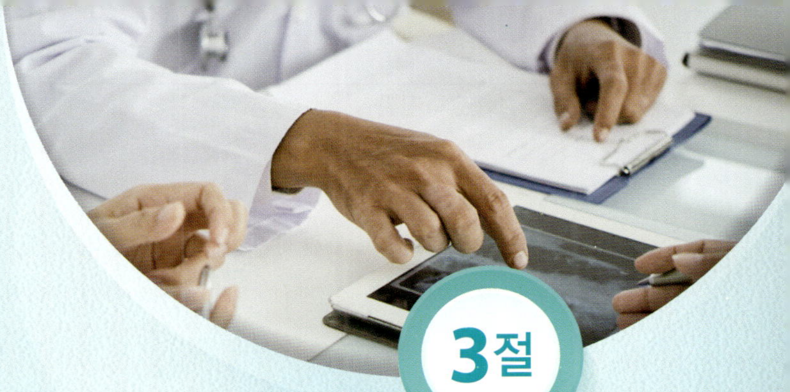

3절

의사소통과 주장행동

학습목표

1. 조직 내 의사소통의 유형을 설명한다.
2. 조직 내 의사소통의 네트워크를 설명한다.
3. 조직 내에서 효과적인 의사소통 방안을 제안한다.
4. 주장행동의 개념을 정의한다.
5. 주장행동의 필요성을 설명한다.
6. 주장행동의 언어적 요소와 비언어적 요소를 효과적으로 활용한다.
7. 간호현장에서 주장행동의 실례를 확인한다.

주요용어

- 의사소통(communication): 둘 이상의 사람들 사이에서 사실, 생각, 의견 또는 감정을 전달하고 교환하는 것으로 조직의 공동 목표를 달성하고자 노력하는 구성원들을 연결시켜 주는 수단
- 주장행동(assertive behavior): 타인의 권리를 침해하지 않으면서 자신의 권리를 지키기 위해 자신의 생각, 의견, 느낌 등을 솔직하게 전달하는 적극적 행동

병원조직에서의 노사관계는 의료와 간호의 대상자가 인간이라는 점을 고려할 때 신중하고 조화로운 관계 형성이 매우 중요하다. 간호관리가 대인관계에 기초하고 조직의 목적 달성을 목표로 한다는 점을 고려할 때 의사소통은 매우 중요한 기능을 한다. 그러므로 구성원들 간의 원활한 의사소통은 의사결정을 합리화하고 관리과정을 효율적으로 진행하는 데 필수적이다. 일반적으로 의사소통은 내부와 외부환경 간, 개인 상호 간, 집단 상호 간 또는 개인과 집단 상호 간에 사실이나 생각 또는 감정들을 포함한 정보를 교환하여 공유하는 과정을 말한다. 조직구성원 간의 상호작용과 유기적 관계는 모두 의사소통을 통해 이루어지므로 구성원들은 의사소통에 많은 시간을 보낸다. 여기에는 언어적 · 비언어적 상징이 모두 포함되어 있으며 개인 간 대화에서부터 직장의 서류 결재, 전자메일 발송 및 송신, 전화 통화, 회의 활동 등이 포함된다.

1 의사소통

의사소통(communication)이란 '공동의 것으로 만들다'라는 뜻인 라틴어 'communis'에서 유래되었으며, 개인의 감정, 생각, 아이디어, 신념 및 사실을 남에게 전달하는 과정이다. 의사소통에 공유된 의미는 본질적으로 '의미의 이해'를 포함하는 개념이다. 따라서 의사소통은 정보를 정확히 전달하고 알아듣는 것을 의미한다.

1) 목적

의사소통의 주요 목적은 구성원들이 조직목표 달성을 위해 필요한 생각이나 감정을 유발시키고 이들의 사기를 진작시키는 것이다. 즉 의사결정에 필요한 각종 정보를 제공하고, 과업과 책임의 범위를 통제하는 것 등의 기능을 결합하여 조직의 목표를 보다 효율적으로 달성하는 데 있다.

의사소통은 조직 활동의 기초로 리더가 관리역할을 수행할 때, 다른 사람으로부터 자료를 수집하거나 보고를 받을 때, 의사결정을 할 때, 면담이나 상의할 때 또는 다른 사람에게 지시를 전달할 때 등 때에 따라 여러 형태로 나타난다.

2) 원칙

의사소통의 원칙은 다음과 같다.

- **일관성**(consistency): 전달되는 메시지의 내용이 논리적인지를 사전에 충분히 검토해야 한다.
- **명료성**(clarity): 전달하고자 하는 내용은 수신자가 쉽고 정확하게 이해할 수 있도록 표시되어야 한다. 따라서 용어 선정의 정확성, 문맥의 명료성 등을 고려해야 한다.

- **적시성**(timeliness): 필요한 정보는 필요한 시기에 적절하게 입수되어야 한다. 메시지 전달을 위한 적절한 시기를 파악하는 것도 중요하다.
- **적정성**(adequacy): 전달하고자 하는 내용은 그 양이나 규모면에서 적절해야 한다. 즉, 수신자의 능력을 벗어난 과중한 정보와 지시는 의사소통의 효과를 감소시킨다.
- **분배성**(distribution): 전달하고자 하는 내용은 극비사항을 제외하고는 모든 사람들에게 가능한 한 널리 알려지도록 해야 한다.
- **적응성**(adaptibility): 전달 내용은 구체적 상황과 시기에 따라 적절히 대응할 수 있도록 융통성과 신축성을 지녀야 한다.
- **수용성**(acceptability): 전달 내용은 수신자가 적극적인 반응을 보임으로써 그 내용을 수용할 수 있는 것이어야 한다.

3) 유형

의사소통의 유형은 매체의 종류에 따라 언어적 · 비언어적 의사소통, 정보전달의 방향에 따라 일방적 · 쌍방적 의사소통, 의사소통의 경로에 따라 공식적 · 비공식적 의사소통이 이루어진다.

(1) 언어적 · 비언어적 의사소통

언어적 의사소통은 언어를 매체로 하여 직접 말로 상대방에게 정보를 전달하는 방법이다. 언어는 인간이 만들어낸 상징적 기호로서 여기에는 음성적 언어, 즉 말과 관련되어 있다. 언어를 사용한 의사전달은 비교적 내용이 정확하게 수신자에게 전달되나 언어는 상징적 기호이므로 때로는 그 내용이 수신자에게 다른 의미로 해석될 수 있다.

비언어적 의사소통은 언어 이외의 몸짓, 얼굴표정, 복장 등을 매개로 하여 상대방에게 의사를 전달하는 방법이다. 일반적으로 의사소통의 55%는 몸짓으로 전달되고, 38%는 음성적 요소에 의해 이루어지며, 7%만 언어에 의해 전달된다.

(2) 일방적 · 쌍방적 의사소통

일방적 의사소통은 정보가 전달자에서 수신자에게로 일방적으로 흘러갈 때의 의사소통을 말한다. 일방적 의사소통은 조직 내에서 정보의 전달과 지시 등에서 나타나며 송신자가 수신자의 의도를 전혀 고려하지 않고 일방적으로 메시지를 전달하는 것으로 신속하고 복잡하지 않으며, 의사소통자들이 쉽게 의사소통을 할 수 있다. 일방적 의사소통의 단점은 의사소통에 제한을 준다는 것이다. 일방적 의사소통의 실례를 들면 서면화된 지침서, 공지사항 알리기, 처치 및 투약 지시, 간호절차지침서, 간호사의 근무교대보고서 등이 있다.

쌍방적 의사소통은 정보가 양쪽 방향으로 흘러갈 때, 즉 정보가 송신자에서 수신자에게로 또는 수신자에게서 송신자에게로 흘러갈 때 서로의 의견이 교환되는 의사소통의 형태를 말하며 상호 의견이 교환되는 과정에서 피드백을 받는다. 쌍방적 의사소통 과정은 일방적 의사소통 과정에 비해 시간이 오래 걸리거나, 메시지 전달자 편에서 보았을 때 경청과 유연성을 요구하여 수행되기가 어려울 때도 있다. 일방적 의사소통은 쌍방적 의사소통에 비해 시간이 적게 든다. 반면에 쌍방적 의사소통은 수신자가 송신자의 애매한 점이나 실수에 대한 주의를 환기시킬 수 있는 장점을 가지고 있다.

(3) 공식적 · 비공식적 의사소통

공식적 의사소통은 하향식 의사소통, 상향식 의사소통, 수평적 의사소통, 대각적 의사소통으로 분류된다.

- **하향식 의사소통**: 상의하달식 의사소통으로서 관리계층별로 조직의 상층부에서 하위자에게 하달되는 의사소통이다. 업무와 관련된 상급자 의견이나 전달사항이 공식적인 경로를 거쳐 하급자에게 전달되므로 지시적 의사소통이라고도 한다. 업무지시, 정책제시, 성과피드백, 메모 등이 포함된다.
- **상향식 의사소통**: 조직의 하위계층에서 상위계층으로 올라가는 하의상달식 의사소통이다. 하급자의 의견이나 보고사항이 공식적인 경로를 거쳐 상급자에게 전달되는 것으로 업무보고, 제안제도, 여론조사, 인사상담이 포함된다. 이는 하급자의 자발적인 의사소통을 가능하게 하여 권한의 위임과 직원의 참여를 권장한다.
- **수평적 의사소통**: 조직에서 계층 수준이 같은 구성원 간이나 또는 부서 간에 이루어지는 의사소통 형태로 각 부서 간의 의견교환을 통하여 상충된 활동의 조정을 가능하게 한다. 타 부서나 다른 업무단위와의 사전 협조나 회의가 포함된다.
- **대각적 의사소통**: 계층이 서로 다른 개인 또는 부서 간에 이루어지는 의사소통의 형태를 말한다. 이는 명령계통에 의존하지 않는, 동적인 현대 조직환경의 요구에 부응하기 위해 필요한 의사소통 형태로, 여기에는 라인조직과 스태프조직 간의 의사소통이 포함된다.

비공식적 의사소통은 전달경로가 확실하지 않으며 내용도 확실하지 않은 특성을 지닌다. 누가 누구와 의사소통을 하느냐에 따라 경로가 분류된다. 한 사람이 다른 사람에게, 그 다음 사람이 또 다른 사람에게 계속해서 의사소통이 연결되는 경로를 단일 경로형, 한 사람이 여러 사람에게 전달하는 형태를 한담형, 각 사람이 임의의 사람에게 정보를 전달하는 경로를 확률형, 한 사람이 몇 사람에게 정보를 전달하면 몇 사람이 또 다른 사람에게 정보를 전달하는 경로를 집단형이라고 한다. 인사이동이나 구조조정 등에 즈음하여 발생하는 여러 소문이나 동료와 상사에 대한 입바른 평가나 불평 등의 그레이프바인(grapevine)이 여기에 속한다(한성숙 외, 2008).

4) 과정

의사소통은 수신자, 송신자, 정보의 세 요소로 이루어져 있으며 송신자가 의사소통을 하고자 하는 생각을 암호화를 통하여 전달하면 수신자는 자신에게 유용한 정보를 해독하거나 변화시키게 된다. 그 후 수신자가 해독하여 반응하는 단계인 피드백 단계를 거치게 된다(그림 5.3.1).

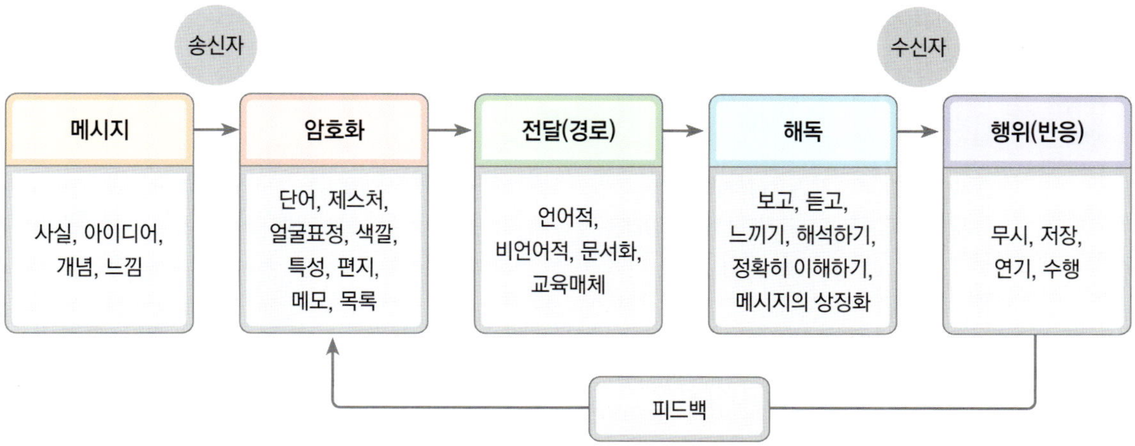

그림 5.3.1 의사소통 과정

5) 네트워크

의사소통의 네트워크는 사슬형(연쇄형, chain type), Y형, 수레바퀴형(X형, wheel type), 원형(circle type), 완전연결형(all channel type)의 크게 다섯 가지 유형으로 분류된다(표 5.3.1).

(1) 사슬형

사슬형 또는 연쇄형은 집중성이 어느 정도 강하다고 할 수 있고, 팀의 서열이나 직위의 차이에 따라 의사소통 경로가 엄격하게 설정된다. 집단 내 비슷한 사람 간의 의사소통은 이루어지지 않고, 오직 조직에 공식적인 명령 및 권한체계가 명확히 정해져 있어서 수직적인 계층을 통해서만 의사소통이 이루어진다. 따라서 정확하고 의사결정의 속도가 가장 빠른 장점이 있으나 집단구성원의 만족도는 낮다. 이 사슬형은 흔히 관료조직이나 공식화가 진행된 조직에서 쉽게 볼 수 있으며 사슬이 길수록 정보가 왜곡될 가능성이 높다. 단순 업무에 사슬형을 사용하면 의사소통의 신속성과 활용성이 비교적 높다.

(2) Y형

Y형은 비교적 집중성이 있다고 볼 수 있는데 집단 내 강력한 리더는 없지만 그 구성원을 대표할 수 있는 인물이 있는 경우에 나타나는 형태이다. Y자를 뒤집어 생각해 보면 두 명의 부하직원이

표 5.3.1 의사소통 유형

유형	사슬형	Y형	수레바퀴형(X형)	원형	완전연결형
의사소통 속도	가장 빠름	빠름	단순과업: 빠름 복잡한 과업: 느림	모여 있는 경우: 빠름 떨어져 있는 경우: 느림	빠름
의사소통의 정확성	문서: 높음 구두: 낮음	높음	단순과업: 높음 복잡한 과업: 낮음	모여 있는 경우: 높음 떨어져 있는 경우: 낮음	중간
구성원 만족도	낮음	낮음	낮음	낮음	높음
용도	관료조직이나 공식화가 진행된 조직	특정 리더가 없는 라인스텝의 혼합집단	-	위원회, 테스크포스팀	브레인 스토밍
모형	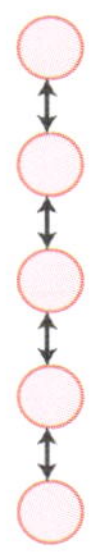	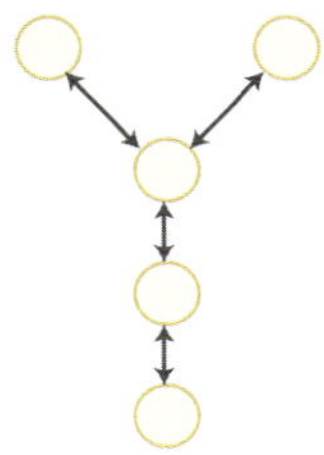	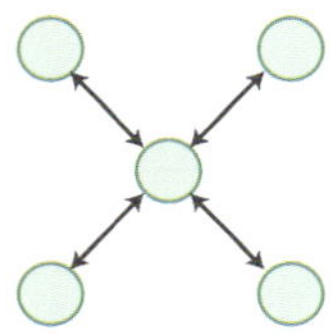	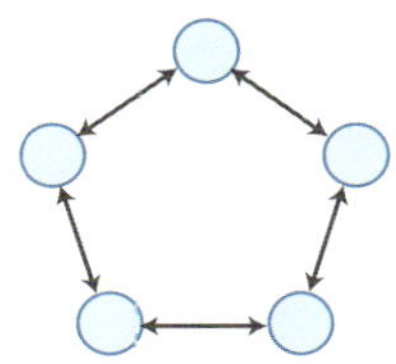	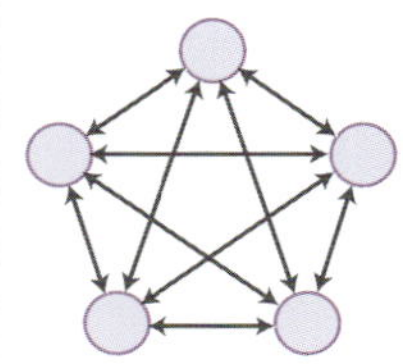

한 명의 리더에게 보고하는 식의 의사소통 네트워크가 된다. 조정자를 통해야만 단체 의사소통을 할 수 있다.

(3) 수레바퀴형

X형 또는 별형이라고도 하며, 가장 집중화된 형태이다. 팀 내에 강력한 중심 리더가 존재하여 의사소통이 한 사람에게 집중되는 경우로, 병동의 간호단위 관리자와 간호사 간이나 회사의 종업원들이 한 사람에게 보고하는 형태이므로 집단구성원의 만족도는 낮다. 과업이 단순할 경우에는 의사소통의 속도가 빠르지만, 과업이 복잡할 경우에는 속도가 느리고 구성원들 간의 정보공유가 이루어지지 않는다.

(4) 원형

원형은 집단구성원들 간에 서열이나 지위가 확실하게 드러나지 않고 거의 동등한 입장에서 의사소통하는 경우에 형성되는 네트워크이다. 가장 집중성이 약하고 직접적인 의사소통이 가능할 뿐만 아니라 분위기가 자유스럽고 구성원의 상호작용도 한 쪽에 편중되지 않아 위원회나 테스크포스팀 조직에서 주로 행해진다. 의사소통 속도는 유형들 중 가장 빠른 편이나 의사결정의 속도는 가장 느리다.

(5) 완전연결형

완전연결형은 각 구성원이 다른 모든 조직구성원과 자유롭게 정보를 교환하고 의사소통하는 네트워크이다. 팀 내 리더가 없거나 공식적 구조가 없어 구성원 누구라도 의사소통을 주도할 수 있는 형태이며 집단의 만족도가 높다. 특히 완전연결형 의사소통 네트워크는 새로운 대안을 찾는 브레인스토밍에 흔히 사용된다. 네트워크 중 완전연결형은 이상적인 의사소통 네트워크라고 하며, 가장 효율성이 높아 복잡한 과제나 단순한 과제 어떤 경우라도 신축성 있게 응할 수 있기 때문에 개인이나 집단의 만족도를 동시에 높일 수 있는 네트워크로 추천되고 있다.

6) 장애요인

일반적으로 간호사와 대상자 간 의사소통의 장애요인은 다음과 같이 송신자 측과 수신자 측의 장애요인과 상황에 따른 장애요인으로 분류할 수 있다(신철우, 1997).

(1) 송신자 측의 장애요인

- 목적의식 부족
- 의사소통기술 부족
- 송신자와 수신자 간 가치판단의 기준차로 인한 준거 체계의 차이
- 상급자들의 자기보호 의식: 불미스럽거나 불만족한 의견에 대해 거부감이나 불쾌감 표시
- 송신자와 수신자 간의 신뢰도 결여
- 상급자가 하급자에게 큰소리로 억압하는 음향고저의 이론
- 상급자가 하급자를 무능력하다고 간주하여 주입식으로 지시하는 주입식 이론

(2) 수신자 측의 장애요인

- 메시지를 수신자의 관점에 따라 해석하는 선입견
- 새로운 정보가 현재 믿고 있는 사실과 모순될 때 그 정보를 차단시키려고 하는 선택적 경청
- 송신자가 보낸 메시지에 대하여 수신자가 아무런 반응을 보이지 않거나 부적절한 반응을 나타내는 반응적 피드백 부족

(3) 상황에 따른 장애요인

- 수신자들이 의사결정을 내릴 때 정보의 과중이 일어난 경우

- 시간 압박
- 관리자와 조직구성원 간의 지위 차이

7) 효과적인 의사소통

조직 내에서 일어나는 모든 의사소통은 궁극적인 조직의 성과를 위해 효과적인 방안을 강구할 필요가 있다. 조직 내 공식적 의사소통을 효과적으로 하기 위한 전략은 다음과 같다.

- 의사소통을 시작하기 전 목적과 전달할 내용을 명확히 한다.
- 가능한 한 수신자를 돕는 입장을 취하며, 수신자에게 가치 있는 내용을 전달한다.
- 일관성과 계속성을 지니도록 한다.
- 행동은 전달한 내용과 일치해야 한다.
- 훌륭한 청취자가 되도록 노력해야 한다.

(1) 효과적인 의사소통을 위한 이론

효과적인 의사소통을 위해서 러프트와 잉햄Luft & Ingham(1955)은 조하리Johari 자아의식 모델을 개발하였으며 자아개방과 피드백을 중요한 개념으로 도출하였다. 자아개방은 개인이 타인과 정보와 감정을 공유할 수 있을 만큼 신뢰 수준이 높아졌을 때 가능하게 된다. 신뢰 수준이 더 높아지고, 개인이 기꺼이 모험을 감행하려고 하면 할수록 사람은 더욱 더 자아를 공개하게 될 것이다. 피드백은 타인들이 우리를 개방적이고 수용적이라 지각하고 이해할 때 나타난다. 그러면 타인들은 우리에 대한 자신들의 지각을 말해주고, 우리가 그들에 대해서 어떤 영향을 갖게 되는지 말해주게 된다.

자신의 행동, 느낌, 동기를 알고 다른 사람의 느낌, 행동, 동기를 안다는 것은 중요하면서도 복잡한 일이다. 러프트와 잉햄이 제시한 조하리 창(Johari window)은 느낌, 행동, 동기의 의식을 기초로 하고 있으며, 영역 I에서 IV로 갈수록 효과적인 의사소통이 가능해진다(그림 5.3.2).

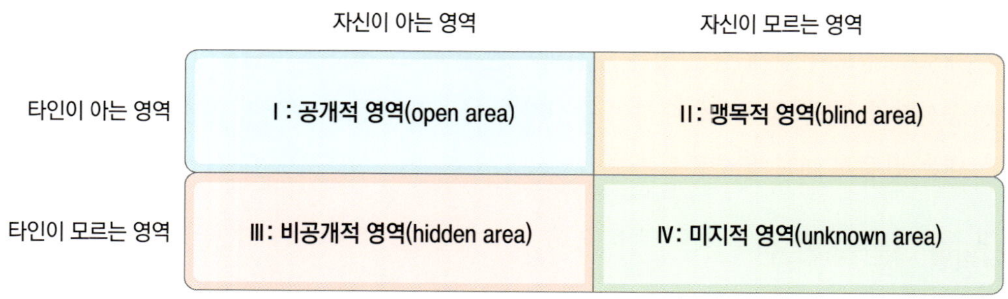
자신이 아는 영역
자신이 모르는 영역
타인이 아는 영역
타인이 모르는 영역
I : 공개적 영역(open area)
II : 맹목적 영역(blind area)
III : 비공개적 영역(hidden area)
IV : 미지적 영역(unknown area)

그림 5.3.2 조하리 창

- **영역 I**: 공개적 또는 개방적 영역으로 행동, 느낌, 동기가 자신이나 타인에게 알려짐
- **영역 II**: 맹목적 또는 보이지 않는 영역으로 행동, 느낌, 동기가 타인에게는 알려졌으나 본인은 알지 못함
- **영역 III**: 비공개적 또는 숨겨진 영역으로 본인은 알고 있으나 타인은 알지 못함
- **영역 IV**: 미지적 또는 아무도 모르는 영역으로 행동, 느낌, 동기가 본인이나 타인에게 알려지지 않음

(2) 병원조직에서의 의사소통 전략

병원은 대상자의 건강회복이라는 공동의 목표를 중심으로 다양한 인력들로 구성되어 함께 일하고 있으므로 관리자는 효과적인 의사소통을 위해 노력해야 한다.

① 하급자와의 효과적인 의사소통 전략

- 자신이 지시할 때 언제까지, 누가, 무엇을 어떤 단계로 할지 명확히 해야 한다.
- 긍정적인 마음가짐을 가지고 집중하여 경청하고 말하는 정보의 배경을 설명해 주고 정당성을 입증해 주며 왜 그 일이 중요한지를 말해주어야 한다.
- 지시를 명확히 축약한다. 하위직과의 의사소통 시 피드백을 통하여 지시 내용을 확인하면서 소통하여야 한다.

② 상급자와의 효과적인 의사소통 전략

상급자에게 의견을 전할 때에는 요구의 핵심을 명확히 하고 근거와 중요도에 따라 보고한다. 조직 채널에 따라 소통하며 상급자의 조직 내 위상, 개인적 성향, 전문적 입장, 문제를 대하는 성향 등을 파악하는 것도 필요하다. 상관의 반응을 객관적으로 받아들이고 다른 부서와 상충되는 요구일 수도 있음을 이해하여야 한다.

③ 동료 간의 효과적인 의사소통 전략

동료와는 협력자로서 친절하게 자존심을 지켜주고 좋은 점을 인정하며 칭찬하고 의견대립이 있을 때는 객관적인 의견을 말해주는 것이 좋다.

④ 의료전문인과의 효과적인 의사소통 전략

간호사-의사는 대상자의 건강회복이라는 공동의 목표를 달성하기 위하여 효과적인 의사소통이 필요하지만 의사와 간호사라는 직업적 관점과 남녀의 언어 차이 등으로 의사소통에 장애가 있었다. 따라서 간호사-의사 간의 협력 관계를 유지하여 양질의 서비스를 제공하기 위한 방안을 살펴보면 다음과 같다.

- 간호사-의사는 상호 존중한다.

- 간호사–의사는 동등한 파트너로 여겨야 한다.
- 간호사–의사는 상호 신뢰를 형성하며 서로의 의견을 경청한다.
- 간호사–의사의 공식적 · 비공식적 모임을 주선하고 참여할 기회를 갖는다.
- 의사소통기술을 함양시킨다.

2 주장행동

주장행동(assertive behavior)은 의사소통 과정에서 상대방의 권리를 침해하거나 상대방을 불쾌하게 하지 않는 범위 내에서 자신의 욕구, 감정, 태도, 의견, 권리를 존중하면서 솔직하고 직접적으로 표현하는 것이다. 이는 자신의 권리를 유지하면서 타인의 권리를 침해하지 않도록 하는 의사소통을 의미하고 문제를 규명하고 문제해결과 의사결정을 하는 데 도움이 된다. 그러므로 주장행동을 하는 사람은 자기가 원하는 바를 직접적으로 표현하고, 객관적인 단어를 사용하며, '나' 메시지를 사용하며 자기의 감정을 정직하게 표현한다. 그리고 상대방의 눈을 마주보며 대화하고, 가끔 적절한 제스처를 사용하고, 적절한 억양과 얼굴표정으로도 표현한다.

1) 주장행동 요소

주장행동은 비언어적 · 언어적 요소로 이루어진다.

(1) 비언어적 요소

- 단호하고 분명하게 적절한 크기로 이야기하기
- 지속적으로 눈맞춤하기
- 말의 의미와 일치하는 얼굴표정 만들기
- 적극적으로 몸짓하기
- 적정 거리 유지하기

(2) 언어적 요소

- 정중하게 거절하기
- 자신의 분명한 입장 취하기
- 부탁하기
- 권리 주장하기
- 느낌 표현하기

2) 주장행동 훈련

주장행동 훈련은 자신의 생각이나 의견, 느낌 등을 상대방에게 솔직하게 말할 수 있는 방법과 기술을 익히게 함으로써 좀 더 능동적이고 생산적인 대인관계를 형성하도록 도와주고자 하는 것으로 구체적 목적은 다음과 같다.

- **인간관계 개선:** 주장행동 훈련은 상대방의 권리나 감정을 상하게 하지 않으면서 자신의 권리나 욕구를 솔직하게 나타내기 때문에 생산적인 인간관계를 지속시켜 준다.
- **간호업무 향상:** 간호란 인간관계 상호작용을 통해 이루어지므로 인간관계의 개선은 간호업무의 향상을 가져온다.
- **자기능력 신장:** 상대방과의 인간관계를 지속하는 것은 자신의 능력을 최대로 발휘할 수 있게 하는 자기성장의 터전을 마련해 준다.
- **정신건강 증진:** 주장행동 훈련은 지나친 감정의 억제를 사전에 예방하거나 억제된 감정을 해소시켜 줌으로써 정신건강을 증진한다.

3) 주장행동 전략

주장행동 전략은 자신이 말하고자 하는 것을 나타내는 자기표현적인 요소와 타인의 감정과 권리가 침해되지 않도록 배려하고 존중하는 상대방 고려적인 요소를 모두 고려해야 한다.

(1) 자기표현적 측면에서의 전략

- 자신의 감정을 솔직하게 표현하되, 부정적인 표현은 '나' 메시지를 사용하여 표현하는 것이 바람직하다.
- 지나친 사과나 변명을 하지 않는다.
- 요청이나 부탁에 대한 거절은 대화의 초반에 자신의 의견을 분명히 말하여 상대방의 시간과 혼란을 줄인다.
- 다른 사람이나 다른 경로를 통하지 않고 상대방에게 자신이 직접 말한다.
- 정직하지 못한 긴 설명이나 이유를 늘어놓지 말고 간결하게 말한다.

(2) 상대방 고려적 측면에서의 전략

- 상대방을 배려하여 예의를 지키며 말한다.
- 상대방의 말을 '경청'한다.
- 상대에 대한 '이해와 공감'을 표시한다.
- 자신의 말에 대한 상대방의 생각이나 느낌을 사전에 말해준다(예: "내가 거절해서 서운하겠지

만…").

- 서로 입장이 다를 경우 타협해 보도록 노력한다.

공격적인 사람과의 의사소통 시 주장행동 전략은 반영(reflection), 반복적 주장행동(repeated assertion), 요점 지적(point out the implicit assumptions), 재진술(restating), 질문(questioning) 등이 있다. 설리반과 데커Sullivan & Decker(1997)는 이러한 주장적 표현에 도움이 되는 규칙을 다음과 같이 제안하였다.

- 변명하지 말고 과잉 사과를 피한다.
- 지나친 방어, 뒤에서 욕하기, 원한, 위협하기, 부정적 반응을 금한다.
- 언어적 메시지에 맞는 비언어적 반응(눈맞춤, 체위, 몸짓, 얼굴표정)을 사용한다.
- 자신의 결정에 대한 비판을 받아들이고 냉철하게 판단한다.
- 자신의 느낌, 요구, 생각에 정직하고 '나'라는 표현을 사용한다.
- 자신의 잘못을 받아들이고 수용한다.

4) 간호현장에서의 주장행동

의료환경에서 주장행동 기술은 간호 의사소통에 필수적이다. 간호현장에 있는 건강관리 전문요원, 간호직의 상사, 동료 간호사는 물론 환자들에게 자신의 요구사항을 표현하고 권리를 지킬 수 있어야 한다. 타인에게 주장행동적으로 반응하는 것은 자신의 자존감(self-esteem)을 강화시키는 방법이기도 하다.

간호현장에서 간호사의 주장행동이 필요한 경우는 다음과 같다.

- 상대방에 대한 부정적 감정이 사라지지 않을 때
- 상대방에 대한 불안과 분노로 만남이 꺼려지고 위축될 때
- 상대방에게 직접적인 감정표현을 하지 못하고, 다른 사람이나 다른 경로를 통해 표현될 때
- 상대방에게 솔직하게 질문하지 못하고, 상징적으로 또는 간접적으로 질문하게 될 때
- 상대방에게 분노의 표현으로 욕설을 하게 될 때
- 상대방에게 자신의 행동을 정당화하기 위한 거짓말이나 위선적 행동을 하게 될 때

그러나 주장행동을 하기에는 너무 큰 모험이라 생각되거나, 얻는 것이 없을 것으로 판단되는 경우 그리고 자신의 감정이 극한 상황이거나 상대방이 매우 어려운 상황으로 오히려 지지가 필요하다고 판단되는 경우에는 주장행동을 삼가는 것이 바람직하다.

참고문헌

송미경, 박선일(2018). 간호사의 팀웍이 직무만족, 의사소통능력 및 사회적 문제해결 능력에 미치는 영향. 예술인문사회융합 멀티미디어 논문지, 8(10), 735~744.

신철우(1997). 현대사회와 경영. 삼영사.

이영주, 황지인(2019). 간호사-간호사 및 간호사-의사 협력정도와 의료 오류 발생간의 관계. 간호행정학회, 25(2), 73~82.

이현숙, 김종경(2010). 병원 간호사의 의사소통 능력, 의사소통 유형, 조직몰입 간의 관계. 간호행정학회지, 16(4). 488~496.

Luft, J., & Ingham, H. (1955). "The Johari window, a graphic model of interpersonal awareness," *Proceedings of the western training laboratory in group development*. Los Angeles: UCLA.

Sarit, K., Penina H. W., Jonathan, W., David, R. A., & Amy, P. (2008). Resolving crises through automated bilateral negotiations. *Artificial Intelligence, 172*(1), 1~18.

Sullivan, E. J., & Decker, P. (1997). *Effective leadership and management in nursing, 4th ed.* New York: Addison-Wesley Inc.

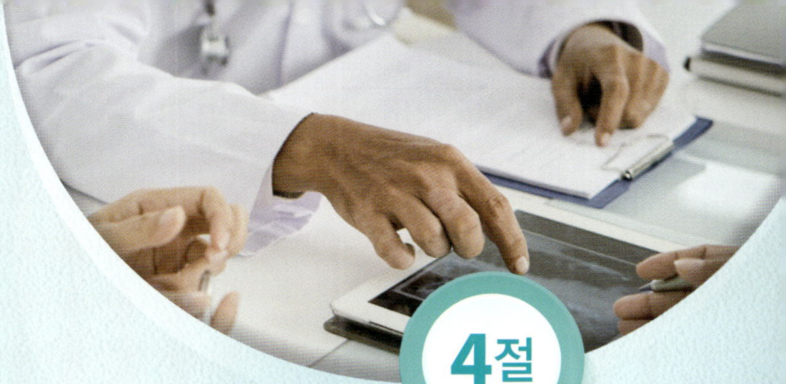

4절

조정과 협력

학습목표

1. 협력과 조정의 개념을 설명한다.
2. 성공적인 팀워크와 팀 빌딩 전략을 제시한다.
3. 간호사의 조정자와 협력자로서의 역할 사례를 설명한다.

주요용어

- 협력(collaboration): 힘을 합하여 서로 도움. 한 가지 일을 이루기 위하여 여러 사람이 공동으로 노력하는 것
- 조정(coordination): 조직의 하부요소를 효과적으로 연계하여 조직의 목적달성을 위하여 모든 부분의 활동을 통합시키는 것
- 셰어드 거버넌스(shared government): 권한위임으로 의사결정과 의무를 촉진함으로써 조직의 효과를 얻기 위한 역동적인 과정
- 팀워크(team work): 팀이 협동하여 행하는 동작 또는 그들 상호간의 연대
- 팀 빌딩(team building): 팀원들의 작업 및 커뮤니케이션 능력, 문제해결 능력을 향상시켜 조직의 효율을 높이려는 조직개발 기법

1 조정

1) 조정의 개념

(1) 조정의 정의

조정(coordination)은 공동 임무의 집합을 달성하기 위해 조직의 하부 요소를 함께 이끌고 연계하는 것을 포함한다.

휴버Huber(2014)는 조정에 대해 특히 자원이 배분되거나 다른 업무 그룹에 의해 업무가 수행되거나 역할이 상호 의존적일 때 필수적이라고 하였다. 조정 기제는 효율성, 성과, 갈등 해결을 향상시키지만, 조정 기제의 오용은 정보 과부하와 의사소통의 단절이 발생할 수 있다고 하였다.

양과 메이너스Yang & Meiners(2014)는 조정이 대개 '직무 간의 상호 의존성에 관한 관리'로 정의되고 세 가지 요소를 포함한다고 하였다. 첫째 요소는 환자의 요구와 취향에 오랜 시간 동안 부합되는가를 보장하는 것이고, 둘째 요소는 진료과정의 '인력, 역할, 장소'에 걸쳐서 정보와 아이디어를 공유하는 것이고, 마지막으로 셋째 요소는 진료조정으로 환자의 진료 과정 속 관계자의 진료 활동을 의도적으로 조직하는 것을 포함한다.

이러한 세 가지 요소를 결합하는 데 있어 최선의 협력 모델은 모든 요소를 포함하는 통합적 · 다학제적 팀에 의해 전달되는 일차 진료를 환자가 경험하는 것이다. 그러므로 더 좋은 조정은 한 조직의 상황에서 보건의료의 생산부터 전달까지 좀 더 높은 수준의 품질과 효율성으로 이끄는 것이다.

(2) 진료조정의 정의

진료조정(care coordination)은 최적의 건강관리를 제공하고 환자의 잠재적 역량을 극대화하기 위한 노력을 조정하는데, 특별한 건강요구를 가진 사람과 가족을 서비스 및 자원과 연계하는 과정이다.

진료조정은 보건서비스의 적절한 전달을 촉진하고자 대상자의 진료에 포함된 두 명 이상의 관계자 간에 진료 활동의 의도적인 통합이다.

로빈슨Robinson(2015)은 진료조정에 영향을 주는 사회문화적이고 경제적인 장애물이 존재하고 있으며, 가족과 의료인에게 부정적으로 영향을 미치고 있고, 간호사 진료 코디네이터는 가족과 함께 진료조정의 과정에서 핵심적인 역할을 하고 있다고 하였다.

(3) 간호사 진료조정의 정의

간호사 진료조정(nurse care coordination)은 병원 입원에서 퇴원까지 환자간호의 순서, 시기, 효과성을 관리하고 연계하기 위해 환자, 가족, 보건 팀의 구성원과 함께 간호사에 의해 시작되어지는 행동이다.

보건의료환경은 다양한 입직 지점을 가진 건강 제공자의 복잡한 행렬 속에서 발전하여왔다. 증가하는 보건의료 비용은 보건의료 제공자와 그들에게 기대되어지는 책임 사이의 조정 부족이 원인으로 여겨지고 있다. 비용이 증가함에 따라 우리의 분열된 보건의료 시스템은 부적절한 질과 부적합한 환자 결과를 발생시키고 있다.

(4) 진료조정 모델

2010년 미국에서 시행한 보건의료 개혁은 다양한 보건의료 요구를 가진 개인의 요구를 이해하고, 건강결과를 향상시키며, 보건의료 전반의 비용을 감소시키는 세 가지 목적을 가졌다. 이러한 목적에 부합하기 위해 출현한 하나의 모델이 '진료조정(care coordination) 모델'이다. 진료조정은 예를 들면, 퇴원 계획하기, 일차 의료 의사와 함께 추후 관리하기, 약물관리하기와 같이 건강 서비스를 정렬시키는 것이다. 진료에 관한 이러한 전략적 지원은 시스템에 관한 경험을 향상시켰고 의료에 대한 보건 사회적 비용을 감소시켰다.

간호의 전인적 모델은 진료조정을 위한 기본으로, 전인적 모델의 목적은 건강과 안녕을 최적화하는 데 초점을 두고, 질병의 치료와 예방을 지지하고, 고통을 경감시키며, 평화와 조화를 지지하면서 총체적인 인간을 치유하는 것이다. 간호사는 진료조정에서 리더 역할을 하도록 매우 잘 준비되어 있다.

진료조정 모델 안에 간호사를 포함하는 것은 환자의 자율성과 보건의료 책임을 향상시킬 것이다. 간호사는 의사소통자, 조정자, 협력자의 역할에 매우 잘 숙련되어 있다. 향상된 환자 결과를 얻기 위해서는 환자와 모든 분야의 보건의료 팀의 구성원과 의사소통하는 것이 필수적이다. 진료조정과 마찬가지로, 전인간호는 자기 책임과 자아간호를 강조하고, 대상자의 건강경험, 신념, 가치를 참작하는 것을 강조한다.

포브스Forbes(2014)는 환자결과와 보건의료 서비스의 질은 향상시키고, 의료비용은 감소시켜야 하는 보건의료환경의 변화는 간호전문직에 특별한 기회를 제공할 것이라고 하였다. 이러한 기회를 간호전문직의 발전을 위한 초석으로 삼기 위해서 간호사 스스로가 보건의료 체계 안에서 간호전문직의 잠재성을 인식하고, 보건의료서비스 질과 환자결과 향상 및 비용절감에 중요한 역할을 담당하고 있음을 주장하여 대중과 보건의료정책 입안자에게 보여줘야 한다.

2) 간호전문직에서 조정업무 사례

(1) 장기이식 코디네이터

장기이식 성공 사례 국가를 살펴보면 그 중심에 장기기증 및 이식을 위해 특별히 훈련을 받은 전문가가 있으며, 이들은 장기이식 코디네이터와 장기구득 코디네이터로 분리되어 업무를 수행하고 있다. 우리나라에서는 1992년 서울아산병원에서 처음으로 장기이식 코디네이터를 발령하였고, 1995년 대한장기이식코디네이터회가 발족하여 단체 활동을 시작하였다. 1999년에는 「장기 등 이식에 관한 법률」이 제정되어 모든 장기이식의료기관에는 장기의 적출, 이식을 위한 상담, 연락업무 등을 담당하는 전담 간호사를 두어야 하며, 뇌사자를 관리하는 업무를 하는 뇌사자관리기관에는 장기이식 조정간호사를 2인 이상을 두도록 규정하고 있다.

미국 장기이식 코디네이터 협회(North American Transplant Coordinators Organization, NATCO)에서는 장기이식 코디네이터의 업무를 이식에 대한 일반인/전문인 교육, 생체 기증자의 적정성 평가, 기증자로부터의 의사결정 평가, 환자의 적정성 평가, 환자로부터의 의사결정 평가, 수혜자 수술 후 간호, 퇴원교육 실시의 여덟 가지 항목으로 나누어 정리하고 있다. 우리나라에서는 장기구득 코디네이터와 장기이식 코디네이터의 구분 없이 두 가지 일을 같이 하고 있기 때문에 업무가 광범위해질 수밖에 없다.

(2) 환자 사례관리자

사례관리자는 개인 대상자와 전문적인 건강관리팀 사이에서 촉매 역할을 하는 팀 리더로서, 24시간 특수한 환자 사례관리를 시행한다. 사례관리자의 역할은 그 분야의 임상전문가로서, 직접 간호의 시행과 임상 관리자, 환자의 옹호자, 상담가, 교육자, 연구자 등 다양하다. 사례관리자의 자격은 뛰어난 임상기술이 있어야 하고, 관련된 건강관리자뿐만 아니라 환자 및 가족과 협조하는 기술을 가지는 것이 필수적이며, 병원 내뿐만 아니라 지역사회의 가용 자원에 대해서도 알고 있어야 한다.

미국간호협회(ANA, 1988)는 사례관리자가 되기 위한 최소한의 교육적 요건으로 간호학사 학위 취득과 3년간의 임상경험을 요구하지만, 임상현장의 간호행정가는 지도능력을 갖추고 임상지식 및 경험이 풍부하며 석사학위를 갖춘 임상간호전문가로서 전문적 기술을 습득해야 한다고 주장하였다. 간호사는 의학적 · 간호학적인 교육배경과 실무경험뿐만 아니라 건강관리팀의 협동과 업무의 조정 등 전반적인 자질을 갖추었기 때문에 사례관리자로서 많은 각광을 받고 있다.

사례관리자의 역할에 대한 연구 결과 모니터링(monitoring), 문제해결(problem solving), 촉진(expediting), 홍보(public relating), 의사소통(communicating), 교섭(contacting), 계획(planning), 설명(explaining), 권고(recommanding), 조정(coordinating), 기록(documenting), 사정(assessing), 협상(negotiating), 교육(educating), 중개(brokering), 연구(researching)의 기능이 요구되었다.

2 협력

1) 협력의 개념

협력(collaboration)은 어원상, 라틴어 'collaborate'의 'collaborare'로 '함께 노동하는 것'을 의미한다. 국립국어원의 표준국어대사전(2023)에서는 '힘을 합하여 서로 도움'으로 설명하고 있다.

협력의 개념은 간호의 중요한 개념으로 전통적 · 계급적 구조의 간호현장에서 발생하는 많은 문제의 해결방법이 되면서, 환자의 결과에도 긍정적인 영향을 증가시키는 것으로 인식되고 있다. 협력이란 고객에 대하여 다양한 전문직이 함께 도움을 실천하는 것으로, 전문직 개개인이 가지는 독자성과 고유성을 존중하고 각각의 전문직이 제공하는 도움의 중복을 피하기 위해 적절한 의사소통을 통하여 조성을 도모하는 것이다. 또한 보건의료 분야에서의 협력은 각 전문가의 능력과 독특한 자질을 중요시하는 동시에 환자의 욕구와 질병이 있을 때 안녕을 목적으로 함께 의사소통하고 의사결정을 하는 과정이다.

협력을 위해서는 계급적 · 수직적 조직 구조보다 비계급적인 순환조직 구조가 환경적 요소로 중요하다. 상부 조직의 리더가 협력을 지지하고 충분한 물적 · 인적 자원이 협력체계에 투입되고, 조직의 협력자가 충분한 시간과 에너지를 협력체계에 투자한다면 협력이 성공적일 가능성이 높다. 실무에 있어서 파트너십은 긍정적인 면과 부정적인 면이 있다. 파트너를 유능하다고 생각하면 존경과 신뢰를 갖게 되고, 책임과 의사결정을 같이 하며 그들의 목표와 비전에 대한 공유도가 높아진다. 상대가 협력적이라고 생각될 때 그리고 함께 일하는 시간이 많을수록 만족감은 커진다. 반면에 일을 계획하고 수행하는 과정에서 협력자의 의견 일치가 잘 이루어지지 못하면 갈등과 회의가 생겨 협력이 잘 이루어지지 못한다. 다학제 간의 협력은 파트너십으로 공동의 관심사, 책임감, 특권과 힘을 가진 관계집단 사이의 긴밀한 상호협력 관계이며, 이때의 협력 관계는 성공으로 이끌어가고자 하는 의지와 협력 관계 구축에 관한 모든 활동이 중심이 되고 원동력이 되어야 한다.

2) 협력의 중요성

보건의료는 각 분야 전문가로 구성된 팀을 통한 의료서비스 제공이 보편화되어 있고, 의료분야에서 의료의 질과 효율성은 의료전문인력 간의 협력 정도에 달려있다. 특히 의료기관의 의료서비스 제공에 있어 팀 구성인력 간의 효과적인 의사소통과 팀워크는 환자에 대한 안전하고 양질의 의료서비스 제공을 위해 가장 중요하다.

병원은 전문적이고 세분화된 여러 직종이 하나의 조직 내에 군집된 노동집약적인 조직체로 업무에서 상호 의존성이 높다. 병원조직이 잘 운영되기 위해서는 조직 내부의 구성원 간의 화합이 선행되어야 하며, 병원의 관리자는 이를 달성하기 위해 다양한 방법을 고민해야 한다. 병원조직에서 조직구성원 간의 관계는 단지 개인구성원에게만 영향을 미치는 것이 아니라, 환자에게도 직접적으로 영향을 미치므로 있으므로 구성원 간의 협력은 매우 중요하다.

3) 효과적인 협력을 위한 기본 전제

효과적인 협력을 위해서 기본적으로 전제되어야 하는 사항은 다음과 같다(글상자 5.4.1).

글상자 5.4.1

효과적인 협력을 위한 기본 전제

- 자기 스스로를 인식하라.
- 차이를 알고 다양성을 관리하라.
- 건설적인 갈등해결 기술을 개발하라.
- 윈-윈 상황을 만들기 위해 자신의 권력을 활용하라.
- 인간관계 기술과 갈등해결 기술에 숙달돼라.
- 모든 다학제적 토론에 참여하라.
- 협력이 자연스럽게 이루어질 수 있는지 판단하라.
- 협력 관계에서 자율성과 통일성의 균형을 잡아라.
- 협력이 모든 의사결정에서 필요한 것은 아님을 기억하라.

■ 자기 스스로를 인식하라.

각 사람들의 현실은 스스로 발전시킨 인식에 기반을 두고 있다. 자신과 타인을 신뢰하는 데에는 자신의 편견, 가치, 목적을 인식하는 것이 필수적이다.

■ 차이를 알고 다양성을 관리하라.

차이는 효과적인 협력과정과 성과를 위한 필수적인 자산이다.

■ 건설적인 갈등해결 기술을 개발하라.

협력적 패러다임 속에서 갈등은 자연스럽게 여겨지고 깊은 이해와 동의를 구할 수 있는 좋은 기회이다.

■ 윈-윈(win-win) 상황을 만들기 위해 자신의 권력을 활용하라.

권력의 분배와 기반에 대한 재인식은 효과적인 협력의 부분이다.

■ 인간관계 기술과 갈등해결 기술에 숙달돼라.

효과적 협력을 위해 요구되는 기술과 지식은 시간과 경험을 사용하는 것이다. 갈등해결에 관한 지식은 모두 평생에 걸쳐 배워야 할 기술이다.

■ 모든 다학제적 토론에 참여하라.

팀 토론에 참여하는 것은 파트너십 구축을 위한 협력적 의사소통의 방법과 시기를 정하기 위한 기회를 제공한다.

- **협력이 자연스럽게 이루어질 수 있는지 판단하라.**
  협력은 적절한 요소가 있다면 자연스럽게 생길 수 있다.
- **협력 관계에서 자율성과 통일성의 균형을 잡아라.**
  협력의 성공과 실패로부터 학습한다. 역동적인 균형을 위해서 기꺼이 피드백을 요구하고 실수를 허용하며 숙고한다.
- **협력이 모든 의사결정에서 필요한 것은 아님을 기억하라.**
  협력은 만병통치약이 아니고 또한 모든 상황에서 필요한 것이 아니다.

4) 효과적인 협력을 위한 전략

효과적인 전문적 협력 관계는 상호 존중이 요구된다. 복잡하고 정교한 보건의료 시스템 속에서 협력은 대체로 어렵다. 협력은 이상적으로 생각되지만 한편으로는 비현실적으로 느껴진다. 협력적 파트너십은 협력자를 위한 개인적 성장뿐만 아니라 환자를 위한 좀 더 나은 성과가 발생되기 때문에 노력할 가치가 있다.

(1) 효과적인 협력을 위한 세 가지 전략

효과적 협력을 위한 전략은 세 가지로 구분하는데, 간호사-의사의 협력을 발전시키고 긍정적인 환자 성과 및 간호사 성과와 연관된 자기계발 전략, 팀 발전 전략, 의사소통 개발 전략이다.

- **자기계발 전략:** 보건의료환경 속에서 전문직 간의 협력 정도에 영향을 미칠 수 있다. 자기계발 전략을 자신의 감정을 조절하는 성숙 과정이라 하였으며, 정서적 성숙은 효과적 협력의 기본이다.

  의사와 간호사는 환자 간호에 대해 다른 관점을 가지고 있다. 단독 학문의 관점이 가치가 있을 때, 각 전문직의 독특성은 환자 간호에서 손해보다는 자산으로 여겨질 수 있다. 전문직으로서 각자가 동기부여되는 것에 관한 계획적인 탐색을 통해 의사와 간호사는 그들의 공동 목적을 발견할 수 있고 환자 간호에서 협력할 수 있다.
- **팀 발전 전략:** 오늘날 가장 인기 있는 조직 개념 중 하나이다. 협력은 팀 발전과 긍정적인 성과를 이끌기 위해 필수적이다. 우수한 팀의 여덟 가지 필수 요소 중 하나인 협력적 분위기는 안전한 의사소통을 포함하고 협력, 문제해결 행동, 부정적 행동을 관리하기 위해 보상한다. 팀 발전은 팀 빌딩, 정중한 협상, 갈등관리, 부정적인 행동의 억제, 협력을 포함한다.
- **의사소통 개발 전략:** 많은 간호사와 의사가 곤란한 결정을 해야 하거나 전해야 하는 나쁜 뉴스

가 있는 어려운 상황 속에서 대상자와 의사소통하기 위해 배워왔었다. 그럼에도 불구하고 위기상황이나 빠른 반응을 요구하는 상황 속에서 개인 간의 효과적인 의사소통을 위해 위급한 요구에 관해서는 문서를 작성해 왔다. 의사와 간호사는 이러한 상황 속에서 그들의 의사소통 기술을 잘 반영하고 강화시키고 있다.

다양한 협력적 전략의 사용은 감소된 자원과 높아진 기대의 시대에 학문간 협력을 발전시키고 환자 간호의 질을 향상시킬 것이다.

5) 전문직 간 협력

병원은 다양한 분야의 전문의료인들이 팀을 이루어 질 높은 의료서비스를 제공하는 것을 필요로 하며, 이에 따라 전문의료인력 간의 협력이 강조되고 있다. 유럽과 미국의 경우, 오래 전부터 전문의료인들 간 혹은 학제 간 협력의 중요성을 확인하고 다학제 간 협력이 의료서비스의 질에 미치는 영향을 평가하고 있으며, 협력을 강화하기 위해 많은 노력을 해오고 있다(권의옥 외, 2019).

하지만 아직 병원의 구성원은 전문직으로서 각각 자기분야의 전문성만을 강조하고 협동적 경향보다 자기 지향적 태도를 가지고 있어 상호 협력이 어려운 실정이다. 전문직 간의 협력 관계는 상호 존경과 신뢰에 기반하는 것으로, 특히 병원 조직구성원 중 간호사와 의사는 환자의 접점에 위치하고 있어 다른 분야에 비해 가장 많은 관심을 가져야 한다. 간호사는 의사와의 협력을 기대하며, 간호사의 직무만족과 이직에 영향을 미치는 주요 요인 중 하나를 의사와의 관계라고 인식하고 있다. 간호사-의사 협력은 환자의 안전과 간호의 질 향상에 중요한 요인이 되며, 간호조직의 성과에 긍정적 영향을 미치는 요인이다(권의옥 외, 2019).

- 간호사-의사의 협력이란, 간호사와 의사가 전문가로서 상호 지식과 기술을 이용하여 환자 치유에 시너지 효과를 줄 수 있는 상호작용을 의미한다. 실무에서 협력은 의사와 간호사 사이의 책임을 분배시키고 의사결정과 문제 해결을 위한 개방된 토론이라고 정의할 수 있다(문은희, 2015).
- 간호사-의사의 협력은 환자의 합병증을 조기에 발견하여 재원일수를 단축시키는 등 긍정적인 효과가 있는 반면, 두 조직 간에 협력이 이루어지지 않을 경우에는 환자 치유에 부정적 결과를 초래하여 재정적 부담을 증가시키는 것으로 나타났다.
- 간호사 측면에서 볼 때, 간호사는 간호활동에 있어 의사와의 관계를 중요하게 인식하고 있었는데, 의사와의 협력 정도가 좋지 못할 경우에는 직무에 불만족을 느끼고 이로 인해 간호직을 떠나게 된다. 이와 같은 간호사의 높은 이직률은 의료서비스 전달, 특히 환자 치유에 부정적 영향을 주고 새로운 간호인력 확보를 위한 추가비용 부담 등의 문제로 이어지게 된다.
- 간호사의 간호직 이탈과 의료비용 증가 등에 대한 해결방안으로 간호사-의사의 협력을 증진시킬

수 있는 전략 수립이 필요하다.

- 간호사–의사 협력은 단지 병원조직 내 간호사 개인 또는 간호사와 의사의 직종 간 문제에 그치는 것이 아니라, 간호사의 이직 감소로 인한 환자간호의 질 향상과 의료비용 절감 효과를 기대할 수 있는 국민건강의 중요한 측면으로 다루어져야 할 것이다.

(1) 의사–간호사 관계

의사–간호사의 관계는 크게 다섯 가지로 구분된다.

- 첫째, 동료 관계이다. 서로 다르면서도 동등한 권력과 지식을 바탕으로 한 평등한 관계로 가장 우수한 관계로 여겨진다.
- 둘째, 협력 관계이다. 구별되는 권력을 갖고 있고 권력이 동등하지는 않지만 서로 상대를 존중하는 사이로 대체로 좋은 수준의 관계이다.
- 셋째, 학생–선생의 관계이다. 동료 · 협력 관계보다는 좀 더 낮은 수준의 관계이다. 의사는 간호사에게 설명하거나 가르치려 하며 함께 토론을 하기도 한다. 권력은 동등하지 않으나 업무수행 결과는 대체로 유익한 관계이다.
- 넷째, 감정 교류가 거의 없는 중립적 관계로, 정보의 교환만이 일어나며 권력이 동등하지 않다. 이 관계에서 간호사는 별로 기여하는 바가 없다고 느낀다.
- 다섯째, 부정적 관계이다. 좌절감을 느끼고, 공격성이 발생하며, 권력은 동등하지 않고 업무수행 결과는 대체로 부정적이다. 의사와 간호사의 관계는 의료진의 환경 중 하나로, 여러 경험연구에 의하면 간호사와 의사의 관계는 간호사의 직무만족, 스트레스, 소진 등에 영향을 준다.

(2) 의료조직 내의 의사, 간호사, 환자 간의 상호작용

그림 5.6.1은 의료조직 내의 의사, 간호사, 환자 간의 상호작용을 보여주고 있다.

- 의사에서 간호사로 향하는 행위에 비하여 간호사에서 의사로 향하는 행위가 더 복잡하며, 간호사와 환자의 관계에서도 마찬가지로 간호사에서 환자에게로 향하는 행위가 더 복잡하다. 의사, 간호사 그리고 환자 간의 상호작용은 환자 진료 이외의 많은 부분이 간호사를 통해 이루어짐을 알 수 있다. 기존 연구에 의하면 의사와 간호사의 권한 차이와 지위 차이가 이들 간의 의사소통과 협력에 대한 인식의 차이를 가져온다고 하였다(이병주, 2013).
- 협력은 간호의 중요한 개념이며, 간호사와 의사 간의 협력은 환자의 질적 의료서비스 제공과 실무현장에서의 공동문제 해결, 공동의사 결정, 의료업무의 조화로운 수행에 중요한 역할을 한다. 간호사–의사 관계에서 개인이 가지는 힘의 양은 개인이 소유한 교육 정도에 의해 결정된다. 간호사의 지식부족은 협력 실무의 장애요인으로 지적되므로 간호사는 교육이나 연수 등

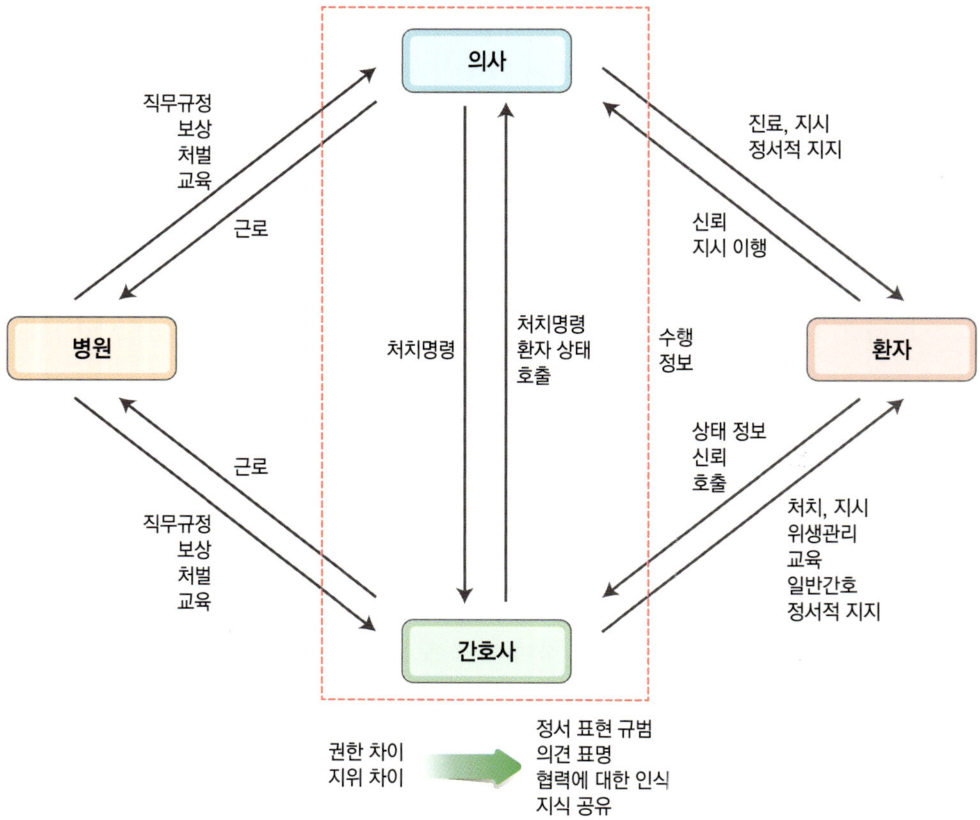

그림 5.4.1 의료조직 내 의사, 간호사, 환자 간의 상호작용

의 교육적 기회를 적극적으로 활용하고 전문지식과 기술을 강화해야 할 것이며, 여러 분야의 간호전문가를 양성하고 전문가 프로그램을 개발해야 한다.

- 협력 관계는 서로의 역할과 전문직에 대한 존중에서 시작되며 자신에 대한 존중과 자기 가치감을 필요로 한다. 의사는 간호전문직 실무에 대한 이해가 부족하여 간호사를 전문가로 인정하기를 꺼린다.
- 대등한 협력자적 관계 유지를 위해서는 간호의 전문적 실무에 대한 홍보와 간호전문직의 역할 확대가 있어야 한다. 간호사와 의사의 협력은 상호 신뢰와 존경과 이해를 바탕으로 성장, 발전해 나갈 수 있을 것이고, 이것은 직무만족뿐 아니라 환자 결과에 긍정적인 영향을 미칠 것으로 기대한다.
- 최근 연구에서는 병원에서 보건의료 전문직 간의 다학제적 협력을 위해서는 다음과 같은 노력이 필요하다고 하였다(이미지 외, 2022).
  - 개인의 지식을 조직의 지식으로 공유하는 것이 중요하며 조직 차원에서 원활한 지식공유를

위한 제도적 장치를 마련하는 것이 중요하다. 따라서 병원 차원에서 보건의료 전문가 간 지식공유를 위한 제도적 장치를 마련해야 할 필요가 있다.

- 개인 차원에서는 의견을 조율하기 위해 의사소통 및 대인관계 기술을 바탕으로 대화를 시도하고, 병원 차원에서 직종 간 업무를 명확히 하는 제도적 장치를 마련해야 한다.
- 보건의료 전문직 모두가 하나의 팀이라는 생각을 도출시키기 위한 교육프로그램을 제공해야 할 필요가 있다.
- 병원 차원에서의 조직 체계 변화와 보건의료 전문가 간 존재하는 수직적 서열 문화를 탈피할 수 있는 제도적 장치 마련이 필요하다.

3 셰어드 거버넌스

1) 셰어드 거버넌스의 개념

(1) 정의

- 셰어드 거버넌스(shared government)는 권한위임으로 의사결정과 의무를 촉진함으로써 조직의 효과를 얻기 위한 역동적인 과정이다(신미자 외, 2017). 이것은 단순한 체제 이상이며, 관리자와 임상 직원 간의 파트너십이다.
- 간호사를 간호실무, 환자치료의 품질, 교육, 간호동료의 문제, 업무 환경의 문제 등에 관한 의사결정에 능동적으로 참여시키는 의무 기반의 모델이다.
- 셰어드 거버넌스는 간호사의 권한위임으로 전문 간호실무를 촉진시키는 전략이라 할 수 있다.

(2) 역사

'조직의 권한위임이론'은 셰어드 거버넌스의 이론적 근거가 된다. 권력분권화와 셰어드 거버넌스는 간호사에게 실무에 대한 통제력을 발휘하고 의사결정을 하도록 하기 위해서 1970년대 말에 처음으로 도입된 전략으로, 평등성과 동등성을 높일뿐 아니라 간호사와 조직 리더 간의 관계와 책임성을 촉진시킨다.

셰어드 거버넌스는 조직을 변화시키고, 생산성을 높이며, 간호직원에게 권력을 부여하고, 자율성을 높여주며, 직업만족도를 증가시키고, 간호이직률을 감소시키는 전략으로 각광받고 있다. 이는 기존의 간호사가 권위가 거의 없었고, 지배권을 달라는 목소리를 내지 못했고, 조직 안에서 통제력이 낮았던 기존의 계층적 병원 관리 구조에서 벗어난 것처럼 보였다(신미자 외, 2017).

(3) 미래 전망

셰어드 거버넌스 시행은 전문가의 책임성과 자율성이 존중받고 장려되는 문화를 구축하려는 하나의 전략이다.

2005년 세계보건기구(WHO)는 의료인력이 개인적 실무 범위에 남아있기보다는 환자 주위에서 치료를 구성하고 여러 분야에서 협력해야 한다고 선언했다. 간호사를 포함한 모든 전문가는 서비스 중심 접근법에서 환자 및 가족 중심의 협력적 접근법으로 이동해야 한다(신미자 외, 2017). 이러한 변화를 촉진하기 위해서 간호사는 의사와 다른 의료전문가와 함께 자신의 협력 수준을 증가시켜야 한다.

4 팀워크와 팀 빌딩

1) 팀워크

팀(team)의 사전적 의미는 '같은 일에 종사하는 한동아리의 사람'으로서 팀은 '동일한 업무수행이나 목표달성을 위해 모인 두 사람 이상의 사람들'을 의미한다. 팀은 둘 이상의 다수로 구성되어 있고, 공통의 목적을 위해 상호 의존적인 협력활동을 전개한다. 또한 목표달성을 위한 충분한 지식을 보유한 상호 독립적인 성향의 구성원들이 모여있는 집단이다. 최근 팀의 개념이 부각되면서 조직에서 효과적으로 목표를 달성하기 위해 팀을 적극적으로 활용하고 있다.

의료조직은 간호사, 의사, 약사, 영양사, 물리치료사, 사회사업가 등 전문성과 특수성을 가진 다양한 보건의료 전문인력으로 구성되어 있다. 특히 사회가 급변하고 업무 프로세스가 복잡해지면서 대상자들의 복잡한 건강요구를 충족시키기 위해서는 상호 의존적으로 연계하여 협력하고 역할을 조정하는 노력이 필요하다. 조직 전체의 목표를 효율적으로 달성하기 위해서는 간호사 개인이나 간호조직 만으로는 한계가 있으므로 여러 부서의 다양한 경력과 능력을 가진 전문인력들이 다학제적인 팀을 구성하여 과업을 수행하는 팀워크(team work)가 중요하다.

팀워크는 팀의 목표를 달성하기 위해 팀 구성원 간에 정보를 교환하고, 의사소통 방식을 개발 및 유비하며, 상호 이해관계를 조정하고, 사회적 관계를 유지하기 위해 필요한 구성원 간 상호작용의 행태를 말한다.

팀워크는 팀의 효과성을 상승시키거나 저하시킬 수도 있으며, 팀 과업을 효과적으로 수행하는데 매우 중요한 요소이다. 높은 성과를 달성하는 팀의 특성으로 카젠바흐와 스미스Katzenbach& Smith(1993)는 보다 구체적인 공동의 목표와 비전이 있으며, 내부적인 책임감이 강하고, 업무수행에 있어 직위에 상관없이 팀 구성원이 모두 업무 수행에 기여하고, 동료들과 협력하여 일한다고 하였다.

또한 개인적인 성장을 위해서 노력하는 개인들로 구성되어 있다고 하였다. 특히 여러 간호부서와 다양한 근무형태로 나뉜 간호조직이 하나의 개체처럼 잘 운영되기 위해서는 공동의 목표달성을 위한 팀 구성원들의 팀워크가 필요하고, 팀 구성원들 간의 차이를 줄이며, 상호 협력하도록 하는 팀 구성원들의 효과적인 팀워크가 중요하다.

결국 팀의 목표를 달성하기 위해서는 팀 구성원의 능력과 태도가 중요하고, 또 다른 요소로서 팀워크가 요구된다.

2) 팀 빌딩

과거에는 조직의 효율성을 극대화하기 위해 관리와 통제 위주의 기법을 강조하였지만, 이제는 조직의 효율성을 추구하는 비전과 전략, 지원 등을 중시하는 개념으로 전환되고 있다. 조직개발은 일반적으로 환경변화에 대한 조직의 적응 능력을 기르기 위하여 조직변화와 조직구성원의 행동개선을 일으키는 것이다. 이러한 측면에서 병원에서도 팀 빌딩(팀 구축, team building)에 대한 관심이 높아지고 있으며 실제 적용도 증가하고 있는 실정이다.

(1) 팀 빌딩의 개념

팀 빌딩이란 가장 보편적으로 사용하는 조직개발기법으로, 단위집단 구성원들이 자발적으로 참여해서 조직 풍토를 변화시키고 팀의 성과를 극대화시켜 나가려는 것이다. 팀 빌딩의 목표는 조직의 공식적인 임무를 수행하는 작업집단 구성원들이 협조적인 관계를 형성하여 임무수행의 효율화를 도모할 수 있게 하는 것이다(김성국, 2003).

팀 빌딩은 업무성과와 구성원의 참여와 합의를 증진시키고, 조직 풍토를 개발하고, 의사소통과 업무협조를 증진시키며, 직무만족도를 올리는 데 효과가 있다(정태경, 2007 재인용).

(2) 팀 빌딩의 특징

팀 빌딩은 본질적으로 효과적인 작업집단을 형성하는 데 목적이 있으며, 그 특징은 아래와 같다(이항구, 1994).

- 구성원의 이해와 커뮤니케이션
- 구성원 간의 개발적인 커뮤니케이션
- 선택적이고 적절한 팀 형성
- 구성원 간의 상호 신뢰
- 적절한 리더십
- 구성원 간 갈등의 효과적인 처리
- 적절한 개인기술의 이용

(3) 팀 빌딩의 주요 개념

팀이 성공하기 위해서는 팀워크가 필요하지만 모든 팀에서 저절로 생성되지는 않는다. 팀워크란 다른 사람의 견해를 경청하고 이에 건설적으로 응답하며, 도움이 필요한 사람들을 지원하고, 다른 사람들의 심사와 성취도를 인정하는 것 같은 행위를 권장하는 가치관의 집합을 의미한다(파커Parker, 1994).

팀 빌딩을 위해서는 중요 개념인 갈등 해소, 핵심 사명, 기꺼이 수용하기, 몰입에 대해 이해하는 것이 매우 중요하다(요더-와이즈Yoder-Wise, 2007).

① 갈등 해소

대개 사람들은 자기보다 다른 사람의 권력이 더 커서 목표 달성이 쉽지 않고 불공평하다고 생각하여 자신의 권력을 변화시키려 하거나 자존감을 보호하려고 할 때 갈등이 일어난다. 팀에서 함께 업무를 한다는 것은 동료들과의 관계 유지를 위해 어떻게 하는 것이 그들을 지지하는 것이고, 신중하게 대하는 것이며, 의미 있는 방법인지를 이해하기 위한 커뮤니케이션이 필요하다는 것이다.

팀의 커뮤니케이션 패턴을 향상하기 위해서 우리 각자의 커뮤니케이션 형식을 변화시켜야 하는 의무가 있다. 변화가 일어나야 하는 핵심은 우리 각자가 변화해야만 한다는 사실이다.

② 핵심 사명

각 팀은 반드시 목표(계획이나 목적, 집중해야 할 부분)를 가지고 있어야 한다. 그 목표는 팀 구성원들이 모두 동의하는 팀(그룹이나 위원회)의 기본적인 기능 또는 '존재 이유'를 진술한 것으로 그룹이 반드시 이루어야 할 핵심 사명이며, 모든 계획과 조치들은 이 핵심 사명에 비추어 평가되어야 한다. 우리가 이미 계획한 활동들을 계속 추진하면 우리 팀의 핵심 사명을 달성할 수 있을 것인가를 항상 질문해야 한다. 핵심 사명을 상세하게 쓰면 일정 기간 동안의 하위목표와 구체적인 목적들이 나오게 된다.

③ 기꺼이 수용하기

하나의 조직 내에서 관계를 가지며 정기적으로 보고한다고 해서 그 집단구성원들을 팀이라고 하지 않는다. 진정한 팀에는 기술적인 것뿐 아니라 개인과 개인 사이의 협조와 정서적으로 상대방에게 신경 쓰고 배려하는 것이 필요하다. 효과적인 팀의 구성원들은 서로 존중해주고 문화인으로서의 매너를 가지고 함께 업무한다.

④ 몰입

몰입(commitment)이란 추진하지 않으면 안 되는 정서적 상태이며, 프로젝트나 사명에 전념하여 이에 대한 열정이 있을 때 나타난다. 이는 목표 달성을 위해 혹은 프로젝트의 완성을 위해 무슨 일이든 하는 것이다.

(4) 팀의 발달단계

조직행동을 연구한 브루스 터크만Bruce Tuckman(1965)은 팀의 발달단계를 5단계로 나누는 '터크만 모델(Tuckman model)'을 소개하였다.

① 형성기

형성기(forming)는 팀이 처음으로 구성되는 시기이고 아직 팀 구성원의 역할이나 책임이 불분명하고, 업무 수행방법이나 과정이 정립되어 있지 않다. 구성원들은 리더의 지시에 크게 의존한다. 팀 구성원 상호 간의 이해도가 낮기 때문에 팀이 나아갈 방향이 명확히 공유되지 못하고 팀 구성원 간 관계 수준도 높지 않다. 이 단계에서 팀은 목적의식과 정체감을 개발하려고 노력한다.

② 갈등기/격동기

갈등기/격동기(storming)는 리더와 구성원들이 각자의 위치를 확립하려고 한다. 팀 구성원 간 상호작용이 본격화되면서 서로 생각과 업무 수행방식의 차이로 갈등과 혼란이 발생한다. 팀 구성원은 집단가치, 절차, 규범을 찾기 시작하며 다양한 형태의 갈등이 야기된다. 이러한 갈등에 처하게 되면 어떤 팀 구성원들은 후퇴하거나 팀의 방향에 의문을 제기한다. 오히려 개인으로 일하는 것보다 일처리 수준이나 성과가 더 낮게 나타날 수 있다.

③ 규범기

규범기(norming)는 공동의 목표에 대한 공감대가 형성되고 목표달성 의지가 높아진다. 이 단계에서 팀은 함께 작업하기 위한 팀 규칙, 정보를 공유하고 갈등해결방법, 목표달성 과정에 동의한다. 의사소통이 더욱 개방적으로 이루어지며 공유와 피드백이 증가된다. 새로운 업무 수행 방식이나 절차 등의 규범이 확립되고, 팀 성과를 기대할 수 있는 상태이다.

④ 성취기/성과수행기

성취기/성과수행기(performing)는 팀 구성원이 자발적으로 할 일을 찾아 행동하고, 팀 내에 문제가 발생해도 스스로 해결할 수 있는 힘이 있다. 팀 구성원 간의 소통과 서로에 대한 신뢰가 강해지며 높은 성과를 기대할 수 있다. '우리' 의식이 강하고 팀의 응집력이 높아지는 것이 특징이다. 이 단계의 팀은 목표달성을 위해 노력하고 팀원들은 높은 수준의 자율성을 가지고 있고, 지도나 감독을 받을 필요가 없다.

⑤ 쇠퇴기/해체기

브루스 터크만은 1977년에 자신의 이론을 다듬고 다섯 번째 단계인 쇠퇴기/해체기(adjourning)를 추가하였다. 이 단계는 팀의 목표가 달성되거나 프로젝트가 완료되어 팀이 해체되는 시기이다. 앞의 네 단계가 성공적으로 이루어지면 팀 구성원의 유대가 강화되고 인간관계는 해체되지 않는다. 성취과정과 방법을 아는 팀 구성원은 가까운 미래에 다른 팀의 구성원으로 합류하여 기여할 수 있다.

(5) 팀 빌딩 진행단계

팀 빌딩은 현재 집단 생산성을 방해하는 요인을 찾는 것으로부터 시작하여, 부실한 장비, 비효과적 절차, 역할과 책임의 불명료, 업무에 관련된 인간관계 등 폭넓은 주제가 토론된다. 이 과정을 거쳐 중요 문제에 대한 합의가 이루어지면 이 문제를 어떻게 극복할 것인가 하는 구체적인 전략으로 이어진다. 팀 빌딩의 세부과정을 살펴보면 아래와 같다.

① 팀 빌딩의 필요성 인식

통상적으로 여러 가지 바람직하지 못한 징후가 나타나고, 작업부서의 효과성이 예전 같지 않다고 판단될 때 팀 빌딩 프로그램의 필요성이 대두된다(글상자 5.4.2). 예를 들면, 최근 팀의 성과가 떨어지고 팀 구성원의 사기와 직무만족도가 낮아서 이직이나 갈등, 불만의 표출 등이 빈번한 경우이다. 또한 팀 외부의 조직 내 상부 또는 제3자로부터의 지시나 조언에 의해 필요성이 인식되기도 한다.

글상자 5.4.2

팀 빌딩의 시작요인

- 생산 수익률 감소
- 스태프의 고충이나 불평 증가
- 모호한 책임이나 불명확한 관계와 지시사항이 전달되지 않음
- 의사결정이 오해받고 제대로 이행되지 않음
- 스태프 멤버들의 무관심과 참여 부족
- 복잡한 문제를 해결하는 데 필요한 적극성, 상상력, 혁신의 부족
- 비효과적인 스태프 회의, 낮은 참여율, 효과성이 최소인 의사결정
- 작업팀을 신속하게 구축하기 위해서는 새 그룹을 빨리 만들어야 하는데 늦게 착수함
- 매니저에게 너무 의존하거나 부정적인 반응
- 서비스품질에 대한 사용자(고객)로부터의 불평
- 원인을 알 수 없는 비용의 계속적인 증가
- 직원들 간의 갈등과 적대감 발생

출처: 강덕수 역(2014). 팀 빌딩. 삼성북스.

② 팀의 문제점 진단

팀 빌딩 프로그램은 팀원들이 문제가 있다고 인정하기 때문에 시작된다. 팀 빌딩을 하기 전이나 하는 중에 문제의 원인을 찾아내기 위해 데이터를 수집한다. 팀의 잠재적 문제의 원인과 본질을 파악하기 위해 대개 팀 사정도구를 사용하여 팀을 진단한다(표 5.4.1). 이 단계에서 얻어진 결과가 보다 신빙성을 갖기 위해서는 팀 구성원의 자발적인 참여가 무엇보다 중요하다.

표 5.4.1 팀 사정 설문지

아래 설문지 문항의 질문에 따라 적합한 번호를 선택하여 표시하시오. (1. 전혀 아니다; 2. 아닌 편이다; 3. 그런 편이다; 4. 아주 그렇다)	
1. 그룹의 목표가 명확하다.	1 2 3 4
2. 불필요한 과정, 정책, 형식적인 것이 최소화되어 있다.	1 2 3 4
3. 구성원들은 새로운 아이디어나 새로운 접근법을 경험하고 발전시키는 데 자유롭다.	1 2 3 4
4. 보상은 우수한 실적이 있을 때 주어진다고 인식하고 있다.	1 2 3 4
5. 인정해주고 칭찬하는 것이 위협하고 비판하는 것보다 더 중요하다.	1 2 3 4
6. 위험 업무라고 생각한 부분은 격려해 준다.	1 2 3 4
7. 수행에 따른 그들의 기대와 책임에 대해 분명히 하고 있다.	1 2 3 4
8. 자신의 역할과 책임이 다른 사람들의 업무와 서로 어떻게 관련되어 있는지 분명히 하고 있다.	1 2 3 4
9. 업무그룹 내의 다른 사람들은 우수한 실력자일 것이라고 인지한다.	1 2 3 4
10. 최고의 업무 수행을 위해 필요한 능력과 특성이 무엇인지 분명히 하고 있다.	1 2 3 4
11. 이 팀은 최고의 의사결정과 실적(product)과 서비스를 만든다.	1 2 3 4
12. 이 팀은 회의를 효과적으로 운영할 수 있다.	1 2 3 4
13. 이 팀은 그들의 목표를 달성한다.	1 2 3 4
14. 이 팀과 각 구성원들은 외부 다른 구성원들과도 서로 효과적으로 교류할 수 있다.	1 2 3 4
15. 이 팀은 때에 맞춰 알맞게 의사결정을 해서 실적을 만들어 낸다.	1 2 3 4
16. 이 팀 구성원들은 각자가 책임을 수행할 수 있도록 진심으로 서로 지지한다.	1 2 3 4
17. 팀 구성원들은 서로의 커뮤니케이션을 개방하고 있다.	1 2 3 4
18. 팀 구성원들은 몰입하여 끝까지 일을 마무리한다.	1 2 3 4
19. 팀 구성원들은 서로 신뢰한다.	1 2 3 4
20. 모든 팀 구성원들은 팀 운영에 똑같이 기여한다.	1 2 3 4
21. 이 그룹은 효과적으로 운영되고 있는지 가끔 평가한다.	1 2 3 4
22. 구성원 각자는 그 팀에 몰입되어 있다고 느낀다.	1 2 3 4

아래 설문지 문항의 질문에 따라 적합한 번호를 선택하여 표시하시오. (1. 전혀 아니다; 2. 아닌 편이다; 3. 그런 편이다; 4. 아주 그렇다)

역할	활동	관계	환경
항목과 점수	항목과 점수	항목과 점수	항목과 점수
7 ______	2 ______	5 ______	1 ______
8 ______	3 ______	14 ______	2 ______
9 ______	11 ______	16 ______	3 ______
10 ______	12 ______	17 ______	4 ______
18 ______	13 ______	19 ______	5 ______
20 ______	15 ______	22 ______	6 ______
21 ______			
총 점수 ______	총 점수 ______	총 점수 ______	총 점수 ______
평균점수 = ______	평균점수 = ______	평균점수 = ______	평균점수 = ______
(총 점수 ÷ 7)	(총 점수 ÷ 6)	(총 점수 ÷ 6)	(총 점수 ÷ 6)

해석: 예를 들어, 활동영역의 평균점수가 3.5이면, 이 그룹 활동은 아주 생산적이고, '그런 편이다'와 '아주 그렇다'의 사이에 위치한다. 관계영역의 평균점수가 1.5이면, 응답자들은 다른 사람을 분명하게 규정하거나, 효과적이고 존중할 수 있는 관계로 발전되지 않는다고 믿고 있음을 나타낸다.

출처: Dubnicki, C. (1991). Building high-performance management teams. *Healthcare Forum Journal, 34*, 19~24.

조사를 실시할 때 팀 구성원에게 이 조사가 팀 구성원 개개인을 평가하기 위한 것이 아니라 팀 구성원들에게 도움을 주고 보다 활성화된 팀을 만드는 데 목적이 있음을 명확히 주지시켜 동기를 유발한다. 그리고 보다 뿌리 깊은 문제점을 파악하기 위해 설문지뿐 아니라 팀 구성원과 개별적인 인터뷰를 하기도 한다. 그러나 이 자료는 공개회의에서 쉽게 토의하지 말고, 사람들이 문제점에 대해 나름대로 정의를 내리도록 하는 것이 바람직하다. 개인 인터뷰에 대한 대안으로 데이터를 공유할 수도 있다.

③ 문제점 분석과 반영(피드백)

모든 데이터가 수집되고 나면 팀 구성원들이 함께 모여 팀 진단 결과를 발표하는 과정을 거친다. 이 과정을 통해 팀의 문제점을 팀 구성원들이 함께 피드백을 통하여 인식하게 함으로써 문제를 공유하게 된다. 여기서 중요한 것은 문제에 대한 개방적 태도가 견지되어 자기방어적 표현이 되지 않도록 해야 하며, 그 결과가 어떠한 인사상의 불이익도 초래하지 않을 것임을 확신시켜 주어야 한다.

이 피드백 과정은 문제 자체의 객관적 인식이라는 목적도 있지만, 이후 좀 더 솔직하고 중요한 문제 도출을 유도하기 위한 도입부로서의 의미도 지닌다. 따라서 피드백 중 언급되는 특정 문제와 관련된 다른 문제도 언제든지 제기할 수 있도록 진행자가 구성원들에게 자주 질문하는 것이 좋다.

④ 문제점 확인 및 우선순위 결정

개선해야 할 문제점들을 구체적으로 확인하고 정리하는 단계이다. 진단 결과에서 나타난 팀의 문제점에 대해 구성원들의 의견을 수렴하고, 제시되지 않았지만 구성원들이 중요하다고 생각하는 문제점이 있다면 확인한다. 이때 각 문제의 의미에 대해 구성원 모두가 동일하게 해석하고 동의하는지 확인하는 것이 중요하다.

제안된 문제에 대해서는 제안자의 의도대로 그 의미를 파악하며, 만약 제안자의 의도가 불분명할 때는 다수가 동의하는 의미대로 해석한다. 해결해야 할 문제점들은 투표에 회부하여 우선순위별로 정리한다. 이때 문제점은 아래 카테고리 중 하나로 분류할 수 있다.

- 우리가 이 회의에서 작업할 수 있는 이슈
  - 팀 빌딩 회의에서 가장 우선적으로 다루게 되는 항목이다.
- 우리 이외의 누군가가 반드시 작업을 해야만 하는 이슈와 다른 사람들이 무엇인가를 찾아내야만 하는 이슈
  - 다른 사람들을 참여시키기 위해 전략을 개발해야 하는 항목이다.
- 변화에 대하여 개방적이지 않는 이유. 즉, 인내하고 받아들여야만 하는 이유
  - 작업그룹이 문제해결 메커니즘을 계획해야만 하는 항목이다.

⑤ 대책 수립

문제점에 대한 대책을 팀 구성원들이 자유로운 분위기에서 제안할 수 있도록 하는 것이 중요하다. 이때 그 해결책은 자신이 책임지고 수행할 경우를 상정해서 실제로 수행 가능한 대안을 제시해 줄 것을 요청하여 각 문제별로 구체적이고 실천 가능한 최선의 대책을 선정하도록 노력한다. 이때 선정된 대책은 '언제까지 누가 무엇을 어떻게' 했는지를 관찰하여 그 실행 여부를 확인할 수 있을 정도로 행동 수준을 구체적인 문장으로 서술해야 한다. 예를 들면, '상호 이해를 증진시키도록 노력한다'라든가 '자율권을 증진시킨다'보다는 '팀 전원이 3개월 이내에 대인관계 훈련을 받는다'와 같이 구체적이어야 한다.

문제점에 대한 대책이 선정되면 이 대책을 책임지고 실천할 담당자를 선정하게 된다. 담당자는 집단 합의에 의해 선정하지만, 선정된 본인이 이를 거부할 때는 강요할 수 없다. 이러한 문제별 대안과 담당자가 정해지고 나면 중간점검 및 다음 회의 날짜를 정하고, 담당자는 그 대책이 지시하는 바대로 내용을 책임지고 실천하고, 그 대책이 실제로 실현되었는지 아닌지를 관찰한 뒤 다음 회의 일정 때 그간의 결과보고서를 제출하여 발표하도록 한다.

⑥ 실행계획의 실천

계획된 대책들을 실천하는 단계로, 부서 게시판에 실행점검표 등을 붙여두고 그 진행사항을 공개적으로 알리는 것이 좋다. 이때 실행과정에서 파악한 문제점별 대책을 점검하고 각각의 대책을 미리 설정된 평가기준에 따라 어느 정도 실천되고 있는가를 관찰하여 평가자료로 활용한다.

⑦ 검토 · 평가

대책의 실시 현황과 효과를 검토 · 평가하는 단계로서 변화주도자의 주도 하에 중간점검을 하게 된다. 중간점검은 객관적인 평가보다는 실행 중 발생한 애로사항에 대해 구성원들의 협조를 요청하고, 해결안의 실행의지를 격려하고 지지하는 것이다. 실행이 잘 안 될 경우 책임 소재 규명이나 책임 전가 등의 발언이 나오지 않도록 유의한다. 이 중간점검에서도 처음 시작할 때처럼 민주주의, 공개주의, 개인존중주의, 무우선주의 등이 잘 지켜져야 하고, 논의의 주요 초점은 협조사항에 관한 것이어야 한다.

이때 처음 사용하였던 팀 빌딩 진단도구를 다시 사용하여 그 분석 결과를 피드백하기도 한다. 이때 각 항목들의 변화 정도에 초점을 맞추어 첫 번째 진단과 비교하여 얼마나 개선되었는지 평가할 필요가 있다.

이러한 평가를 토대로 대책 실시상의 문제점이나 해결되지 못한 문제점이 있다면 다시 문제목록을 만들고, 이후 과정은 1차 실시했던 과정과 동일한 절차와 진행 요령에 따라 문제를 확인하고 실행계획을 수립하게 된다.

참고문헌

강덕수 역(2014). 팀빌딩. 삼성북스.

곽찬영, 박진아(2014). 전담간호사 운영현황과 역할 실태. 한국콘텐츠학회논문지, 14(10), 583~595.

국립국어원(2023). 표준국어대사전. http://stdweb2.korean.go.kr/main.jsp

권의옥 외(2019). 간호사-의사 협력이 중환자실 간호사의 간호업무성과와 조직몰입에 미치는 영향. 간호행정학회지, 25(3), 186~197.

김경강(2015). 진료협력센터 간호사의 역할 규명에 관한 연구. 아주대학교대학원 석사학위논문.

김성국(2003). 조직과 인간행동. 명경사.

김홍목(2003). 구성원을 중심으로 본 팀 효과성 모형에 관한 실증적 연구. 연세대학교 교육대학원 산업교육전공 석사학위논문.

문은회(2015). 간호사-의사 간 협력 사정을 위한 한국어 번역본 Nurse-Physician Collaboration Scale(K-NPCS)의 신뢰도 및 타당도 검증. 을지대학교 임상간호대학원 석사학위논문.

서문경애 외(2023). 간호관리학 제3판. 현문사.

신미자 외(2017). 글로컬 간호리더십. 수문사.

신미자 외(2022). 간호관리학 개정판. 수문사.

염영희 외(2023). 학습성과기반 간호관리학 개정8판. 수문사.

유재만(2001). 팀제와 병원조직의 활성화 방안에 관한 연구. 전남대학교 행정대학원 행정학과 행정학전공 석사학위논문.

이미지 외(2022). 국내 보건의료 전문가의 협력적 실무 경험. 중환자간호학회지, 15(1), 47~57.

이병주(2013). 간호사 의사간의 갈등 연구: 과업갈등과 관계갈등을 중심으로. 서울대학교 박사학위 논문.

이지선(2020). 진료협력간호사의 역할갈등, 간호전문직관, 직무 만족이 이직 의도에 미치는 영향. 이화여자대학교 대학원 석사학위논문.

이항구(1994). 조직활성화를 위한 팀빌딩 교육의 중요성에 관한 연구. 연세대학교 교육대학원 석사학위논문.

정태경(2007). 팀빌딩교육이 조직유효성에 미치는 영향(서울소재 1개 종합병원을 대상으로). 한양대학교 행정대학원 석사학위논문.

Bruce W. Tuckan(1965). Developmental sequence in small groups. *Psychological bulletin, 63*(6), 384~399.

Dubnicki, C. (1991). Building high-performance management teams. *Healthcare Forum Journal, 34*, 19~24.

Forbes III, T. H. (2014). Making the case for the nurse as the leader of care coordination. *Nursing Forum, 49*(3), 167~170.

Huber, D. L. (2014). *Leadership nursing care management, 5th ed.* ELSEVIER.

Karen, M. R. (2015). Care coordination: A priority for health reform. *Policy, Politics, & Nursing Practice, 11*(4), 266~274.

Katzenbach, J. R. & Smith, D. K. (1993). *The wisdom teams: Creating the high performance organization.* Boston, MA: Harvard Business School Press.

Parker(1994). *Cross-sunctional teams.* San Francisco: Jossey-Bass.

Tuckman, B. W. (1965). Developmental sequences in small group. *Psychological Bulletin, 63*, 384~399.

Yang, Y. T. (2014). Care coordination and the expansion of nursing scopes of practice. *Journal of Law, Medicine & Ethics*, spring, 93~103.

Yoder-Wise, P. S. (2015). *Leading and managing in nursing, 6th ed.* St. Louis: Mosby Inc.

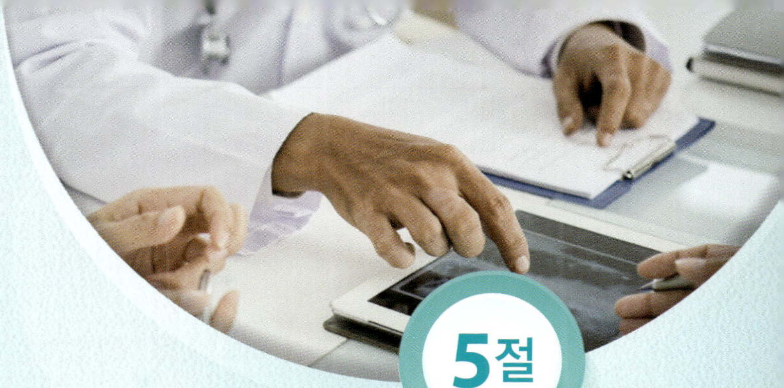

5절

갈등 및 직무 스트레스 관리

학습목표

1. 갈등의 순기능과 역기능을 설명한다.
2. 조직에서 개인 간, 집단 간 갈등의 해결방안을 계획한다.
3. 조직에서 개인 간, 집단 간 갈등의 해결방안을 적용한다.
4. 직무 스트레스의 개념을 정의한다.
5. 직무 스트레스의 원인과 그에 따른 영향을 설명한다.
6. 조직차원의 스트레스 관리방안을 제시한다.
7. 간호현장에서 스트레스 관리방법을 효과적으로 활용한다.

주요용어

- 갈등(conflict): 개인이나 집단 사이에 생각, 태도, 가치관 등의 차이로 인해 발생하는 불만족스러운 심리 상태
- 개인 간 갈등(interpersonal conflict): 환자, 간호사, 치료 팀, 가족구성원, 의사 등 개인 간의 갈등
- 개인 내 갈등(intrapersonal conflict): 개인의 내부에서 발생하는 갈등
- 경쟁(competition): 집단 내의 사람들이 자신의 요구를 충족시키고자 타인을 이기거나 앞서려고 겨루는 것
- 조정(accommodation): 다른 사람의 요구나 목표, 관심을 만족시키기 위해 사용하는 협력적인 갈등관리 전략
- 조직 갈등(organizational conflict): 조직 내에서 정책과 절차 간의 불일치, 어떤 행위에 대한 개인의 규칙과 공식적으로 인정된 규범이나 의사소통 형식 사이에 불일치가 있을 때 발생하는 갈등
- 중재(mediation): 갈등을 일으키는 두 사람 사이에 끼어들어 갈등을 조정하는 것
- 타협(compromise): 당사자들 간에 서로 양보하여 양측을 만족시키는 갈등해결방법
- 협력(collaboration): 당사자들이 협력하여 달성해야 할 중요한 관심사와 목표를 가장 잘 만족시키면서 상황분석, 상위목표의 정의, 갈등에 대한 규명 등을 하는 창조적인 갈등해결방법
- 협상(negotiation): 조직의 목적에 부합되는 행동을 하기 위해 당사자들이 자기주장과 협동으로 문제를 해결하는 방법
- 회피(avoidance): 자신의 요구나 목표, 관심사를 즉각적으로 주장하지 않고, 다른 사람들도 돕지 않기 때문에 자기주장이 거의 없는 갈등해결방법
- 스트레스(stress): 환경의 요구가 개인의 일상적인 대응능력을 넘어서는 부담스러운 상태
- 직무 스트레스(job stress): 직무수행과 관련된 사항이 근로자의 능력이나 자원, 개인의 욕구에 부합되지 않을 때 발생하는 유해한 신체적 · 정서적 반응

1 갈등

1) 갈등의 개념

갈등(conflict)은 희소자원이나 업무의 불균형적 배분 또는 목표, 가치, 인지 등의 차이로 개인, 집단 및 조직의 심리, 행동 또는 그 양면에 나타나는 대립적 상호작용으로 정의할 수 있다. 또한, 갈등이란 집단 간이나 집단 내에서 이해 당사자 간에 사고방식, 가치관, 견해, 이해, 목표 등이 서로 상충될 때 목적 추구를 위한 상호작용에서 이해관계가 대립하여 일어나는 심리적인 현상이라 정의할 수 있다(김종서, 2014).

2) 갈등의 특징

일상이나 직무수행에서 갈등은 항상 존재할 수 있고 같은 갈등이라도 개인적인 주관에 따라 긍정적이거나 부정적으로 평가할 수 있다. 적절하게 관리된 갈등은 조직과 개인의 성장을 촉진시킨다. 이러한 긍정적인 관점에서 갈등은 다음과 같은 특징이 있다.

- 갈등은 불가피하고, 이를 효과적으로 관리하는 학습이 필요하다.
- 갈등은 여러 가지 다양한 문제를 초래한다.
- 갈등은 사람들이 목표에 대하여 토의하도록 돕는다.
- 갈등은 조직 내에서 긍정적인 변화를 촉진한다.
- 갈등의 관리는 분노의 해결과 이해 증가에 도움이 될 수 있다.

3) 갈등의 순기능과 역기능

조직 및 집단 차원에서의 갈등은 둘 이상의 행동 주체 사이에서 상호 이해나 목표가 서로 상충하거나 희소가치의 획득을 둘러싸고 서로 다투는 현상이라고 정의할 수 있다. 갈등의 기능을 조직이 추구하는 어떤 가치와 관련시켜 파악하는 것이냐에 따라 조직에 이롭게 하는 기능(순기능)을 하는지, 해롭게 하는 기능(역기능)을 하는지에 대한 해석이 달라진다. 따라서 갈등이 너무 적지도 않고 지나치게 많지도 않은 적정 수준의 갈등을 유지할 때 조직의 생산성을 증대시킬 수 있다.

(1) 갈등의 순기능

- 조직의 문제점에 대한 인식의 기회가 된다.
- 조직의 발전과 건설적인 변화를 촉진한다.
- 응집력의 증가로 협조적 분위기가 조성되어 문제해결방안 모색에 더 적극적이게 된다.

- 갈등과정을 통해 집단의 모순과 문제에 대해 수정하고, 보다 효율적 관리를 위한 긍정적 변화를 가져올 수 있게 한다.
- 갈등극복 의지를 가지고 집단 내 협조체제를 가능케 하여 당면한 문제에 대한 효과적인 대안을 선택하게 한다.
- 조직구성원의 우호적인 협력과 관계형성을 촉진한다.
- 조직의 활력소 역할을 한다.
- 조직의 안정성과 생상성이 증대된다.

(2) 갈등의 역기능

- 조직의 안정이 저하되고 위계질서가 와해된다.
- 조직의 목표를 달성하기 어렵다.
- 구성원의 근무의욕이 저하된다.
- 조직의 생산성이 저하된다.
- 건설적인 변화를 어렵게 한다.

4) 갈등의 종류

다음은 갈등의 종류를 간략히 설명한 것이다.

- **목표 갈등**: 선호하는 목표가 양립할 수 없을 때 발생하는 갈등이다.
- **정서적 갈등**: 감정과 정서가 양립할 수 없을 때 발생하는 갈등이다.
- **인지적 갈등**: 생각과 의견이 양립할 수 없다고 느낄 때 발생하는 갈등이다.
- **수직적 갈등**: 상급자가 부하직원에 대해 권위를 행사하려고 할 때 권력의 수준 사이에서 발생하는 갈등이다.
- **수평적 갈등**: 조직 내 동일한 계층의 직원 간에 발생하는 갈등이다.
- **라인-스태프 갈등**: 라인조직과 스태프조직이 상대방의 업무를 이해하지 못하고 영역을 침해하여 간섭한다고 생각할 때 발생하는 갈등이다.
- **역할 갈등**: 업무수행 방법에 관한 불일치와 오해가 있을 때 발생하는 갈등이다.

5) 갈등의 수준

갈등은 우리 생활의 모든 영역에서 세 가지 범주 속에서 발생한다. 갈등의 주체에 따라 개인 내, 개인 간, 집단 간에서 발생할 수 있다.

(1) 개인 내 갈등

개인 내 갈등(intrapersonal conflict)은 어떤 개인이 서로 양립할 수 없는 가치나 욕구를 동시에 가지고 있을 때의 내부의 심리적 갈등이다. 간호관리자가 업무를 수행함에 있어 현 상황을 편안히 유지하려 할 때나 의견을 제안할 때, 다른 사람들과 직면한 위험을 감수하려 할 때 등에서 갈등이 발생한다.

(2) 개인 간 갈등

개인 간 갈등(interpersonal conflict)은 두 개인 간에 상반된 가치관, 의사소통 결핍, 제한된 자원에 대한 경쟁, 공동 책임의 의무, 불명확하고 중복되는 업무영역 등이 원인이다. 대상자, 간호사, 치료팀, 가족, 의사 등 직원들 간의 갈등이 여기에 속한다. 특별히 민감한 정보를 공유할 것인지의 여부를 결정할 때, 대상자의 식이나 운동 및 건강습관 변화를 위한 제안을 할 때, 보건의료팀의 전문가가 치료방법을 선택할 때, 대상자나 가족에게 그들의 질병이나 입원과 관련된 요인에 대해 얼마나 많은 정보를 제공할 것인지를 결정할 때 갈등이 생길 수 있다. 개인 간의 갈등은 삶의 일부분이고 일상적이며 변화에 대한 힘으로 작용하며 혁신을 가속화시킬 수 있다.

(3) 집단 간 갈등

집단 간 갈등(intergroup conflict) 또는 조직 갈등(organizational conflict)은 작업흐름의 상호 의존성, 영역의 모호성, 권력이나 지위, 가치의 차이, 조직 내 각 부서의 부문화의 진전과 전문화, 자원의 부족, 분배의 불일치 등이 원인이다.

간호조직에서의 집단 간 갈등의 주요 원인은 다음과 같다.

- 부적절한 의사소통
- 부정확한 사실 보고
- 진실의 결핍
- 불분명한 견해 표명
- 역할과 책임에 대한 이해 부족
- 불분명한 목표와 목적
- 부적절한 활동계획
- 불명확한 지시
- 불안정한 리더십 또는 리더십 부재
- 둘 이상의 상관으로부터 받는 지시
- 변화를 수용할 능력의 부족

- 의사결정 시 구성원의 참여 부족 또는 제한
- 상호 의존과 경쟁
- 상이한 목표
- 동료의 차별 대우
- 한정된 자원

6) 갈등의 과정

일반적으로 갈등은 4단계 과정, 좌절(frustration), 개념화(conceptualization), 행위(action) 및 결과(outcomes)의 단계를 거친다(허스트와 키니Hurst & Kinney, 1989). 갈등을 생산적으로 해결하려면 이러한 과정을 이해하고 창의적으로 다룰 수 있는 방법을 개발해야 한다.

그림 5.5.1은 갈등과정의 단계를 나타낸다. 각 단계에서 화살표가 양방향으로 되어 있는 것은 다음 단계로의 이동이 전 단계로 되돌아가서 변화할 수 있다는 것을 의미한다.

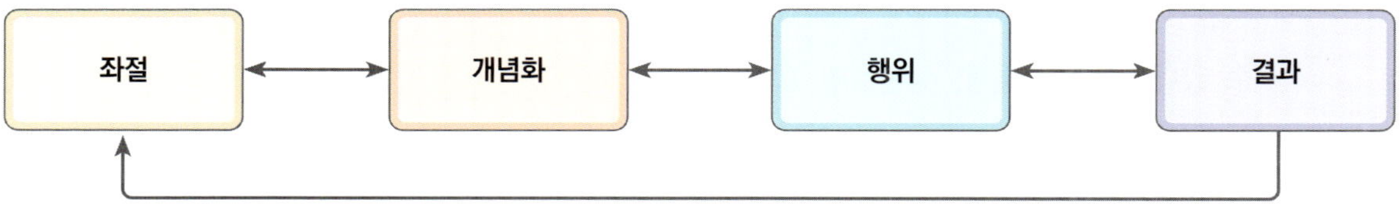

그림 5.5.1 갈등과정의 단계

(1) 좌절

개인이나 집단에서 목표가 차단되면 좌절을 느끼게 된다. 좌절은 분노나 깊은 체념으로 변할 수 있으며, 좌절은 실제로 갈등이 없는 경우라도 발생할 수 있다. 예를 들면, 간호대상자가 두려움을 가지고 있거나 간호사와 우선순위에 대한 견해차가 있을 때 간호사는 간호대상자가 비협조적이라고 느낄 수 있으며, 동시에 간호대상자는 간호사가 통제적이고 무감각하다고 느낄 수 있다. 이러한 좌절감이 두 사람 간 중요한 인식 차이의 특성을 규명하는 실마리가 된다.

(2) 개념화

모든 사람은 갈등이 무엇에 관한 것인지에 대하여 개념화한다. 갈등의 이러한 개념은 사람들에게 매우 명확할 수도 있고, 반대로 매우 혼돈스러울 수도 있다. 일반적으로 사람은 갈등이 무엇이고, 왜 갈등이 발생했는지에 대하여 개인적인 해석을 하는데 이러한 해석은 개인의 관점, 즉 가치관이나 신념, 문화에 따라 다르게 나타난다.

개인이 갈등을 생각하고 정의하는 방식은 창의적인 해결과 생산적인 결과에 큰 영향을 미친다. 예를 들어, 같은 상황을 어떤 사람은 반항으로 인식하고 자신의 역할을 위협하는 것에 분노하고 정책과 절차에 대해 완고한 믿음을 갖는다면, 다른 사람은 사소한 언쟁이나 비판을 중요하지 않게 인식할 수도 있다. 이러한 차이는 갈등해결을 방해한다. 따라서 모든 사람이 갈등을 확인하고 해결방법을 찾기 전에 스스로 갈등을 어떻게 느끼는가를 명확하게 하는 것이 중요하다. 갈등은 명확하게 규명할수록 더 잘 해결될 수 있다.

(3) 행위

목적, 전략, 계획 및 행동은 개념화가 표출되어 나타나는 것이다. 개인 간 상호작용의 양상은 행동을 통해 정해진다. 갈등을 해결하기 위한 행위가 이루어질 때, 갈등을 개념화하는 부분 또는 전체적인 방법이 변화될 수 있다. 이때 중요한 점은 사람들이 항상 갈등에 대해 어떠한 행위를 취한다는 것인데, 심지어는 회피하거나 아무것도 하지 않을 수도 있다.

(4) 결과

갈등은 두 사람 또는 그 이상의 사람들의 목표가 포기되지 않고 통합되는 새로운 계획에 의해 해결될 수 있다. 갈등의 결과, 생산성과 효율성은 증가나 감소 또는 같은 수준으로 유지될 수도 있다. 갈등의 결과로 흥분이 고조되고, 분노나 저항이 남아 있을 수도 있으며, 더 많은 갈등이 초래될 수도 있고, 상호관계는 강화나 약화 또는 단절될 수도 있다. 의사결정의 질과 관계의 질을 평가함으로써 갈등해결의 정도를 사정하는 것은 개인과 집단의 갈등해결 기술을 향상시키는 데 유용하다.

7) 갈등해결방안

갈등은 개인 간, 집단 간 등 갈등의 수준에 따라 다양한 해결방안이 필요하다. 개인 간 갈등 및 집단 간 갈등에서 한정된 자원으로 인한 갈등의 경우는 자원분배 차원에서 다루어져야 하지만, 그 밖의 갈등의 경우는 개인 간 갈등과 집단 간 갈등의 해결방안에 대한 접근이 달라질 수 있다.

(1) 개인 간 갈등의 해결방안

개인 간 갈등을 해결하기 위해 필요한 방법을 선택할 때는 개인 간 차이점의 특성, 근본 원인, 문제의 중요성, 감정의 강도, 위임 및 목표를 고려해야 한다. 이전에 효과적이었던 방법을 고려할 수도 있고, 상황을 연결시킬 필요도 있으며 중재를 위해 제3자가 갈등상황으로 개입될 수 있다. 이때 중재자는 갈등 상황에서 각각의 입장을 잘 듣고 이해하는 공평한 조력자여야 한다. 다음은 개인 간 갈등의 해결방안이다. 다음의 개인 간 갈등의 해결방안은 갈등해결을 위한 일반적인 해결방안으로서 집단 간에서의 갈등에서도 해결방안으로 선택할 수 있다.

① 회피

회피 또는 철회는 갈등을 야기할 수 있는 의사결정을 보류하거나 회피하고 갈등상황이나 당사자의 접촉을 피하는 것으로 갈등이 완전히 해결되는 것은 아니다.

② 경쟁

상대방을 희생시켜서라도 자신의 목표를 이루기 위해 노력하는 것으로, 이해관계가 상호 배타적이다. 내가 이기면 상대방이 지고, 상대방이 이기면 내가 지는 것으로 생각한다. 따라서 양보나 타협은 없고 어찌하든 상대를 지배하고자 한다. 문제의 해결은 서로 힘을 겨루거나 더 강한 제3자의 중재에 의해 이뤄질 수 있다.

③ 강압

상대의 입장을 고려하지 않고, 자신의 주장만을 관철하는 방법이다. 이 경우 자신에 대한 관심은 지나친 반면, 타인에 대해 무관심하며 자기중심적인 행동을 선호한다. 장점은 신속성이다. 이것은 승패(win-lose)의 경우에 해당한다.

④ 협상

협상은 다른 사람과의 관계에서 자기주장과 협력을 포함하고, 성숙과 신뢰를 필요로 한다. 이것은 학습된 기술로서, 오랜 시간을 거쳐 개발되는 것이다. 협상을 통해 주고받는 관계는 갈등해결의 결과로 나타나는데, 가능한 한 모든 사람에게 가장 중요한 우선순위를 만족시킬 수 있다.

⑤ 타협

갈등해결을 위해 자신의 목표 일부를 포기하고, 갈등 당사자들이 그들의 대립되는 입장을 부분적으로 양보하고, 외부나 제3자의 개입 또는 협상 또는 표결의 방법을 택한다.

⑥ 적응 혹은 수용

적응은 자신의 이익보다는 상대방이 이익을 얻도록 하는 것으로, 자신의 의견 혹은 욕구를 양보 또는 포기함으로써 갈등을 신속히 해결하기 위한 방안의 하나이다.

⑦ 협력

상대방의 목표를 수용하고 양 집단 모두가 최선의 결과를 얻기 위해 최선의 노력을 한다. 협력과정에서는 갈등의 근본을 밝혀내고 이를 해결하기 위해 시도하므로 신뢰와 솔직함이 요구된다. 협력은 가장 창조적인 방법으로서 회피나 경쟁과는 반대의 해결방법이다. 이것은 사람들이 해결방법을 찾기 위해 창의적이고 개방적으로 일하기 때문에 선택하는 단호하고 협력적인 방법으로 달성되어야 할 중요한 관심사와 목표를 가장 잘 만족시킨다. 예를 들어, '간호사와 의사가 함께 일할 때 간호대상자와 가족을 위해 간호사가 할 수 있는 가장 최선의 일이 무엇인가', 혹은 '간호대상자와 가족의 요구를 충족시키기 위해 각자 어떻게 계획을 수행할 것인가'하는 질문을 통해 협력할 수 있다.

(2) 집단 간 갈등의 해결방안

집단 간 갈등은 정책과 절차 간의 불일치, 어떤 행위에 대한 공식적인 개인의 규칙과 비공식적으로 받아들여진 행동규범이나 의사소통 형식 사이에 불일치가 있을 때 발생하며 조직, 즉 집단 간의 상호 의존적인 특성이 있다. 다음은 집단 간 갈등의 해결방안이다.

① 공동 문제해결

회의나 집담회를 통해서 문제해결을 하거나 갈등 당사자들이 공동의 노력으로 갈등의 원인이 되는 문제를 해결하는 것이다.

② 자원의 확충

갈등이 제한된 자원에서 비롯되었을 때 가능하다면 자원을 확충하여 갈등 당사자에게 만족을 줌으로서 갈등을 해소시킨다.

③ 상위목표의 도입

갈등이 서로 양립할 수 없는 목표로부터 발생한 경우 상위목표, 곧 어느 한 집단의 자원만으로 달성될 수 없고 협동을 필요로 하는 공동목표를 설정하여 서로 의존관계를 갖게 함으로써 문제를 해결한다. 갈등관계에 있는 부서들이 상위목표를 달성하기 위해 더 큰 집단이 일부를 형성함으로써 두 부서 간의 갈등은 사라지거나 약화된다.

④ 대면적 접촉

상호 대면 하에 문제를 해결하는 방법이다.

⑤ 구조적 요인의 변화

조직의 구조적 요인을 의도적으로 변화시키는 것이다. 예로 조직구조의 개편, 조직단위의 합병을 들 수 있다.

⑥ 권한사용

상급자가 권한을 사용하여 갈등을 해결하는 방법으로 원인제거보다는 갈등행동만 해소된다.

8) 갈등의 예방

갈등은 예방이 가능하므로 갈등의 원인에 초점을 두고 문제교정이 가능한 시기에 예방단계를 이용하여 갈등으로 발전하는 것을 막는 것이 중요하다. 갈등을 예방하는 장기적인 전략은 분명한 의사소통 및 역할과 책임의 설정이다. 모든 갈등을 제거한다는 목표는 실현이 불가능하고 성공할 수도 없다. 집단과 조직의 관점에서 갈등이 없다는 것은 갈등을 인식하지 못하거나 갈등을 인정하지 않는 것이다. 다음은 조직 갈등 예방에 중요한 방법이다.

- 자원을 공평하게 배분한다.
- 모든 수준에서 기대를 명백하게 진술한다.
- 갑작스럽게 설명할 수 없는 과정의 변화를 피한다.
- 구성원의 염려와 근심을 관심 있게 다룬다.

9) 갈등 해결 전략

모든 갈등을 예방하는 것은 불가능하므로 관리자는 갈등이 발생했을 때 어떻게 관리하고 해결할 것인지를 살펴볼 필요가 있다. 갈등으로 진행될 것인지 혹은 갈등해결의 방해요인으로 작용할 것인지의 가능성을 규명하는 것이 중요하다. 모든 구성원들이 긴장과 스트레스 수준을 감소하기 위해 노력하는 것이 갈등 예방 또는 해결을 위한 장기적인 전략이 될 수 있다. 이러한 전략은 다음과 같다.

- 다루기 어려운 문제가 발생했을 때 바로 해결한다.
- 긴장이 고조될 때까지 중재를 미루지 않는다.
- 방어나 반동 작용을 유발하는 행위를 피한다.
- 실패를 의미하는 비언어적 의사소통을 관찰한다.
- 다른 사람을 대할 때 방어를 감소할 수 있는 존경의 자세로 대한다.
- 논쟁을 피하고 구성원들이 감정을 표출할 수 있는 기회를 준다.
- 타인의 말을 경청한다.

2 직무 스트레스

직무 스트레스(job stress)는 직무만족과 조직몰입, 직무효율성과 고객만족도를 떨어뜨리고, 이직과 상해를 증가시키며 근로자의 삶의 질과 건강을 위협하기 때문에 많은 직장에서 중요한 문제로 대두되고 있다. 많은 비용이 직무 스트레스 관련 질병과 문제의 결과로 발생한다. 이러한 비용에는 직원지원 프로그램 외에도 무단결근, 이직, 생산성 감소, 의료비, 보험비용, 노동자 보상비, 작업장 사고, 소송 등이 포함된다.

다양한 직종의 직무 스트레스를 측정하여 비교해 본 연구에서 간호직은 서비스 직종 중 가장 높은 직무 중압감이 나타난 바 있어, 간호전문직은 특히 스트레스가 많은 직업이라 할 수 있다.

1) 직무 스트레스의 개념

직무 스트레스는 여러 가지 관점에서 정의할 수 있다. 유럽위원회의 '직무관련 스트레스 안내서(European Commission, 2002)'에 의하면 직무 스트레스는 직무 수행과 관련된 부정적 특성에 초점을 두어, "직무 내용, 직무 조직 및 작업환경의 해롭거나 불건전한 측면에 대한 정서적 · 인지적 · 행동적 · 생리적 반응 패턴으로 고도의 각성 및 걱정, 극복이 안 되는 느낌을 보이는 상태"로 정의된다. 좀 더 구체적으로 "특정 직무와 연관된 부정적 환경요인 또는 과잉업무, 역할 갈등, 역할 모호성, 불량 작업조건 등이 스트레스원으로 작용할 때(쿠퍼와 마샬Cooper & Marshall, 1986)"라고 할 수 있다. 미국국립산업안전보건연구소(NIOSH)는 직무 관련 사항과 개인과의 상호 관계에 초점을 두어 "직무규정과 직무요건이 근로자의 능력이나 자원 혹은 바람에 부합되지 않을 때 발생하는 유해한 신체적 · 정서적 반응"으로 포괄적인 정의를 하고 있다.

2) 직무 스트레스 요인

직무 스트레스를 잘 관리하기 위하여 간호사들은 자신의 스트레스 원인과 그 증상을 잘 인식할 수 있어야 한다. 스트레스와 심리적 변화와의 관계에 대하여 알게 된다면 스트레스 요인을 확인하는 것이 한층 쉬워진다. 직무 스트레스 요인은 우선 크게 직무 관련 요인, 사회문화적 요인, 개인적 요인의 세 가지 범주로 나누어 생각해 볼 수 있다(표 5.5.1).

표 5.5.1 간호사의 직무 스트레스 요인

직무 관련 요인	직무특성과 직무환경	어려운 간호대상자, 교대근무, 간호인력의 부족, 업무과다, 동료유대와 소속감의 부족, 일방적 관리 스타일
	역할 스트레스	역할 과다, 역할의 중복과 모호성, 직무 재량과 자율성 부족, 윤리적 갈등
사회문화적 요인	성역할 기대	가정 내 여성으로서의 역할과 직장 역할 요구의 양립 어려움, 피로
	의료환경 변화	첨단 기술의 빠른 도입, 의료서비스의 기업화, 효율성 추구, 대상자 요구 변화
개인적 요인	성격적 요인	A 유형 성격, 비합리적 신념, 완벽주의, 심리적 취약성
	개인의 환경	부족한 사회적 지지, 가족의 불행, 직업 불만족

(1) 직무 관련 요인

① 직무특성과 직무환경

간호대상자는 대부분 질병으로 인한 위협과 취약성, 고통을 겪는 사람들이다. 이러한 대상자를 돌보는 직업 자체가 본질적으로 스트레스를 야기하는데, 특히 회복되지 않는 만성환자, 암환자 등 중환자와 임종환자의 간호, 슬픔을 겪는 가족들을 돌보는 간호실무는 더 많은 스트레스를 유발할 수 있다.

병원은 언제나 돌봐야 할 환자는 많고 간호사의 수는 부족한 상황인데, 과중한 업무는 가장 흔한 간호사의 스트레스 원인이다. 간호업무를 수행하기 위해서는 지식과 기술뿐 아니라 신체적 요구도도 높은데, 특히 환자의 체위변경이나 이동을 시켜야 하는 일, 수술실 등 특수 업무 분야의 업무는 근골격계 부담 등을 초래한다.

임상간호실무에서 불가피한 교대업무와 불규칙한 스케줄은 적절한 휴식을 방해하고 사회적 관계 속에 이루어지는 개인의 일상적인 욕구의 충족을 어렵게 한다. 최근에는 대상자 요구의 증가, 첨단 기술 사용의 증가, 비용절감의 압박 등이 스트레스를 가중시키고 있다. 특히 적절하게 보상하지 못하는 의료수가 체계는 간호 인력의 부족과 교육훈련 수준이 낮은 직원으로 근무자를 채우는 상황을 초래하고 있다. 이러한 영향으로 간호사들은 필요에 따라 임시로 배치되거나 여러 병동으로 '떠돌아(floating)' 다니게 되어 낯선 직원들과 일하게 된다. 결과적으로 그들은 동료애 없이 고립감을 느낄 수 있으며, 소속감과 사회적 지지의 부족으로 업무를 힘겹게 느끼게 된다.

관리자의 관리 스타일도 스트레스 요인이 될 수 있다. 상부에서 수직적으로 전달되는 의사소통은 간호사 당사자에게 직접 영향을 주는 의사결정에 거의 참여할 수 없게 하고, 적절한 교육이나 지원 없이 새로운 절차나 기술을 시행하도록 하여 불안과 좌절, 무력감을 느끼게 한다.

② 역할 스트레스

간호는 의사, 사회복지사, 의료기사, 보조직원, 행정가 등 여러 분야의 직원들과 더불어 협조적으로 직무를 수행해야 하며 일상적인 돌봄으로부터 고도로 전문적인 일까지 담당하는 스펙트럼이 넓은 업무이다. 이에 따라 많은 역할 스트레스가 발생하는데, 역할갈등, 역할과다, 역할 모호성, 윤리적 갈등 등이 대표적 예이다.

역할갈등은 역할 담당자의 역할지각이 조직으로부터 기대되는 역할과 상충될 때 발생한다. 간호사에게 기대되는 역할이 무조건적인 헌신이나 완전한 문제해결이라면 간호사는 갈등을 겪게 될 것이다.

간호는 관련 전문가와 협조적으로 업무를 수행해야 하는 한편, 영역의 중복으로 인한 역할갈등과 역할의 모호성을 겪기도 한다. 또한 간호사의 직무는 지식과 기술뿐 아니라 신체적 · 정서적 측면의 요구도가 매우 높은 반면 자율성은 부족하여 간호사들은 무력감, 분노 등 부정적 정서를 경험하게 된다. 의료서비스의 권한과 자율성이 지극히 제한적인 상황에서 직접 환자의 고충과 요구를 해결해 주어야 하는 상황은 심한 스트레스를 야기한다. 특히 신규간호사는 사회화 과정에서 여러 유형의 역할 스트레스를 겪는데, 이는 부족한 실무 기술과 지식, 더불어 새로운 상황과 조직에서의 적응 기술의 부족 때문이다. 또한, 강의실에서 배운 것과 실제 업무와의 괴리는 또 다른 스트레스의 원인이 되며, 간호의 이상과 현실 사이에서 또는 임상적 의사결정의 딜레마를 느끼게 하는 여러 상황은 간호사의 스트레스를 심화시킨다.

(2) 사회문화적 요인

① 성역할 기대

간호사의 약 90% 이상이 여성이고 많은 여성은 퇴근 후에 가사 노동, 자녀 양육과 노부모를 돌보는 일을 포함하는 여성으로서의 임무를 수행한다. 이미 스트레스가 쌓인 간호사의 일과에 가사노동과 책임이 추가로 더해져 간호사는 디스트레스를 더 많이 느끼게 된다.

대인관계는 스트레스 요인을 완충시키거나 혹은 그 자체가 스트레스 요인이 될 수 있다. 간호사가 직장에서 어려움을 겪을 때 가정은 피난처가 될 수 있다. 하지만 가정에서의 스트레스가 심각하면 업무수행 능력과 직원과의 인간관계를 손상시킬 수 있거나 독소적인 영향이 직장까지 침투할 수 있다.

② 의료환경 변화

첨단 기술 사회에서 사회변화의 속도는 모든 사람의 스트레스 요인이 되고 있고, 보건의료계에서도 예외가 아니다. 특히 1990년대 이후 소비자의 욕구 변화와 의료산업의 서비스 경쟁, 의료보건 재정문제와 구조조정 등의 결과는 간호사들에게도 직접적인 영향을 미치고 있다.

의료환경의 변화로 인한 스트레스로 간호사는 양립하기 어려운 기대 사이에서 무력감을 느낀다. 간호사는 환자의 욕구를 충족시키고 잘 돌보아 주는 것을 우선으로 생각한다. 그러나 병원조직은 간호사가 환자간호와 병원이라는 시스템의 관리자가 될 것을 요구하며, 질 높은 간호를 제공할 뿐 아니라 동시에 비용효과적인 간호를 제공하기를 기대한다.

간호사는 이러한 기대에 동시에 부응하기 어려우므로, 상당한 역할갈등, 좌절, 고통을 겪는다. 또한 첨단의료 기술과 정보 기술의 도입으로 새로운 지식과 기술을 끊임없이 습득하고 실무에 적용해야 하는 능력이 요구되고 있다. 그러나 적은 인력으로 환자를 돌보며, 빠르게 변화하는 지식과 기술을 놓치지 않고 따라가는 것은 무능력감과 소진을 느끼게 하기도 한다. 이와 더불어 의료서비스 산업의 기업화와 더불어 경쟁력 강화의 차원에서 도입된 개인 성과급제나 연봉제 등의 보상체계와 다면적 평가체계는 구성원 간의 상호 협조성, 인간적 유대를 저해하는 요인이 될 수 있다. 상사와 동료, 후배를 지지와 지원의 자원이라기보다 경쟁과 평가의 대상으로 인식할 수 있기 때문이다.

(3) 개인적 요인

개인의 스트레스 촉발요인은 특정 개인에게 영향을 미치는 사건이나 상황이다. 개인적 스트레스 요인은 부족한 사회적 지지와 가족의 갈등 혹은 가족의 사망, 교통사고, 실직, 결혼 같은 특정한 사건이다. 이러한 특정 사건들은 열악한 업무환경, 직업불만족, 통근의 어려움 같은 일상적 스트레스 요인에 가세된다. 또한 개인의 비합리적인 신념(비현실적인 기대, 흑백논리 사고, 과장되거나 엄격한 사고방식), 완벽주의, A 유형 성격 유형, 심리적 취약성은 중요한 내부 요인이다.

예를 들면, A 유형 성격의 사람은 단기간에 많은 일을 하려는 경향, 경쟁적이고 끊임없이 노력을 경주하는 행동 특성을 나타낸다. 이 유형은 공격적이고, 언제나 시간에 쫓기는데 스트레스 상황에 노출되면 B 유형보다 더 심한 직무 스트레스를 받으므로 심혈관계 질환의 위험이 훨씬 높다. 또한 높은 업무성과를 낼 수도 있는 반면, 산업재해율, 40대 사망률, 자살률이 높은 것으로 알려져 있다(표 5.5.2).

또한, 심리적 강인성을 갖는 사람은 인지적인 평가와 대처를 조절함으로써 상황 인식에 도전하고, 상황의 부정적인 충격을 감소시킴으로써 스트레스의 영향을 약화시킬 수 있다(램버트, 램버트, 야마세Lambert, Lambert & Yamase, 2003). 몰입 태도를 갖는 경우에는 개인의 고립을 감소시키는 변화를 가능하게 한다. 도전적 태도는 스트레스가 많은 사건을 새로운 학습의 기회라고 믿게 한다. 반면 심리적으로 취약한 사람은 카페인 과용, 흡연, 음주 및 약물남용, 불충분한 수면 같은 스트레스를 촉진하는 생활방식을 선택할 가능성이 높으며 일상적인 직무 스트레스에 쉽게 압도당한다.

표 5.5.2 A 유형 성격과 B 유형 성격의 행동 특성

A 유형 성격	B 유형 성격
경쟁적이고 조급하다.	자연스럽고 느긋하다.
한 번에 여러 가지 일을 한다.	천천히, 꾸준히 일한다.
항상 바쁘고 서두른다.	과업성취를 위해 서두르지 않는다.
업무처리 속도가 빠르다. 열정적이고 빠른 말투, 긴장된 표정이다.	느리고 낮은 말투, 이완된 표정이다.

3) 직무 스트레스의 결과

직무 스트레스는 조직의 몰입을 감소시키고 이직 의도를 증가시킬 뿐 아니라, 개인의 안녕을 위협하고 간호대상자에게도 심각한 영향을 줄 수 있다(아부알럽Abualrub, 2008). 간호사의 직무 스트레스가 조직에 주는 영향은 생산성 감소, 업무상 과오의 증가, 결근율과 이직률 증가, 조직몰입과 직무만족의 감소, 의사소통의 단절 등이다. 개인에게 주는 영향은 분노, 우울, 긴장, 불면증, 건망증 등 심리적 영향과 피로, 두통, 위궤양, 고혈압, 근골격계 질환 등 신체적 문제, 지나친 흡연과 알코올 남용, 사고

가능성의 증가 등을 들 수 있다.

대처 수준을 넘는 디스트레스가 지속될 때, 개인은 당황하고 무력감을 느끼며 정신적 혹은 신체적인 질병에 걸릴 수 있는데, 이러한 정서 상태를 일반적으로 '소진(burn out)'이라고 부른다. 직무로 인한 소진은 '직업상의 만성적인 정서적 대인관계 스트레스에 대한 지속적인 반응'이라고 정의할 수 있다(매슬래시, 샤우펠리, 라이터Maslach, Schaufeli & Leiter, 2000). 즉, 직무 스트레스를 더 이상 감당하기 어려울 때 나타내는 반응의 형태로서 부정적인 자아개념 및 부정적인 근무 태도, 업무에 대한 무관심, 무감동 등의 현상을 포함하는 신체적 · 정신적 · 정서적 에너지의 탈진 상태이다. 직무로 인한 소진은 인간을 대상으로 하는 직업, 봉사와 헌신이 필요한 직업에서 많이 나타난다.

간호는 소진의 위험이 높은 직업 중의 하나이며, 소진의 원인과 관련하여 많은 연구가 있다. 대체로 연령이 높고 직위가 높을수록, 직무만족도와 인간관계 만족도가 높을수록 소진이 감소한다. 또한 암 병동이나 응급실 등 특수 분야에서도 소진이 증가하는 경향을 보인다. 즉, 소진은 직무의 부담을 감당하기 어려운 상황에서 증가한다.

소진을 경험하는 사람들이 나타내는 첫 번째 특징은 계속되는 정서적 탈진으로 인한 냉소주의와 신체증상화이다. 소진의 두 번째 특징은 이인증(depersonalization)인데, 이는 환자에 대한 무관심 등 일 자체에 거리를 두다가 나중에는 전반적으로 업무에 대한 부정적 태도로 발전하는 상태이다. 이것은 냉담한 상태로 보일 수도 있는데, 짧은 시간에 너무 많은 업무를 강요당하는 간호사는 정서적 탈진을 처리하는 수단으로 환자로부터 스스로를 격리시킬 수 있다. 세 번째 특징은 직무에 대한 자기효능감이 감소하는 것이다. 이는 반복되는 실패와 실패에 대한 두려움, 목표의 상실 등에 기인하며, 직무 효율성을 감소시키는 결과를 초래한다. 이러한 특징은 부적절감, 무력감과 위기로 연결되며, 이 시점에서는 다른 사람들의 도움이 필요하다.

장기적으로 스트레스가 지속되는 동안에 불쾌한 감정, 문제행위, 무력감을 느낀다면 정신건강 전문가의 도움이 필요할 수 있다. 문제행위의 예로 사소한 사건에도 눈물을 흘리거나 화를 내는 것, 식사나 수면 패턴의 변화, 출근하기 싫어하는 것, 약물 남용을 들 수 있다. 이러한 스트레스 상황에서는 임상심리사, 정신과 의사 혹은 다른 정신치료자의 전문적인 도움이 필요하다.

일부 기관에서는 직원지원프로그램(employee assistance programs, EAPs)을 운영하여 사내전문가에게 의뢰하거나 혹은 정신건강 기관과 계약을 해서 직원들을 위한 단기 전문 상담 등의 서비스를 제공한다. 스트레스의 근원적인 문제가 윤리적이거나 도덕적인 문제일 때는 훈련받은 목회상담가가 도움이 될 수 있다.

4) 스트레스 관리

스트레스는 일상적인 삶이나 직무의 수행과정에서 불가피하게 경험하게 되는 현상이지만, 스트레스 때문에 긴장 상태나 균형이 깨진 상태가 지속되면 건강 상태의 유지가 어렵게 된다. 따라서 개인은 정상으로 유지하거나 회복하기 위해 대처전략을 동원하여 스트레스에 반응한다. 개인의 스트레스 대처 전략은 때로는 비효율적이고 역기능적인 방법이 될 수도 있거나 더 깊은 의미의 건강과 유능성을 회복하는 데 도움을 줄 수도 있다.

스트레스 요인에 기인한 호르몬과 면역체계의 변화는 개인의 대처행위 반응으로 조정될 수 있는데, 각자 자신에 맞는 대처 전략의 레퍼토리를 다양하게 개발할 필요가 있다.

(1) 개인차원의 스트레스 관리

① 스트레스 반응 패턴 인식하기

스트레스가 심해지면 피로와 두통 등 신체적 고통을 겪거나 짜증을 내면서도 스트레스를 겪고 있다는 사실을 인식하지 못하는 경우가 종종 있다. 스트레스에 대한 효율적인 대처방법은 우선 그 원인을 확인하고 다루는 것이다. 역량을 넘는 과중한 업무 때문에 스트레스를 받으면서도 그 원인을 발견하기가 어려운 경우가 많다. 스트레스 인식 일지를 쓰는 것은 자신의 스트레스 요인과 스트레스에 대한 패턴화된 반응을 인식할 수 있는 좋은 방법이다.

글상자 5.5.1을 완성함으로써 자신의 스트레스 패턴을 분석해 볼 수 있다.

글상자 5.5.1

스트레스 인식 일지

하루 일과가 끝난 후 자신이 경험한 스트레스는 무엇이며 어떻게 다루었는지를 생각해보고 아래의 일지를 일주일 동안 기록한다. 일지를 검토하고 가장 많이 발생한 상황이나 반복적인 상황을 기록한다. 또한 스트레스 상황에 대한 신체적 · 정신적 · 정서적 · 영적인 측면에서 가장 많이 보였던 반응을 살펴본다. 그리고 자신에게 질문해 본다. "그 스트레스는 긍정적인 것(유스트레스)이었나?/부정적인 것(디스트레스)이었나?"

- 날짜: ________월 ________일
- 상황: ____________________
- 나의 반응: ____________________
- 긍정적 스트레스/부정적 스트레스: ____________________
- 행동(스트레스 반응을 어떻게 다루었는지): ____________________
- 평가: ____________________

일주일간의 스트레스 요인을 살펴보라.

그중에 규칙적 · 반복적으로 중복되는 것이 있는가? 그렇다면 그 문제의 극복을 위한 계획을 구상해보라. 역할극을 하거나 구체적인 기법의 훈련이 필요할 수도 있다. 단순히 문제를 작은 조각으로 나눔으로써 대처하기 쉽게 만들 수도 있다.

② 스트레스 요인의 조정과 재구성

일상의 스트레스 요인을 확인하고 목록화하여 검토해보면 그중에는 제거나 조정 가능한 요인들이 있다. 또한 현실적인 기대감 개발하기, 사건의 재구성 등 인식 바꾸기를 통해 스트레스 요인을 재구성할 수 있다. 이렇게 하여 전체적인 스트레스의 양을 줄인다면 스트레스는 감당 가능한 수준으로 완화될 수 있다.

③ 스트레스를 감소시키는 생활습관 개발

모든 사람은 자신의 삶에서 일과 여가의 균형을 잡을 필요가 있다. 일하는 시간이 깨어 있는 시간의 60%를 넘고 개인 시간이 10% 이하일 때 스트레스는 증가한다. 스트레스가 많은 간호직의 본질적 특성을 감안할 때 간호사가 자신의 스트레스 패턴을 인식하고 스트레스를 감소시키는 생활양식과 습관을 개발하는 것이 현명하다. 적절한 수면, 균형 잡힌 식사, 규칙적인 운동, 친구들과의 상호 관계, 서두르지 않는 시간 관리가 스트레스를 완화시키는 훌륭한 습관이 된다.

④ 생활을 의미 있고 즐겁게 하는 레퍼토리 개발

즐거운 여가활동, 긍정적인 사회적 지지 추구, 유머감각, 에어로빅이나 산책과 같은 규칙적인 운동, 명상과 요가, 자연과 예술 감상 등이 포함된다. 무엇보다 자신의 취향과 능력, 현실적인 여건을 고려해서 쉽게 지속적으로 실천할 수 있는 레퍼토리를 개발해야 한다.

⑤ 인지 재구성, 신념체계 명료화, 분노조절 훈련

우리의 신념체계는 중요한 스트레스의 원인이 된다. 만약 일을 즐거움보다 우선시하는 신념을 가진다면 일을 하지 않고 놀고 있을 때, 내면에서 불편한 감정을 느낄 것이다. 또한 다른 문화권의 환자, 범죄자, 동성애자 등 우리와 신념이 다른 사람들을 간호해야 할 때, 갈등과 스트레스를 일으킬 수 있다. 신념을 명료화하고, 공통분모를 찾는 것이 분노와 스트레스를 줄이는 데 도움이 된다.

스트레스의 공통적인 원인은 비현실적인 기대이다. 현실적인 기대는 삶이 좀 더 예측 가능하고 다루기 쉬운 것이라고 느낄 수 있게 한다. 인지의 재구성은 세상과 상황을 바라보는 방식을 바꾸는 것이다. 같은 상황을 해석하는 방법이 다양하다는 것을 인식하면서 긍정적인 관점을 가져야 한다. 스트레스를 삶의 일부로 받아들이고, 긍정적인 자기대화법을 익혀 긍정적 반응을 습관화하는 것도 도움이 된다. 분노를 조절하지 않은 채 표현하게 되면 결과적으로 우울과 자책으로 더 큰 스트레스에 빠질 수 있다. 따라서 자신의 분노를 인식하고 적절히 조절할 수 있는 방법을 배우고 습관화해야 한다.

⑥ 비합리적인 신념의 수정

우울, 불안 등 역기능적 · 정서적 반응은 개인의 비합리적인 신념 때문에 발생한다는 전제 하에 스트레스를 유발하는 비합리적인 신념을 찾아내서 수정하는 것이다. 건강한 기능은 개인의 신념, 가치가 합리적일 때 가능한데, 합리적 사고의 특성은 융통성 있고 경험과 현실을 반영하며, 목표성취에 도움이 되고 논리적이다. 반면 비합리적인 사고는 경직되어 있고 당위성을 띤다. 엘리스Ellis(1989)는 인간의 모든 정서적 고통은 한 가지 생각의 뿌리를 공유하는데, 그것이 당위성이라고 하였다.

당위성은 비합리적 사고의 핵심 특성으로, '모든 것은 반드시 그렇게 되어야 한다'라는 교의적 신념이다. 당위적 사고를 '그렇게 될 수 있다면 좋을 텐데…'하는 선호적 사고로 바꾼다면 우울과 불안, 스트레스는 훨씬 좋아질 것이다. 보편적인 당위적 사고의 예와 선호적 사고의 예는 표 5.5.3과 같다.

표 5.5.3 당위적 사고와 선호적 사고의 예시

당위적 사고(비합리적 사고)	선호적 사고(합리적 사고)
나는 반드시 가까운 사람들(가족)로부터 사랑받아야 한다.	나는 가까운 사람들로부터 사랑받을 수 있다면 좋겠다.
세상은 절대로 공정해야 한다.	세상이 공정하다면 좋겠다(공정하지 않을 수 있다는 것을 받아들인다).
현재의 삶은 반드시 편안해야 한다.	현재의 삶이 편안하다면 좋겠다(불편해도 참을 수 있다).

⑦ 이완훈련

호흡법, 점진적 이완법, 명상, 요가 등은 이완반응을 일으키는 유익한 방법이다. 매일 20분 동안 이완 기술을 실천함으로써 긴장을 통제할 수 있다. 바이오피드백은 생리적 이완과정을 조정하여 스트레스로 인한 고혈압 등에 도움을 줄 수 있다. 글상자 5.5.2에는 혼자서 쉽게 할 수 있는 이완 기술이 제시되어 있다.

글상자 5.5.2

점진적 근육이완법

- 10분 정도 방해받지 않을 수 있는 조용한 장소를 찾는다.
- 편한 옷을 입고 매트나 담요를 깔고 바닥에 눕거나 의자에 앉는다.
- 눈을 감고 머리부터 발끝까지 근육을 긴장시켰다가 이완시킨다.
- 이마, 눈, 입, 목, 턱, 어깨, 상박, 하박, 하복부, 엉덩이, 대퇴, 종아리의 근육을 가능한 한 꽉 조였다가 5초 동안 유지하고 서서히 이완시킨다. 각 2~3회씩 반복한다.
- 긴장했다 이완하는 몸의 느낌에 주목한다.
- 2~3분 옆으로 누워 있다 천천히 일어난다.
- 가벼워진 몸의 느낌을 업무를 하면서도 유지하도록 의식한다.

* 일과 중이나 잠자리에 들기 전, 혹은 긴장과 불안을 느낄 때 언제든지 수행할 수 있다.

(2) 간호조직차원의 스트레스 관리

조직에서의 스트레스 관리는 직무 효율성과 생산성을 증가시키기 위한 조직관리의 차원에서 이루어진다(표 5.5.4). 조직개발, 직무재설계, 조직문화와 조직분위기 변화, 의사결정 참여도, 경력개발, 교육 프로그램, 각종 복리후생 등 조직관리 전반과 관련된다. 물론 조직차원에서 간호사의 모든 직무 스트레스를 효과적으로 조절하기는 어렵다. 그러나 직무 스트레스는 환자간호의 질 저하와 이로 인한 비용발생 등 간호조직의 성과에 부정적인 영향을 미치고 있으므로 그 심각성과 관리의 중요성을 인식하고 조직차원의 다각적인 스트레스 관리방안을 마련하여 시행할 필요가 있다. 조직차원의 대처 전략도 개인차원의 전략과 연속선상에서 이루어져야 한다. 간호부서의 구체적인 접근방법을 제시하면 다음과 같다.

표 5.5.4 스트레스 관리 전략

신체적	인지적/정신적	영적/정서적
• 신체적 한계의 수용 • 균형 잡힌 영양섭취: 적정량의 탄수화물과 단백질, 충분한 과일과 야채, 소량의 설탕과 카페인 • 즐거운 운동: 1주 5회 30분 이상 • 충분한 수면 • 이완: 심호흡, 점진적 이완법, 바이오피드백	• 인지적 재구성, 긍정적 자기 독백 • 자기주장 훈련, "No"라고 말하기 • 취미의 개발 • 문제해결 기법 학습 • 심상요법 • 시간 관리	• 명상 • 기도를 통해 위로를 구함 • 전문가 상담 • 지지집단 참여 • 네트워킹 참여 • 멘토를 구함

① 적정한 스트레스 수준의 유지와 스트레스 수용능력 개발

정기적으로 간호사의 각 직무에 따른 스트레스 수준을 파악하여 되도록 개인의 대처능력에 적합한 직무를 할당하고, 과도한 스트레스를 경험하는 간호사에게는 이완훈련 프로그램이나 동료에 의한 지지 프로그램, 휴가 등을 제공함으로써 적정 수준의 스트레스 수준을 유지할 수 있게 한다. 또한, 간호사들에게 직무 스트레스 대처방법에 대한 교육 및 상담 프로그램을 제공하여 직무 스트레스를 보는 새로운 관점과 해결방법을 습득하게 함으로써 직무 스트레스를 수용할 수 있는 능력을 길러줄 수 있다.

② 관리자의 리더십 개발

관리자의 효과적인 리더십은 간호사의 직무 스트레스 완화에 중요한 요인이다. 관리자는 간호사가 자신의 능력을 활용하고 개발하도록 의미를 부여하고 자극하며 기회를 제공할 수도 있다. 또한 과로와 스트레스로 시달릴 때, 관리자가 지지해준다면 간호사가 무력감을 느끼거나 스스로 간호 수준을 낮추는 것 같은 소극적인 대응전략을 선택하지 않게 하고 적극적으로 문제해결을 하도록 도와줄 수 있다. 무엇보다 관리자는 자신의 스트레스 요인을 효과적으로 처리함으로써 직장 분위기를 향상시킬 수 있다. 유머감각뿐만 아니라 미래 전망을 보는 감각을 유지하는 것이 중요하다.

글상자 5.5.3에는 자기 자신에게 질문해 봄으로써 스트레스 요인을 무시하거나 최소화시킬 수 있는 질문과 조언이 제시되어 있다.

글상자 5.5.3

스트레스에 대한 자기평가 질문과 조언

- "이 사건과 상황이 중요한가?" 스트레스 요인들은 모두가 똑같이 중요한 것은 아니다. 에너지를 사소한 스트레스 요인에 낭비하지 마라.
- "이 스트레스 요인이 나와 내 소속 팀에 영향을 주는가?" 디스트레스를 발생시키는 상황이 의료기관 전체에 관련되고 집단행동이 필요한 경우도 있지만, 특정 부서나 활동만 표적이 되는 경우도 있다. 관련 없는 상황의 스트레스 요인을 끌어들이지 말라.
- "내가 이 상황을 변화시킬 수 있는가?" 그렇지 않다면, 상황에 거리를 두고 대응할 방법을 찾거나 상황을 받아들여야 한다. 도저히 상황을 참을 수 없다면 직장을 바꿀 계획을 세워라.

관리자가 효과적인 리더십을 발휘할 수 있도록 리더십 개발을 위한 체계적인 교육과 훈련 프로그램을 제공한다면 간호사의 직무 스트레스 감소는 물론 간호사의 직무만족도와 환자간호의 질을 향상시킬 수 있을 것이다.

③ 멘토와 프리셉터

문제해결에 도움을 주는 것은 스트레스를 줄여주는 효과적인 방법이다. 특히 신규간호사는 대상자의 간호요구를 충족시킬 지식과 기술이 부족한 상태에서 무력감으로 압도당할 수 있다. 간호관리자는 기술적인 조언을 해주고, 필요한 자원을 찾게 해주며, 갈등을 중재할 수 있다. 또한 지속적인 교육과 전문가 미팅 등의 기회를 제공함으로써 부하직원이 독립적으로 업무를 수행할 수 있는 역량을 갖추도록 한다. 간호관리자가 부하직원을 지지해 준다면 직무의 적응과 만족을 높이고 스트레스로 소진되는 일은 훨씬 감소하게 될 것이다. 멘토와 프리셉터 제도를 두어 이러한 지도자의 역할을 체계적으로 밀접하게 할 수 있다면, 간호사가 역할과다, 역할 모호성 등 직무 스트레스를 극복하고 성장하는 데 큰 도움이 될 것이다.

④ 사회적 지지체계와 네트워크 구축

가족과 친구뿐만 아니라 긍정적인 업무관계 형태의 사회적 지지는 스트레스가 쌓여 있는 업무환경의 부정적인 영향을 완충하는 중요한 방법이다(에드윈 외Erdwins, et al., 2001). 직장 동료의 도움은 직장의 적응과 사기 향상에 중요한 역할을 하지만, 간호사는 근무 병동의 이동 때문에 동료들과 우정 관계를 형성하고 유지하기가 어려운 경우가 많다. 특히 낯선 지역의 직장이나 새로운 병동에서 근무를 시작하는 간호사는 집단의 구성원으로서 지지가 꼭 필요하다. 가까운 곳에 가족과 친구가 없다면 도움이 되는 새로운 인간관계를 의도적으로 모색해야 한다. 직장 동호회, 봉사활동 등 비공식활동을 지원하여 네트워크 구축의 기회를 제공하도록 한다. 조직 내에 상담가, 심리학자, 정신건강 전문가, 정신간호사 등으로 구성된 전문적 지지체계를 만들어 과도한 직무 스트레스를 겪는 간호사나 대처능력이 부족한 간호사에게 도움을 주는 것도 방안이 될 수 있다.

⑤ 직무분석과 직무설계

직급별 · 전문분야별 직무분석을 통해 간호사에 대한 역할기대를 분명히 제시해 주고, 주어진 책임에 적합한 권한을 주어 일을 하게 함으로써 직무 불확실성이나 역할 모호성으로 인한 스트레스를 감소시킬 수 있다. 직무확대와 직무 충실화 등을 통하여 간호사에게 직무 자체에 대한 흥미와 책임감, 성취기회를 제공함으로써 직무 스트레스의 감소는 물론 직무만족도를 향상시킬 수 있다.

⑥ 적정 수준의 간호인력 확보와 업무량 감소

간호인력 부족으로 인한 과다한 업무량은 간호사가 경험하는 직무 스트레스의 핵심요인이다. 그러므로 적정 수준의 간호인력 확보와 간호업무 지원체계의 개선을 통해 간호사의 업무량을 감소시킴으로써 직무 스트레스를 감소시킬 수 있다.

⑦ 공정한 보상과 인사관리제도의 개선

조직 내 간호직원에 대한 부서배치와 이동, 승진, 업무평가, 보상시스템을 합리적이고 투명하게 운영함으로써 불공정한 인사관리로 인한 간호사의 직무 스트레스를 감소시킬 수 있다.

⑧ 교육훈련과 경력개발

조직차원에서 간호사에게 전문지식과 기술을 함양할 수 있는 적절한 교육과 훈련을 제공함으로써 지식과 기술부족으로 인한 직무 스트레스를 감소시킬 수 있다. 또한 전문직 간호사로서의 성장과 성취감을 경험할 수 있도록 체계적인 경력개발 시스템을 운영함으로써 성장과 발전 기회의 부족으로 인한 스트레스를 감소시킬 수 있다.

⑨ 분권화와 참여적 관리

자신의 의견이 반영되지 않는 상부의 의사결정을 이행해야만 할 때 간호사는 스트레스를 경험한다. 그러므로 조직 내 권위주의를 없애고 분권화를 실시하여 간호사들에게 업무수행에 필요한 의사결정 권한을 부여한다면 간호사의 스트레스를 줄일 수 있을 뿐만 아니라 고객의 요구에도 유연하게 대응할 수 있다. 또한 조직 내 의사소통을 활성화하여 필요한 정보를 공유할 수 있게 하며, 의사결정에 참여할 수 있는 기회의 확대를 통해 간호사의 직무 스트레스를 감소시키고 직무만족도를 향상시킬 수 있다.

참고문헌

강주헌 역(2006). 유능한 팀장은 팀원의 성격을 읽는다. 더난출판사.

김종서(2014). 군 조직 내 갈등관리와 조직효과성에 관한 연구. 목원대학교.

박성심(2019). 혈액투석실 간호사의 역할갈등이 이직 의도에 미치는 영향. 대구한의대학교 국내박사학위논문.

이영미(2016). 병원 간호사의 직무스트레스와 대처유형. 한국산학기술학회지, 17(11), 230~235.

이주삼(2014). 지방자치단체 공무원 상급자의 윤리적 리더십이 하급 공무원의 조직시민행동에 미치는 영향: 역할갈등의 매개효과를 중심으로. 한성대학교 대학원 박사학위논문.

이지윤 외(2015). 신규간호사의 사회심리적 건강과 자기 돌봄이 실무 적응 어려움에 미치는 영향. 간호행정학회지 21(5). 459~468.

최병학(2014). 지방정부 갈등관리의 현황분석 및 정책과제: 충청남도의 공공갈등관리를 중심으로. 한국갈등관리연구, 1(2), pp.285~312.

AbuAlRub R. F., & Al-Zaru I. M. (2008). Job stress, recognition, job performance and intention to stay at work among Jordanian hospital nurses. *Journal of Nursing Management, 16*(3), 227~236.

Cooper, C. L., & Marshall, J. (1978). Sources of Managerial and white collar stress in stress at work, cited in Steven, P. G., Cary, L. C. (1987). Managers and profession in business/industrial setting: The research evidence. *Journal of Organizational Behavior Management, 8*(2), 177~194.

Covey, S., & Merrill, R. R. (1994). *Fist things first: To love, to learn, to leave a legacy.* New York: Simon & Schuster.

Ellis, D. (1989). A behavioural model for information retrieval system design. *Journal of information science, 45*(3), 171~212.

Epstein, R. (2000). *The big book of stress relief games.* N.Y.: McGraw-Hill.

Erdwins, C., Buffardi, I., Casper, W., & O'Brien, A. (2001). The relationship of woman's role strain to social support, role satisfaction and self efficacy. *Family Relations, 50*(3). 230~238.

European Commission(2002). *Guidance on work-related stress. Spice of life or of death.* Executive summary.

Holmes, T., & Rahe, R. (1967). The social readjustment rating scale. *Journal of Pschosomaic Research, 11,* 213~218.

Hurst, J., & Kinney, M. (1989). *Empowering self and others.* Toledo, OH: University of Toledo.

Lambert, V. A, Lambert, C. E., & Yamase, H. (2003). Psychological hardiness in work place stress and related stress reduction strategies. *Journal of Nursing and Health Science, 5*(2), 181~184.

Lazarus, R., & Folkman, S. (1983). *Coping and adaptation.* cited in Gentry, W. D. (1984). *The handbook of behavioral medicine.* New York: Guilford Press, 282~325.

Maslach, C., Schaufeli, W., & Leiter, M. (2000). Job burnout. *Annual Review of Psychology, 52,* 397~422.

Schuler, R. S. (1980). Definition conceptualizations of stress in organization. *Organizational Behavioral and Human Performance, 25*(2), 184~215.

Selye, H. (1956). *The stress of life.* N.Y.: McGraw-Hill.

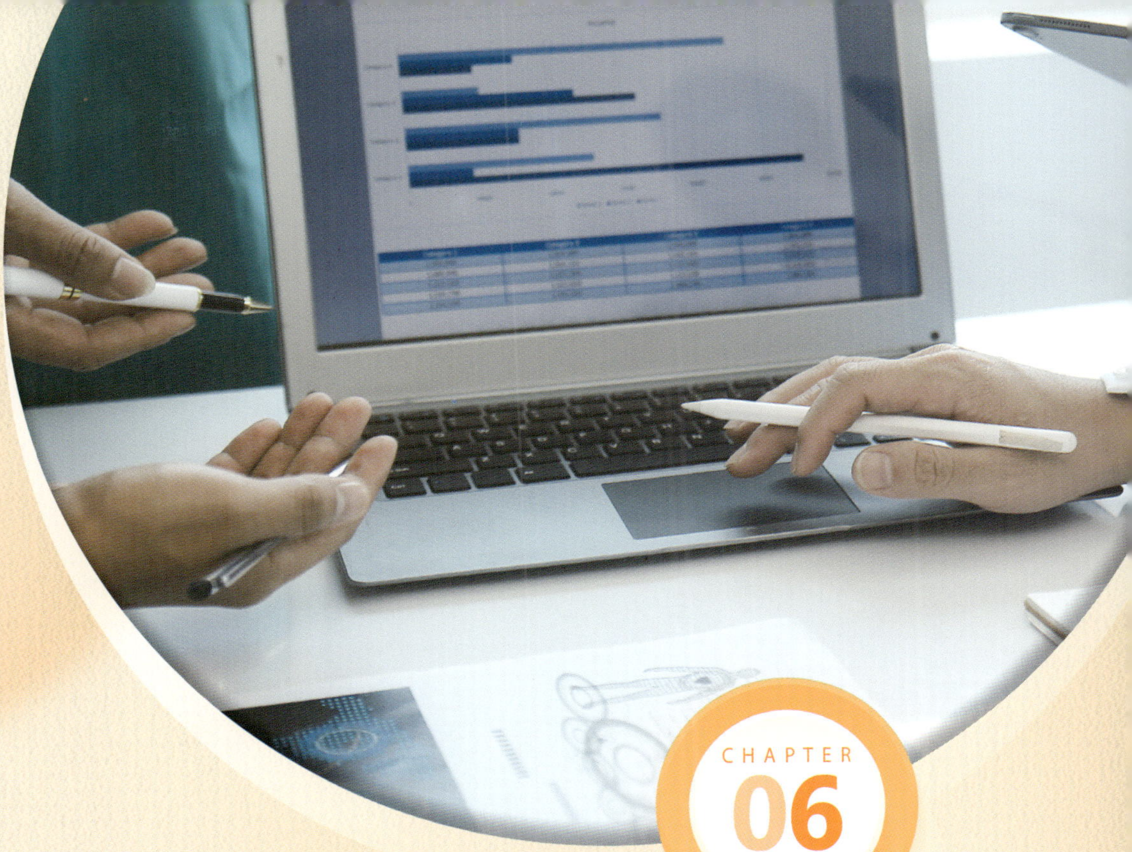

CHAPTER 06

통제

개요

통제(controlling)는 관리과정의 마지막 단계로, 관리과정의 첫 번째 단계인 기획과 일치하여야 한다. 통제단계에서는 미리 설정하였던 표준에 대하여 업무 수행성과(performance)를 측정하고, 표준과 실제 수행 간의 차이(gap)를 확인하여, 그 차이를 수정하기 위한 개선활동이 이루어진다. 따라서 간호사는 질 관리, 업무 수행 및 성과 평가 등을 통하여 지속적인 조직의 생산성 향상을 위해 노력해야 한다.

본 장에서는 통제 개념에 대한 이해와 통제과정, 보건의료 조직에서 사용되는 통제 전략 방법인 질 관리(quality management)에 대한 이해 그리고 질 관리 방법과 그 과정에서 활용되는 여러 가지 도구와 환자안전에 대하여 다룬다.

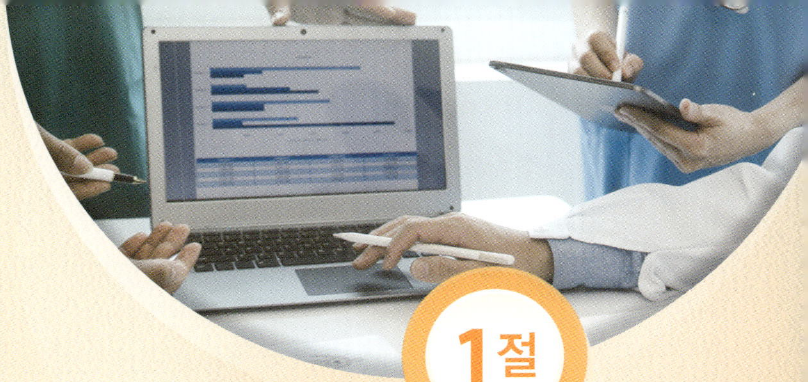

1절

통제의 이해

학습목표

1. 통제의 개념을 정의한다.
2. 통제의 필요성을 진술한다.
3. 통제 과정을 설명한다.
4. 효과적인 통제를 위한 유의할 점을 열거한다.

주요용어

- 통제(controlling): 미리 설정된 표준에 근거하여 수행을 측정하고 설정된 표준과 실제 수행 간의 차이를 확인하여 이를 개선(교정)하는 과정

1 통제의 개념

통제(controlling)는 조직의 활동을 계속적으로 수행해 나가는 데 필요한 관리과정의 다섯 번째 단계이자 마지막 단계이다. 관리과정은 간호과정(nursing process)처럼 순환적이기 때문에 통제는 관리과정의 마지막 단계이기는 하나, 관리과정의 첫 단계인 기획 단계로 환류된다. 즉 통제는 기획 단계에서 미리 설정한 표준에 대하여 실제 수행된 업무 성과와의 차이를 검토하고 평가하여 바람직한 수행을 하도록 개선(교정)하는 기능을 말한다. 다음은 통제의 일반적인 정의와 간호조직에서 정의를 설명한 것이다.

- 목표를 달성하기 위하여 수행한 결과가 미리 계획한 대로 이루어지고 있는가를 확인하는 과정
- 기획과 실제 업무수행 간의 차이를 파악해서 수정하는 관리 활동
- 관리기능의 핵심이자 마지막 요소
- 관리의 모든 과정을 통해 이루어지며, 최고관리자는 물론 모든 관리자가 참여하여 목표한 대로 달성되었는지를 확인하고 평가하는 기능
- 간호조직에서는 간호사들의 활동이 일정한 표준을 따르고 있는지를 지속적으로 검토 · 분석하여 처음에 세웠던 계획과의 차이를 발견하고, 이를 시정하여 반영하는 관리기능

통제과정은 단순히 구성원의 수행을 평가하고 관리하는 과정이 아니다. 조직 측면에서는 생산성이나 조직의 혁신, 질적인 변화 등을 위하여 통제과정이 필요하며, 조직구성원 측면에서도 통제과정에서 자신의 업무수행이 조직성과의 질에 영향을 미칠 수 있음을 지각함으로써 높은 동기화와 직무만족을 경험하게 된다. 따라서 통제는 구성원의 업무수행에 대한 실패나 성공을 평가하고 결정하는 수단이 아니라 구성원의 개인적 측면과 조직 · 전문직의 측면 모두에서 학습하고 성장할 수 있는 기회가 되며, 미리 설정하였던 조직의 목표를 달성하기 위한 필수적인 관리과정의 한 단계이다.

2 통제의 필요성

1) 급변하는 보건의료환경에 대한 신속한 대응

급변하는 보건의료환경의 변화 속에서 조직이 미래에 대한 불확실성을 낮추고 신속한 대응을 하기 위해서는 기존에 수립된 계획에 대한 타당성을 확인하고 목표와 계획을 수정할 수 있도록 통제가 필요하다.

2) 조직의 목표와 조직구성원의 수행 간 통합

조직의 규모가 확대되고 구성원의 활동과 역할이 다양해짐에 따라 조직의 목표와 구성원의 수행을 통합하고 조정하기 위해 조직의 목표와 구성원의 활동을 일치시키도록 관리하는 통제가 필요하다.

3) 비용 효과적인 의료서비스에 대한 사회적 요구에 부응

의료서비스에 대한 수요 증가와 의료비 상승의 영향으로 보건의료조직에서 효율성 및 효과성에 대한 관심이 증가함에 따라 비용은 절감하면서도 안전하며 질 높은 의료서비스에 대한 사회적 요구가 높아지고 있어서 이에 부응하기 위해 통제가 필요하다.

4) 의료기관에 대한 외부평가 강화

최근 인증평가 등 국내 의료기관에 대한 평가가 강화됨으로써 의료기관 스스로 비용과 질 관리에 대한 통제기전 강화의 필요성이 증대되고 있다.

3 통제과정

통제과정은 계획된 활동이 잘 수행되어 미리 설정된 표준에 따라 목표한 바가 성과로 나타났는지 확인하는 과정으로, 표준(standard) 설정, 업무성과 측정, 표준-성과 비교, 개선활동의 4단계로 이루어진다(그림 6.1.1).

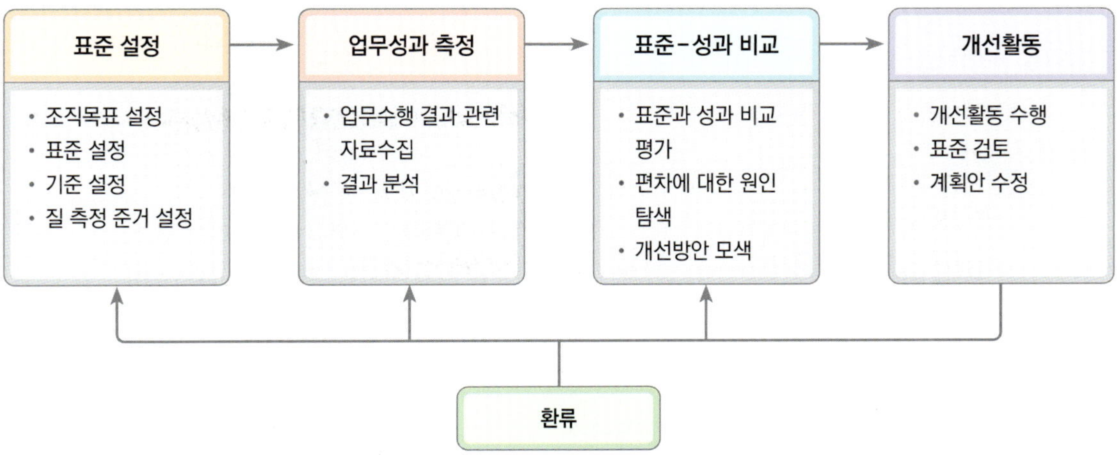

그림 6.1.1 통제과정

1) 표준 설정

표준이란 보다 바람직하고 성취 가능한 업무수행 정도를 의미하며, 업무성과를 측정하기 위해 미리 설정한 기준을 말한다.

통제단계에서의 표준 설정은 기획단계에서 조직의 목표 설정과 동일하다. 왜냐하면 표준에 의하여 목표달성 정도를 측정할 수 있으며, 이러한 표준은 바로 조직의 목표에서 나오기 때문이다. 따라서 표준 설정은 조직의 목적이나 목표로부터 성취해야 할 내용과 성취 가능한 목표를 도출하여 진술한 것으로 간호사의 업무수행 방향을 제시해 준다.

표준은 관련된 구성원이 참여하여 함께 설정하는 것이 바람직하다. 또한 표준의 수준은 과거의 성과나 자료에 근거하여 조직구성원의 노력에 의해 달성할 수 있으며 구성원이 성취감을 느낄 수 있을 정도로 정한다.

2) 업무성과 측정

통제과정의 두 번째 단계는 계획된 목표가 성공적으로 달성하였는지를 점검하는 과정으로, 실제 수행된 업무수행 결과와 관련된 자료를 수집하고 그 결과를 분석하는 단계이다. 이 단계에서 중요한 것은 실제 성과를 어떻게 측정하고 그 성과와 표준을 정확하고 객관적으로 측정 · 비교하는가이다. 따라서 정확한 측정과 비교를 위해서는 계량적 기준이나 크기의 순서 등의 기준이 필요하며, 적절한 측정 시기, 측정 대상 및 측정 방법을 적용하는 것이 중요하다.

3) 표준-성과 비교

표준-성과 비교는 업무수행 결과와 관련된 자료를 수집하고 분석한 결과를 미리 설정된 표준 및 기준과 비교하고 그 편차를 평가하는 단계이다. 비교 평가 시 허용 가능한 편차 범위를 설정하고 허용 범위를 벗어나는 경우에는 그 원인을 찾고 개선방안을 모색한다.

4) 개선활동

통제의 마지막 단계인 개선활동은 표준과 업무성과와의 비교 시 차이(gap), 즉 편차의 발생 원인을 분석하고 이에 대한 개선활동인 피드백 과정이 이루어지며 적절한 개선책 마련을 강구하는 단계이다. 편차가 발생한 경우, 그 원인을 탐색하고 업무수행 개선 방안을 모색하며, 이러한 과정은 새로운 계획안과 표준 설정에 환류(피드백)되어 업무수행과정에 반영한다. 반면, 설정된 표준과의 편차가 발생하지 않거나 표준을 훨씬 상회하는 성과인 경우에는 보상 등의 동기부여가 필요하고 더 이상의 개선활동은 필요하지 않으나, 이 경우에도 설정된 표준이 과소하게 설정되지 않았는지 또는 업무성과 측정이나 비교가 정확하게 이루어졌는지를 검토한다.

4 효과적인 통제전략

통제과정은 조직의 활동을 계속적으로 수행해 나가는 데 중요한 관리과정의 한 단계이다. 그러나 통제과정 동안 경직된 관료적 행동 때문에 통제 시스템에 저항하는 문제가 발생하거나 단기적인 성과나 전략적인 행동만을 강조하거나 혹은 조작된 자료를 보고하는 등 역기능적인 효과가 나타날 수 있다.

따라서 관리자는 통제에 대한 저항 반응 혹은 역기능적 효과를 감소시키고 긍정적인 방향으로 통제과정을 수행하기 위해서 다음과 같은 점을 고려하여야 한다.

- 목표 설정과 표준 설정과정에 조직구성원을 참여시킨다.
- 조직구성원의 참여를 통하여 예산을 편성한다.
- 통제과정의 초점은 구성원의 업무수행을 평가하고 처벌하는 데에 있지 않고, 구성원의 현재 업무수행 정도를 파악하는 진단적 반응(diagnostic responses)에 있다.
- 상급자는 지시보다 지도하는(coaching) 역할을 수행한다.
- 조직구성원에게 통제에 관한 구체적인 정보를 제공한다.

참고문헌

김문주 외(2017). 알기 쉬운 적정진료보장. 고문사.

유한주 외(2019). 품질경영: 고객만족과 지속가능성장의 원천. 생능출판사.

윤재홍(2020). 품질경영론. 한경사.

이혜원 외(2020). 의원급 국가암검진기관 질관리 현황. 한국의료질향상학회지, 26(2), 86~94.

장효강, 임정도(2017). 의료질관리. 에듀팩토리.

홍관수(2016). 품질경영. 경문사.

Finkelman, A. (2020). *Quality improvement: A guide for integration in nursing, 2nd ed.* Jones & Bartlett Learning.

Johnson, J. K., & Sollecito, W. A. (2020). *McLaughlin & Kaluzny's continuous quality improvement in health care.* Burlington, MA: Jones & Bartlett Learning.

Kelly Vana, P., & Tazbir, J. (2021). *Kelly Vana's nursing leadership & management, 4th ed.* Hoboken, NJ: Wiley-Blackwell.

Marquis, B. L., & Huston, C. J. (2021). *Leadership roles and management functions in nursing: Theory & application, 10th ed.* Philadelphia: Wolters Kluwer.

Spath, P., & Devane, K. A. (2022). *Introduction to healthcare quality management, 4th ed.* (Gateway to Healthcare Management). Chicago: Health Administration Press.

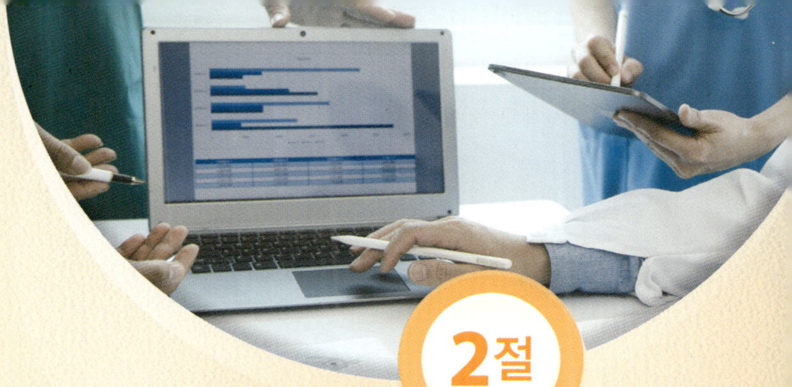

2절

의료의 질 관리

학습목표

1. 질의 개념을 정의한다.
2. 질의 구성요소를 분류한다.
3. 의료의 질 관리와 관련된 용어를 정의한다.
4. 질 향상 활동과정을 설명한다.
5. 질 향상 활동방법(PDCA, 6-시그마 등)을 설명한다.
6. 표준과 임상 질 지표를 진술한다.
7. 질 관리를 위한 자료의 분석 도구를 설명한다.

주요용어

- 질(quality): 우수성에 대한 지각 정도로, 특정 서비스나 절차, 진단 혹은 임상적 문제에서 일반적으로 인정된 좋은 실무에 대한 현행 표준과 수행 결과와의 부합 정도
- 표준(standard): 바람직하고 성취 가능한 업무 수준
- 기준(criteria): 표준(standard)의 달성 정도를 측정하거나 지표를 평가하기 위한 토대가 되는 내용이나 목표 또는 기대 수준에 대한 달성 정도를 측정하기 위하여 객관적으로 설정된 척도
- 평가지표(indicator): 기준(criteria)의 성취 정도를 신뢰성 있게 정량적으로 나타낸 도구로 기준의 하위문항 혹은 특정 기준을 달성하기 위한 구체적이고 측정 가능한 요소
- 임상 질 지표(clinical indicator): 제공된 의료서비스를 진료양상, 결과와 관련지어 표준에 부합되는지를 평가하고 관찰할 수 있는 측정 가능한 객관적인 변수나 특성

1 의료의 질에 대한 이해

1) 질의 개념

질(quality)이란 일반적으로 우수성 또는 수월성(excellence)의 정도를 말한다. 의료의 질이라는 개념은 여러 가지 측면을 갖는 개념으로, 주위 상황이나 개인에 따라 그리고 어떤 측면에 가치를 두느냐에 따라 그 정의는 달라질 수 있다.

의료 분야에서의 질은 환자를 진료할 때 현재 사용 가능한 의학지식과 기술을 정확하게 적용하는지를 의미하기도 하는데 이러한 정의는 의료서비스 제공자의 입장을 강조하는 경우이다.

반면에 소비자 요구와 비용적 관점을 반영하기도 하는데 이러한 관점에서는 환자 만족을 의료의 질에서 중요한 요소로 고려하기도 한다. 도나베디언Donabedian(1980)은 의료의 질을 "의료서비스의 모든 과정에서 자원의 투입과 그로 인해 발생되는 이익이 균형을 이룬 상태에서 환자의 건강과 만족을 가장 높은 수준으로 유지시킬 수 있는 상태"로 정의하였다.

또한 질은 다차원적이고 추상적인 개념이기 때문에 실무에서 의료의 질을 관리할 때 무엇에 중점을 둘 것인가 하는 것을 고려하여 정의하기도 한다. 미국의 병원인증기구인 의료기관인증합동위원회(Joint Commission, JC, 2005)에서는 의료의 질을 "특정 서비스나 절차, 진단 혹은 임상적 문제에서 일반적으로 인정된 좋은 실무에 대한 현행 표준과 예상되는 결과의 달성에 부합되는 정도"로 정의하였다.

2) 질의 구성요소

의료의 질에 대한 정의는 의료서비스 제공자와 의료소비자, 정부 및 보험자 등의 입장에 따라 각기 다른 시각의 차이를 보인다. 즉 의료서비스 제공자는 일반적으로 의료서비스의 기술 측면과 내용을 중요시하는 반면에 의료소비자는 의료인의 관심과 쾌적한 병원시설, 판단이 용이한 치료 결과, 만족 등을 중요시하는 경향이 있다.

이와 같이 의료의 질 개념이 포괄적이고 모호하며 관점에 따라 다르기 때문에 의료의 질을 정의할 때에는 그 구성요소를 어떻게 설정하느냐에 따라 정의가 달라질 수 있다.

고전적인 의료의 질에 대한 정의를 살펴보면, 마이어스Myers(1969)는 의료의 질 구성요소로 접근성(accessibility), 포괄성(comprehensiveness), 지속성(continuity), 효과성(effectiveness)을 제시하였다. 도나베디언은 의료의 질을 기술적, 대인관계적, 물리적 쾌적성 측면의 세 가지 측면으로 설명하고, 7가지 구성요소, 즉 효능성(efficacy), 효과성(effectiveness), 효율성(efficiency), 적정성(optimality), 수용성(acceptability), 합법성(legitimacy), 형평성(equity)으로 정의하였다(표 6.2.1).

표 6.2.1 도나베디언의 의료의 질 구성요소

구분	정의
효능성	가장 바람직한 환경에서 의료서비스를 제공할 때 건강을 향상시키는 능력
효과성	의료서비스가 기대되는 결과를 나타내는 능력으로, 일상적인 환경에서 성취할 수 있는 건강 수준의 향상
효율성	어떤 효과를 얻기 위하여 사용되는 비용과 그 효과 간의 관계를 나타낸 것으로, 의료서비스의 제공 시 필요한 자원이 효율적으로 활용되었는지에 대한 정도
적정성	비용에 대한 상대적인 의료효과 및 편익(benefits)
수용성	의료서비스의 효과에 대한 환자와 환자 가족의 기대로서, 의료서비스의 접근성, 환자와 의료서비스 제공자 간의 관계, 환경, 의료서비스의 효과 및 비용에 대한 환자의 선호도 등이 포함됨
합법성	윤리적 가치, 규범, 법 등 사회적 기준과 개인의 수용성 일치 정도
형평성	의료서비스의 분배 및 대상 집단에 대한 편익의 공평성

출처: Donabedian, A. (1980). *Exploration in quality assessment and monitoring.*

2 의료 질 관리와 관련된 용어 및 개념

질 관리(quality management, QM), 질 향상(quality improvement, QI), 업무수행 향상(performance improvement, PI), 총체적 질 관리(total quality management, TQM), 지속적인 질 향상(continuous quality improvement, CQI)은 서로 호환적으로 사용되거나 혼용되어 사용된다.

질 보장, 질 향상, 질 관리는 서로 다른 개념이 아니라 질 또는 질 평가에 대한 정의가 계속 변화함에 따라 변화하고 발전하고 있는 개념이다. 즉 과거에는 통제(control)와 평가(evaluation)가 강조되었으나 점차 총체적이고 지속적이며, 일상적인 질 관리를 강조하게 되었고, 일상적인 질 향상 및 업무수행 평가, 환자안전 등과 관련하여 사용되고 있는 등 질 관련 용어는 계속적으로 발전되어 왔다(표 6.2.2). 다음은 의료의 질 관련 주요 용어에 대한 정의이다.

표 6.2.2 질 관련 용어의 변화 및 발전

과거	현재	향후
질 통제(QC)	총체적 질 관리(TQM)	질 관리(QM)
질 보장(QA)	지속적인 질 향상(CQI)	질 향상(QI), 업무수행 향상(PI)

- **질(quality)**: 특정 서비스, 진료절차, 진단 및 임상문제에 따른 예기된 결과에 대하여 수용 가능한 성취 정도를 말한다. 질은 다차원적인 개념이므로 주위 상황이나 대상에 따라 서로 다른 질적 기준을 충족시켜야 한다.
- **질 통제(quality control, QC)**: 일반 산업체에서 품질관리 초기에 '정도 관리'로 많이 사용된 용어이다. 이는 질의 일정 수준을 표준으로 정한 후 특정 의료서비스가 표준에 도달했는지를 평가하고 감시하는 것을 말하며, 질 평가(quality assessment)라는 용어를 대신하여 사용되기도 한다.
- **질 보장(quality assurance, QA)**: 우리나라에서 도입 초기에는 질 보장, 적정진료 보장이란 용어로 사용되어 왔으나 현재에는 '질 관리'란 용어로 통일되게 사용되고 있다. 의료서비스의 질을 평가하고 그 문제점을 개선하여 질을 향상시키는 관리기법을 말한다.
- **질 향상(quality improvement, QI)**: 의료의 질 평가를 기반으로 개선(교정)이 필요한 부분을 개선시키는 활동으로, 단순한 문제 지향적 접근을 넘어서 문제가 없더라도 의료서비스의 질을 지속적으로 향상시키기 위한 활동을 말한다.
- **총체적 질 관리/지속적인 질 향상(TQM/CQI)**: 양질의 의료서비스를 제공하기 위하여 의료서비스가 제공되는 전 과정의 모든 조직구성원이 참여하는 예방적 · 조직적 · 체계적 · 지속적인 활동을 말한다.

지속적인 질 향상과 총체적 질 관리는 동시에 쓰이는 용어로 질 평가와 질 향상 활동이 일시적인 것이 아니라 지속적으로 시행되어야 함을 강조한다. 최근에는 직접적인 업무수행 향상(performance improvement, PI)까지 강조하고 있다.

1) 질 보장과 질 향상

- 질 보장(QA)은 의료분야에 도입된 초기에는 '질 보장', '적정진료 보장'이란 용어로 사용되었다. 질 보장은 의료서비스가 일정 수준의 기준이나 표준에 맞는지 검토하고, 표준에 맞는 의료서비스가 제공되도록 하는 일련의 과정을 의미한다. 질 향상과 비교하였을 때 환자와의 직접적인 진료와 관련된 의료행위 중 질적으로 불량한 의료행위를 찾아내는데 관심을 갖는 결과적인 측면을 강조한 활동이다.
- 질 향상(QI)은 진료를 포함한 모든 의료서비스를 개선 대상으로 하며, 서비스 제공 전 과정을 개선하는 것을 목적으로 한다. 질 향상은 주로 의료소비자 중심의 서비스를 제공하는 데 그 초점을 두며, 일상적인 요인을 해결하기 위한 모든 조직구성원의 팀 활동을 전제로 한다.

현재 질 관리에 대한 관심과 수행이 활발해지면서 질 보장보다는 더 포괄적인 용어인 질 향상을 사용하고 있다. 질 향상은 전 조직구성원의 참여, 변화와 관리를 강조하고 의료소비자 중심의 서비스 제공에 초점을 두는 것으로 발전함에 따라 총체적 질 관리(TQM)라는 용어와 동시에 사용된다. 또한 활동의 지속성을 강조하는 측면에서 지속적인 질 향상(CQI) 용어와도 거의 동일한 의미로 사용되고 있다.

2) 총체적 질 관리

총체적 질 관리(total quality management, TQM)는 데밍Deming(1986)에 의해 개발된 관리 철학으로, 일반 산업체에서 활발히 시행하고 있는 질 관리 개념을 의료분야에 적용한 것이다. 병원 전체 체계와 업무흐름을 개선하고 서비스를 제공받는 대상자를 강조한다는 점이 그 특징이다. 총체적 질 관리는 지속적인 질 향상(continuous quality improvement, CQI) 개념으로도 사용되고 있다.

총체적 질 관리는 의료서비스가 제공된 후가 아닌 서비스가 제공되는 동안 낮은 수준의 질을 제거함으로써 조직이 수행 및 성과를 개선시키는 것을 도와주는 관리활동이다. 데밍은 질 향상 활동을 현 서비스의 향상과 현 업무처리 과정(process)의 향상뿐만 아니라, 나아가 새롭고 더 나은 서비스 창출과 업무처리 과정을 포함하는 것으로 설명하고 있다.

따라서 총체적 질 관리는 조직 전체가 고객의 만족에 부응하고 고객의 기대를 충족시키기 위하여 더 나은 서비스를 제공할 수 있도록 지속적인 질 수준의 향상을 꾀하고 전 조직구성원의 참여를 유도하는 체계적인 과정이라 할 수 있다.

- **질 보장과 총체적 질 관리의 관계**

  전통적으로 질 보장은 병원에서 임상 진료와 관련하여 문제가 되거나 위험이 큰 진료 행위에 대하여 진료의 안정성과 진료결과를 일정 수준의 범위에서 보장하여 일정 수준의 질을 유지하고자 하는 활동이다. 그러나 질 보장과 총체적 질 관리는 별도의 영역으로 따로 존재하는 것이 아니라 그림 6.2.1과 같이 질 향상 영역 안에 질 보장 요소를 포함하고 있는 포괄적인 활동이다.

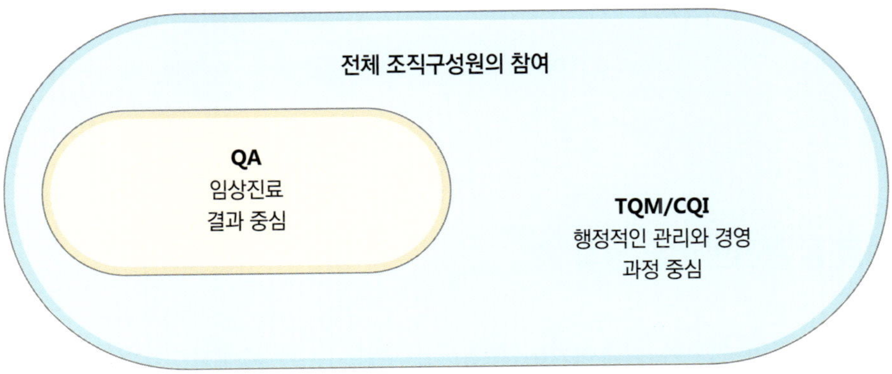

그림 6.2.1 질 보장(QA)과 총체적 질 관리(TQM)/지속적인 질 향상(CQI)의 관계

총체적 질 관리와 질 보장의 다른 점은 총체적 질 관리는 모든 서비스, 상품, 정보의 내 · 외부 고객을 포함하며, 검사 이외에도 계획, 구성, 예방활동을 포함한다. 질 보장과 총체적 질 관리의 차이는 표 6.2.3과 같다.

표 6.2.3 질 보장과 총체적 질 관리의 비교

특성	질 보장(QA)	총체적 질 관리(TQM)
목표/목적	• 특정 의료의 질 향상 • 문제 발견과 해결 • 특정 범위를 벗어난 결과에 대한 특정 원인 규명	• 환자를 포함한 모든 고객을 위한 모든 서비스와 의료의 질 향상 • 지속적인 질 향상 • 특정 원인 및 일상적인 원인 모두 강조하나 특히 일상적인 원인에 초점
영역	• 임상 의료의 과정과 결과 • 환자에게 취해진 활동	• 임상 및 비임상을 포함한 조직 전반 • 업무처리 과정(process)의 향상을 위해 취해진 모든 조치
리더십	• 의사 및 임상부서의 리더: 임상의사, QA위원	• 모든 임상 및 비임상 부서의 리더
초점	• 임상 진료과별 수직적인 검토 • 표준미달 인력교육 • 감사 • 결과 중심	• 결과에 영향을 미치는 모든 과정과 인력 향상을 위하여 수평적 검토 • 모든 구성원의 업무수행 개선 • 과정 향상을 위한 예방 및 계획 • 과정과 결과 중시
방법	• 의무기록감사	• 지표 모니터링과 자료 이용 • 브레인스토밍 • 흐름도, 히스토그램, 파레토차트, 런차트 등
참여자	• QA프로그램 참여자 위원의 참여 • 제한적인 참여	• 진행과정에 관련된 모든 구성원 • 전체 병원 수준의 참여
결과	• 측정과 모니터링 포함 • 지적된 소수 구성원의 업무수행 개선 • 방어적 자세	• 측정과 모니터링 • 과정에 참여한 모든 구성원의 성과 향상 • 과정개선에 초점

출처: Coffey, R. (1991). *Comparing TQM and traditional QA: Considerations for health care organization.*

3 의료 질 관리의 기본 원칙

질 관리란 업무 및 업무가 이루어지는 환경, 업무결과 등을 체계적으로 살펴보는 일련의 과정으로, 총체적 질 관리(TQM)라는 용어로 사용되기도 하고 더 단순하게 질 향상(QI)으로 사용되기도 한다.

의료서비스의 질 관리를 위해서는 다음의 기본 원칙을 고려한다.

- 질 관리는 수평적이고 민주적인 조직구조에서 가장 효과적으로 운영된다.
- 모든 조직구성원은 질 향상 과정에 적극적으로 참여하여야 한다.
- 질 관리의 목적은 조직구성원을 비난하고 평가하기 위한 것이 아니라, 조직구조, 체계와 과정을 향상시키는 것이다.
- 소비자 중심의 의료서비스 제공에 초점을 둔다.
- 질 향상은 결과뿐 아니라 과정에도 초점을 둔다.
- 의사결정은 항상 자료(data)에 근거하여 객관적으로 이루어져야 한다.

4 질 향상 활동과정

질 향상 활동과정은 의료과오를 예방하고 소비자의 만족을 성취하기 위하여 지속적으로 서비스에 대하여 분석하고 평가하는 과정이다. 서비스는 언제나 향상될 수 있기 때문에 의료의 질 향상 활동과정은 지속적으로 이루어진다.

질 향상 활동과정에 대한 많은 모형이 있지만 대부분 간호과정과 유사하게 계획, 수행, 평가 등 일련의 단계로 구성된다. 질 향상 활동과정은 크게 질을 평가하기 위한 활동과 평가결과를 근거로 개선하기 위한 활동으로 구분되며, 구체적으로 문제발견, 우선순위 결정, 문제분석, 질 관리 연구, 개선활동 규명과 활동계획 수립, 개선과제 수행, 문제 재평가 등의 순환적 과정을 거친다(그림 6.2.2).

1) 문제발견

질 향상 활동과정의 첫 번째 단계인 문제발견은 질 향상 활동을 성공적으로 이끄는 열쇠가 된다. 문제발견 단계에는 질 향상 활동과정을 수행할 팀을 조직하는 것과 대상자와 사업범위, 대상자의 요구를 확인하는 것 등이 포함된다.

(1) 팀구성

먼저 실제적으로 질 향상 활동과정을 시작하기 전 다학제적인 QI 팀을 구성한다. QI 팀은 문제와 관련된 전 직원, 즉 간호사, 의사, 지원부서 직원, 행정직, 경영진 등을 대표하는 인력으로 구성되며, 질 향상 활동을 시작하기 전에 이들의 역할에 대한 교육이 필요하다.

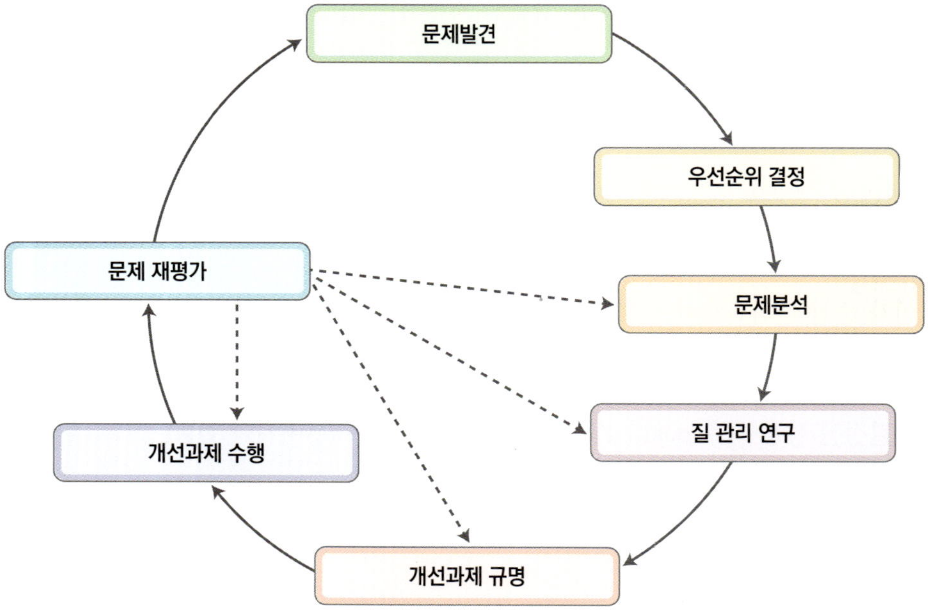

그림 6.2.2 의료의 질 향상 활동과정.
출처: 한국의료QA학회(1994). QA 첫걸음.

(2) 대상자 요구 확인

구성된 QI 팀은 자료 수집을 통하여 개선해야 할 임상활동(clinical activity)을 선정한다. 이론적으로는 의료서비스의 모든 측면이 질 향상 활동과정을 통하여 향상될 수 있으나, 실무적으로는 환자 치료에 가장 큰 영향을 미치는 변화에 초점을 두어야 한다. 즉 누구를 대상으로 할 것인지와 서비스 범위를 결정해야 하며, 관리 및 지원 서비스 인지 등 개선 업무의 범위를 정하게 된다. 따라서 가장 중요한 활동을 결정하기 위하여 간호관리자나 간호사는 환자의 의료서비스 경험에 대하여 면담 혹은 조사를 하거나 충족되지 않은 질 표준을 검토할 수도 있다.

이 과정에서는 주로 연령, 진단명 및 중증도 같은 환자 또는 고객의 특성, 수술 및 건강검진 같은 의료서비스 내용과 서비스가 제공되는 시간, 장소, 시설 등 의료서비스 제공환경 등이 고려되어야 한다.

(3) 자료수집

QI 팀에서 대상자와 사업 범위 등을 결정한 후, 검토하는 활동이나 서비스 또는 절차의 현 상태에 대한 자료를 수집한다. 구성원의 경험이나 환자의 반응, 신문기사, 전국 통계자료, 문헌 등이 정보의 출처가 된다.

2) 우선순위 결정

일차적인 자료수집을 통하여 다양한 문제가 제기되지만 현실적으로 확인된 모든 문제를 해결할 수는 없으므로 가장 중요한 문제를 찾아야 한다. 우선순위를 결정하는 데에는 흔히 발생하거나 많은 사람에게 영향을 미치는 다빈도 문제 또는 고위험 문제의 발생 가능성, 고비용 등의 기준을 고려한다.

3) 문제분석

문제분석은 문제원인과 관련 요인의 파악을 위하여 문제를 체계적으로 정의하고 진단하는 과정이다.

4) 질 관리 연구(문제에 대한 심층연구)

문제의 확인과 적절한 개선방안을 찾기 위하여 관련 원인을 분석하는 것이며, 여기에는 연구 과정을 적용한다. 이 과정에서는 구체적인 QI 대상 활동에 관한 자료를 수집하고 심층적으로 자료를 분석하며, 질적 및 양적인 의료서비스를 모니터링하기 위하여 다양한 분석도구를 사용한다. 질 관리 도구는 다음 부분에서 자세히 다루고 있다.

5) 개선과제 규명과 활동계획 수립

'어떤 과정이 바뀌어야 하는가?', '개선과제의 수행 책임자는 누구인가?', '문제의 범위, 원인 및 심각성을 고려할 때 가장 적절하고 효과적인 활동은 무엇인가?', '언제, 어떻게 시작할 것이며, 기대되는 효과는 무엇인가?' 등 문제에 대한 조사 및 연구결과를 근거로 가장 효과적인 개선과제를 규명한다.

이 과정에서 QI 팀은 질 향상 목적을 설정하는데, 그 목적에는 항상 실무표준과 측정 가능한 환자 결과를 포함해야 한다.

6) 개선과제 수행

QI 팀은 새로 설정된 표준을 충족시키기 위하여 개선과제에 따라 구체적인 실행 계획을 제시하고 이를 실행한다.

7) 지속적인 모니터링 및 문제 재평가

계획을 수행한 후 QI 팀은 새로운 결과 및 표준을 충족시키는지를 평가하기 위하여 계속적으로 자료를 수집하고 평가한다. 만약 결과 및 표준을 충족시키지 않는다면 새로운 수정안이 계획되고 수행되어야 한다.

5 질 향상 활동방법(질 관리 모형)

오늘날 의료기관을 포함하여 거의 모든 기업체에서 질을 강조하며, 제품이나 서비스의 질 관리를 위한 여러 활동방법, 즉 질 관리 모형을 적용해 오고 있다.

여기에서는 최근 의료기관에서 활발하게 적용하고 있는 PDCA와 FOCUS-PDCA, 6-시그마 모형을 중점적으로 다룬다.

1) PDCA/PDSA

PDCA (Plan-Do-Check-Act)는 슈와트Shewhart(1939)가 그의 저서 『Statistical Method from the Viewpoint of Quality Control』에서 지속적인 질 향상을 위한 체계적인 모형으로 처음 제시하였다. 이후 데밍이 1950년대에 PDCA를 일본 기업에 품질관리의 방법으로 소개하면서 품질관리의 모형으로 대중화되었다. 데밍은 슈와트의 PDCA 모형을 PDSA (Plan-Do-Study-Act)로 수정하여 제시하였으며, 오늘날 가장 널리 사용되는 질 향상 과정 모형이 되었다.

PDCA/PDSA는 지속적인 품질 개선을 위한 변화를 수행하는 반복적 · 순환적 과정을 논리적이고 과학적인 방법으로 수행한다. 각 단계는 다음과 같다(그림 6.2.3).

- P (plan, 계획하기): 질 향상을 위한 계획과 문제를 정의하고 목표를 설정하며, 개선계획을 세우고, 평가척도를 준비하며 계획을 위한 자료를 수집하는 단계이다. 즉 질 향상 프로젝트의 목표를 설정하고 질 향상 목표를 성취하기 위한 변화 과정을 설계한다. 또한 변화를 수행하기 위하여 구체적으로 누가, 무엇을, 언제, 어디서 할 것인지를 계획하고 변화과정이 바람직한 결과를 가져올지에

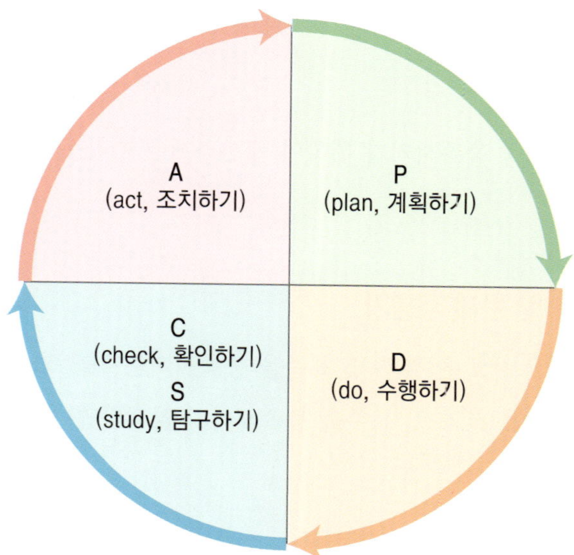

그림 6.2.3 PDCA 사이클

대한 자료를 수집한다.

- D (do, **수행하기**): 계획을 이해하고 실행하여 변화를 일으키는 단계이다. 이 단계에서는 변화과정 중의 혼란을 최소화하기 위하여 소규모로 적용하며, 그 과정 중에 발생한 문제나 비예측적인 사건을 수집하고 변화가 과정에 미치는 영향을 평가하기 위하여 자료를 수집한다. 계획을 수행하기 위해서는 리더의 적극적인 참여와 함께 구성원의 이해와 실천이 필요하다.
- C (check, **확인하기**)/S (study, **탐구하기**): 수행결과를 확인하는 단계로 수행 자료를 평가하고 계획과의 차이를 확인한다. 데밍은 이 단계에서 단순히 확인하는 차원을 넘어 과학적이고 체계적인 고찰을 수행하도록 하고 있다(study). 즉 변화가 효과적인지를 결정하기 위하여 자료를 분석하고 기대 목표와 그 결과를 비교하며 변화가 수행되는 동안과 변화가 수행된 후 학습된 교훈(lessons learned)을 요약한다. 이 과정에서 자료에 근거하여 판단하는 것이 중요하다.
- A (act, **조치하기**): 조치를 취하는 단계로, 변화가 성공적이지 않았다면 새로운 계획을 세우는 단계부터 PDC(S)A 사이클을 반복한다. 반면에 그 변화가 성공적이었거나 부분적으로 성공적이라면 필요시 변화과정을 수정하고 확대하여 적용한다.

2) FOCUS-PDCA

질 개선을 위한 문제를 해결하기 위하여 주로 PDCA 방법으로 접근하나, 해결해야 할 문제가 무엇인지를 발견하고 문제를 이해하여 해결하기 위해서 변형된 FOCUS-PDCA를 활용하기도 한다.

다음은 데밍의 질 향상 방법을 미국병원법인(Hospital Corporation of America, 1989)에서 보완한 FOCUS-PDCA 9단계의 질 향상 과정이다(그림 6.2.4, 글상자 6.2.1).

- F (find, **문제발견하기**): 개선이 필요한 과정/절차를 발견하는 단계
- O (organize, **조직화하기**): 그 과정을 잘 파악하고 있는 개선 팀을 구성하는 단계
- C (clarify, **명확화하기**): 개선이 이루어져야 하는 현재의 과정과 변화를 명료화하는 단계
- U (understand, **이해하기**): 과정의 다양한 단계에서 수행을 측정함으로써 변화가 필요한 이유를 이해하는 단계
- S (select, **선택하기**): 과정 개선을 위한 조치 사항을 선택하는 단계
- P (plan, **계획하기**): 과정을 탐구하고 개선이 필요한 영역을 규명하고 자료수집 방법을 결정함으로써 변화를 계획하는 단계
- D (do, **수행하기**): 계획을 이해하고 실행하여 변화를 일으키는 단계
- C (check, **확인하기**): 수행결과를 확인하는 단계로 수행 자료를 평가하고 계획과의 차이를 확인하는 단계
- A (act, **조치하기**): 결과를 유지하면서 목표달성을 못한 경우, 다시 PDCA 단계를 적용하며 개선활동을 지속하는 단계

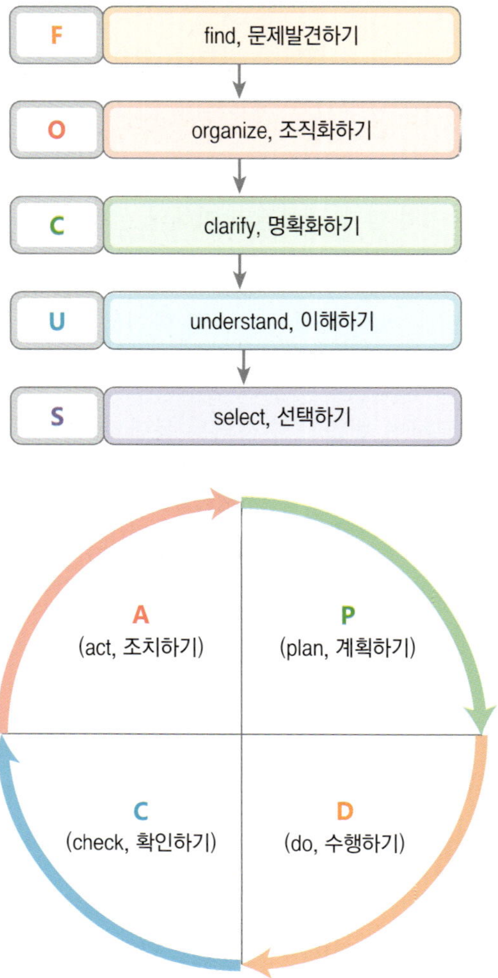

그림 6.2.4 FOCUS-PDCA 사이클

글상자 6.2.1

FOCUS-PDCA 적용 예시: 중환자실 환경에 대한 정보제공을 통한 환자와 보호자 만족도 증진

<table>
<tr><td>Find</td><td colspan="2">중환자실에 입실한 환자는 질병 자체의 문제, 감시 장치 부착으로 인한 부동, 통증, 소음, 가족들과의 격리 등의 여러 가지 상황으로 인해 불안과 스트레스가 발생하며, 중환자실 환경에 대한 다양한 정보를 알고자 한다. 본원은 중환자실 입실 시 보호자에게 '집중치료실 입원생활안내문'을 제공하고 있으나, 중환자실의 전반적인 경험(처치 및 환경 등)을 포함한 내용은 부족하다. 이에 환자와 보호자의 요구에 부응하는 정보를 제공함으로써 환자 및 보호자의 만족도를 높이고자 질 향상활동을 계획하였다.</td></tr>
<tr><td rowspan="2">Organize</td><td>팀장</td><td>수간호사</td></tr>
<tr><td>팀원</td><td>간호사1, 간호사2, 간호사3, 간호사4, 간호사5, 간호사6, 간호사7, 간호사8</td></tr>
</table>

글상자 6.2.1

(계속)

Clarify

■ 중환자실 입원안내에 대한 만족도 감소 원인 확인

브레인스토밍(brain-storming)을 통해 문제를 확인하고, 피시본 다이어그램[fish bone diagram, 인과관계도 (cause effect diagram)]을 이용하여 환자, 의료진, 환경으로 나누어서 문제의 원인을 파악하였다.

- 현재 제공되는 '집중치료실 입원생활안내문'에서 집중치료실에서 이루어지는 처치 및 환경 등 중환자실 경험에 대한 내용 부족
- 환자를 대상으로 한 입원생활안내문의 부재
- 환자와 보호자의 반복적인 질문과 간호사의 업무수행 중 동시에 반복적 응답하여야 함

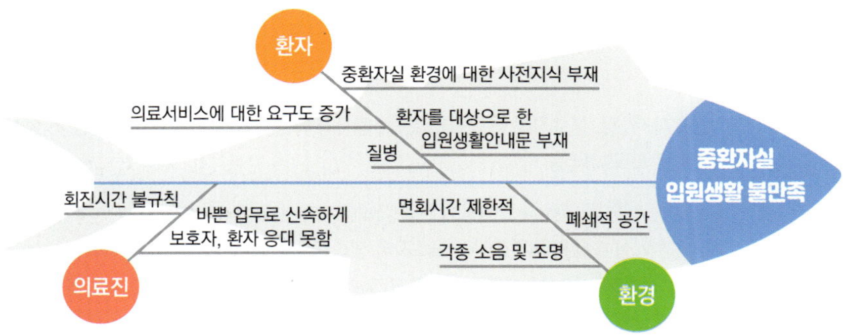

■ 지표 선정

- 중환자실 환경에 대한 정보제공으로 환자와 보호자 만족도가 증가한다.

Understand

■ 현황파악: 202*년 *월~*월 간호사, 환자, 보호자 대상 다빈도 질문에 대해 사전조사 실시

- SICU 간호사 37명: 환자와 보호자에게 반복적으로 많이 받는 질문

간호사 사전 조사 결과

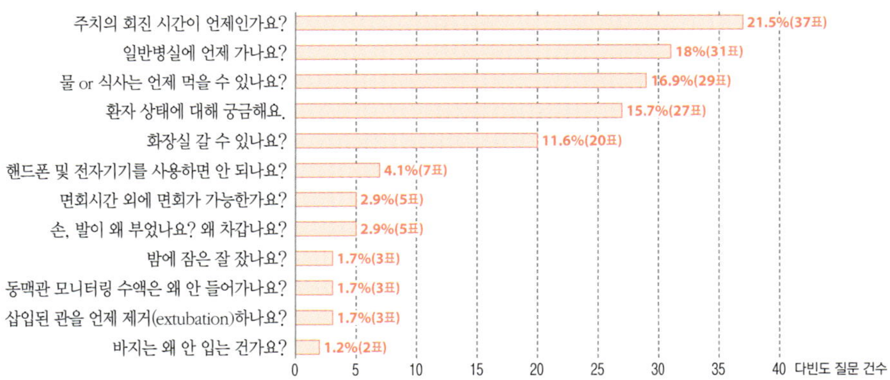

- 환자 25명과 보호자 30명: 환자가 중환자실에 입원하며 궁금했던 질문

환자 사전 조사 결과

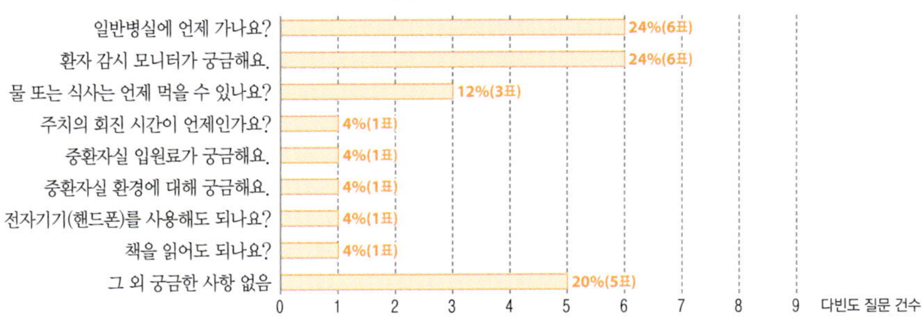

글상자 6.2.1

(계속)

보호자 사전 조사 결과

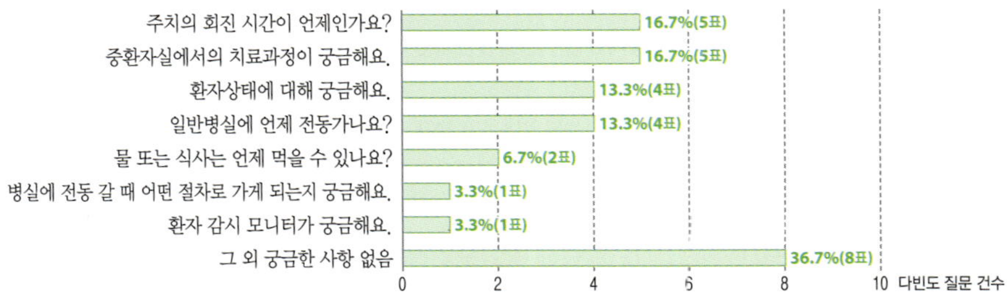

■ 간호사, 환자, 보호자의 공통적인 질문: 의사의 회진 시간, 일반병동으로 전동 시 절차, 물 또는 식사 시작 시기, 환자 감시 모니터 등

Select

■ 4-블럭 행렬을 이용하여 활동방안에 대하여 우선순위를 정하였다.

- 중환자실에 입원하며 환자와 보호자의 만족도를 증진하기 위해 실행 가능성이 높고 효과적인 활동은 '처치 및 간호활동 전 사전설명'이었으며, 실행하기는 어렵지만 효과적인 활동은 '중환자실 입실 전 중환자실에 대한 내용을 사전안내'를 하는 것이었다.

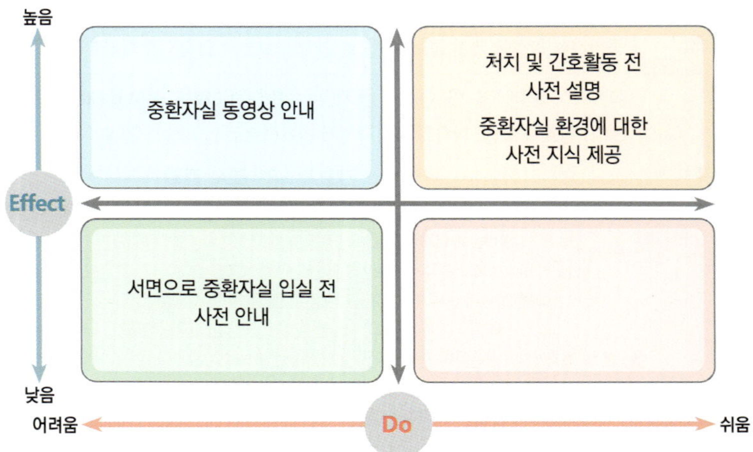

- 현재 중환자실 입원안내는 중환자실 입원 후 서면으로 보호자에게만 설명을 하고 있으며, 중환자실에서 시행되고 있는 처치나 환경에 대한 안내는 부족하여 이에 대하여 효과적인 방법으로 동영상을 제작하여 배포하기로 하고 개선활동의 적용시기와 방법에 대해 논의하였다.

Plan

■ 중환자실 사전 안내 동영상 제작

- 동영상 내용: 간호사, 환자, 보호자 대상 사전조사 결과의 다빈도 질문을 중심으로 동영상 시나리오를 작성하며, 이는 ① 중환자실 일반 안내와 ② 중환자실에서 적용되는 간호/처치 안내로 구성한다.
- 동영상 목적과 대상: 수술 후 SICU에 입원하는 환자, 보호자가 중환자실 사전 안내 동영상을 보고, 처음 방문한 낯선 중환자실에 당황하지 않고 잘 적응하여 중환자실에 대한 환자와 보호자의 만족도를 증진하기 위함이다.
- 동영상 제작 일정:
  - 202*년 *월 동영상 촬영 & 편집
  - 202*년 *월에는 중환자실 입실 대상인 수술환자가 중환자실 입실 전에 중환자실 사전 안내 동영상을 볼 수 있도록 해당 병동에 제작된 영상을 I-PAD에 탑재하여 배부한다.

글상자 6.2.1

(계속)

■ QI 활동 전체 일정

	2월	3월	4월	5월	6월	7월	8월	9월	10월	11월	12월
활동 계획	○										
문제확인	○										
문제분석 및 이해		○	○	○							
개선활동				○	○	○	○	○	○	○	○
활동 결과 분석								○			
평가								○			

Do

■ 활동 계획에 대하여 **중환자실 수간호사, **중환자실 간호사 및 전담의 각 1인의 자문을 통하여 활동 계획과 일정을 일부 변경하여 수행하였다.

1. 중환자실 사전 안내 동영상 제작
   - QI 팀이 동영상과 사진을 촬영하고, 편집 의뢰하여 동영상을 제작하였다.
   - 동영상 제작이 *월말에 완성되어 개선활동 추진이 지연되었다.
2. 중환자실 사전 안내 동영상 배부
   - 수술이 예정된 환자와 보호자에게 사전에 중환자실 안내 동영상을 볼 수 있도록 환자가 입원한 병동에 있는 I-PAD에 동영상을 탑재하였다. 수술 전에 보거나 반복적으로 동영상 시청이 가능하고, 병동 간호사의 추가적인 업무가 되지 않도록 동영상 배부하는 방법을 변경하였다: 유튜브 채널에 중환자실 입원안내 동영상을 올리고 환자와 보호자에게 동영상 링크 주소(https://youtu.be/******)를 보내어 시청하도록 하였다.

■ 개선활동 절차: 중환자실 입원안내 동영상 배부 과정

1. 수술예정 환자와 보호자에게 중환자실 입원안내 동영상에 대한 설명 후 시청 참여와 개인정보 이용(핸드폰 번호)에 대한 동의를 구한다.
2. 문자 메시지를 통해 환자와 보호자에게 유튜브 주소를 보낸다.

Check

■ 개선활동 결과: 중환자실 입원안내 동영상에 대한 환자와 보호자 만족도

- 조사기간: 202*년 *월 **일 ~ 202*년 *월 **일
- 입원안내 동영상 보낸 건수: 42건
- 입원안내 동영상 만족도 조사 대상: 환자 31명, 보호자 31명(*8건=수술후 병동 입원, 3건=설문지 작성 미흡)
- 3문항의 10점(매우 그렇다=10점~매우 그렇지 않다=0점)으로 평가

1. 환자/보호자 만족도(각 31명)
   - 중환자실 안내 동영상의 내용을 실제로 어느 정도 경험하였나요?

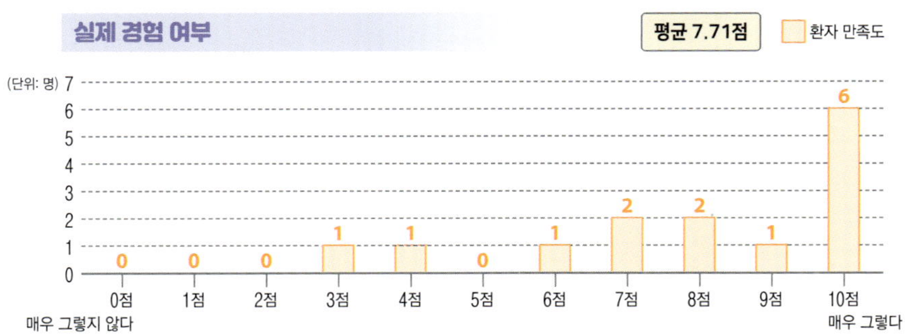

글상자 6.2.1

(계속)

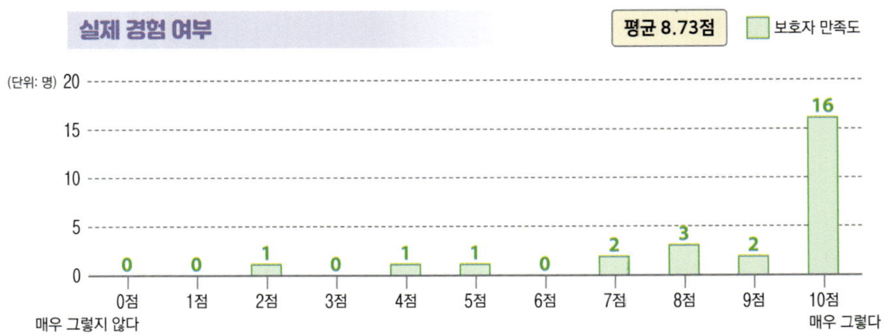

- 중환자실 안내 동영상에 대하여 어느 정도 이해가 되었나요?

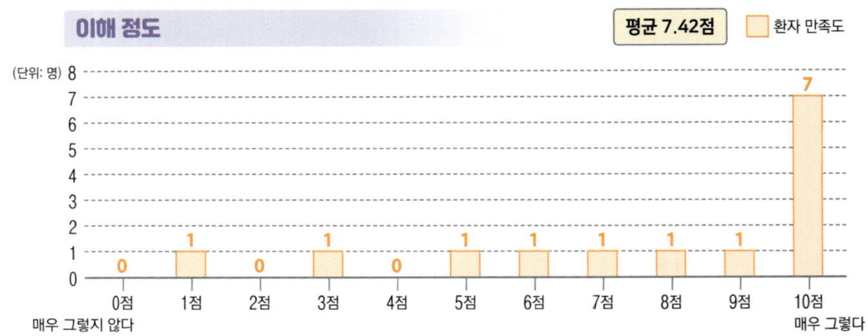

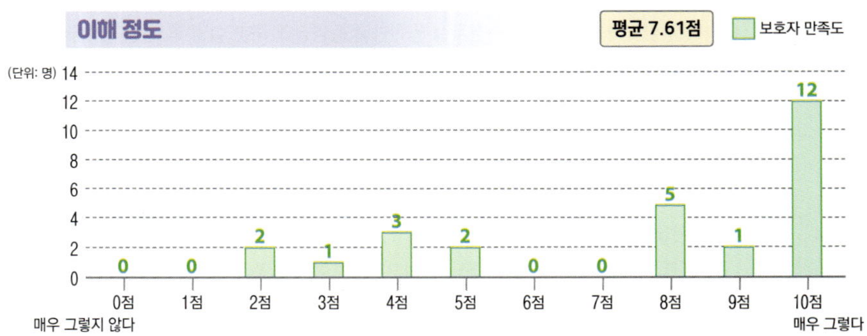

- 중환자실 안내 동영상은 중환자실 적응에 도움이 되었나요?

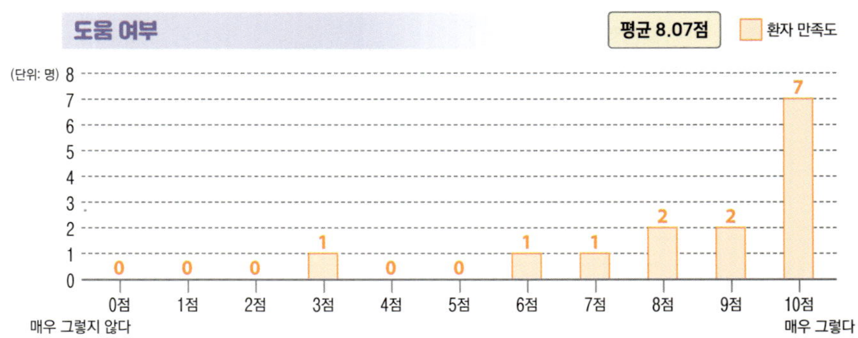

글상자 6.2.1

(계속)

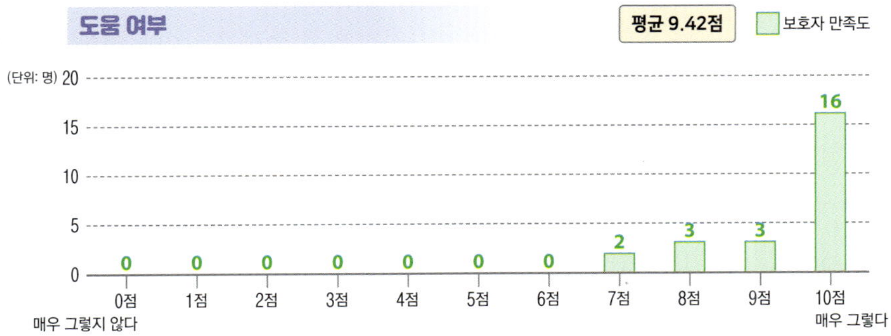

2. '중환자실 안내 동영상' 개선점 및 기타 의견

환자	보호자
- 자세히 볼 마음의 여유가 없었다. - 기억이 잘 안 난다. - 자막이 작다. - 이해하기 쉽고 도움이 많이 되었다. 안심되었다. - 너무 생생하게 표현해서 환자 입장에선 조금 무섭다. - 환자가 보기에는 무서울 거 같다.	- 동영상이 너무 빨리 지나간다. - 입원 전에 미리 영상으로 이해할 수 있어서 감사했다. - 속도가 빠르지도 느리지도 않고, 이해하기 쉬웠다. - 준비물품 설명이 너무 빨랐다. - 길었다. 1분 이상 보니 지루했다. - 몇 층인지 안내해주었으면 좋겠다. - 가족끼리 동영상을 공유할 수 있어 좋았다.

- 중환자실 안내 동영상에 대한 환자와 보호자 만족도는 각 문항에 모두 5점 이상의 만족도를 보였으며, 보호자의 만족도가 환자보다 더 높고, 실제 동영상을 보는 건수도 더 높았다. 대상 환자의 연령은 평균 78.58세로 환자 중 17명은 실제 동영상을 보지 않았다고 응답하였다. 그 이유로 귀찮음, 평소에 핸드폰을 잘 보지 않음, 설명 듣지 못함, 보호자만 동영상을 봤다는 의견이 있었다. 따라서 이를 개선하기 위해서는 환자별 진료과별 특성들을 반영할 필요가 있다.

■ 제언
- '중환자실 안내 동영상' 링크 주소를 일일이 문자로 전송하는 방법이 간호사의 업무 과중으로 이어지므로 문자 전송방법이나 효율적인 동영상 배부 방법에 대한 고려가 필요하다.
- 진료과마다 수술 및 시술 후가 다르게 적용되므로 환자별 맞춤 중환자실 간호 동영상 제작을 제언한다.

Act

■ SICU 중환자실 입원 안내 동영상 제작 및 활용: 수술 예정 환자를 대상으로 수술 전에 SICU 입원 안내 동영상 (개선)제작과 간호사의 환자보호자 대상 교육 시 활용
■ QR 코드 제작으로 접근성 향상
■ 진료과별 중환자실 간호 동영상 제작 및 환자보호자 교육에 활용
■ 지속적인 모니터링 및 피드백: 실제 다빈도 질문에 대한 피드백 평가(년 1회)
■ 환자 및 보호자 이외에 간호사의 만족도 평가
■ 주기적인 만족도 및 요구조사

3) 6-시그마

시그마(δ)란, 산포를 측정한 값을 표현하는 통계학적 표현으로 산포의 정도를 나타낸다. 경영에서 시그마 수준이란, 얼마나 일관되게 고객의 요구사항을 충족시키는지에 대한 통계적 표현이다. 즉 6-시그마(six sigma)를 품질 수준으로 정의하면, 제품이나 서비스를 생산하는 데 100만 번에 단 3~4개의 불량품이 나오는 수준을 의미한다. 이는 기업이 실현할 수 있는 무결점(zero defect) 또는 총체적 고객만족(total customer satisfaction)을 뜻한다.

따라서 6-시그마 경영 혹은 질 관리는 기업 전체 또는 모든 품질의 목표 수준을 6-시그마로 끌어올리겠다는 의미이며 '완벽한 품질' 또는 '총체적 고객만족'을 달성하기 위한 경영 혁신 방법이다. 6-시그마 경영 혹은 질 관리는 이전에 경험으로 처리해오던 문제 해결 방법을 측정 가능하고 과학적이고 체계적인 절차를 통하여 경영 각 부문을 개선하는 경영 혁신 방법으로 적용하는 것을 나타내는 용어이다.

6-시그마 프로젝트를 수행하기 위해 사용하는 가장 일반적인 방법은 DMAIC 방법론이다. DMAIC 방법론은 다음과 같은 5단계인 정의하기(define)-측정하기(measure)-분석하기(analyze)-개선하기(improve)-관리하기(control)로 구성된다.

- D (define, **정의하기**): 개선하고자 하는 문제가 무엇이며, 추진 목표는 무엇인가를 결정하는 단계
- M (measure, **측정하기**): 현재의 상태를 파악하기 위하여 측정하는 단계
- A (analyze, **분석하기**): 개선의 대상, 즉 문제가 발생하는 원인과 형태 등을 분석하는 단계
- I (improve, **개선하기**): 분석을 통하여 파악한 문제점에 대하여 해결방안을 찾아 적용하는 단계
- C (control, **관리하기**): 개선된 결과를 지속적으로 유지하기 위하여 관리하는 단계

6 표준과 임상 질 지표

1) 표준

표준(standard)이란, 제공된 의료 및 간호서비스 성과나 그 결과를 측정하기 위해 설정된 기준을 말하며 실무를 위한 지침의 역할을 한다. 표준은 사전에 미리 설정되어야 하며 설정된 기준에 대한 제공된 의료서비스의 달성 정도를 의미한다. 그러나 표준 자체가 평가도구는 아니며 의료 및 간호서비스의 질을 측정하기 위한 척도이다. 따라서 질을 측정하기 위해서는 객관적인 측정이 가능하고 성취 가능한 수준의 기준과 지표를 설정해야 한다. 표준과 세부기준, 평가 지표에 대한 정의는 다음과 같다.

- **표준**(standard): 바람직하고 성취 가능한 업무수행 수준으로, 의료의 질과 적정성을 포함하여 설정된 세부기준을 근거로 한 달성 가능한 성과의 기대 수준을 말한다.

- **세부기준(criteria)**: 의료서비스 표준의 달성 정도를 측정할 수 있고 평가 지표의 토대가 되는 내용으로, 목표 또는 기대 수준에 대한 달성 정도를 측정하기 위한 척도를 의미한다.
- **평가 지표(indicator)**: 의료서비스가 표준에 부응하는지의 여부를 평가하고 관찰할 수 있는 측정 가능한 문항으로, 특정 세부기준의 성취 정도를 신뢰성 있게 정량적으로 나타낸 도구를 말한다. 즉, 세부기준을 달성하기 위한 구체적이고 측정 가능한 요소로 진료 활동, 결과 및 진료 양상 등과 연계된 객관적인 변수를 말한다.

2) 임상 질 지표

임상 질 지표(clinical indicator)는 제공된 의료서비스의 질과 환자안전 정도를 평가하는 데 사용될 수 있는 지표로, 제공된 임상 진료 서비스를 진료양상, 결과와 관련지어 표준에 부합되는지를 평가하고 관찰할 수 있는 측정 가능한 객관적인 변수나 특성을 말한다. 즉, 환자 진료의 결과나 그 과정을 측정하는 객관적인 측정도구이다.

임상 질 지표는 1980년대 이후 미국이나 호주 등을 중심으로 과학적 근거에 기반하여 개발되었고, 이를 의료의 질 개선에 적용해왔으며 의료기관의 신임평가나 통제 프로그램 등에 사용해 왔다. 최근 우리나라에서도 의료기관이나 의료서비스 제공 또는 모니터링을 통하여 잠재적인 질 개선의 문제를 확인하는 선별도구로 개발되어 적용되고 있으며, 의료기관인증평가에서 성과측정의 기준으로 포함하여 적용하고 있다.

임상 질 지표는 의료서비스의 과정이나 결과, 어느 측면에서도 적용 가능하다. 마인츠Mainz(2003)는 임상 질 지표를 의료의 성과 및 결과에 초점을 맞추어 특정한 의료과정이나 결과를 평가하는 도구로, 환자결과에 영향을 미치는 중요한 관리활동, 임상서비스, 지원서비스 기능 등을 모니터링하고 평가하고 개선하는 데 사용될 수 있는 측정도구라고 정의하였다.

바람직한 임상 질 지표는 다음과 같은 특성을 지닌다.

- 합의된 정의에 기초해야 하며 지표 측정에 필요한 내용을 모두 포함하여야 한다.
- 특이도와 민감도 수준이 높아야 한다. 즉, 위양성(false positive)과 위음성(false negative) 사례를 찾아낼 수 있어야 한다.
- 타당성과 신뢰성을 가지고 있어야 한다.
- 차이를 잘 구분할 수 있어야 한다.
- 사용자가 분명하게 파악할 수 있는 임상 실무와 관련이 있어야 한다.
- 비교 가능해야 한다.
- 근거 중심적이어야 한다.

3) 임상 질 지표의 유형

임상 질 지표는 사용되는 목적과 그 범위(scope)에 따라 여러 범주로 분류할 수 있으며, 범주에 따라 비율 지표와 적신호 지표; 구조 지표와 과정 지표, 결과 지표; 일반 지표와 질병 특이(민감) 지표; 진료형태 지표와 기능 지표, 중재방법에 따른 지표 등으로 분류할 수 있다. 또한 최근에는 환자안전 지표, 전문직 지표(professional indicator), 임상관리 지표(clinical governance indicator), 문화 특이(민감) 지표 등을 포함하여 임상 질 지표를 분류하고 있다(표 6.2.4). 실제 의료기관에서 사용되는 대부분의 임상 질 지표는 한 가지 이상의 범주/유형에 대한 측정을 포함하고 있다.

표 6.2.4 임상 질 지표의 범주/유형

<table>
<tr><th>범주/유형</th><th>지표</th></tr>
<tr><td>• 비율 지표
• 적신호 지표</td><td>- 손 위생 수행률(손씻기율), 창상 감염률, 욕창발생률
- 수술 중 사망률</td></tr>
<tr><td>• 구조 지표
• 과정 지표
• 결과 지표</td><td>- 전문간호사 비율, 매 2년마다 임상가이드라인 개정
- 발관리를 받은 당뇨환자 비율, 임상가이드라인에 따른 처치를 받은 환자의 비율
- 사망률, 유병률, 기능상태, 건강상태, 환자만족도</td></tr>
<tr><td>• 일반 지표
• 질병 특이(민감) 지표</td><td>- 입원환자 사망률, 재수술률, 재입원율
- 뇌졸중 평가: 금연교육 실시율, 연하장애선별검사 실시율, 지질검사 실시율</td></tr>
<tr><td>• 진료형태 지표
• 기능 지표
• 중재방법 지표</td><td>- 예방, 급성기 치료, 만성질환 관리
- 스크리닝, 진단, 치료, 추적관찰
- 병력, 이학적 검진, 실험실 검사/방사선 검사, 투약, 기타 중재
<table>
<tr><th>지표</th><th>진료 형태</th><th>기능</th><th>중재 방법</th></tr>
<tr><td>겸상세포질환:
겸상세포양성 아동</td><td>만성</td><td>치료</td><td>투약 스크린 또는
겸상세포질환 아동은
최소 5세까지
매일 페니실린 투약</td></tr>
</table>
</td></tr>
<tr><td>• 환자안전 지표</td><td>- 환자확인율, 구두처방 후 24시간 이내 의사처방 완수율, 수술 전 time out 시행률,
낙상발생보고율, 손 위생 수행률, 욕창발생보고율</td></tr>
<tr><td>• 기타</td><td>- 전문직 지표: 간호, 정신보건, 영양, 진료 등과 같은 전문직 업무수행의 질
- 임상관리 지표: 의료서비스 제공 과정에서 안전과 질 관련 절차 수행
- 문화 특이(민감) 지표: 환자 및 대상자의 민족이나 문화를 고려한 의료의 질과 안전</td></tr>
</table>

(1) 비율 지표와 적신호 지표

비율 지표는 발생할 것으로 예견되는 심각한 사건에 대한 자료를 이용하며, 비율(portions or rates)이나 비(ratio), 평균값 등으로 제시된다.

적신호 지표(sentinel indicator)는 사망이나 심각한 신체적 혹은 심리적 손상을 가져오는 위해 사건을 파악하는 것으로, 이러한 지표는 경고 신호(alarm sign)가 되어 추후 심층조사나 사고분석 시 문제해결을 위한 단서를 제공한다. 적신호사건은 의료의 질이 매우 불량함을 의미하기 때문에 반드시 위험관리(risk management)를 수행하여야 한다.

(2) 구조 지표, 과정 지표와 결과 지표

도나베디언이 의료 질 평가를 위해 제시한 영역의 지표로서, 구조는 의료서비스가 제공되는 환경적 속성을 말하며, 구조 지표에는 의료서비스를 제공하기 위한 물적 및 인적 자원의 양과 유형, 환자 수, 병상 수, 장비, 건물, 조직 구조과정이 포함된다.

과정 지표는 실제적으로 제공되는 의료서비스의 질에 대한 것으로, 환자 진단 및 치료, 간호활동과 같은 환자와의 상호작용 등을 측정한다. 과정 지표의 목적은 최상의 환자 결과를 달성하기 위하여 의료진이 근거중심의 실무를 수행하는지를 평가하는 것이다.

결과 지표는 환자의 건강 결과에 영향을 미치는 의료서비스 제공 후의 결과에 대한 것이다. 이상적인 결과 지표는 환자와 대상자의 건강에 대한 의료서비스의 영향을 잘 반영해야 한다. 결과 지표는 'The five Ds'를 이용하여 표현되기도 한다. The five Ds에는 가장 나쁜 결과인 죽음(death), 징후 및 증상, 검사상 비정상치를 보여주는 질병(disease), 통증이나 호흡곤란, 매스꺼움과 같은 불편함(discomfort), 가정이나 직장에서의 일상 활동의 장애(disability), 질병 및 치료와 관련된 정서적 반응인 불만족(dissatisfaction)이 있다.

(3) 일반 지표와 질병 특이 지표

일반 지표는 대부분의 환자와 관련된 의료서비스 측면을 측정하는 반면에, 질병 특이 지표는 특정 진단, 즉 특정 질병과 관련된 의료서비스의 특별한 측면을 측정한다.

우리나라 의료기관인증평가원(2018)에서는 성과관리를 위한 임상 질 지표 관리 항목을 추가하여 기존의 평가에서 시범항목이었던 환자안전 지표와 임상 질 지표 모니터링 항목을 환자안전영역, 진료영역, 관리영역의 정규지표로 전환하면서 의료기관에서 자율적으로 임상 지표를 개발·선정하여 관리하도록 하고 있다. 4주기 인증평가의 기준(2021)에서는 환자안전영역 지표 6개, 진료영역 지표 15개, 관리영역 지표 6개 등 총 27개 지표를 제시하고 있다(표 6.2.5).

표 6.2.5 우리나라 의료기관인증평가에서 사용하고 있는 질 지표(2021)

영역	관련 지표
환자안전영역	환자확인율, 의사소통[구두처방 후 24시간 이내 의사처방 완수율 수술 및 침습적 시술(수술전 Time out 시행률)], 낙상발생보고율, 손 위생 수행률, 욕창발생보고율
진료영역	구두처방(구두처방건 감소율 등), 감염 관련(수술부위감염률 등), 환자평가, 협의진료, 심폐소생술, 진단검사, 영상검사, 병리검사, 마취 및 진정 관련, 혈액제제, 응급실 관련(병상 포화지수, 중증 상병해당환자 재실시간 등), 모성 및 신생아 관련(모유 수유율 등), 사망률(예기치 못한 환자 사망에 대한 검토 비율), 의약품사용, 의무기록(의무기록 완결 비율 등)
관리영역	이용도, 재무관리, 인사관리(직원 장기근속률, 초과근무시간, 병가일수, 평균 간호 근무시간 등), 직원교육(채용 1주 이내 부서 오리엔테이션 과정을 완료한 직원 수 등), 직원안전(업무 관련 상해발생 건수 등), 환자만족도

7 질 관리를 위한 자료 분석 도구

질 관리 도구는 질 향상 활동을 성공적으로 수행하기 위해 진행단계에 맞추어 사용하는 과학적 문제 분석 도구로, 질 향상 연구에서 자료수집과 분석에 사용된다. 자료수집 방법은 평가시점에 따라 동시적 혹은 후향적 방법을 사용할 수 있으며, 자료수집 방법에 따라서 기준에 따른 평가인 감사(audit)와 동료평가(peer review) 또는 면접방법 및 설문지법 등을 사용할 수 있다.

수집된 자료는 합리적 의사결정에 도움이 될 수 있는 형태로 정리되고 분석되어, 표준과의 차이 등에 대한 결과 보고 및 개선책 마련을 위하여 조직구성원과 적극적인 의사소통을 하여야 한다. 이때 분석도구로 흔히 사용되는 것에는 흐름도(flow chart), 런차트(run chart), 관리도(control chart), 산점도(scatter diagram), 히스토그램(histogram), 파레토차트(pareto chart), 피쉬본 다이어그램[fishbone diagram, 인과관계도(cause effect diagram)], 4-블럭 행렬(4-Block matrix), 레이다차트(radar chart) 등이 있다. QI 팀 구성원이 이러한 기본적인 도구를 사용하여 자료를 분석할 수 있지만, 때로는 더 복잡한 분석도구가 필요하다. 이러한 경우에는 통계분석 및 상담가와 QI 팀이 함께 작업을 하도록 한다.

① 흐름도

흐름도(flow chart)는 업무과정에 필요한 모든 단계를 나타내주는 도표로, 서비스 제공 과정의 실제 상황을 순서대로 이해하기 쉬운 형태로 표현한 '순서도'이다(그림 6.2.5). 실제적으로 업무가 어떻게 수행되었는지 그 과정을 연속적으로 차례로 나타내줌으로써 서비스 제공 과정에서의 문제점을 확인하는 데 유용한 도구이다.

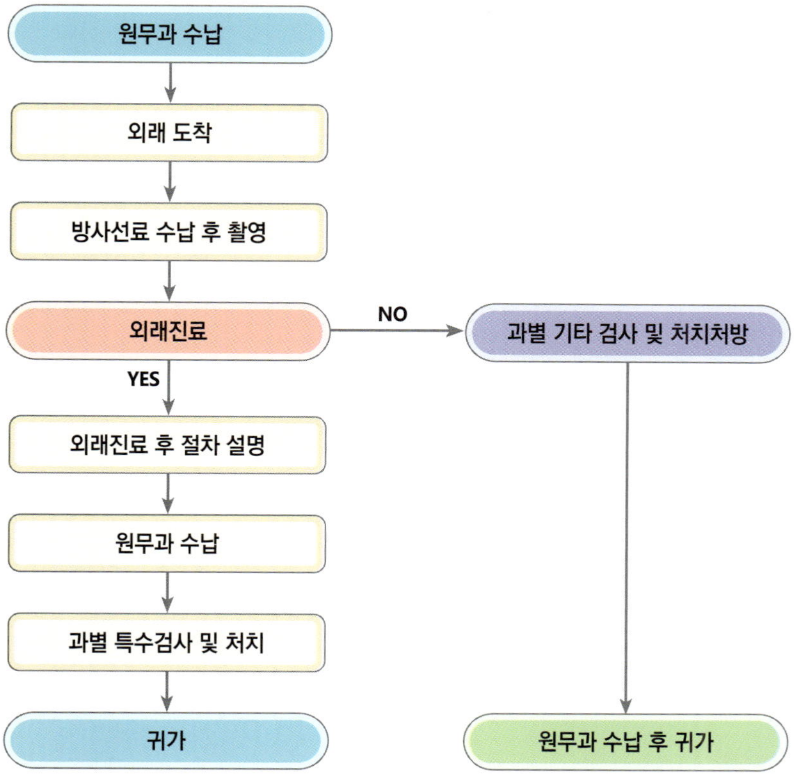

그림 6.2.5 흐름도

② 런차트

런차트(run chart)는 시간의 경과에 따른 변화의 추이를 보기 위한 도표이다. 수직선 Y축에는 중요한 질적 요인이나 과정변수를, 수평선 X축에는 시간을 나타낸다. 또한 각 평균값이나 중앙값을 나타내는 선도 포함한다(그림 6.2.6).

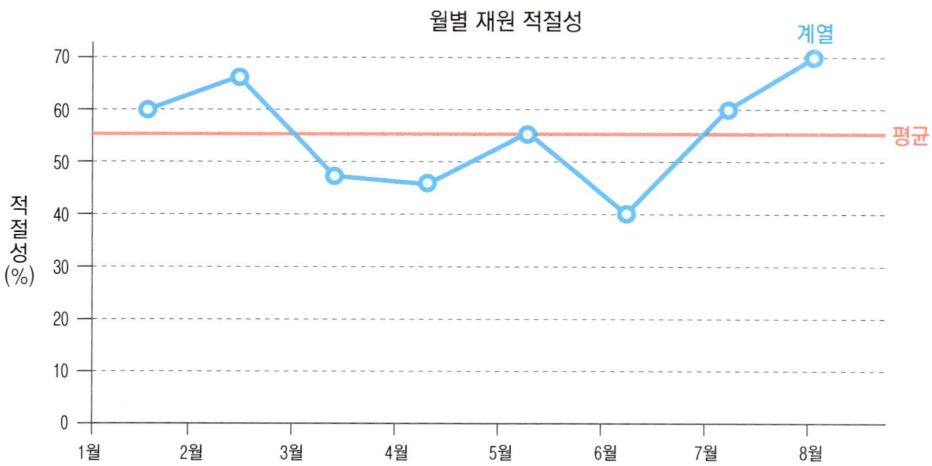

그림 6.2.6 런차트

③ 관리도

관리도(control chart)는 런차트의 기본 자료 위에 통계적인 방법으로 도출된 상한선과 하한선을 표시하여 관찰된 변이가 합리적인지를 평가하며 관리 여부를 확인 가능하게 한다(그림 6.2.7). 관리도와 런차트는 일상적인 업무에서 일상적인 변이로부터 특정 원인을 구별하도록 한다. 특히 관리도는 의료서비스 제공 과정에서 우리가 기대할 수 있는 가능한 변수 값의 범위를 예측하도록 한다. 따라서 실제 QI 활동에서는 변수의 추이를 알려주는 자료에서 특별하게 상한선과 하한선을 초과하는 변이에 집중하고 그 원인을 탐색하는데 사용한다.

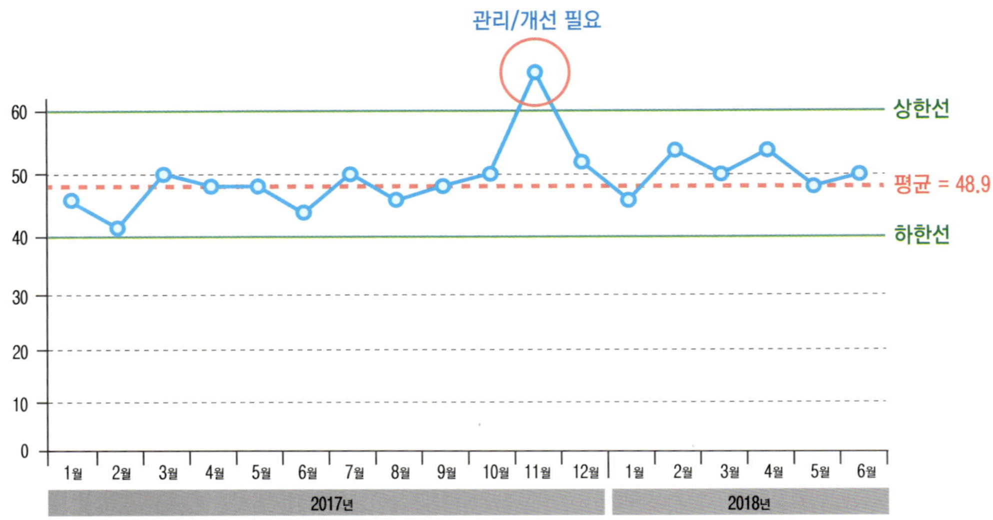

그림 6.2.7 관리도

④ 산점도

산점도(scatter diagram)는 변수 간의 상관관계를 확인하는 데 사용되며, X축에 독립변수, Y축에 종속변수를 두어 각 변수 값이 흩어지는 양상을 보고 관계를 파악한다(그림 6.2.8).

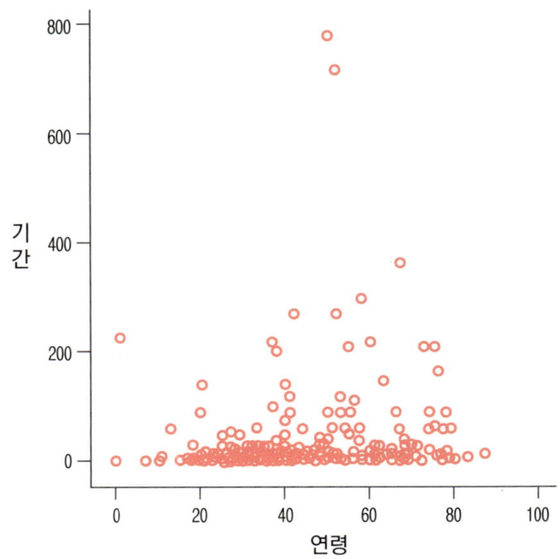

그림 6.2.8 산점도

⑤ 히스토그램

히스토그램(histogram)은 자료의 분포 양상을 명확하게 제시하기 위한 도표이다. 이는 시간적 자료 보존이 어려워서 런차트나 관리도 사용이 불가능할 때 주로 사용되며, 표나 목록으로 제시된 결과 값을 검토하고, 분명하지 않은 자료의 유형을 이해하는 데 유용하다. 의료의 과오 빈도 등을 제시할 때 표보다는 도표를 사용하는 것이 이해하기 빠르고 쉬운 방법이다(그림 6.2.9).

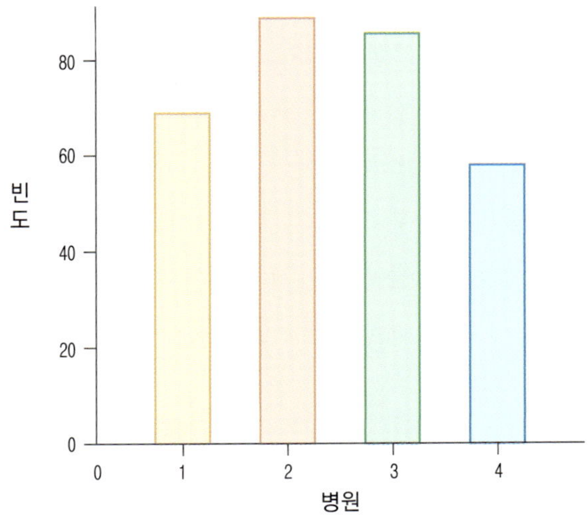

그림 6.2.9 히스토그램

⑥ 파레토차트

파레토차트(pareto chart)는 문제를 발생시키는 원인이 많더라도 대부분의 문제는 소수의 원인 때문에 발생하고 따라서 중요한 20%의 원인이 전체 문제의 80%를 해결한다는 파레토 법칙에 근거한다. 파레토차트는 특정 질 통제 문제의 구성요소나 의료의 질에 영향을 미치는 주요 원인을 규명하는 데 사용되며, QI 문제에 영향을 주는 측정 가능한 원인을 빈도순으로 막대가 큰 것부터 왼쪽에서 오른쪽으로 나열하고 어떤 원인이 문제에 영향을 미치는지를 알아보기 쉽도록 원인 간의 상대적인 비중을 막대그래프 위쪽에 누적 백분율로 표시하는 도표이다. 이는 QI 팀이 활동의 우선순위를 정할 때도 유용하게 사용된다(그림 6.2.10).

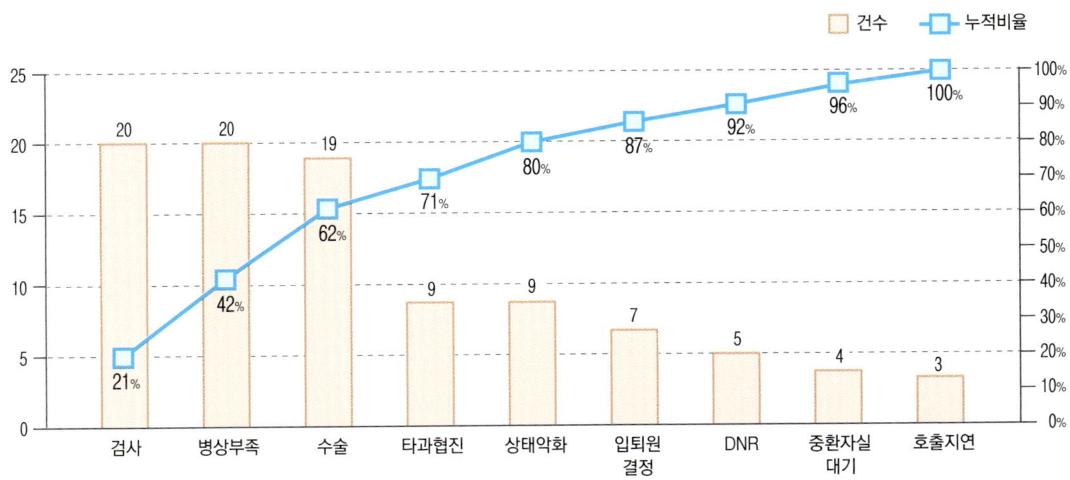

그림 6.2.10 파레토차트

⑦ 피쉬본 다이어그램

피쉬본 다이어그램(fishbone diagram)은 인과관계도(cause effect diagram)로도 불리며, 원인과 결과의 관계를 도식화하여 효율적으로 문제의 원인을 파악하고 해결하도록 도와주는 도구이다.

이는 브레인스토밍을 요약하는 데 효과적인 방법이다. 특정한 문제나 결과가 수평선에 기록되고, 그 문제의 가능한 모든 원인과 결과를 충족시키기 위한 전략을 생선뼈 형태로 기록한다. 도표를 작성할 때에는 결과를 오른편에 위치시키고 주요 원인과 세부 원인을 연결한다(그림 6.2.11).

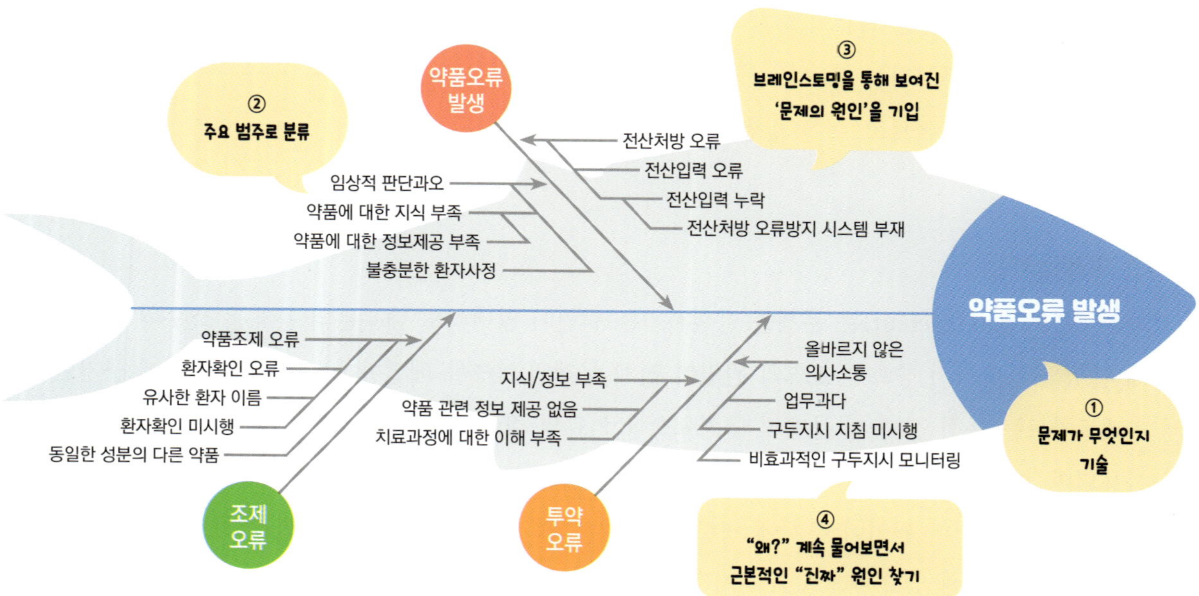

그림 6.2.11 약품오류 발생에 대한 피쉬본 다이어그램(인과관계도).
출처: 국민건강보험 일산병원 뉴스(2011). 질 향상(QI) 도구.

⑧ 4-블럭 행렬

4-블럭 행렬(4-Block matrix)은 주로 개선활동의 우선순위를 결정할 때 사용된다. 이는 각 개선활동을 수행할 때 요구되는 노력의 양을 한 축으로, 예상되는 효과 정도를 또 다른 한 축으로 하여 매트릭스를 작성하여 네 가지 각 영역을 비교하여 최적의 개선활동을 선정한다. 예를 들어, 인과관계도에서 발견된 원인을 관리와 성과 측면의 두 축으로 구분하여 배열한 후 관리가 쉽고 성과도가 높은 영역부터 먼저 개선활동을 수행한다(그림 6.2.12).

⑨ 레이다차트

레이다차트(radar chart)는 여러 측정값에 대한 실제적인 수행 정도뿐 아니라 기대되는 수행 정도 간의 차이를 보여주며, 차트의 모양 때문에 거미줄차트(spider chart)라고 불리기도 한다.

그림 6.2.13은 환자만족도조사 결과를 보여주는 레이다차트이다. 점선은 기대되는 수행 정도를 나타내며, 실선은 실제 수행결과를 보여준다. 점선과 실선을 각기 다른 색으로 표현하면 더 명확하게 자료를 제시할 수 있다.

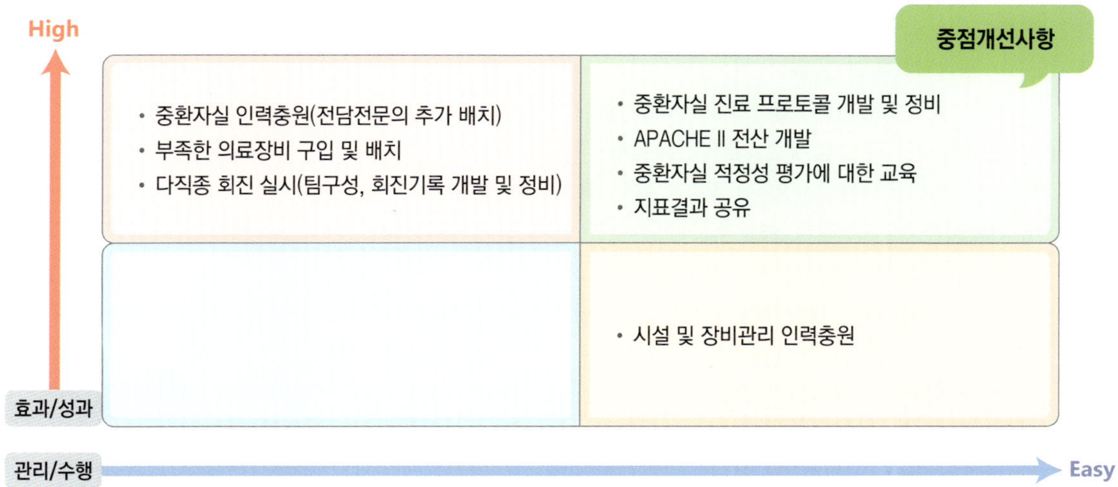

그림 6.2.12 4-블럭 행렬

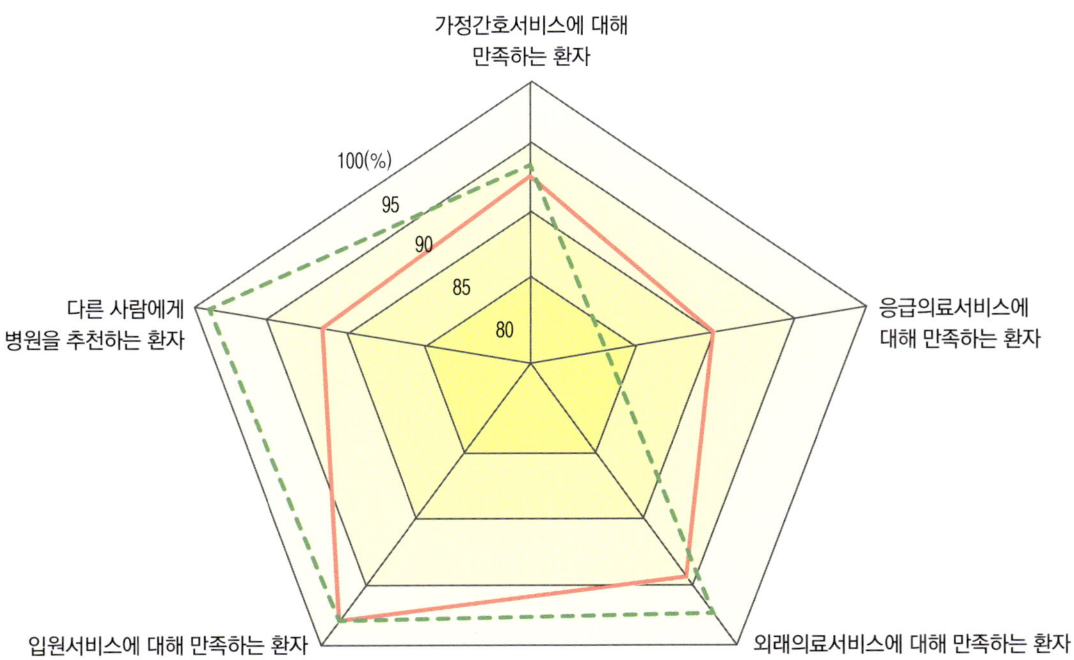

그림 6.2.13 레이다차트

참고문헌

권영훈(2012). 6시그마 원리와 사례. 경남대학교 출판부.

국민건강보험 일산병원 뉴스(2011). 질 향상(QI) 도구 III. https://www.nhimc. or.kr/ilsan_news/201107/sub_06.jsp.

김남순(2010). 임상질지표의 정의와 활용. 한국의료 QA학회지, 16(1), 7~13.

김영배, 정규호(2019). 의료경영혁신. 보문각.

유선주 외(2017). 의료기관인증제도의 국내외비교연구-한국, 미국 및 호주를 중심으로. 중소기업융합학회, 7(4), 27~38.

윤재홍(2020). 품질경영론. 한경사.

의료기관평가인증원(2021). 4주기 급성기병원 인증기준.

이은영(2021). 요양병원 질 향상 지원사업이 간호결과에 미친 영향. 조선대학교 대학원 박사학위논문.

이혜원 외(2020). 의원급 국가암검진기관 질관리 현황. 한국의료질향상학회지, 26(2), 86~94.

장효강, 임정도(2017). 의료질관리. 에듀팩토리.

정승환 외(2022). 프로세스관점의 서비스 품질경영. 한경사.

최지숙 외(2019). 의료의 질 향상을 위한 환자중심 건강결과 측정의 국제동향과 국내 시사점. 한국의료질향상학회지, 25(1), 11~28.

ACSQHC(2022). *Indicators, measurement and reporting.* https://www.safetyandquality.gov.au/our-work/indicators-measurement-and-reporting

Donabedian, A. (2003). *An introduction to quality assurance in health care.* New York: Oxford University Press.

Finkelman, A. (2020). *Quality improvement: A guide for integration in nursing, 2nd ed.* Jones & Bartlett Learning.

Gardner, G., Gardner, A., & O'Connell, J. (2014). Using the Donabedian framework to examine the quality and safety of nursing service innovation. *Journal of Clinical Nursing, 23*(1~2), 145~155.

Hospital Corporation of America(1989). *HCA's FOCUS-PDCA cycle, nashville, tennessee,* cited by jones & bartlett learning. Continuous Quality Improvement Using Plan, Do, Study/Check, Act(PDSA/PDCA) and Quality Improvement Tools, LCC. http://samples.jblearning.com/9780763795368/95368_CH01_001_030.pdf

Johnson, J. A. (2017). *Health organizations: Theory, behavior, and development, 2nd ed.* Sudbury, MA: Jones and Bartlett Learning.

Johnson, J. K., & Sollecito, W. A. (2020). *McLaughlin & Kaluzny's Continuous quality improvement in health care.* Burlington, MA: Jones & Bartlett Learning.

Joint Commission on the Accreditation of Healthcare Organization(2022). *Critical access hospital and national patient safety goals.* https://www.jointcommission.org/-/media/tjc/documents/standards/national-patient-safety-goals/2022/simple_2022-cah-npsg-goals-101921.pdf

Marquis, B. L., & Huston, C. J. (2021). *Leadership roles and management functions in nursing: Theory & application, 10th ed.* Philadelphia: Wolters Kluwer.

Spath, P., & Devane, K. A. (2022). *Introduction to healthcare quality management, 4th ed.* (Gateway to Healthcare Management). Chicago: Health Administration Press.

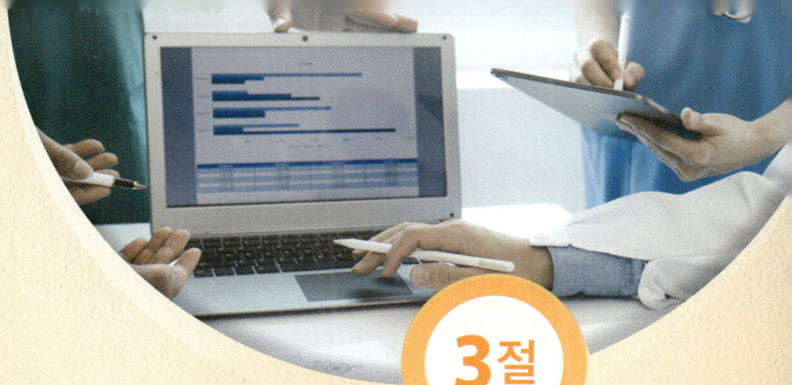

3절

간호의 질 관리

학습목표

1. 구조표준, 과정표준, 결과표준을 진술한다.
2. 구조적 접근법을 이용하여 간호의 질 향상 활동을 수행한다.
3. 과정적 접근법을 이용하여 간호의 질 향상 활동을 수행한다.
4. 결과적 접근법을 이용하여 간호의 질 향상 활동을 수행한다.
5. 소급평가와 동시평가를 구분한다.
6. 질 통제 제도의 목적(취지)에 대해 진술한다.
7. 의료기관인증제도에 대해 설명한다.

주요용어

- 구조표준(structural standard): 환경, 기구 및 시설, 조직구성원의 자격 등과 관련된 표준
- 과정표준(process standard): 환자와 간호사와의 관계에서 수행되는 간호활동 내용과 관련된 표준
- 결과표준(outcome standard): 간호수행 후 나타난 환자 상태 혹은 결과와 관련된 표준
- 소급평가(retrospective review): 간호가 수행된 이후 혹은 환자가 퇴원한 후에 시행되는 평가
- 동시평가(concurrent review): 환자가 입원하고 있는 동안이나 특정 간호서비스를 받는 동안 시행되는 평가
- 의료기관인증제도(accreditation program for healthcare organizations): 의료기관으로 하여금 환자안전과 의료의 질 향상을 위한 자발적이고 지속적인 노력을 유도하여 의료소비자에게 양질의 의료서비스를 제공하기 위한 제도

1 간호의 질 관리 필요성

의료기관 간의 경쟁 심화, 의료비용의 급격한 상승, 소비자의 의료서비스에 대한 높은 기대, 의료서비스에 대한 평가 등 보건의료환경이 변화하면서 질 향상 활동과 환자안전에 대한 중요도는 더욱 커져 각 의료기관에서 의료의 질 향상 활동이 활발하게 이루어지고 있다.

간호사는 전문직업인으로서 그 활동에 대하여 책임을 지며 간호의 효과를 평가할 책임을 갖는다. 따라서 간호의 질 향상을 위해서는 무엇보다도 현재 시행되고 있는 간호의 적절성과 효과성 등을 평가하는 것이 중요하다. 질적인 간호서비스 제공은 소비자 중심의 현대사회에서 소비자의 신뢰를 보다 강화해주는 데 매우 중요하므로 간호사는 질적이고 안전하며 효율적이고 비용 효과적인 간호를 제공하고자 노력해 왔다.

간호관리자는 의료기관의 질 관리에서 중추적인 역할을 하며 간호의 질 향상 활동을 이끌어 나간다. 효율적인 관리기법의 하나로서 질 향상 활동은 간호수행 시 비용을 절감하면서 양질의, 적정 수준의, 안전한 간호를 제공하는 데 필수적인 요소라 할 수 있다.

2 간호표준

간호표준(nursing standard)이란 간호사에 의해 환자에게 제공된 환자 간호의 우수성의 정도이다. 간호의 질은 구조적 · 과정적 · 결과적 측면에서 평가할 수 있는 간호에 대한 기대 수준으로 달성 가능한 질의 정도에 대한 요약적 진술이며, 세부적인 기준에 의해 달성 정도가 평가된다. 즉, 간호표준이 간호의 질을 평가하는 도구는 아니며 간호의 질을 측정하고 평가하기 위해서는 측정 가능한 간호의 세부기준과 지표 등이 필요하다. 간호표준과 관련된 개념은 다음과 같다.

- **간호표준(nursing standard)**: 간호의 질과 적정성을 포함하여 설정된 세부기준을 근거로 한 달성 가능한 성과의 기대 수준을 말한다. 간호표준은 도나베디언(2003)의 질 통제 모델에 따르면 구조표준, 과정표준, 결과표준으로 분류된다.
  - 구조표준(structural standard): 간호서비스가 제공되는 물리적 환경이나 간호제공에 요구되는 장비, 물품 및 시설, 간호인력의 자격 요건 등과 관련된 표준이다.
  - 과정표준(process standard): 환자와 간호사와의 관계에서 수행되는 간호활동 내용과 관련된 표준이다.
  - 결과표준(outcome standard): 간호서비스가 제공된 후 나타난 환자 상태 혹은 결과(outcome)와 관련된 표준이다.

- **간호 세부기준(nursing criteria):** 간호표준의 달성 정도를 측정할 수 있고 평가지표의 토대가 되는 내용으로, 목표 또는 기대 수준에 대한 달성 정도를 측정하기 위한 척도를 의미한다. 즉 간호중재나 환자행동, 환자에게 나타난 임상현상에 대한 진술을 의미하며, 표준의 성취 정도를 측정할 수 있는 요소이다.
- **간호평가 지표(indicator):** 특정 세부기준의 하위 문항으로, 기준을 달성하기 위한 구체적이고 측정 가능한 요소이다.

모든 조직과 전문직에 적용할 수 있는 표준은 없다. 따라서 각 의료조직과 전문가는 안전하고 효과적인 간호를 수행할 때, 각 실무자를 안내할 수 있는 표준이나 목표를 설정해야 한다. 간호의 실무표준은 간호전문직의 범위와 영역을 정의한다.

미국간호협회(ANA)는 전문직 표준을 개발하는 데 주도적인 역할을 해왔으며, 1973년 처음으로 '간호실무표준(standards for nursing practice)'을 제시한 이래로 시대적 변화에 부응하여 간호실무표준을 여러 차례 개정하여 발표하고 있다. 최근 미국간호협회(2021)는 전문간호실무의 다른 실무 영역을 포함하는 간호실무표준을 발표했다. 이 표준은 간호실무표준(standards of practice)과 전문직 수행표준(standards of professional performance) 영역의 총 18가지 표준으로 구성되어 있다. 간호실무표준은 간호과정, 즉 사정, 진단, 결과확인, 간호계획 및 수행(조정, coordination of care, 건강교육 및 건강증진), 평가 등 6가지 표준으로 되어 있으며, 전문직 수행 표준은 윤리, 대상자 옹호(advocacy), 공손하고 공평한 실무(respectful & equitable practice), 의사소통, 협력, 리더십, 교육, 학문탐구, 간호실무의 질, 전문적인 업무수행 평가, 자원 스튜워드십(resource stewardship), 간호업무환경 건강 등 12가지 표준으로 구성되어 있다.

우리나라는 대한간호협회(2003)에서 한국간호사를 위한 간호표준을 개발하여 발표하였다. 이는 5가지 임상간호실무표준과 7가지 전문직 수행표준으로 구성되어 있다(글상자 6.3.1).

글상자 6.3.1

대한간호협회의 간호표준(2003)

임상간호실무표준

- **표준 1 자료수집** 대상자의 건강과 관련된 자료를 수집한다.

  기준: 간호사는

  - 개인, 가족, 지역사회 및 건강 팀을 대상으로 자료를 수집한다.
  - 대상자의 건강상태나 요구의 긴급성에 따라 자료를 수집한다.
  - 주관적인 자료와 객관적인 자료를 모두 수집한다.
  - 적절한 자료수집 기술과 도구를 사용한다.
  - 개인, 가족, 지역사회 및 관련 보건의료인과 계속적인 상호작용을 통해 수집된 자료를 수정하고 보완한다.

글상자 6.3.1

(계속)

- 수집된 자료를 검색, 인출 및 호환이 가능한 형식으로 문서화한다.
- 기대되는 성취결과에 대한 환자의 진행과정을 평가한다.

■ **표준 2 진단** 수집된 자료를 분석하여 간호진단을 내린다.

기준: 간호사는

- 수집된 자료를 분석한다.
- 자료 분석에 근거하여 간호진단을 내린다.

■ **표준 3 계획** 간호대상자의 간호목표 달성을 위해 필요한 간호계획을 세운다.

기준: 간호사는

- 간호진단에 근거하여 간호목표를 설정한다.
- 간호목표를 측정 가능하게 설정한다.
- 간호목표를 성취 가능하게 설정한다.
- 간호목표의 달성 기간을 포함하여 설정한다.
- 간호목표의 우선순위에 따라 간호계획을 세운다.
- 필요한 경우 간호대상자, 가족, 타 건강 팀과 함께 간호목표 및 계획을 수립한다.
- 최신간호실무를 반영하여 간호계획을 설정한다.
- 간호의 연속성이 있게 간호계획을 설정한다.
- 간호계획을 문서화한다.

■ **표준 4 수행** 계획에 따라 간호중재를 수행한다.

기준: 간호사는

- 간호계획에 근거한 간호중재를 한다.
- 안전하고 시기적절하며, 적합한 방식으로 간호중재를 수행한다.
- 건강증진 · 유지, 질병예방, 질병관리 및 재활, 임종간호, 사업운영을 포함하여 간호중재를 수행한다.

■ **표준 5 평가** 간호중재를 평가한다.

기준: 간호사는

- 지속적으로 간호를 평가한다.
- 간호목표 달성을 확인한다.
- 평가 결과를 간호진단, 목표, 계획에 반영한다.
- 평가 내용을 문서화한다.
- 간호대상자와 가족, 건강 팀을 평가 과정에 참여시킨다.

전문직 수행표준

■ **표준 6 윤리** 대상자의 입장에서 모든 간호행위와 의사결정을 윤리적으로 수행한다.

기준: 간호사는

- 간호윤리강령을 준수한다.
- 대상자의 자율성과 존엄성의 권리를 지킨다.
- 대상자와 신뢰관계를 유지한다.
- 대상자의 비밀을 지킨다.
- 대상자의 옹호자로 행동한다.
- 대상자의 다양성을 고려하면서 편견 없이 간호를 수행한다.

글상자 6.3.1

(계속)

- **표준 7 업무수행평가** 전문직 실무표준과 관련 법규에 준하여 간호업무수행을 평가한다.
  기준: 간호사는
  - 정기적으로 업무수행을 평가한다.
  - 업무수행에 관한 피드백을 동료, 협동자, 대상자로부터 받는다.
  - 동료평가(peer review) 활동에 참여한다.
  - 업무수행평가, 동료평가 결과를 직무개선에 반영한다.
- **표준 8 교육** 최신 지식과 능력을 습득하고 유지한다.
  기준: 간호사는
  - 교육 활동에 지속적으로 참여하여 최신 간호지식과 기술을 습득한다.
  - 최신의 실무기술과 능력을 유지하기 위하여 업무 경험을 쌓는다.
- **표준 9 연구** 연구를 수행하고 그 결과를 실무에 활용한다.
  기준: 간호사는
  - 연구 활동에 참여한다.
  - 간호 실무를 개발하는 연구를 수행한다.
  - 타 학문과 공동연구를 수행한다.
  - 간호 연구 결과를 평가하여 실무에 적용한다.
- **표준 10 협동** 동료를 지지하고 건강 팀과 협동한다.
  기준: 간호사는
  - 동료 및 건강 팀과 의사소통을 한다.
  - 동료 및 건강관리 팀과 협동적인 관계를 유지한다.
  - 동료 및 건강관리 팀과 의사결정 과정에서 협동한다.
  - 필요 시 건강 팀에 자문한다.
  - 지지적인 업무환경을 조성한다.
- **표준 11 자원 활용** 간호업무에 필요한 자원을 활용한다.
  기준: 간호사는
  - 인적 · 물적 자원을 파악한다.
  - 지역사회 자원을 파악한다.
  - 필요한 정보를 탐색하여 활용한다.
  - 자원의 안정성, 효율성을 평가하여 활용한다.
  - 대상자가 활용할 수 있는 자원의 정보를 활용한다.
- **표준 12 간호의 질 관리** 간호사는 간호의 질을 평가한다.
  기준: 간호사는 지위와 실무환경에 맞게 다음과 같은 질 관리활동에 참여한다.
  - 간호의 질을 향상시키기 위한 정책, 절차 및 실무지침을 개발한다.
  - 간호의 질과 효과의 감시에 사용할 지표들을 규명한다.
  - 간호의 질과 효과를 감시하기 위한 자료를 수집한다.
  - 간호실무 또는 대상자 결과를 향상시킬 수 있는 제안을 작성한다.
  - 간호실무의 질을 강화시킬 수 있는 활동을 수행한다.
  - 다학제로 이루어진 질 평가 팀에 참여한다.
  - 간호 질 평가 결과를 간호실무, 조직, 보건의료전달체계에서 활용한다.

3 간호의 질 관리 접근방법

간호의 질 평가는 질적인 간호를 위해 제공되는 간호활동의 우수성 정도를 평가하는 것이다. 간호의 질을 향상시키기 위해서는 우선적으로 현재 수행되고 있는 간호의 적절성 · 효과성 등에 대한 평가가 필요하며, 이를 근거로 간호중재를 위한 목표를 설정하고 대상자에게 설정된 표준에 맞추어 양질의 간호를 제공하도록 해야 한다.

도나베디언(2003)은 질 관리 접근방법을 구조적 · 과정적 · 결과적 접근 측면으로 제시하였다(그림 6.3.1).

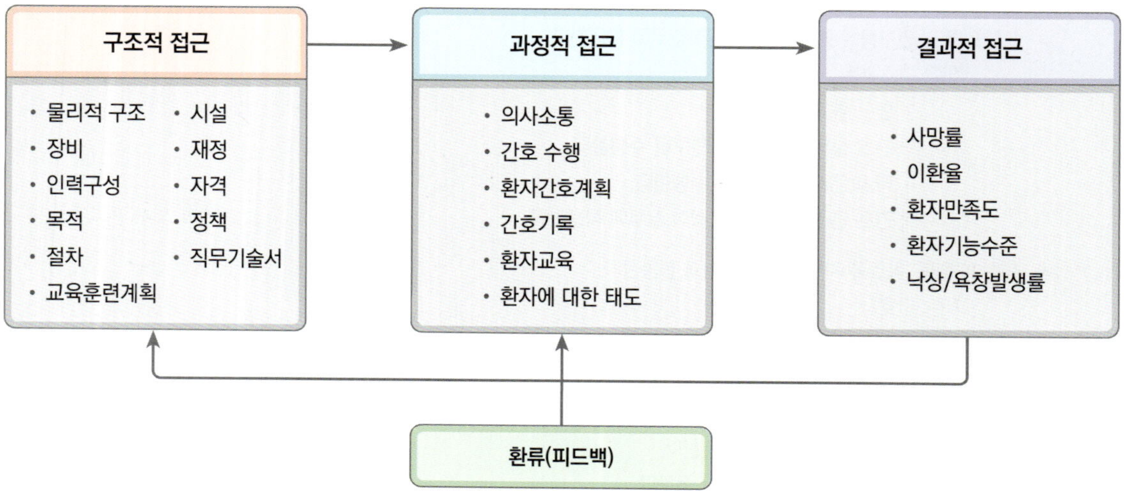

그림 6.3.1 질 관리 접근방법

1) 구조적 접근

구조적 접근은 간호서비스를 제공할 때 필요한 인적 · 물적 · 재정적인 측면과 조직의 구조 및 전달체계 등의 업무환경 측면에서 평가하는 접근방법으로, 각각의 항목이 표준에 부응하는지를 평가한다.

구조적 접근의 예로는 물리적 구조, 시설 및 장비 현황, 재정 규모, 조직의 목적, 정책이나 규정, 간호절차 마련, 직원의 실무교육훈련 계획, 인력구성 및 자격, 환자 대 간호사의 비율, 직무기술서의 구비, 응급벨 설치 여부, 소화기 설치 여부 등이 있다.

구조적 접근은 비교적 안정적이므로 자주 측정할 필요가 없으며 측정하기가 쉽다는 장점이 있는 반면에, 환자에게 제공되는 실제적인 간호서비스의 질을 측정하지 않는 점과 비용이 많이 소요된다는 한계가 있다. 따라서 과정적 측면 및 결과적 측면과 같이 측정하는 것이 바람직하다.

2) 과정적 접근

과정적 접근은 간호사와 대상자의 상호작용 속에서 이루어지는 간호활동을 측정하는 것으로, 간호사가 업무표준에 따라 간호서비스를 제공하고 있는지, 양질의 간호가 제공되었는지 등 간호과정 동안의 간호 행위를 주로 평가한다.

과정적 접근의 예로는 의사소통, 검사나 투약, 수술, 환자에 대한 태도, 환자교육 실시, 간호기록 등 간호과정의 사정, 계획, 수행 및 평가 단계의 모든 업무 수행에 대한 요소가 포함된다. 이러한 과정적 요소는 간호기록 검토나 대상 환자 및 간호사 면담, 관찰법 등을 통하여 측정된다.

과정적 접근은 환자에게 제공된 실제 간호활동을 평가하므로, 실제 수행된 간호서비스의 질을 평가하고 간호의 전문성이 평가될 수 있다는 장점이 있다. 그러나 간호의 과정적 측면을 평가하기 위해서는 객관적이고 신뢰할 수 있게 측정할 수 있는 도구가 필요하다. 따라서 정확한 간호표준이 없는 경우에는 평가가 어렵다는 한계가 있다.

3) 결과적 접근

결과적 접근은 간호서비스를 제공받은 후 환자 또는 대상자에게 나타난 건강상태의 변화를 평가하는 것으로, 환자 또는 대상자의 신체적 · 사회적 · 심리적 요소 등 모두를 고려한다.

결과적 접근의 예로는 사망률, 이환율, 유병률, 합병증 발생률, 환자기능수준, 재원기간, 삶의 질, 비용, 환자만족도, 자가간호 수행 등이 포함된다. 최근 미국간호협회에서는 간호에 민감한 결과지표로 낙상률, 병원감염률, 욕창발생률, 신체억제대 사용률을 제시하였다.

결과적 접근은 결과에 영향을 미치는 변수가 많아 특히 팀으로 제공되는 의료서비스에서 간호활동만의 결과를 분리하는 것이 쉽지 않으며, 특히 간호활동의 결과가 장기간에 걸쳐서 나타나는 경우가 많아 측정상의 어려움이 많다는 한계가 있다. 따라서 이상의 세 가지 접근방법을 보완적으로 사용하여 측정하는 것이 바람직하다.

4 평가시기에 따른 간호의 질 평가

간호의 질 평가는 평가시기에 따라 실제 간호행위가 끝난 후에 시행하는 소급평가(retrospective review)와 간호행위가 수행되는 중간에 시행하는 동시평가(concurrent review)로 분류할 수 있다.

1) 소급평가

소급평가는 환자가 퇴원한 이후나 실제적으로 간호행위가 수행된 이후에 평가를 하는 것을 말한다.

따라서 해당 환자를 대상으로 실제 간호행위가 적용되는 동안 수정할 기회는 없지만 비용이 적게 들고, 다른 환자의 간호계획에 반영됨으로써 간호의 질을 높일 수 있다.

소급평가에는 퇴원환자 기록감사, 퇴원환자 면담, 퇴원환자와 보건의료팀과의 집담회, 설문지조사 등이 포함된다.

2) 동시평가

동시평가는 환자가 입원하고 있는 동안 혹은 특정 간호서비스를 받는 동안 간호를 평가하는 방법이다. 따라서 이는 평가 결과를 즉시 반영할 수 있으므로 환자의 만족도와 간호의 질을 높일 수 있는 평가방법이다. 동시평가에는 입원환자 기록감사, 환자 면담 및 관찰, 환자 및 가족과의 집담회 등이 있다.

다음 표 6.3.1은 소급평가와 동시평가를 비교한 설명이다.

표 6.3.1 소급평가와 동시평가의 비교

	소급평가	동시평가
평가 시기	간호행위가 끝난 이후	간호행위 중
평가 방법	환자 면담, 퇴원환자 기록감사, 간호직원 집담회	환자 면담 및 관찰, 입원환자 기록감사, 직원면담 및 관찰, 집담회
특징	수행된 간호에서 결점을 발견하여 다음 간호계획이나 교육 시에 시정함으로써 간호의 질 향상	해당 환자의 간호에 평가결과가 반영되어 환자만족도와 간호의 질 향상
단점	해당 환자에게 적용하여 수정의 여지가 없음	평가를 위한 인력이 요구됨

5 의료기관인증제도

의료의 질에 대한 관심이 증가함에 따라 북미와 호주 등 여러 국가는 의료서비스의 질 관리를 위한 의료기관인증제도를 도입하고 있다. 의료기관인증제도(accreditation program for healthcare organizations)는 의료기관으로 하여금 환자안전과 의료의 질 향상을 위한 자발적이고 지속적인 노력을 유도하여 의료소비자에게 양질의 의료서비스를 제공하기 위한 제도이다.

우리나라의 의료기관인증제도는 1994년 의료보장개혁위원회의 개혁 과제의 일환으로 '의료기관서비스 평가제도'를 본격적으로 도입하면서부터 시작되었다. 이후 관련 법안이 마련되고 정부 주도의 '의료기관평가'가 시행되었으며, 2010년 「의료법」 개정에 따라 2011년부터 '의료기관인증제도'로 전환되었다. 현재 우리나라 의료기관인증제도는 재단법인 의료기관평가인증원이 보건복지부로부터 관련 업무를 위탁받아 수행하고 있다. 의료기관인증제도는 순위를 정하는 상대평가와는 달리, 의료기관의 인증기준 충족 여부를 조사하는 절대평가의 성격을 가진 제도로, 공표된 인증조사 기준의 일정 수준을 달성한 의료기관에 대하여 인증마크를 부여하고 있다.

1) 목적 및 대상

의료기관인증제도는 환자안전과 의료서비스의 질 향상을 위해 의료기관이 자발적이고 지속적인 노력을 하여 국민에게 질 높은 의료서비스를 제공할 수 있도록 하는 데 목적이 있다.

또한 의료기관인증제도는 모든 의료기관을 대상으로 하고 있다. 따라서 병원급 이상 의료기관은 자율적으로 인증을 신청할 수 있다. 다만, 요양병원은 의료서비스의 특성 및 환자의 권익 보호 등을 고려하여 2013년부터 의무적으로 인증 신청을 하여야 한다.

2) 인증기준

의료기관인증기준에는 환자안전과 지속적인 질 향상 활동을 의료기관이 갖추어야 하는 기본 가치체계로 설정하고 있으며, 「의료법」 제58조의3제1항에 명시된 다음과 같은 주요 사항을 포함하고 있다.

- 환자의 권리와 안전
- 의료기관의 의료서비스 질 향상 활동
- 의료서비스의 제공과정 및 성과
- 의료기관의 조직 인력관리 및 운영
- 환자만족도

의료기관인증기준의 기본 틀은 보건의료환경의 요구와 사회적 요구에 부응하여 지속적으로 개선 발전하고 있다. 4주기 급성기병원 인증기준(2021)의 틀은 '의료기관은 환자안전보장을 위해 노력해야 한다'는 전제하에, 환자의 입장에서 진료의 전 과정을 추적조사할 수 있도록 구성되었다. 의료서비스의 질 향상 및 감염관리를 위해 노력하고, 양질의 환자 진료를 지원하는 기능과 조직의 전문성을 강조하며 지표를 통한 성과관리 측면 등을 포함하여 기본가치체계와 환자진료체계, 조직관리체계, 성과관리체계 등 4개 영역(domain), 13개 장(chapter)으로 구성되었다. 그림 6.3.2에서와 같이 인증기준은 기본가치체계와 환자진료체계, 조직관리체계, 성과관리체계 등 4개의 체계가 유기적으로 상호 교류하면서 환자안전과 의료의 질을 지속적으로 향상시키고 나아가 의료기관이 좋은 성과를 도출할 수 있도록 유도하는 것을 목표로 하고 있다.

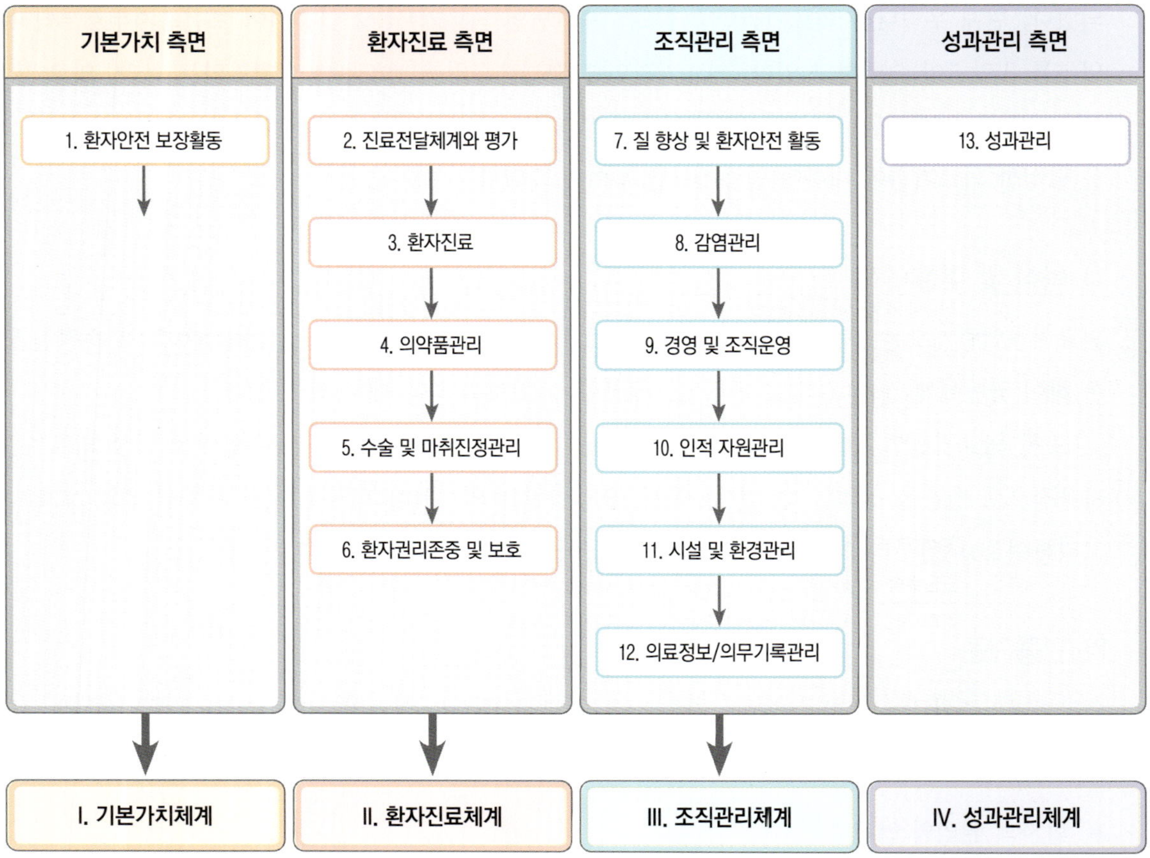

그림 6.3.2 인증기준의 기본 틀(2021).
출처: 의료기관평가인증원(2021). 4주기 급성기병원 인증기준.

인증기준은 영역(domain) – 장(chapter) – 범주(category) – 기준(standard) – 조사항목(measurable element)의 틀로 조직화되어 있는데, 4주기 급성기병원 인증기준(2021)에서는 4개 영역 – 13개 장 – 5개 범주 – 92개 기준 – 512개(병원은 507개) 조사항목으로 구성되어 있다(표 6.3.2).

'인증' 결과를 받기 위해서는 전반적인 인증기준을 충족해야 한다. 특히 환자안전 보장활동 영역의 5개 기준과 조직관리체계 영역의 '질 향상 및 환자안전 활동', '감염관리', '인적 자원관리', '시설 및 환경관리'의 4개 장(chapter)에 속하는 7개 기준 등 총 12개 기준은 인증을 받기 위한 필수 기준으로서 반드시 충족되어야 한다.

인증기준은 모든 의료기관에 공통적으로 적용 가능한 보편적인 기준을 근간으로 구성되어 있으나, 의료기관의 규모 및 특성에 따라 일부 기준 및 조사항목을 선택적 또는 단계적으로 적용하도록 구성되어 있으며, 세부적인 인증 조사항목은 상급종합병원, 종합병원 및 병원, 요양병원, 정신병원에 따라 차이가 있다.

표 6.3.2 4주기 급성기병원 인증기준

장		기준		상급종합병원				종합병원				병원			
				계	필수	정규	시범	계	필수	정규	시범	계	필수	정규	시범
13		92		512	52	458	2	512	51	454	7	507	51	405	51
I. 기본가치체계		5		23	23	–	–	23	23	–	–	23	23	–	–
1장. 환자안전 보장활동		1.1	정확한 환자 확인	5	5	–	–	5	5	–	–	5	5	–	–
		1.2	의료진간 정확한 의사소통	5	5	–	–	5	5	–	–	5	5	–	–
		1.3	수술 · 시술의 정확한 수행	5	5	–	–	5	5	–	–	5	5	–	–
		1.4	낙상 예방활동	5	5	–	–	5	5	–	–	5	5	–	–
		1.5	손위생 수행	3	3	–	–	3	3	–	–	3	3	–	–
II. 환자진료체계		47		256	–	255	1	256	–	255	1	255	–	248	7
2장. 진료 전달 체계와 평가	진료 전달 체계	2.1.1	외래 및 응급환자 등록 절차	4	–	4	–	4	–	4	–	4	–	4	–
		2.1.2	입원수속 절차	4	–	4	–	4	–	4	–	4	–	4	–
		2.1.3	중환자실/특수치료실 입실 절차	6	–	6	–	6	–	6	–	6	–	6	–
		2.1.4	환자진료의 일관성 및 연속성 유지	6	–	5	1	6	–	5	1	5	–	5	–
		2.1.5	퇴원 및 전원 절차	6	–	6	–	6	–	6	–	6	–	6	–
	환자 평가	2.2.1	외래환자 초기평가	4	–	4	–	4	–	4	–	4	–	4	–
		2.2.2	입원환자 초기평가/재평가	8	–	8	–	8	–	8	–	8	–	8	–
		2.2.3	응급환자 초기평가	5	–	5	–	5	–	5	–	5	–	5	–
	검사 체계	2.3.1	검체검사 검사과정 관리	8	–	8	–	8	–	8	–	8	–	8	–
		2.3.2	검체검사 결과 보고 절차	5	–	5	–	5	–	5	–	5	–	5	–
		2.3.3	검체검사실 안전관리 절차	5	–	5	–	5	–	5	–	5	–	5	–
		2.3.4	혈액제제 관리	6	–	6	–	6	–	6	–	6	–	6	–
		2.3.5	영상검사 검사과정 관리	8	–	8	–	8	–	8	–	8	–	8	–
		2.3.6	영상검사 결과 보고 절차	4	–	4	–	4	–	4	–	4	–	4	–
		2.3.7	방사선 안전관리 절차	6	–	6	–	6	–	6	–	6	–	6	–
3장. 환자 진료	환자 진료 체계	3.1.1	입원환자 치료계획	7	–	7	–	7	–	7	–	7	–	7	–
		3.1.2	협의진료체계	3	–	3	–	3	–	3	–	3	–	3	–
		3.1.3	통증관리	5	–	5	–	5	–	5	–	5	–	5	–
		3.1.4	영양관리	5	–	5	–	5	–	5	–	5	–	5	–
		3.1.5	영양집중지원서비스	5	–	5	–	5	–	5	–	5	–	2	3
		3.1.6	욕창관리	5	–	5	–	5	–	5	–	5	–	5	–
		3.1.7	호스피스 · 완화의료	4	–	4	–	4	–	4	–	4	–	4	–
	고위험 환자 진료 체계	3.2.1	중증응급환자 진료체계	6	–	6	–	6	–	6	–	6	–	6	–
		3.2.2	심폐소생술관리	4	–	4	–	4	–	4	–	4	–	4	–
		3.2.3	수혈환자관리	4	–	4	–	4	–	4	–	4	–	4	–
		3.2.4	항암화학요법	8	–	8	–	8	–	8	–	8	–	8	–
		3.2.5	신체보호대 및 격리 · 강박	4	–	4	–	4	–	4	–	4	–	4	–

표 6.3.2 4주기 급성기병원 인증기준(계속)

장	기준		상급종합병원				종합병원				병원			
			계	필수	정규	시범	계	필수	정규	시범	계	필수	정규	시범
4장. 의약품관리	4.1	의약품관리체계	3	–	3	–	3	–	3	–	3	–	3	–
	4.2	의약품 구매선정	4	–	4	–	4	–	4	–	4	–	4	–
	4.3	의약품 보관	8	–	8	–	8	–	8	–	8	–	8	–
	4.4	처방 및 조제	10	–	10	–	10	–	10	–	10	–	10	–
	4.5	투약 및 모니터링	7	–	7	–	7	–	7	–	7	–	7	–
	4.6	의약품부작용 모니터링	4	–	4	–	4	–	4	–	4	–	–	4
5장. 수술 및 마취진정관리	5.1	수술 계획	5	–	5	–	5	–	5	–	5	–	5	–
	5.2	수술 중 환자안전보장	5	–	5	–	5	–	5	–	5	–	5	–
	5.3	시술 계획, 시술 중 환자안전보장	8	–	8	–	8	–	8	–	8	–	8	–
	5.4	진정치료	4	–	4	–	4	–	4	–	4	–	4	–
	5.5	마취진료	5	–	5	–	5	–	5	–	5	–	5	–
	5.6	환자상태 모니터링	3	–	3	–	3	–	3	–	3	–	3	–
	5.7	수술장 안전관리	5	–	5	–	5	–	5	–	5	–	5	–
6장. 환자권리존중 및 보호	6.1	환자권리 존중 및 안전보장	7	–	7	–	7	–	7	–	7	–	7	–
	6.2	취약환자 권리보호	5	–	5	–	5	–	5	–	5	–	5	–
	6.3	불만 및 고충관리	5	–	5	–	5	–	5	–	5	–	5	–
	6.4	의료사회복지체계	4	–	4	–	4	–	4	–	4	–	4	–
	6.5	동의서	6	–	6	–	6	–	6	–	6	–	6	–
	6.6	임상연구관리	8	–	8	–	8	–	8	–	8	–	8	–
	6.7	장기이식관리	5	–	5	–	5	–	5	–	5	–	5	–
III. 조직관리체계	**37**		**206**	**29**	**177**	**–**	**206**	**28**	**173**	**5**	**202**	**28**	**144**	**30**
7장. 질 향상 및 환자안전 활동	7.1	질 향상 및 환자안전 운영체계	5	5	–	–	5	5	–	–	5	5	–	–
	7.2	위험관리체계	6	–	6	–	6	–	6	–	6	–	–	6
	7.3	환자안전사건관리	7	5	2	–	7	5	2	–	7	5	1	1
	7.4	질 향상 활동	5	–	5	–	5	–	5	–	5	–	5	–
	7.5	진료지침 개발 및 관리	4	–	4	–	4	–	4	–	4	–	–	4
8장. 감염관리	8.1	감염예방 · 관리체계	6	3	3	–	6	3	3	–	4	3	1	–
	8.2	감염감시 및 개선활동	5	–	5	–	5	–	5	–	5	–	5	–
	8.3	감염예방 · 관리 교육	4	1	3	–	4	1	3	–	4	1	3	–
	8.4	의료기구 감염관리	4	–	4	–	4	–	4	–	4	–	4	–
	8.5	세척 · 소독 · 멸균 및 세탁물 관리	7	–	7	–	7	–	7	–	7	–	7	–
	8.6	환자치료영역 환경관리	3	–	3	–	3	–	3	–	3	–	3	–
	8.7	급식서비스관리	5	–	5	–	5	–	5	–	5	–	5	–
	8.8	감염성질환 및 면역저하 환자관리	7	–	7	–	7	–	7	–	7	–	7	–

표 6.3.2 4주기 급성기병원 인증기준(계속)

장	기준		상급종합병원				종합병원				병원			
			계	필수	정규	시범	계	필수	정규	시범	계	필수	정규	시범
9장. 경영 및 조직운영	9.1	합리적인 의사결정	9	–	9	–	9	–	9	–	9	–	7	2
	9.2	의료기관 운영방침	4	–	4	–	4	–	4	–	4	–	4	–
	9.3	부서운영	4	–	4	–	4	–	4	–	4	–	–	4
	9.4	윤리위원회 운영	2	–	2	–	2	–	2	–	2	–	2	–
10장. 인적 자원관리	10.1	인사관리체계	6	–	6	–	6	–	6	–	6	–	6	–
	10.2	의사(전문의)의 진료권한 승인과 평가	5	–	5	–	5	–	–	5	5	–	–	5
	10.3	전문의를 제외한 직원의 직무 확인과 평가	5	–	5	–	5	–	5	–	5	–	5	–
	10.4	인사정보관리	4	–	4	–	4	–	4	–	4	–	4	–
	10.5	직원 교육	6	–	6	–	6	–	6	–	6	–	6	–
	10.6	의료인력 법적 기준	6	–	6	–	6	–	6	–	6	–	6	–
	10.7	직원안전관리 활동	6	6	–	–	6	6	–	–	6	6	–	–
	10.8	폭력 예방 및 관리	3	–	3	–	3	–	3	–	3	–	3	–
11장. 시설 및 환경관리	11.1	시설 및 환경 안전관리	9	–	9	–	9	–	9	–	9	–	8	1
	11.2	설비시스템관리	5	–	5	–	5	–	5	–	5	–	5	–
	11.3	위험물질관리	4	–	4	–	4	–	4	–	4	–	4	–
	11.4	보안관리	4	1	3	–	4	–	4	–	4	–	4	–
	11.5	의료기기관리	9	–	9	–	9	–	9	–	9	–	7	2
	11.6	화재안전관리 활동	8	8	–	–	8	8	–	–	8	8	–	–
	11.7	재난관리체계	3	–	3	–	3	–	3	–	3	–	2	1
	11.8	유행성 감염병 대응체계	5	–	5	–	5	–	5	–	3	–	–	3
12장. 의료정보/의무기록관리	12.1	의료정보/의무기록관리	9	–	9	–	9	–	9	–	9	–	8	1
	12.2	퇴원환자 의무기록 완결도 관리	11	–	11	–	11	–	11	–	11	–	11	–
	12.3	의료정보수집 및 활용	5	–	5	–	5	–	5	–	5	–	5	–
	12.4	개인정보보호 및 보안	6	–	6	–	6	–	6	–	6	–	6	–
IV. 성과관리체계	**3**		**27**	**–**	**26**	**1**	**27**	**–**	**26**	**1**	**27**	**–**	**13**	**14**
13장. 성과관리	13.1	환자안전 지표 관리	6	–	6	–	6	–	6	–	6	–	6	–
	13.2	진료영역 지표 관리	15	–	14	1	15	–	14	1	15	–	6	9
	13.3	관리영역 지표 관리	6	–	6	–	6	–	6	–	6	–	1	5

출처: 의료기관평가인증원(2021). 4주기 급성기병원 인증기준.

3) 인증 결과

의료기관에 대한 조사 및 평가 결과에 따라 인증, 조건부인증, 불인증의 세 가지 등급으로 분류된다.

- **인증:** 해당 의료기관이 모든 의료 서비스 제공 과정에서 환자의 안전보장과 적정 수준의 질을 달

성하였음을 의미하며 인증기간은 4년이다.

- **조건부인증:** 의료 질 향상을 위하여 노력하였으나 일부 영역에서 인증 수준에는 다소 못 미치는 의료기관으로서, 향후 부분적 노력을 통해 인증을 받을 수 있는 가능성이 있음을 의미하며 그 유효기간은 1년이다. 조건부인증은 개선의 의지가 있는 기관에서 향후 시정과 보완의 기회를 제공하려는 목적으로 등급이 부여되며, 1년간 인증과 동일한 효력을 발휘하나 인증 기간 내 개선 노력을 한 후, 다시 인증 조사를 받아 최종적인 인증 여부를 판정받게 된다.

인증 결과는 해당 의료기관에 대한 인증 상태와 인증 기간 등이 일반 국민에게 공개되고, 의료기관에게는 당해 의료기관의 상세한 질 정보와 기준 정보를 벤칭마킹 자료와 함께 제공하며 정부에서는 상급종합병원이나 전문병원 및 센터를 지정하는 등 의료기관에 대한 다양한 정책 적용의 토대로 활용하게 된다.

참고문헌

김문숙 외(2015). QI전담자의 주요업무 및 역할규명. 한국의료질향상학회지, 21(2), 40~56.

김복남 외(2017). 환자안전실무지침서. 현문사.

대한간호협회(2003). 간호표준: 간호활동기술서.

박연화 외(2012). PDCA모형에 기초한 QI활동 평가틀 개발 및 사례분석. 간호행정학회지, 18(2), 222~233.

병원간호사회(2019). 환자안전사건 사례와 예방 개정1판.

병원간호사회(2022). 간호안전관리지침 개정9판.

의료기관평가인증원(2021). 4주기 급성기병원 인증기준.

이순교 외(2018). 질향상 및 환자안전 실무가이드. 현문사.

이재호 외(2021). 의료인 대상 환자안전교육(개정판). 카리북스.

ACSQHC(2022). *Indicators, measurement and reporting.* https://www.safetyandquality.gov.au/our-work/indicators-measurement-and-reporting

American Nurses Association(2021). *Nursing scope and standards of practice, 4th ed.* Washinton, D.C.: American Nurses Publishing.

Donabedian, A. (2003). *An introduction to quality assurance in health care.* New York: Oxford University Press.

Finkelman, A. (2020). *Quality improvement: A guide for integration in nursing, 2nd ed.* Jones & Bartlett Learning.

Gardner, G., Gardner, A., & O'Connell, J. (2014). Using the Donabedian framework to examine the quality and safety of nursing service innovation. *Journal of Clinical Nursing, 23*(1~2), 145~155.

Johnson, J. K., & Sollecito, W. A. (2020). *McLaughlin & Kaluzny's continuous quality improvement in health care.* Burlington, MA: Jones & Bartlett Learning.

Marquis, B. L., & Huston, C. J. (2021). *Leadership roles and management functions in nursing: Theory & application, 10th ed.* Philadelphia: Wolters Kluwer.

Spath, P., & Devane, K. A. (2022). *Introduction to healthcare quality management, 4th ed.* (Gateway to Healthcare Management). Chicago: Health Administration Press.

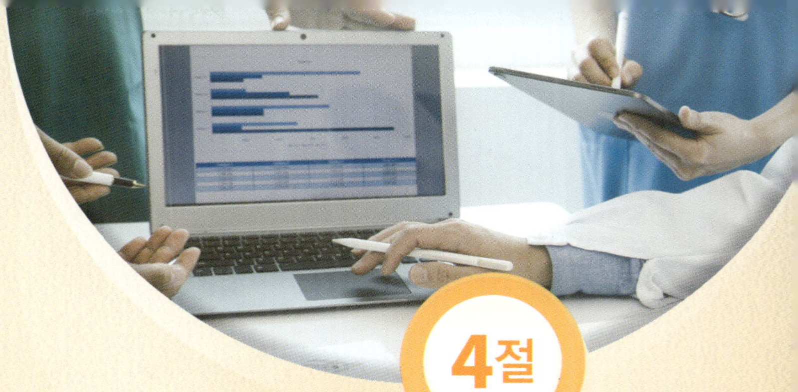

4절

환자안전

학습목표

1. 환자안전 관련 용어를 정의한다.
2. 환자안전의 원칙을 나열한다.
3. 정확한 환자확인 절차를 설명한다.
4. 환자안전 운영체계를 설명한다.
5. 환자안전의 근본원인분석을 수행한다.
6. 환자안전 문제 발생 시 사건(사고) 보고체계를 설명한다.
7. 환자안전 문제 발생 시 조직의 대처방안에 대해 설명한다.
8. 조직의 환자안전문화를 설명한다.
9. 조직의 환자안전 전략을 나열한다.
10. 조직의 위험관리를 설명한다.

주요용어

- 환자안전(patient safety): 의료와 관련된 불필요한 위해의 위험을 허용되는 최소한으로 낮추는 것(WHO)
- 근접오류(near miss): 의료오류가 대상자에게 위해를 끼칠 수 있었으나 우연히 또는 시스템 내부에 있는 무엇이나 어떤 사람이 막았기 때문에 대상자에게 위해를 끼치지 않은 것
- 위해사건(adverse event): 환자의 상태 때문이 아니라 치료과정 때문에 발생한 사망이나 상해
- 적신호 사건(sentinel event): 사망, 심각한 신체적 · 심리적 상해 또는 그런 결과를 가져올 수 있는 위험성을 포함한 것으로 기대하지 않았던 사건의 발생
- 의료오류(medical error): 현대의 의학적인 지식과 기술을 배경으로 주어진 상황에서 올바른 행위를 의도한대로 수행하지 못하는 것
- 잠재적 오류(latent error): 위험한 상황, 환경적 조건, 기타 미래에 의료과실이나 실질적인 상해로 이어질 수 있는 잠재적인 위해 상황
- 실재적 오류(active error): 인간이 주체가 되는 불안정한 행동으로 오류와 위반 등으로 분류되는 실제로 발생한 오류
- 근본원인분석(root cause analysis): 일련의 절차를 이용하여 위해 결과의 기저에 깔려있는 원인을 밝혀내는 방법
- 환자안전문화(patient safety culture): 조직에서 발생한 의료 관련 오류나 사건들을 숨기지 않고 사건과 경험으로부터 배우고 개선하고자 하는 조직문화
- 환자안전 분위기(patient safety climate): 환자안전과 관련된 업무에 대한 구성원의 인지적 특성으로 환자안전문화의 하위 개념

1 환자안전 개념과 원칙

환자안전은 히포크라테스 선서의 "First Do No Harm"이란 말에서 알 수 있듯이, 고대로부터 의료의 기본원칙으로 자리 잡고 있다.

환자안전은 비교적 최근에 등장한 용어로, 1985년에 설립된 미국의 마취환자안전재단(Anesthesia Patient Safety Foundation)이 환자안전이라는 용어를 사용한 최초의 기관으로 알려져 있고, 2000년 이전 덴마크에는 환자안전이라는 용어 자체가 없었다고 한다. 의료오류(error), 의료사고(accident), 의료과실(negligence), 의원성(iatrogenesis) 등이 이전부터 의료계에서 널리 사용되어왔으나, 이 용어들은 의료진의 오류, 실수, 책임이 주가 되는 개념이다. 반면, 환자안전은 환자가 주된 관심의 대상이 되고, 환자에게 발생한 위해(harm)와 안전(safety)에 대한 위협이 주된 관심이 되는 개념이다.

환자안전은 환자를 중심(patient-centered care)에 두게 되면서 기존의 의료진 중심의 실무(physician-centered practice)와는 다른 관점을 제시하고 있으며, 의료서비스의 질 향상을 위해 의료진의 역할뿐만 아니라 환자와 보호자의 능동적인 참여를 장려하는 새로운 패러다임을 열어가고 있다.

환자안전은 이미 발생한 위해에 대한 보상과 문책보다는 위해를 예방하는 방법, 오류를 보고할 수 있는 방법, 오류를 통해 배우는 방법, 안전하게 진료를 받는 환경을 만드는 방법 등에 더 많은 관심을 기울이게 하고, 의료진과 직원뿐만 아니라 환자안전을 위해 환자와 보호자의 참여가 함께 이루어질 수 있도록 지원하는 제도적 장치가 갖추어지고 있다.

1) 환자안전 관련 용어

환자의 안전과 관련된 주요 용어는 다음과 같다(표 6.4.1).

표 6.4.1 환자안전 관련 주요 용어

용어	의미
환자안전 (patient safety)	의료와 관련된 불필요한 위해의 위험을 수용할 수 있는 최소한의 수준으로 감소시키는 것(WHO)
환자안전사고 (patient safety accident)	환자에게 불필요한 위해를 주었거나 줄 수 있는 사건이나 상황(WHO, 2009) 또는 환자에게 보건의료서비스를 제공하는 과정에서 환자안전에 보건복지부령으로 정하는 위해가 발생하였거나 발생할 우려가 있는 사고(환자안전법)
근접오류(near miss)	오류가 발생하였으나 환자에게 도달하지 않은 사건(WHO, 2009)
위해사건(adverse event)	환자가 가지고 있는 질환이 아닌 의학적인 처치에 의해 발생한 손상(IOM, 2004)

표 6.4.1 환자안전 관련 주요용어(계속)

용어	의미
적신호사건 (sentinel event)	사망이나 심각한 신체적 또는 정신적 손상 등이 예상치 못하게 발생하였거나 그러한 위험이 있는 상태(JACHO, 2005)
환자안전문화 (patient safety culture)	조직구성원 모두가 공유하는 가치와 신념, 전통, 습관과 기술, 행동과 언어, 정책과 운영 등을 포괄하는 것으로 환자안전에 가치를 두고 실제로 어떻게 행동하고 있느냐를 나타냄
환자안전 분위기 (patient safety climate)	환자안전과 관련된 업무에 대한 구성원의 인지적 특성으로 정의되고 안전문화의 수준을 나타내주는 지표(플린Flin, 2007), 안전과 관련된 병원직원의 태도와 행동에 대한 정보 제공
근본원인분석 (root cause analysis, RCA)	적신호사건이나 그러한 가능성이 있는 사례를 분석하여 오류가 어떻게 발생하고, 어떻게 예방할 수 있는지 확인하는 방법
사고유형 및 유형분석 (failure mode and effects analysis, FMEA)	프로세스 내에서 발생할 수 있는 모든 사건유형을 찾아서 그 원인과 영향을 분석하여 우선순위화하고 개선계획을 실행하여 그 결과를 측정하는 것
의료오류(medical error)	현대의 의학적인 지식과 기술을 배경으로 주어진 상황에서 올바른 행위를 의도한대로 수행하지 못하는 것
잠재적 오류(latent error)	위험한 상황, 환경적 조건, 기타 미래에 의료과실이나 실질적인 상해로 이어질 수 있는 잠재적인 위해 상황
실재적 오류(active error)	인간이 주체가 되는 불안정한 행동으로 오류와 위반 등으로 분류되는 실제로 발생한 오류
실책(lapse)	도식적 행동의 실패로 행동에 관련된 오류(리프Leape, 1994)
실수(mistake)	계획한대로 행동을 하였으나, 그 계획 자체가 잘못되었기 때문에 의도한 결과를 얻지 못한 것. 의식적 행동의 실패로 규칙 또는 지식에 관련된 오류(리프, 1994)

2) 환자안전의 원칙

환자안전의 원칙이란 의료로 인한 위해를 줄이는 것으로, 의료오류를 최소화하고 의료의 질적 향상을 위해 지켜야 하는 원칙이다. 의료오류에 있어 인적오류는 불가피한 것으로 의료오류를 의료진 개인의 실수, 무관심, 부주의로 보기보다는 일하는 업무상황에 초점을 두고 관련될 수 있는 여러 요인들과의 상관관계를 함께 고려하여 분석하는 것이 필요하다. 즉, 의료오류의 예측, 조기발견, 예방 및 업무시스템 향상을 위한 시스템을 구축하는 것을 환자안전에 있어 시스템에 기반한 접근(system-based approach)이라고 한다.

(1) 스위스 치즈모형

영국의 심리학자인 제임즈 리즌James Reason은 조직의 시스템 안전모형으로서 여러 개의 구멍이 뚫린 스위스 치즈의 모습을 따서 '스위스 치즈모형(Swiss cheese model)'을 제안하였다(그림

6.4.1). 스위스 치즈의 층(layers)은 사고를 예방하기 위한 방어물이라고 할 수 있는데, 여기에 구멍(holes)이 생기고 이러한 층들의 구멍이 일렬로 배열되어 사고가 발생한다는 것이다.

이처럼 한 건의 사고가 발생하기 위해서는 이러한 방어물들의 여러 가지 결함이 동시에 존재해야 한다는 것이 이 모형의 핵심으로, 이상적인 상황에서는 모든 방어물들은 위험요인을 여러 단계에서 빈틈없이 차단해 내겠지만 실제 상황에서는 방어벽들이 종종 결함(구멍)을 가지게 된다.

이 모형은 사고가 발생된 지점(sharp end)에서 보이는 오류는 가시적 오류(active error)이지만, 그러한 사고 발생에 기여하는 보다 근본적인 원인들이 조직에 있다고 보았다. 이를 가시적 오류와 구분하여 잠재적 오류(latent error)라 하며, 뭉툭한 끝(blunt end)에 위치하는 오류를 말한다. 예를 들어, 투약오류가 발생하였다면 이는 가시적 오류이지만 그 이면에는 숙련된 인력의 부재, 과중한 업무, 시간의 긴급성, 투약처방의 이중확인 등 확인 프로토콜의 부재, 환자안전문화의 부재 등의 시스템 저변에 깔려 있는 각 층(layers)에서의 구멍(잠재적 오류)이 일렬로 배열되어 가시적인 오류가 발생한 것으로 설명될 수 있다.

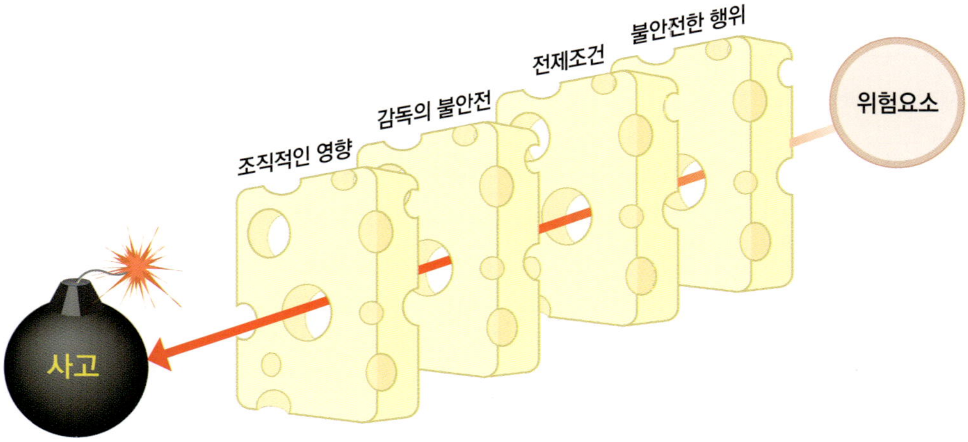

그림 6.4.1 제임즈 리즌의 스위스 치즈모형

1990년대 중후반부터 오류를 유발하는 상황으로 개별적 주체로서의 의료인의 인적오류뿐만 아니라 조직 및 근무환경 그리고 상황적 요인 체계(system)의 복합적인 과정을 제시하여 오류에 있어서 그동안 간과되어 왔던 병원의 업무환경이나 의료시스템의 중요성에 대해서 논하기 시작했다(리즌Reason, 2004; 수잔Suzanne, 2002).

개인적 요인(individual factor)에는 지식과 기술 및 경험 부족, 주의의무 태만, 윤리의식 부족 등이 있었고, 조직적인 요인(organizational factor)에는 인력 부족, 업무 과부담, 조직 내 갈등, 관리감독 부족, 의사소통실패, 경직된 조직문화와 체계적인 시스템 부재의 문제가 있었다. 불가항력적 요인(inevitable factor)에는 환자의 특이성, 의약품 및 기술의 부적절성 등이 있었다.

(2) 하인리히 법칙

1931년에 허버트 윌리엄 하인리히Herbert Willam Heinrich의 저서인『산업재해 예방: 과학적 접근』에 소개된 법칙이다. 하인리히의 법칙(Heinrich's law)이란 대형사고가 발생하기 전에 그와 관련된 수많은 작은 사고와 징후들이 반드시 존재한다는 것이다.

하인리히는 산업재해 사례분석을 통해 산업재해로 인한 중상자가 1명이면, 그전에 동일한 원인으로 발생한 경상자가 29명, 부상을 당할 뻔한 잠재적 부상자가 300명이었다는 사실을 통계적으로 검증하였다. 이후 하인리히 법칙을 '1:29:300 법칙'이라고 명명하였다. 심각한 사고와 사소한 사고 그리고 사고로 이어지지 않았지만 사고 발생이 가능한 오류의 발생 비율은 1:29:300이다. 즉, 큰 위해는 항상 사소한 것을 방치할 때 발생한다는 것이다(그림 6.4.2). 따라서 사소한 문제가 발생하였을 때 이를 면밀히 살펴 그 원인을 파악하고 잘못된 점을 시정하면 대형사고나 실수를 방지할 수 있다는 것이다.

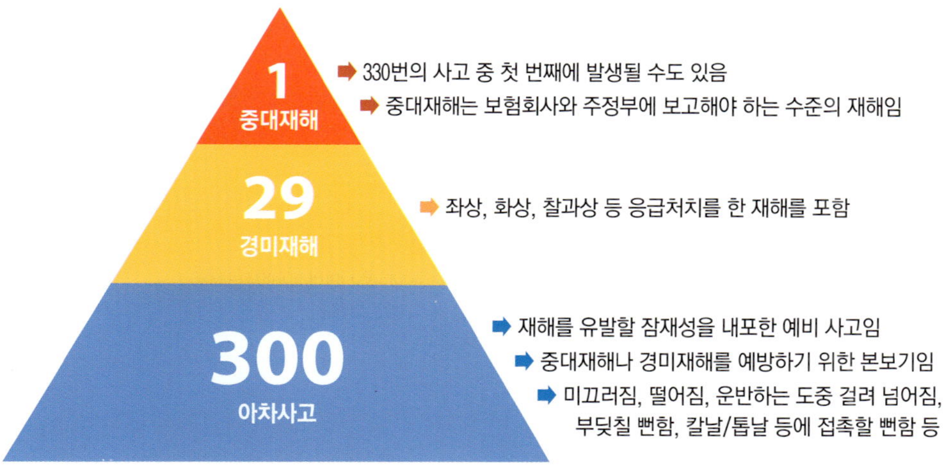

그림 6.4.2 하인리히 법칙(1:29:300 법칙)

이에 환자안전을 위한 일반적인 원칙은 다음과 같다.

- 조직 내 환자안전문화를 구축한다.
- 구성원을 이끌고 지지해주어야 한다.
- 위험관리를 위한 활동을 모든 업무에 포함시킨다.
- 구성원의 환자안전 보고를 증진시킨다.
- 환자의 안전을 위해 공공분야와 연계하고 의사소통한다.
- 환자안전과 관련한 학습을 통해 배우고 관련 사항을 공유한다.
- 위해의 예방을 위한 해결책을 수행한다.

2 환자안전 향상 활동

환자안전 문제는 다양한 수준과 다양한 경로를 통하여 발생한다. 따라서 의료기관은 시스템 전체를 포괄(system-wide solutions)하는 접근방안을 모색하고, 의료제공자가 팀 구성을 통한 유기적인 의료서비스 제공 및 팀원 간 또는 의료진과 환자와의 효과적인 의사소통을 통해, 환자안전을 보장할 수 있는 환경에서 진료를 하고 행정적인 지원을 위한 체계적인 시스템을 구축하는 것이 필요하다.

국제의료기관평가위원회(Joint Commission International, JCI)는 무엇보다 환자안전 문제를 외면하지 말고 직시해야 한다는 점을 강조하고 있으며, 2008년부터 6개의 환자안전목표를 요구하고 있다(글상자 6.4.1).

글상자 6.4.1

JCI에서 요구하는 국제환자안전목표

- 목표1. 정확한 환자확인(Identify patients correctly).
- 목표2. 효과적인 의사소통의 향상(Improve effective communication).
- 목표3. 고주의 약물의 투약안전 향상(Improve the safety of high-alert medication).
- 목표4. 정확한 수술부위, 정확한 수술방법, 정확한 수술환자확인(Ensure correct-site, correct-procedure, correct-patient surgery).
- 목표5. 병원감염 위험 감소(Reduce the risk of health care-associated infections).
- 목표6. 낙상위험 감소(Reduce the risk of patient harm resulting from falls).

1) 정확한 환자확인

(1) 입원 및 외래환경에서의 환자확인

입원 및 외래환경에서의 환자확인의 정확성을 향상시키기 위해서는 환자에게 최소한 두 가지 이상의 식별자를 사용하도록 하고 있다. 주로 환자의 이름, 환자의 등록번호(병원에서 할당한 식별번호), 전화번호, 생년월일 등을 식별자로 활용하고 있다. 이에 손목팔찌를 적용하고 환자를 확인할 때에 의식이 있는 경우에는 개방형으로 질문하여 스스로 응답하도록 하거나 자동화된 확인기술(바코드, RFID 등)을 적용하고 있다. 하지만 밴드의 분실이나 부정확한 정보, 표준화되지 않은 팔찌의 사용 등으로 인해 환자의 전실이나 전동, 근무 인수인계 시에 문제가 발생할 수 있으므로 각별한 주의가 요구된다.

(2) 수술실에서의 환자확인

JCI는 잘못된 수술부위로 인한 사망이나 심각한 신체적 손상을 적신호사건(sentinel event)으로 정의하였다. 적신호사건을 예방하기 위해서는 수술 전 확인, 환자가 참여하여 수술부위 표기하기, 모든 의료진이 참여한 타임아웃(timeout) 등의 실시가 포함되어야 한다.

우리나라의 보건복지부에서도 2006년에 의료사고를 대비한 '수술환자 확인사항 권고문'을 마련하여 환자 수술 시 수술 담당의사를 비롯한 간호사, 마취의사 등이 총 6회에 걸쳐 환자확인절차를 거치도록 권장하고 있다. 환자확인의 마지막 단계로 수술실 내에서 '타임아웃'을 시행하게 되는데 이때에는 '정확한 수술환자, 정확한 수술부위, 정확한 수술과정(right patient, right site, right procedure)'을 확인하도록 권유하고 있다. 미국의 수술간호협회에서는 환자확인과정의 오류를 예방하기 위하여 'National Time Out Day'를 정하여 타임아웃에 대해 인식시키려고 노력하고 있다(슈타이어트Steiert, 2007).

(3) 수혈과정에서의 환자확인

수혈을 시작하기 전, 처방과 혈액/혈액성분의 일치 정도, 환자와 혈액/혈액성분을 이중확인(double check)하거나 바코드 등을 이용하여 확인과정을 수행할 수 있다. 두 사람이 함께 확인하는 이중확인의 경우, 첫 번째 확인자는 혈액/혈액성분을 주입할 자격을 갖춘 수혈실시자이고, 두 번째 확인자는 병원이 정한 확인과정에 참여하도록 자격을 갖춘 사람이 된다.

JCI에서는 환자확인을 위해 다음과 같은 3단계 접근방법을 제시하고 있다.

- 1단계: 다음의 내용을 포함하여 환자확인절차를 마련한다.
  - 하나의 표준화된 환자확인절차를 마련한다.
  - 환자확인 업무를 담당할 주 책임자와 수행절차를 규정한다.
  - 최소한 두 가지 이상의 지표(예: 손목밴드와 이름 또는 이름과 생년월일)를 활용하여 환자를 확인하며, 가능한 한 환자의 인적사항은 직접 질문을 하여 환자와 보호자의 참여를 유도한다.
  - 동명이인이거나 환자확인 정보가 부족한 경우, 의식이 없는 환자의 경우에 어떤 방법으로 확인을 할지에 대한 별도의 내용을 규정한다.
  - 환자가 지켜보는 앞에서 혈액이나 조직의 보관함에 라벨을 부착하거나 라벨을 확인한다.
- 2단계: 위에서 규정한 내용에 대하여 의료진을 교육한다.
- 3단계: 환자확인 절차의 중요성과 필요성에 대하여 환자와 보호자도 교육한다.

2) 환자안전 운영체계

질 향상과 환자안전을 위해 조직은 의료기관 차원의 질 향상 활동과 환자안전을 기획, 통합, 조정, 지원하기 위한 체계를 운영함으로써 보다 높은 신뢰를 얻을 수 있는 기관(high reliability organization)으로 인정받기 위해 지속적으로 환자안전 수준을 향상시키고자 노력한다.

의료기관 내 환자안전 운영체계는 환자안전 보고체계의 마련, 환자안전 관리조직의 구성, 환자안전 증진활동수행 등이 있다. 먼저 환자안전 보고체계는 근접오류, 위해 및 적신호사건, 의료분쟁 등의 발생과 관련하여 환자안전전담자 또는 관찰한 직원이 구두, 서면, 전산화 시스템(환자안전보고 학습시스템, KOPS)상으로 보고할 수 있도록 구축되어야 한다.

이에 우리나라의 의료기관평가인증원에서도 의료의 질과 환자안전 수준을 제고하기 위해 의료기관인증제도 및 각종 평가업무를 수행해 오고 있으며, 2015년 「환자안전법」을 마련하여 국가 수준의 '국가환자안전위원회'를 조직하고, 매 5년마다 환자안전종합계획을 수립 및 시행하도록 하고 있다. 또한 200병상 이상의 병원급 의료기관(단, 종합병원은 100병상 이상)은 기관 수준의 '환자안전위원회'와 '환자안전 전담인력'을 배치하도록 하고, 보건복지부에서는 병원급 의료기관은 환자안전을 전담하는 인력을 의무적으로 배치하도록 하고 있다(국가법령정보센터, 2023).

(1) 환자안전위원회

① 구성

환자안전위원회의 구성은 「환자안전법 시행규칙」 제6조에 따라 위원장(해당의료기관의 장) 1명을 포함하여 5~30명의 위원으로 성별을 고려하여 위촉하도록 하고 있다. 그리고 환자안전의 문제해결을 위한 다학제 간 접근이 요구되므로 여러 부서 다양한 직종(의사, 간호사, 약사, 행정직원, 해당 분야 전문가 및 일반인도 포함 가능)으로 구성된다.

② 환자안전위원회 업무

환자안전위원회의 업무는 「환자안전법」 제11조에 근거하여 "환자안전사고의 예방 및 재발 방지를 위한 계획 수립 및 시행, 환자안전 전담인력의 선임 및 배치, 보건의료기관의 의료 질 향상 및 환자안전체계 구축 및 운영, 환자안전사고를 보고한 보고자 및 보고내용의 보호, 환자와 보호자의 환자안전활동 참여를 위한 계획 수립 및 시행, 기타 환자안전 활동에 필요한 사항(환자안전기준 준수, 환자안전지표 운영, 환자안전사고의 보고 활성화, 환자안전활동 교육 등에 관한 사항)" 등의 업무를 심의한다.

다음으로 투약오류, 자살, 낙상 등 환자안전사고와 관련된 사항에 대해 문제분석, 개선계획 수립 및 개선활동에 대한 효과를 모니터링하는 등 의료기관의 환자안전을 주관하며, 각 병원마다 규정사항이나 지침을 마련한다.

마지막으로 대표적인 평가 관련 업무로 의료기관인증평가와 그 외 환자안전 감염관리, 환자안전 교육 및 지표관리 등 여러 가지 환자안전 증진활동이 있으나, 이 중 근본원인분석(root cause analysis, RCA)의 시행과 오류(고장)유형 및 영향분석(failure mode and effects analysis, FMEA)은 가장 대표적인 환자안전을 관리하고 증진시키기 위한 활동이다.

(2) 환자안전 인력

① 환자안전 담당자 역할

환자안전 담당자는 기관 내 환자안전 실무를 담당하며, 사건보고체계를 관리하고 이에 대응한다. 환자안전 전담인력의 업무(「환자안전법」 제12조)는 "환자안전사고 정보의 수집 · 분석 및 관리 · 공유, 환자안전사고 예방 및 재발방지를 위한 보건의료인 교육, 환자와 환자 보호자의 환자안전활동을 위한 교육, 기타 환자안전활동(환자안전활동의 보고, 환자안전기준의 준수 · 점검, 환자안전 지표의 측정 · 점검 등)"을 포함한다.

② 환자안전 담당자 자격기준

「환자안전법 시행규칙」에 따른 환자안전 전담인력의 자격기준은 (1) '의사 · 치과의사 또는 한의사 면허를 취득한 후 3년 이상 보건의료기관에서 근무한 사람', (2) '전문의 자격이 있는 사람', (3) '간호사 면허를 취득 후, 3년 이상 보건의료기관에서 근무한 사람'이다.

3) 환자안전의 근본원인분석

근본원인분석(root cause analysis, RCA)은 보고된 사건에 대해서 그 결과의 기저에 깔려 있는 원인을 밝혀내는 과정으로 향후에는 동일한 사건이 재발하지 않도록 하는 데 목표가 있다. 이 과정은 사건이 어떻게, 왜 발생했는지를 이해하기 위함이며, 사건발생 즉시 분석하는 것이 적절하다.

근본원인분석은 오류가 발생할 수 있는 조직 내 시스템의 잠재적인 취약점, 원인을 변화 또는 수정하여 다시 발생하지 않도록 도와주는 것이다. 실제로 의료서비스 과정 중 오류가 발생할 때에는 일반적으로 '무엇이 잘못되었는지'와 '누가 잘못했는지'를 밝혀내려고 하는 경향이 있다. 하지만 비판과 비난보다 우리는 '왜 또는 어떻게 그 일이 일어났는지'를 분석해 보아야 한다. 이와 같이 의료환경에 내재한 여러 오류의 원인과 취약점에 초점을 두는 것이 개인을 비난하는 것보다 의료의 질이나 안전성을 더 향상시키는 효율적인 방법이기 때문이다. 이것이 근본원인분석의 특징이다.

근본원인분석의 과정은 다음과 같다. 근본원인분석 시에는 우선 일반적으로 직종 간의 지식이 있고 다양한 직위의 개인이 포함되어야 하며, 사건의 핵심과 과정에 근본적인 접근이 가능한 4~6명을 한 팀으로 구성한다. 더불어 위험관리 또는 질 향상 파트의 구성원이 포함되면 사건을 보고 · 기획하는 것에 도움이 될 것이다.

근본원인분석 과정은 먼저 문제가 규명되면, 관련 팀 구성이 이루어지고 사건의 순서(경과)를 규명한 뒤, 각 원인요인들(casual factors)을 정의하고 각 원인요인들의 근본원인분석을 통해 일반적인 원인을 분석 · 추론하여 교정행동(corrrective action)을 개발 · 평가하고 교정행동보고 및 수행, 전체 교육과 시스템 개발을 통해 조직 내 리더와 구성원들에게 공유되는 순서로 이루어진다(그림 6.4.3).

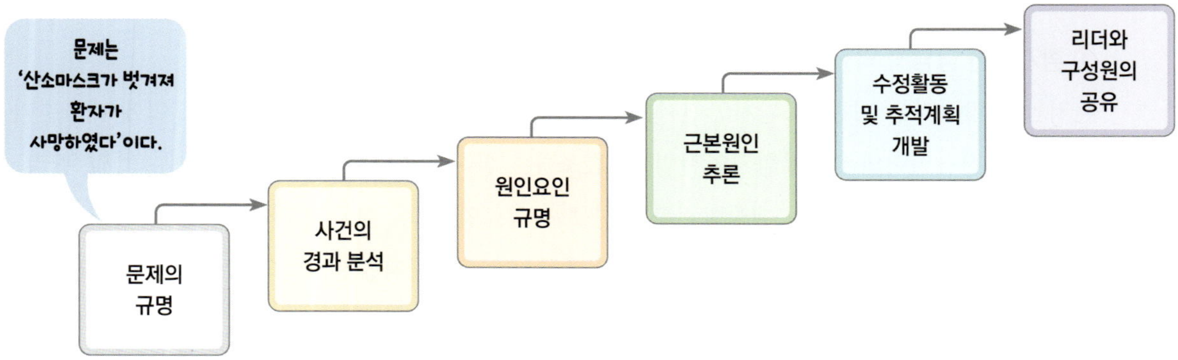

그림 6.4.3 근본원인분석 과정

근본원인분석 과정

- 시작은 팀 구성부터 이루어진다.
- 1단계 문제의 규명: 언제, 어디에서 발생한 문제인지 등 사건과 문제를 기술한다.
- 2단계 사건의 경과분석: 사건의 순서를 규명하는 단계로 사건의 순서를 정의하고 행동을 나열한다.
- 3단계 원인요인 규명: 원인요인을 정의하는 단계로 자료를 수집하여 문제의 원인을 규명한다. 자료수집은 목격자로부터 적시에 진술을 받고 인터뷰, 사건과 관계된 물리적인 증거, 기록된 증거 등을 통한다,
- 4단계 근본원인 추론: 문제에 기여하는 프로세스 요인을 포함한 각 원인 요인들의 근본원인분석을 통해 일반적인 원인을 분석 · 추론한다.
- 5단계 수정활동 및 추적계획 개발: 사건이나 문제의 재발을 방지하기 위하여 교정적 조치, 즉 활동을 수행하고, 이러한 교정행동을 개발 · 평가, 교정행동 보고 및 수행, 전체 교육과 시스템 개발 등의 추적계획을 수립한다.
- 6단계 리더와 구성원의 공유: 사건이나 문제에 대한 근본원인의 분석을 통한 교정활동 및 추진계획 등을 리더와 구성원과 공유한다. 근본원인분석은 어떤 일이 발생하였는지, 명백한 사건의 원인과 기여요인, 어떻게 하면 다시 발생하지 않도록 하는지에 대한 권장사항을 포함한 정보 등을 공유하는 것이 중요하다.

글상자 6.4.2는 투약오류에 대한 근본원인분석 사례이다.

글상자 6.4.2

투약오류 근본원인분석 사례

1. 사건개요

중환자실에 재원 중인 산부인과 환자(여/52세)에게 Penicillin G Potassium 2,000만IU IV 투여 중 심정지가 발생함

2. RCA과정

TapRooT® Root Cause Analysis Software를 이용하여 다음 순서로 진행

1) 시작-팀 구성

예: 적정진료관리실장, 적정진료관리부실장, QI 팀장, RM파트, 산부인과 교수, 산부인과 의국장, ICU파트장, 약무정보파트장으로 팀 구성

2) 사건의 순서규명

사건의 순서를 정의하고 행동을 나열

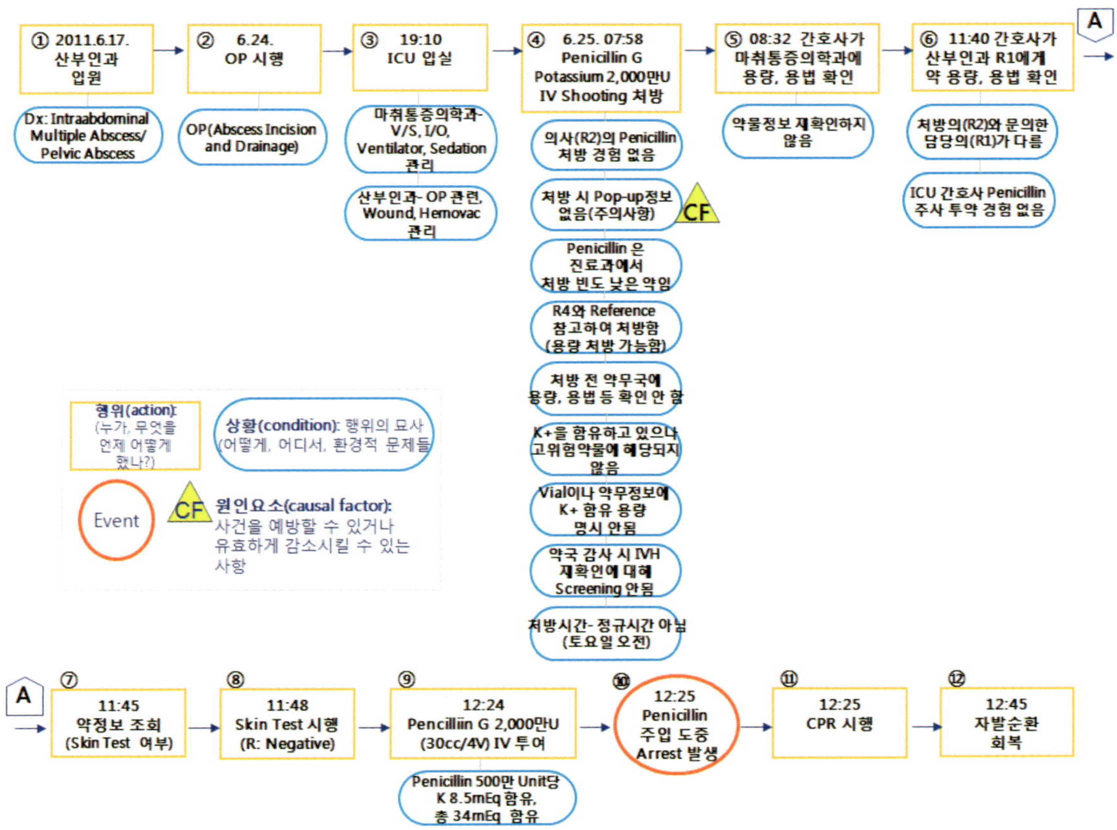

원인요소(causal factor) 정의

글상자 6.4.2

(계속)

3) 원인요소(casual factor) 정의

각 행위(action)와 상황(환경적 요인, condition)을 조사하고, 사건을 예방할 수 있거나 유효하게 감소시킬 수 있는 사항인 원인요소를 도출하였으며, 고위험약물 처방 시 주의사항에 대한 Pop-up정보가 없음을 원인요소로 정의함

4) 각 원인요소의 근본원인분석

인적 업무수행 문제에서 개인 업무 "접근이 어렵거나 오해가 생길 수 있는 상태를 인지할 수 있는 시스템이 있는가?"라는 항목이 해당됨

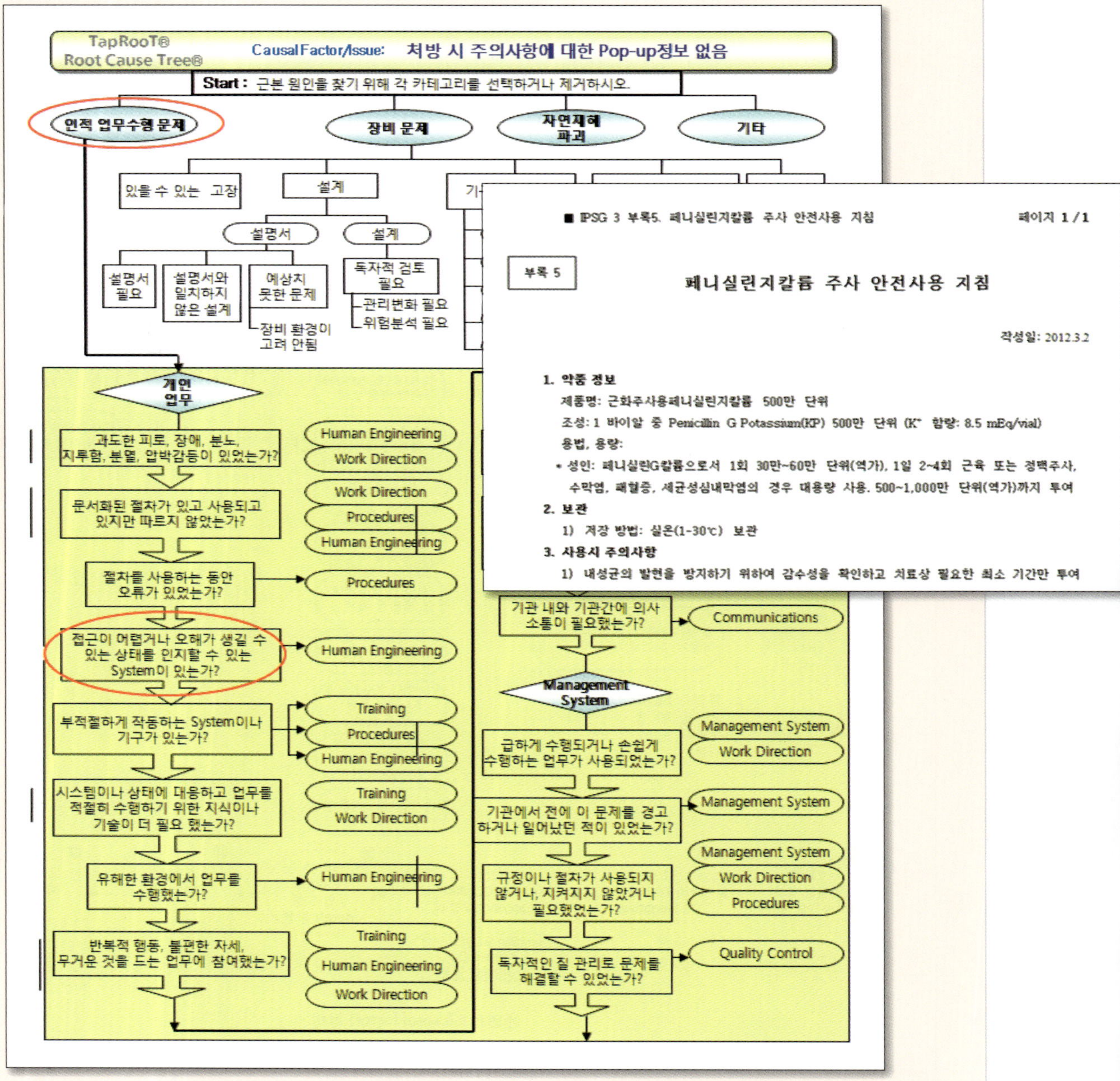

글상자 6.4.2

(계속)

5) 각 근본원인의 일반적인 원인분석

"인간공학(human engineering) 영역의 라벨필요", "정보제공필요"가 분석결과로 도출됨

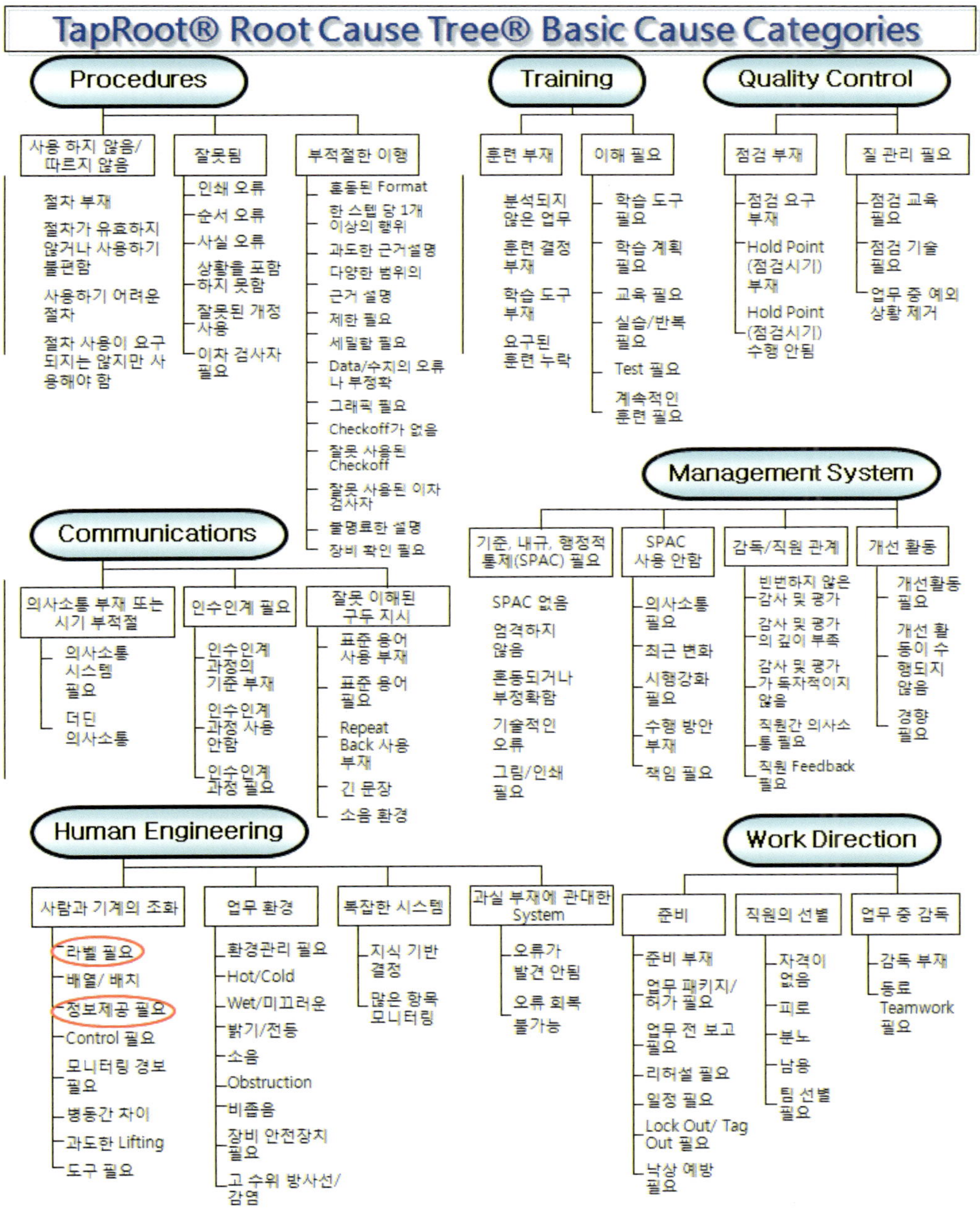

원인요소(causal factor)의 근본원인분석

글상자 6.4.2

(계속)

6) 교정행동(corrective action) 개발 및 평가

전산시스템 개발(처방 시 Alert 화면 제공), 고위험약물 관련 내규보완 및 원내공지, 고위험약물 스티커 부착

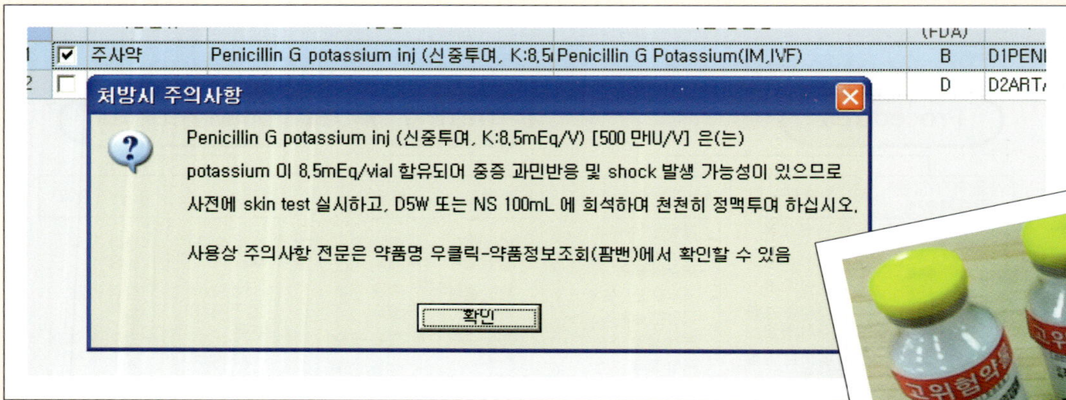

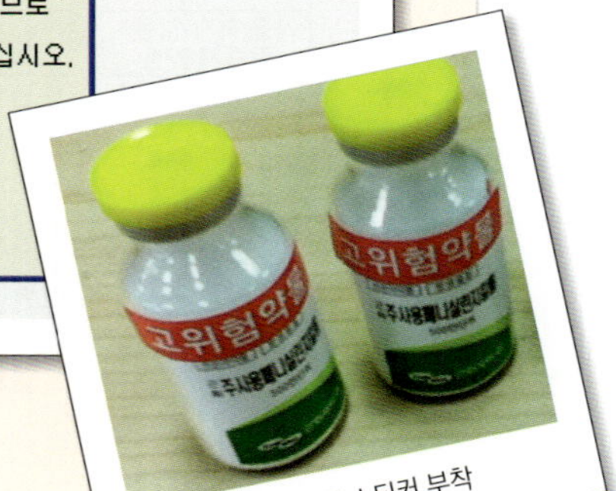

고위험약물 스티커 부착

수신자 수신자참조
(경유)
제 목 원내 Sodium 염 또는 Potassium 염 함유 약품 목록(주사제) 안내

1.원내에서 사용 중인 약품 중 Sodium 염 또는 Potassium 염 함유 약품 목록 및 함량(주사제)을 안내해드리오니 업무 및 진료에 참고하여 주시기 바랍니다.

2.또한 Sodium 염 또는 Potassium 염 함유 약품 중 아래 약품의 경우는 식품의약품안전청 허가사항에 근거하여 점적정맥주사(IVF)만 가능함을 알려드립니다.

· 다 음 ·

상품명	성분명	함량/제형	판매사	sodium 함량		허가용법
				mg	mEq	
Ametox inj	Thiosulfate Na	12.5g/50ml/V	영진약품	363.9	15.8	점적정맥주사 (IVF)
Tazocin inj	Piperacillin Na 2g Tazobactam 0.25g	2.25g/V	와이어스	128	5.6	
Tazocin inj	Piperacillin Na 4g Tazobactam 0.5g	4.5g/V	와이어스	256	11.1	
Tazoperan inj	Piperacillin Na 2g Tazobactam 0.25g	2.25g/V	종근당	108	4.7	
Tazoperan inj	Piperacillin Na 4g Tazobactam 0.5g	4.5g/V	종근당	216	9.4	

Sodium 또는 Potassium염 함유 약품 목록(주사제)

상품명	성분명	함량/제형	판매사	potassium(K) 함량	
				mg	mEq
Penicillin G potassium inj	Penicillin G Potassium	500만IU/V	근화제약	332.26	8.5
상품명	**성분명**	**함량/제형**	**판매사**	**sodium(Na) 함량**	
				mg	**mEq**
Ambactam inj	Ampicillin Na 500mg, Sulbactam Na 250mg	750mg/V	SK케미칼	50	2.2
Ametox inj	Thiosulfate Na	12.5g/50ml/V	영진약품	363.9	15.8
Arixtra inj	Fondaparinux sodium	2.5mg/Syr	GSK Korea	0.33	0.01
Betamethasone inj	Betamethasone sodium phosphate	4mg/A	한올	0.47	0.02
Bonviva inj	Ibandronic acid monosodium salt monohydrate	3mg/Syr	GSK Korea	0.22	0.009
Cefazolin inj	Cefazolin Na	1g/V	유한양행	48.23	2.1
Cefotaxim Na inj	Cefotaxime Na	1g/V	영진약품	50.6	2.2
Cefotazol inj	Cefmetazole Na	1g/V	종근당	49	2.1
Ceftriaxone inj	Ceftriaxone Na	2g/V	보령제약	135.66	5.9
		0.5g/V		33.91	1.5
		1g/V		67.83	2.9
		0.5g/V	CJ제약	17.38	0.8
		1g/V		34.76	1.5

7) 교정행동 보고 및 수행

지속적인 교육시행 및 추가적으로 고위험약물에 대한 전반적인 검토가 진행되어야 할 것으로 판단되어 고위험약물에 대한 목록확인 및 내규를 보완해 나가고 있음

출처: 송명희 외(2012). 투약 오류 건에 대한 근본원인분석 시행. 한국의료 QA학회지, 18(1), 79~87.

4) 오류(고장)유형 영향분석

오류(고장)유형 영향분석(failure mode and effect analysis, FMEA)은 오류 발생 가능성을 예측하여 개선계획을 전향적으로 검토하는 체계적인 방법이다. 이 방법은 산업분야에서 생산품과 프로세스 잠재적인 오류(고장)의 위치나 기전을 파악할 수 있는 체계적이고 전향적인 평가를 말한다.

오류(고장)유형 영향분석은 오류(고장)의 유형과 원인, 이로 인한 오류(고장)의 영향을 분석하는 단계로 이루어진다. 각 단계에서 오류(고장) 발생 가능성(occurrence), 발견 가능성(detection), 심각성(severity)에 근거한 위험 우선순위(risk of priority number)를 고려하여 개선활동을 진행하게 된다(그림 6.4.4).

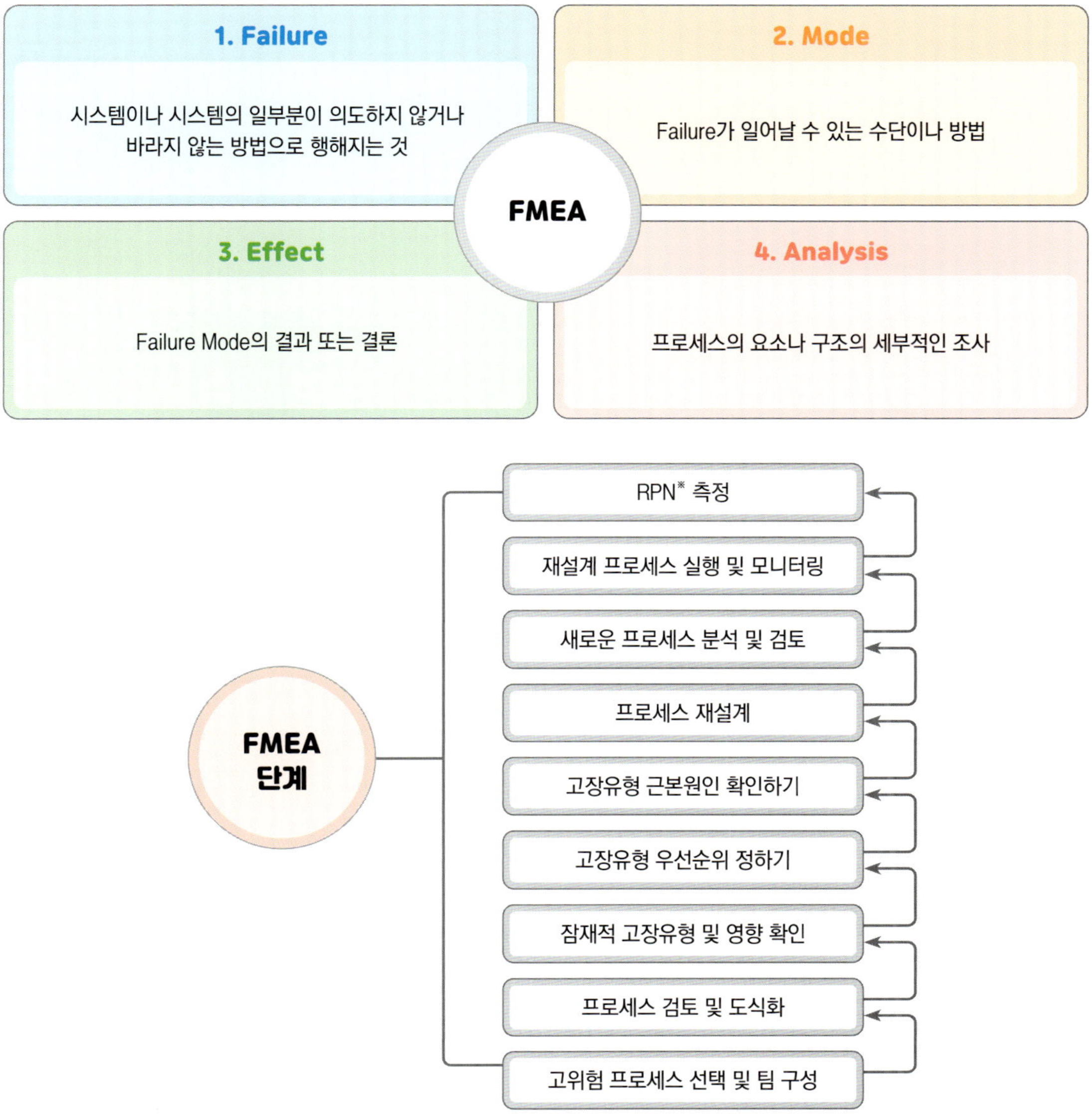

그림 6.4.4 오류(고장)유형 영향분석 및 단계.

*RPN = Severity × Occurrence × Detection (S × O × D).

5) 환자안전 사건(사고)보고체계 및 조직의 대처방안

의료오류를 관리하고 예방하기 위한 여러 가지 방안 가운데, 가장 큰 효과를 나타내고 있는 것은 이미 발생한 오류를 보고하여, 같은 오류의 재발을 방지하는 환자안전 사건(사고)보고체계를 활용하는 것이다. 환자안전 사건(사고)보고체계의 근본 목적은 사건으로부터 '경험'을 통한 학습을 하기 위함이며, 이를 위해 사건(사고)보고체계에 모든 의료제공자가 참여하도록 유도하고, 보고에 대한 적절한 대응체계를 구축하는 것이 필요하다.

미국, 영국, 일본 등 주요 국가에서는 2000년 초부터 WHO 권고에 따라 국가 차원의 환자안전체계를 운영하고 있으며, 우리나라도 2015년에 제정된 「환자안전법」을 근거로 환자안전사고에 관한 정보 및 환자안전지표개발을 위하여 수집한 자료의 조사 · 연구 · 공유를 시행하는 환자안전 사고보고학습시스템(korea patient safety reporting & learning system, KOPS)을 구축, 운영하고 있다. 환자안전사고의 보고는 자율보고이며, 환자안전사고를 발생시킨 당사자뿐만 아니라 발생한 사실을 알게 된 보건의료인과 환자들도 보고할 수 있다. 그러나 2020년 1월 「환자안전법」 개정을 통해, 일정 규모 이상의 병원급 의료기관의 장에게 중대한 환자안전사고가 발생한 경우에는 그 내용을 의무보고하도록 하였다.

환자안전 사건보고체계는 자발적인 보고와 강제적인 보고의 유형으로 구분되며, 사건의 유형으로 보고의 책임을 구분한다. 강제적인 보고의 대상은 중대한 손상 혹은 사망과 관련된 적신호사건이며, 의료제공자들이 책임을 지도록 하는데 일차적인 목적이 있다. 자발적인 보고대상은 근접오류이며, 이는 안전 향상에 초점을 두고 통상적으로 위해를 일으키지 않은 오류 또는 환자에게 경미한 위해를 일으킨 오류의 보고이다.

환자안전사건보고체계는 근접오류를 포함한 환자안전사건에 대한 자료를 수집 · 분석하여 학습의 기회를 가짐으로써 환자안전의 위험을 규명하고 유사한 오류를 예방하며, 환자안전을 향상시키기 위한 시스템적 변화를 마련할 수 있다. 이와 같이 환자안전 보고서를 작성하게 될 때, 조직의 대처방안은 크게 보고 시스템의 구축, 교육, 보고된 내용의 분석, 기술적인 기반시설의 확충이다(European commission, patient safety and quality of care working group, 2014)(글상자 6.4.3).

(1) 시스템의 구축

- 환자안전 보고 시스템 구축 시에는 환자안전 정보의 근원이 어디냐에 따라 보고의 틀(국가적 차원의 틀, 전문가 집단에 따른 틀, 진료기관별 틀)을 마련해야 한다.
- 환자안전 보고의 범위를 설정한다.
- 환자안전 보고행위를 동기화시킬 수 있는 방안(보고의 필요성 인식 등)을 마련한다.
- 환자안전 보고에 재정적 지원을 한다.

글상자 6.4.3

성공적인 환자안전 사건(사고)보고체계의 선행요인과 주요 구성요소

- 긍정적인 환자안전문화를 증진시킨다.
- 시스템은 가급적 익명성을 보장해야 하나 개인이나 기관의 익명성 및 기밀유지를 보장하여 비처벌적인 방식으로 개발되어야 한다.
- 보고체계는 규제권한으로부터 독립되어야 한다.
- 근접오류나 실재적 사건 모두 보고될 수 있어야 한다.
- 보고서는 전문가에 의해 분석되어야 하고 체계의 문제나 개인의 요인에서 분석되어야 한다.
- 모든 보고서에 대해 정보가 기록되어야 한다.
- 보고서의 분석 후에는 경고, 안전 주의지침, 체계의 변화가 따라야 하며, 개인의 성과보다는 시스템, 프로세스, 제품 및 서비스의 변화에 초점을 두어야 한다.
- 보고서를 신속하게 분석하여(특히 심각한 위해인 경우), 권고안을 알아야 할 사람들에게 즉시 전파하여야 한다.
- 보고서를 받은 조직은 권고안을 전파할 능력을 갖추고 있어야 하며, 권고안을 구축할 책임이 있다.

(2) 교육

- 보고를 통한 학습문화를 인식시킨다. 보고된 내용에 대해서는 비난 없는 문화를 구축하고 개인의 잘못보다는 조직의 체계적 요인에 보다 초점을 둔다.
- 보고절차에 대해서 안내하고 교육한다.

(3) 보고된 내용의 분석

- 보고된 내용의 요인을 여러 수준에서 분석한다. 분석과정 동안에는 전문가가 적절한 시기에 믿을만한 근거와 원인추론을 해야 한다.
- 보고된 내용을 양적으로 분석한다.

(4) 기술적인 기반시설의 확충

- 환자안전 보고자의 익명성 보장, 보고의 자율성 등을 보장한다.
- 가급적이면 전자문서의 형식으로 보고될 수 있는 환경을 조성한다.
- 가능한 양적 · 질적으로 양질의 자료를 얻을 수 있도록 내용을 구성한다.
- 보고된 사례는 온라인상에서 공유될 수 있도록 한다.

6) 조직의 환자안전문화

환자안전문화(patient safety culture)란, 조직구성원 모두가 공유하는 가치와 신념, 전통, 습관과 기술, 행동과 언어, 정책과 운영 등을 포괄하는 것으로 구성원들이 생산성과 효율성보다 환자안전에 더

가치(우선순위)를 두는 문화이다. 이는 환자안전에 대해 실제로 조직과 구성원이 어떻게 행동하고 있느냐를 나타낸다.

따라서 조직이 환자안전문화를 구축하기 위해서는 의료오류에 대한 개인적 책임을 강조하기보다 의료오류의 발생요소를 분석하고 시스템상의 문제를 발견하여 이를 예방하기 위한 시스템의 향상을 강조하여야 한다. 또한 활발한 오류 보고와 오류로부터 배우고자 하는 조직학습을 체계화시키고, 조직의 권위적인 분위기 없이 안전의 위험을 분명히 의사소통할 수 있는 문화가 이루어져야 한다.

이런 환자안전문화를 조성하기 위해 조직은 환자안전문화를 구성하는 하위문화들, 즉 '안전에 대한 리더십, 협력적이고 개방적인 의사소통, 강한 팀워크, 학습문화, 정의(justice)문화, 환자중심문화, 근거기반 실무'를 정착시켜나가야 한다. 또한 의료기관은 의료기관 종사자뿐만 아니라 환자나 보호자도 환자안전활동에 참여시켜 스스로 안전을 점검하도록 독려해야 한다.

환자안전문화의 요소는 다음과 같다.

(1) 보고문화

보고문화(reporting culture)는 의료오류와 위해사건에 대한 자료를 수집·분석하고 배포하는데 있어 직원들이 처벌에 대한 두려움 없이 기꺼이 보고할 수 있도록 한다. 또한 자료분석자와 훈육책임을 가진 자를 분리하고, 보고자에 대한 익명성이 보장된 상황에서 의사소통이 이루어지도록 해야 한다.

(2) 정의문화

정의문화(justice culture)에서는 비처벌적 환경을 유지하면서 오류보고를 격려하고 보상한다. 하지만 오류를 야기한 행동이 단순한 인적오류(실책이나 빠뜨림 같이 우연히 하게 된 행동)와 달리 위험하거나 무모한 것으로 환자안전 정책과 절차를 따르지 않아 발생하는 것이라면 이에 대한 훈육조치가 이루어져야 한다.

(3) 유연한 문화

조직은 변화하는 요구에 효과적으로 적응하는 유연성을 갖추어야 한다. 유연한 문화(flexible culture)는 위계와 직위보다 기술적 전문성을 따르는 문화이다. 이러한 문화는 팀워크, 공유가치, 검증된 표준 운영지침과 전향적인 위험사정, 직원훈련에 대한 투자가 이루어지도록 한다.

(4) 학습문화

학습문화(learning culture)는 근거에 기반하여 올바른 결론을 내리고 필요한 변화를 수행하기 위한 역량과 의지를 갖는 것이다. 이러한 학습문화는 실수로부터 학습하게 하고 실수를 전 직원이 공유하며 숨기지 않고, 환자에게 일어난 실수의 결과에 대해 깊이 공감하며 정확하고 올바르게 공개하는 것을 가능하게 한다.

7) 조직의 환자안전 전략

환자안전 문제를 해결하기 위해 조직은 구조, 과정, 결과적 측면의 요소를 검토하고 환자안전 전략을 마련해야 한다. 조직의 전략은 구조적 측면에서 환자안전위원회 등의 의사결정기구 및 담당자, 규정과 정책 등을 제정하여 환자안전활동을 실행할 수 있는 공식적인 구조를 갖추어야 한다.

과정적 측면에서는 환자안전과 관련된 현황 파악을 위해 환자안전 사건보고체계와 시스템을 구축하고, 환자안전 문제 발생 시 신속하게 중재하고 근본원인분석 및 FMEA를 통해 문제의 예측, 예방 및 재발을 개선방안을 마련해야 한다.

결과적 측면에서는 개선활동의 결과를 확인하고 지속적인 환자안전 향상을 위한 조직 차원의 노력이 이루어지도록 지속적인 활동의 실천이 필요하다. 그리고 환자안전 위험에 대한 정보를 활용하여 예방 가능한 환자위해를 최소화시키기 위한 활동을 지원해야 한다. 또한 환자위해 감소를 위한 구체적인 목표를 설정하고 측정 가능한 질 향상활동을 공개하고 실천해야 한다. 그리고 의료진뿐만 아니라 환자와 보호자들을 환자안전활동에 참여하도록 격려하고 지속적으로 의사소통해야 한다.

3 위험관리

위험관리(risk management)는 의료행위 수행 중에 일어날 수 있는 위험상황이나 안전사고, 의료분쟁 등으로 인한 손실을 줄이기 위한 체계적인 질 통제의 방법이다.

의료 분야에서의 위험관리는 1970년대 후반에 미국의 대학병원을 중심으로 의료행위 중에 발생할 수 있는, 즉 예측할 수 없는 불확실한 상황에서의 사고를 예방하여 의료서비스의 질을 향상시키고자 위험관리자를 고용하여 활동하게 한 것에서 시작되었다(김은경, 2021).

위험관리는 제한적인 재정적 범위를 넘어 환자와 병원 근로자, 의료인 및 방문객의 안전과 안녕에 직간접적으로 영향을 미치는 모든 위험요인을 감소시키거나 제거하고 예방하는 활동을 말한다.

위험관리의 목적은 환자에게 잠재적인 손상의 영역을 확인하고 그러한 손상이 발생하는 기회를 극소화하며, 의료과오(malpractice)의 위험과 그러한 손상이 발생시킬 수 있는 손실을 줄이는 데 있다.

위험관리의 범위는 환자 및 가족, 직원의 안전과 안녕에 영향을 미치는 모든 위험요소를 포함하며, 위험요인을 식별, 분석, 평가, 통제하는 체계적인 접근으로 이루어진다. 여기에는 주요사건 보고(incidents report), 환경적 위험관리, 산업안전 프로그램, 배상청구관리(claims management) 등이 있다(도널드슨Dohaldson, 2021).

1) 간호서비스의 질 관리와 위험관리의 관계

간호서비스의 질 관리는 환자보호와 질적인 간호서비스 제공에 초점을 두는 반면, 위험관리는 병원의 자산보호에 초점을 두며 여기에는 인적 자원 및 실제적인 재산이 포함된다. 즉 간호서비스의 질 관리는 표준설정, 표준에 대한 수행 측정, 표준을 충족시키지 못한 상황의 확인 및 교정의 과정으로서 일련의 환자간호 제공과 긍정적인 환자결과를 촉진하는 데 관심을 둔다. 반면, 위험관리는 좋지 않은 사건이나 유해사건(adverse incidents) 발생 후 문제를 분석하고 손실을 최소화하는 데 중점을 둔다.

이러한 손실에는 의료과오의 결과인 재정적 손실이나 환자의 입원기간 증가에 따른 추가 비용, 부정적인 대중관계 및 조직구성원의 불만족 등이 포함된다. 따라서 위험관리는 간호서비스의 질 관리와 밀접하게 관련되면서도 목적은 환자, 병원 인력, 방문객에게 위험한 요인을 확인하고 제거하여 의료배상 청구 비용을 최소화하는 데 있다.

위험관리는 질적이고 적정 수준의, 안전한 간호서비스를 제공하고자 하는 질 향상(quality improvement, QI) 활동에서 중요한 부분이라 할 수 있다.

2) 위험관리 과정

위험관리는 위험 노출 여부를 확인하고, 대안적인 위험관리 기술의 이용 가능성을 검토하며, 적절히 최상의 기술을 선정하여 수행하고, 위험관리 프로그램을 모니터링하고 개선하는 관리의 과정이다(도널드슨, 2021). 이러한 활동이 체계적으로 수행되기 위해서는 다음과 같은 과정으로 전개된다.

(1) 위험확인

위험확인은 병원의 자산과 관련된 정보, 병원의 비용손실 경험, 의료소송 경험, 사건보고서 등을 참고하여 이루어지는 전향적인 전략이다. 병원에서 손실이 발생하는 시기를 확인하거나 발생 즉시 이를 발견하고 이로 인한 손해에 적절히 대응하기 위해서는 자료를 수집하며 이를 보고할 수 있는 병원의 능력 혹은 체계 마련이 필요하다.

간호실무에서 가장 많이 발생하는 고위험 영역은 다음과 같다(설리반과 데커Sullivan & Decker, 2017; 요더-와이즈Yoder-Wise, 2007).

- 투약사고: 환자, 시간, 용량, 약물, 투약방법 등
- 진단 및 치료적 절차에 의한 합병증
- 낙상
- 의료서비스에 대한 환자 및 가족의 불만족
- 치료에 대한 거부 혹은 치료에 대한 동의(consent) 거부

■ 어려운 간호기록에 의해 발생하는 실수(error)

의무기록과 사건보고(incident report)는 기관 및 간호사와 의료진의 책임을 기록하는 역할을 한다. 사건보고가 사고보고(accident report)와 다른 점은 사고보고가 환자에게 손상이 발생한 사례만을 대상으로 하고 있는 반면, 사건보고는 임상적인 문제와 임상 외적인 사건발생 모두를 대상으로 하고 있다는 점이다. 사건관리는 사건보고를 통해서 이루어지나 모든 사건이 기록되지는 않으며 누락되는 부분도 있다. 기록에 문제가 있거나 누락이 있는 경우, 그로 인하여 병원은 더 많은 의료소송에 관련되거나 더 많은 손실을 경험하게 될 수도 있다. 사건보고는 위험요인의 심각성, 빈도, 원인을 분석하는 데 사용되며, 이러한 분석은 중재를 위한 근거를 제공한다.

(2) 위험평가

위험평가에서는 위험의 빈도, 비용 및 개연적인 상황을 평가하며, 이와 같이 위험 관련 정보를 통합하는 것은 포괄적인 분석을 보장하기 위해 중요하다.

간호사는 위험관리자로서, 비일상적인 사건의 발생이나 잠재적인 위험요인 등을 확인하고 이를 보고할 책임이 있다. 그러나 간호사가 질 관리 및 위험관리에서 직접적인 간호제공자로서 적극적으로 참여하는 것은 쉽지 않다. 간호업무에 대한 시간적 압박감, 간호제공 인력의 부족, 약물이나 환자에 대한 지식 부족, 부적절한 기록체계, 비체계적인 위험관리 프로그램 등에 의하여 의료사건 및 사고가 발생하는 것으로 알려져 있다(핀컬만Finkelman, 2006).

특히 높은 환자 대 간호사 비율, 병원인력 중 간호사 수의 부족은 심각한 부작용이나 높은 유해사건 발생률과 관련된다. 환자안전을 개선하는 데 또 다른 장애는 처벌에 대한 두려움으로 사건보고 및 평가가 처벌과 관련되어 있다고 지각함으로써 기록의 누락이나 축소 등이 발생하게 된다.

의료사고 및 사건을 최소화하는 하나의 방법은 환자안전에 위협이 되는 위험요인을 계속해서 모니터링하고 각 간호사의 실수(error)가 조직과 체계의 부적절한 안전관리 체계에서 비롯됨을 인식하는 것이다. 즉 일개 간호사를 비난하기보다는 간호사-환자 업무부하량, 12시간 교대제와 초과근무를 포함한 업무일정 등을 위험관리에서 집중적으로 다룸으로써 피로, 스트레스, 산만함 같은 잠재적 위험요인을 줄일 수 있다.

(3) 위험관리

모든 위험이 제거될 수는 없으나, 위험은 전략 개발 및 수행을 통하여 관리될 수 있다. 이 단계에서 관리팀은 병원에서 가장 심각한 위험에 노출된 부분을 검토하고, 어떤 통제방법과 재정적 공급이 가장 적절한 것인지를 고려해야 한다. 유사한 위험의 재발을 예방하고 문제를 일으키는 근본적인 원인을 해결하기 위하여 하나의 주요한 위험요인에 대해 한 가지 방안보다는 다양하고 광범위한 전략을 선택하여 적절한 개선방법을 적용하는 것이 바람직하다.

위험요인이 확인되고 평가된 후, 위험요인을 감소시키기 위하여 다음과 같은 전략을 사용할 수 있다(도널드슨, 2021).

- 정책 및 절차 검토
- 안전설비 및 장비과정 개발
- 프로그램 설치
- 배상청구관리

(4) 위험관리 활동평가

마지막 단계는 교정적인 조치를 포함하여 지속적인 개선활동이 요구되는 피드백 단계이다. 이 단계에서는 위험관리 활동에 대하여 주기적인 평가를 하고 새로운 전략 또는 특정 손실에 대해서 보다 더 자주 모니터링을 해야 한다.

3) 위험관리와 간호사의 역할

병원에서 위험관리를 누가 담당할 것인가 하는 것은 병원에 따라 다양하다. 어떤 병원에서는 별도의 부서나 안전관리위원회 등에서 위험관리 활동을 전개한다. 어떤 형태로 안전관리 부서가 조직되었든 위험관리 활동은 의료기관 평가업무나 간호서비스 질 관리 활동과 밀접하게 관련되고 통합되어 수행되어야 한다.

병원에서 간호 분야는 24시간 환자간호를 하는 유일한 부서이다. 따라서 간호사는 위험관리 프로그램의 성공에 매우 중요하다. 특히 간호단위 관리자가 이 프로그램에 참여해야 하는데, 이들의 태도가 간호사의 참여에 영향을 미치기 때문이다. 결국 위험관리 프로그램을 실제적으로 수행하는 사람은 일상적으로 환자와 접촉하는 간호사이다. 일방적으로 유해사건을 경험한 환자는 사망률이 높거나 영구적인 장애로 고생하기 때문에 유해사건 감소는 사망률과 유병률을 감소시키는 주요 전략이다(요더-와이즈, 2007).

간호사는 언제나 유해사건 예방에 중추적인 역할을 한다. 간호사는 정확한 신체적 평가에 관심을 갖고 신체적 비정상성을 조기 규명하고 교정함으로써 부정적인 결과를 감소시킬 수 있다. 또한 실무표준 준수와 고위험에 대한 표준 준수 또한 유해사건을 감소시킬 수 있다.

위험관리 부서의 기능은 다음과 같다.

- 투약사고나 낙상 같은 위험이 발생한 상황을 확인한다.
- 위험 상황이 발생한 빈도를 결정한다.
- 사건에 대해 중재하고 분석한다.
- 잠재적인 위험요인이나 질 향상 기회를 규명한다.

참고문헌

김복남 외(2016). 현장전문가가 쓴 환자안전실무지침서. 현문사.

김은경 외(2021). 환자안전의 이해. 현문사.

보건복지부, 의료기관평가인증원(2019). 2018년 환자안전통계 연보. 의료기관평가인증원.

송명희 외(2012). 투약 오류 건에 대한 근본원인분석 시행. 한국의료 QA학회지, 18(1), 79~87.

이해정 외(2018). 간호관리와 효과적 리더십. 수문사.

한국의료질향상학회(2018). FMEA개념. 한국의료질향상학회 가을연수교육자료.

환자안전법 법률. https://www.law.go.kr/LSW/lsInfoP.do?efYd=20210130&lsiSeq=213551#0000

환자안전법 시행규칙. https://www.law.go.kr/LSW/lsInfoP.do?efYd=20211231&lsiSeq=239145#0000

Donaldson L., Ricciardi W., Sheridan S., Tartaglia R., & editors(2021). *Textbook of patient safety and clinical risk management.* Denmark: Springer, Cham. p. 253~273.

European commission, patient safety and quality of care working group(2014). *Key findings and recommendations on reporting and learning systems for patient safety incidents across europe.* http://ec.europa.eu/health/patient_safety/policy/index_en.htm

Finkelman, A. W. (2006). *Leadership and management in nursing.* New Jersey: Pearson Education, Inc.

Institute of Medicine(2000). *To err is human: Building a safer health system.* National Academies Press.

Institute of Medicine(2003). *Patient safety: Achieving a new standard for care.* The National Academies Advisers to the Nation on Science, Engineering and Medicine.

JCAHO(2005). *2006 Critical access hospital and hospital national patient safety goals.* http://www.jcaho.org/accredited+organizations+patient+safety.

Kim, M. S. (2012). Medication error management climate and perception for system use according to construction of medication error prevention system. *Journal of Korean Academy of Nursing, 42*(4), 568~578.

Leape, L. L. (1994). Error in medicine. *JAMA, 272*(23), 1851~1857.

National Patient Safety Foundation(2015). *Patient safety dictionary N-Z.* https://npsf.site-ym.com/?page=dictionarynz

Reason, J. (1990). The contribution of latent human failures to the breakdown of complex systems. Philosophical transactions of the royal society of London. *Series B, Biological Sciences 327*(1241): 475~484.

Reason, J. (2002). *Human error.* Cambridge University Press.

Reason, J. (2004). Beyond the organisational accident: The need for "error wisdom" on the frontline. *Quality & Safety in Health Care, 13,* ii28~ii33.

Sammer, C. E., Lykens, K., Singh, K. P., Mains, D. A., & Lackan, N. A. (2010). What is patient safety culture? A review of the literature. *Journal of Nursing Scholarship, 42*(2), 156~165.

Steiert, M. J. (2007). Planning ahead to celebrate perioperative nurse. *AORN, 86*(4), 543~544.

Sullivan, E, J. (2017). *Effective leadership and management in nursing, 9th ed.* Boston: Pearson.

Suzanne, C. B. (2002). Monitoring and measuring errors and adverse events across the surgical continuum. *Journal of Association Opererating Room Nurses, 75*(3), 613~614.

Wachter, R, M. (2012). *Understanding patient safety, 2nd ed.* McGraw-Hill Lange.

World Health Organization World Alliance for Patient Safety(2005). *WHO draft guidelines for adverse event reporting and learning systems.*

Yoder-Wise, P. S. (2007). *Leading and managing in nursing, 4th ed.* St. Louis: Mosby Inc.

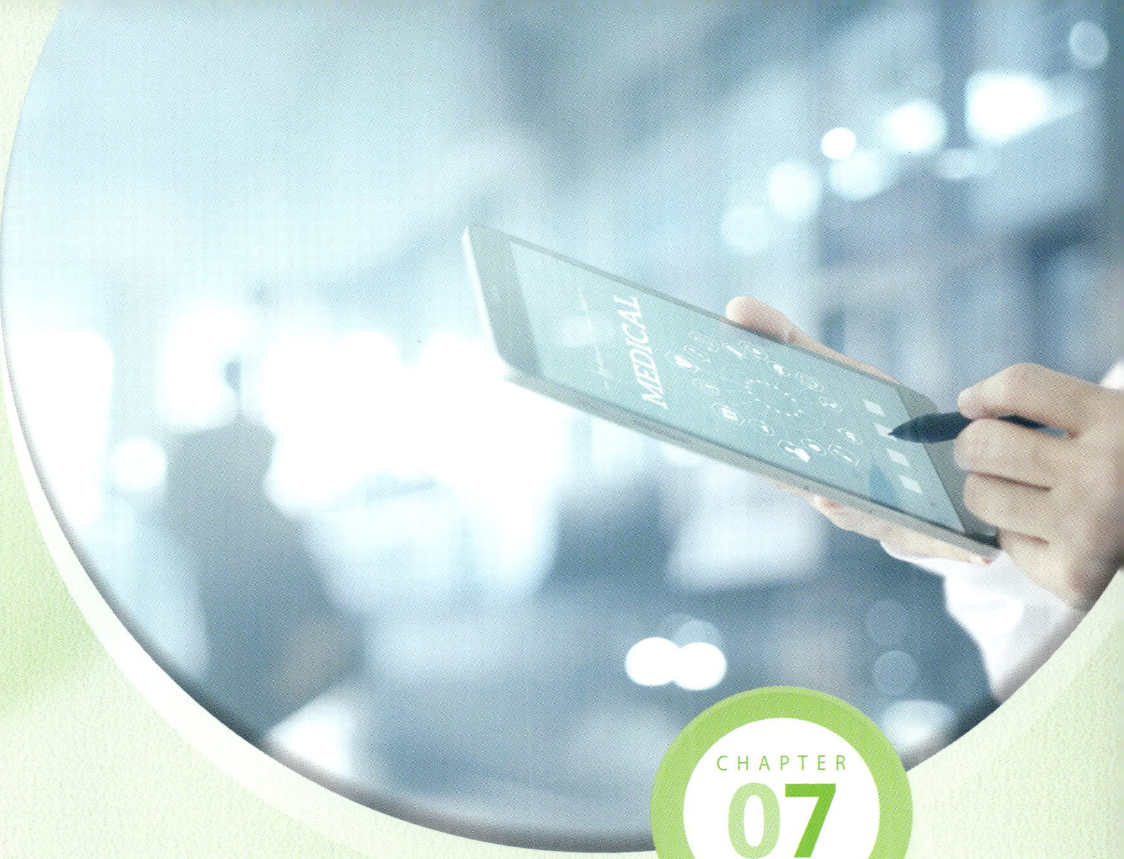

CHAPTER 07

간호단위관리

개요

간호단위는 일정한 장소 및 시설에서의 간호를 담당하는 간호조직의 요소로서 간호조직의 목표를 달성하는 간호관리의 기본 단위이다. 간호단위관리의 궁극적인 목표는 환자에게 안전하고 질 높은 간호서비스를 제공하는 것이다.

본 장에서는 환자간호관리, 물품관리 및 약품관리, 환경관리와 감염관리, 간호정보와 기록관리에 이르기까지 모든 간호관리가 통합적으로 수행되어 간호단위 성과에 기여할 수 있는 간호단위관리 활동을 다룬다.

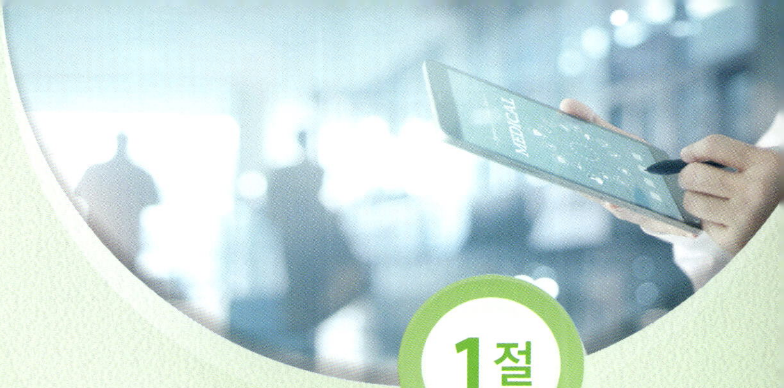

1절

환자간호관리

학습목표

1. 입원절차와 입원생활안내를 설명한다.
2. 퇴원교육을 수행한다.
3. 업무 인수 · 인계를 설명한다.
4. 전과/전동체계를 설명한다.
5. 고위험 환자관리를 수행한다(수혈, 화상, 욕창, 자살, 낙상, 폭력, 환자확인 등).

주요용어

- 간호단위(nursing unit): 최적의 간호수행을 목표로 하는 간호관리의 기본 단위로서 일정 수의 간호대상자와 직원, 시설의 범위
- 환자간호관리(patient nursing management): 환자에게 양질의 간호를 제공하기 위하여 필요한 자원을 확보하고, 간호사정, 진단, 계획, 수행 및 평가에 이르는 일체의 간호과정활동을 적용하여 개별적인 환자의 간호가 계획대로 이루어지도록 관리하는 것
- 전과(change of major department): 환자를 치료하는 주 진료과를 변경하는 것
- 전동(change of ward): 다른 간호단위로 환자가 이동하는 것

1 간호단위관리의 이해

1) 간호단위관리의 정의

간호단위(nursing unit)란 간호단위관리자의 관리책임 하에 일정한 수의 환자에게 적절한 인력 및 시설을 가지고 최적의 간호를 수행하는 조직단위이다. 의료기관에서 간호단위는 자원을 활용하여 간호관리가 실제적으로 구현되는 곳이다. 간호단위는 환자가 입원한 각종 병동뿐만 아니라, 중환자실, 수술실, 외래, 응급실 등 환자의 진료목적에 따라 구성된 간호단위도 포함된다.

간호단위관리란 간호단위의 목표달성을 위하여 구성원이 협동하여 합리적이고 효율적인 간호업무를 수행할 수 있도록 지도하고 촉진하는 기능 및 과정을 의미한다. 따라서 간호단위관리의 초점은 신속하게 환자의 건강을 회복시키기 위하여 쾌적하고 안전한 환경을 조성하고, 양질의 간호를 제공하는 데 있다.

2) 간호단위관리의 목표

- 개별화된 환자의 건강요구에 따라 간호계획을 수립하고 수행한다.
- 환자의 안위를 위한 물리적 환경조성과 안전관리를 수행한다.
- 효율적인 물품관리를 통하여 최소의 소비와 최대의 효과를 얻을 수 있도록 한다.
- 환자와 가족에게 요구되는 건강상담과 교육을 실시한다.
- 의사의 진단과 치료활동을 지원하고 돕는다.
- 다른 부서 조직구성원과 효과적인 의사소통 및 협력관계를 유지한다.
- 간호실무의 향상을 위해서 계속적인 간호연구를 시행한다.
- 간호단위에 속한 직원의 신체적 · 정신적 안녕을 도모함과 동시에 이들의 교육적 욕구도 충족시킨다.

3) 간호단위관리의 요소

간호단위는 환자에게 규정 및 지침에 따라 효과적으로 간호활동을 할 수 있는 공간, 시설 및 물품이 제공되어야 한다. 간호단위에서 가장 많이 수행되는 간호업무와 업무의 효율성을 고려하여 각 실의 위치와 설비를 계획하고 필요한 장비와 물품을 적정수량 배치하고 관리해야 한다. 간호단위를 구성하는 요소는 크게 인적 요소, 물리적 요소, 운영적 요소가 있다.

(1) 인적 요소

효과적으로 간호활동을 하기 위한 간호 인력은 간호단위 관리자, 책임간호사, 간호사 및 간호보조

인력이다. 간호단위 특성에 따라 환자 이송요원, 물품전달요원, 청소용역 등 간호단위 기능을 최적화하기 위해 필요한 보조 인력을 간호단위 인력으로 포함시켜 운영하기도 한다. 의료기관에 따라 코디네이터, 교육전담자, 정맥주입 전문간호사 등 특수 목적을 가진 간호 인력이 간호단위에 포함되기도 한다. 또한 간호단위에는 속해 있지 않지만 환자 진료를 위해 간호단위에서 작업하는 구성원이 있다.

(2) 물리적 요소

간호단위에서 환자와 보호자를 위한 공간, 간호구성원의 업무 공간 및 지원 공간을 말한다. 환자와 보호자를 위한 공간으로는 병실, 휴게실 등이 있고, 업무 공간은 간호사실을 중심으로 처치실, 준비실, 치료실, 상담실 등이 있다. 지원공간으로는 물품창고, 린넨실, 배선실 등과 회의실, 교육실, 탈의실 등이 있다.

(3) 운영적 요소

간호단위의 인적 요소와 물리적 요소를 바탕으로 간호단위 목표를 효과적으로 성취하기 위한 과정적 요소로, 환자간호 전달체계, 입원환자 안내체계, 물품공급체계 등이 있다. 간호단위 목표에 도달하기 위해 운영에 필요한 지침, 표준, 절차 등을 개발하고, 일정한 절차를 거쳐 승인을 받은 후 사용하며, 지속적으로 수정 · 보완하는 것을 말한다.

2 환자간호관리

간호사는 입원환자를 24시간 지속적으로 관찰하고 환자에게 필요한 간호를 지체 없이 제공해야 하는 역할을 담당한다. 환자간호관리(patient nursing management)란 간호사정, 진단, 계획, 수행 및 평가에 이르는 일체의 간호과정활동과 이를 위한 모든 업무를 관리하는 것이다. 간호단위에서 환자간호관리는 입원관리, 전과 및 전동관리, 퇴원관리가 있다.

1) 입원절차 및 입원생활안내

(1) 입원절차

입원치료가 필요한 환자에게 적시에 진료를 제공하기 위해 입원 수속에 대한 표준화된 절차를 준수한다. 의료기관인증 기준에서는 '입원 수속 절차가 있다.'는 것을 기준에 두고 구체적으로 입원 수속 방법, 입원 순서 배정, 입원이 지연되는 환자관리, 입원 시 설명하는 정보(입원생활, 진료비용 등)를 포함하도록 명시하고 있다.

환자가 입원하는 경로는 외래 혹은 응급실이다(그림 7.1.1). 외래나 응급실에서 진료를 받고 입원을 해야 할 경우에는 병실을 먼저 확인하고, 병실이 있을 경우에는 입원서약서를 작성하고 입원수속을 하게 된다.

입원수속 방법은 의사가 입원진료가 필요하다고 판단하는 경우 환자와 상의하여 입원을 결정하고, 입원이 결정된 환자가 필요한 일자에 입원하거나 당일 입원이 불가능한 경우에는 예약하게 된다. 입원 당일 입원과정에 필요한 서류를 작성하고 입원환자로 등록하게 된다. 입원 순서 배정은 의료기관 내부 상황과 환자가 필요로 하는 예방, 완화, 치료, 재활 등 의료서비스의 긴급성을 고려하고 입원 대기 일자에 따른 관리를 의미한다.

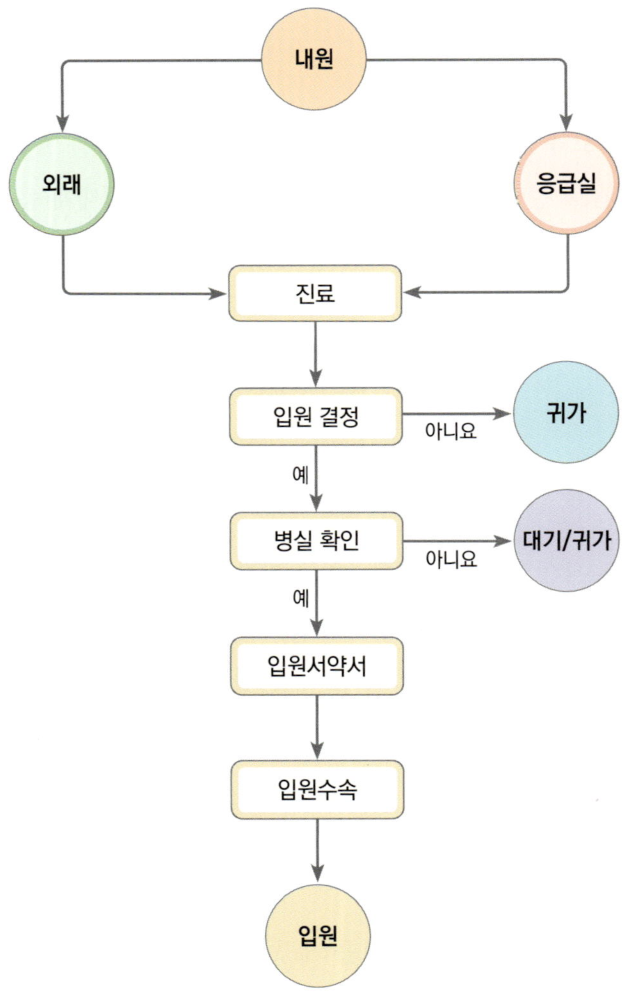

그림 7.1.1 입원절차.
출처: 송정흡(2006). 입 · 퇴원 module 시스템의 효과 분석-ocs 입원관리 시스템 효과 분석. 한국의료QA학회지, 12(1), 62~76.

또한 집중치료가 필요한 환자에게 한정된 자원을 효율적으로 활용하여 적절한 의료서비스를 제공하기 위해 표준화된 중환자실, 특수치료실 입실 절차를 준수한다. 중환자실 입실 절차에는 입실 기준과 입실 필요성에 대한 설명 및 동의, 입실 시점의 환자평가 기록이 포함되어야 한다. 특수치료실 입실 절차는 특수치료실 종류와 입실 기준, 입실 필요성에 대한 설명 및 동의, 입실 시점의 환자평가 기록이 포함되어야 한다. 특수치료실의 종류는 방사성 동위원소치료실, 뇌졸중 집중치료실, 조혈모세포이식치료실 등으로 의료기관이 정하게 된다.

(2) 입원생활안내

간호를 함과 동시에 간호사의 전문적 지식이나 경험을 통해서 간호문제나 간호요구가 무엇인가를 파악해야 한다. 또 자료수집 시에 환자의 언어적인 것과 간호사의 관찰에 의한 객관적인 문제점을 함께 사정한다(그림 7.1.2). 또한 환자와 가족에게 입원생활안내에 대한 내용을 설명해야 한다(그림 7.1.3).

등록번호:
성 명:
호 실:

간호정보조사지

*정보제공자 ______

■ **일반정보**

1. 환자기본정보

- 직업 ______ • 교육 정도 ______
- 종교 □무 □유 • 영적요구 □기도방문 □영적 상담 □원치 않음 □봉성체 원함
- 결혼 상태 □기혼 □미혼 □이혼 □별거 □사별 □불명 □동거 □기타 ______
- 연락처/휴대폰 ______ • 기타 전화번호 ______

2. 입원정보

- 입원방법 □도보 □휠체어 □Stretcher Car □119 □구급차 □일반차량 □업고/안고 □기타
- 입원 시 동반자 □가족 □친구 □없음(혼자서) □기타 ______

3. 입원동기와 병에 대한 인식

- 발병일자 ______ • 발병시간 ______
- 입원동기 ______
- 병에 대한 인식 □무 □유 ______

4. 기호정보

- 흡연정보 □현재 흡연 □과거 흡연(□입원 전 1년 이내 흡연) □비흡연 □확인 불능
- 금연교육 □교육함 □교육 불가(사유: ______)
- 음주정보 □무 □유(년 회/주 양/회) / 기호식품 □무 □유 ______
- 수혈부작용 □경험 없음 □무 □유 ______

그림 7.1.2 간호정보조사지

5. **기본 신체정보**
- 혈압 ____ /___mmhg • 맥박 ______회/min • 호흡 ______회/min • 체온 ______℃
- 신장 ______cm • 체중 ______kg • SpO_2 ______%
- 혈액형 ☐ A+ ☐ B+ ☐ O+ ☐ AB+ ☐ 기타 ______

6. **최근투약상태** *병원 도착 전 24시간 내 항생제 투약 여부 ☐ Y ☐ N ☐ 확인불가

약명 ______ 복용법(총용량/수량/횟수/경로/수진) ______ 진료기관 ______

7. **Allergy** ☐ 무 ☐ 유 ☐ 잘 모름
- 발생일자 ______ • 분류 ☐ 항생제 ☐ 기타약물 ☐ 음식 ☐ 반창고 ☐ 환경 ☐ 기타 ______
- Allergy 내역 및 증상 ______

* 입원 전 항생제 Allergy 여부 ☐ Y ☐ N ☐ 확인 불가

* 폐렴구균 예방접종 시행여부 ☐ Y ☐ N ☐ 잘 모름

8. **사생활보호 요청** ☐ 무 ☐ 유 ______
9. **특이사항** ______

______

10. **과거병력** ☐ 해당 없음
- 발생일자 ______
- 병력내용 ☐ 고혈압 ☐ 당뇨 ☐ 결핵 ☐ 간염 ☐ 종양 ☐ 갑상선질환 ☐ 심장질환 ☐ 천식 ☐ 고지혈증 ☐ 기타

11. **가족병력** ☐ 해당 없음
- 관계 ______ 생존 ☐ Y ☐ N
- 병력내용 ☐ 고혈압 ☐ 당뇨 ☐ 결핵 ☐ 간염 ☐ 종양 ☐ 기타 ______

12. **입원이력** ☐ 해당 없음
- 입원일자 ______ 퇴원일자 ______ 병명 ______ 진료기관 ______

13. **수술이력** ☐ 해당 없음
- 수술일자 ______ 수술명 ______ 진료기관 ______

■ **신체사정**

1. **기형상태** ☐ 해당 없음
- 부위 ☐ 전신 ☐ 사지 ☐ 상지 ☐ 하지 ☐ 얼굴 ☐ 안검 ☐ 전체
- 방향 ☐ 전체 ☐ 상 ☐ 하 ☐ 좌 ☐ 우

2. **통증** ☐ 무 ☐ 유 ☐ 통증사정 미해당
3. **식욕 및 체중변화**
- 식욕변화 ☐ 무 ☐ 유(☐ 증가 ☐ 감소)
- 식용상태 ☐ 좋음 ☐ 보통 ☐ 나쁨 ☐ 매우 나쁨
- 식이종류 ☐ 일반식 ☐ 모유 ☐ 우유 ☐ 이유식
- 체중변화 ☐ 무 ☐ 유(☐ 증가 ☐ 감소 ______kg)
- 체중변화기간 ☐ 3개월 이내 ☐ 3개월 이상

4. **수면상태**
- 수면장애 ☐ 무 ☐ 유 ______ 시간/일

5. **의식상태**
- 지남력 사람: ☐ 있다 ☐ 없다 시간: ☐ 있다 ☐ 없다 장소: ☐ 있다 ☐ 없다
- 의식상태 ☐ Alert ☐ Drowsy ☐ Stuporous ☐ Semicoma ☐ Coma
- 의사소통 ☐ 원만 ☐ 곤란 ☐ 불가능
- 정서상태 ☐ 안정 ☐ 불안 ☐ 슬픔 ☐ 분노 ☐ 우울 ☐ 흥분 ☐ 의식 없음

그림 7.1.2 간호정보조사지(계속)

6. **순환기계** ☐특이사항 ☐없음
- 순환장애 ☐무 ☐유(☐식은땀 ☐부정맥 ☐청색증 ☐흉통 ☐심잡음 ☐호흡곤란 ☐심계항진)
- 부종 ☐전신 ☐사지 ☐상지 ☐하지 ☐얼굴 ☐안검 ☐기타 ______
- 기타정보 ______
- 부착기구 ☐무 ☐유(☐Pace maker ☐자동인식세동 제거기 ☐기타 ______)

7. **호흡기계** ☐특이사항 ☐없음
- 증상 ☐호흡곤란 ☐객담 ☐기침 ☐폐잡음 ☐청색증 ☐객혈 ☐이상호흡음 ☐기관절개관 ☐기타 ______

8. **소화기계** ☐특이사항 ☐없음
- 증상 ☐연하곤란 ☐오심 ☐구토 ☐소화장애 ☐복부팽만 ☐복부동통 ☐인공장 ☐토혈 ☐혈변 ☐설사 ☐기타 ______
- 부착기구 ☐PTBD ☐L-tube ☐PEG ☐기타 ______

9. **비뇨기계**
- 소변횟수 ______회 ______일
- 소변증상 ☐빈뇨 ☐핍뇨 ☐혈뇨 ☐긴급뇨의 ☐요실금 ☐작열감 ☐배뇨곤란 ☐거품뇨 ☐다뇨 ☐기타 ______
- 부착기구 ☐Foley catheter ☐Cystostomy ☐Nephrostomy ☐Urostomy ☐기타 ______

10. **대변**
- 대변횟수 ______회 ______일 • 마지막 대변일 ______ ☐변비
- 대변색깔 ☐bloody ☐yellow ☐green ☐dark green ☐dark brown
- 대변종류 ☐정상 ☐Diarrhea ☐Melena ☐Hematochezia ☐Tarry ☐점액변
- 기타정보 ______
- 부착기구 ☐무 ☐유(☐Colostomy ☐Ileostomy ☐기타 ______)

11. **활동**
- 활동 ☐독립적 ☐부분보조 ☐완전보조
- 보조기구 ☐보조기 ☐목발 ☐지팡이 ☐전동 Wheel Chair ☐Wheel Chair ☐침대

12. **신경계** ☐특이사항 ☐없음
- 동공 ☐대칭 ☐비대칭 ☐빛반사(좌: ☐반응 ☐무반응 우: ☐반응 ☐무반응)
- 신경계 장애 • 부위 ☐전신 ☐사지 ☐상지 ☐하지 ☐얼굴 ☐안검 ☐복부 ☐목 ☐두부 ☐기타 ______
- 방향 ☐전체 ☐상 ☐하 ☐좌 ☐우 ☐기타 ______
- 증상 ☐둔함 ☐쑤심 ☐예리함 ☐찌르는 듯 ☐퍼짐 ☐기타 ______

13. **시력장애**

☐무 ☐유(☐좌 ☐우) ☐안경 ☐렌즈 ☐의안(좌) ☐의안(우) ☐Blindness(좌) ☐Blindness(우)

14. **청력장애**

☐무 ☐유(☐좌 ☐우) ☐보청기(좌) ☐보청기(우)

15. **치아상태**

양호 ☐충치 ☐보철 ☐크라운 ☐유치 ☐부분의치 ☐완전의치 ☐임프란트 ☐구강위생불량 ☐기타

16. **피부계** • 피부색 ☐특이사항 ☐없음 • 피부상태 ☐특이사항 ☐없음
- 피부색 부위 ☐전신 ☐사지 ☐상지 ☐하지 ☐얼굴 ☐안검 ☐복부 ☐목 ☐두부 ☐기타 ______
  방향 ☐전체 ☐상 ☐하 ☐좌 ☐우 ☐기타 ______
  증상 ☐Pale ☐Jaundiced ☐Flushed ☐Cyanotic ☐기타 ______
- 피부상태 부위 ☐전신 ☐사지 ☐상지 ☐하지 ☐얼굴 ☐안검 ☐chemo용 IV route ☐기타 ______
  방향 ☐전체 ☐상 ☐하 ☐좌 ☐우 ☐기타 ______
  증상 ☐발진 ☐물집 ☐흉터 ☐상처 ☐반점 ☐욕창 ☐발한 ☐건조 ☐소양감 ☐불결함 ☐기타 ______

그림 7.1.2 간호정보조사지(계속)

입원생활안내문

1. 병실생활 안내

☐ 회진시간

☐ 병실 내 시설 안내

▪ 침대 ▪ 침상전등 ▪ 간호사 호출기 ▪ 냉장고 ▪ 전화 ▪ TV

☐ 입원대상자 편의시설 안내

▪ 화장실(비상호출벨) ▪ 샤워실 ▪ 배선실 ▪ 오물실 ▪ 정수기
▪ 편의점 ▪ 은행 ▪ 주차장 ▪ 휴게실

☐ 환자 권리와 책임

☐ 면회시간

☐ 식사시간 안내

▪ 아침 ▪ 점심 ▪ 저녁

☐ 각종 증명서 서류발급 안내

☐ 불편사항 상담접수 안내

2. 교육 내용

☐ 낙상주의

☐ 화재주의-가스 및 전열기구 사용금지

☐ 금연

☐ 비상 시 대피 안내

☐ 손씻기

☐ 분리수거-의료폐기물, 음식물 쓰레기, 기저귀 분리수거

☐ 냉 · 난방 관리

☐ 귀중품 관리

☐ 무단외출금지

☐ 기타

년 월 일

간호사 서명:

대상자(보호자) 서명:

그림 7.1.3 입원생활안내문

2) 퇴원 교육

진료의 연속성을 유지하기 위해 퇴원 결정 과정에 환자가 참여하며, 퇴원계획 수립, 퇴원 설명, 퇴원 후 추후관리 정보제공, 필요시 가정간호 및 의뢰서비스 등을 제공한다.

퇴원 결정 과정에 환자가 참여함으로써 퇴원 예정일, 퇴원 준비사항, 퇴원약의 복용방법, 퇴원 후

식이 및 주의사항 등을 알 수 있도록 한다. 간호사는 환자 퇴원 전에 진단명, 수술 및 처치명, 입원사유 및 경과 요약, 퇴원 시 환자 상태, 추후관리 계획 등을 포함한 퇴원요약지를 작성한다(그림 7.1.4).

등록번호 : 1234 성　　명 : 이○○ 생년월일 : 1983 성　　별 : M 입원일자 : 2023-10-10 퇴원일자 : 2023-10-16	**퇴원요약지**
최종진단명	Systemic lupus erythematosus
입원사유 및 병력요약	40세 남자대상자, 약 1년 6개월 전부터 발생한 Arthralgia를 주호소로 본원 류마티스 내과 내원하였고, 이전에 Oral ulcer 및 Raynaud's phenomenon 발생
경과요약	내원당시 Foamy urine, Oral ulcer, Arthralgia 있으면서 ANA(+) 소견 있어 SLE W/U 진행함
퇴원 시 환자 상태	SLE
추후관리 계획	Discharge med 계속진료계획(있음, 없음) - 내원일: 년 월 일 시 분

그림 7.1.4 퇴원요약지

퇴원 교육은 투약에 대한 사항, 자가간호에 대한 사항, 식이 및 수분섭취에 대한 사항, 일반 추후관리에 대한 사항을 설명한다(표 7.1.1).

- 퇴원 교육은 입원 시부터 계획한다.
- 당뇨환자의 인슐린 주사 교육, 저혈당관리, 식사관리이나 혈액투석환자 식사관리 및 A-V fistular 관리, 암환자관리 및 식사관리 등에 대해서 입원 중에 미리 교육하고 적응하도록 한다.
- 퇴원 예정일과 퇴원약 복용방법, 퇴원약의 부작용에 대해 설명한다.
- 퇴원 후 식이요법, 운동요법 및 주의사항을 설명한다.
- 퇴원 후 긴급할 때 사용할 수 있는 병원 연락처를 알려준다.
- 가정간호가 필요한 경우, 의료기관에서 직접 가정간호서비스를 제공하거나 가정간호서비스를 제공하는 타 기관으로 연계한다.

표 7.1.1 퇴원 교육 내용

분류	교육 내용	
투약에 대한 사항	1. 약의 이름 2. 약을 복용하는 이유 3. 약을 복용하는 시간 4. 약의 용량 5. 약의 부작용	6. 약의 부작용 시 응급처치법 7. 약복용 시 주의사항 8. 약의 효과 9. 약을 스스로 구입할 때 필요한 사항
자가간호에 대한 사항	1. 자가간호의 주의사항 2. 자가간호의 방법 3. 자가간호에 필요한 물품구입 방법	4. 자가간호에 따르는 부작용 5. 자가간호에 따르는 응급처치 방법
식이 및 수분섭취에 대한 사항	1. 식이요법의 중요성 2. 수분섭취의 중요성 3. 식이요법 시 섭취량 4. 식이요법 시 횟수	5. 식이요법의 종류 6. 특별히 제한하는 식이 7. 특별히 권장하는 식이
일반 추후관리에 대한 사항	1. 현재 건강 상태가 신체에 미치는 영향 2. 질병이 회복 후 정상생활에 미치는 영향 3. 개인위생	4. 안정해야 하는 정도 및 활동범위 5. 퇴원 후 병원 방문 6. 방문 날짜와 시간

3) 업무 인수인계

인수인계는 교대근무 시 간호사에서 다음 간호사로 환자의 정보를 전달하는 것으로 환자에게 제공되는 간호의 연속성과 안전성을 보장하기 위해 중요한 간호활동이다. 환자 인수인계 과정에서 환자의 상태, 치료, 관리, 산소투여, 검사결과, 약물, 간호 등에 관한 것들이 명료하게 전달하여야 하는 환자 안전에 중요한 업무이다.

따라서 인수인계의 오류를 줄이고 업무 능력을 향상하기 위한 표준화된 인수인계 도구가 필요하다. 표준화된 인수인계란 환자에 관한 정보가 일관된 방식으로 한 간호제공자에서 다른 간호제공자에게 전달되는 과정으로, 표준화된 인수인계 프로토콜의 적용은 인수인계의 질을 향상시키고 환자안전을 증진하는 데 있어 매우 중요하다.

국제 의료기관평가위원회에서는 평가를 위한 가장 필수 항목인 국제환자안전목표에 인수인계를 포함하여 현재의 인수인계 과정을 개선하고, 인수인계의 표준과 평가지표 개발을 유도하며, SBAR (situation, background, assessment, and recommendation)과 같은 표준화된 도구를 사용하도록 권고하고 있다.

국내에서는 김은만 등(2014)이 병원 간호사의 표준화된 인수인계 항목을 환자(patient), 사정자료(assessment), 환자의 상황(situation), 안전(safety concerns), 환자의 배경(background), 중재

(action), 권고(recommendation)의 항목을 포함하여 개발하였다. 간단히 PASS-BAR로 축약하여 간호사들이 기억하기 쉽도록 개발하였으며, 더 나아가 퇴원환자 인수인계 시에는 PAR을, 재원 중 환자 인수인계 시에는 PASSAR을 사용하도록 하여 환자 상황에 따라 좀 더 축약한 형태의 항목을 사용하도록 하였다. 상황별 인계 항목 및 구두인계 항목의 적용은 환자 간호의 연속성을 유지하고 과도한 인수인계 시간을 감소시킬 수 있다(표 7.1.2).

표 7.1.2 PASS-BAR

인수인계 구성	주요 항목
환자(patient)	환자명, 병실, 진단명, 수술명
사정자료(assessment)	의식상태-변경 시 인계 활력징후-비정상 시 인계
환자 상황(situation)	수술 후 경과일 현재 상태와 치료, 현재 통증 상태, 현재 가지고 있는 catheter, drainage 등 현재 약물, 치료 식이 의미 있는 검사결과
안전(safety concerns)	억제대 적용 여부-해당사항 있을 때 인계 욕창 상태 낙상 위험 여부 격리 유무-해당사항 있을 때 인계, 감염 관련 내용
환자의 배경(background)	입원 동기 과거력 동반질환 알레르기-해당사항 있을 때 인계
중재(action)	간호중재 시행해야 할 검사 시행해야 할 처치 타과 의뢰
권고(recommendation)	기타 인계해야 할 사항-사생활 보호 등
상황별 인계항목 및 구두인계 항목에 대한 적절성	
P,A,R	퇴원 시 환자(discharge patient)
P A,S,S A,R	재원 중 환자(inpatient)
P A,S,S B A,R	입원환자(admission patient)
(노란색)	구두인계 항목
(흰색)	카덱스나 전자의무기록에서 파악하는 항목

4) 전과 및 전동 체계

전과(change of major department)는 실제적인 간호단위의 이동은 없을지라도 환자를 치료하는 주 진료과의 변경이 있을 때이고, 전동(change of ward)은 다른 간호단위로 환자가 이동하는 것이다. 전과 및 전동은 주치의의 결정으로 이루어지므로 의사지시를 확인한 뒤에 간호단위 업무계획서에 기록하면 해당 간호사는 결정을 인지하고 간호계획을 수립한다. 이때 환자 간호의 연속성을 확보하기 위한 노력이 필요하다.

■ 전과 및 전동 시 절차

- 전산 및 입 · 퇴원 담당자를 통하여 전동 갈 병실을 확인한다.
- 환자 및 보호자에게 전동 사유, 절차, 변경될 진료과, 병실 위치와 호실 등에 대해 설명하고, 환자를 옮길 수 있도록 준비한다.
- 간호사는 이동할 병동에 연락하여 환자 상태, 준비물품을 알려주고 전동 가능 시간을 상의한다.
- 전동 가기 전까지의 활력징후, 간호처치 등을 수행 및 기록한다.
- 표준화된 의사소통 과정을 통해 환자의 정보(기본정보, 상태 및 치료경과, 제공되는 장비 등)를 공유하여 연속적인 간호가 잘 이루어질 수 있도록 한다.
- 전과전동 일지를 작성한다.
- 상대편 병동 간호사와 환자정보 및 환자 인수인계를 한다.
- 환자가 소지한 물품 등을 챙겨서 이송요원과 함께 전동병동으로 보낸다.

5) 고위험 환자 관리

(1) 수혈환자 관리

수혈은 환자에게 중요한 치료법이지만 수혈오류가 났을 때 환자의 심각한 위험을 초래할 수 있기 때문에 간호업무에서 매우 중요하다. 특히 급성용혈성 수혈반응은 ABO/Rh의 부적합으로 수혈의 큰 합병증이고 급성신부전 또는 사망에 이르게 할 수 있다.

■ 수혈오류를 예방하기 위한 간호

- 간호사는 수혈 전 의사 처방, 수혈의 필요성, 수혈의 효과와 부작용, 혈액성분의 제제, 투여 방법, 금기사항에 대해 숙지되어야 한다.
- 간호사는 수혈 전, 중, 후 활력징후를 반드시 체크하고 이상 시 주치의에게 보고한다.
- 수혈은 투여 전 이상 유무를 확인하고 간호사 2인이 이중으로 구두로 수혈 성분, 등록번호, 수혈제제 등을 확인한다.
- 환자 수혈을 준비하여 환자 앞에서 투여할 때 간호사 2인이 확인하고, 혈액표지를 부착하고 투여한다.

- 간호사는 수혈 처방이 부정확하거나 의사처방의 문제점을 재확인한다.
- 혈액성분제제 중 전혈과 적혈구제제는 냉장보관하고 혈소판제제는 실온에 보관한다.

(2) 화상

뜨거운 물에 의한 화상(scald)과 불에 의한 화상(burn) 예방에 주의를 기울여야 한다. 더운 물주머니의 물이 새거나 온도가 높아 화상을 입게 되는 경우는 종종 의료분쟁의 원인이 되므로 더운 물주머니는 사용하지 않는 것이 안전하다. 최근에는 냉온 겸용 팩을 사용하는 추세이나 이 경우에도 세심한 주의가 요구된다. 목욕물, 좌욕물, heat lamp의 사용 시에는 항상 온도를 유의해야 한다.

(3) 욕창 예방 및 관리

환자의 욕창 발생을 최소화하기 위해 욕창 발생 위험도를 확인하고 욕창관리를 위한 적절한 체계를 수립하며, 필요한 경우 욕창간호를 제공한다. 욕창 예방관리에 대한 규정에는 욕창 위험 평가, 욕창 위험 분류 기준, 평가결과에 따른 고위험환자의 욕창 예방활동, 욕창 발생 환자의 욕창 관리 활동에 대한 내용을 포함한다.

욕창 위험 평가의 대상은 모든 입원환자이며, 평가도구는 신뢰도와 타당도가 입증된 도구를 사용하고 주로 사용하는 도구로는 Braden scale, Neonatal/infant Braden Q scale(신생아) 등이 있다(표 7.1.3). 평가주기는 입원 시에 초기평가를 하고 정기적으로 재평가를 한다.

평가결과에 따른 고위험환자의 욕창 예방활동은 피부상태 관찰, 주기적인 자세변경, 건조한 피부에 보습제 사용, 에어매트리스 적용, 영양관리 등이 있다.

(4) 자살 예방

환자가 자살하기 위해 창문으로 뛰어내릴 수 있으므로 병실이나 간호사실의 창문은 개폐상태를 수시로 점검하여 이상 여부를 확인해야 하며, 옥상으로 올라가는 비상구의 문도 평소에 대상자가 드나들지 않도록 주의해야 한다. 자살 위험이 예견되는 환자가 있을 경우에는 인수인계하고 환자의 행동을 관찰하고 주변에 예리한 칼, 가위, 송곳 등에 대해 각별한 주의가 요구된다.

(5) 낙상 예방 및 관리

낙상은 주요 간호관리 대상으로 환자안전 지표 중 하나이다. 낙상은 예방이 가능한 사건이므로 실무에서 구조화된 예방 프로그램 운영이 필수적이며 이 프로그램에는 개별 환자의 위험사정, 낙상 예방 도구 사용, 낙상 발생 후 환자 평가라는 세 가지 요소를 반드시 포함해야 한다.

또한, 의료기관은 낙상으로 인한 환자의 상해를 줄이기 위해 환자의 특성, 의료기관의 시설 및 환경 등을 고려한 낙상 예방을 위한 규정을 개발하고 적용해야 한다. 낙상 예방을 위한 규정에는 낙상 위험도 평가대상, 평가도구 및 평가 시기, 낙상 위험 분류 기준, 평가결과에 따른 고위험환

표 7.1.3 욕창사정도구 예시

Braden scale

항목	1점	2점	3점	4점	날짜 및 점수		
					/	/	/
감각인지	완전 제한	매우 제한	약간 제한	장애 없음			
불편감을 주는 압력에 대해 의미 있게 반응하는 능력	의식이 저하되거나 진정제로 인해 통증자극에 대해 전혀 반응 없음 또는 신체 대부분에 감각이 떨어짐.	통증자극에 대해서만 반응함. 신음하거나 안절부절 못하는 것 외에는 불편감을 호소하지 못함 또는 신체의 1/2 이상의 감각이 떨어짐.	구두명령에 반응을 보이나 항상 불편감에 대한 의사소통을 보이지는 않음. 또는 1개 또는 2개 사지의 감각이 떨어짐.	구두로 요구를 표현할 수 있으며 감각기능장애가 전혀 없음.			
습기 정도	지속적으로 습함	습함	때때로 습함	거의 습하지 않음			
피부가 습기에 노출되는 정도	땀, 소변 등으로 피부가 계속 습한 상태임. 돌리거나 움직일 때마다 축축함.	항상은 아니나 자주 습한 상태임. 적어도 8시간마다 린넨을 교환해야 함.	하루에 한 번 정도로 린넨을 교환할 정도로 습한 상태.	피부가 거의 습하지 않음. 정해진 간격으로 린넨을 교환하여도 됨.			
활동 정도	침상안정	의자에 앉을 수 있음	때때로 보행	정상			
신체활동 정도	계속적으로 침대에 누워 있어야 함.	보행능력이 없거나 매우 제한됨. 몸을 지탱할 수 없거나 의자나 휠체어로 옮길 때 도움을 필요로 함.	낮 동안은 때때로 걸으나 짧은 거리만 가능함. 대부분을 침대나 의자에서 보냄.	적어도 하루에 두 번 정도는 산책할 수 있음.			
기동력	전혀 없음	매우 제한	약간 제한됨	정상			
체위를 변경하고 조절할 수 있는 능력	도움 없이는 몸이나 사지를 전혀 움직이지 못함.	가끔은 몸이나 사지를 움직이나 혼자서 자주 하지는 않음.	혼자서 약간씩 움직임.	도움 없이도 자주 체위변경 가능.			
영양상태	불량	부적절함	적절함	양호			
평소 음식섭취 양상	제공된 음식의 1/3 이상을 먹지 못함. 금식. 5일 이상 IV.	보통 제공된 음식의 1/2 정도를 먹음. 유동식, 경관영양.	대부분 반 이상을 먹음. 경관영양, TPN.	거의 다 먹음.			
마찰력과 전단력	문제 있음	잠재적 문제 있음	문제 없음				
	이동 시 많은 도움을 필요로 하며 끌지 않고는 드는 것이 불가능함. 종종 침대나 의자에서 미끄러져서 자세를 다시 취해야 함. 경직, 경축, 초조가 계속적으로 마찰을 일으킴.	최소한의 조력으로 움직일 수 있음. 이동 시 시트, 의자, 억제대나 다른 도구에 약간은 끌림. 때때로 미끄러지거나 의자나 침대에서 대부분은 좋은 자세를 유지함.	침대나 의자에서 스스로 움직일 수 있고 움직이는 동안은 몸을 들어 올릴 수 있음. 항상 침대나 의자에서 좋은 자세를 유지할 수 있음.				
총점 :							

자의 낙상 예방활동, 낙상 발생 가능 부서의 낙상 예방활동을 포함한다.

낙상 위험도 평가대상은 모든 입원환자이다. 평가도구는 신뢰도와 타당도가 입증된 평가도구를 사용해야 하며 Morse fall scale, Bobath memorial hospital fall risk assessment scale, Huhn, Humpty dumpty fall scale(소아) 등의 도구가 있다(표 7.1.4). 평가시기는 입원 시에 초기평가를 하고, 입원 중 환자 상태 변화 시(수술 후, 진정 후, 낙상과 관련된 의약품 투여 후 등) 재평가를 한다.

낙상 고위험환자의 낙상 예방활동

- 스티커 부착(침상, 팔찌 등), 전산공유 등의 방법으로 낙상 고위험환자에 대한 직원 간 정보 공유
- 환자 및 보호자, 직원에게 낙상 예방법에 대해 교육: 수면 전 화장실 다녀오기, 보호자 동반 거동, 시설물 이용 방법 등
- 필요시 의학적 · 약학적 중재: 낙상 관련 의약품의 용량, 투여시간 조절 검토, 협의진료 등

표 7.1.4 낙상사정도구 예시

Morse Fall Scale(1997)

구분	척도		날짜 및 점수			
			/	/	/	/
1. 과거 낙상 경험	있음	25				
	없음	0				
2. 이차 진단(부진단)	있음	15				
	없음	0				
3. 보행보조	가구를 잡고 보행함	30				
	목발/지팡이/보행기 사용함	15				
	보조기 사용하지 않음/침상안정/휠체어/간호사가 도와줌	0				
4. 정맥수액요법/헤파린 록 (heparin lock)	있음	20				
	없음	0				
5. 걸음걸이/이동	장애가 있음	20				
	허약함	10				
	정상/침상안정/부동	0				
6. 의식/정신상태	자신의 기능 수준을 과대평가하거나 잊어버림	15				
	자신의 기능 수준에 대해 잘 알고 있음	0				
총점						

* 총점 0~24점: 낙상 위험성이 거의 없음(no risk)
25~50점: 낙상 위험성이 낮음(low risk)
51~125점: 낙상 위험성이 높음(high risk)
(단, 기준점은 의료기관, 시설의 종류에 따라 다르게 적용할 수 있음)

- 환경(바닥 미끄럼, 조명, 환자주변 정리 등) 및 시설(침대, 안전 바, 보행기구 등) 관리

■ 낙상사고 발생 시 대처 방법

- 낙상 발생 시 환자의 의식, 활력징후, 환자상태를 체크하고 응급조치를 취한다
- 담당의사에게 보고한다.
- 의사처방에 따라 검사를 진행을 한다.
- 환자 보호자에게 알린다.
- 담당간호사는 안전사고 보고체계에 따라 낙상 보고서를 작성한다.
- 낙상 발생 건수, 낙상으로 인한 상해의 심각성 등의 성과 지표로 낙상예방 활동을 관리하며, 낙상예방 활동성과를 경영진에게 보고하고, 관련 직원과 공유한다.

(6) 폭력환자관리

간호사가 경험하는 폭력의 유형은 언어폭력, 신체적 위협과 폭력, 신체손상, 성희롱 등이 있다. 의료인에 대한 폭력을 방지하는 것은 의료인의 안전뿐만 아니라 환자의 안전을 위해서도 필요한 일이다. 안전한 진료환경 조성 및 직원 존중을 위해 의료기관 내 폭력 예방 활동을 수행하고 관리해야 한다. 의료인에 대한 폭력을 방지하기 위한 예방 및 대응방안은 다음과 같다(표 7.1.5).

① 의료계 내부의 노력

■ 폭력 예방 교육을 포함한 폭력 사전예방 지침의 마련

폭력 예방 교육은 의료인이 폭력에 차분하게 대응하고 그 원인을 찾으려는 노력과 함께 폭력을 행사하는 환자나 보호자를 다른 환자와 격리시켜 대화를 시도하는 등 적극적으로 해결할 수 있게 한다. 또한 의료현장에서의 폭력에 따른 환자의 위험, 폭력 행위자의 처벌 등을 홍보하는 포스터와 안내문 등을 제작하여 부착할 필요가 있다.

■ 의료인의 충분한 설명과 환자와의 관계 형성 노력

의료의 특성상 행정적 · 의료적 절차의 복잡함, 질병이나 처치에 대한 충분한 설명이 없거나 환자나 보호자의 이해부족 등으로 인한 의사소통 장애, 불친절한 응대가 폭력의 유발요인으로 작용할 수 있다. 의료인 스스로 환자의 입장을 이해하여 처치 전 · 후 자세한 설명을 하는 등의 노력을 통해 환자 및 보호자와의 갈등을 해소해야 한다.

■ 폭력사건 발생 시 의료인 및 의료기관의 적극적 법적 대응

폭력사건 발생 시 의료인과 의료기관에서는 숨기지 말고 적극적인 법적 대응을 해야 하며, 의료기관은 법무담당자를 지정해야 한다. 또한, 관할 경찰서 등과 핫라인을 구축하는 것이 필요할 것이다.

표 7.1.5 폭력 상황 발생 시 대응 절차(예시)

의료인	의료기관
중지요청 ① 진료가 거부될 수 있습니다. ② 위법행위이며 처벌받게 될 수 있습니다. ③ 정확한 응대를 위해 녹음하겠습니다. ↓ (중단하지 않을 경우) 업무 중단 ↓ 행위자를 피하여 자신의 신변 보호 ↓ 부서장이나 동료에게 도움 요청 ↓ 녹음파일, 동영상 등 확보, 기관 차원의 대응을 원하는 경우 기관에 제출	상황을 주시하고 필요시 개입하여 의료인과 폭력 행위자를 분리, 증거 확보 조력 ↓ 보안요원 호출, 필요시 경찰 신고 ↓ CCTV, 증인, 녹음파일, 동영상 등 증거 확보
현장상황 종료	
필요시 보호 조치 요청 (상담, 진료 지원, 업무 담당자 교체, 휴가 등)	의료인 면담 ↓ 의료인 보호 조치 이행 (상담, 진료 지원, 업무 담당자 교체, 휴가 등) ↓ 해당 부서 관리자 : 사건보고서 작성, 증거 보관
후속조치	

- **전문경비인력, CCTV 등의 폭력 예방 시설과 인력확보**

  의료현장에서 문제 발생 전과 직후에 폭력행위를 예방하고 의료진과 환자를 보호할 수 있는 것은 전문보안인력이 거의 유일하고 이들의 조치는 효과적이다. 또한 의료기관 내 범죄행위의 예방적 효과를 기대하고 폭력행위 등 범죄의 증거 확보를 위해서도 CCTV를 설치하는 것이 필요하다.

② 외부요인 개선 노력

- **의료인 폭행방지법의 제정 노력**

  의료기관에서 빈발하는 폭행사고를 방지하고 의료인의 정상적인 의료행위를 위해서, 나아가 국민의 건강권 확보를 위해서도 이 같은 개정안이 반드시 필요하다.

■ 사법당국과 의료기관의 유기적 협력에 의한 대응

폭력에 의한 진료방해에 대해서는 현행 「의료법」과 「응급의료에 관한 법률」의 벌칙조항만으로도 충분한 벌칙이 마련되어 있다.

(7) 환자확인

의료기관은 환자확인과 관련하여 발생할 수 있는 오류를 예방하기 위해 의료기관 차원의 일관되고 신뢰할 수 있는 규정을 정하여 환자확인을 수행한다.

확인과정의 환자 참여는 개방형으로 질문하며, 환자확인 지표는 환자의 이름, 생년월일, 등록번호 등 최소한 두 가지 이상을 사용한다. 이때 환자의 병실호수나 위치를 알리는 지표는 환자확인 지표로 사용이 불가하다. 모든 상황과 장소에서 일관된 환자확인 방법을 적용해야 하며 대상자가 의식이 없거나 의사표현이 어려운 경우에는 별도의 환자확인 방법을 적용한다.

참고문헌

국민건강보험 일산병원(2016). 신규간호사 예비교육지침서.

김금순 외(2010). 간호과정 적용 평가도구의 타당도 및 신뢰도 조사-욕창, 낙상예방 및 통증 간호를 중심으로. 병원간호사회, 16(3), 5~23.

김은만 외(2014). 국내병원 간호사의 인수인계 실무표준, 표준지침 및 표준화된 항목 개발에 대한 연구. 임상간호연구, 20(1), 1~14.

보건복지부(2020). 의료기관 화재안전 매뉴얼.

보건복지부, 의료기관평가인증원(2021). 4주기 급성기병원 인증기준 및 표준지침서.

염영희 외(2023). 학습성과기반 간호관리학 개정8판. 수문사.

유인술(2014). 의료인에 대한 폭력의 대처방안. 대한의사협회지, 57(2), 88~92.

유인술(2015). 의료인에 대한 폭력, 그 대처 방안-의료인 폭행 방지법. 대한응급의학회 학술대회 초록집, 169~175.

윤희제 외(2021). 응급실 간호사 인수인계 프로토콜 개발. 의료경영학연구, 15(1). 1~12.

이인경, 최자윤(2013). 간호사의 병원 낙상예방 활동에 영향을 미치는 요인. 재활간호학회지, 16(1), 55~62.

정면숙 외(2023). 간호관리학 제5판. 현문사.

정미라(2012). Mobile 기기를 활용한 퇴원환자 교육. 대한외과학회 학술대회 초록집, 115~115.

Joint Commission Resoures(2017). Helpful solutions for meeting the 2017 national patient safety goals. *Joint Commission Perspectives on Patient Safety, 5*(8).

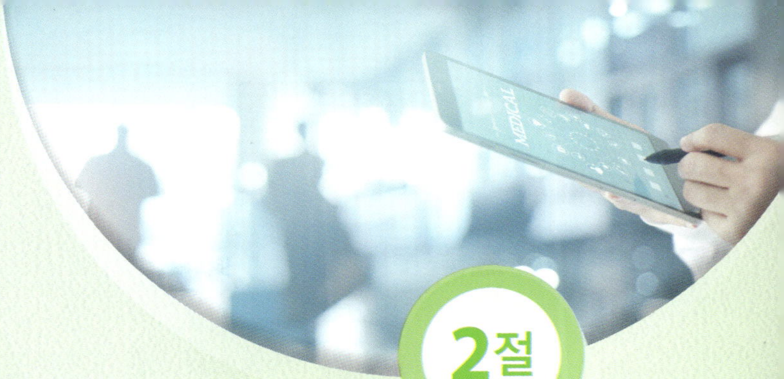

2절

물품 및 약품관리

학습목표

1. 물품관리의 중요성을 설명한다.
2. 간호단위의 물품교환체계를 설명한다.
3. 약품처방체계를 설명한다.
4. 투약오류의 형태를 구별한다.
5. 투약오류 감소전략을 설명한다.
6. 마약관리방법을 설명한다.
7. 고위험 약품관리를 설명한다.

주요용어

- 물품관리(commodity management): 조직의 목적 달성을 위해 소요되는 물품의 원활한 지원과 효율적 활용을 위한 제반 활동
- 약품관리(drug management): 환자의 안전을 보장하고 정확한 투약을 수행하기 위한 제반 활동

1 물품관리

물품관리(commodity management)란 조직의 목적달성을 위한 사업수행에 있어 소요되는 물품의 원활한 지원과 효율적 활용을 위한 제반 관리를 의미한다.

물품관리의 중요성은 물품관리가 원활할 때 환자간호에 긍정적인 영향을 줄 수 있으며, 시간낭비와 에너지낭비를 최소화하고, 물품낭비와 남용을 줄일 수 있다. 간호단위관리자는 충분한 물품을 항상 좋은 상태로 확보하고 필요시 바로 사용할 수 있도록 편리하게 배치해야 한다.

1) 물품의 종류

물품이란 병원 내에서 소비되거나 사용되고 있는 모든 유형의 자산으로 고정자산(비품, 기계설비, 의료기기 등)과 재고자산(약품, 진료재료, 의료소모품, 급식재료, 사무용품, 유류, 수선용품, 기타 소모성 비품 등)으로 구분할 수 있다.

비품은 반영구적으로 사용할 수 있는 물품을 의미한다. 크게 일반비품(냉장고, 텔레비전, 전화기, 옷장, 탁자 등)과 의료비품(산소게이지, 휠체어 등)으로 나눌 수 있고, 의료기기는 제세동기, 심전도기록기, 수액펌프 등으로 적어도 수명이 3년 이상이며 여러 번 사용이 가능한 품목을 말한다. 소모품은 주기적으로 청구하는 품목으로 진료재료, 인쇄물, 사무용품이 이에 속한다(표 7.2.1).

물품관리 부서에서는 일별, 주별, 월별로 청구서에 의해 불출되는 비처방성 품목과 처방성 품목을 취급하며 중앙공급실에서는 주로 소독물품을 취급하고 있다.

표 7.2.1 물품의 종류

구분	정의	예
고정자산	• 1년 이상 여러 번 사용이 가능한 품목	• 비품, 기계설비, 의료기기
재고자산	• 사용 시 소비되는 품목	• 약품, 진료재료, 의료소모품, 급식재료, 사무용품, 유류, 수선용품, 기타 소모성 비품
일반비품	• 반영구적으로 사용 가능 • 의료비품을 제외한 비진료용 물품	• 냉장고, 텔레비전, 전화기, 옷장, 탁자
의료비품	• 반영구적으로 사용 가능 • 대상자의 진단 및 치료를 목적으로 하는 물품	• 산소게이지, 휠체어
의료기기	• 적어도 수명이 3년 이상이며 여러 번 사용이 가능한 품목 • 대상자의 진단 및 치료를 목적으로 하는 물품	• 제세동기, 심전도기록기, 수액펌프
소모품	• 주기적으로 청구하는 품목 • 소모성 물품과 사무용품	• 진료재료, 인쇄물, 사무용품

2) 물품공급 방법

물품공급 방법으로는 사용부서에서 필요로 하는 물품을 청구하여 공급받는 방법, 정량을 보충해 주는 방법, 물품차(case cart) 교환방법, 적시 공급방법 등이 있다(표 7.2.2).

- 물품청구 공급방법은 전통적인 방법으로서 사용부서에서 청구서를 작성하여 중앙공급실이나 물품관리 부서로부터 필요한 물품을 공급받는 방법이다.
- 정량보충방법은 부서별로 사용되는 품목의 표준 사용량을 조사하여 일정기간 사용할 수 있는 물량을 사용부서에 미리 출고하고 공급부서 직원이 순회하면서 소비된 물량만큼 보충해 주는 방법이다.
- 물품차 교환방법은 물품차를 사용하여 미리 결정된 양의 물품을 싣고 각 부서에 공급한 후 물품차 자체를 교환하는 방법으로, 공급부서의 직원은 회수한 물품차의 사용량을 조사하여 물품 공급표에 기재하고 정량이 되도록 보충해 준다.
- 적시 공급방법은 병원의 물류 창고에 수많은 물품을 쌓아 놓는 대신에 물류 창고를 외주화하여 물품공급업체를 지정해서 운영하는 방법이다. 선정된 공급업체가 병원과 물류전산 프로그램을 공유하여 해당 부서에 완제품을 공급하기 때문에 공급물자의 재고유지를 위한 중계부서가 필요하지 않다.

표 7.2.2 물품공급 방법

구분	방법
물품청구 공급방법	• 전통적인 방법 • 부서별 청구서 작성 후 중앙공급실 · 물품관리부서로부터 물품공급
정량보충방법	• 부서별 품목의 표준 사용량 조사 후 일정기간 사용할 수 있는 물량을 사용부서에 미리 출고, 공급부서 직원이 순회하면서 소비된 물량만큼 보충해 주는 방법
물품차 교환방법	• 물품차에 미리 결정된 양의 물품을 싣고 각 부서에 공급한 후 물품차 자체를 교환하는 방법 • 공급부서의 직원은 회수한 물품차의 사용량을 조사하여 물품 공급표에 기재하고 정량이 되도록 보충
적시 공급방법	• 물류창고를 외주화하여 물품 공급업체를 지정해서 운영하는 방법

3) 물품관리 방법

원활한 물품관리는 효율적인 환자간호에 영향을 미칠 뿐 아니라 시간과 에너지 낭비를 막을 수 있고, 물품낭비와 남용을 줄일 수 있다. 간호단위 관리자는 적절한 양의 물품을 항상 좋은 상태로 확보하여 필요시 즉시 사용할 수 있도록 편리하게 배치해야 하며, 동시에 모든 물품을 경제적으로 사용하도록 의료인이나 기타 직원을 교육하고 시범을 보여야 한다. 또한 환자간호 시 물품 부족이나 기구 고장으로 환자안전에 지장을 초래하는 일이 없도록 정기적인 물품의 인계인수 및 점검이 필요하다.

(1) 물품의 청구

물품을 청구할 때에는 표준 재고수량에 근거하여 결정해야 하며, 물품의 보관 장소, 물품의 부패 가능성, 가격 및 견고성, 간호단위의 특성, 교환방법 등을 고려해야 한다.

소독물품의 경우 소독유효기간과 부패성에 따라 매일 혹은 격일로 신청하며 비소독물품은 청구간격을 길게 할 수 있다. 따라서 소독물품의 유효기간을 반드시 확인하고 유효기간이 지난 경우에는 재소독하거나 폐기하도록 한다.

(2) 적정재고 유지

재고조사는 재고목록과 물품명세에 따라 물품의 수량과 상태를 확인하는 것이다. 재고조사를 함으로써 표준량 확보, 불필요한 물품반환, 교환, 수선이 필요한 물품을 확인할 수 있다. 공급품이나 비품에 따라 매일, 매주 또는 매월, 정기적으로 재고조사를 실시하게 되는데, 정기적 재고조사를 함으로써 초과물품이나 필요 없는 물품이 유효기간 내에 타부서에서 활용될 수 있도록 하여 불필요한 재고품이 생기지 않도록 한다.

물품을 청구할 때 청구에 의한 것이라도 반드시 용도와 수량을 확인한다. 기구상태도 수시로 조사하여 언제라도 사용 가능한 상태를 유지함으로써 과잉재고로 인한 자본의 낭비를 줄이도록 하며 재고량은 물품청구일 직전에 정확히 파악하고 재고량과 불출량을 기록한 재고표를 비치한다.

(3) 물품의 적절한 보관

고가의 물품, 변질되기 쉬운 것, 고무제품 등은 보관 시 주의하고 통풍이 잘 되도록 하며, 비품은 완전성, 유용성, 청결성, 안정성, 사용하기에 편리한 배치에 대한 점검을 해야 한다. 물품은 모든 간호사가 쉽게 찾을 수 있도록 항상 정해진 위치에 두어야 한다.

(4) 물품관리에 대한 직원 교육

물품관리가 효과적으로 수행되기 위해서는 모든 의료장비 및 비품에 대한 사용법이 지침서로 작성되어 있어야 한다. 간호단위 관리자는 새로운 기기를 구입하였을 때 모든 간호사가 물품의 사용법 및 관리에 대하여 교육과 훈련을 받도록 해야 한다.

4) 물품교환체계

물품이 파손되었거나 낡은 기구는 새로운 물품으로 교환하여 기준 수량을 항상 확보해야 한다. 파손, 분실된 물품은 책임의 한계를 정하고 분실된 기구를 보상하여 물품확보에 차질이 없도록 해야 한다.

이때 파손 및 분실 물품에 대한 보고서를 작성해야 하며 작성 시 육하원칙에 의하여 분명히 기록, 보고해야 한다.

2 약품관리

약품관리(drug management)는 환자의 안전을 보장하고 정확한 투약을 수행하기 위한 제반 활동으로서 약품관리 방법을 이해하고 이를 준수하여 안전하고 정확한 투약을 수행하는 데 그 목적이 있다.

1) 약품처방체계

약품처방은 정규처방, 응급처방, PRN처방 등으로 구분된다(표 7.2.3). 처방에서 약품 수령까지의 흐름은 그림 7.2.1과 같다.

표 7.2.3 약품처방체계의 종류

처방체계	내용
정규처방	의사가 다음날 치료계획을 입력함으로써 발생되며, 조제된 약물은 입력 다음날 공급된다.
응급처방	대상자의 상태변화에 따라 긴급히 필요한 약품을 투약하기 위해 처방하는 것으로, 처방 즉시 수령할 수 있다.
PRN처방	필요한 상황 발생 시 청구하는 것으로, 대상자의 상태변화에 따라 수행이 예측되는 처방이다. 투약 전에 미리 받을 수 없으므로 간호단위에 비치된 비품약을 먼저 사용하고 약품을 수령하여 채워놓는다.

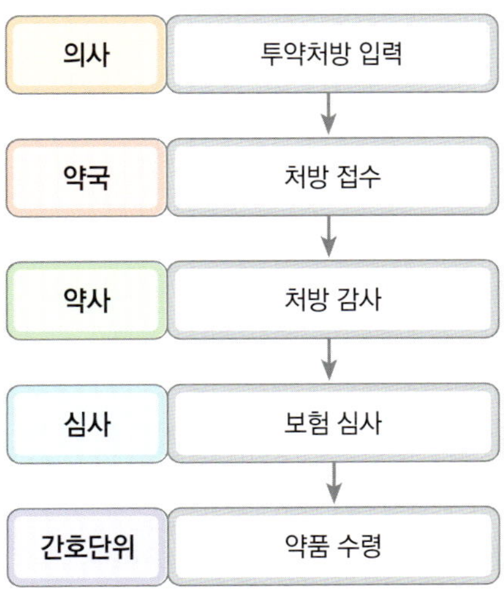

그림 7.2.1 약품처방체계

2) 약품관리 방법

약품은 안전성을 유지하기 위해 적절하게 보관하고 관리해야 한다. 약품관리목록을 이용하여 약품명, 유효기간, 보관상태 등을 점검하며, 유효기간이 3개월 이내인 약품에 대해서는 약국과 상의하여 교환한다.

약품은 빛, 열, 습기, 가스 등에 노출되면 화학적 변화를 일으키므로 주의한다. 또한 인화성이 높은 알코올류는 환기와 통풍이 잘되는 곳에 보관한다. 약품보관 방법은 표 7.2.4와 같다.

냉장보관이 필요한 약품은 보관온도의 적합성을 1일 2회 이상 점검해야 한다. 보관장소의 내부 온도 확인을 위한 디지털 온도계 및 온도 일탈 시 알람기능을 보유한다.

표 7.2.4 약품보관 방법

구분	보관 방법
인슐린, 백신, 좌약, 혼합한 약품	2~8℃ 냉장보관
고영양수액제	차광용 비닐
항생제, 일반주사제, 수액	실온

3) 투약오류의 형태와 관리

투약은 임상에서 간호사가 수행하는 업무 중 많은 부분을 차지하는 것이므로 투약오류는 간호사의 업무와 많은 관련이 있다. 투약오류는 의사의 처방에 따라 정확한 투약시간에 맞추어 투약되지 않거나, 적절한 약물치료를 받지 못하거나, 적절하지 못한 약물이 투여되어 환자에게 심각한 결과를 야기할 수 있는 사건을 말한다.

(1) 처방오류

반복처방 등으로 약품이 중복 처방되거나 환자의 상태와 다르게 처방된 경우를 들 수 있다. 구두처방, PRN처방, 혼동하기 쉬운 부정확한 처방 등에 대해 정확한 의사소통 절차를 마련하고 안전하게 관리해야 한다.

구두처방은 수술 및 응급상황 등과 같이 처방이 불가능한 제한된 상황에서만 수행할 것을 권고한다. 우선 정확한 환자확인이 필요하다. 구두처방은 듣는 동시에 지시 내용을 모두 기록한다. 기록한 구두지시 내용은 의사에게 구두로 재확인한다. 구두지시 내용은 수행하고 간호기록을 한다. 구두지시는 24시간 이내에 서면 처방을 받고 확인한다.

PRN처방은 PRN처방이 가능한 의약품을 선정하여 목록을 관리한다. PRN처방이 불가능한 약물은 전해질제제, 헤파린 주사제, 항암제류, 백신, 경구용 항응고제, 항생제 주사제, 면역억제제 등이 있다. PRN처방에 포함되어야 할 내용은 투여가 요구되는 환자의 상태와 1회 용량, 투여경로, 최소 투여간격, 1일 최대 투여횟수 등으로 명확한 수행을 위한 실시 기준이 명시되어야 한다.

(2) 조제오류

처방을 받아 약을 조제하는 과정에서 발생한 오류이다. 흔히 유사한 약품의 모양이나 유사한 약품 코드의 혼동 등으로 잘못된 약이 조제된 것이 그 예이다. 조제오류 발생 가능성이 높은 약품은 다른 약품과 분리 보관하고, 고주의성 약품목록을 만들어 업무에 적용하고 정기적으로 보완한다.

(3) 투여오류

투약의 5원칙(5R)에 맞지 않은 모든 투약과정의 오류이다. 수액자동주입기로 주입 중이던 약물의 주입속도를 잘못 변경하여 약물이 full drip되는 경우 등을 예로 들 수 있다.

(4) 투약오류 감소전략

투약오류는 약물 투여 형태에 따라 그 심각성을 달리할 수 있으며, 특히 주사는 약물의 특성에 따라 환자에게 단시간 내에 치명적인 결과를 야기할 수도 있어 사고의 위험성이 높은 업무라 할 수 있다. 또한, 경구로 투여되어야 할 약이 주사의 형태로 투여되었을 경우는 치명적인 결과를 초래하기 쉽다. 왜냐하면 경구의 형태가 주사보다 흡수되는 농도가 낮기 때문에 보통 치료약물의 농도를 유지하기 위해서 경구로 투여되는 용량이 주사 용량보다 많기 때문이다.

- 투약오류를 줄이기 위해 간호사는 투약의 5원칙(5R) 및 정확한 설명, 정확한 기록을 지켜야 하며 투약 전뿐만 아니라 투약 후에도 환자의 상태를 주의 깊게 관찰하여 투약으로 인한 다양한 부작용과 합병증 등을 조기에 사정하고 사전에 예방해야 한다.
- 약물은 투약시간 직전에 준비하며, 단위와 약어를 정확히 알고 준비한다.
- 1회 용량이 상용량 이상인 경우에는 처방전을 확인하고 필요시 의사와 협의해야 한다.
- 약물의 색깔, 냄새 등이 변한 약과 유효기간이 경과한 약, 라벨이 불분명할 때에는 사용하지 않는다.

4) 마약관리 방법

마약류란 마약, 향정신성의약품 및 대마를 말하며 마약류취급자는 마약류취급의료업자, 마약류관리자 등 병원 내에서 마약류를 취급하는 사람을 말한다. 환자에게 진료의 목적으로 마약류를 투약 또는 투약하기 위하여 마약류를 기재한 처방전을 발부하는 의사, 치과의사, 한의사를 마약류취급의료업자라 한다. 마약류관리자는 의료기관에 종사하는 약사로서 시 · 도지사로부터 마약류관리자로 지정받은 사람이며 병원 내 마약류관리를 담당하는 책임자를 말한다.

마약류취급의료업자만이 마약류를 처방할 수 있으며 처방전에 의해서만 투약할 수 있다. 간호사가 마약류취급의료업자를 대신하여 마약류를 처방할 수 없다.

마약류 처방전에 기재해야 할 사항은 아래와 같다.

- 발급자의 업소 소재지, 상호, 면허번호, 서명
- 환자의 성명 및 주민번호

마약류관리자는 마약류 취급 장소별(응급실, 외래, 수술실, 중환자실 등) 또는 제품별, 종류별로 약사와 간호사를 마약류관리보조자로 지명하여 마약류를 관리한다. 마약류관리보조자는 마약류관리자가 실시하는 마약류 교육에 참석하여야 한다.

마약류관리보조자의 업무는 아래와 같다.

- 비상마약류의 보관 · 불출 · 재고관리 · 운반 등 업무보조
- 유효기한 경과, 반납, 사용하고 남은 마약류의 보관관리 등 업무보조
- 사고마약류 발생 시 신속보고 등
- 기타 제반 마약류의 관리(저장시설 점검부 작성 · 관리) 등에 대한 사항

마약류는 「마약류관리에 관한 법률」에서 정하는 바에 따라 보관하고 관리를 철저히 해야 한다. 「마약류관리에 관한 법률」에서 정하는 사항 및 마약류사고 발생방지를 위한 준수사항은 다음과 같다.

- 마약류는 다른 의약품과 구별하여 별도 보관
- 마약은 이중 잠금장치가 된 철제금고에 보관
- 향정신성의약품은 잠금장치가 설치된 장소에 보관
- 파손, 유효기한경과 마약류 등 폐기마약류도 위와 동일한 장소에 보관. 단, 폐기대상 마약류는 사용 중인 마약류와 구분하여 보관
- 마약류 저장시설이 있는 장소에 무인경비장치 또는 CCTV 등 설치
- 마약류 저장시설을 외부에 쉽게 노출하지 아니하고 이동이나 잠금장치의 파손이 어렵도록 조치
- 냉장보관 등 특별한 보관조건이 필요한 마약류도 잠금장치가 설치된 장소에 보관
- 조제목적으로 업무시간 중 조제대에 비치하는 향정신성의약품의 경우 반드시 업무 이외의 시간에 지정된 보관소에 보관
- 병원 내 마약류 운반 시 파손사고 발생 방지를 위해 탄력 있는 받침대 사용

병동에서 환자에게 투약하고 남은 마약류는 처방전과 잔여량을 대조 확인한 후 외부로 유출 또는 불법 사용되지 않도록 약제부로 신속하게 반납한다. 파손된 사고마약류는 깨진 조각까지 그대로 보존하고, 육하원칙에 맞게 사고발생 경위를 마약파손 보고서에 작성하여 약제부에 제출한다. 마약류 취급자 등은 허가관청에 지체 없이 발생사실을 보고하고, 사고마약류가 발생하지 않도록 재발방지 대책을 강구해야 한다.

5) 고위험약품 관리

고위험약품은 고농도 전해질, 항응고제, 항암제, 주사용 인슐린제제 등 잘못 사용되면 환자에게 치명적인 위해를 줄 수 있는 약물을 말한다. 또한 처방, 조제, 투약 등 일련의 과정에서 사용상의 오류로 환자에게 치명적인 위해를 줄 수 있는 약물을 고위험약품으로 정하기도 한다.

고위험약품은 다른 약물과 분리하여 경고문구가 부착된 지정된 장소에 보관한다. 고농축 전해질의 경우 '반드시 희석 후 사용'이라는 라벨링을 부착한다. KCL, 50% $MgSO_4$의 경우, 개봉 후 즉시 사용하며 사용 후 남은 약물은 폐기한다. Heparin은 개봉하거나 수액에 희석 시 의약품명, 개봉일자, 유효기간을 포함하여 라벨링하고, 개봉 · 희석 후 24시간이 경과하면 폐기한다. 간호단위에서 자주 사용하는 고위험약품은 약품별 보관방법을 제시하고 약품 교육을 정기적으로 실시한다.

6) 응급약품 관리

응급환자 발생 시 적절하게 대처하기 위해서 표준화된 응급약품의 종류와 기본수량을 관리한다. 응급약품은 병동, 중환자실, 수술실, 응급실 등의 응급카트 약품을 말하며 목록은 각 의료기관에서 정한다. 응급카트의 맨 위의 약품 칸에 일정 수량을 비치하고 카트를 봉인한다(표 7.2.5). 교대 시마다 관리목록을 이용하여 미개봉 여부, 유효기간, 목록의 수량과 일치 여부 등을 점검한다.

표 7.2.5 응급카트의 약품 및 물품관리

구분	내용물
상단	크린조/멸균증류수
1단	Emergency drugs (atropine, epinephrine, bicarbonate, calcium, lidocaine 등)
2단	IV 관련 물품 및 기타 물품(angio catheter, tourniquet, 검체용기, syringe, pen light 등)
3단	Intubation을 위한 준비물
4단	Suction 관련 장비
5단	O_2/BVM장비

참고문헌

국민건강보험 일산병원(2016). 신규간호사 예비교육지침서.

보건복지부, 의료기관평가인증원(2021). 4주기 급성기병원 인증기준 및 표준지침서.

식품의약품안전처 마약관리과(2020). 의료용 마약류 취급업무 안내서.

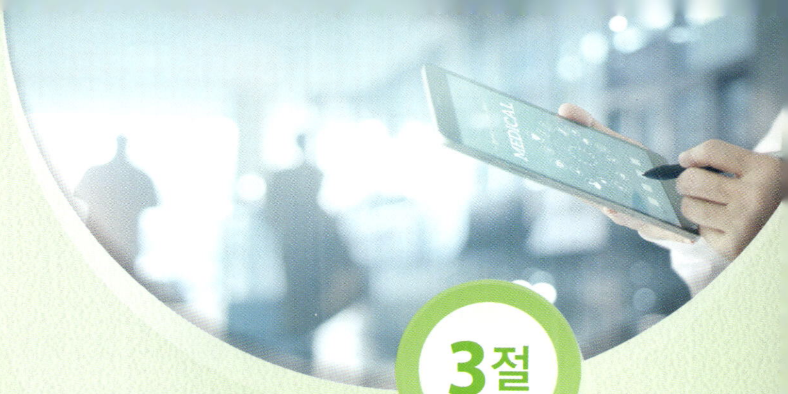

3절

환경과 감염관리

학습목표

1. 환경관리의 중요성을 설명한다.
2. 사생활 유지를 위한 방법을 선택한다.
3. 안전관리의 개념을 설명한다.
4. 안전사고 예방법을 계획한다.
5. 고위험 의료기기의 예방점검 및 유지관리 활동을 설명한다.
6. 사건보고체계를 설명한다.
7. 병원감염 감시활동을 설명한다.
8. 감염관리지침에 따라 수행한다.

주요용어

- 환경관리(environmental management): 환자의 치료와 회복에 영향을 미치는 간호단위를 둘러싸고 있는 제반 환경을 관리하는 것
- 간호단위 안전관리(nursing unit safety management): 간호단위에서 사고발생 원인을 제거하고 사고로 인한 손실을 방지하기 위한 계획을 수립하여 실시하는 것
- 병원감염(nosocomial infection): 입원 당시에 발현하거나 잠복하지 않았던 감염이 입원기간 중 또는 퇴원 후 30일 이내에 발생하는 것
- 감염발생 감시(surveillance): 감염관리 업무의 기본으로 병원감염 발생 분포 및 위험요인이 되는 조건이나 상황을 체계적으로 관찰하는 것

1 간호단위 환경관리

간호단위 환경이란 간호단위를 둘러싸고 있으면서 간호단위관리에 영향을 미치는 일체의 상황을 의미한다. 환자는 양질의 진료와 간호를 제공받기 위하여 입원하였으므로 회복증진을 위해 도움이 되는 안정된 환경과 조건을 기대할 것이다.

환경관리가 중요한 이유는 환자의 회복증진을 위해 최적의 환경을 제공할 책임이 있으며, 직원의 업무능률을 향상시키는 데도 필수적이기 때문이다. 또한 환자는 의료기관의 진료와 간호 경험을 통하여 의료기관에 대한 이미지를 형성하므로 간호서비스에 대한 신뢰감과 해당 의료기관을 재방문하고 싶은 선호도를 증대시키기 위해서도 환경관리가 필요하다.

최근에는 의료공간이 인간의 고유한 감성에 초점을 맞추어 변화하고 있다. 병원이라는 공간은 각계각층의 환자를 중심으로 보호자, 직원이 뒤섞여 크고 복잡한 기능을 형성하는 장소이므로 스트레스가 많은 곳이다. 특히 입원환자는 낯선 환경, 일상생활에서의 분리, 질병과 통증, 사생활의 침해 등으로 인해 심리적인 스트레스가 더욱 크고, 면역시스템에 영향을 미침으로써 환자의 면역기능을 저하시킬 수도 있다.

1) 환기

환기가 안 될 경우, 병실 내 산소량이 떨어지고 탄산가스량이 많아지게 되며 발한이나 체취로 인한 냄새가 제거되지 않고 습도와 실내 온도의 상승현상이 나타나게 된다. 병실에 입원하고 있는 환자는 건강한 사람보다 식욕이나 신체적 활동이 저하되어 있는데 냄새는 환자에게 식욕과 신체적 활동에 대한 의욕을 저하시키는 작용을 한다. 병실에는 외기도입에 의한 환기가 가능한 환기시설을 설치하여야 한다. 이때 외기도입에 의한 환기량은 시간당 2회 이상을 유지하여야 하며 재순환을 포함한 총 환기량은 시간당 6회 이상을 유지하여야 한다. 환기시설 관리는 담당자를 지정하고 운영 및 유지 · 관리 매뉴얼을 마련한다. 또한 환기시설 운영 대장을 관리하고 정기점검 및 필터 교체, 청소 등을 시행한다. 이외에 신선한 공기를 유지하기 위해서는 환자의 목욕, 환의 교환, 구강간호, 환부 드레싱도 중요하다.

2) 습도 및 온도 유지

습도와 온도는 환경의 쾌적함을 유지하는 중요한 요소로 환자의 회복과정에도 영향을 줄 뿐만 아니라 의료진의 업무 효율성을 위해서도 적정 습도와 온도를 유지할 필요가 있다. 일반적으로 병원환경에 적절한 습도는 40~65%, 온도는 18~23℃이다.

3) 소음

소음은 신경계통을 자극시키므로 환자를 불쾌하게 만들고 수면을 방해할 뿐 아니라 피로를 과중시키고 간호사의 업무능률을 저하시킨다. 병동에서의 소음원인은 외부의 차소리, 구두소리, 사람을 부르는 소리, 기계소리, 문 여닫는 소리, 전화벨 소리, 물소리, 대상자 운반차나 식사 배선차의 바퀴 소리, 사람의 말소리, 승강기 소리, 텔레비전이나 라디오 소리 등이다. 이들의 대부분은 간호사가 세심한 주의를 기울이면 통제할 수 있으므로 병동의 복도나 병실에서 정숙을 유지하도록 하고 소음을 줄이거나 제거하도록 노력해야 한다.

보통 대화소리는 40~60dB (decibel)이다. 60dB 이상의 소음이 있는 경우에는 위액분비의 증가, 혈압 상승, 맥박 상승, 호흡 증가, 근긴장도의 증가, 산화효소 증가 등의 생리적 반응이 나타난다.

간호사실, 준비실, 치료실 등에서는 업무로 인한 소음을 40dB 이하로 유지해야 하며, 환자병실은 30dB 이하로 유지되어야 한다. 간호단위 소음을 감소할 수 있는 방법은 병실바닥 등 바닥재 사용 시 소음이 덜 발생하는 재료 사용, 이동용 장비 등의 바퀴를 점검하고 필요시 교체 또는 고무바퀴 사용, 필요한 곳에 소음방지용 패드 부착, 전화벨 소리 조절 등이 있다.

4) 조명

부적절한 조명은 눈의 피로감, 긴장감, 권태감, 불안감을 일으키므로 적절한 조명을 통해 눈의 피로를 방지하고 환자를 안정시키는 것이 중요하다. 낮에는 커튼이나 블라인드를 이용해 햇빛의 양을 조절해 주고, 환자에게 적절한 간접조명을 하기 위해 환자의 머리맡 뒷벽에 조명을 설치한다. 대부분의 병원에서 조명은 병실 전체를 밝히는 전등과 침상 머리맡의 개별 전등을 함께 설치하고 있다. 입원실의 조도는 100Lux를 유지하며 일반병동의 처치실과 중환자실은 400Lux 기준으로 하지만 처치가 끝나면 안정된 환경을 위해 조도를 낮추어야 한다.

5) 청결

간호단위는 감염원을 보유하거나 감염에 취약한 환자와 방문객이 혼재하는 곳이므로 감염방지를 위해 기구, 린넨, 바닥, 벽이 청결해야 한다. 처치실, 비품실, 작업실에서 사용되는 물품 중 소독물품과 오염된 물품을 구분하여 사용하도록 주의하며 식사배선 및 관리과정에서의 청결유지에도 관련 직원이 협조하도록 한다.

환자치료영역의 청소 구역은 병실, 환자 휴게실, 화장실 등 일상적인 환경을 말하며, 소독 구역은 수술실, 격리실 등 침습적 행위를 수행하는 구역과 소독이 필요한 환경을 말한다. 청소 및 소독 주기와 청소용구 및 소독용구 관리, 직원의 개인보호구 착용 등에 대한 규정을 마련하고 청소 및 소독을 수행한다.

6) 사생활 유지를 위한 방법

환자의 사생활을 보호하기 위하여 환자와 보호자에게 사생활과 관련된 비밀 요구사항 등을 확인한다. 또한 환자의 인격이 존중되도록 간호수행이나 치료 시 부주의로 인해 신체의 일부가 노출되지 않도록 커튼이나 스크린을 구비한다.

외래 진료실에서는 1인 진료를 위한 공간을 갖추도록 하고 입원실에서는 침상 사이의 간격을 일정 거리 이상 유지하도록 한다. 적당한 개인공간을 확보하기 위하여 입원실의 면적은 환자 1인을 수용하는 곳인 경우에는 6.3m^2 이상이어야 하고, 환자 2명 이상을 수용하는 곳인 경우에는 환자 1명에 대하여 4.3m^2 이상으로 해야 한다. 침대의 간격은 45~120cm를 유지해야 하며, 개인 수납공간과 수납공간 잠금장치가 구비되어 있어야 한다.

7) 심미성

심미성은 인간생활 수준을 보다 높게 유지하기 위한 조건의 하나로, 외형의 장식적인 미뿐만 아니라 기능과 유기적으로 연계된 형태, 색채, 재질 등이 복합적으로 고려되어야 한다는 개념이다. 병동의 아름다운 환경은 환자에게 안정감을 줄 뿐 아니라 건강회복에도 도움을 준다. 병동의 아름답고 고상한 색채의 조화는 환자의 기분을 안정시키고 밝게 해준다. 채도는 빛깔이 선명한 정도를 의미하며 안정감을 위해 낮추고, 명도는 밝고 어두운 정도를 의미하며 환자의 기분을 밝게 해주기 위해 높이는 것이 좋다.

8) 편의성

병동에는 보행 가능한 환자의 기분전환을 할 수 있는 담화 및 휴게장소가 필요하다. 휴게실은 환자에게 병실 내에서의 단조로움을 잊게 해주며 환자 간의 교류가 자연스럽게 이루어질 수 있는 공간이기 때문에 간호사의 관찰보다 환자의 사생활 보호에 중점을 두어 배치하거나 각 층의 병실과 접근이 용이하도록 배치하기도 한다. 따라서 휴게실은 별도의 공간으로 계획되거나 복도에 인접한 알코브(alcove) 형식의 개방형 휴게실 형태로 만든다. 환자 및 보호자에게 편의성을 제공하기 위한 시설은 휴게실 외에도 산책로, 정원 등이 있다.

2 간호단위 안전관리

간호단위 안전관리란 간호단위에서 사고발생 원인을 제거하고 사고로 인한 손실을 방지하기 위한 계획을 수립하여 실시하는 것이다. 안전관리의 목적은 환자와 보호자, 직원에게 위해를 줄 수 있는 문제들을 제거하여 양질의 의료서비스를 제공하기 위함이다.

1) 안전관리의 개념

환자안전은 "의료제공 과정에서의 오류의 예방 및 오류로 인하여 환자에게 발생하는 손상의 제거 또는 완화"의 의미로 정의할 수 있다(National Patient Safety Foundation, 2003). 환자안전관리활동은 의료기관 및 직원들이 환자에게 발생할 수 있는 재해나 사고의 방지를 위해 행하는 조치 및 활동으로 의료기관 내에서 발생할 수 있는 위험을 줄이거나 제거, 예방하는 체계적인 활동이다.

2) 안전사고 예방법

(1) 투약오류 예방

간호사는 환자에게 약물을 투약할 때 5right를 반드시 확인하고, 약물에 대한 지식을 갖고 있어야 한다. 최근에 정확한 환자확인을 위하여 환자의 개인정보를 전산으로 입력한 환자의 ID밴드를 활용하거나 바코드를 이용한 환자 및 약물을 확인하는 의료기관이 증가하고 있다.

(2) 낙상 예방

- 낙상 예방을 위해 입원환자 및 보호자에게 입원생활안내 및 교육 시 낙상에 대한 교육을 한다.
- 낙상 표지판을 부착하고, 고위험인 경우에 낙상팔찌를 착용한다.
- 환자가 침상에 누워있을 때 낙상방지를 위해 침대 난간을 올린다.
- 병원 바닥에 물이 있으면 바로 닦도록 한다.
- 환자는 바닥이 미끄럽지 않은 신발을 착용한다.
- 자주 병실을 라운딩하고 주위 환경을 살피고 정리한다.

(3) 욕창 예방

간호사는 욕창의 단계를 알고 예방적 중재를 시행하며, 침상에 누워있는 환자는 주기적으로 자세 변경을 시행하고, 베게 등을 사용하여 욕창을 예방한다. 욕창 발생 시 욕창측정도구로 체크하여 인수인계하고 욕창관리를 한다.

(4) 신체보호대 사용관리

병원에서는 신체보호대는 최소한으로 사용하여야 하고 환자 또는 보호자에게 반드시 사용의 필요성에 대해 설명하고 동의서를 받아야 한다. 간호사는 신체보호대를 적용하고 2시간마다 저린감각, 통증, 마비감 등을 체크하여야 한다.

(5) 화재 예방

환자와 직원을 화재로부터 보호하며 안전한 의료서비스 환경을 제공하기 위해 인화성 위험물질 등을 관리하여 화재 예방, 조기탐지와 진압, 안전한 대피로를 확보하고, 화재안전 관리 활동을 수행하며 금연을 관리한다.

화재 예방점검, 소방안전 교육 및 훈련, 시행시기, 예산 등을 포함하여 화재안전 관리 연간 계획을 수립한다. 화재 예방점검 시 법정점검(종합정밀점검, 작동기능점검)과 자가점검으로 소화설비(소화기, 스프링클러 등), 경보설비(자동화재탐지설비, 비상방송설비 등), 피난구조설비(인명구조기구, 유도표지 등), 소화용수설비(소화수조 등) 등의 소방시설을 점검한다. 또한 대피로, 비상구를 점검하고 예방점검 결과에 따른 유지 및 개선활동을 실시한다. 소방안전 교육 및 훈련은 최소 연 1회 실시하며 다음의 내용을 포함한다.

- **소화, 화재통보, 피난 등의 요령에 관한 사항**
  - 소방시설과 장비의 사용방법
  - 화재 초기 대응 소방용품의 비치 및 사용방법 등
- **화재 발생 시 대응체계**
  - 게시판, 입원생활안내문 등에 환자와 보호자의 대처요령 안내
  - 신고체계
  - 피난층 위치, 안전구획 위치, 피난시설의 위치와 피난경로 설정
  - 직원의 업무분담, 환자 및 직원 등의 대피 장소에 대한 배치
  - 환자유형별 대피 계획 및 환자 후송
- **산소 등 의료가스의 안전한 보관 및 취급 방법**

(6) 도난 예방

병원에서는 입원환자, 외래환자뿐 아니라 직원을 대상으로 한 도난사고가 빈번하게 발생한다. 도난 예방을 위해서는 도난 방지에 대한 교육이 필요하며 물리적인 시설도 갖추어져야 한다. 예를 들면 복도나 병동 입구에 감시장치(CCTV)가 설치되어야 하며 환자용 개인 사물함에는 잠금장치가 있어야 한다.

3) 고위험 의료기기 예방점검 및 유지관리 활동

의료기기의 오작동을 예방하여 적시에 정확하게 의료기기를 사용하기 위해 예방점검 및 유지관리를 수행한다. 의료기기 관리는 다음의 내용을 포함한다.

- 의료기기 심의위원회를 구성하여 운영한다. 위원회는 의료기기 도입 전 사용자 의견을 반영하고 동일한 기능의 다양한 기종 입고를 지양하는 의료기기 도입 및 선정의 역할을 한다. 또한 의료기기의 목록관리, 운영 및 예방점검, 회수절차, 부작용 및 안전관리 모니터링, 부작용 발생 시 보고 등의 역할을 한다.
- 의료기기 목록관리는 위험 수준에 따라 의료기기를 분류하고, 목록별 점검 주기에 따라 관리한다. 또한 목록은 주기적으로 갱신한다.

- 의료기기 예방점검은 매일 일상점검을 수행하고, 관리대장과 점검 확인 라벨을 활용하여 정기점검을 수행한다.
- 의료기기 회수는 안전상의 이유 등으로 행정당국 또는 제조업자 등에 의해 회수가 결정된 의료기기가 대상이다. 회수 공문을 접수하고 보유량을 확인하여 회수 의료기기 관리 기록부에 작성한다.
- 의료기기 오작동 및 안전사고 관리는 사용법, 취급 주의사항, 일상점검, 문제 발생(오작동, 안전사고 등) 시 대처 방법을 교육한다.

4) 사건보고체계

보고해야 할 사건의 상황에 따라 보고내용이 급한 경우 구두나 전화로 상부에 보고하고, 기관의 방침에 따라 서면으로 보고한다.

사건보고 형식은 의료기관에 따라 자체적으로 마련하고 있다. 사건보고서 내에는 사건에 대한 충분한 정보와 사건 이후에 적절한 조치가 행해졌다는 기록이 반드시 있어야 하며, 객관적으로 정확히 작성한다. 사건보고 시 유의할 사항은 아래와 같다.

- 환자안전과 관련된 사고는 환자에 대한 조치를 우선으로 한다.
- 정확한 사고 경위를 알 수 있도록 육하원칙에 따라 보고한다.
- 사건 관련 조치 내용도 함께 보고한다.
- 사건보고서는 환자의무기록에 첨부하지 않고 병원 내부규정에 따라 보안에 주의를 기울이며 관리한다.

3 감염관리

1) 병원감염 감시활동

의료관련감염(healthcare-associated infection)은 의료기관에서 시행하는 여러 가지 시술이나 치료 과정에서 발생하는 감염을 일컫는다. 과거에 비해 의료기관에서 시행하는 침습적 수기 또는 검사가 증가하고 있고 각종 항생제에 대한 내성균도 증가하고 있어, 의료관련감염의 예방이 더욱 중요한 문제로 부각된다. 의료관련감염은 병원 내 사망의 주요 원인이며, 적절한 감염관리를 통해서 효율적으로 대처하여 그 위험성을 감소시킬 수 있는 분야이다. 최근 신종 코로나바이러스 감염증으로 환자는 물론 의료인의 감염도 증가하여 병원은 위기를 맞고 있다. 의료관련감염은 환자와 의료인의 건강을 위협하는 중요한 문제로서 이를 예방하고 관리하기 위한 노력이 요구된다.

(1) 감염관리체계 및 프로그램

의료관련감염의 예방은 감염관리실만의 업무가 아니라 병원의 최고 경영진에서부터 환경관리인까지 병원직원 모두가 본인의 책임으로 인식하고 수행할 때 보다 효율적으로 달성할 수 있다. 감염관리의 목표는 병원에 있는 모든 사람을 보호하는 것이며, 가능하면 비용 효과적인 방법을 모색하는 것이다. 효율적 감염관리를 위해서는 위험 분석을 통한 우선순위 선정이 선행되어야 한다. 감염의 위험이나 감염관리 우선순위는 병원마다 다를 수 있다. 훈련된 감염관리 인력을 포함한 감염관리 조직, 과학적 근거에 입각한 감염관리지침, 제정된 규정과 지침이 교육과 훈련을 통해 의료기관 전반에 걸쳐서 일관된 수행으로 이루어질 때 감염으로부터 안전한 의료환경이 조성될 수 있다.

또한 새로운 감염성 질환의 유행과 같은 국가재난상태를 대비하기 위해서는 신속대응체계를 구축하고 훈련하는 것이 필요하다. 직원건강관리체계나 항생제 관리 등 의료기관 내부의 프로그램뿐만 아니라 지역사회나 공중보건관리체계와도 상호 협력체계를 유지하는 것이 중요하다. 감염관리 프로그램은 매년 혹은 정기적으로 검토되어야 하며, 의료기관의 모든 실무과정을 포함한다(글상자 7.3.1).

글상자 7.3.1

감염관리체계 및 프로그램 기본원칙

1. 감염의 예방과 관리는 모든 의료기관에서 우선적으로 이루어져야 한다.
2. 의료기관에 적합한 감염관리 조직과 체계를 갖추고, 감염관리 책임자는 감염전파의 위험을 파악하고 발생위험을 감소시킬 수 있는 시스템을 운영한다.
3. 감염관리 조직과 구성은 병원의 규모와 진료 특성에 따라 달라질 수 있지만 감염관리에 대한 운영원칙은 다르지 않다.
4. 의료기관의 장은 감염관리 프로그램에 대하여 전반적인 책임을 진다.
5. 의료기관의 모든 직원은 환자와 직원에게 안전한 환경을 제공해야 하는 책임이 있다.
6. 감염관리 프로그램의 원활한 운영을 위하여 의료기관은 감염관리 전문가를 확보하고 필요한 행정적 지원을 한다.
7. 감염관리 프로그램 및 감염관리규정과 지침은 환자안전을 우선적으로 고려한다.
8. 의료기관은 감염관리를 위한 적합한 시설과 환경을 갖춘다(손위생을 위한 시설, 환자 침상 간 적합한 거리 확보, 병상 규모에 따른 격리시설 확보 등).

(2) 조직 및 인력

감염관리 조직과 인력 및 활용은 「의료법」 제47조, 동법 시행규칙 제43조에서 제46조에 근거하여 시행한다(글상자 7.3.2). 감염관리간호사는 감염관리 업무수행에 필요한 교육을 받아야 한다.

(3) 의료관련감염에 대한 감시

의료관련감염에 대한 감시는 의료관련감염 관련 문제를 확인하는 것뿐만 아니라 실무를 향상시키기

글상자 7.3.2

감염관리위원회와 감염관리실 업무

100개 이상의 병상을 갖춘 병원급 의료기관은 의료관련감염 예방을 위해 감염관리위원회와 감염관리실을 설치 · 운영하고 감염관리 업무를 수행하는 전담 인력을 두어야 한다.

1. 감염관리위원회는 다음의 업무를 심의한다.

- 병원감염에 대한 대책, 연간 감염예방계획의 수립 및 시행에 관한 사항
- 감염관리요원의 선정 및 배치에 관한 사항
- 감염병환자 등의 처리에 관한 사항
- 병원의 전반적인 위생관리에 관한 사항
- 병원감염 관리에 관한 자체 규정의 제정 및 개정에 관한 사항
- 그 밖에 병원감염 관리에 관한 중요한 사항

2. 감염관리실

1) 업무

- 병원감염의 발생 감시
- 병원감염관리 실적의 분석 및 평가
- 직원의 감염관리 교육 및 감염과 관련된 직원의 건강관리에 관한 사항
- 그 밖에 감염관리에 필요한 사항

2) 인력 및 배치기준

- 인력기준: 감염관리에 관한 경험 및 지식이 있는 사람으로서 의사, 간호사 또는 해당 의료기관의 장이 인정하는 사람
- 배치기준: 상급종합병원, 종합병원, 병원별 병상 수에 따라 구분
- 감염관리실에 두는 인력 중 1명 이상은 감염관리실에서 전담 근무

3) 감염관리실 근무 인력의 교육기준

- 교육내용: 감염관리업무 개요 및 담당 인력의 역할, 감염관리지침, 감시 자료 수집 및 분석, 의료관련 감염진단, 미생물학, 소독 및 멸균, 환경관리, 병원체별 감염관리, 분야별 감염관리, 역학통계, 임상미생물학, 유행조사, 감염감소 중재전략, 격리, 감염관리사업 기획 · 평가 등 감염관리와 관련된 내용
- 교육 이수 시간: 매년 16시간 이상

위해 필요한 감염예방 프로그램의 기본이다. 어떤 감염감시를 진행할 것인지는 의료기관의 진료 특성에 따라 달라지게 되며 감염에 대한 감염위험사정(risk assessment)을 토대로 결정하게 된다. 감염관리에 중요한 환자군과 감염을 확인하여 감염관리 활동의 우선순위를 선정하고 자원을 집중하기 위해서는 위험 사정이 필요한데, 사망률이 높거나 유병률이 높은 감염, 의료자원의 소비가 많은 감염, 발생빈도가 높은 다제내성균주, 의료인이 걸리기 쉬운 병원체 등이 주요 대상이 되고 경우에 따라 외부기관이나 정부 관련 단체의 요구도 고려할 수 있다.

의료관련감염감시로 수집된 정보는 환자안전과 의료의 질을 향상시키는데 활용할 수 있도록

실무부서와 공유한다. PDCA (plan-do-check-act) 등 다양한 질 향상 기법이나 모델들을 적용함으로써 과정을 이해하고 개선하는 데 사용될 수 있다. 질병관리청에서는 KONIS (korean national healthcare-associated infection surveillance system) 중환자실 감염감시체계, 수술부위 감염감시체계 등을 운영하고 있다.

2) 감염관리지침

(1) 감염관리 규정 및 지침 개발

규정 및 지침은 관련 법과 과학적 근거를 중심으로 개발한다. 규정과 지침을 실무에 적용할 수 있도록 모든 직원은 교육을 받아야 한다. 감염관리 규정 및 지침에는 다음의 내용을 포함한다.

- 환자 진료: 손위생을 포함한 표준주의지침, 격리지침과 술기, 개인보호구의 선택과 착용, 무균술 및 삽입기구 관리
- 부서별 감염관리
- 의료기구의 재처리 절차
- 세탁물관리
- 의료폐기물관리
- 환경관리
- 직원 감염관리: 주사침 자상 등 감염노출 예방 및 노출 시 관리
- 역학적으로 중요한 병원체 관리
- 환자 방문 시점에서 역학적으로 중요한 감염이 의심되는 환자에 대한 적절한 관리 방법

감염관리 규정 및 지침이 잘 이행되고 있는지 표준화된 방법을 사용하여 정기적으로 모니터링한다. 모니터링 결과는 경영진, 부서장 및 관련 직원들에게 피드백한다.

(2) 교육 및 훈련

의료기관은 직원과 환자에게 감염관리에 대한 교육과 훈련을 제공한다. 대상자의 교육 수준, 학습 방법, 근무형태에 따라 교육 방법과 내용을 조정한다. 환자, 가족, 방문객에게 손위생 등 감염관리 주의사항을 안내한다. 실무에서 환자와 가족에게 제공하고 사용할 감염관리 교육자료를 개발하고 사용한다. 또한 감염관리에 대한 교육은 간접적으로 환자와 접촉하는 교육생도 포함해야 한다.

(3) 표준주의와 전파경로별 격리지침

표준주의는 의료기관 내에서 환자를 대상으로 하는 모든 처치와 술기, 간호를 하는데 가장 기본적인 지침이다. 환자의 혈액, 체액, 분비물, 배설물, 손상된 피부와 점막을 다룰 때 표준주의에 따라 환자

를 간호하여 간호사 스스로를 보호하며 환자의 안전을 도모해야 한다. 전파경로별 주의에는 접촉주의, 비말주의, 공기주의가 있다(표 7.3.1). 이러한 모든 격리지침을 준수할 때 기본적으로 표준주의에 각각의 전파경로별 주의를 추가하여 준수해야 한다.

표 7.3.1 전파경로별 격리지침

전파경로 / 구분	접촉주의	비말주의	공기주의
대상	• 환자 또는 주변 환경과 직 · 간접적인 접촉으로 병원균이 전파되는 경우 • MRSA, VRE, CRE	• 기침, 재채기, 대화 중 호흡기 비말로 병원체가 전파되는 경우 • 유행성 이하선염, 풍진	• 사람 간 공기전파가 가능한 병원체에 감염되거나 의심되는 경우 • 홍역, 수두, 활동성 결핵
환자의 배치	• 가능하면 1인실 입원 • 코호트 격리가능	• 가능하면 1인실 입원 • 코호트 격리가능	• 음압격리실 배치 • 일반병실 배치 시 감염관리 전문가와 상의
보호구	• 장갑, 가운	• 마스크	• N95 마스크
환자의 이동	• 이동 제한 • 이동이 필요한 경우 감염 부위는 덮여 있어야 함	• 이동 제한 • 호흡기 예절 준수 • 이동이 필요한 경우 마스크 착용	• 이동 제한 • 이동이 필요한 경우 마스크 착용, 시간 최소화

(4) 직원 감염관리

대상자와 접촉하거나 대상자의 검체를 직접 다루는 병원직원은 일반인보다 병원성 미생물에 노출될 위험성이 더 높다. 또한 병원직원이 지역사회에서 유행하는 감염병에 걸린 경우에는 근무 중에 병원의 환자나 다른 직원에게 이 병원체를 전파할 위험성이 있다. 그러므로 병원직원은 물론 환자를 감염의 위험성으로부터 보호하기 위해서 병원감염관리 프로그램의 한 부분으로 병원직원에 대한 감염관리 프로그램이 반드시 포함되어야 한다.

① 직원 감염관리 교육

모든 신규직원은 입사 후에 감염관리에 대한 교육을 이수하며, 모든 직원은 연 1회 이상 감염관리 교육을 이수한다. 부서 및 직종에 적합하고, 다양한 교육 자료를 활용한 교육 계획을 수립하여 실시한다. 교육의 내용은 손위생을 포함한 표준주의 지침, 격리 및 개인 보호구, 직원 감염관리, 감염관리 변경 사항을 포함해야 한다.

② 직원의 건강관리

신규직원은 근무를 시작하기 전에 주요 감염성 질환(HAV, HBV, MMR, 결핵, 수두, 파상풍, 디프테리아, 백일해)에 대한 감염 및 보균 여부와 예방접종력 및 면역상태를 파악하고 필요한 경우는 예방 접종을 하도록 조치한다.

매년 인플루엔자 예방 접종을 실시하고 접종률을 조사한다. 또한 감염에 노출된 직원을 관리한다. 감염성 질환에 노출되거나 감염된 경우, 근무제한이나 노출 후의 관리는 의료기관의 직원 감염관리지침에 따른다.

직원이 주사침 자상 및 혈액 · 체액에 노출 시 감염관리실에서는 전반적인 사항들을 교육하고 관리한다. 필요시 감염내과 및 진료부의 진료를 받도록 조치하며 비용은 병원에서 부담한다. 또한 직무와 관련된 질병에 필요한 투약 및 검사를 포함한 치료비용은 공상 처리하여 비용은 병원에서 부담한다.

주사침 자상 및 감염노출 발생 ➡ 감염관리실 연락 및 상담 ➡ 필요시 외래(또는 응급실) 진료 및 추후관리 ➡ 감염노출보고서 작성 및 검토

감염관리실에서는 전년도 직무 중 감염노출보고서에 대한 분석 및 평가를 통해 매년 직원의 건강과 안전 프로그램을 계획하여 이를 감염관리위원회에서 심의를 받는다.

참고문헌

김금순 외(2010). 간호과정 적용 평가도구의 타당도 및 신뢰도 조사-욕창, 낙상예방 및 통증 간호를 중심으로. 병원간호사회, 16(3), 5~23.

대한의료관련감염관리학회(2019). 의료기관 감염관리체계 운영 매뉴얼 개발 연구.

박민지, 이윤미(2022). 음압격리병실이 있는 부서에서 근무하는 간호사의 코로나19 감염관리 수행에 영향을 미치는 요인. 중환자간호학회지, 15(1), 35~46.

법제처. 국가법령정보센터. https://www.law.go.kr/

보건복지부 질병관리본부(2020). 신종코로나바이러스 감염증 감염예방 · 관리.

보건복지부(2020). 의료기관 화재안전 매뉴얼.

보건복지부, 의료기관평가인증원(2021). 4주기 급성기병원 인증기준 및 표준지침서.

성민기 외(2016). 의료기관 환기기준 및 운영 가이드라인 개발. 보건복지부.

유재용 외(2012). 중환자실 간호사의 근거기반 감염관리 지식과 수행 수준 및 영향요인. 성인간호학회지, 24(3), 232~243.

이태경 외(2014). 간호사 환자안전사고 유발경험에 대한 현상학적 연구. 간호행정학회지, 20(1), 35~47.

조인숙 외(2018). 표준 용어체계를 이용한 국내외 입원 환자 낙상간호 실무지침 비교 분석. 성인간호학회지, 30(6), 622~633.

질병관리본부(2018). 의료관련감염병 VRSA/CRE 관리지침.

질병관리본부, 대한의료관련감염관리학회(2017). 의료관련감염 표준예방지침.

L. C. Lin(2006). Comparison of risk management in Taiwan and the USA. *Journal of Nursing Management, 14*(3), 222~226.

National Patient Safety Foundation(2003). Our definitions. (n.d.). *Patient safety*. Retrieved January, 2003. http://www. npsf.org/au/Lin

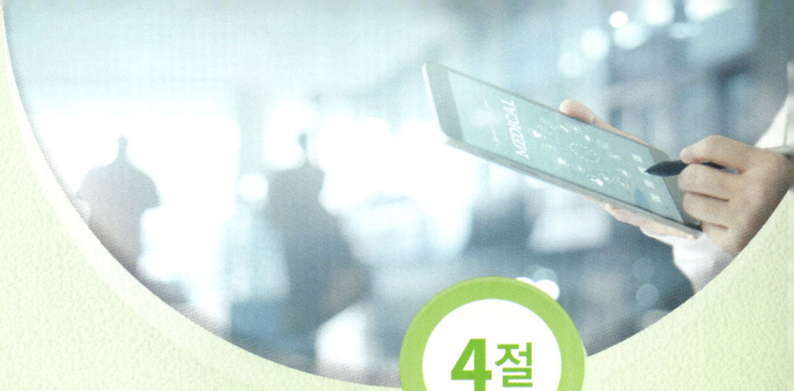

4절

간호정보와 기록관리

학습목표

1. 병원정보시스템의 구성과 기능을 설명한다.
2. 환자 개인정보보호 전략을 제시한다.
3. 간호정보시스템의 활용방안을 제시한다.
4. 기록과 관련된 간호사의 책임을 설명한다.

주요용어

- 간호기록(nursing records): 간호대상자의 건강과 관련하여 입원에서 퇴원에 이르기까지 간호사에 의해 작성된 모든 의무기록
- 간호보고(nursing reporting): 하부계층에서 상부계층으로 간호와 관련된 특이사항을 구두 또는 서면으로 알리는 것
- 병원정보시스템(hospital information system, HIS): 병원에서 행정처리 및 검사, 병력관리, 환자관리 등을 전산으로 처리하는 정보시스템
- 전자간호기록(electronic nursing records, ENR): 간호의 내용을 종이기록 대신 컴퓨터를 이용해 기록 · 관리할 수 있는 정보시스템
- 전자의무기록(electronic medical records, EMR): 간호대상자의 임상정보를 기존의 종이기록 대신 컴퓨터를 이용해 기록 · 관리하는 정보시스템
- 정보시스템(information system): 문제해결을 위해 자료에서 정보로 변환하는 데 사용되는 컴퓨터 하드웨어와 소프트웨어

1 병원정보시스템의 구성과 기능

1) 병원정보시스템

(1) 병원정보시스템

병원정보시스템(hospital information systems, HIS)은 병원을 비롯한 의료기관에서 정보통신기술을 병원의 업무에 적용하여 의료진들이 환자의 치료를 효과적으로 수행하도록 구축하여 운영하고 분석하며 나아가 의료의 질을 높이는 데 중요한 역할을 하는 정보시스템이다.

병원정보시스템은 전자의무기록(electronic medical records, EMR), 처방전달시스템(order communication systems, OCS), 의료영상저장 전송시스템(picture archiving communication system, PACS), 의사결정지원시스템(clinical dicision support system, CDSS)으로 분류할 수 있다.

글상자 7.4.1은 병원정보시스템이 갖추어야 할 요소들이다. 병원정보시스템은 의료인들의 환자 진료를 용이하게 하기 위한 것이므로 이로 인해 의료인의 업무 부담이 늘어나서는 안 된다. 따라서 병원정보시스템을 개발하거나 구매할 때에는 다음의 요소들을 고려해야 한다.

글상자 7.4.1

병원정보시스템이 갖춰야 할 요소

- 자료는 표준화되고 일반적으로 사용되는 명명법(nomenclature)을 지원한다.
- 시스템은 최소한의 정지시간(downtime)을 가지며 신뢰할 수 있어야 한다.
- 응용 프로그램들은 전체 정보시스템에 통합되어야 한다.
- 자료는 환자를 만나는 시점에 수집되어야 한다.
- 데이터베이스는 완벽하고 정확하며 검색이 쉬워야 한다.
- 컴퓨터는 상호 연결되고 접근할 수 있어야 한다.
- 최소한의 자료입력만 하도록 자료는 가능한 한 기기를 이용해 수집한다.
- 정보시스템은 반응이 빨라야 한다.
- 정보시스템은 의료서비스 전달 모형을 반영하여 쉽게 이해할 수 있어야 한다.
- 정보시스템은 기능적이고, 안전하며 지원을 잘 할 수 있는 곳에 위치해야 한다.
- 화면 디스플레이는 사용자의 선호도에 따라 설정할 수 있어야 한다.

출처: Cox, K. S., & Hunt, C. (2007). *Managing information and technology: Caring and communicating with computers.* In Leading and managing in nursing by Yoder-Wise, P. S. Mosby. (p. 201)

(2) 전자의무기록

전자의무기록(electronic medical records, EMR)은 의료진이 환자의 정보, 중재, 결과 등을 컴퓨터에 직접 입력하고 데이터베이스로 관리하는 시스템이다. 전자간호기록은 종이 기반 간호기록의 문제점을 해결해주었고, 간호기록을 전산화 처리하여 정확하고 일관성이 있는 간호기록을 할 수 있다. 또한 전자의무기록을 통해 자료분석 및 의사결정, 정보공유, 의학적 · 법적 사용, 질관리, 교육 등으로 활용할 수 있다.

(3) 처방전달시스템

처방전달시스템(order communication systems, OCS)은 병원 정보체계의 가장 기본이 되는 시스템으로 병원에서 의사 처방을 컴퓨터망을 통해 각종 진료 지원부에 전달한다. 진료 및 처방에 소요되는 시간을 대폭 줄이며, 처방내역을 컴퓨터에 저장해두고 환자를 진단할 때 이를 손쉽게 조회함으로써 진료의 질을 높일 수 있는 가장 핵심이 되는 의료정보시스템이다.

이 시스템은 환자의 등록에서 진료, 수납까지 원내의 모든 데이터를 관리 전달하는 것은 물론 모든 행정을 효율적으로 관리할 수 있도록 하는 통합의료정보시스템이다. 즉 의사와 간호사 등이 환자에게 필요한 처방이나 전달사항을 정보시스템에 입력하면 이를 해당 부서에 전달하는 역할을 한다. 처방전달시스템은 외래처방전달시스템, 병동처방전달시스템으로 나누어진다.

① 외래처방전달시스템

환자가 외래에 방문하게 되면 원무과에서 접수하게 되고 환자등록번호, 외래진료과 접수 후 환자 정보는 해당 진료과 외래 진찰실로 전달되어 진료를 볼 수 있다. 진료 후 처방된 오더는 원무과에서 접수하여 진료비를 선지불하면 검사실, 약국, 방사선과 등 해당 과에서 검사를 받은 후 결과가 나오면 최종 진료를 본다. 진료 후 원무과에서 수납하고, 약국에서 처방 발행받은 후 귀가한다.

② 병동처방전달시스템

환자가 외래 진료 후 입원이 결정되면 원무과에서는 입원 접수를 하게 된다. 동시에 환자의 정보가 해당 병동으로 전달이 된다. 의사들이 사용하는 의사처방프로그램, 간호사들이 사용하는 간호처방프로그램으로 구분이 되며, 의사처방프로그램에서 오더가 나면 간호처방프로그램에서 볼 수 있고 오더를 수행한다. 처방에 따라 진료지원부서인 검사실, 방사선과, 약국, 영양과, 각종 검사실에 접수되어 진료행위가 이루어지면 발생한 수가는 원무과로 전달된다.

병동에 있는 담당 의사와 간호사는 방사선과에서 입력한 일정을 실시간으로 조회할 수 있고 필요한 약품을 전달받으며, 영양과에서는 검사 전에 필요한 식이나 금식 일정에 따라 식이를 변경할 수 있다. 또한 원무정보시스템과 연계되어 진료비를 자동적으로 계산할 수 있다.

예를 들어, 의사가 입원처방으로 약물, 검사, 식이, X-ray, Lab, PFT, EKG 등을 처방했을 때, 이 정보는 처방전달시스템을 통해 간호사실 전산에서 전체 처방을 확인할 수 있으며, 각각 부서는 약제부, 방사선과, 영양실, 임상병리과, 기능검사실 등 관련 있는 해당 부서로 검사처방 또는 약물처방이 전달된다(그림 7.4.1).

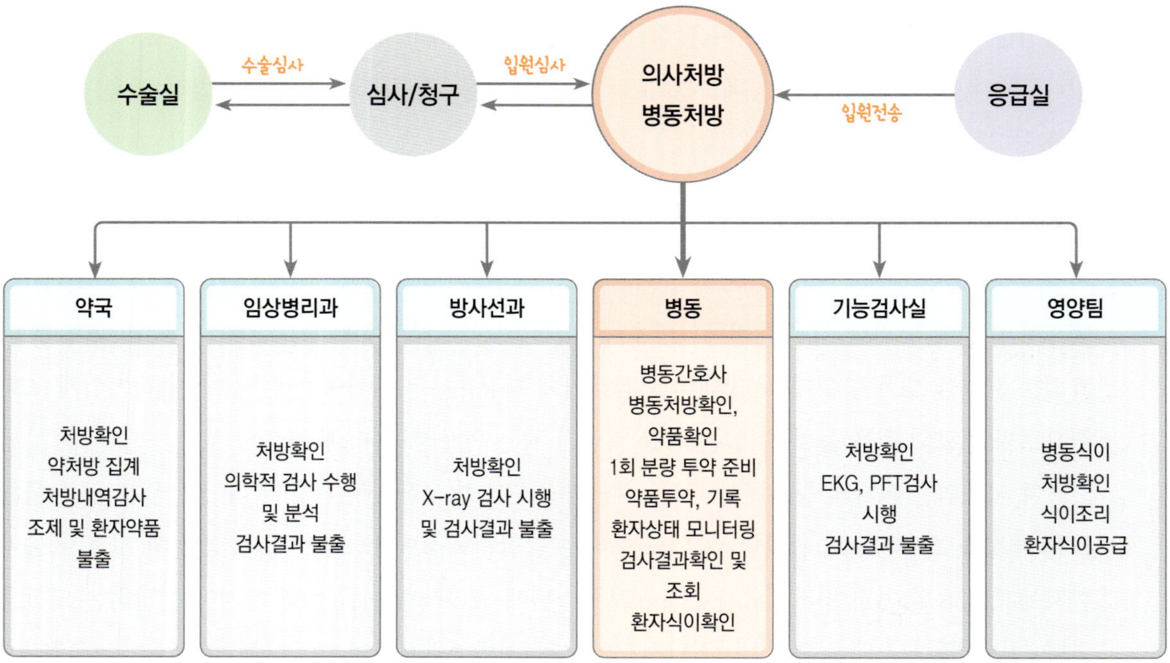

그림 7.4.1 병동처방전달구조

(4) 의사결정지원시스템

의사결정지원시스템(clinical dicision support system, CDSS)은 의료의 질 향상과 환자안전에 직접적인 효과를 기대할 수 있는 정보시스템이다. 의료인들은 임상에서 최신 전문지식과 환자정보를 바탕으로 환자의 건강과 생명에 영향을 미치는 중요한 의사결정을 반복하게 된다. 최근에는 정보기술을 활용해 관련 정보를 분석하여 의료인들이 최선의 의사결정을 할 수 있도록 돕는 의사결정지원시스템의 활용이 늘어나고 있다. 간호사는 환자의 건강 상태를 사정하고 이를 바탕으로 간호계획, 중재수행, 간호평가를 하는 과정에서 의사결정지원시스템을 활용하고 있다.

2 환자 개인정보보호 전략

1) 개인정보보호 이용 및 제공

개인정보 이용은 환자 또는 대리인의 동의가 있는 경우에 동의한 목적 내에서 가능하다. 환자 또는 대리인의 동의 없이 개인의 정보를 이용하거나 제공할 수 있는 경우는 법령 규정에 의거하여 수사 목적으로 법령에 정해진 절차와 방법에 따라 수사기관의 요구가 있을 경우, 통계작성과 학술연구 또는 시장조사를 위하여 필요한 경우 등 특정 개인을 알아 볼 수 없는 형태로 가공하여 제공하는 경우이다.

환자의 또는 대리인의 동의가 있어도 환자 또는 제3자의 생명, 신체, 재산 및 기타의 이익을 해칠 우려가 있는 경우, 병원의 적정한 업무 수행에 명백한 지장을 끼칠 우려가 있는 경우, 다른 법령에 위반하는 경우에는 제공을 거부할 수 있다.

2) 개인정보보호와 관련된 책임

개인정보는 살아 있는 개인에 관한 정보로서 성명, 주민등록번호 및 영상 등을 통하여 개인을 알아볼 수 있는 정보(해당정보만으로는 특정 개인을 알아볼 수 없더라도 다른 정보와 쉽게 결합하여 알아볼 수 있는 것을 포함)를 의미한다(보건복지부, 행정자치부, 2013).

개인정보보호를 위한 일반법인 「개인정보 보호법」이 2011년부터 제정되어 시행 중이며, 의료기관의 업무특성을 고려한 개인정보처리 기준의 마련과 의료기관의 개인정보처리 업무 지원을 위하여 보건복지부와 행정자치부에서는 개인정보보호 가이드라인(2013.12.)을 제시하고 있으므로 의료기관과 의료인들은 이를 준수할 필요가 있다.

3) 개인정보보호 전략

개인정보보호를 위해 규정에 따른 출력자 외에는 개인정보를 출력할 수 없으며, 개인정보의 수집목적 또는 제공받는 목적을 달성한 후에 문서 폐기를 한다. 업무 외의 목적으로 환자의 정보를 사용하지 않아야 하고 공공장소에서 환자의 정보를 공개하지 않는다. 병원직원의 정보보호 관리, 규정, 책임, 보안사고 사례 등 교육을 주기적으로 실시하여 경각심을 준다.

3 간호정보시스템

최근 21세기 지식의 정보화 사회에서 간호서비스를 제공하기 위해 정보통신기술이 널리 활용되고 있다. 간호사는 변화된 간호환경을 이해하고 필요한 간호 분야에 정보시스템을 적극 활용함으로써 업무의 효율성과 간호의 질을 확보할 수 있을 것이다.

1) 간호정보시스템의 기본 이해

(1) 간호정보시스템의 정의

간호정보시스템이란 의료기관에서 간호서비스와 자원을 관리하고 간호수행에 필요한 표준화된 간호정보를 적시에 수집, 저장, 처리, 검색할 수 있는 전산정보체계이다.

(2) 간호정보시스템의 기본요소

간호정보시스템에는 자료, 정보, 지식의 순환적 처리과정과 수집된 자료의 체계적 집합인 데이터베이스(database)가 필요하며 그 각각의 내용은 다음과 같다.

① 기초구성단위

정보시스템에는 자료, 정보, 지식의 세 가지 구성단위가 필요하며, 간호정보시스템 역시 이를 바탕으로 하고 있다. 자료는 어떤 현상에서 가장 작은 단위이며, 처리되지 않은 정보를 의미한다. 정보는 해석되고 조직화, 구조화된 자료이며, 인지과정을 통해서 얻어지고 의사소통을 통해서 이루어진다. 지식은 정보가 합성되어 얻어지는 개념이며, 의사결정의 논리적 근거가 된다. 그레비스와 코코란Graves & Corcoran(1989)에 의하면 세 가지 구성단위의 정의는 글상자 7.4.2와 같다.

글상자 7.4.2

정보시스템의 세 가지 구성단위의 정의

- 자료(data): 해석 없이 객관적으로 서술된 하나의 분리된 개체
- 정보(information): 해석되고 조직화 · 구조화된 자료
- 지식(knowledge): 정보가 합성되어 관계가 규명될 수 있고 형식화될 수 있는 상태

자료, 정보, 지식의 관계는 자료가 모여 정보를 만들고, 정보가 모여 지식을 생성하는 논리적 계층구조이다(그림 7.4.2). 즉, 자료-정보-지식이 그 연속선상에 있으며 정보는 자료와 지식의 중간 형태이다. 자료를 분석하여 정보를 얻고, 모아진 정보가 이해를 거쳐 지식으로 변환하는가

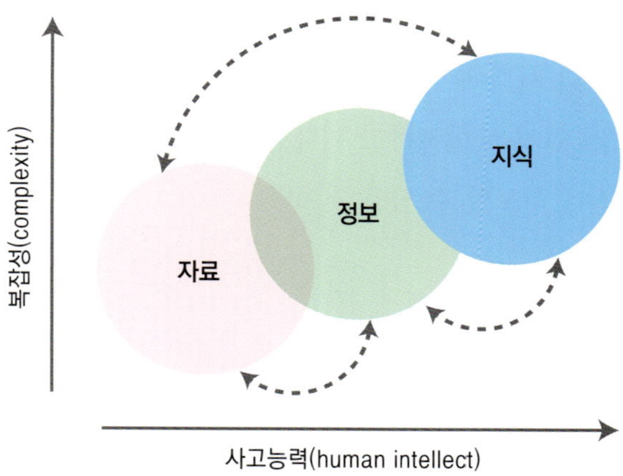

그림 7.4.2 자료, 정보, 지식의 복잡성과 사고능력.
출처: American Nurses Association(2001). *Scope and standards of nursing informatics practice*. p. 6.

하면, 지식을 설명하면서 정보를 제공하고, 정보가 다시 자료 형태로 저장되기도 한다.

② 데이터베이스

현대 사회에서 정보와 지식은 조직의 목표를 달성하기 위해 중요한 자원의 하나로 인식되고 있다. 조직의 목표를 성취하기 위해서는 필요한 정보가 무엇인지 결정하고, 이를 효율적으로 수집하고 관리하며, 중요한 의사결정을 뒷받침할 수 있는 새로운 정보와 지식을 얻는 것이 필수적이다. 이 과정에서 체계적으로 수집된 자료의 집합을 데이터베이스(database)라고 한다. 즉, 데이터베이스는 탐색하기 쉽도록 조직화되어 컴퓨터에 저장된 자료의 집합이다. 이를 위해 데이터베이스 관리 시스템(database management system, DBMS)이라는 소프트웨어를 이용한다. 보건의료계는 의료서비스와 운영에 대한 의사결정을 지원하기 위해 조직단위, 지역단위 또는 국가 차원에서 다양한 데이터베이스를 구축하고 있다.

예를 들어, 건강보험심사평가원의 건강보험 청구내역이 축적된 데이터베이스는 의료서비스 이용에 대한 정보를 제공하여 미래 보험정책을 검토하는 데 중요한 정보를 제공하고 있다. 또한, 전국의 보건소를 중심으로 건강 정보 데이터베이스나 전염병 발생에 관한 데이터베이스 등 다양한 보건의료 데이터베이스를 구축하고 있다(글상자 7.4.3, 표 7.4.1).

글상자 7.4.3

데이터베이스의 조건

- 자료의 질과 통합성: 데이터베이스는 자료가 불필요하게 중복 입력되는 것을 막고, 항상 현재 상태를 반영하도록 새로운 데이터가 추가 입력되거나 해당되는 데이터는 갱신 또는 삭제되어서 정확한 데이터가 유지되어야 한다.
- 논리적 도식: 자료들은 어떠한 도식에 따라 논리적인 관계를 맺고 있어야 한다. 그 이유는 이 도식을 이용해 수많은 자료를 조직적으로 관리할 수 있기 때문이다.
- 검색시스템: 검색어를 사용하여 데이터베이스로부터 원하는 정보를 구할 수 있어야 한다.

표 7.4.1 데이터베이스의 장점과 단점

장점	단점
• 자료 중복 최소화 • 일관성을 가진 정돈된 자료 • 손쉬운 정보의 검토 • 조직 내 · 외 및 부서 간 데이터 공유 • 자료의 표준화 • 자료관리의 용이성	• 방대한 양의 자료를 보관하기 위해 컴퓨터의 메모리 공간이 상당히 커야 함 • 컴퓨터 시스템에 장애 발생 시 모든 사용자들이 동시에 영향을 받음

(3) 간호정보시스템의 효과

간호정보시스템을 사용함으로써 얻을 수 있는 효과는 다양하다. 구조적 측면에서 보면 필요한 보조 인력의 수가 감소하고 정보시스템의 인프라를 구축하여 경쟁력을 높일 수 있을 것이며, 과정적 측면으로는 업무의 효율성과 생산성이 높아지고, 결과적 측면에서는 환자의 간호성과가 향상되고 환자와 간호사의 만족도가 높아질 것이다. 글상자 7.4.4는 간호정보시스템을 사용했을 때 기대할 수 있는 장점이다.

글상자 7.4.4

간호정보시스템을 사용했을 때 장점

- 직접 간호시간 증가
- 정보에의 접근성 향상
- 기록의 질 향상
- 간호의 질 향상
- 간호생산성 향상
- 의사소통 향상
- 기록누락 감소
- 투약오류 감소
- 비용 감소
- 간호사들의 직업 만족도 증가
- 기관 인증을 위한 조건의 충족
- 공동 임상 데이터베이스 개발
- 환자들의 간호에 대한 인식 향상
- 대상자의 기록 추적 향상
- 간호사들의 채용과 근속 향상
- 병원의 이미지 향상

출처: Hebda, T., Czar, P., & Mascara, C. (2005). *Handbook of informatics for nurses & health care professionals*. p. 123.

2) 간호정보시스템의 활용 방안

간호정보시스템은 임상정보시스템의 일부로 간호와 관련된 자료, 정보, 지식을 관리하고 처리함으로써 간호사들이 수행하는 직접 또는 간접 간호활동을 지원한다. 간호정보시스템은 환자간호를 담당하는 간호사들이 사용하는 정보시스템과 간호단위관리자가 행정 및 관리 기능을 수행하기 위해 주로 사용하는 정보시스템으로 나눠볼 수 있다.

환자간호에 이용되는 정보시스템은 환자사정, 중증도 분류, 간호계획, 간호기록, 퇴원계획 업무에 활용된다. 간호단위관리와 관련하여 관리자들은 근무표 작성, 인력배치, 물품관리, 성과관리 등에 정보시스템을 활용한다.

(1) 간호실무시스템

① 입 · 퇴원기록시스템

환자가 입원하게 되면 간호수행을 위해 필요한 기초 정보를 수집한다. 간호사는 간호정보조사지를 통해 과거력, 가족관계, 교육 수준, 복용 중인 약물, 신체기능 사정 결과 등을 기록하게 된다. 퇴원기록에는 추후 진료 일자, 예정된 검사, 퇴원교육 내용, 식이와 활동제한, 상처간호, 약물정보와 투여방법, 의료인에게 보고해야 할 응급상황 등을 기록한다. 예를 들어, 검사실의 일정관리 시스템에 입력된 검사명과 예정 일자를 간호사가 작성하는 퇴원기록지에서도 볼 수 있다.

② 간호기록시스템

간호기록은 간호가 환자의 질병회복과 건강증진에 기여한 바를 보여줄 수 있는 매우 중요한 증거이다. 간호 현장에서 간호기록의 전산화는 간호사가 너싱카트에 무선 노트북을 장착하거나 휴대하면서 간호정보조사지, 활력징후, 간호기록, 투약사인, 간호처치 등을 포함한 모든 간호기록을 환자 옆에서 즉시 입력하게 된다. 의사처방과 각종 검사를 조회할 수 있으며, 이를 통해 환자의 요구를 즉시 해결해 줄 수 있다. 또한, 간호수행과 함께 기록이 가능하며 환자 사정 시 좀 더 논리적이고 정확한 문서를 작성할 수 있다.

③ 간호과정시스템

간호사가 환자사정 단계에서 얻은 자료를 입력하면 정보시스템은 환자의 특성에 맞는 간호진단과 계획을 제안하거나 자동 생성할 수 있다. 간호과정시스템은 간호계획을 활성화함으로써 간호사들이 전문직으로서 가져야 할 책임을 다하고 대상자 개개인의 다양한 간호요구를 충족시킬 수 있다. 간호과정시스템에서 축적된 정보는 간호 중재 자료와 성과를 측정하는 시스템과 연결되어, 환자 특성에 따라 가장 좋은 성과를 가져온 간호계획과 중재가 무엇인지에 대한 지식을 생성할 수 있게 돕는다.

④ 환자모니터링시스템

환자의 생리학적 지표나 검사결과 수치 정보를 처리하는 시스템으로, 정확하고 간결한 측정과 비정상적인 수치에 대한 경고를 제공함으로써 간호업무를 지원한다. 최근 정보통신 기술이 발전하면서 간호기록에 크게 기여한 것이 침상 옆 임상기록(point of care)시스템이다. 소형화된 컴퓨터와 무선통신 기술의 발전으로 간호사들은 휴대용 컴퓨터나 개인정보단말기(PDA)를 이용하여 간호를 제공하는 현장에서 즉시 기록할 수 있다. 이러한 정보시스템은 의료인들 간의 의사소통을 빠르고 정확하게 향상시킬 수 있다.

⑤ 바코드/RFID를 이용한 투약시스템

바코드 또는 그보다 더 발전한 RFID (radio frequency identification) 기술을 이용해 투약오류를 줄일 수 있다. 예를 들면, 환자에게 신분을 증명하는 바코드가 인식된 팔찌를 채운다. 그리고 간호사는 투약하기 직전에 바코드 해독기를 이용해 환자 팔찌의 바코드와 준비된 약의 바코드가 서로 일치하는지를 확인하고 투약을 하게 된다. 동시에 담당간호사의 신분을 증명하는 바코드를 읽히면 자동적으로 간호사의 투약기록까지 이루어질 수 있다. 이로써 간호사들의 투약오류를 줄이고 환자에 대한 투약의 안전성을 높이며, 동시에 기록시간도 절약하는 효과를 기대할 수 있다.

⑥ 처방전달 및 결과 보고시스템

의사가 하는 진료처방은 간호정보시스템, 약국정보시스템, 검사정보시스템, 해당 검사실 시스템과 연동되어 있다. 약물 처방이 나면 간호정보시스템에서 볼 수 있고 약국에 접수되어 약물을 병동으로 공급할 수 있게 시스템화되어 있다. 검사의 경우 처방이 나면 간호사실과 해당 과에서 검사 후 결과보고가 나오면 결과를 볼 수 있도록 연동이 되어 있다.

⑦ 인수인계 보고시스템

간호사가 환자 인수인계 시 현재 시점의 정보, 환자의 현재 처방, 반납된 처방, 검사접수, 검사 결과를 정보시스템을 보면서 인수인계할 수 있다. 간호사들은 환자 인수인계를 통해 전체적으로 환자를 파악할 수 있으며, 환자의 낙상 등 안전 및 주의사항 항목 등 의사소통을 신속하고 정확히 할 수 있도록 되어 있다.

⑧ PDA를 활용한 원격진료시스템

개인정보단말기(personal disital assistant, PDA)는 터치스크린을 주입력 장치로 사용 가능한 손에 들어올 만큼 작고 가벼운 컴퓨터로 개인의 일정관리와 검색, 관리, 기능이 있는 주소록의 기능을 추가한 것이다. 현대사회의 복잡성으로 인해 만성질환의 자가관리가 어려운 상황에서 무선 네트워크 환경에 기반하는 질환관리는 매우 유용할 수 있으며, 의료분야에서 P.C를 대처하여 이동성과 편리성을 제공하는 전자차트를 사용하고 있다. 간호사는 PDA를 통해 용량계산기, 약물과 데이터베이스, 교육적 활용, 원격간호 수행, 진단과 치료기술 등에 사용할 수 있다.

(2) 간호행정시스템

① 간호근무표시스템

근무표는 공평성, 예측성을 기반으로 작성하고 인력을 배치해야 하며, 근태관리, 인사, 급여관리와 연결되므로 간호인력관리를 효율적으로 관리할 수 있는 시스템이다. 간호근무표시스템은 근무자 정보를 등록해 직급별로 근무조와 요일별로 근무자 수를 설정한 후 우선순위에 따라 개인의 요구를 반영하여 입력하면 프로그램에 의해 자동스케쥴링이 되는 시스템이다.

이 시스템은 효율적인 스케쥴링으로 시간 외 수당 산정, 휴게시간 등 각종 통계자료에 이용된다. 이에 최근에는 정보시스템을 활용하여 근무표 작성을 많이 하고 있다. 근무표를 작성하기 위해 통합되어야 하는 시스템은 글상자 7.4.5와 같다.

글상자 7.4.5

간호근무표 작성을 위한 통합시스템

- **환자분류시스템:** 환자분류시스템은 환자의 간호 요구도에 근거하여 간호시간과 간호 인력의 수를 예측할 수 있는 시스템이다.
- **인적 자원관리시스템:** 간호사들의 경력, 교육, 훈련정보 등을 파악하고 이를 근무표작성에 반영할 수 있다. 따라서 적합한 인력믹스(staff mix)가 이루어진다.
- **입 · 퇴원/전과전동시스템:** 환자 센서스 정보를 받아 근무표 작성과 인력배치에 반영한다.

② 물품관리시스템

물품관리시스템은 물품목록관리, 사용량 통계, 물품청구 및 재고관리시스템을 활용하여 사용하고 있으며, 물품관리시스템을 이용해 필요한 물품을 청구하고, 적정 재고량을 재조정하고, 보다 정확한 물품 사용량을 예측하며, 비용효과에 대한 평가를 할 수 있다.

③ 간호성과관리시스템

간호조직 또는 간호단위의 목표를 설정하고 이들 목표가 성취되었는지를 지속적으로 모니터링한다. 이를 위한 단계로는 성과를 보여줄 지표와 목표 수준을 설정하는 단계, 성과를 분석 · 보고하는 단계, 성과를 관리하는 단계로 나누어진다. 각 단계에 필요한 정보검색, 분석, 모니터링 등을 보다 용이하게 하도록 정보시스템을 사용할 수 있다. 보건의료계의 질 관리를 위한 평가활동에도 정보시스템을 이용함으로써 외부 및 내부 기관의 성과관리가 체계적으로 이루어 지고 있다.

환자간호기록, 간호계획지, 환자 중증도분류, 환자교육, 간호인력 등을 통해서 간호의 질과 양에 대해서 평가하고 문제점을 보완하는 시스템으로 활용되고 있다. 정보시스템을 이용한 질관리는 환자 안전 및 낙상발생률, 욕창발생률, 감염관리 등 업무 문제점 및 업무 개선의 효과를 볼 수 있다.

④ 환자분류시스템

환자분류시스템(patient classification system, PCS)은 상병, 시술, 기능상태 등을 이용해서 환자를 임상적 의미와 의료자원 소모 측면에서 유사한 그룹으로 분류하는 체계를 말한다. 일반 병동환자용과 중환자실용, 간호 · 간병통합서비스 병동으로 나누어 개발 적용되고 있다.

간호사는 담당하고 있는 입원환자에 대해 위생관리, 영양, 배설, 운동 및 활동, 교육 및 자문, 정서적 지지, 의사소통 및 의식상태, 투약, 측정 및 관찰, 환자를 위한 부서 간 조정, 입 · 퇴원 및 전동관리 등의 12가지 항목을 평가하고 전산에 입력함으로써 해당 환자는 분류 1, 2, 3, 4군으로 나누어 분류된다. 환자분류시스템을 통해 병원 내의 간호인력 산정뿐 아니라 분류점수와 분류군이 자동적으로 계산되어 간호업무의 시간을 줄일 수 있다.

⑤ 감염관리시스템

지속적인 감염감시에 따른 실적분석 및 평가를 통해 병원 내 감염 양상을 파악하고, 감염유행을 미리 예방하여 집단발생을 예방하는 업무와 감염예방을 위한 감염관리계획을 포함하는 업무이다. 수술부위 감염감시, 다재내성균 분리감시, 중환자실 감염감시, 집단감염감시 결과, 주기적인 환경 배양검사, VRE환자 검사 등을 관리, 보고하는 전산시스템이다. 병원의 감염관리표준지침, 격리환자지침, 비말주의환자지침, 접촉주의지침, 혈액주의지침 등의 자료를 전산으로 모든 직원이 볼 수 있도록 하고 있다.

⑥ 간호보고시스템

간호사는 매일 근무에 대한 환자수, 입원환자, 퇴원환자, 전동환자, 전출환자, 사망환자, 사건 보고, 안전사고 보고 등을 전산 업무 통해 근무 후 보고한다.

3) 교육시스템

간호사 직무교육, 간호학생교육, 환자와 보호자 교육을 하고 있으며 간호사 직무교육을 위해서 이러닝교육, 간호학생교육을 위한 컴퓨터 활용, 환자 및 보호자 교육을 위한 컴퓨터나 스마트폰을 활용한 교육에 사용되고 있다

또한, 간호 관련 문헌검색시스템은 임상에서 간호사들이 간호 분야의 학술연구 자료, 표준간호지침, 최신 간호동향 등에 쉽게 접근하도록 도와준다. 정보시스템은 근거중심 간호실무를 수행하기 위해서는 간호 분야의 연구결과를 실무에 적용, 지원할 수 있다. 문헌 데이터베이스를 이용하면 문헌을 찾는 과정이 보다 쉽고, 빨리 이루어지며, 편리한 장점이 있다.

4 간호기록과 보고

간호기록이란 환자의 입원 시 사정에서부터 퇴원 시의 평가에 이르기까지 계속되는 간호과정 및 그 결과를 정확하고 완전한 내용을 체계적으로 기록한 문서이다. 정확하게 기록되고 보고된 간호의 내용은 간호사의 간호행위를 타인에게 설명할 수 있는 객관적 자료이며, 간호의 결과와 성과를 분석하고 법적인 문제 상황에서 자신을 보호할 수 있는 중요한 자료이다. 따라서 사실에 근거한 기록이 누락되지 않도록 주의해야 한다.

1) 간호기록 관리

간호기록의 목적은 치료와 간호의 연속성 확보, 의료전문인들 간의 의사소통을 유지, 간호의 성과평가, 간호사를 보호하기 위한 법적 근거, 교육의 자료, 간호의 질 향상, 통계 및 연구, 기관의 인증 증빙자료, 진료비 산정, 감사를 위한 자료 확보, 전문직간호실무 수행의 지표를 마련하는 데 있다(글상자 7.4.6).

글상자 7.4.6

간호단위 내 간호기록의 목적

- 대상자간호의 연속성 유지
- 의료기관 인증을 위한 증빙자료 확보
- 의료인 간 협력적 의사소통 유지
- 보험 상환 요청자료 확보
- 간호의 성과평가를 위한 자료 확보
- 질 향상을 위한 분석자료 확보
- 간호사를 보호하기 위한 법적 근거 확보
- 간호실무의 수행 지표 마련
- 연구와 교육자료 확보
- 전문직 책임의 확립

(1) 의무기록

의료기관에서 사용되는 의무기록에는 입원기록지, 의사처치기록지, 환자력기록지, 경과기록지, 간호기록지, 병록지, 병리검사결과기록지, 응급검사기록지, 방사선검사결과기록지, 수술기록지, 마취기록지 등과 같은 다양한 기록들이 부서나 기능에 따라 서식을 구분하여 존재한다.

(2) 간호와 관련된 의무기록

간호사가 기록하는 기록의 유형은 활력징후기록지, 섭취 · 배설량기록지, 혈당기록지 등이 있다. 중재활동을 기록하는 기록지로는 투약기록지, 간호활동기록지 등이 있으며, 유용성과 체계성, 기록상의 편의성 또한 고려해야 하는 기록유형에 해당한다(글상자 7.4.7). NANDA, NIC, NOC, ICNP, CCC 등과 같은 표준화된 분류체계가 마련되어 있어 간호과정기록의 용어나 틀의 표준화를 위해 주요하게 이용되기도 한다.

(3) 간호기록의 형식

간호기록은 대상자의 건강문제와 간호와 관계되는 문제를 사실에 근거하여 기록해야 하며, 환자의 상태, 환자의 요구, 제공된 간호, 제공된 간호의 성과, 간호과정, 건강문제 등을 기록한다. 간호대상자의 상태를 판단하여 의사결정하거나 간호의 추론과정을 진술해야 하며, 다양한 형태로 간호의 경과나 과정을 기록하는 양식을 사용하고 있으며 유형을 분류하면 다음과 같다.

글상자 7.4.7

간호와 관련된 의무기록의 유형

- 간호정보조사지
- 수술(검사) 전 체크리스트
- 임상관찰기록지
- 수술(검사) 후 체크리스트
- 활력징후기록지
- 수혈기록지
- 섭취량과 배설량(I/O) 기록지
- 간호활동기록지
- 낙상위험사정기록지
- 투약기록지
- 욕창위험사정기록지
- 간호문제목록지
- 통증사정기록지
- 간호경과일지
- 혈당기록지
- 퇴원시 간호기록지

① 서술기록

서술기록(narrative charting)은 전통적인 방법으로 환자 상태, 수행한 행위, 대상자의 반응을 시간순으로 기술하는 것이다. 융통성이 있으며 배우고 접근하기 쉽지만, 문제점 파악이 어려운 단점이 있다.

② 문제중심기록

문제중심기록(problem oriented record, POR)은 문제중심의료기록(POMR)에서 기원한 대상자의 문제를 중심으로 기록하는 형식으로서, 철저한 기록정보를 제공할 수 있어 팀 구성원 간의 의사소통을 돕는 장점이 있다. 기록 시 SOAP/SOAPIE/SOAPIER 접근법을 이용하며 S는 주관적 자료(subjective data), O는 객관적 자료(objective data), A는 사정[자료해석/분석(assessment)], P는 계획(plan), I는 수행(implementation), E는 평가(evaluation), R은 수정(revision)을 기술한다. 간호진단은 A 부분에 진술될 수 있다.

③ 문제-중재-평가기록

문제-중재-평가기록(problem oriented record, POR)은 환자문제에 따른 정보를 구조화하며 기록과정을 단순화하기 위해 고안된 것으로, 먼저 환자를 사정하고 일별 간호활동기록지(flow chart)에 사정결과를 기록한다. 상례기록지에 대상자의 경과기록을 보충하는 것으로 SOAP형식에서처럼 별도의 간호계획은 존재하지 않는다. PIE는 문제(problem), 중재(intervention), 평가(evaluation)의 첫 글자를 딴 것이다.

④ 핵심기록/초점기록

핵심기록 또는 초점기록(problem oriented record, POR)은 요점기록이라고도 불리어진다. 환자중심의 주제로 구조화되는 이 기록은 날짜시간/핵심/경과 기록을 적는 세 부분으로 구성되는데,

핵심 공란에는 간호진단을 진술할 수 있으며 경과기록을 적는 란에는 DAR방식을 이용한다.

DAR의 D는 자료(data), A는 활동(action), R은 반응(response)을 의미하는 간호과정단계로, 자료(data)는 간호과정의 사정단계, 활동(action)은 계획과 수행단계, 반응(response)은 평가단계에 해당한다. 이 기록형식은 간호가 제공된 시점에 대상자의 반응을 파악하고 추적하기에 좋은 기록방법이다.

⑤ 특이사항기록

특이사항기록(charting by exception, CBE) 또는 예외기록으로 불리는데 길고 반복적인 노트, 구조화가 잘 되지 않는 정보, 검색하기 어려운 자료, 누락 그리고 전통적인 기록의 문제점들을 줄이기 위해 고안되었다. 의미가 있거나 비정상적 결과만 기록하는 것으로 간호진단에 기초한 표준화된 간호계획이 있어야 한다. 팩트 문서시스템(FACT documentation system)은 예외기록(CBE) 원리와 비슷하며 결과중심 체계(outcome-oriented system)이다. 관련 없는 자료, 반복적인 노트 그리고 무분별한 불일치를 피하고 기록에 드는 시간을 줄이기 위해 개발되었다.

(4) 기록 작성과 관련된 간호사의 책임

전산입력 시 간호기록을 하기 위해 본인의 아이디, 비밀번호, 인증번호로 로그인한다. 인증번호는 보안에 유의하고 타인에게 노출시키지 않는다. 입력 시 환자번호를 확인하고 시간 기록 시 오전, 오후가 혼돈되지 않도록 기재한다. 작성자의 서명(full name)이 있어야 하며, 남의 기록을 대신하지 않는다. 간호나 처치를 미리 작성하지 않으며 환자에게 발생된 상황 및 제공된 간호를 정확하게 기록한다.

「의료법」 제22조(진료기록부 등) 제1항은 "의료인은 각각 진료기록부, 조산기록부, 간호기록부 및 그 밖의 진료에 관한 기록을 갖추어 두고 환자의 주된 증상, 진단 및 치료내용 등 보건복지부령으로 정하는 의료행에 관한 사항과 의견을 상세히 기록하고 서명하여야 한다."라고 규정되어 있다.

① 간호기록 작성과 관련된 책임

일반적으로 간호기록 작성 시에는 정확성, 적합성, 완전성, 간결성, 적시성의 다섯 가지 특성을 갖추어야 한다. 표 7.4.2는 간호기록 작성 시 해야 할 것과 하지 말아야 할 것에 대한 구체적인 기술을 하고 있다.

② 간호기록 보관과 관련된 책임

병원의 환자 관련 의무기록, 간호기록, 각종 필름, 전자문서, 물품관련서류, 각종 보고서를 포함하여 부서 상호 간이나 대외적으로 업무상 작성되는 문서는 보관 기간에 따라 영구적 · 한시적인 문서로 나누어진다.

표 7.4.2 간호기록 작성지침

해야 할 것(do's)	하지 말아야 할 것(don'ts)
• 실명성: 본인 실명으로 기입해야 함 • 적시성: 적절한 때, 수행한 업무는 가능한 빨리 기록해야 함 • 완전성: 빈칸으로 두거나 생략한 것은 수행하지 않은 것으로 간주됨 • 정확성: 환자의 상태와 치료의 방향을 결정하는 데 중요한 요소가 됨 • 객관성: 객관적인 표현은 신뢰를 줌 • 상세성: 명확하고 구체적으로 가능한 수량화할 수 있는 용어를 사용해야 함 • 정직성: 사실에 근거해야 함 • 관련성: 내용이 환자돌봄과 관련이 있어야 돌봄의 상태를 평가할 수 있고 신뢰받을 수 있음 • 정보 제공성: 의미가 있는 것을 기록함 • 증거 제공성: 수행한 행위뿐만 아니라 환자의 불이행에 대한 입증자료가 됨 • 독해 가능성: 읽어볼 수 있어야 하고 기관에서 인정된 약어만 사용해야 하며 검색이 가능해야 함 • 원본 보존성: 내용을 수정하더라도 원문을 삭제하지 않고 수정했다는 사실을 기록해야 함	• 인력문제 노출 • 직원 간 갈등 노출 • 타인의 사생활 노출 • 불완전한 의사소통 • 컴퓨터 맹신 • 환자에 대한 주관적 판단 • 환자에 대한 부정적 표현 • 부적절한 견해(코멘트) • 부적절한 용어 • 환자호소 무시 • 태만 암시 • 사건 발생 암시 • 실수 암시 • 의료과실의 은폐나 과장

출처: 김영미, 박성애(2007). 병원간호사의 간호기록 작성방법에 대한 지식측정도구 개발–법적인 관점에서–. 임상간호 연구, 13(2), 27~38.

「의료법 시행규칙」 제15조(진료기록부 등의 보존) ① 의료인이나 의료기관 개설자는 법 제22조 제2항에 따른 진료기록부 등을 다음 각 호에 정하는 기간 동안 보존하여야 한다. 다만, 계속적인 진료를 위하여 필요한 경우에는 1회에 한정하여 다음 각 호에 정하는 기간의 범위에서 그 기간을 연장하여 보존할 수 있다. 〈개정 2015. 5. 29., 2016. 10. 6., 2016. 12. 29.〉(글상자 7.4.8)

글상자 7.4.8

의무기록 유형별 보존기간

- 환자명부: 5년
- 진료기록부: 10년
- 처방전: 2년
- 수술기록: 10년
- 검사소견기록: 5년
- 방사선사진(영상물 포함) 및 소견서: 5년
- 간호기록부: 5년
- 조산기록부: 5년
- 진단서 등의 부본(진단서 · 사망진단서 및 시체검안서 등을 따로 구분하여 보존할 것): 3년

③ 환자기록 열람

환자 및 보호자 의무기록 열람요청 시 기본서류 확인 후 열람하게 한다. 환자의 배우자, 직계존속 · 비속 또는 배우자의 직계존속이 환자의 동의서와 친족관계임을 나타내는 증명서 등을 첨부한 경우, 환자가 지정하는 대리인이 환자 본인의 동의서와 대리권이 있음을 증명하는 서류를 첨부한 경우, 환자가 사망하거나 의식이 없는 등 환자의 동의를 받을 수 없어 환자의 배우자, 직계존속 · 비속 또는 배우자의 직계존속이 친족관계임을 나타내는 증명서를 갖춘 경우에 열람할 수 있다.

2) 보고

보고는 다른 사람에게 정보를 주기 위한 목적으로 대상자의 자료를 구두나 서면 또는 온라인(on-line)으로 의사소통하는 것으로 사실에 대한 정보를 제공하는 것이다. 보고는 즉시 하는 것이 원칙이며 또한 일관성이 있어야 한다. 보고에는 구두보고와 서면보고가 있으며 간단한 보고는 구두보고로 대신할 수 있다. 위급한 상황에서는 구두보고를 먼저 하여 상부에서 조치를 취하게 한 다음 보고서를 작성하여 제출하는 경우도 있다.

(1) 환자 인수인계

환자 인수인계는 다음 근무 간호사에게 하는 것으로 새로운 간호제공자에게 대상자의 요구를 빠르고 간단하게 요약해 주고, 제공된 간호를 상세히 전달함으로써 간호의 연속성을 유지하는 것이 목적이다.

환자 인수인계는 인계 전 대상자의 상태를 파악하고 기록 및 간호활동을 마무리하며, 필요한 정보를 카덱스에 간략하게 정리한다. 인계 중에는 현재 시점을 중심으로 인계하고, 앞으로 해야 할 일을 중심으로 인계하며, 인수받는 간호사가 이해가 용이하도록 한다. 인계 중에 의문사항이 있으면 질의를 통해서 확인하고 인수인계는 간략하게 시간을 최소화하면서 환자의 정보를 정확하게 빠짐없이 전달한다. 인계 후 인수간호사는 업무를 시작하기 전 병실 순회를 하면서 인수인계 사항을 재확인한다.

① 카덱스

카덱스는 대상자의 정보를 체계적으로 요약한 기록으로 의료팀이 환자의 경과를 쉽게 파악하기 위해 이용되는 의사소통방법으로서 환자 인수인계 시 가장 많이 활용된다. 카덱스는 환자의 현재 상태와 정확한 처방 조회, 처방 반납, 약물 처방, 치료식이, 검사 처방 및 예약, 검사 결과 조회, 환자중증도 분류 등으로 구성되어 있다. 실시간 변화된 환자기록을 한눈에 볼 수 있으며, 업무의 시간단축과 간호의 질 향상으로 많이 사용하고 있다. 카덱스는 의무기록으로 보관하지 않는다.

(2) 의사보고

환자 상태의 변화나 정상범위를 벗어났을 경우, 환자 또는 보호자가 의사면담을 요청한다면 담당 의사에게 보고하게 된다. 연락이 되지 않거나 반응이 없을 경우에는 병원 내 보고체계를 통해 보고하고 이를 기록해 둔다. 환자 상태에 대해 의사에게 알릴 때에는 간단 명료하게 관찰한 내용을 모두 알리고 알린 시각과 알린 내용 등에 관해 상세하게 간호기록지에 기록한다.

호흡부전이나 심폐소생술이 요구되는 상황과 같이 환자 상태의 긴급한 변화와 관련하여서는 담당의사가 연락이 되지 않더라도 의료기관 차원에서 특별한 조치를 취할 수 있는 방법과 보고체계가 마련되어 있다. 의사보고와 환자 인수인계는 SBAR, 즉 상황(situation), 배경(background), 평가(assessment), 제안(recommendation)을 활용하여 체계적이고 구조화된 의사소통을 할 수 있다. 표 7.4.3은 SBAR 보고의 예이다.

표 7.4.3 SBAR 보고의 예

상황(situation)	"709호 김○○ 담당간호사입니다. NRS 8~9점 사이라고 합니다."
배경(background)	"김○○, 남자, 70세, Colon Ca 말기암 환자로 암성통증조절로 입원하였고, Durogeic path 25mcg을 하고 있으며, N/S 500cc+ Morphin 20mg mix(20cc/hr)를 현재 투여하고 있습니다. PRN으로 Morphin 3mg IV로 처방되어있습니다."
평가(assessment)	"환자분은 1시간 전에 심한 통증을 호소하여 PRN처방인 Morphin 3mg IV 투여하였지만, 현재 통증이 지속적이라고 호소하고 있습니다. 활력징후와 산소포화도는 140/80-112-22-37.1(A), SpO_2 95%입니다. 침대에서 움직이면 통증을 더 호소하고, 대변 양상과 색깔은 정상변을 보고 있습니다."
제안(recommendation)	"환자의 통증을 줄이기 위해 Opioid를 좀 더 증량하여 사용해야 할 것 같습니다. Morphin 5mg IV으로 증량할까요? 어떻게 생각하세요? 혹은 환자 상태를 언제 봐 줄 수 있으세요?"

① SBAR

SBAR은 상황(situation), 배경(background), 평가(assessment), 제안(recommendation)을 의미하며, 의료진 간의 의사소통을 위해 제안된 표준화된 형식을 의미한다. SBAR 의사소통은 의료진 간의 보고자의 듣는 해석의 왜곡으로 잘못된 정보공유의 발생을 예방할 수 있다. 의사소통의 명확성을 위해 표준화된 의사소통 방법인 상황-배경-평가-제안에 따라 의사소통을 하게 되면서 의사소통의 명확성을 향상시킬 수 있다. SBAR은 환자의 현재 상황, 기본 임상 정보 및 배경, 현 상태의 평가, 환자 치료에 대한 보고자의 제안을 포함하는 구조화된 의사소통 도구로 짧은 시간 동안 빠르고, 명확한 의사소통을 가능하게 해준다.

- **상황**(situation): 이름 및 방 번호, 발생한 문제, 인수인계하는 상황과 간략한 설명(시간, 진단, 이유, 연령 포함)
- **배경**(background): 발생한 문제에 영향요인, 보고하는 상황과 관련된 기본 정보(입원 날짜, 입원 시 진단, 과거력, 주변 상황, 투약 정보, 검사결과 현 활동 정도, 수면양상, 식욕 등)
- **평가**(assessment): 현 상황에서 가능한 판단, 추가 발생 가능한 문제, 보고하는 환자의 상황과 관련되어 보고자가 수행한 사정 내용에 대한 설명(신체적 · 정신적 · 정서적 상태, 중재 내용, 활력징후, 의식상태, 환자의 심각성, 고려할 점)
- **제안**(recommendation): 현장 조치사항 및 추가 권고, 환자가 가지고 있는 현재의 문제상황을 해결하기 위해 인계자가 제안하는 해결방법(보고자 의견, 제안, 권고, 환자를 위한 처치, 인수자가 수행해야 할 사항, 환자의 요구사항)

(3) 간호단위관리에 따른 보고

간호단위에서 간호단위책임자는 24시간을 기준으로 근무별 인원보고, 입 · 퇴원 및 전동환자 보고, 중환자 및 특이대상자 보고, 일일업무 보고, 사건사고 등 특이사항을 상부에 보고한다. 근무교대 인수인계 시에도 기본적으로 이러한 내용을 포함하여 지속적으로 간호단위관리를 위한 보고가 연결되도록 함은 물론, 간호단위 내 비품이나 주요 약품, 마약 등에 대한 확인과 보고 역시 간호단위관리를 위해 교대 시마다 인수인계되도록 하여야 한다.

(4) 사건 · 사고에 따른 보고

일반적으로 사건사고와 관련된 보고일 경우, 먼저 상부에 구두보고 한 후 기관의 방침에 따라 서면으로 보고한다. 보고할 내용이 간단하더라도 중요한 사건이라고 판단되거나, 기록으로 남기는 것이 도움이 된다고 판단되는 문제는 서면으로 보고할 필요가 있다.

사건 · 사고보고는 환자와 직접 관련된 사건 내용을 다룬 것과 기구, 약품 등 물품에 관한 것이 있다. 환자에게 상해나 사망을 야기하는 급박한 사고가 발생했을 경우에는 흔히 과실소송으로 연결되기 쉬우므로 객관적이고 정확한 간호기록과 함께 사건보고서도 반드시 작성해야 한다. 이 사건보고서는 간호기록과는 달리 병원의 내부 기밀문서이며 환자의 기록에 보관하지 않고 따로 보관해야 한다.

사건보고서 형식은 의료기관에 따라 자체적으로 마련하고 있다. 사건보고서 내에는 사건에 대한 충분한 정보와 사건 이후에 적절한 조치가 행해졌다는 기록이 반드시 있어야 하고 외부에 유출되지 않도록 보안 유지에 주의를 기울여야 한다.

간호대상자 안전과 관련된 사건사고는 투약, 수혈, 낙상, 수술, 검사, 마취, 간호와 치료, 감염관리, 식사, 자살, 의료기구와 연관되어 있으며, 이러한 경우 우선적으로 간호대상자의 안전에 대한 최선의 조치가 보고와 함께 이루어져야 한다.

물품의 분실이나 파손, 마약류 사고 발생 시 구체적인 품명, 수량, 사고 상황 등을 정확하게 보고하여야 하며, 도주나 도난 시에는 정확한 사고경위를 알 수 있도록 육하원칙에 따라 기록하고 조치 내용을 함께 보고해야 한다.

5 최신 정보기술을 활용한 간호정보관리

1) U-헬스케어

U-헬스케어(U-health care)서비스는 유비쿼터스(ubiquitous)와 헬스케어(health care)의 약어로서 정보통신기술이 의료와 접목되어 환자가 병원을 찾지 않더라도 언제, 어디서나 질병의 예방, 진단, 치료, 사후 관리를 받을 수 있는 건강관리 및 의료서비스를 의미한다. 즉 U-헬스케어를 통해 장소와 관계없이 건강에 관련된 정보(혈압, 혈당, 운동량, 체온 등)를 실시간으로 수집하고, 지속적으로 모니터링 및 진료가 가능하여 질병의 사후 치료가 아닌 건강상태를 미리 점검하고 예방하는 것이다.

개인건강기록(personal health record, PHR)은 개인 건강과 관련한 모든 정보, 이를 바탕으로 제공되는 개인건강관리 서비스, 개인건강 정보와 개인건강관리 서비스를 제공하는 플랫폼을 모두 포함하는 개념이다. 개인건강기록을 이용하여 환자의 생체정보를 측정하고, 측정한 환자의 정보를 유·무선 네트워크를 이용하여 생체정보를 측정하고, 측정한 환자의 건강정보를 원격지에 있는 건강시스템에 기록한다. 또한, 의료서비스 제공자는 건강시스템에 기록된 정보를 기반으로 환자의 건강을 관리함으로써 환자는 시간과 장소에 구애받지 않고 당뇨나 고혈압 같은 만성질환의 장기적인 관리가 가능하다.

2) 빅데이터

빅데이터(big data)란 데이터의 양, 생성 주기(실시간 생산), 형식(수치 데이터뿐만 아니라 문자와 같은 비정형 데이터 포괄) 등에서 과거의 데이터에 비해 규모가 크고, 형태가 다양하여 기존의 방법으로는 수집, 저장, 검색, 분석이 어려운 방대한 크기의 데이터를 의미한다(정용찬, 2012). 전자의무기록(EMR), 건강보험 공단의 질병 자료, 건강검진 자료, 웨어러블 컴퓨터 기술을 적용한 생체신호, 인터넷이나 SNS에 나타난 의료소비자의 의견, 관심, 식이나 운동을 포함한 건강에 대한 관련 정보는 보건의료 빅데이터를 구성하게 된다.

스마트폰 및 다양한 센서 등에 발전에 따라 개인의 다양한 건강, 의료 데이터가 측정되기 시작했으며, 활동량, 체지방률뿐만 아니라 체온, 혈압, 혈당, 심박수, 심전도, 산소포화도 등의 중요한 의료 데이터도 다양한 모바일 디바이스와 스마트폰으로 실시간 연속적으로 측정할 수 있게 된 것이다. 또한 헬스케어 빅데이터 활용 분야, 보건의관의 고객유지, 재입원율 감소, 국민건강관리, 보건의료기관 운영 향상, 질병치료연구 발전, 정보기술 비용 감소 등 다양한 분야에 활용될 가치를 가지고 있다(정성원, 2020). 그러나 빅데이터의 활성화를 위해서는 개인정보 보호에 대한 대책, 범위와 수준에 대한 사회적 합의가 필요하다.

참고문헌

국가기록원(2016). 의료기관 표준 기록관리 기준표 운영가이드. 96~104.

김영미, 박성애(2007). 병원간호사의 간호기록 작성방법에 대한 지식측정도구 개발-법적인 관점에서-. 임상간호 연구, 13(2), 27~38.

대한간호협회 KNA 에듀센터(2021). 호흡기계환자간호-SBAR의사소통방법의 통합적 적용, 간호사 보수교육.

문원희(2006). 간호인력관리정보시스템(NRMIS)개발: 환자분류에 근거하여. 충남대학교 대학원 박사학위논문.

박래웅(2005). Ubiquitous healthcare 발전방향. 대한병원협회지, 34(3) 84~92.

보건복지부, 행정자치부(2013). 개인정보 보호 가이드라인(의료기관 편).

염영희 외(2023), 학습성과기반 간호관리학 개정8판. 수문사, 700~717.

이응곤(2004). RFID 확산 추진현황 및 전망. 정보통신정책, 16(6), 12~13.

장금성 외(2020). 최신 간호관리학 제5판. 현문사.

정국상, 안선주(2016), 개인건강기록(PHR)산업, 표준 및 정책 동향. TTA Journal Vol. 164, 65~69.

정면숙 외(2023). 알기 쉽고 현장감 있는 간호관리학 제5판. 현문사.

정성원(2020). Healthcare에서 빅데이터의 활용. 제5회 임상연구방법론 워크숍, 대한간호학회, 18~29.

정용찬(2012). 빅데이터 혁명과 미디어 정책 이슈, KISDI Premium Report 2012-02.

American Nurses Association(2001). *The scope of practice for nursing informatics.* Washington, DC: American Nurses Publishing.

Cornell, P., Gervis, M. T., Yates, L., & Vardaman, J. M. (2013). Improving shift report focus and consistency with the situation, background, assessment, recommendation protocol. *Journal of Nursing Administration, 43*(7), 422~428. http://dx.doi.org/10.1097/NNA.0b013e31829d6303

Cox, K. S., & Hunt, C. (2007). Managing information and technology: Caring and communicating with computers. In P. S. Yoder-Wise (Ed.), *Leading and Managing in Nursing*(191~217). Mosby.

Graves, J., & Corcoran, S. (1989). The study of nursing informatics. Image: *Journal of Nursing Scholarship, 21*, 227~231.

Hebda, T., Czar, P., & Mascara, C. (2005). *Handbook of informatics for nurses & healthcare professionals.* Upper Saddle River, NJ: Pearson Education, Inc.

CHAPTER 08

간호사의 법적 측면

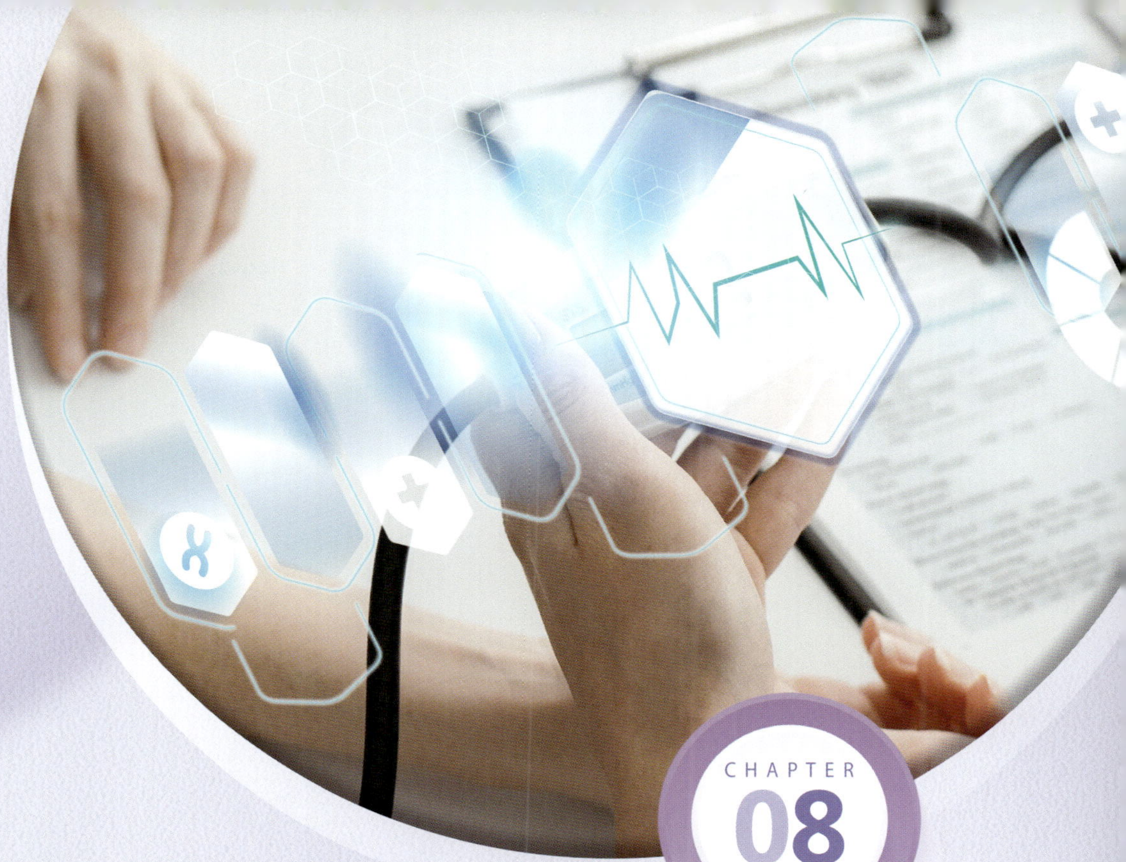

개요

간호사의 법적 책임은 간호사가 간호업무를 하면서 간호표준 위법 시 법률상에 불이익 또는 법률적 제제가 지워지는 것을 말한다.

본 장에서는 간호사가 의료인으로써 법적인 권리와 의무를 알고 있어야 하며, 전문적인 간호실무표준을 유지해야 하고 의료인으로써 책무를 다해야 함을 설명한다. 또한 임상 현장에서 발생하는 간호사의 간호실무와 관련된 법과 대상자의 법적 권리 및 보호방안에 대해 설명한다.

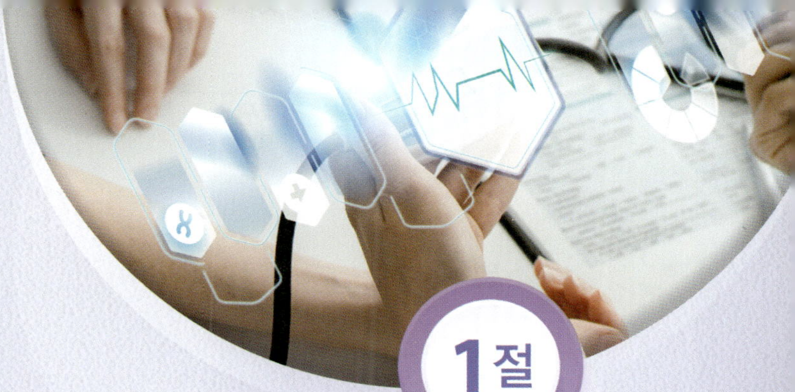

1절

간호사의 법적 권리와 대상자의 법적 권리

학습목표

1. 법의 개념, 법의 체계, 간호업무에 관련된 법의 종류를 설명한다.
2. 간호업무의 법적 근거를 설명한다.
3. 대상자의 법적 권리(사생활, 인격권, 정보보호권, 평등권 등)를 정의한다.
4. 간호업무 시 대상자 법적 권리 보호방안을 설명한다.

주요용어

- 보건의료서비스(healthcare service): 국민의 건강을 보호 · 증진하기 위하여 국가, 지방자치단체, 보건의료기관에서 의료인이 행하는 모든 활동
- 면허(license): 사회공동의 이익을 위하여 일반인에게 금지시킨 행위를 일정한 요건을 구비한 특정인에게 합법적으로 행하도록 허가하는 제도
- 실무표준(standard of care): 민사소송에서 과실 또는 과오 여부를 결정하기 위해 간호사의 실제 행위와 비교되는 법적 기준으로 일반적으로 같은 상황에서 합리적이고 신중한 사람이 갖는 지식과 기술
- 의료인(health care professional): 보건의료 관계법령에서 정하는 바에 따라 자격, 면허 등을 취득하여 보건의료서비스에 종사하는 것이 허용된 자

1 법체계

1) 법의 개념

법이란 국가의 법이념에 따라 다르게 정의되는데, 자유주의형 국가에서는 법을 "사회질서를 유지하기 위하여 인간이 지켜야 하는 최소한의 수준"으로 정의하는 반면, 오늘날 복지형 국가에서 법은 "국민의 최소한의 생존권을 담보하고 이를 촉진 및 증진하는 수단"으로 정의하고 있다.

2) 우리나라의 법체계

우리나라는 성문법(written law) 국가에 속한다. 성문법은 입법기관이 제정하는 법으로서 제정법이라고도 하는데, 성문법에는 다음의 것이 포함된다(그림 8.1.1).

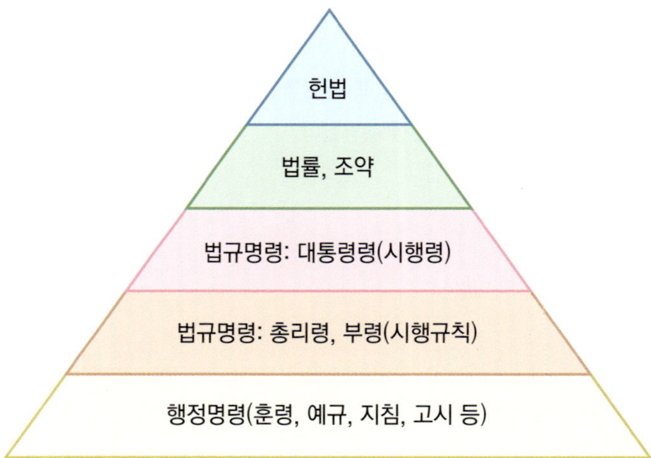

그림 8.1.1 법의 위계

- **헌법**: 우리나라 조직과 통치에 관한 근본법이자 최고의 법규
- **법률**: 국회가 헌법상 입법절차에 따라 제정한 법률
- **명령**: 국회 이외의 국가 권력에 의해 제정되는 법규정으로 법규명령과 행정명령으로 구분
- **법규명령**: 행정부가 소관사무에 관하여 상위법의 위임을 받거나 직권으로 필요한 사항을 제정
- **행정명령**: 행정부가 내부의 규율과 지침 등을 정할 목적으로 제정
- **자치법규**: 지방자치단체가 제정하는 법령(조례와 규칙)
- **조약**: 국제법상 국가 간의 문서에 의한 합의, 국내법과 같은 효력

2 간호사의 법적 권리

1) 간호실무와 관련된 법

의료법은 모든 국민이 수준 높은 의료혜택을 받을 수 있도록 국민의료에 대한 필요한 사항을 규정함으로써 국민의 건강을 보호하고 증진하는 데 목적이 있다. 의료법에서 간호실무의 범위는 의료인이 아니면 누구도 의료행위를 할 수 없으며, 의료인도 면허된 것 이외의 의료행위를 할 수 없다(「의료법」 제27조제1항). 의료인은 보건복지부장관의 면허를 받은 의사, 치과의사, 한의사, 조산사 및 간호사를 말한다.

간호사의 임무는 상병자나 해산부의 요양을 위한 간호 또는 진료 보조 및 대통령령으로 정하는 보건활동이다(「의료법」 제2조제2항제5호). 이 중 대통령령이 정하는 보건활동이라 함은(「의료법 시행령」 제2조) 보건진료원으로서의 보건활동(「농어촌 등 보건의료를 위한 특별조치법」 제19조), 모자보건요원으로서의 모자보건 및 가족계획활동(「모자보건법」 제10조제1항), 결핵관리요원으로서의 보건활동(「결핵예방법」 제18조), 기타의 법령, 즉 「학교보건법」 및 「산업안전보건법」 등에 따라 정한 간호사의 보건활동 업무가 포함된다.

「의료법」에 명시된 의료인으로써 간호사는 다음의 업무를 임무로 한다(「의료법」 제2조제2항제5호 가목 내지 라목).

가. 환자의 간호요구에 대한 관찰, 자료수집, 간호판단 및 요양을 위한 간호
나. 의사, 치과의사, 한의사의 지도하에 시행하는 진료의 보조
다. 간호 요구자에 대한 교육 · 상담 및 건강증진을 위한 활동의 기획과 수행, 그 밖의 대통령령으로 정하는 보건활동
라. 제80조에 따른 간호조무사가 수행하는 가목부터 다목까지의 업무 보조에 대한 지도

1962년 「의료법」에서 간호사 면허제도가 처음 시행이 되었고, 간호사 면허는 평가인증기구의 인증을 받은 간호학을 전공하는 대학이나 전문대학을 졸업하고 간호사 국가시험에 합격한 후 보건복지부장관의 면허를 받아야 한다(「의료법」 제7조). 보건복지부장관은 간호사에게 면허 외에 전문간호사 자격을 인정할 수 있다(「의료법」 제78조).

2015년 「의료법」 개정을 통하여 "환자 간호 요구에 대한 관찰, 자료수집, 간호판단"이라는 독립된 간호업무를 명시하였다. 간호사는 연간 8시간 이상의 보수교육을 받아야 하며(「의료법 시행규칙」 제20조제2항), 최초로 면허를 받은 후부터 3년마다 그 실태와 취업 상황 등을 보건복지부 장관에게 신고하여야 한다(「의료법」 제25조제1항).

2) 간호사의 법적 권리와 의무

「의료법」 제12조제1항에서 간호사의 권리에 대하여 "의료인이 하는 의료 · 조산 · 간호 등 의료기술의 시행(이하 "의료행위"라 한다)에 대하여는 이 법이나 다른 법령에 따로 규정된 경우 외에는 누구든지 간섭하지 못한다."고 규정하고 있다. 간호사의 의무는 간호사 면허 범위 내에서 간호대상자에게 어떠한 직업적 사명과 법적 근거 하에서 간호를 수행해야 하는가를 규정하는 것이다. 의료법상 간호사는 정보 누설 금지의무(「의료법」 제19조), 태아 성 감별 행위 등 금지의무(「의료법」 제20조), 의무기록 열람 등의 제한(「의료법」 제21조), 진료기록부 작성 및 보관의무(「의료법」 제21조의2, 제22조), 요양방법 지도의무(「의료법」 제24조), 의료인 신고(「의료법」 제25조)와 보수교육 이수의무(「의료법」 제30조제3항), 무면허 의료행위 등 금지의무(「의료법」 제27조), 의료광고의 금지의무(「의료법」 제56조) 등이 있다. 이러한 법적 의무를 위반한 경우에는 형사처분 및 행정처분이 부과된다.

3 대상자의 법적 권리와 의무

1) 대상자의 법적 권리

(1) 대상자의 권리

의료법에 명시된 대상자는 자신의 건강을 보호하고 증진하기 위하여 적절한 의료서비스를 받을 권리를 갖는다. 건강 상태와 치료방법 등에 대하여 충분한 설명을 듣고 결정할 권리, 비밀을 보호받을 권리, 분쟁 시 상담 · 조정을 신청할 권리이며, 구체적인 내용은 다음과 같다(「의료법 시행규칙」 제1조의3제1항)(그림 8.1.2).

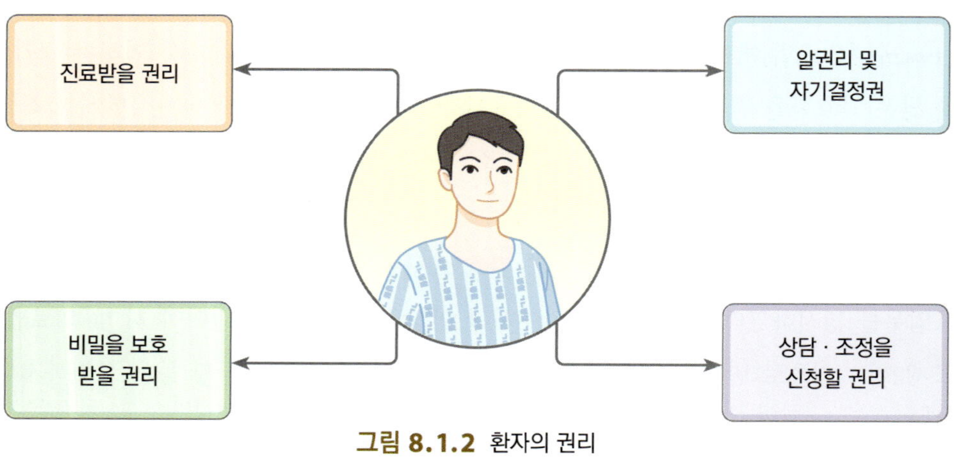
진료받을 권리
알권리 및
자기결정권
비밀을 보호
받을 권리
상담 · 조정을
신청할 권리

그림 8.1.2 환자의 권리

① 진료받을 권리

대상자는 자신의 건강보호와 증진을 위하여 적절한 보건의료서비스를 받을 권리를 갖고, 성별 · 나이 · 종교 · 신분 및 경제적 사정 등을 이유로 건강에 관한 권리를 침해받지 아니하며, 의료인은 정당한 사유 없이 진료를 거부하지 못한다.

② 알권리 및 자기결정권

대상자는 담당 의사, 간호사 등으로부터 질병 상태, 치료방법, 의학적 연구 대상 여부, 장기이식 여부, 부작용 등 예상 결과 및 진료 비용에 관하여 충분한 설명을 듣고 자세히 물어볼 수 있으며, 이에 관한 동의 여부를 결정할 권리를 가진다.

③ 비밀을 보호받을 권리

대상자는 진료와 관련된 신체상 · 건강상의 비밀과 사생활의 비밀을 침해받지 아니하며, 의료인과 의료기관은 환자의 동의를 받거나 범죄 수사 등 법률에서 정한 경우 외에는 비밀을 누설 · 발표하지 않는다.

④ 상담 · 조정을 신청할 권리

대상자는 의료서비스 관련 분쟁이 발생한 경우, 한국의료분쟁조정중재원 등에 상담 및 조정 신청을 할 수 있다.

(2) 사생활

정보화 사회로 발전됨에 따라 사생활 보호에 대한 권리가 사생활의 평온을 침해받지 아니하고, 사생활의 비밀을 함부로 공개당하지 아니할 소극적 권리에서 나아가 적극적으로 자신에 관한 정보를 관리, 통제할 수 있는 권리를 포함하는 의미이다.

(3) 인격권

인격권은 권리의 주체와 분리할 수 없는 인격적 이익을 누리는 권리이다. 구체적으로 보면 사람의 생명, 자유, 신체, 건강, 명예, 사생활, 초상, 성명, 음성, 대화 등에 갖는 권리를 포괄하는 권리라고 할 수 있다. 즉, 생명, 신체, 정신의 자유에 대한 권리를 가리킨다고 할 수 있고, 정신적 자유의 권리는 명예, 신용, 정조, 성명, 초상, 학문이나 예술에 의한 창작, 사생활 등의 프라이버시 등을 포함한다.

(4) 정보보호권

'개인정보'란 살아 있는 개인에 관한 정보로서 성명, 주민등록번호 및 영상 등을 통하여 개인을 알아볼 수 있는 정보(해당 정보만으로는 특정 개인을 알아볼 수 없더라도 다른 정보와 쉽게 결합하여 알아볼 수 있는 것을 포함함)를 말한다(「개인정보 보호법」 제2조제1호). 우리나라도 1994년에 공공기관의 개인정보보호에 관한 법률 제정을 시작으로 개인정보보호의 문제를 본격적으로 법제화하였다.

개인정보자기결정권은 종래의 사생활 비밀의 자유와 본질적으로 다른 기본권이다. 사생활 비밀의 자유가 사적 영역의 비밀에 대한 누설이나 공표로 인한 침해에 대한 사후적 구제를 규율하기 위한 법이라면, 개인정보자기결정권은 개인정보처리자의 정보처리에 대한 통제를 통하여 감시의 위험성을 막고자 하는 사전 예방적 권리이다.

(5) 평등권

평등의 원칙은 국민의 기본권 보장에 관한 우리 헌법의 최고원리로서 국가가 입법을 하거나 법을 해석 및 집행함에 있어 따라야 할 기준인 동시에, 국가에 대해 합리적 이유 없이 불평등한 대우를 하지 말 것과 평등한 대우를 요구할 수 있는 모든 국민의 권리로서, 국민의 기본권 중의 기본권이다(헌재 1989. 1. 25. 88헌가7).

2) 대상자의 의무

보건의료기관을 방문하거나 입원한 대상자는 의료인에게 자신의 신분과 건강 정보를 정확하게 알리고, 정당한 방법으로 진료를 받아야 하는 의무가 있다. 의료법에 명시된 대상자의 의무는 다음과 같다(「의료법 시행규칙」 제1조의3제1항 별표1).

(1) 의료인에 대한 신뢰, 존중의 의무

대상자는 자신의 건강 관련 정보를 의료인에게 정확히 알리고, 의료인의 치료계획을 신뢰하고 존중해야 한다.

(2) 부정한 방법으로 진료를 받지 않을 의무

대상자는 진료 전에 본인의 신분을 밝혀야 하고, 다른 사람의 명의로 진료를 받는 등 거짓이나 부정한 방법으로 진료받지 아니한다.

4 간호업무 시 대상자의 법적 권리 보호방안

환자의 불만 및 고충을 관리하고 취약환자의 권리와 안전을 보호하도록, 의료기관은 취약환자 권리 보장 규정, 학대 및 폭력 피해자 보고 및 지원체계, 신생아와 소아환자 유괴예방 절차, 의사소통이 어려운 환자를 위한 지원체계, 장애환자의 편의를 위한 지원체계를 갖추고 있어야 하며, 직원들에게 주기적인 교육이 필요하다.

- 의료인은 대상자에게 의료를 제공하는 과정에서 대상자가 자기결정권을 잘 행사할 수 있도록 충분한 설명을 제공해야 하고, 특히 침습적 의료행위에 대하여는 반드시 동의를 구하고 서면화해야 한다.
- 법률로 허용한 경우가 아니라면 의료인은 대상자의 비밀을 보호해야 한다. 대상자의 질병과 관련된 정보는 개인적 비밀에 해당되기 때문이다.
- 의료인은 대상자에게 심폐소생술 처치 여부 및 연명치료 여부에 대한 사전의료전향서 작성 권리에 대하여 설명함으로써 대상자가 삶을 마감하는 순간에 자신의 존엄성을 추구하도록 도울 수 있다.
- 만일 의료사고로 인한 분쟁이 발생한 경우, 피해자에 대한 신속하고 공정한 구제와 의료인의 안정적인 진료환경 조성을 목적으로 설립된 보건복지부 산하 공공기관인 한국의료분쟁조정중재원에 조정을 신청하도록 조언할 수 있다.
- 국내 의료기관인증제도는 의료기관이 환자가 진료를 받는 모든 과정에서 환자의 권리와 의무를 존중하고 사생활을 보호하고, 환자 및 보호자에게 동의서를 받도록 평가하고 있다. 구체적으로 환자의 권리보호에 대한 조사기준은 "의료기관에 환자의 권리와 의무에 대한 규정이 있다.", "환자의 권리와 의무를 직원들이 알고 있다.", "환자는 환자의 권리와 의무에 대하여 알고 있다.", "환자의 신체노출을 보호한다.", "환자의 개인정보를 보호한다."로 구성된다.

글상자 8.1.1

S 병원의 환자권리장전

- **존엄의 권리**
  환자는 존엄한 인간으로서 예우를 받을 권리가 있다.
- **평등의 권리**
  환자는 성별, 연령, 종교 또는 사회적 신분을 떠나 평등한 진료를 받을 권리가 있다.
- **설명을 들을 권리**
  환자는 의료진으로부터 질병의 진단, 치료계획, 결과, 예후에 대한 설명을 들을 권리가 있다.
- **선택의 권리**
  환자는 치료, 검사, 수술, 입원 등 본인에게 이루어지는 의료행위에 대한 설명을 듣고 시행 여부를 선택할 권리가 있다.
- **개인 신상 비밀을 보호받을 권리**
  환자는 진료내용, 신체의 비밀 및 개인생활의 비밀을 보호받을 권리가 있다.

5 의료분쟁의 조정

1) 의료분쟁 발생 현황

우리나라의 의료분쟁 건수는 1980년대 중반 이후 꾸준히 증가하여 1998년에는 전체 민사사건 중 의료사고로 인한 손해배상 소송 건수가 717건이었고, 최근 2017년에서 2021년 사이에 12,555건을 조정 신청하였으며 급격히 증가하는 추세를 보이고 있다(한국의료분쟁조정중재원, 2021).

2) 의료분쟁: 소송 및 제도

(1) 민형사소송

소송실무상 환자 측은 형사소송을 선호하게 되는데, 형사소추를 통해 의료인에 대한 형사 처분의 가능성을 열어놓음으로써 향후 의료기관과의 배상금 협상에서 유리한 지위를 확보할 수 있고, 수사과정에서 수집되는 증거가 민사소송에서 활용될 수 있기 때문이다. 형사소송에서의 유죄판결은 민사소송에서 불법행위를 인정하기 위한 중요한 참고자료가 되나, 민사소송에서 과실이 인정되었어도 형사소송에서 동일하게 과실이 인정되지는 않는다.

민사조정법상 민사조정이란 민사에 관한 분쟁을 법관 또는 법원에 설치된 조정위원회가 간이한 절차에 따라 당사자의 각자 주장을 듣고 관계 자료를 검토한 후 여러 사정을 참작하여 당사자들이 서로 양보하고 타협하여 합의를 하도록 주선 · 권고함으로써 종국적으로 화해에 이르게 하는 법적 절차이다. 조정이 성립하거나 조정에 갈음하는 결정에 대하여 이의 신청이 없을 경우, 그 조정 및 결정은 재판상 화해와 같은 효력이 있어 최종 매듭지어진다.

(2) 의료분쟁 조정

2012년 4월 「의료사고 피해구제 및 의료분쟁 조정 등에 관한 법률」을 제정하게 되었다. 이 법률의 제정 이유를 살펴보면, 의료사고가 발생한 경우에 피해구제를 받을 수 있는 법적 제도가 부족하고, 강제 집행력을 지닌 조정기구나 수단이 없어 보건의료인과 환자 측의 대립과 갈등으로 많은 사회문제가 발생하고 있는 바 의료분쟁을 신속 · 공정하고 효율적으로 해결하기 위한 것이 포함된다.

이에 정부에서는 '한국의료분쟁조정중재원'을 설립하고 보건의료인이 업무상 과실치상죄를 범한 때에도 조정이 성립하거나 조정절차 중 합의로 조정조서가 작성된 경우에는 피해자의 의사에 반하여 공소를 제기할 수 없도록 하였다(법제처, 2012).

(3) 소비자 단체의 구제

의료소비자는 1986년에 제정된 「소비자기본법」 제4조에서 규정한 소비자의 기본적 권리를 보호받을 권리가 있다.

한국소비자보호원에서는 1997년부터 의료와 관련된 소비자 피해를 접수하여 처리하고 있다. 1999년부터는 의료 분야의 피해구제 서비스를 3단계(상담-피해구제-조정)로 갖추고 무료로 제공해 왔다. 소비자보호원은 의료분쟁 조정 신청이 급증함에 따라 2013년 1월부터는 소비자 분쟁 조정위원회 산하에 의료분쟁 전담조직을 설치하여 소송 전 의료분쟁 조정 기능을 강화하였다.

참고문헌

곽윤직, 김재형(2013). 민법총칙: 민법강의1. 박영사.

김재형(2011). 인격권에 관한 입법제안. 민사법학 제57호, p 46.

염영희 외(2023). 간호관리학 개정8판. 수문사.

오수정(2021). 개인정보보호법제에 대한헌법적 균형의 모색. 중앙대학교 대학원 법학과 헌법전공 박사학위 논문.

이태화 외(2017). 간호학입문 제2판. 사이언스.

정면숙 외(2023). 간호관리학 제5판. 현문사, 713~736.

정선철(2013). 피의사실의 공표 · 보도로 인한 인격권의 침해와 구제. 서울대학교 대학원 법학과민법전공 석사학위논문.

한국의료분쟁조정중재원(2021). '2021년도 의료분쟁 조정 중재 통계연보' 발간. www.k-medi.or.kr

Garick, S. (2007). *Legal and ethical knowledge for nurses.* In Rebecca A., & atronis Jones. (ed.), *Nursing Leadership and Management.* F. A. Davis company.

Guido, G. W. (2007). *Legal and ethical isues.* In Yoder-Wise, P. S. (ed.), *Leading and managing in nursing.* Mosby.

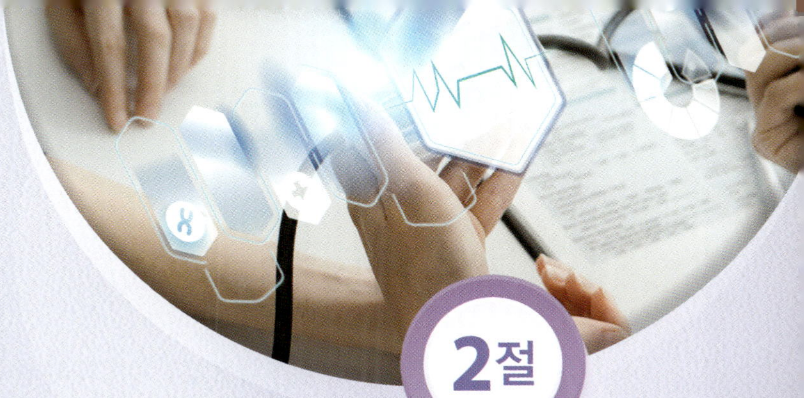

2절

간호사의 법적 의무

학습목표

1. 주의의무를 설명한다.
2. 설명 및 동의의무를 설명한다.
3. 비밀유지의무를 설명한다.
4. 확인의무를 설명한다.

주요용어

- 비밀유지의무(duty of confidentiality): 의료업무로 알게 된 환자의 비밀을 누설하지 않아야 하는 의무
- 설명 및 동의의무(duty of informed consent): 의료인이 의료행위를 수행하기 전에 환자에게 질병 상태를 확인할 의무. 목적과 방법, 기대되는 결과와 위험성 다른 치료방법 등을 알려주고 환자가 심사숙고하여 의료행위를 선택하도록 해야 하는 의무
- 주의의무(duty of careful): 전문 직업 분야에서 업무를 수행할 때 유해한 결과가 발생하지 않도록 의식을 집중할 의무
- 확인의무(duty of confirmation): 동료 의료인과 보조 인력의 의료행위와 의약품, 의료 장비의 사용과정이 적절한지 확인해야 하는 의무

1 간호사의 법적 의무

간호사는 전문가로서 전문 간호업무 수행과 관련하여 간호사 면허범위 내에서 간호대상자에게 간호를 직업적 정신과 법적 근거 아래 수행해야 한다. 법적 의무로는 주의의무, 설명 및 동의의무, 확인의무, 비밀유지의무 등이 있다.

1) 주의의무

(1) 정의

환자간호에서 주의의무(duty of careful)란 유해한 결과가 발생하지 않도록 의식을 집중할 의무이다. 의료인의 주의의무는 의료행위 시 일반적인 의료인 수준의 지식과 능력을 갖춘 의료인으로서 통상 베풀어야 할 주의의무를 말한다. 만일 의료인이 이를 게을리 하여 타인의 생명이나 건강에 위해를 초래하면 그에 따른 법적 책임을 지게 된다. 주의의무는 유해한 결과 발생을 예견할 수 있어야 하는 결과예견의무와 예견 가능한 위험을 피할 수 있는 수단을 강구해야 하는 결과회피의무로 구성된다.

(2) 내용

① 결과예견의무

간호사는 자신의 행위와 관련된 유해한 결과의 발생을 예견해야 할 의무를 갖는다. 예견할 수 있는 위험은 일반적인 간호사에게 알려진 위험이나, 알려져 있지 않더라도 이를 알 수 있는 위치에서, 신중한 간호사라면 예견할 수 있는 수준에서의 위험을 말한다. 따라서 간호사가 지식과 기술의 부족으로 위험을 예견하지 못하였다면 결과예견의무를 다하지 못한 것이다.

② 결과회피의무

간호사는 유해한 결과발생의 위험을 예견한 경우에 이를 회피하기 위한 수단을 강구해야 할 의무를 갖는다. 만약 간호사가 위험을 예견하였더라도 결과발생을 회피하기 위한 행위를 하지 않으면 주의의무 위반에 해당된다. 그러나 법의 태도는 결코 임상적인 관례라는 이유로 의료인의 주의의무를 경감하지는 않는다는 점에 주의할 필요가 있고, 비록 그것이 널리 알려진 현실적인 사정이라고 할지라도 의무 위반으로 취급된다. 이 문제와 관련하여 아래의 경우는 과실판단에 어려움이 있다.

- 위험회피를 위하여 일정한 조치를 취하였으나 예기하지 못한 유해한 결과가 야기된 경우
- 위험을 예견하였으나 의료인의 어떤 사정(능력, 시설, 장비 또는 약물)으로 이를 회피할 수 없

었던 경우

- 위험의 성질상 이를 회피하는 조치를 취하는 것이 불가능하거나 불완전한 경우

(3) 법률 적용

간호사가 주의의무를 다하지 않아 환자에게 손해를 가하게 되면 「민법」 제750조의 불법행위 책임을 지게 된다. 간호사의 부주의로 인하여 대상자가 심각한 손상이나 사망에 이르게 된 경우에는 민사상의 책임과 별도로 형사상의 책임을 지게 된다. 이때 간호실무표준은 주의의무를 판단할 수 있는 기준을 제공한다.

2) 설명 및 동의의무

(1) 정의

설명 및 동의의무는 의료인이 대상자에게 대상자의 질병상태, 치료방법의 내용 및 필요성, 발생이 예상되는 위험 등에 대하여 충분히 설명하여 대상자가 의료행위의 필요성과 위험성을 비교하여 심사숙고한 후 의료행위를 받을 것인지의 여부를 선택할 수 있도록 하는 의료인의 법적 의무이다. 만일 대상자의 동의를 얻지 않으면 전단적 의료가 된다.

전단적 의료란 어떤 위험성이 있는 의료행위를 실시하기 전에 환자로부터 동의를 얻지 않고 의료행위를 시행한 것을 말하며, 불법행위이기 때문에 형사 및 민사상의 모든 책임을 지게 된다.

(2) 법적 근거

설명 및 동의의무의 법적 근거는 「헌법」 제10조와 「민법」 제683조에 있다. 전자는 인간의 존엄성과 가치에서 파생되는 인격권의 한 내용으로서 대상자의 신체에 대한 자기결정권이 근거이고, 후자는 수임인인 의료인이 그 위임사무의 처리상황에 대해 보고해야 할 의무이다. 의료행위가 합법적 행위로 인정되기 위해서는 의료행위 시 대상자에게 자기결정권을 이양, 즉 동의를 구해야 한다.

또한, 설명의무는 간호윤리원칙의 하나인 자율성의 원칙에도 근거가 있다. 의료인은 의료행위를 하기 전 대상자 자신의 선택의 권리를 보장하기 위하여 충분한 설명을 해야 하는 윤리적 의무가 있다.

(3) 설명의 내용

의료인의 설명의무에는 대상자의 알권리에 기여하는 고지설명의무와 대상자의 자기결정권에 기여하는 조언설명의무가 있다.

① 고지로서의 설명

설명의 상대방은 알권리자이다. 알권리자는 지각능력이 있는 대상자 본인이 원칙이고 대상자에 대한 친권자 또는 후견인 그리고 기타 의료계약의 대상자, 즉 당사자도 포함된다. 설명의 범위는 의사의 경우 진단과 치료에 대한 것이다. 진단에 관한 고지내용에는 진단방법, 그 방법의 위험 또는 부작용 및 기타 후유증 그리고 진단 결과 등이 포함된다.

치료에 대한 고지 내용에는 불치료 시의 경과 및 위험, 치료의 방법, 그 방법의 위험 또는 부작용 및 기타 후유증 등이 있다. 의사는 이들 내용을 대상자가 이해할 수 있는 언어로 그 알권리의 충족에 필요한 한도에서 고지해야 한다(글상자 8.2.1).

글상자 8.2.1

설명의무에 관한 판례

- 의사의 설명은 모든 의료과정 전반을 대상으로 하는 것이 아니라 수술 등 침습을 가하는 과정과 그 후에 나쁜 결과 발생의 개연성이 있는 의료행위를 하는 경우 또는 사망 등의 중대한 결과발생이 예측되는 의료행위를 하는 경우 등과 같이 환자에게 자기결정에 의한 선택이 요구되는 경우만을 대상으로 하여야 한다(대판 1992.4.25. 선고 94다27151).
- 담당의사는 원칙적으로 환자의 병의 상태에 따라 의사가 필요하다고 생각되는 의료행위와 그 내용, 의료행위로 인하여 기대되는 결과 및 그에 수반하는 위험성과 당해 의료행위를 실시하지 않을 경우 예견되는 결과 및 대체 가능한 다른 치료방법 등에 관하여 환자에게 설명하여야 한다(서울지방법원 1992.3.13. 선고 90가합45545).

출처: 법제처. 국가법령정보센터. https://www.law.go.kr/ https://law.go.kr/LSW/precInfoP.do?evtNo=94%EB%8B%A427151
법제처. 국가법령정보센터. https://www.law.go.kr/%ED%8C%90%EB%A1%80/(90%EA%B0%80%ED%95%A945545)

② 조언으로서의 설명

설명은 자기결정권자인 동의능력(의사의 설명 내용과 동의 또는 거부의 의미를 이해할 수 있는 능력)이 있는 대상자 본인에게 해야 함이 원칙이다. 다만, 대상자의 친권자 또는 후견인은 고유의 권한으로서 동의권이 있어 동의권을 수여받은 제3자도 조언으로서의 설명의 대상에 포함된다. 대상자, 친권자 또는 후견인의 결정이 모두 합리적인 것이지만 충돌하는 경우에는 대상자의 결정이 우선한다.

설명의 범위는 의사의 경우에 첫째, 대상자의 질병 유무와 그 종류에 대한 진단 결과, 둘째, 질병의 예후 및 방치할 경우의 상태, 치료방법 및 치료수단 등 질병의 예후와 경과, 셋째, 치료경과 중 부수적으로 나타날 수 있는 위험에 대한 설명이 포함된다. 대상자 측의 동의 여부의 결정은 합리적인 범위 내의 것이어야 한다.

③ **대상자의 알권리 및 자기결정권과 무관하게 「의료법」 제24조에 기인한 요양방법 지도의무로서의 지도 설명**

지도 설명은 간호업무의 종속적 부수의무로 인식되며, 위의 두 가지 설명과는 달리 불이행 시 치료과실로 인정된다.

(4) 설명의 방법과 정도

설명방법은 기본적으로 상대방이 일반인의 상식 수준에서 이해할 수 있는 언어로 의사결정에 대한 시간적 여유가 있는, 심리적으로 자유로운 상태에서 이루어져야 한다.

위험의 정도에 있어 그 발생 가능성은 적으나 대상자의 신체 상태를 중대하게 침해할 수 있는 경우와 여러 진료대안 중 대상자가 합리적으로 결정권을 행사할 수 있을 경우에는 설명요구 정도가 높아지고, 의료의 긴급성과 필요성이 높을수록 설명요구는 적어진다.

(5) 설명의무의 면제

알권리자가 그 권리를 유효하게 포기하였다면, 응급환자인 경우와 가정적 승낙이 전제된 경우 그리고 설명이 대상자의 심신에 중대한 영향을 미칠 것이 우려될 경우에는 설명의무가 면제된다(글상자 8.2.2).

글상자 8.2.2

설명의무 면제에 관한 판례

의사의 설명의무는 그 의료행위에 따르는 후유증이나 부작용 등의 위험발생 가능성이 희소하다는 사정만으로 면제될 수 없으며, 그 후유증이나 부작용이 당해 치료행위에 전형적으로 발생하는 위험이거나 회복할 수 없는 중대한 것인 경우에는 그 발생 가능성의 희소성에도 불구하고 설명의 대상이 된다(대판 2002.10.25. 선고 2002다48443).

출처: 법제처. 국가법령정보센터. https://www.law.go.kr/LSW/precInfoP.do?precSeq=82053

한편, 설명이 대상자의 건강이나 치료에 역기능을 하는 경우나, 법령에 의하여 고지가 금지되는 경우도 있고, 법률상 강제치료가 행해지는 경우, 고지로서의 설명만이 필요한 경우도 있다. 예를 들어 태아의 성별은 원칙적으로 알권리의 대상이지만, 이 권리와 태아의 법익 양자가 충돌하는 현실에서 후자를 중시하여 법령상 고지를 제한하고 있다.

(6) 설명의무 입증책임

의료인은 환자에게 설명한 내용을 문서화할 의무가 있으므로 문서에 의해 설명의무의 이행을 입증하기는 매우 용이하다. 반면, 대상자 측에서 설명의무가 이행되지 않았음을 입증하기는 사실상 극히 어려운 점 등에 비추어, 특별한 사정이 없는 한 의사 측에 설명의무를 이행한 데 대한 증명

책임이 있다고 해석하는 것이 손해의 공평, 타당한 부담을 그 지도 원리로 하는 손해배상제도의 요구에 부합한다(대판 2007. 5. 31. 선고 2005다5867).

(7) 설명의무의 효과

의료인이 설명을 하지 않고 치료하여 환자에게 중대한 결과가 발생한 경우, 피해자는 설명의 결여 내지 부족으로 선택의 기회를 상실하였다는 사실만 입증하면 자기결정권 침해에 따른 위자료를 청구할 수 있으며, 설명을 받았더라면 악결과가 발생하지 않았을 것이라는 관계까지 입증할 필요는 없다(대판 2002.10.25. 선고 2005다48443).

그러나 설명의무 위반으로 전 손해배상을 청구하는 때에는 의료인의 설명의무 위반과 중대한 결과 사이에 상당한 인과관계가 존재해야 하며, 이 경우 의료인의 설명의무 위반은 환자의 생명 · 신체에 대한 의료적 침습과정에서 요구되는 의료인의 주의의무 위반과 동일시할 정도의 것이어야 한다. 설명 및 동의의무의 실제 적용에 대한 예는 글상자 8.2.3과 같다.

글상자 8.2.3

설명 및 동의의무 위반에 관한 판례

검사 관련 설명의무 위반(서울지방법원 1994.8.24. 선고 93가합80648호 판결[손해배상(의)]

- **쟁점사항:** 자궁암 검사 시 검사방법, 처녀막 손상 가능성 등을 설명하여 스스로 검사를 받을 것인지 여부를 선택하게 하여야 한다고 판시한 사례
- **사실관계:** 자궁암 검사 시 그로 인한 처녀막의 파열은 당연히 수반되는 것임에도 불구하고 원고에게 위 검사로 인한 처녀막 파열 가능성에 대한 아무런 설명을 함이 없이 위 질경이 원고의 질구에 제대로 삽입되지 아니하여 통증을 느끼고 있던 원고에게 긴장을 풀라고 말하면서 그대로 위 질경을 삽입하여 처녀막을 파열시켰다.
- **판시사항과 판결요지:** 위 자궁암 검사는 여성의 질구를 통하여 이루어지는 것이고 또한 당시의 상황이 원고가 자궁암 검사를 받아야만 하는 긴급한 상황은 아니었다는 것이니, 특별한 사정이 없는 한 최소한 원고의 결혼 여부, 성관계의 유무 등을 문진하고 질구를 관찰한 다음 원고가 성경험이 없는 처녀로 판명되었을 경우 원고에게 자궁암 검사의 방법, 이로 인한 처녀막의 손상 가능성 등의 사항을 설명하여 자신의 의사에 따라 스스로 위 검사를 받을 것인가의 여부를 선택할 수 있도록 하고 이에 터 잡아 원고의 처녀성 여부를 확인한 후 처녀막에 손상이 가지 않는 적절한 검사방법이 있는지의 여부를 모색하여 그러한 방법으로 위 검사를 하여야 할 주의의무가 있다고 판시하였다.

출처: 대한간호협회(2012). 간호사를 위한 의료법 및 관련 판례 해설집.

3) 확인의무

간호사는 투약, 의료장비 및 의료용 재료, 의약품의 사용 과정, 동료 의료인과 간호보조인력 등 간호의 모든 면을 확인해야 한다. 즉, 간호사는 간호의 내용 및 그 행위가 정확하게 이루어지는가를 확인해야 하는 의무가 있다.

간호사는 의사의 진료보조 업무를 수행하는 과정에서 의사의 처방을 확인해야 하며, 특히 투약간호 과정에서 정확한 환자확인, 투약의 시기, 약품의 용량, 투약 부위, 투약 방법, 약품의 변질 여부 등을 확인해야 한다. 의사의 지시가 불명확하거나 불충분한 경우에는 질문을 하여 확인할 의무가 간호사에게 있으며, 만약 의사의 지시가 간호사의 능력을 초과한 경우에는 이를 거부해야 한다.

간호사와 간호보조인력 간 업무관계에서도 과실이 간호보조인력의 행위에 기인하고 간호사에게는 구체적 과실이 없었다 할지라도, 간호사는 이들을 지도 · 감독하고 그 행위를 확인해야 할 의무를 지기 때문에 그 과실에 대하여 확인을 태만히 한 책임을 지게 된다.

이외에도 간호사는 의약품 및 기자재 사용에 있어 의약품 및 재료의 변질 여부, 수혈용 보존혈의 오염 여부, 의료기구와 장비의 사용 전 확인의무 등이 있다. 특히 의약품 및 재료의 변질 여부에는 피투여자의 확인, 투여 또는 사용의 필요성 및 시기의 확인, 의약품의 확인(용량, 부위, 방법) 그리고 의약품 재료의 변질 여부가 포함된다(글상자 8.2.4).

글상자 8.2.4

확인의무 실례

팔에 석고붕대를 한 대상자의 손에 부종이 있었고 피부색이 검게 변하는 등 구획증후군(compartment syndrome)의 증상과 징후를 보이면서 심하게 통증을 호소하였다. 간호사가 담당의사에게 연락하여 의사가 도착하였으나 결과를 좀 더 지켜보자고 말만 하고 돌아갔으며, 그 후로 환자는 여러 차례 간호사에게 통증을 호소하였고 간호사는 그때마다 의사에게 보고하였으나 의사는 별다른 조치를 취하지 않았다. 결국 환자의 감염된 팔은 절단할 수밖에 없었다. 이에 대해 미국 주 대법원은 "간호사는 병원의 전문가로서 24시간 환자의 곁에서 자주 그들의 병과 쇠약의 상태를 관찰할 의무가 있으며, 대상자가 도와줄 사람이 없거나 완전히 의존적일 경우에 악화되는 증상을 보이면, 간호사는 이에 대해 적극적으로 행동을 취할 의무가 있다."고 하였다.

이런 의미에서 처음 치료한 의사가 보고와 의학적 재평가 요구에 불응하였을 때 일련의 명령순서(당시 병원정책에 건강관리전문가 간의 의견이 일치하지 않는 경우 이를 상부에 보고해야 한다고 규정하고 있음)에 따라 보고하지 않은 것은 간호사의 잘못이라고 판시하였다(Utter V. United Hospital Center. Inc).

출처: Cherry, B., & Jacob, S. R.(1999). *Contemporary nursing: Issues, trends and management*. Mosby.

4) 비밀유지의무

간호사는 대상자의 치료와 간호를 위하여 필요할 경우 의료팀 간의 정보를 공유해야 하며, 직접 관련되지 않은 자에게 공개할 경우에는 대상자의 동의를 얻어야 한다. 의료정보의 소유권은 대상자에게 있으며 간호사와 병원은 대상자의 사생활을 보호하기 위한 정책과 보호방안을 개발 및 적용해야 한다.

(1) 사생활 보호의무

우리 헌법은 사생활의 비밀에 관한 규정(「헌법」 제17조)을 두고 있다. 개인 사생활 보호는 인격권에 포함되는데, 이때 인격권이란 사람이 권리의 주체로서 인격적인 이익을 누리는 것을 내용으로 하는 권리로서 생명, 신체, 자유, 명예, 정조, 성명, 사생활의 비밀 등의 보호를 내용으로 한다.

사생활 침해는 개인의 사생활 비밀을 알아내기 위해 사적인 대화 내용을 본인도 모르게 녹음하는 행위, 개인의 사사로운 일기 내용을 본인의 허락 없이 매스미디어를 통해 보도하는 행위, 개인의 사진을 본인이 원치 않는 목적을 위하여 사용하는 행위, 개인의 신상정보를 권한 없이 공표하는 행위 등이 이에 해당한다. 사생활 침해는 인격권 침해로서 민법상의 불법행위 책임(「민법」 제750조)의 원인이 되며 또한 사생활 침해는 비밀침해죄(「형법」 제316조), 업무상비밀누설죄(「형법」 제317조) 같은 형사책임의 원인이 된다(글상자 8.2.5).

글상자 8.2.5

사생활 보호의무에 관한 실례

PD수첩 프로그램 제작진이 실리콘 백을 이용한 유방성형수술의 문제점을 취재, 방영하기 위하여 유방성형 부작용으로 고생하고 있던 김 씨를 취재하였으며, 가명을 사명하고 김 씨 얼굴에 조명을 투사하여 벽에 나타난 그림자를 방영하는 방식으로 화면 처리하여 방영하기로 하였다. 그러나 실제 방영 시 김 씨 옆모습 윤곽이 그대로 나타나고 음성이 변조되지 않아 시청한 김 씨의 친척이나 친구 등 주변 사람들은 그 당사자가 김 씨임을 알 수 있었고 이로 인하여 그들에게 김 씨가 유방확대수술을 받은 사실이 알려지게 되었다. 이에 대하여 대법원은 본 회사의 프로그램 취지상 공익을 목적으로 한 것이라고 하나, 방송에서 소개된 수술 후 부작용으로 고생하는 사람이 누구인가 하는 점은 개인의 사생활의 비밀에 속한 사항이지 공중의 정당한 관심의 대상이 되는 사항이라고 할 수 없고, 김 씨의 신분노출을 막기 위한 적절한 조치를 취하지 아니하고 주변 사람들이 김 씨가 수술을 받은 사실을 알 수 있도록 한 것은 원고의 사생활의 비밀을 무단 공개한 것으로 불법행위를 구성한다고 판결하였다(대판 1998.9.4. 선고 96다11327).

출처: 법제처, 국가법령정보센터. https://www.law.go.kr/%ED%8C%90%EB%A1%80/(96%EB%8B%A411327)

(2) 업무상 비밀유지의무

개인의 사생활에서의 비밀, 즉 사생활을 침해하는 범죄의 하나로 우리나라 「형법」 제317조제1항에 업무상 비밀누설죄를 규정하고 있다. 업무상 비밀누설죄는 의사, 변호사, 치과의사, 조산사, 변호사, 변리사, 공인회계사 등과 그 업무상 보조자 등이 직무처리 중 알게 된 타인의 비밀을 누설한 경우를 말한다.

사생활 침해에 관한 또 다른 범죄로 「형법」 제316조의 비밀침해죄가 있으며, 이는 봉함 기타 비밀 장치한 타인의 신서, 문서, 도서를 개봉하는 것을 말한다. 그리고 「형법」 제307조 명예훼손죄는 공연히 사실 또는 허위의 사실을 적시하여 사람의 명예를 훼손하는 것을 말한다. 사실의 적시란 사람의 사회적 가치나 평가를 저하시키는 데 충분한 구체적 사실을 지적하는 것을 말하며, 타인의 명예를 훼손할 수 있는 사실을 알린다는 데 고의가 있어야 한다.

(3) 의료인의 비밀유지의무

「의료법」 제19조는 "의료인이나 의료기간 종사자는 이 법이나 다른 법령에 특별히 규정된 경우 외에는 의료, 조산 또는 간호를 하면서 알게 된 다른 사람의 비밀을 누설하거나 발표하지 못한다." 라고 규정하며, 이를 위반한 경우 3년 이하의 징역 또는 1천만 원 이하의 벌금을 벌칙으로 정하고 있다.

「의료법」 제21조는 "의료인이나 의료기관 종사자는 환자가 아닌 다른 사람에게 환자에 관한 기록을 열람하게 하거나 그 사본을 내주는 등 기록을 확인할 수 있게 하여서는 아니 된다."라고 규정한다. 간호사는 환자가 아닌 다른 사람에게 환자에 관한 기록을 열람하게 하거나 그 사본을 내주어서는 안 된다. 그러나 환자의 배우자, 직계 존/비속 또는 배우자의 직계 존속이 환자 본인의 동의서(신청서 및 위임장, 인감증명)와 친족관계임을 나타내는 증명서(가족관계증명서) 등을 첨부할 경우에 한해 열람하게 할 수 있다.

의료인으로서 업무상 비밀유지의무가 면죄되는 경우는 피해자의 동의, 긴급피난(성병환자로부터 전염을 방지하기 위하여 배우자에게 사실을 고지한 경우, 운전사의 간질병을 치료한 의사가 사고를 방지하기 위하여 관계 기관에 신고한 경우, 아동복지법에 의해 아동학대를 신고한 경우)과 정당행위(감염병의 예방 및 관리에 관한 법률에 따른 신고, 집단검진에서 결핵환자 발견 시 회사에 통보하는 경우) 등이다(글상자 8.2.6).

글상자 8.2.6

비밀유지에 관한 실례

환자의 진료정보 중 질병명은 내밀한 사적 영역에 근접하는 민감한 개인정보라 할 수 있다. "사람의 육체적 · 정신적 상태나 건강에 대한 정보, 성생활에 대한 정보와 같은 것은 인간의 존엄성이나 인격의 내적 핵심을 이루는 요소이다." 따라서 질병을 공개하는 것은 「헌법」 제17조가 보장하는 기본권인 사생활의 비밀과 자유를 침해하는 것이다(헌법재판소 2007.5.31. 2005 헌마1139 결정).

출처: 법제처. 국가법령정보센터. https://www.law.go.kr/%ED%97%8C%EC%9E%AC%EA%B2%B0%EC%A0%95%EB%A1%80/(2005%ED%97%8C%EB%A7%881139)

5) 요양방법 지도의무

「의료법」 제24조는 "의료인은 환자나 환자의 보호자에게 요양방법이나 그 밖에 건강관리에 필요한 사항을 지도하여야 한다."라고 규정한다. 간호사는 환자의 건강권 보호를 위하여 환자와 보호자에게 환자의 요양방법이나 그 밖에 건강관리에 필요한 사항을 지도해야 한다.

6) 성 감별 금지의무

「의료법」 제20조는 "의료인은 태아 성 감별을 목적으로 임부를 진찰하거나 검사하여서는 아니 되며, 같은 목적을 위한 다른 사람의 행위를 도와서도 아니 된다."고 규정한다. 또한 "의료인은 임신 32주 이전에 태아나 임부를 진찰하거나 검사하면서 알게 된 태아의 성을 임부, 임부의 가족, 그 밖의 다른 사람이 알게 하여서는 아니 된다."라고 규정한다. 따라서 간호사는 태아 성 감별 행위를 돕거나, 태아의 성에 대한 정보를 누설하면 안 된다.

7) 기록의무

「의료법」 제22조는 "의료인은 각각 진료기록부, 조산기록부, 간호기록부, 그 밖의 진료에 관한 기록을 갖추어 두고, 그 의료행위에 관한 사항과 의견을 상세히 기록하고 서명하여야 한다."라고 규정한다. 따라서 간호사는 간호기록부에 간호행위에 관한 사항과 의견을 상세히 기록하고 서명해야 한다.

간호기록부의 내용은 체온, 맥박, 호흡, 혈압에 관한 사항, 투약에 관한 사항, 섭취 및 배설물에 관한 사항, 처치와 간호에 관한 사항 등이 포함되며, 간호기록부의 보존 기간은 5년이다. 최근 병원에서 전자의무기록을 도입함에 따라 의료인은 전자의료기록을 안전하게 작성 · 보관해야 하며, 정당한 사유 없이 전자의무기록에 저장된 개인정보를 탐지하거나 누출, 변호 또는 훼손하면 안 된다(「의료법」 제23조)(글상자 8.2.7).

글상자 8.2.7

기록의무 위반에 관한 판례

간호기록 의무작성자[헌법재판소 2001.2.22. 선고 2000헌마604판결(기소유예처분취소)]

- **쟁점사항:** 간호사가 간호의견에 관한 사항과 소견을 간호기록부에 평가되는 기록부에 기재하였다면 간호기록 미기재죄에 해당하지 않는다는 사례
- **사실관계:** 피의자들은 ○○의료원 소속 간호사인 바, 간호사는 간호기록부 등을 비치하여 체온, 맥박, 호흡, 혈압에 관한 사항과 투약에 관한 사항, 섭취 및 배설물에 관한 사항, 처치와 간호에 관한 사항을 기록하여야 함에도 불구하고, 2000.4.30.부터 같은 해 5.2.까지 사이에 ○○의료원에서 위 의료원 중환자실에 입원하고 있는 환자에게 생리식염수(N/S) 250cc와 도미컴(Domicum, 향정신성의약품) 125mg을 혼합하여 주사처치하고도 투약 및 처치에 관한 사항을 간호기록부에 각 기록하지 아니하였다.
- **판시사항과 판결요지:** 「의료법」 제21조 및 같은 법 제69조의 간호기록 미기재죄의 성립 여부는 전적으로 위 시행규칙상의 사항을 간호기록부 작성의 입법취지에 부합하도록 정확하게 모두 기재하였느냐 여부만으로 판단하여야 할 것인 바, 간호사가 간호행위에 관한 사항과 소견을 위 시행규칙이 정해놓은 대로 빠짐없이 기록하였고, 또 기재된 곳이 적어도 간호기록부로 평가되는 기록부에 기재되었다면, 그 명칭의 여하 및 동일한 기록부에 일관되게 기록하였는지 여부를 불문하고 위 법조에서 요구하는 사항을 간호기록부에 모두 기록하였다고 할 것이다.

출처: 대한간호협회(2012). 간호사를 위한 의료법 및 관련 판례 해설집.

참고문헌

김기경(2011). 간호과오책임예방을 위한 웹기반 진단평가 프로그램 개발. 간호행정학회지, 17(1), 33~43.

김민중(2011). 의료의 법률학. 신론사.

대한간호협회(2012). 간호사를 위한 의료법 및 관련 판례 해설집.

범경철(2014). 간호사의 법적 책임에 관한 연구. 의료법학, 15(2), 285~316.

법제처. 국가법령정보센터. http://www.moleg.go.kr/main.html

양재모(2008). 간호사의 의료과오와 민사상 책임. 한양법학, 23, 315~330.

장미희(2012). 간호사의 업무범위와 주의의무 판단기준에 관한 연구. 일감법학, 22, 358~384.

Cherry, B., & Jacob. S. R. (1999). *Contemporary nursing: Issues, trends and management.* Mosby.

Guido, G. W. (2007). *Legal and ethical issues.* In Yoder-Wise, P. S. (ed.), *Leading and managing in nursing.* Mosby.

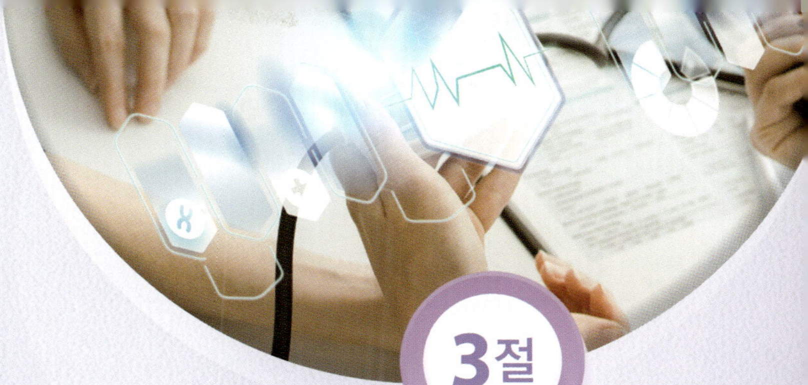

3절

간호사고와 법적 책임

학습목표

1. 간호과실과 과오를 비교한다.
2. 간호과오의 유형을 열거한다.
3. 간호과오의 예방방안을 제시한다.
4. 민사책임과 형사책임을 구별한다.
5. 불법행위 책임의 구성요건을 설명한다.
6. 이행 보조자의 책임을 설명한다.
7. 업무상 과실치사상죄를 설명한다.

주요용어

- 과실(negligence): 동일한 상황에서 합리적이고 신중한 사람이라면 수행할 행위를 못한 경우 또는 부주의나 태만 따위에서 비롯된 잘못이나 허물
- 과오(malpractice): 과실의 특수한 형태로서 동일한 상황에서 합리적이고 신중한 전문가라면 수행할 표준적 행위를 하지 못하여 발생한 전문가적 과실
- 민사책임(civil liability): 남의 법익을 침해한 사람에 대하여 가해지는 민법상의 손해배상책임
- 형사책임(criminal liability): 불법행위에 대하여 형벌을 받아야 할 법률상의 책임

1 간호사고, 과오, 과실

일반적으로 과실은 불법행위의 하나로서 유해한 결과가 발생하지 않도록 정신을 집중하여야 하는 주의의무를 태만히 하여 합리적이고 철저한 행위에 실패하여 상대방에게 손해를 입히는 것을 말한다.

- 과실(negligence)은 동일한 상황에서 합리적이고 신중한 사람이라면 수행할 행위를 못한 경우 또는 부주의나 태만 따위에서 비롯된 잘못이나 허물을 말한다.
- 과오(malpractice)는 과실의 특수한 형태로서 특수한 전문직 훈련과 교육을 받은 전문직 종사자가 표준행위를 충족하지 못한 경우를 말한다.
- 간호사고란 환자가 간호사로부터 간호서비스를 제공받음에 있어서 간호행위가 개시되어 종료되기까지의 과정이나, 그 종료 후 당해 간호행위로 인하여 발생한 예상하지 못하고 원하지 않았던 인신 상의 불상사가 발생한 경우를 말한다. 간호사고로 간호대상자의 신체나 생명에 손상을 가한 경우는 민형사상의 책임을 수반하게 된다.
- 간호과오는 "간호사가 간호행위를 행함에 있어서 전문직으로서 표준행위를 충족하지 못하고 평균수준의 간호사에게 요구되는 업무상의 주의의무를 게을리하여 환자에게 인신상의 손해를 발생하게 한 것"이다. 간호과실은 간호과오가 있었다는 것이 객관적으로 입증되거나 인정되었을 때, 즉 법적 판단을 받은 것을 말한다.

간호과오가 입증되려면 환자에 대한 간호사의 의무, 환자에 대한 의무의 태만, 위험의 예견 가능성, 의무 태만과 결과의 인과관계, 손상 · 상해 · 손해의 발생 등 구성요건이 갖추어져야 한다. 간호과오로 인한 책임에 있어서 형사상 과실은 고도의 실질적인 주의의무 위반이 있어야 하며, 형사상 과실이 인정될 경우 민사상 과실도 인정되는 것이 일반적이다(그림 8.3.1).

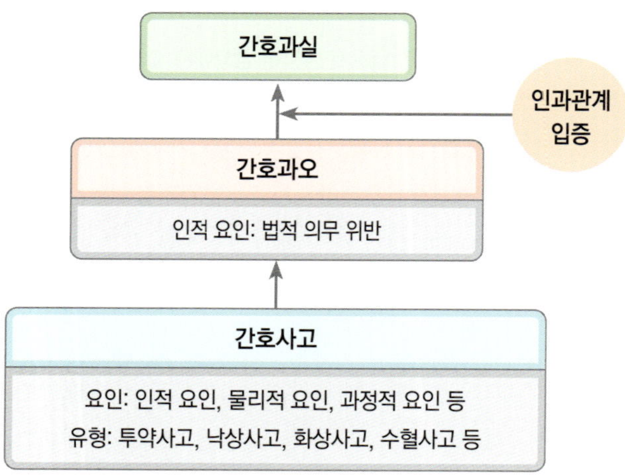

그림 8.3.1 간호사고, 간호과오, 간호과실의 관계

2 간호과오의 유형

국내외 간호판례를 분석한 결과에 의하면 간호과오의 유형은 간호처치, 투약, 수혈, 화상, 낙상, 안전사고, 감염관리, 경과관찰, 환자상태 및 보고, 기록관리, 자살예방, 사생활보호, 설명 및 동의, 시설과 장비관리, 간호직원 관리 등으로 나타났다.

1) 투약사고

투약사고는 약을 부적절하게 사용하거나 이로 인해 환자에게 심각한 해를 가져올 수 있는 사건으로, 처방, 처방 전달, 조제, 분배, 투약, 주입, 교육, 관찰, 약에 이름 기재 또는 약 포장 시 발생될 수 있다. 간호사는 기본적인 투약원칙(7R: 정확한 환자에게, 정확한 약을, 정확한 시간에, 정확한 방법으로, 적정량을 투여, 정확한 설명, 정확한 기록)을 지키는 것은 물론이고, 주사 전후 환자상태를 잘 관찰하여 투약으로 인한 예상 외의 다양한 사고를 예방할 책임이 있다.

2) 수혈사고

수혈과오는 투약이나 다른 치료방법을 사용할 때보다도 즉각적인 부작용 내지는 환자의 생명까지 위협이 되기 때문에 세심한 업무상의 주의의무가 요구된다.

3) 기록

간호기록의 중요성은 아무리 강조해도 지나치지 않는데, 실제 대부분의 의료소송에서 간호사가 간호기록을 어떻게 작성했느냐에 따라 승패가 엇갈리는 경우가 많다. 간호기록은 곧 법적인 기록이면서 간호사 스스로를 보호하는 가장 중요한 방법 중 하나이다.

4) 안전사고

환자의 안전을 보장하기 위해 노력을 기울이는 것이 간호사가 잠재적으로 갖게 될 수 있는 법적 책임을 줄임과 동시에 환자 돌봄의 질을 높이는 수단이 된다. 특히 환자에게 자주 일어나는 안전사고로서 법적 소송에 연루될 수 있는 간호사고에는 자상, 화상, 장비사고 등이 있다.

5) 간호사정

수많은 과실과 관련된 소송 중에는 진찰 및 사정을 제대로 하지 않아 일어나는 경우가 많다. 간호사정은 환자가 현재 가지고 있거나 잠재적으로 가질 수 있는 건강과 관련된 요구에 대해 자료를 수집하는 계속적인 과정으로, 간호사는 단순히 사정한 내용만을 알아서는 안 되고 그 안에 포함되어 있는 잠재적 가능성까지도 염두에 두며 표준화된 간호를 수행하여야 한다.

3 민사책임과 형사책임

1) 민사책임

민사책임은 발생된 손해를 가해자가 배상하게 함으로써 피해자를 구제하는 것을 목적으로 한다. 환자와 의료인 사이의 민사책임에는 의료계약에 대한 위반을 이유로 하는 채무불이행 책임과 의료인의 과실 의료행위에 의하여 환자의 이익을 침해한 경우에 성립하는 '법적 행위 책임(liability)'이 있다. 법적 행위의 책임은 불법 또는 위법행위를 한자에 대하여 법률상의 불이익 또는 법률적 제제가 지워지는 것을 말한다.

(1) 채무불이행 책임

채무불이행 책임이란 「민법」 제390조의 규정에 의하여 계약을 근거로 발생하는 당사자 관계에서, 채무자(간호사)에게 책임이 있는 사유로 말미암아 채무의 내용에 따른 급부를 실현하지 않은 것이다. 즉, 의료계약에서 급부는 통상의 의료인이 갖는 주의의무로서 진료 또는 간호, 설명, 확인, 주의의무를 다하여야 하는 것인데, 이를 다하지 못한 것이다.

채무불이행에는 이행이 가능함에도 채무를 이행하지 않는 이행지체, 이행을 하기로 한 변제기에 이행이 불능한 경우 그리고 이행은 있었으나 불완전하게 이행함으로써 그 침해 정도가 큰 적극적 채권침해가 있다. 간호는 주로 불완전한 이행과 관련된다(글상자 8.3.1).

글상자 8.3.1

채무불이행과 관련한 법률

- 「민법」 제390조 [채무불이행과 손해배상] 채무자가 채무의 내용에 좇은 이행을 하지 아니한 때에는 채권자는 손해배상을 청구할 수 있다. 그러나 채무자의 고의나 과실 없이 이행할 수 없게 된 때에는 그러하지 아니하다.
- 「민법」 제391조 [이행보조자의 고의, 과실] 채무자의 법정대리인이 채무자를 위하여 이행하거나 채무자가 타인을 사용하여 이행하는 경우에는 법정대리인 또는 피용자의 고의나 과실은 채무자의 고의나 과실로 본다.
- 「민법」 제393조 [손해배상의 범위] 1. 채무불이행으로 인한 손해배상은 통상의 손해를 그 한도로 한다. 2. 특별한 사정으로 인한 손해는 채무자가 그 사정을 알았거나 알 수 있었을 때에 한하여 배상의 책임이 있다.
- 「민법」 제396조 [과실상계] 채무불이행에 관하여 채권자에게 과실이 있는 때에는 법원은 손해배상의 책임 및 그 금액을 정함에 이를 참작하여야 한다.

불완전이행으로 민사책임이 발생하는 요건은 고의 · 과실로 인하여, 불완전한 이행으로 인하여, 손해를 가하거나, 위 불완전한 이행과 손해 발생과의 인과관계가 있어야 한다(곽윤직, 김재형, 2013). 간호과오를 채무불이행으로 보는 견해를 취하면, 간호과오의 귀책사유에 대한 입증책임을 채무자인 간호사 측이 져야 하는데, 이 경우에는 환자 측이 유리하다.

2) 형사책임

형사책임은 국가가 범죄자를 처벌함으로써 범죄의 발생을 억제하고 가해자를 제재하는 것을 목적으로 한다. 형사책임은 개별책임이 원칙으로, 과실행위를 한 당사자가 책임을 지게 된다. 만약 간호사의 과실로 인하여 환자에게 상해 또는 사망의 결과가 발생한 것이라면 간호사에게 형법상의 업무상 과실치상 또는 과실치사의 책임이 원칙적으로 있으나, 의사가 간호사를 지시 · 감독해야 하는 의무를 소홀히 한 과실이 있다면 의사 역시 형사상 책임을 지게 된다.

(1) 업무상 과실치사상죄

업무상 과실치사상죄(「형법」 제268조)는 업무상의 과실로 인하여 사람을 사망에 이르게 하거나 사람의 신체를 상해하는 것을 내용으로 하는 범죄로서 업무자라는 신분관계로 인하여 형이 가중되는데, 일반적으로 업무자는 결과에 대한 예견 가능성이 크기 때문이다.

업무상 과실치사상죄를 인정하기 위해서는 다음의 구성요건을 갖추어야 한다. 먼저 과실, 즉 정상의 주의의무 위반이 있어야 한다. 「형법」 제14조(과실) "정상적으로 기울여야 할 주의를 게을리 하여 죄의 성립요소인 사실을 인식하지 못한 행위는 법률에 특별한 규정이 있는 경우에만 처벌한다."는 간호사에게 요구되는 주의의무의 경우, 간호실무표준을 기준으로 결정하여야 한다.

또한 행위와 결과 사이에 인과관계가 있어야 하는데, 형사책임의 경우 과실이 결과 발생의 직접 원인이 된 때에만 인정하므로 민사책임보다 인과관계 해석이 더욱 엄격하다(글상자 8.3.2).

글상자 8.3.2

업무상 과실치사상죄에 대한 판례

갑상선아전절제술 및 전경구 림프절 청소술을 받은 환자가 기도부종으로 인한 호흡장애로 뇌기능 부분손상상태에 이르게 된 경우, 환자의 호흡곤란을 알고도 00:30경부터 09:00경까지 환자의 상태를 확인하지 아니한 주치의 겸 당직의사와 그의 활력체크 지시를 제대로 이행하지 아니하고 의사를 불러달라는 환자 보호자의 요청을 듣지 아니한 담당간호사들을 유죄(업무상 과실치사상죄) 판결하였다(대법원 1994.12.22. 선고 93도3030판결).

출처: 법제처. 국가법령정보센터. https://www.law.go.kr/%ED%8C%90%EB%A1%80/(93%EB%8F%843030)

(2) 간호 관련 형법상의 죄

간호사가 형사상의 처벌을 받는 경우는 크게 두 가지이다. 하나는 형법에 규정된 죄를 범하는 경우와 의료법, 마약류관리법 등의 보건의료관련법의 위반으로 이 법에서 규정하는 형벌에 따라 처벌을 받는 경우이다.

- 제231조(사문서등의 위조 · 변조)

- 제233조(허위진단서등의 작성)
- 제234조(위조사문서등의 행사)
- 제269조(낙태)
- 제270조(의사 등의 낙태, 부동의낙태)
- 제317조(업무상비밀누설)
- 제266조(과실치상), 제267조(과실치사)
- 제307조(명예훼손)

4 불법행위 책임의 구성요건

1) 불법행위 책임

(1) 의의

간호사가 간호업무상의 주의의무를 다하지 않아 환자에게 손해를 가하게 되면 「민법」 제750조의 불법행위 책임을 지게 된다. 불법행위 책임이 성립되려면 일정한 구성요건이 필요한데, 첫째, 가해자의 고의 또는 과실에 의한 행위가 있어야 하고, 둘째, 가해자의 책임능력, 즉 자기행위의 결과가 위법한 것이어서 법률상 비난받는 것임을 인식하는 정신능력이 있어야 하며, 셋째, 가해자의 행위가 사회가 보호하는 권리를 침해하는 것으로 평가받아야 한다. 그리고 넷째, 손해가 발생해야 하며, 다섯째, 가해행위와 손해발생 간의 인과관계가 성립하여야 한다(글상자 8.3.3).

글상자 8.3.3

불법행위 책임과 관련한 법률

- 「민법」 제750조 [불법행위의 내용] 고의 또는 과실로 인한 위법행위로 타인에게 손해를 가한 자는 그 손해를 배상할 책임이 있다.
- 「민법」 제751조 [재산 이외의 손해의 배상] 1. 타인의 신체, 자유 또는 명예를 해하거나 기타 정신상 고통을 가한 자는 재산 이외의 손해에 대하여도 배상할 책임이 있다.
- 「민법」 제752조 [생명침해로 인한 위자료] 타인의 생명을 해한 자는 피해자의 직계존속, 직계비속 및 배우자에 대하여는 재산상의 손해가 없는 경우에도 손해배상의 책임이 있다.
- 「민법」 제756조 [사용자의 배상책임] 1. 타인을 사용하여 어느 사무에 종사하게 한 자는 피용자가 그 사무집행에 관하여 제삼자에게 가한 손해를 배상할 책임이 있다. 그러나 사용자가 피용자의 선임 및 그 사무감독에 상당한 주의를 한 때 또는 상당한 주의를 하여도 손해가 있을 경우에는 그러하지 아니하다.
- 「민법」 제760조 [공동불법행위자의 책임] 1. 수인이 공동의 불법행위로 타인에게 손해를 가한 때에는 연대하여 그 손해를 배상할 책임이 있다.

2) 이행보조자의 책임

이행보조자의 개념에 관하여 우리 민법은 “채무자가 채무의 이행을 위하여 사용하는 사람”이 이행보조자라는 취지로 규정하고 있다(「민법」 제391조). 병원에서 이행보조자는 채무를 이행함에 있어서 사업자의 의사 관여 아래 사업자가 해야 할 이행 행위에 속하는 활동을 하는 간호사를 말한다.

민법은 “채무자의 법정대리인이 채무자를 위하여 이행하거나 채무자가 타인을 사용해 이행하는 경우에는 법정대리인 또는 피용자의 고의나 과실은 채무자의 고의나 과실로 본다.”고 규정해 사업자의 이행보조자 책임을 인정하고 있다(「민법」 제391조). 민법에서 사용자의 책임은 “타인을 사용해 사무에 종사하게 한 자는 피용자가 사무집행에 관하여 제3자에게 가한 손해를 배상할 책임이 있다.”고 규정해 사업자의 사용자 책임을 인정하고 있다(「민법」 제756조제1항 본문).

사용자는 많은 사람을 고용하여 스스로 활동영역을 확장하고 그에 상응하는 많은 이익을 얻는 대신, 피용자의 행위로 인해 타인에게 손해를 입히는 경우도 많아지므로, 이러한 손해를 이익의 귀속자인 사용자에게 부담하게 하는 것이 공평하다(대판 1985.8. 선고 84다카979).

3) 사용자 배상책임

타인을 사용하여 사무에 종사하게 하는 자는 피용자의 가해행위로 인하여 제3자가 입은 손해에 대하여 직접 배상할 책임이 있다(「민법」 제756조). 피용자는 제750조의 일반불법행위 책임을, 사용자는 제756조의 사용자 배상책임을 연대하여 부담하나 피해자는 보통 지불능력이 더 많은 사용자에게 배상청구한다.

5 보건의료기본법상의 제재

보건의료기본법에서 정하는 각종 의무에 따른 제재는 민형사상의 책임과 달리 책임의 구속 주체를 밝히기 위함이 아니라 행정상 의무이행을 확보하기 위한 수단으로 사용된다. 주로 의무 위반에 대하여 일정한 제재를 가하는 행정벌인 행정형벌과 행정질서벌이 이에 해당하며, 면허 및 자격의 제한 또한 중요 제재 수단으로 활용되고 있다.

1) 행정형벌

행정형벌은 행정법상 의무 위반에 대한 처벌로서 형법상의 형(징역, 금고, 자격상실, 절금, 구류, 과료 및 몰수 등)을 과하는 경우를 말한다. 예를 들면, 「의료법」 제27조에 규정된 무면허 의료행위 등 금지규정을 위반한 경우, 5년 이하의 징역 또는 5천만 원 이하의 벌금에 처해진다(「의료법」 제87조의2).

(1) 면허정지 및 취소의 효력과 사유

의료인의 자격정지 사유는 「의료법」 제66조에 규정되어 있다. 구체적으로 의료인의 품위를 심하게 손상시키는 행위를 한 때, 의료기관 개설자가 될 수 없는 자에게 고용되어 의료행위를 한 때, 진료기록부 등을 거짓으로 작성하거나 고의로 사실과 다르게 추가기재 · 수정한 때, 태아의 성 감별 행위 등 금지를 위반한 때, 의료인이 아닌 자에게 의료행위를 하게 한 때 등이다. 특히 의료인의 품위 손상행위는 학문적으로 인정되지 아니하는 진료행위, 비도덕적 진료행위, 거짓 또는 과대광고행위 등이다(「의료법 시행령」 제32조).

의료인의 면허취소 사유는 보건복지부장관이 해당 의료인의 면허를 반드시 취소해야 하는 절대적 취소사유와 행정처분에 대한 재량이 인정되는 상대적 취소사유로 구분할 수 있다(「의료법」 제65조). 절대적 취소 사유는 정신질환자, 마약, 대마, 향정신성 의약품 중독자, 금치산자, 한정치산자, 의료 관련 법령을 위반하여 금고 이상의 형을 선고받고 그 형의 집행이 종료되지 않았거나 집행을 받지 아니하기로 확정되지 아니한 자 등으로 결격사유에 해당된다(「의료법」 제8조). 상대적 취소 사유로는 자격 정지처분 기간 중에 의료행위를 하거나 3회 이상 자격 정지처분을 받을 경우, 면허의 조건을 이행하지 않은 경우 및 면허증을 빌려준 경우이다.

이외에도 보건복지부장관은 의료인이 최초로 면허를 받은 후부터 3년마다 그 실태와 취업상황 등을 보건복지부장관에게 신고하지 아니할 때에는 신고할 때까지 면허의 효력을 정지할 수 있다(「의료법」 제11조).

2) 행정질서벌(과태료)

행정질서벌은 형법의 형명에 없는 행정벌로서 과태료라고 한다. 이는 형식적으로 형벌이 아니므로 형법 총직의 적용을 받지 않으며 관할법원의 비송사건절차법에 의해 과벌된다. 예를 들면, 「의료법」 제16조 제3항에 따라 "의료기관의 개설자와 의료기관 세탁물 처리업 신고자는 제1항에 따른 세탁물 처리업무에 종사하는 사람에게 보건복지부령으로 정하는 바에 따라 감염 예방에 관한 교육을 실시하고 그 결과를 유지하여야 한다." 이에 위반한 경우는 과태료 처분에 처해진다(「의료법」 제92조)(글상자 8.3.4).

글상자 8.3.4

판례 무면허 의료행위

무면허 의료행위란 의료인이 아니거나 의료인이라도 면허된 것 이외의 의료행위를 하게 되면 이에 해당 한다. 의사가 진료보조에 관하여 간호사에게 의료행위의 실시를 개별적으로 지시하거나 위임한 적이 없음에도 간호사가 그의 주도 아래 전반적인 의료행위의 실시 여부를 결정하고 간호사의 의료행위의 실시과정에도 의사가 지시 · 관여하지 아니한 경우라면 무면허의료행위에 해당한다고 판시하고 있다(대법원 2012.05.10.선고 2010도5964 판결). 이와 같은 취지의 판결과 마취전문간호사가 의사의 구체적인 지시 없이 독자적으로 마취약제와 사용량을 결정하고 피해자에게 척수마취시술을 한 경우는 무면허 의료행위에 해당한다(대법원 2010.3.25. 선고 2008도 590 판결)고 하였다. 이와 같은 경우 자격정지에 처할 수 있다.

출처: 법제처. 국가법령정보센터. https://casenote.kr/%EB%8C%80%EB%B2%95%EC%9B%90/2010%EB%8F%845964
법제처. 국가법령정보센터. https://www.law.go.kr/%ED%8C%90%EB%A1%80/(2008%EB%8F%84590)

6 법적 권한의 위임과 책임

1) 의사와 간호사의 공동업무

의사와 간호사 간의 상호 의존적인 업무의 경우, 간호사 과실과 더불어 의사 과실을 인정할 것인지의 여부가 쟁점이 된다.

의사가 간호사를 신뢰하면 충분하고 간호사가 의사의 지시를 무시하는 행위까지 예견하여 대비할 책임은 없다는 이른바 '신뢰의 원칙'을 적용하자는 견해가 오래전부터 제기되어 왔다. 신뢰의 원칙이란 의료에 종사하는 각자의 전문성을 존중하고 상호 신뢰 하에 자신의 업무에 대한 책임을 지는 것으로, 이는 상호 동등한 분업 관계에서 적용되는 원칙이다.

과실 책임의 유형에 따라 절대적 의료행위, 협력적 의료행위, 독자적 간호행위로 구분할 수 있으며, 이 중 협력적 의료행위에서 간호사의 과실이 있을 경우 의사와 간호사가 함께 책임을 지게 되나, 의사가 간호사를 신뢰하여도 된다고 인정할 때에는 간호사가 단독으로 형사책임을 진다.

2) 간호사와 다른 인력과의 공동업무

간호사는 업무 위임에 수반되는 여러 가지 법적 문제를 고려하여 업무를 위임하여야 하며, 위임의 대상은 간호조무사 같은 유자격자와 보조원, 간호실습 학생, 환자 보호자 같은 비전문가가 등이 포함된다.

간호사의 부적절한 업무 위임과 불충분한 감독은 직무태만으로서 과실의 원인이 될 수 있으므로 간호사는 위임받는 직원의 업무한계를 잘 알고, 그의 능력 범위 내에서 그 일을 잘 수행하고 있는지 면밀히 감독하여야 한다(글상자 8.3.5).

글상자 8.3.5

공동업무 사고와 관련한 판례

1999년 12월 3일 뇌출혈 증세로 ○○병원에 입원한 박○○ 씨는 뇌실외배액술 등의 수술을 받은 후 중환자실에서 치료를 받다가 같은 달 9일 일반병실로 옮겨졌다. 당시 박○○ 씨의 몸에는 수술 직후부터 대퇴부 정맥을 통해 수액공급을 위한 튜브(Centeral Venous Cathter)가 연결되어 있었고 머리에는 뇌실 삼출액 배출을 위한 튜브(뇌실외배액관)가 연결되어 있다. 12월 10일 위 병원 신경외과 전공이자 주치의인 이○○ 씨는 종전과 같이 대퇴부 정맥에 연결된 튜브를 통하여 항생제, 소염진통제 등을 정맥 주사하도록 당직간호사에게 지시하였다. 위 병원의 책임간호사인 김○○ 씨(경력 7년)는 신경외과 간호실습을 하고 있던 최○○ 학생(간호학과 3학년)을 병실로 데리고 가 주사기를 주면서 피해자의 정맥에 주사하라고 지시하고 자신은 다른 환자에게 주사를 하는 사이에 학생이 뇌실외배액관을 대퇴주 정맥에 연결된 튜브로 착각하여 그 곳에 주사액을 주입하는 것을 뒤늦게 발견하고 즉시 이를 제지한 후 나머지 주사액을 Central Catheter에 주입하였지만, 박○○ 씨는 뇌압상승에 의한 호흡중추마비로 같은 날 사망하였다(대판 2003.8.19. 선고 2001도3667).

출처: 법제처. 국가법령정보센터. https://www.law.go.kr/%ED%8C%90%EB%A1%80/(2001%EB%8F%843667)

참고문헌

곽윤직, 김재형(2013). 민법총칙: 민법강의1. 박영사.

김경례(2003a). 의료관계법률: 낙상, 욕창, 억제대를 중심으로. 대한간호 42(5), 9 · 10월호, 통권 225호.

김경례(2003b). 의료관계법률: 주사 투여 시 간호사의 주의의무. 대한간호 42(4), 7 · 8월호, 통권 224호.

김기환(2022). 채권자가 선정한 이행보조자의 고의과실. 아주대학교 법학연구소, 15(4), 76~108.

대한간호협회(2003). 간호표준 개발보고서, 18~21.

법제처. 국가법령정보센터. https://www.law.go.kr/LSW//main.html

양삼승(2007). 의료과오소송의 입증책임전환론. 비교사법, 14(1), 329~355.

이인재(2005). 의료관계법률: 간호사의 보고의무위반. 대한간호 44(1), 1 · 2월호, 통권 233호.

Garick, S. (2007). *Legal and Ethical Knowledge for Nurses.* In Rebecca A., & Patronis J. (ed.), *Nursing Leadership and Management,* 57~68. F. A. Davis company.

Guido, G. W. (2007). *Legal and Ethical Issues.* In Yoder-Wise, P. S. (ed.), *Leading and Managing in Nursing,* 59~89. Mosby.

Turton G. (2009). Factual and legal causation-their relation to negligence in nursing. *Br J Nurs, Jul 9-22;18*(13), 825~827.

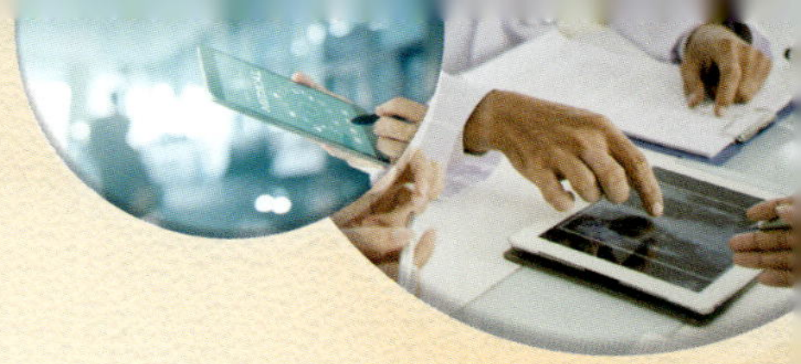

찾아보기

A

B

C

D

E

F

G

H

I

J

K

L

M